肺部疾病临床与影像解析

主编 张嵩

科学出版社

北京

内 容 简 介

本书结合作者的临床经验和本领域的新进展,全面、系统、详细介绍了肺部疾病的临床表现和影像特点,理论联系实际、体现临床思维,疾病为本、影像为辅,突出影像和疾病的本质联系,侧重影像诊断和鉴别诊断,在诊断和鉴别诊断过程中探讨疾病的共性和个性,并辅以大量典型病例进行解析和说明,实用性很强。

本书适合呼吸科医师、影像科医师、全科医师、临床医学研究生及相关人员阅读参考。

图书在版编目(CIP)数据

肺部疾病临床与影像解析/张嵩主编. —北京:科学出版社,2018.2
ISBN 978-7-03-056555-6

Ⅰ.①肺… Ⅱ.①张… Ⅲ.①肺疾病-影像诊断 Ⅳ.①R816.41

中国版本图书馆 CIP 数据核字(2018)第 024807 号

责任编辑:程晓红 / 责任校对:韩 杨
责任印制:赵 博 / 封面设计:吴朝洪

科学出版社出版
北京东黄城根北街 16 号
邮政编码:100717
http://www.sciencep.com

北京中科印刷有限公司印刷
科学出版社发行 各地新华书店经销

*

2018 年 3 月第 一 版 开本:889×1194 1/16
2025 年 1 月第九次印刷 印张:35 3/4
字数:1 424 000

定价:248.00 元
(如有印装质量问题,我社负责调换)

谨以此书献给

我的双亲

主编简介

　　张嵩，山东大学附属省立医院呼吸科副主任医师，博士。现任山东省医师协会睡眠医师分会副主任委员、山东省医学会呼吸分会青年委员。先后以第一作者发表 SCI 论文 4 篇、核心期刊论文 30 余篇。主持省级科研课题 2 项，参与多项国家级科研课题。主编《胸部疑难病例影像解析》一书。

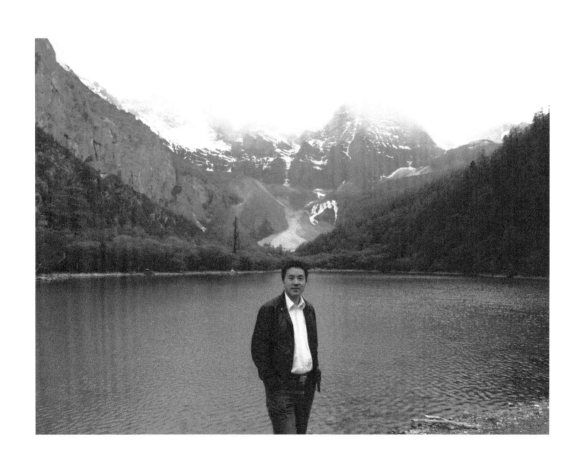

编著者名单

主　　编　张　嵩　山东大学附属省立医院呼吸科

副主编　寻　航　山东省临沂市肿瘤医院影像科

　　　　　黄　勇　山东省肿瘤医院影像科

编　　者　张　嵩　山东大学附属省立医院呼吸科

　　　　　寻　航　山东省临沂市肿瘤医院影像科

　　　　　黄　勇　山东省肿瘤医院影像科

　　　　　张东明　甘肃省平凉市第二人民医院呼吸科

　　　　　徐和平　厦门大学附属第一医院检验科

　　　　　程红霞　山东大学附属省立医院病理科

　　　　　叶　嘉　解放军福州总医院呼吸与危重医学科

　　　　　王　洁　福建省福州市肺科医院影像科

　　　　　周志国　湖南省长沙市第一医院呼吸科

　　　　　卓超洲　广东省深圳市龙华区人民医院呼吸科

　　　　　程先进　江西省赣州市东河医院胸部影像科

致　谢

胸科之窗

王　洲　山东大学附属省立医院胸外科

潘军平　韶关市曲江区医院放射科

卜学勇　国防科技大学医院放射科

窦海艳　赤峰市第二医院呼吸科

邹俊勇　宁波市第二医院呼吸科

陆　明　杭州市余杭中医院呼吸科

赵红斌　大理州人民医院 RICU

王秀峰　哈尔滨市胸科医院影像科

王兆宇　舟山市肺癌研究中心

陈　会　江西省人民医院检验科

付　亮　南方医科大学珠江医院检验科

邢士刚　临沂市中心医院呼吸科

陈　红　海南医学院第一附属医院放射科

任卓超　浙江省人民医院呼吸科

赵湘红　郑州市中心医院影像科

曾　谊　南京市公共卫生医疗中心结核科

叶　健　杭州市第一人民医院呼吸科

前　言

　　《胸部疑难病例影像解析》一书问世 2 年内再版和多次印刷,得到了广大临床医生的肯定。为了更好地理解和认识疾病的诊断和鉴别诊断,我用 2 年时间编写了《肺部疾病临床与影像解析》一书,本书所选病例少数来自笔者临床工作中精选案例,大部分病例为兄弟单位提供的能够突出疾病特征的典型样本。根据笔者的临床经验,结合呼吸领域的新进展,侧重相关疾病的影像分析和病理讨论,在诊断和鉴别诊断过程中探讨疾病的共性和个性。同时配以大量影像、病理、病原学图片,希望在自我完善和学习过程中为呼吸科及相关学科的医生在疾病诊治中略尽绵薄之力。

　　影像学诊断有其局限性,需密切结合临床资料及疾病动态变化进行综合分析,这样才能提高诊治水平,减少误诊概率。本书内容均为笔者个人观点,不代表各病例提供单位水平。由于成书时间较紧,编者水平有所局限,疏漏在所难免,恳请同道及读者们不吝赐教,以期随后改正。

　　本书在编写过程中得到了作者所在单位山东大学附属省立医院检验科所有同仁和各相关兄弟单位同行的大力支持,大部分病例的病理由我院病理科程红霞教授进行了复审,成书过程中也得到了王红梅女士的倾心帮助,在此一并表示诚挚谢意。

山东大学附属省立医院呼吸科　张　嵩

2017 年 7 月

目　录

第 1 章

肺部肿瘤

第一节　上皮性肿瘤

一、肺腺癌

肺癌是目前世界上最常见的恶性肿瘤之一,目前发病率居世界首位。其中肺腺癌的发病率近年来呈明显上升趋势,约占所有肺癌的 50%。与其他类型的肺癌相比,它更常见于不吸烟的亚洲女性,但性别与吸烟史均不是影响预后的因素。由于发病率高,肺腺癌一直是肿瘤学、分子生物学、病理学、影像学和外科学的研究热点。

(一)分类

2015 年世界卫生组织(WHO)肺腺癌病理分类沿袭 2011 年 IASLC/ATS/ERS 肺腺癌新分类制订的肺腺癌病理分型。对原位腺癌(adenocarcinoma *in situ*,AIS)和微浸润腺癌(minimally invasive adenocarcinoma,MIA)制订了专门的诊断标准,AIS/MIA 的诊断必须基于完全切除的手术标本,小的穿刺活检标本不可诊断 AIS/MIA。AIS 诊断标准:①肿瘤最大径≤3cm;②单发结节;③完全沿肺泡间隔鳞屑样生长;④无间质、血管或胸膜浸润;⑤未见浸润性腺癌特征;⑥肺泡内肿瘤细胞缺如;⑦非黏液性细胞为主(即 Ⅱ 型肺泡上皮细胞或终末细支气管的 Clara 细胞),黏液性细胞少;⑧无明显核异常;⑨肺泡间隔增宽伴硬化。MIA 诊断标准:①肿瘤最大径≤3cm;②单发结节;③沿肺泡间隔鳞屑样生长为主;④病灶中任一浸润病变的最大径≤5mm;⑤可测量的浸润成分包括除鳞屑样生长以外的组织学亚型(如腺泡样、乳头状、微小乳头状和实体性),肿瘤细胞浸润肌纤维母细胞基质;⑥若肿瘤侵犯淋巴系统、血管、胸膜或见肿瘤坏死,则排除 MIA;⑦非黏液性细胞为主(即 Ⅱ 型肺泡上皮细胞或终末细支气管的 Clara 细胞),黏液性细胞少。

2015 年 WHO 肺腺癌病理分类:①鳞屑样腺癌;②腺泡样腺癌;③乳头状腺癌;④微小乳头状腺癌;⑤实性腺癌;⑥浸润性黏液腺癌:混合浸润性黏液性和非黏液性腺癌;⑦胶样腺癌;⑧胎儿型腺癌;⑨肠型腺癌;⑩微浸润腺癌:非黏液性和黏液性;⑪侵袭前病变:非典型腺瘤样增生和原位腺癌(非黏液性和黏液性)。胶样腺癌组织学特征是肿瘤组织内见大量细胞外黏液并形成黏液池,肿瘤由杯状细胞和柱状细胞组成,细胞常无明显异型,可贴壁样生长,也可漂浮在黏液池中。肿瘤细胞表达细胞角蛋白(CK)20、MUC2 和 CDX2,可弱表达或局灶表达 TTF-1、CK7 和 Napsin A。同样要注意与消化道、胰腺、卵巢和乳腺转移来的黏液腺癌相区别。2015 年 WHO 肺腺癌病理分类提出必须有≥50% 的肠型腺癌成分才能诊断肠型腺癌。肠型腺癌可有结肠癌的免疫表型,如表达细胞角蛋白(CK)20、CK7、CDX2(Villin 也可表达)。部分肠型腺癌仅组织学形态有肠型腺癌的特征,无结肠癌的免疫表型。由于有时肺肠型腺癌的组织学和免疫表型与结肠腺癌无法完全区别(有少数转移性结肠癌病例可表达 TTF-1),故只能在临床和影像学等各类检查排除了结肠腺癌后,才能做出肺肠型腺癌的病理诊断。2015 版 WHO 肺腺癌病理分类进一步将有肺细胞标志物表达[TTF-1 和(或)Napsin A]的大细胞癌归为实性腺癌,即使没有黏蛋白的表达。实性腺癌必须与鳞状细胞癌和大细胞癌相鉴别,因为它们的细胞内都很少存在黏液。实性腺癌至少有 2 个由 5 个或以上胞质内含有黏液的细胞构成的高频区。根据 TTF-1 和(或)Napsin A 不仅能够诊断实性腺癌,还能排除鳞癌的诊断。

(二)肺癌分子假说

胚胎在原始肺芽形成后,形态上重复分叉,最终形成中央气道(支气管)和终末呼吸单位(terminal respiratory unit,TRU)。TRU 由终末细支气管、肺泡管、肺泡组成,包含 Clara 细胞和 Ⅱ 型肺泡上皮细胞,两者及其发生的肿瘤均可表达 TTF-1,而中央气道存在基底细胞和黏液细胞,两者发生的肿瘤不表达 TTF-1。基于表达谱的分层聚类分析将肺腺癌分为 TRU 相关型肺腺癌和非 TRU 型肺腺癌,这就是肺癌发病“两室模型”分子假说。解剖学上,肺上皮细胞位于与其特定功能相关的两个隔室,中央气道系统主要用于空气传导,而外周 TRU 进行气体交换。每一隔室均已确定存在不同的干细胞小环境。不同的隔室触发不同类型的肺癌。吸烟可引起中央气道(小细胞肺癌和鳞状细胞癌)及外周气道(腺癌)致癌,尽管对前者的影响更大。与此相反,非吸烟病人的肺癌似乎由特异性针对外周 TRU 的不明原因所致,表皮生长因子受体(EGFR)

激活与非吸烟病人有关（腺癌），而 KRAS 活化在吸烟者中更加频繁（腺癌）。同样存在其他引发突变的因素，该模型仅揭示了主要的途径，其他未知的小通路也可能存在。

（三）影像学表现

肺腺癌多数起源于较小的支气管上皮，一般为发生于肺段以下的周围型肺癌，临床上常以干咳、胸痛、气急为胸部症状，或无症状。肺腺癌有鳞屑状、腺泡状、乳头状等生长方式，多种生长方式决定了病变形态的多样性。肺腺癌的多形态也与其多起源性及肺内的转移播散有关。肿瘤性病变是肿瘤细胞堆积构成，与正常肺组织之间缺少过渡区或移行带，CT 图像上通常边界清楚，随着肿瘤浸润性生长，其边界会趋于毛糙。浸润前病变形态以类圆形居多，反映了肿瘤的膨胀性生长方式；随着浸润程度的加深，肿瘤细胞在基质中浸润性生长并牵拉周围的组织，加上生长过程中受到血管或支气管的阻碍，浸润性病变逐渐变为不规则形，呈现分叶和毛刺的表现。肿瘤细胞浸润性生长、纤维化或肺泡壁的塌陷，引起胸膜牵拉、血管聚集移位，在 CT 上表现为胸膜凹陷征、血管集束征。胸膜凹陷征和血管集束征形成的关键病理基础是病变的纤维组织形成。肺腺癌有强烈的促结缔组织生成作用，因此浸润性病变更容易出现胸膜凹陷征和血管集束征。深分叶征、毛刺征、胸膜凹陷征和血管集束征等是诊断周围型肺癌的重要征象，但非肺癌所独有。低分化腺癌多为深分叶、细长而硬及密集的毛刺，恶性程度高，而中高分化腺癌以浅分叶和无分叶、短毛刺较多；低分化腺癌胸膜凹陷征发生率明显高于中高分化腺癌。胸膜凹陷征一定程度上可提示肿瘤的恶性程度。

1. **分叶征** 系肿瘤在各个方向上生长速度不均或受肺支架（肺血管、支气管分支等间质）限制所致（在肺癌的大体标本切面上，常可见到小叶间隔的纤维增生，对肿瘤组织生长有限制作用）。另外，肿瘤突破小叶间隔向外扩展并相互合并，进而形成较大的分叶。根据弧弦距与弦长比值的大小将分叶深度分为 3 类：弧弦距/弦长＞4/10 为深分叶（图 1-1-1），弧弦距/弦长＝3/10 为中分叶，＜2/10 为浅分叶（图 1-1-2）。深分叶对周围型肺癌诊断意义较大，但对各类型肺癌鉴别意义不大。

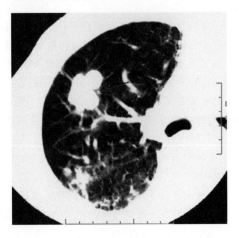

图 1-1-1 深分叶

2. **毛刺征** 典型的毛刺征表现为肿瘤周围呈放射状排列的无分支的细短毛刺（图 1-1-3），周围可见到不同程度的气肿带（图 1-1-4）。＜5mm 的毛刺称为短毛刺，＞5mm 的毛刺称为长毛刺。病理基础可能为肿瘤细胞沿肺泡、腺泡或小叶间隔向各个方向浸润性生长、蔓延，或肿瘤刺激引起周围结缔组织增生及肿瘤周围的毛细淋巴管炎。也有学者认为毛刺征是肿瘤内部纤维化（上皮间质转化）

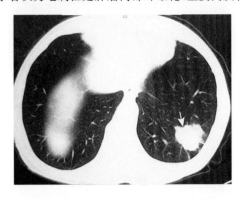

图 1-1-2 浅分叶

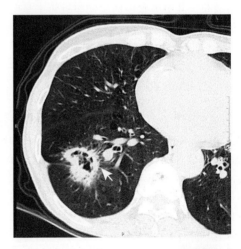

图 1-1-3 毛刺征

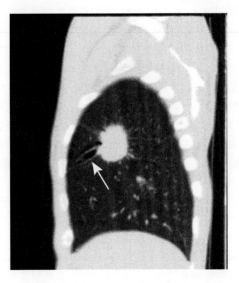

图 1-1-4 毛刺周围气肿带

对周围肺组织牵拉所致。肺腺癌的毛刺发生率极高,为多发、长短不一、粗细不均的毛刺,这与腺癌恶性度高、收缩力强有关。鳞癌毛刺征少见,小细胞肺癌罕见。毛刺征不与胸膜相连,相连则定义为胸膜凹陷征;呈放射状分布,借此与血管影相区别。炎性病变一般是长毛刺,较柔软,由增生的结缔组织组成。

3. 棘突征　影像上是指介于分叶与毛刺之间的一种较粗大而钝的结构,呈杵状,也可以呈锯齿状、尖角状、三角形,是一种特殊的分叶(图 1-1-5)。病理为肿瘤细胞的浸润,是在分叶的基础上部分分化程度低、生长更快的肿瘤细胞亚群沿血管支气管周围的结缔组织浸润或沿淋巴管蔓延形成。

4. 胸膜凹陷征　典型的胸膜凹陷征是近脏胸膜面见小三角形影(图 1-1-6)或喇叭口状阴影(图 1-1-7),三角形的底部在胸壁,尖指向结节,结节与三角形影之间可为线状影相连。胸膜凹陷征的主要病理基础是肿瘤方向的牵拉和局部胸膜无增厚粘连。肿瘤牵拉的动力来自腺癌组织内部炭末沉积和胶原纤维增生引起的瘢痕收缩,通过肺的纤维支架结构传导到游离的脏胸膜而引起凹陷。三角形影内的密度为水样密度(图 1-1-8)。由于肿瘤的牵拉,邻近脏胸膜内凹,与壁胸膜间形成负压空间,吸引生理性液体向该处积聚;线状影为凹入的脏胸膜相黏形成。病灶近叶间胸膜时也可致叶间胸膜凹陷,仅表现为局部向病灶侧移位,无喇叭口状阴影形成。胸膜凹陷征(图 1-1-9)为

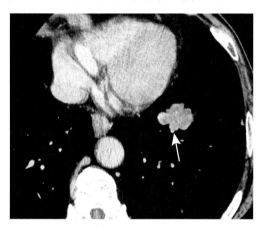

图 1-1-5　棘突征

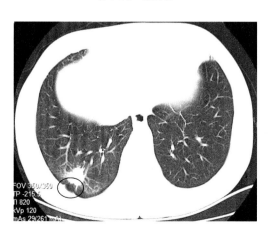

图 1-1-6　胸膜凹陷征(小三角形影)

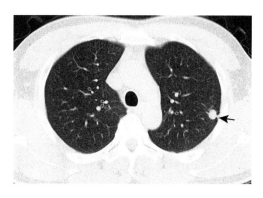

图 1-1-7　胸膜凹陷征(喇叭口状影)

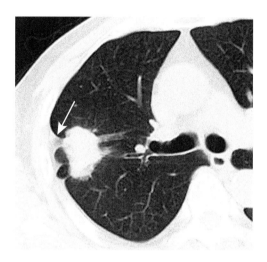

图 1-1-8　胸膜凹陷征(水样密度)

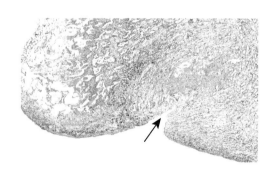

图 1-1-9　浸润性腺癌胸膜深度凹陷

周围型肺癌的常见影像学征象之一,典型的胸膜凹陷征对周围型肺癌有重要的诊断价值。

5. 血管集束征　指肺内病灶周围可见一支(图 1-1-10)或多支(图 1-1-11)血管结构,受病灶的牵拉向病灶方向集中,或通过病灶,或在病灶边缘截断,主要由肺动脉和(或)肺静脉构成。当血管出现扭曲、僵直,或增多、增粗时,高度提示肺腺癌可能。其中近肺门侧的血管集束多由血管或血管、支气管构成,血管多为扩张的小动脉,血管壁增厚,说明肺癌供血丰富;远肺门侧的血管集束则由扩张小静脉组成,可能与静脉回流受阻有关。血管集束征并非肿瘤的供血血管或肿瘤血管,而是肿瘤体内纤维化和肿瘤增殖破坏致使肺支架结构塌陷皱缩,对周围血管牵拉,

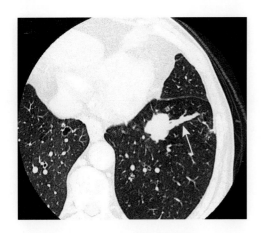

图 1-1-10　血管集束征(单支)

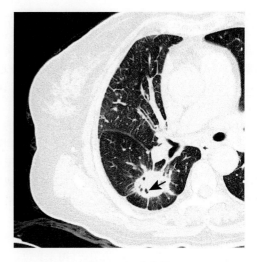

图 1-1-12　空泡征

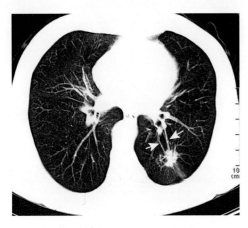

图 1-1-11　血管集束征(多支)

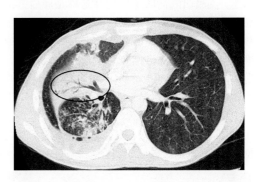

图 1-1-13　支气管枯树枝征

或肿瘤对穿过血管的包绕。对于良性和浸润前病变,血管多在其内穿行或在其旁边绕行,不伴有形态学改变。

6. 空泡征　在肿瘤性病变内常可见含气小空泡(图1-1-12),直径小于5mm,其形成原因可能为:①未被肿瘤组织充填的正常含气肺组织;②未完全闭合或扩张的小支气管;③被肿瘤组织溶解、破坏及扩大的肺泡腔。在2cm以下的小肺癌,空泡征出现概率达到25%～50%,有些报道达到50%～60%。在早期肺腺癌,空泡征发生率更高,估计在50%左右。炎性病变出现空泡征的概率约为5%,因此空泡征对于肺腺癌有较高的特异性。空泡周围是早期腺癌组织,以贴壁生长方式为主,多认为Ⅰa期肺腺癌中的空泡征或囊样透亮影与肿瘤细胞的高分化及缓慢生长有关。

7. 支气管充气征　提示病灶近端的气道通畅、无阻塞,病变区肺泡内的空气被替代(炎性渗出或肿瘤组织)或肺泡塌陷(肺不张)。该征象主要见于肺炎、肺水肿和非阻塞性肺不张,但在少数病例中,亦可见于肺腺癌和淋巴瘤。肿瘤病变内的支气管充气征指支气管管壁不规则增厚,凹凸不平,支气管管腔普遍性狭窄,僵硬扭曲,累及多级支气管,主要显示较大的支气管,呈枯树枝状,亦称支气管枯树枝征(图1-1-13)。病理上为肿瘤灶内残留的未被肿瘤侵袭的肺支架结构,如肺泡、扩张扭曲的细支气管及含黏液的腺腔组织等。在高分辨率CT(HRCT)上

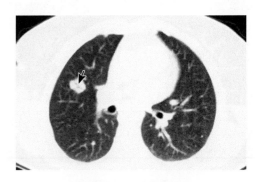

图 1-1-14　支气管充气征

见细支气管管壁增厚、僵硬、表面不光滑,或呈轻度扩张。小于2cm肺结节出现支气管充气征(图1-1-14)高度提示病变为恶性。

8. 磨玻璃影(ground glass opacity,GGO)　分为纯磨玻璃密度影(pure ground glass opacity,pGGO)和伴有实性成分的混合磨玻璃密度影(mixed ground glass opacity,mGGO),是指HRCT上呈模糊样密度增高影,在其内仍能见到肺血管和支气管结构,纵隔窗上病灶往往不能显示或仅能显示磨玻璃结节病灶中实性成分。pGGO整个病灶密度浅淡,内见血管和支气管壁,完全无实性成分,仅肺窗可见(图1-1-15);mGGO表现为磨玻璃结节影中伴有结节状、片条状、点状软组织密度影,其内部分血管或气管被

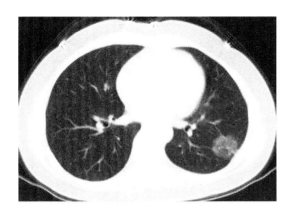

图 1-1-15　纯磨玻璃密度影

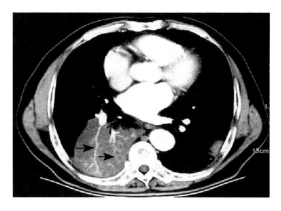

图 1-1-17　血管造影征

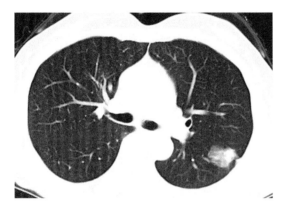

图 1-1-16　混合磨玻璃密度影

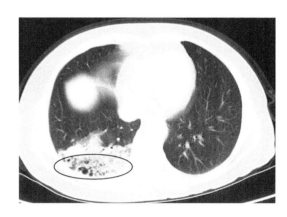

图 1-1-18　蜂窝征

遮盖,实性病变部分于纵隔窗可见(图 1-1-16)。GGO 按部位亦可分为局灶性和广泛性。GGO 病理上是由于肺泡腔内含气量减少,为液体充填所替代,肺泡上表皮细胞增生,细胞数量增多,肺泡间质增厚和终末气管部分充填等所致。GGO 常为肺部疾病,特别是肺腺癌的早期表现。肺腺癌 GGO 的病理基础为肿瘤细胞沿肺泡间隔生长,肺泡壁增厚,但肺泡腔未完全闭塞,内有少量黏液或脱落的肿瘤细胞。

9. 血管造影征　增强 CT 上,肺动静脉的走行清晰显示在低密度实影的背景下,后者的密度通常低于胸壁肌肉组织。其病理基础为充满黏液或部分黏液的肺泡密度较低,而血管的密度相对较高,形成的一种较为特异的征象。增强后可见均匀一致的低密度区内树枝状血管增强影(图 1-1-17)。血管造影征最初被认为是肺腺癌的特异性征象,亦可出现在其他肺部良恶性病变中,包括肺炎、肺水肿、肺淋巴瘤和胃肠道转移癌。

10. 蜂窝征　表现为病灶近外带大小不等的透亮区,呈圆形及多边形,多<0.5cm,蜂窝状分布,其内密度不均匀(图 1-1-18)。该征象多见于中高分化的肺腺癌,其病理基础可能为肿瘤细胞沿肺泡壁生长,但不破坏其基本结构,故气体在肺泡腔内不同程度地存在;或是由于腺癌有较多的纤维组织增生,瘢痕组织收缩而使得被包裹的细支气管扭曲、扩张,并可以导致病灶周围局限性肺气肿的出现。这种征象并不是肺腺癌的特有征象,也可见于大叶性

或干酪性肺炎。

11. 钙化　见于大多数良性病变如肉芽肿、结核球、错构瘤等,钙化多呈弥漫性、同心圆状、爆米花样(图 1-1-19),CT 值较高,即使用普通 X 线也可清晰显示。而肺癌典型钙化多呈细砂砾状,无定型,分布弥散,CT 值偏低,普通 X 线不易发现。如果 X 线片没有发现肿瘤钙化而 CT 检查时显示,常提示恶性可能性大,且钙化越小,则恶性倾向越大。病灶出现偏心性钙化且数量甚少时要考虑恶性可能(图 1-1-20),针尖状钙化则被认为是肺腺癌的一个重要征象。

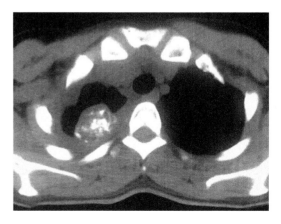

图 1-1-19　爆米花样钙化

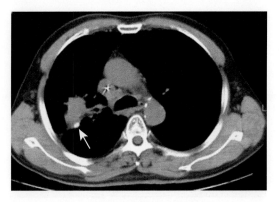

图 1-1-20　肺腺癌孤立性钙化

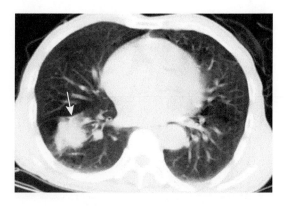

图 1-1-23　叶间胸膜结节

12. 腺泡样结节　密度、大小、分布均匀,在外围肺野表现较明显,多簇状分布。病理基础主要为肿瘤气道播散所致肺腺泡实变(图 1-1-21)。

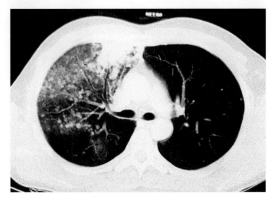

图 1-1-21　腺泡样结节

13. 叶间胸膜受累征象　是肺癌的一个重要特点,为肿瘤细胞沿肺间间隔生长,延伸至叶间裂,使叶间裂受累牵拉,并且由于肿瘤组织的占位效应引发叶间裂的膨隆(图 1-1-22),接着肿瘤细胞在叶间裂上生长形成小结节灶(图 1-1-23),最后肿瘤细胞继续生长使结节灶连接成片,导致受累区域的叶间裂僵硬固定。

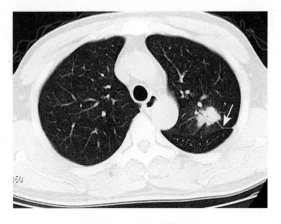

图 1-1-22　叶间胸膜牵拉

(四)治疗

众所周知,TNM 分期是目前肺癌最重要的预后指标,传统的病理分类对治疗和预后并没有指导作用,而新分类系统可以明确地分割预后,新分类系统也可以用于同一疾病的不同发展阶段。肺癌的预后和影像学、病理形态甚至分子标志物都有强相关性,实性浸润性成分越多,预后越差,这些指标同时也决定着治疗的选择,成为肺癌个体化外科治疗的基础。如果不影响肿瘤学结果且治疗条件许可,推荐电视辅助胸腔镜手术(VATS)或微侵袭性手术。肺癌病人确诊时大多已出现转移,多采用放化疗延长病人生存时间,靶向治疗的发展颠覆了这种状态。

靶向治疗的靶点包括驱动突变、与肿瘤细胞增殖和存活密切相关的分子及免疫检查点。高达 60% 的腺癌、50%～80% 的鳞癌中具有已知的肿瘤性驱动突变。这类受体或蛋白激酶的突变可导致涉及多条信号通路的复杂级联反应。最终,导致不受调控的生长、增生及存活。对进展期肺癌推荐更多的分子靶点检查,发现少见驱动基因改变,以便进行有效治疗或参加临床试验。大多数驱动突变是互斥的,每个非小细胞肺癌(NSCLC)病人体内只存在其中的一种。靶向药物抑制驱动能够诱导显著的肿瘤应答,相比传统细胞毒性药物,其应答率更高、病人无病生存(PFS)和总生存(OS)更长。

目前的靶向驱动突变包括常见的 EGFR 突变、KRAS 突变、ALK 易位和不常见的 ROS1 易位、RET 易位、BRAF 突变、HER2 突变、NTRK 易位、MET 扩增或突变。

EGFR 是一种跨膜受体,与细胞增殖、转移和凋亡等多种信号传导通路有关。我国肺腺癌病人 EGFR 基因敏感突变阳性率在 50% 左右。EGFR 突变主要包括 4 种类型:外显子 19 缺失突变、外显子 21 点突变、外显子 18 点突变和外显子 20 插入突变。最常见的 EGFR 突变为外显子 19LREA 缺失和外显子 21L858R 突变,两者均会导致酪氨酸激酶结构域活化,占所有病例的 90% 以上。外显子 20 的 T790M 突变与 EGFR-酪氨酸激酶抑制剂(TKI)获得性耐药有关,还有许多类型的突变临床意义尚不明确。EGFR 基因敏感突变包括 19del、21(L858R,L861)、18(G719X,G719)、BIM。其他主要肺癌驱动基因如 KRAS、ALK、ROS1、BRAF、RET 和 ERBB2 遗传改变,与 EGFR 突变相互排斥,大概与它们共聚于同一细胞内信号通路,通路中单一损伤足以驱动肿瘤形成有关。多项大型Ⅲ期临床试验证实 EGFR-TKI 治疗 EGFR 突变阳性 NSCLC 的效果优于化疗,因此几乎所有的指南都推荐 EGFR-TKI(如吉非替尼、厄洛替尼、阿法替尼)作为 EGFR 突变阳性 NSCLC 的一线治疗方案。二线治疗推荐之前未使用 EGFR-TKI 类药物治疗的病人进行 EGFR-TKI 类药物治疗。一线化疗获益的病人可进行 EGFR-TKI 类药物维持治疗。药物的选择应该综合考虑病人的体力状态、治疗的便利性及不良反应,如吉非替尼更易发生肝毒性反应,而阿法替尼更易发生腹泻和皮肤毒性反应。

间变性淋巴瘤激酶(ALK)最早作为间变性大细胞淋巴瘤的一个亚型被发现,并因此得名。中国 NSCLC 病人 ALK 的阳性率为 3%～11%。ALK 融合基因阳性可进行克唑替尼或艾乐替尼、色瑞替尼治疗。克唑替尼能够显著延长 ALK 阳性肺癌患者的 PFS,但克唑替尼的耐药不容忽视,其最主要的耐药机制是 ALK 继发突变。

KRAS 突变是肺癌最常见的驱动突变,存在于约 30% 的腺癌及 4% 的鳞癌,但其靶向药物的发展并不乐观。KRAS 突变有很多不同的类型,它们可能刺激不同的下游通路。此外,KRAS 突变与 TP53、STK11、CDKN2A/B 等基因突变相关,不同共突变的肿瘤具有不同的基因表达模式,如高表达 ERBB3 和 E-cadherin 的上皮表型,或高表达波形蛋白、FGFR1 和 FRS2 的间充质表型,不同表型的肿瘤可能需要不同的治疗。KRAS 基因突变病人预后差,对顺铂＋长春瑞滨的联合化疗和 EGFR-TKI 治疗无获益。

ROS1 重排发现于 2007 年,1%～2% 的 NSCLC 病人具有不同的 ROS1 基因易位,以腺癌、年轻病人及不吸烟者为主。与其他受体酪氨酸激酶一样,ROS1 作用于多个下游通路,如 RAS/RAF/MEK 或 MAPK、JAK/STAT3、PI3K/AKT/mTOR 通路。对于 ROS1 重排阳性的病人,一线推荐克唑替尼用药,病情进展后可以进行化疗或 PD-1 的免疫治疗。

RET 是一种新型融合基因,涉及驱动蛋白家族成员 5B(KIF5B)及其他如 CCDC6、NCOA4、TRIM33。可见于 1%～2% 的肺腺癌,且主要为非吸烟者。

女性、无吸烟病人及伴黏液产生的实体型腺癌,常伴 ALK 融合基因突变。对贴壁型腺癌、乳头型腺癌及微乳头型腺癌,若 TTF-1 阳性,可能存在 EGFR 基因突变;在 TTF-1 阴性的浸润型黏液腺癌和胶样腺癌中,可能存在 KRAS 基因突变;ALK、EGFR 及 KRAS 均无突变者,又称为三阴性病例,可出现 RET、ROS1 突变。对于 PD-L1 表达≥50% 的 EGFR/ALK/ROS1 阴性的病人,一线可以直接选用 PD-1 单抗 KEYTRUDA。治疗失败后可更换化疗。

肿瘤细胞增殖和存活相关的重要分子主要包括 EGFR 单克隆抗体和抗血管生成剂。EGFR 信号通路在肺癌形成过程中发挥着重要作用,EGFR 蛋白广泛表达于支气管发育不良,鳞状细胞癌多见 EGFR 的过表达和激活。研究显示 EGFR 单抗能改善鳞状细胞癌的总生存,耐昔妥珠单抗(necitumumab)已应用于晚期鳞癌患者的治疗。

血管生成是 NSCLC 发生、生长和转移的必经过程,血管内皮生长因子(VEGF)是血管生成的主要调节分子,VEGF 表达增加往往提示预后不佳,VEGF 受体拮抗剂在临床试验中显示出良好的疗效,其中雷莫芦单抗(ramucirumab)已用于临床治疗。

近年来肿瘤细胞与肿瘤微环境的关系受到越来越多的关注,尤其是肿瘤细胞躲避免疫监视即免疫逃逸的分子机制。抑制免疫逃逸的免疫靶向治疗在晚期 NSCLC 疗效显著。

参 考 文 献

Kadota K,Yeh YC,D'Angelo SP,et al. 2014. Associations between mutations and histologic patterns of mucin in lung adenocarcinoma:invasive mucinous pattern and extracellular mucin are associated with KRAS mutation. Am J Surg Pathol,38(8):1118-1127.

Travis WD,Brambilla E,Burke AP,et al. 2015. WHO Classification of Tumours of the Lung,Pleura,Thymus and Heart. 4th ed. Lyon:IARC Press,153-181.

Travis WD,Brambilla E,Muller-Hermelink HK,et al. 2004. World Health Organization classification of tumours pathology and genetics:tumours of the lung, pleura, thymus and heart. Lyon:IARC Press,125-144.

Travis WD,Brambilla E,Noguchi M,et al. 2011. International Association for the Study of Lung Cancer/American Thoracic Society/European Respiratory Society international multidisciplinary classification of lung adenocarcinoma. J Thorac Oncol,6(2):244-285.

(五)病例解析

1. 病例 1:女,58 岁。体检发现双肺结节半月。

胸部 CT:左肺上叶局限性磨玻璃密度结节影,有分叶和胸膜凹陷征(图 1-1-24A);右下肺结节影(图 1-1-24B)。

【诊断】 肺腺癌。

【诊断依据】 中年女性,左肺上叶病变为典型混合密度磨玻璃结节影,分叶和胸膜凹陷征明显,首先考虑腺癌可能。右肺下叶病变性质考虑具有同源性。病人行胸腔镜下右下肺楔形切除术及左上肺切除术,术后病理示左上肺病变大小为 1cm×2cm×1cm,肿瘤细胞沿肺泡壁生长,肺泡壁增宽伴间质浸润,为贴壁生长为主型肺腺癌;右下肺病变为慢性炎细胞浸润伴部分支气管上皮增生活跃＜0.5cm,为肺泡上皮不典型腺瘤样增生。

【分析】 不典型腺瘤样增生(atypical adenomatous hyperplasia,AAH)为单排非侵犯性的不典型上皮细胞衬覆在肺泡壁的病变,肺泡上皮轻至中度不典型增生,增生细胞为肺泡Ⅱ型细胞和(或)Clara 细胞,呈圆形、立方形、低柱状或钉状,有轻中度异型性,衬覆肺泡壁,有时衬覆呼吸性细支气管管壁,肺泡壁增厚,但肺泡腔未闭塞,不形成实质成分,核内包涵体常见。细胞间常有空隙,不互相延续。一般无间质性炎性反应和纤维化变。AAH 通常为≤0.5cm 的磨玻璃样结节影,病变可为单个或多个,因 AAH 内部有大量弥漫分布充气肺泡腔存在,CT 上表现为病灶呈云雾状密度或更低密度,即为较低密度的纯磨玻璃密度影,病变内正常结构如血管都能清楚显现。AAH 和原位

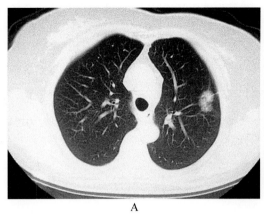 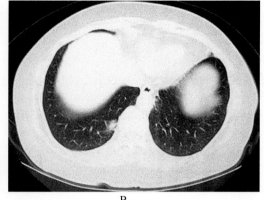

A   B

图 1-1-24　胸部 CT1

腺癌在形态学改变上是有连续性的,AAH 的诊断需结合组织结构、细胞学特征等多个因素进行综合分析判断。AAH 多见于肺腺癌,尤其是在多发性腺癌中。多数 AAH 与肺癌同时期发生,少数为异期发生。对周围型腺癌,发现肺的其他部位有小结节时,应将其作为手术探查及术后随访的靶灶。AAH 可长期稳定不变,临床上不需要处理,可每年 CT 随访 1 次。

2. 病例 2:女,59 岁。体检发现右肺上叶占位 4 天。

胸部 CT:右肺上叶前段磨玻璃结节,内有空泡征,浅分叶(图 1-1-25)。

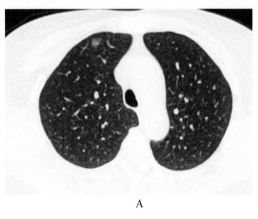 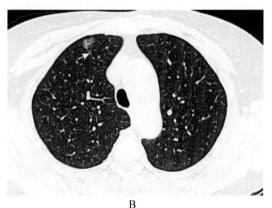

A   B

图 1-1-25　胸部 CT2

【诊断】　右肺上叶前段肺腺癌。

【诊断依据】　中年女性,右上肺前段结节影,与肺组织边界尚清楚,可见分叶、空泡征,近肺门侧血管增粗(图 1-1-25B 箭头),结合上叶前段为肺癌好发部位,首先考虑肺腺癌,特别是原位腺癌或微浸润腺癌可能。病人术中见肺实质内一直径 1cm 的灰红色结节样区,与周围分界不清,质地稍硬。镜下见癌细胞位于肺泡腔,沿肺泡壁生长,未浸润间质(图 1-1-26)。病理诊断为肺周围型原位腺癌,肿瘤最大径 1.0cm。未累及胸膜,淋巴结未见癌转移。免疫组化:TTF-1(+)。

【分析】　2004 年 WHO 分类对细支气管肺泡癌(BAC)的诊断做了严格规定,只有肿瘤细胞沿着肺泡壁鳞屑状(贴壁)生长并且无间质、血管或胸膜浸润证据才能诊断为 BAC。但由于 BAC 的多样性,许多病理医生还是将沿肺泡壁生长的肺腺癌如微浸润性腺癌、沿肺泡壁生长为主的浸润性腺癌、混合型浸润性腺癌和广泛播散性黏液腺癌等这些从低度到高度恶性的系列肿瘤都归为 BAC,给临

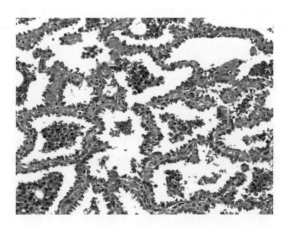

图 1-1-26　肺泡上皮沿肺泡壁生长,缺少乳头及肺泡内瘤细胞聚集,无间质、血管和胸膜浸润。肺泡间隔增厚伴有硬化

床诊治和研究造成了很大混乱。因此,新分类废除了 BAC 这一诊断术语,代之以独立的概念。原位腺癌(AIS)相当于以前的单纯型 BAC,是一种非侵袭性的病变,病灶局限,细胞沿肺泡壁呈鳞屑样生长,无间质、血管或胸膜浸润的小腺癌(≤3cm);无乳头或微乳头结构,肺泡腔内无癌细胞聚集,肺泡间隔常可因硬化或弹性纤维增生而增宽。2015 年 WHO 分类还提出对于>3cm 的肿瘤,如形态完全符合 AIS 的诊断标准,可做出"附壁生长为主的腺癌,倾向(或疑为)原位腺癌"的诊断。AIS 病人淋巴结转移发生率极低,AIS 切除后预后极好,5 年无瘤生存率达100%。组织学上,AIS 无真正浸润的证据,故 2015 年 WHO 分类中 AIS 不再被考虑为恶性肿瘤,和 AAH 同被列入癌前病变。影像学上,AIS 大多为纯磨玻璃密度结节影,边界清楚。本病例最重要的鉴别诊断是 AAH,两种病变都由相邻肺泡衬覆的不典型细胞构成,与 AAH 相比,AIS 的贴壁样细胞更多,异型性更大,形态更为一致。肿瘤性肺泡形态与周围正常肺泡转换更加突然,而在 AAH 两者可见渐进改变的过程。AIS 在 HRCT 上比 AAH 的密度稍高,有时病变为部分实性结节,偶为实性结节。黏液性 AIS 常表现为实性结节或实变。AIS 的大小不一,生长缓慢,淋巴结转移罕见,临床上不需要立即干预。对于≤1cm 的 AIS 通常至少每年 CT 随访 1 次,当病变增大或密度增高,提示可能进展为浸润性肺癌。

(宝鸡市中心医院　邵亚军　提供)

3. **病例 3**:男,59 岁,查体发现肺部病变 9 月。

胸部 CT:左肺上叶磨玻璃密度影,2014 年 9 月大小为 6mm(图 1-1-27A),2015 年 6 月大小为 9mm(图 1-1-27B)。

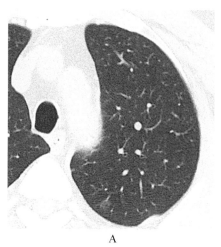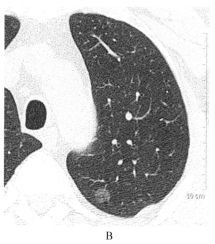

A   B

图 1-1-27　胸部 CT3

【诊断】 微浸润型肺腺癌。

【诊断依据】 中年男性,左肺上叶后段纯磨玻璃密度影,9 个月时间病变由 6mm 增大到 9mm,考虑恶性肿瘤特别是微浸润型肺腺癌可能。术后病变大小为 7mm,考虑术后磨玻璃病变收缩;病理为微浸润型肺腺癌,非黏液性(图 1-1-28)。

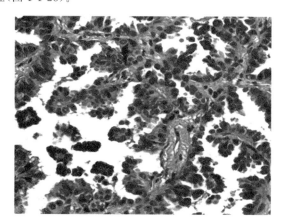

图 1-1-28　肺泡上皮呈乳头状增生,肿瘤细胞中度异型性

【分析】 肺部磨玻璃密度影是一种非特异性影像表现,是肺间质或肺泡早期损害的表现,可由多种病变引起,可以是良性病变,如炎症、局灶出血、局灶性间质纤维化;或肺腺癌浸润前病变,如 AAH 和 AIS;还可以是肿瘤性病变,包括 MIA、浸润性腺癌、转移瘤等。CT 影像上超过 3 个月仍未吸收的纯磨玻璃密度影病理类型多为肺腺癌浸润前病变和早期肺腺癌。>5mm 的纯磨玻璃密度影应观察,5mm 及以下纯磨玻璃密度影无须复查。AIS 和 MIA 是该类影像学表现的主要病变。MIA 相当于以前的 BAC 伴局灶浸润,指一类局限性的小腺癌(≤3cm),癌细胞以鳞屑样生长方式为主,间质浸润的最大径≤5mm。影像学上,MIA 表现不一,非黏液性 MIA 通常表现为以磨玻璃样成分为主的部分实性结节,实性成分位于病变中央(图 1-1-29),≤0.5cm。黏液性 MIA 很少见,表现为实性或部分实性结节。影像学定义 CT 上的结节其最大直径≤3cm,如病变>3cm 则称为肿块。影像学上结节≤3cm 的阈值与病理诊断 AIS 或 MIA 最大直径一致。MIA 和癌前病变在影像学上有重叠,难以区别。MIA 和 AIS 的淋巴结转移发生率极低,对于≤2cm、CT 表现为实性结节,标准外科治疗仍考虑为肺叶切除术,5 年无瘤生存率可接近 100%。最近,多项研究显示肿瘤≤2cm 的早期肺

— 9 —

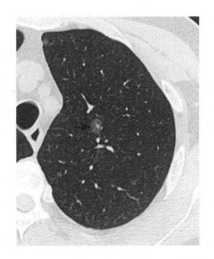

图 1-1-29　男,53 岁。MIA,实性成分位于病变中央

癌行亚肺叶切除,其局部复发率和生存率与肺叶切除没有区别。关于手术治疗的方法尚需更多的临床试验予以证实。新分类中确定 AIS 和 MIA 的大小为≤3cm,但实际上>2cm 的 AIS 非常少见,对于>2cm 的早期腺癌是否行肺段切除,目前尚无循证医学资料。大多关于 MIA 和 AIS 的文章都是研究小于或者等于 3cm 的肿瘤,因为没有足够的证据证明>3cm 的肿瘤有 100% 的无病生存期。所以,如果>3cm 的肿瘤经完整组织学采样并无浸润成分或浸润成分≤0.5cm,应归为贴壁型腺癌,可疑 AIS 或 MIA。

4. 病例 4:女,57 岁。查体发现左下肺占位 1 天。

胸部 CT:左肺下叶背段结节影,边缘清楚,可见点状钙化(图 1-1-30A、B),增强扫描均匀强化,内可见血管影(图 1-1-30C),肺门、纵隔淋巴结肿大不明显。

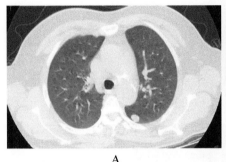
A

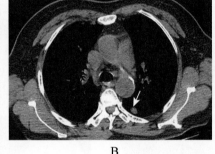
B

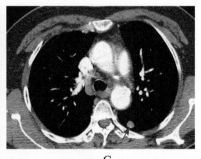
C

图 1-1-30　胸部 CT4

【诊断】　左下肺周围型浸润性腺癌。

【诊断依据】　中年女性,左肺下叶背段类圆形小结节影,边界清楚,未见明显毛刺和胸膜凹陷征,部分层面可见明显分叶(图 1-1-31),小病灶深分叶需考虑肺癌可能。病变长轴与胸膜平行,该征象亦需考虑周围型肺癌可能。病灶内可见边缘性钙化,钙化密度不高,有利于恶性肿瘤诊断。总之,该影像有深分叶、边缘性钙化、增强扫描均匀强化、强化后病变内可见明显血管影,支持周围型浸润性肺腺癌诊断。肺内结节性病变需与错构瘤、硬化性肺细胞瘤、纤维瘤、结核球和转移瘤等相鉴别。错构瘤多有钙化和脂肪密度,强化不明显,内无明显血管影,本例不符。硬

化性肺细胞瘤多强化明显,钙化多为砂砾样,多有空气新月征、贴边血管征等特征,本例不支持。结核球亦可见胸膜凹陷征,边界光整、清晰,无短细毛刺,分叶及小切迹少见,病变周围多有卫星病灶,因干酪样坏死物质经支气管排出而表现为小空泡或空洞,增强扫描强化多不明显,本例不支持。纤维瘤边界清楚,无空洞及毛刺征,分叶征少见。转移瘤有其他部位肿瘤病史,多发常见。病人术后病理为浸润性腺癌(图 1-1-32、图 1-1-33),镜下最大直径约 1cm,部分为中分化腺泡样腺癌(约占 60%),部分为低分化腺泡样腺癌(约占 10%),部分为乳头状腺癌(约占 20%),部分为原位腺癌及鳞屑样腺癌(约占 10%)。免疫

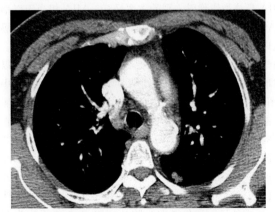

图 1-1-31　左肺下叶背段类圆形小结节影,边界清楚,可见分叶

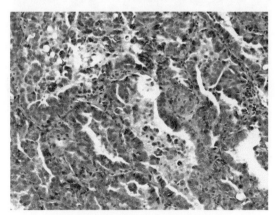

图 1-1-32　中-低分化腺泡样腺癌为主

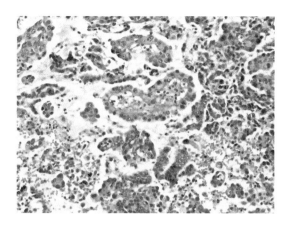

图 1-1-33　乳头状腺癌为主

组化：TTF-1、Napsin A 阳性；P63、CK5/6 阴性。

【分析】　浸润性腺癌（invasive adenocarcinoma，IAC）是指病灶内浸润范围＞5mm 的结节灶。IAC 在 CT 图像上伴有周围型肺癌常见征象，如分叶征、毛刺征、胸膜凹陷征等，通常表现为纯实性病灶，也可表现为半实性甚至偶尔为磨玻璃样结节。IAC 根据半定量分析＞5％的成分按主要组织学亚型命名，鳞屑样腺癌、腺泡样腺癌、乳头状腺癌、微小乳头状腺癌和实性腺癌均属于 IAC。肺腺癌是一类异质性较大的肿瘤，每个肺腺癌标本中通常混合有多种形态的腺癌细胞。将腺癌成分进行定量，将有助于日后更好地进行不同亚型腺癌预后作用的研究。另外，将＞5％的所有病理亚型记录下来而不是仅仅记录主要的病理亚型，有助于区分多个肺腺癌病灶是原发还是转移。不同类型预后不同，以鳞屑样腺癌生长为主型预后最好，乳头为主型和腺泡为主型预后中等，实体为主型预后较差，而微乳头为主型预后最差。微乳头亚型所占百分比是病人总体生存和局限性术后复发的独立危险因素。实性型腺癌是早期复发、胸腔外复发、多部位复发和术后生存的独立危险因素。相对于腺泡和乳头型腺癌，微乳头和实性型腺癌对术后辅助化疗有较高的敏感

性。2015 版 WHO 分类采用形态结构、细胞核二选一，或用它们组合起来的方法将肺腺癌分级。鳞屑样腺癌为高分化，腺泡状腺癌与乳头状腺癌为中分化，而微乳头状腺癌和实体性腺癌则属于低分化。研究表明，腺泡型腺癌的筛状模式被认为类似实体型腺癌，预后不佳。

自 2011 年 IASLC/ATS/ERS 肺腺癌分类发布以来，肺泡间隔转移或经气体间隙扩散（spread through air-space，STAS）作为另一种肺腺癌的侵袭模式得到了更清晰的认识。STAS 指肿瘤细胞突破边界，进入周围的肺实质间隙，由微乳头簇、实性巢和（或）单个细胞组成，常见于微乳头状腺癌或实体型腺癌，其独特的浸润模式可能是 Ⅰ 期肺腺癌病人行局限性切除后与其他病人相比复发率更高、预后更差的原因。STAS 作为肿瘤播散的一种形式，并不包含于在整体病理成分中占一定比例或者有一定浸润范围的病理亚型。STAS 现在被纳入 IAC 中，用于区分贴壁型腺癌和 MIA 与 AIS。

（广西中医药大学第一附属医院心胸外科　赵德发提供）

5. 病例5：女，57 岁。查体发现肺部占位。

胸部 CT：右肺下叶结节影，肺门、纵隔淋巴结无肿大（图 1-1-34）。

【诊断】　浸润性肺腺癌。

【诊断依据】　中年女性，右下肺混合密度结节影，可见深分叶、毛刺和胸膜凹陷征，近肺门端可见一增粗血管进入病变（图 1-1-34A），首先考虑浸润性肺腺癌可能。病人手术病理示右肺下叶浸润性腺癌（贴壁为主型，图 1-1-35），肿瘤大小 1.7cm×1.7cm×1.5cm，吻合钉处肺组织小灶区域伴有肺泡上皮不典型增生，送检淋巴结未查见癌。免疫组化：SPB、CK-P、CK7、E-cad、TTF-1 阳性；CD56、CgA、Vimentin、CK20、CK5/6、Syn 阴性；Ki-67 阳性率约 3％。

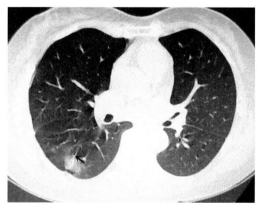

A

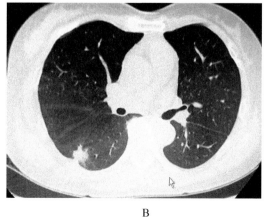

B

图 1-1-34　胸部 CT5

【分析】　本例为以鳞屑样生长为主的浸润性腺癌。鳞屑样腺癌（LPA）相当于以前的非黏液型BAC，组织病理学表现以鳞屑样生长方式占优势，但无黏蛋白产生，形态学与MIA相似，浸润＞5mm，浸润癌的判断标准与MIA相同，如果肿瘤侵犯血管、淋巴管、胸膜或者出现肿瘤性坏死，则诊断为LPA。CT表现为实性病灶或无实性成分的病灶，偶可见有囊性成分，较少表现为单纯磨玻璃密度结节。CT上所显示的病灶内实性成分病理上为病灶

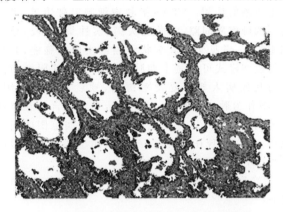

图1-1-35　腺癌细胞沿肺泡壁生长，肺泡间隔增厚

内明显增生的肿瘤细胞、增生的纤维成分及塌陷的肺泡结构等。以鳞屑样生长为主的病灶，包括浸润前病变、MIA

及LPA，较其他类型肺腺癌更常表现为圆形或类圆形。当病变以鳞屑样生长为主、无浸润或浸润范围较小时，对周围结构无侵犯或侵犯程度轻，各向生长速度接近，此时肺泡无塌陷、增生纤维牵拉不明显，故多表现为圆形或类圆形；当肿瘤细胞增殖并浸润性生长时，病灶各个部分细胞分化程度不一、生长速度不同或病灶内部纤维组织收缩不等导致肿瘤病灶的形状趋于不规则。LPA预后好，Ⅰ期LPA的5年无复发生存率达90％，临床上倾向于微创手术下楔形切除或肺段切除，而不建议肺叶切除。术后生存率要比其他类型浸润性腺癌高。

6. 病例6：女，71岁。查体发现肺部占位。

胸部CT：右肺下叶肿块影，近斜裂小结节影（图1-1-36）。

【诊断】　浸润性肺腺癌。

【诊断依据】　老年女性，右肺下叶病变，沿支气管走行，可见胸膜牵拉，内有空泡征，增强扫描强化明显，首先考虑肺腺癌可能。右侧斜裂处可见小结节影，邻近胸膜略内凹，纵隔窗未见，因病变单发，不符合转移瘤，考虑良性病变可能。病人术后病理为右肺下叶腺泡样腺癌（图1-1-37）。叶裂处结节为原位腺癌。第2(0/2)、4(0/2)、7(0/5)、10(0/2)组及肺门淋巴结(0/2)均未见转移。免疫组化：TTF-1(＋)、P63(－)、Ki-67(约3％)。

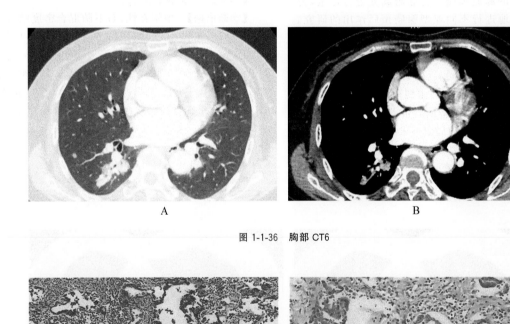

A　　　　　　　　　　　　　　B

图1-1-36　胸部CT6

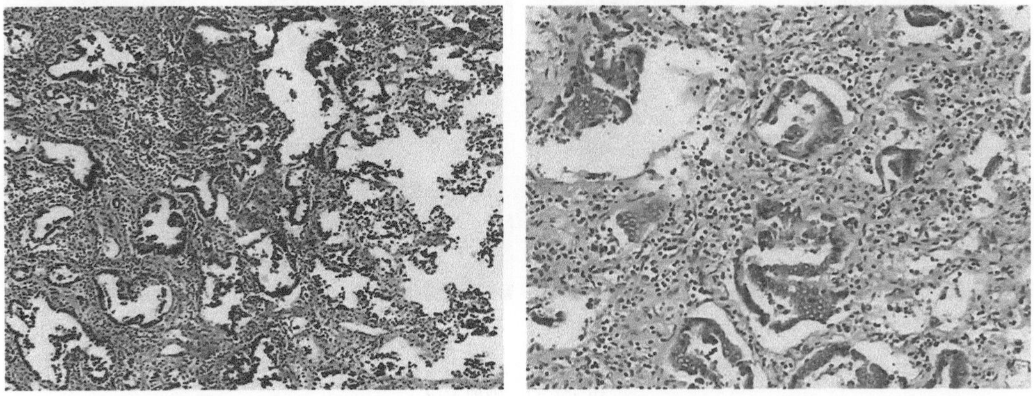

图1-1-37　肿瘤细胞核大深染，浸润生长，排列呈腺泡状，腺泡异型明显，间质纤维组织增生伴炎细胞浸润

【分析】 腺泡型腺癌的腺腔内和肿瘤细胞内可有黏液。目前将筛孔样结构归为腺泡型腺癌,但有此类型组织结构的腺癌预后明显较差。腺泡型腺癌与贴壁生长的肿瘤细胞塌陷于肺间质内的原位腺癌的鉴别比较困难,鉴别要点其一是腺泡型腺癌肿瘤细胞周围间质有肌纤维母细胞反应,其二是肺泡原有结构消失。

(广西中医药大学第一附属医院心胸外科 赵德发提供)

7.病例7:男,53 岁。查体发现肺部占位。

胸部CT:左肺上叶舌段结节影,边缘可见长短毛刺,

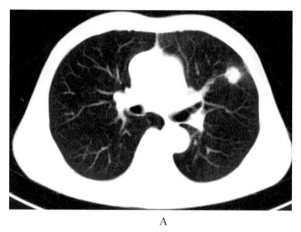

A

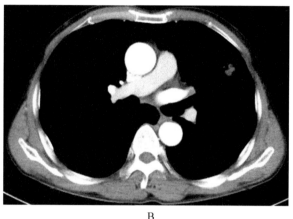

B

图 1-1-38 胸部 CT7

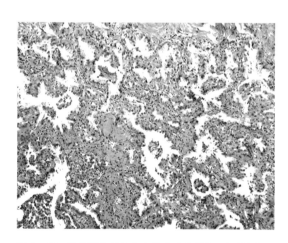

图 1-1-39 肿瘤细胞呈有分支的乳头状结构,乳头具有纤维血管轴心

【分析】 肺乳头状腺癌是较少见的肺腺癌类型,约占20%,女性多于男性。组织学肿瘤组织由典型乳头状结构组成,肿瘤细胞围绕纤维血管排列。有文献报道,该肿瘤起源于Ⅱ型肺泡上皮细胞。CT上表现的结节或肿块影像在病理组织学上为肿瘤的乳头状结构,以及破坏、扭曲的肺组织;磨玻璃样阴影和肿块影周围出现的病变代表肿瘤细胞沿肺泡壁生长或阻塞肺泡腔引起的阻塞性肺炎、支气管炎、细支气管脓肿等改变。空洞、钙化在肺乳头状腺癌中较少见到。空泡征、支气管充气征在肺乳头状腺癌病例中多见。肺乳头状腺癌生物学行为较鳞屑型和腺泡型肺腺癌差,术后复发率和淋巴结转移率较高,易发生包括中

胸膜受累,增强后病变轻度强化,内部密度欠均匀,内部可见小空泡(图 1-1-38)。

【诊断】 左肺上叶肺腺癌。

【诊断依据】 左肺上叶舌段结节影,可见分叶、毛刺、胸膜凹陷征、血管集束征和空泡征,结合增强扫描病变轻度强化,首先考虑周围型肺腺癌可能。术后镜下见肿瘤细胞排列成乳头状,乳头呈多发分支状结构,细胞有异型,核大深染,可见核分裂象。病理为乳头状腺癌(图 1-1-39),侵及肺门,第 5 组淋巴结 1/1 枚;第 10 组淋巴结 2/3 枚见癌转移。

枢神经系统在内的远处转移。

(上饶市肿瘤医院影像科 苏青青 提供)

8.病例8:女,56 岁。胸闷、咳嗽 3 月余。

胸部CT:左肺下叶大片状磨玻璃、实变混合影,内见网格状影,可见支气管充气征、空泡征、蜂窝征,周围见多发小结节影。右肺下叶可见少许磨玻璃影,边缘模糊不清(图 1-1-40)。

【诊断】 浸润性腺癌。

【诊断依据】 中年女性,病史较长,无发热,病史不符合细菌性、真菌性、结核性疾病特点,病变以左肺下叶实变为主,无树芽征和空洞,也不支持上述诊断。大片状影周围见多发小结节,呈明显网格样改变,也不符合肺 Malt 淋巴瘤特点。病变内有支气管充气征、空泡征、蜂窝征,周围见多发腺泡样小结节,结合年龄、症状,首先考虑浸润性肺腺癌。病人术中见肿瘤位于左肺下叶,全下叶呈实变状态,肺门、纵隔多处淋巴结肿大。病理示左肺下叶浸润性腺癌,以微乳头型腺癌为主,侵及脏胸膜(图 1-1-41)。左肺上叶组织内查见癌,支气管旁淋巴结 4/6 枚查见转移,肺门淋巴结 4/7 枚查见转移,第 5 组淋巴结 3/5 枚查见转移,第 9 组淋巴结 1/2 枚查见转移,隆突下淋巴结 8/9 枚查见转移,上纵隔淋巴结 2/2 枚查见转移。

【分析】 微乳头结构(micropapillary pattern,MPP)即肿瘤细胞形成无纤维血管轴心的乳头状细胞簇,形如花蕾。Fisher 等于 1980 年首次在乳腺癌中描述报道,当时称为具有桑椹样形态学改变的浸润性乳头状癌,Siri-aunkgul 和 Tavassoli 于 1993 年正式提出浸润性微乳头状

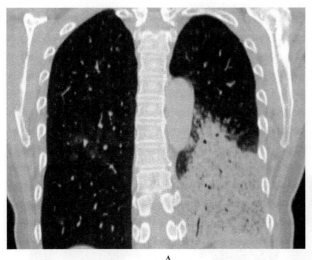 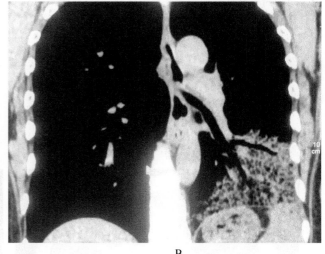

A

B

图 1-1-40　胸部 CT8

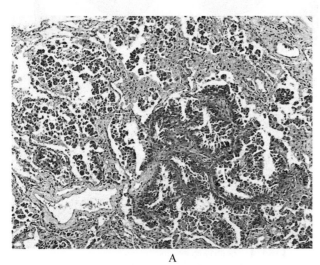 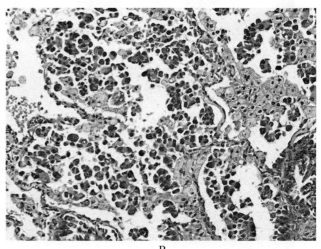

A

B

图 1-1-41　癌细胞体积小，轻度异型，呈簇状、微乳头状生长，缺乏纤维血管轴心，悬浮于肺泡腔内

癌的概念。2002 年 Amin 等最早描述了 35 例肺腺癌伴有微乳头成分者的病理学特征，并提示这种成分可预示更易出现转移。在肺腺癌病理形态中可见 2 种乳头状结构类型：一是真性乳头，二是微乳头，两者区别的关键在于有无纤维血管轴心结构。微乳头状腺癌即是指肿瘤细胞形成乳头状细胞簇，中央缺乏纤维血管轴心，与肺泡壁连接或分离；瘤细胞可形成环样腺样结构，"漂浮"在肺泡间隙内；常有血管、淋巴管和间质侵犯，并可见砂砾体。与乳头状腺癌不同之处在于后者腺样肿瘤细胞沿中央纤维血管束生长，无须间质浸润便可诊断。部分表现为腺泡型或贴壁型腺癌，而肺泡腔内有微乳头存在，应被诊断为微乳头型。MPP 阳性的肺腺癌病人预后明显低于 MPP 阴性的肺腺癌病人，即使早期诊断仍然预后不良，可能与其独特的"由

内而外"的生长方式（inside-out growth pattern），使肿瘤细胞反向生长，破坏血管基膜和间质金属蛋白酶，导致肿瘤细胞簇向四周扩散，发生脉管转移有关。微乳头状腺癌发现时临床分期往往较晚，常伴局部淋巴结转移及广泛的淋巴管内瘤栓，具有高度侵袭性，预后极差。

（淄博市张店区中医院　梁晓宏　提供）

9. **病例 9：**女，68 岁。咳嗽、咳白痰半年。半年前在外院行 CT 检查，考虑右中叶肺炎，抗感染治疗，半年后复查，右肺中叶病灶较前略增大。

胸部 CT：右肺中叶外侧段实变影，内见支气管充气征（图 1-1-42A 黑箭），增强扫描见血管造影征（图 1-1-42B 白箭）。

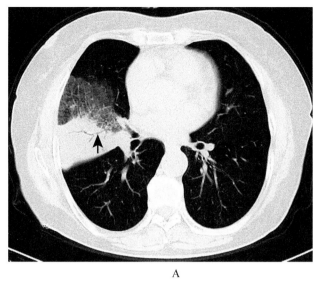
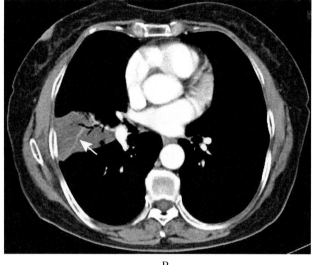

A　　　　　　　　　　　　　　B

图 1-1-42　胸部 CT9

【诊断】　浸润性腺癌。

【诊断依据】　老年女性,病史较长,病变以实变为主,下缘受限于斜裂,上缘可见磨玻璃影,抗感染治疗无效,不考虑社区获得性肺炎或机化性肺炎可能。病变可见支气管充气征和血管造影征,支持浸润性腺癌诊断。病人手术病理为浸润性黏液腺癌(图 1-1-43),未侵犯脏胸膜,支气管断端未见癌。

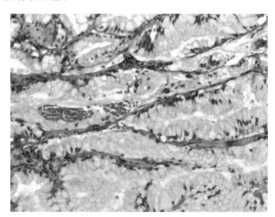

图 1-1-43　肿瘤细胞呈柱状,胞质富含黏液,呈腺管状排列,细胞核位于基底

【分析】　浸润性黏液腺癌相当于以前的黏液型BAC,组织病理学表现为由高脚杯状或柱状、胞质内富含黏液的肿瘤细胞组成,瘤细胞核位于基底部,几乎无核不典型性或有轻微核不典型性,缺乏中央促结缔组织增生、炭末沉着或胸膜凹陷。如果肿瘤中混有鳞屑样生长型、腺泡型、乳头型和微乳头型癌等非黏液腺癌成分,且非黏液腺癌成分≥10%时,则诊断为混合性浸润性黏液型和非黏液型腺癌,并要注明非黏液腺癌成分的组织类型。各类非黏液浸润性腺癌可产生黏液,但缺少富有黏液的杯状细胞

和柱状细胞。浸润性黏液腺癌病灶可以为单纯磨玻璃结节、实性或部分实性,支气管充气征是常见影像表现。CT表现为多病灶、多肺叶累及,其原因可能为气道播散转移。本型与临床少见的产黏液原位腺癌及微浸润腺癌的鉴别要点:病灶>3cm、浸润病灶>5mm、多发结节、边界不清、播散至邻近肺实质形成粟粒样结节等。浸润性黏液或非黏液腺癌的影像学特征相互重叠。浸润性黏液腺癌的病人50%以上无临床症状,常见的临床症状包括咳嗽、咳大量黏液性痰、胸痛及体重下降等。浸润性黏液腺癌较非黏液性腺癌预后差。与原发性非黏液性肺腺癌相比,浸润性肺黏液腺癌常具有不同的免疫组化染色特征,肿瘤细胞表达 CK7、CK20、HNF4α,常不表达 TTF-1、Napsin A。原发性肺非黏液腺癌 CK7 阳性而 CK20 阴性。浸润性肺黏液腺癌 CK7 阳性比例为 83%~100%,同时 CK20 阳性比例为 25%~89%。肺非黏液腺癌的 TTF-1 阳性比例为 75%~94%,CDX-2 通常为阴性;而浸润性黏液腺癌的 TTF-1 阳性比例仅仅在 0~27.5%,但所有肺黏液腺癌的 CDX-2 均为阳性。47%~78%鳞屑样生长的非黏液腺癌病人存在 EGFR 突变,仅 0~22%的浸润性黏液腺癌病人存在 EGFR 突变。2%~17%的鳞屑样生长非黏液腺癌存在 KRAS 突变,而 67%~86%的浸润性黏液腺癌存在 KRAS 突变,近期的研究还证实有 NRG1 融合基因突变。浸润性肺黏液腺癌还要与转移性黏液腺癌鉴别(来自胰腺、卵巢、结肠等),胰腺黏液腺癌表达 CK20 和 MUC2;结肠黏液腺癌表达 CK20 和 CDX2,很少表达 CK7,但在极少情况下可表达 TTF-1。

(浙江宁波二院呼吸内科　邹俊勇　提供)

10. **病例 10**:女,26 岁。咳嗽 1 周。

胸部 CT:左肺下叶巨大类圆形肿块影,其内密度不均,增强后不均匀强化(图 1-1-44)。

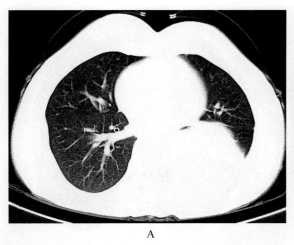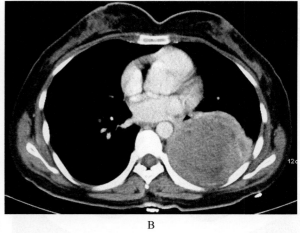

A B

图 1-1-44　胸部 CT10

【诊断】　左下肺癌。

【诊断依据】　病人病理(图 1-1-45、图 1-1-46)见原始的类圆形腺样及管状结构,细胞呈柱状排列,无纤毛(图 1-1-46 橙箭),背靠背排列紧密(图 1-1-46 绿箭),肿瘤细胞一致,核染色深,核质比例高,具有独特的 β-catenin 突变,符合肺低级别胎儿型腺癌。免疫组化:TTF-1(+)、β-catenin(+)、SYN(+)、CgA(-)、ER(-)、PR(-)。

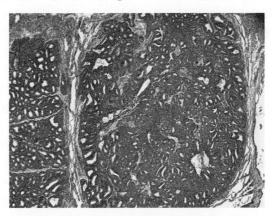

图 1-1-45　左下肺癌病理(10×)

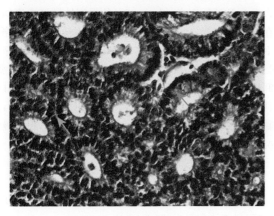

图 1-1-46　左下肺癌病理(40×)

【分析】　肺低级别胎儿型腺癌(FLAC-L)即高分化胎儿型腺癌(WDFA),是一种非常少见的低度恶性肿瘤。1981 年

WHO 分类和 1995 年美军病理研究所(AFIP)分类中,将 FLAC 命名为上皮型肺母细胞瘤,归为肺母细胞瘤(pulmonary blastoma,PB)的一个特殊亚型,其预后较经典的双向型肺母细胞瘤好,且缺少 p53 的突变;1999 年,WHO 和国际肺癌研究协会(IASLC)将 FLAC 列为腺癌的一个少见变异型;WHO(2004)呼吸系统肿瘤分类及 2011 年 IASLC/ATS/ERS 肺腺癌国际多学科新分类将 FLAC 归类为浸润性肺腺癌的独立亚型,定义为一种由类似胎儿肺小管、富于糖原无纤毛细胞的小管组成腺体而成的特殊类型腺癌,细胞内常有核下空泡,腺腔内可见鳞状"桑椹体"。新分类将 FLAC 分为低度恶性(FLAC-L)和高度恶性(FLAC-H)两类,当与其他的组织学亚型混合发生时,肿瘤应根据主要成分进行分类。FLAC 占全部原发性肺肿瘤的 0.1%～0.5%,多数为 FLAC-L,30 岁左右为发病高峰,10 岁以下很少发生,80% 病人有吸烟史。临床表现无特异性,以咳嗽、咳痰、咯血、胸痛、胸闷为主。影像学缺乏特异性,肿瘤大多位于肺外周胸膜下,少数可见支气管腔内生长,常表现为类圆形膨胀性肿块,与周围肺组织分界清楚(图 1-1-47),伴有或不伴有空洞形成,其内可见液化坏死灶,周围肺实质很少受累,胸腔积液或纵隔淋巴结肿大罕见,很少见到空气支气管征。动态增强 CT 扫描肿瘤中度不均匀强化。

FLAC 镜下瘤组织的特征是只有恶性上皮成分,而缺乏肉瘤成分。免疫组化方面,FLAC-L 肿瘤细胞均表达 TTF-1、CK7 及 β-catenin,肿瘤内桑椹样结构常表达 Syn、CD56 及 CgA 等神经内分泌标记。FLAC-L 瘤细胞 TTF-1 阳性提示 FLAC-L 可能起源于 Clara 细胞或Ⅱ型肺泡上皮。β-catenin 是一种细胞骨架蛋白,具有信号传导和细胞黏附功能,其在 FLAC-L 瘤细胞呈弥漫核/质阳性,可能其异常激活导致肿瘤干细胞更新与调节功能失调,促成了肿瘤的发生发展。FLAC-H 常表达 AFP、Glypican-3、TTF-1 等,大部分病例表达神经内分泌标记,而 β-catenin 常呈阴性。EGFR 和 KRAS 基因改变与肺腺癌的发生发展相关,但在 FLAC-L 中,EGFR 和 KRAS 基因突变的报道很少。FLAC-H 中可检测到 KRAS 和 EGFR 基因的突变,推测高级别与低级别 FLAC 可能在分子遗传学上存在差

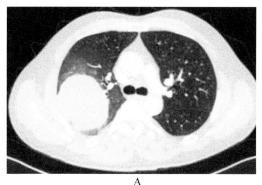
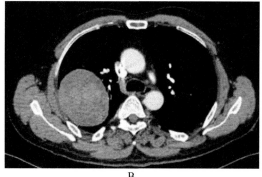

A　　　　　　　　　　　　　　　B

图 1-1-47　男,46 岁。间断咳嗽、咳痰、咯血 1 月余,诊断为 FLAC-L

异。FLAC 需与双相型肺母细胞瘤相鉴别,后者由两种成分构成,一种为原始上皮成分,与 FLAC 尤其是 FLAC-L 相似,上皮成分示 CK、EMA 阳性;另一种为原始间叶成分,即肉瘤成分,SMA、Vimentin、desmin 阳性。而 FLAC 间质为良性,可与之相鉴别。FLAC-L 病人临床分期较低,淋巴结及远处转移比较少见,生长缓慢,对放、化疗不敏感,首选手术治疗,以肺叶切除加淋巴结清扫术为主,5 年生存率大于 80%。而 FLAC-H 临床分期相对较高,淋巴结及远处转移常见。

(永康市人民医院放射科　李　挺　提供)

11. 病例 11:女,15 岁。咳嗽、胸痛 4 月。外院病理:(左侧)送检少许肺组织,镜下可见肺泡上皮坏死脱落,腔内有纤维素及中性粒细胞渗出,肺间质水肿,炎症细胞浸润,血管扩张,间皮细胞肿胀增生,特殊染色:AF(-),PASM(-),AB(-),PAS(-),姬姆萨(-),组织改变为肺急性炎症,未见真菌及结核。

X 线:两肺多发斑片、结节影(图 1-1-48)。

胸部 CT:双肺多发斑片实变影,大小不一,大部分病

灶位于胸膜下(紧贴胸膜),右肺中叶见小结节影,肺门、纵隔未见肿大淋巴结,气管、支气管通畅,未见狭窄及闭塞。增强后部分病灶轻度强化。肺动脉主干、左右肺动脉干、段及亚段动脉分支均未见充盈缺损、狭窄及闭塞(图 1-1-49)。

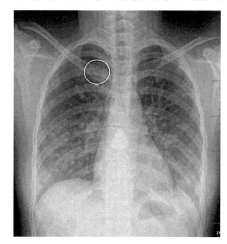

图 1-1-48　X 线见两肺多发斑片、结节影

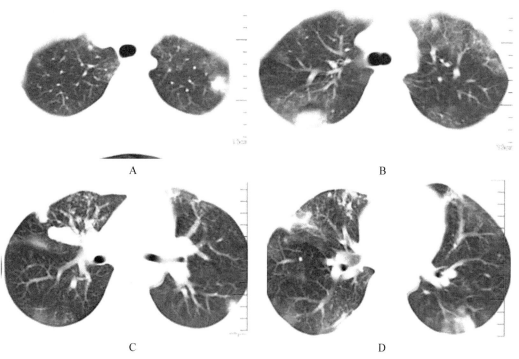

A　　　　　　　　　　　　　　　B

C　　　　　　　　　　　　　　　D

图 1-1-49　胸部 CT11

【诊断】 肺低分化腺癌(右肺中叶胸腔镜活检)。

【分析】 本例病人年轻,影像学更符合感染性疾病特征,外院诊断肺结核。最初X线胸片即显示锁骨囊状骨质破坏,但被忽略,进而没有注意CT骨质改变(图1-1-50),导致严重信息遗漏。病人病史4个月,病变未见好转,亦未足够重视,未考虑肺癌诊断可能。近年来青年人肺癌的患病率呈上升趋势,临床误诊率较高。其原因是临床上缺乏较为典型的症状和体征,影像学表现复杂,并且首发症状多是以肺外症状为主。青年肺癌病人首发症状多是骨转移灶,尤其以肋骨为主。青年肺癌主要需与肺部炎症性病变、慢性血行播散型肺结核、转移性肺癌等相鉴别。青年肺癌具有侵袭性强、恶性度高、病变进展迅速的特点,容易直接侵犯邻近组织结构及远处转移。该病人6个月后腹部B超示肝内多发性实性占位性病变,腹主动脉旁多发肿大淋巴结。右髂骨多发性溶骨性破坏,髋臼内侧缘病理性骨折(图1-1-51)。

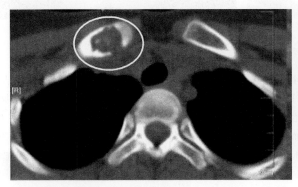

图 1-1-50 骨质改变

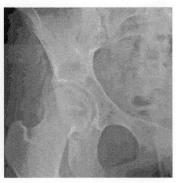

图 1-1-51 右髂骨多发性溶骨性破坏,髋臼内侧缘病理性骨折

(中山市陈星海医院放射科 梁辉清 提供)

12. 病例12: 女,69岁。咳嗽、咳白痰,痰中带血2月余。

胸部CT:右肺下叶空洞影,可见分叶、毛刺、胸膜凹陷征(图1-1-52)。

【诊断】 周围型浸润性肺腺癌。

【诊断依据】 老年女性,有痰中带血病史。CT示右肺下叶空洞影,可见分叶、毛刺、胸膜凹陷征,空洞内可见分隔,首先考虑周围型浸润性肺腺癌诊断。病人穿刺病理证实为肺原发性腺癌。

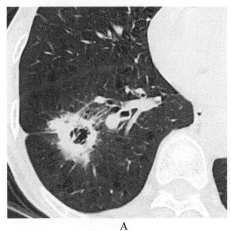

A

B

图 1-1-52 胸部CT12

【分析】 本例主要是周围型腺癌和鳞癌的鉴别诊断。深分叶征、短毛刺、胸膜凹陷征、棘状突起、结节内小透亮影和支气管充气征是诊断周围型肺癌的重要征象,以上征象在鳞癌和腺癌中的显示率均有显著性差异。出现上述征象的差异与以下因素有关:①腺癌具有复杂的组织学特点,一个腺癌瘤体可能是有多种细胞来源和多种不同组织学结构的混合体,细胞分化程度差异更大,肿瘤生长时边缘各部的速度差别明显,易形成深分叶。②通常腺癌细胞沿支气管上皮和肺泡上皮下生长蔓延,易保留相对正常的肺泡腔和细支气管,故瘤内透亮影和支气管充气征在肺腺癌多见,尤其是鳞屑样生长为主型腺癌和早期肺腺癌。肺鳞癌细胞生长是以原位癌的形式在上皮内蔓延,取代了支气管上皮,并逐渐填塞支气管,出现支气管铸型征;支气管截断更常见于鳞状细胞癌。③肿瘤组织内部的炭末沉积与成纤维化反应关系密切,纤维化反应是肿瘤形成胸膜凹陷征的直接原因,也是深分叶、毛刺等征象的病理学基础之一。总体上腺癌组织内部炭末沉积和致密胶原纤维反应较鳞癌显著,易形成深分叶、胸膜凹陷征和毛刺等征象。血管集束征在腺癌中的出现率高于鳞

癌,当血管集束征与其他征象一起出现时,对周围型肺腺癌具有较大的诊断价值。周围空洞型肺癌多见于鳞癌和腺癌,小细胞肺癌几乎不形成空洞。空洞伴分隔常见于腺癌,尤其是鳞屑样生长的腺癌(贴壁为主型),本例符合。

总之,周围型肺鳞癌较肺腺癌瘤体大、以肿块为主要表现、瘤体边界多数清楚并边缘易出现浅分叶、瘤体内多有坏死;周围型肺腺癌瘤体较小,以结节为主要表现,瘤体

边缘多见深分叶、毛刺、棘状突起,可见胸膜凹陷征和血管集束征,瘤体内易见小透亮影。由于周围型肺鳞癌与肺腺癌不同的组织学特点和生物学行为决定了其CT表现的差异,再结合临床资料如性别、年龄和有无吸烟史等,可资鉴别。

13. 病例13:男,76岁。干咳1个月。

胸部CT:右肺上叶薄壁囊腔、周围见放射状毛刺、胸膜牵拉及磨玻璃样密度影(图1-1-53)。

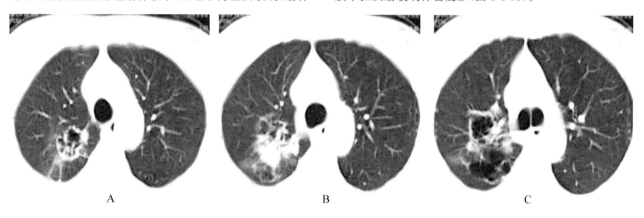

图1-1-53　胸部CT13

【诊断】　浸润性肺腺癌。

【诊断依据】　右肺上叶薄壁囊腔,周围磨玻璃密度影,边缘可见实性结节,有分叶、毛刺及胸膜凹陷征。囊腔壁厚薄不均,囊腔内残余组织见增厚的小叶间隔,考虑为肿瘤沿肺泡壁浸润生长,最终病理证实为浸润性肺腺癌。

【分析】　囊性空腔指肺组织中的空气填充区域,包括纤维化囊肿、空泡和肺大疱,伴或不伴肺气肿。肺癌可起源于囊性空腔。典型薄壁囊腔性肺癌的影像学特点以单发多见,壁薄,卫星灶少见,囊腔壁厚薄不均,内壁凹凸不平且附有壁结节。追踪复查可见囊壁增厚,囊内附壁结节增大,实性成分增多(图1-1-54),囊腔外围表现为胸膜凹陷征(图1-1-54B箭)等。囊腔壁增厚或存在囊腔内外结节进行性增大的病人应高度怀疑肺癌的可能。FDG摄取率对这部分病人的诊断并无特异性。本例与上述特点符合。囊腔性肺癌可分为实性结节向囊壁外(Ⅰ型)或囊壁内(Ⅱ型)生长、囊壁四周增

厚(Ⅲ型)(图1-1-55)、囊肿内混合肿瘤组织(Ⅳ型)等类型。囊腔性肺癌形成的原因多认为是肿瘤生长在细支气管壁上,随着瘤体生长、增大,使管腔完全阻塞,造成远端肺泡膨胀破裂,形成肺囊腔,癌组织沿支气管壁侵入囊腔形成壁结节影。通常有纤维血管间隔的囊腔多数是腺癌,随着肿瘤增大,空腔逐渐实变变小。

囊性肺癌需与癌性空洞相鉴别。活体空洞型肺癌的发生率为2%～15%,尸检为12%～29%,可分为厚壁或薄壁空洞。厚壁空洞肺癌空洞壁>4mm,薄壁空洞肺癌空洞壁<4mm。厚壁空洞肺腺癌以实性成分为主,血管侵犯、淋巴结转移、坏死、阻塞性肺炎、腔内脓肿和细支气管阻塞的比率明显较高。薄壁空洞型腺癌以鳞屑状生长为主型和乳头状生长为主型较为多见。肺癌空洞多位于病灶中央,可呈偏心性,且厚薄不均,空洞内为气体或气液平面,很少出现分隔或血管结构穿行。囊腔性肺癌囊腔多位于病灶一侧,病灶实体具有典型的恶性征象,且囊腔内可见细小分隔影及肺血管分支结构。

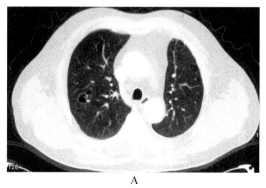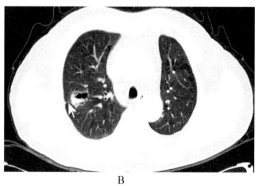

图1-1-54　右肺上叶腺癌(A),23个月后(B)病变由囊性进展为囊实性,可见胸膜牵拉(白箭)

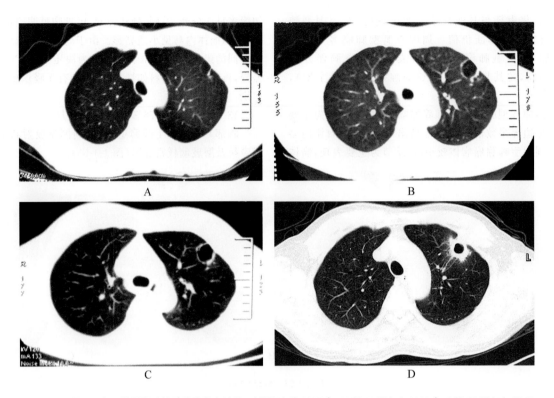

图 1-1-55　男，61 岁。Ⅲ型囊腔性肺腺癌演变过程，时间顺序为 2011 年 11 月 21 日(A)、2016 年 4 月 25 日(B)、2017 年 2 月 17 日(C)、2017 年 3 月 5 日(D)

14. 病例 14：男，60 岁。咳嗽 2 月。无发热。既往有糖尿病病史，长期应用胰岛素治疗，血糖控制尚可。

胸部 CT：双肺多发斑片状实变影、大小不等结节影和囊状影，有支气管充气征、空泡征，囊状影内可见分隔，邻近胸膜增厚，纵隔可见肿大淋巴结(图 1-1-56)。

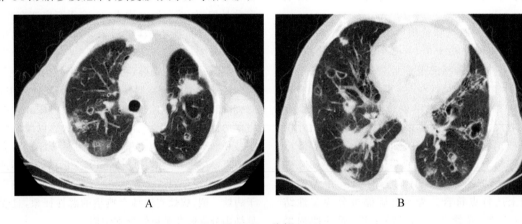

图 1-1-56　胸部 CT14

【诊断】　浸润性肺腺癌并肺内转移。

【诊断依据】　该影像是感染性疾病和肿瘤的鉴别依据。该病人有糖尿病病史，免疫力低下，需考虑结核、真菌和金黄色葡萄球菌肺炎等感染性疾病。病人不发热，症状轻，影像学病变明显，金黄色葡萄球菌不支持。当结核出现多发空洞、空腔病变时，沿气道播散的征象如树芽征会非常明显，本例病变周围无明显树芽征，结核诊断依据不足。该影像符合侵袭性肺真菌病和奴卡菌感染，但两者进展迅速，本例病人不发热，仅有咳嗽症状，不支持该诊断。病人病变多发，磨玻璃样改变、实变、空腔、空洞样病变共存，邻近胸膜实性病灶可见胸膜凹陷征，再结合毛刺征、血

管集束征、空泡征和纵隔淋巴结肿大等特征，浸润性肺腺癌并肺内转移首选。病人最终穿刺病理为肺腺癌。

【分析】　肺癌空洞型肺转移保留了转移瘤的形态，圆形或者类圆形，轮廓规则，多无分叶和毛刺。肺腺癌空洞转移的影像学表现主要是：①两肺多发、大小不一，以肺野中外带居多，一般可见到肺纹理与之相连；②以内外壁光滑的小环形空洞居多，其次为囊形，厚壁形及不规则形较少；③腔内主要为液体充填，其次为气体充填及黏液环壁附着，反映出部分终末细支气管受累致腔内液体引流排泄受阻；④部分腔内壁毛糙与残存正常肺血管梁有关，甚至少许空洞内存在肺血管穿行；⑤部分空洞周围可见毛刺、

峭样突起及磨玻璃样改变。

15. **病例 15**：男，58 岁。外院术后病理为低分化鳞癌。

胸部 CT：右肺上叶占位性病变，右侧叶间裂多发结节影（图 1-1-57）。

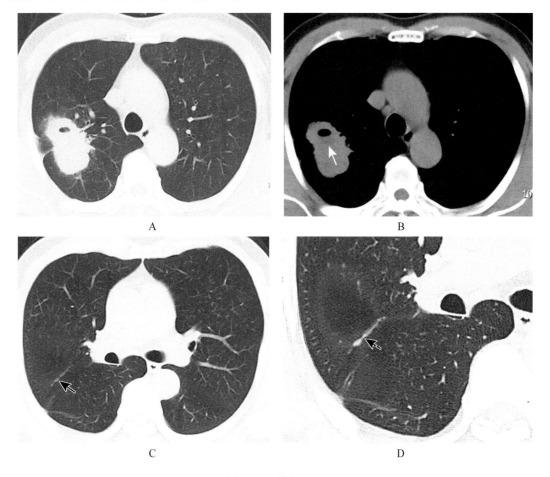

图 1-1-57　胸部 CT15

【诊断】　右肺腺癌伴叶间裂转移。

【诊断依据】　右肺上叶病变，体积较大，内有空洞（图 1-1-57A、B），空洞下缘可见坏死（图 1-1-57B 箭），叶间裂可见多发结节影（图 1-1-57C、D 箭），考虑转移可能性大，而叶间裂多发小结节转移几乎均见于肺腺癌，少数为腺鳞癌，虽然该例外院术后病理为低分化鳞癌，但仍考虑肺腺癌并叶间裂转移可能。病理经山东省肿瘤医院会诊，加做免疫组化，最终诊断为低分化腺癌。

【分析】　肺癌侵袭性较强，非小细胞肺癌胸膜转移的发生率较高，有研究表明邻近胸膜的肺癌其胸膜转移发生率高达 37%。肺癌的胸膜转移分为湿性胸膜转移和干性胸膜转移。恶性胸腔积液提示存在湿性胸膜转移，而干性胸膜转移是指非小细胞肺癌无胸腔积液的胸膜转移。后者属于肺癌Ⅳ期，应以全身治疗为主要治疗手段，但因其不伴有胸腔积液，所以术前可能漏诊而导致不必要的手术。干性胸膜转移好发于原发病灶与胸膜或叶间胸膜相贴或有胸膜凹陷征的肺癌，约 90% 的病人病理类型为腺癌。干性胸膜转移常见于同侧，影像学表现为胸膜结节及胸膜增厚，以前者较为常见，而胸膜结节又以叶间胸膜结节多见，这可能与叶间胸膜结节因含气肺组织的衬托更易被观察到有关。叶间胸膜结节通常仅能在肺窗发现，但当

其呈大结节型，部分可在纵隔窗显示，增强扫描可见强化。干性胸膜转移的胸膜结节影像学表现：①非叶间胸膜结节，大小不一，以大结节（长径 >5mm）多见。②叶间胸膜结节（结节数量均 >6 个）：大结节（长径 >5mm）较少见，可表现为孤立性或沿叶间胸膜排列，部分周围可见数个小结节；小结节（长径 <5mm）较常见，可表现为沿叶间胸膜呈串珠样排列或在叶间胸膜周围呈簇状分布。肺内淋巴结、矽肺结节、肉芽肿及肺纤维灶与干性胸膜转移影像学表现相似，详细的病史及接触史有助于鉴别。叶间胸膜单发结节常为良性（图 1-1-58）。非小细胞肺癌病人有胸膜转移或伴有对侧肺恶性肺结节的 5 年生存期分别为 2% 和 3%，中位生存期分别为 8 个月和 10 个月。而干性胸膜转移的中位生存期明显长于湿性胸膜转移，分别为 38 个月和 13 个月。因此，在病人初诊时检出干性胸膜转移尤为重要，有助于临床医生采取较为积极的治疗手段和选择合适的治疗方案。资料显示，高达 50% 的干性胸膜转移病人实施了无效的手术治疗。当非小细胞肺癌病人的 CT 影像学发现胸膜结节（尤其是多发叶间胸膜结节）和（或）胸膜增厚时，要警惕干性胸膜转移（图 1-1-59）的可能，以免造成漏诊。

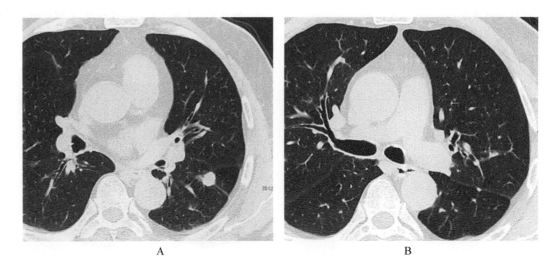

图 1-1-58　中分化腺癌,叶间裂单发结节经手术证实为肺内淋巴结

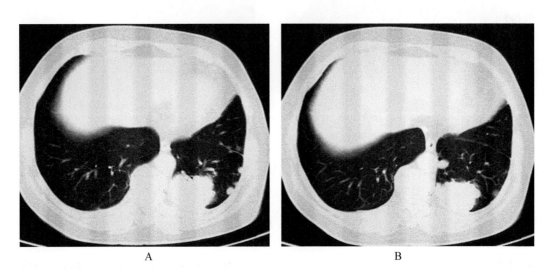

图 1-1-59　腺癌脏胸膜转移

16. 病例 16:女,66 岁。咳嗽、咳痰、间断发热伴胸闷3 月。

胸部 CT:双肺多发斑片状、大片状实变影,病变周围可见小结节影,病灶边缘模糊,内见支气管充气征(图 1-1-60)。

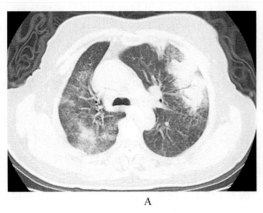
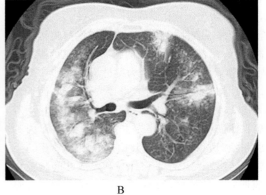

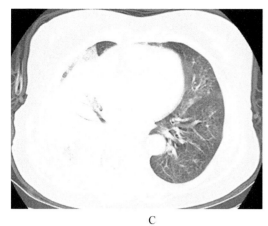
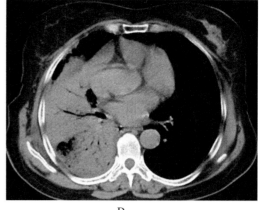

C　　　　　　　　　　　　　　　　　　　D

图 1-1-60　胸部 CT16

【诊断】　浸润性肺腺癌。

【诊断依据】　老年女性,有咳嗽、咳痰、发热、胸闷症状。双肺多发斑片状、大片状实变影,边缘模糊,有腺泡样结节、枯树枝征、空泡征,右肺中、下叶为著,纵隔多发肿大淋巴结。病人病史较长,不符合细菌性、真菌性肺炎表现;尤虫蚀样空洞、树芽征等支气管播散灶,不符合干酪性肺炎表现;实性病变内见支气管充气征,呈枯树枝样改变,周围大片磨玻璃影,病变边缘膨胀和(或)收缩,纵隔淋巴结肿大,首先考虑浸润性肺腺癌。最终经穿刺病理证实。

【分析】　肺炎型肺癌或弥漫型肺癌表现像肺炎,呈斑片状影,区域累及,也可以称为斑片状肺癌,没有肿块、结节或肺不张的表现,而是以斑片状影或磨玻璃影的表现为主。机制为细支气管或肺泡的癌组织本身呈浸润型发展,在气管内播散时,癌细胞被覆于肺泡壁表面,并沿肺泡壁贴壁生长,散在分布,部分表现为肺泡间隔的增厚。细胞类型多为腺癌,也有鳞癌和小细胞肺癌。以肺炎样表现为主的浸润性肺腺癌好发于中老年病人,女性多见,具有恶性程度低、肿瘤生物学行为不活跃、淋巴结和远处转移少见、发展相对较缓慢的特点。病人大部分无吸烟史,可表现为咳嗽、咳痰(白色泡沫样痰多见)、胸闷、胸痛等症状,

部分病人可有发热、体重下降等全身症状。

肺炎型肺腺癌常累及双肺或单肺多个叶段,病变以外带及近胸膜下多见,下叶分布多见,呈肺炎样改变,极易误诊为肺炎。影像学多表现为孤立性或多发斑片影或大片状影改变(图 1-1-61、图 1-1-62),病理基础是癌细胞沿肺泡壁、小叶中心、腺泡腔成簇、葡萄状生长,并沿肺泡孔及支气管播散,癌细胞分泌黏液、渗出物填充肺泡腔后可形成斑片状阴影;部分出现磨玻璃影,为癌细胞沿着肺泡壁生长,沿气道扩散并填充肺泡,当肺泡腔仅被癌细胞部分填充,且肺泡结构尚未变形时,影像学上表现为磨玻璃密度影,由于肺小叶边缘的小叶间隔存在,磨玻璃影可与周围正常肺组织界线清晰,即铺路石征(图 1-1-63、图 1-1-64)。病灶常伴有支气管充气征,其病理基础主要为肿瘤细胞沿着肺泡壁生长且分泌黏液引起肺组织实变,而病变组织内支气管未受侵犯,与实变形成明显对比,在影像学上表现为支气管充气征。随着病情进展,支气管累及较显著时,使支气管走行僵硬,分支减少,在叶、段实变基础上出现枯树征。部分可见囊腔影或假空洞,囊腔内可见线样间隔(图 1-1-64A),液化坏死少见。干酪样肺结核多有虫蚀样空洞和液化坏死,可资鉴别。

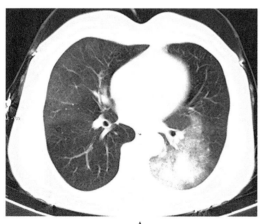
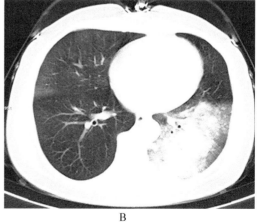

A　　　　　　　　　　　　　　　　　　　B

图 1-1-61　女,50 岁。喘憋、呼吸困难,确诊肺腺癌 3 月,未治疗

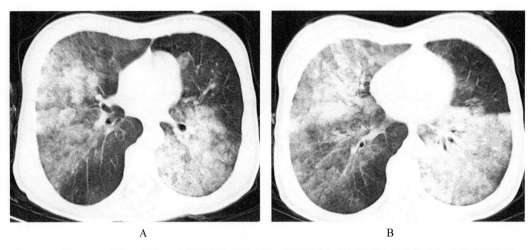

A   B

图 1-1-62　图 1-1-61病例11月后，病变明显进展，累及右肺。呼吸困难症状加重，咳白色泡沫样痰，体重减轻约15kg

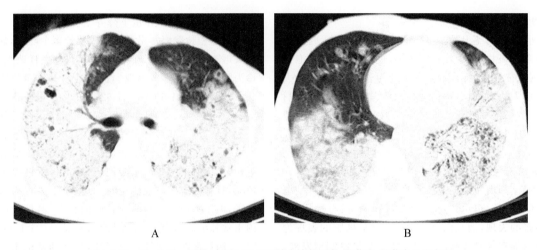

A   B

图 1-1-63　男,45岁。腺癌。肺部CT示两肺大片状实变、结节影,结节内见小空洞

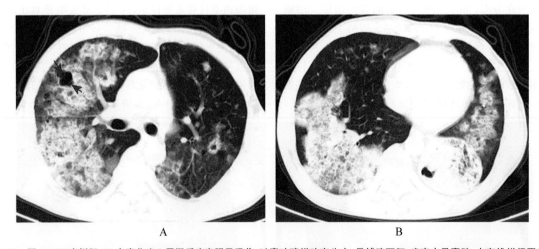

A   B

图 1-1-64　图 1-1-63病例经DP方案化疗2周期后病变明显吸收,以磨玻璃样改变为主,呈铺路石征,病变内见囊腔,内有线样间隔(红箭)

由于肺炎型肺腺癌临床症状无特异性,其影像学表现不能与肺部感染性疾病及其他非感染性疾病如过敏性肺炎、隐源性机化性肺炎及血管炎性疾病相鉴别,极易误诊或漏诊。因此,对一些无发热、白细胞计数、中性粒细胞比例无异常、症状不典型的肺炎病人,如果经规范抗感染治疗临床症状无改善,X线胸片或CT显示病变无明显吸收或者反而增大,甚至出现新发病灶时,即使为年轻病人,也

应高度警惕肺炎型肺癌的可能,应尽早活检以明确诊断。

（河南省南阳市中心医院　郭广春　提供）

（哈尔滨市胸科医院影像科　王秀峰　提供）

17. 病例 17: 女,71岁。查体发现左上肺占位1月。

胸部CT:左上肺前段软组织肿块,可见毛刺、分叶及胸膜凹陷征;左肺上叶后段见斑片状密度灶,纵隔未见肿大淋巴结(图 1-1-65)。

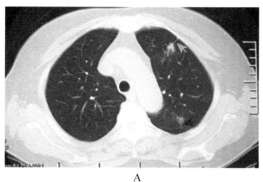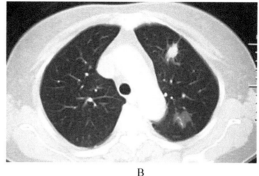

图 1-1-65　胸部 CT17

【诊断】　双原发腺癌。

【诊断依据】　老年女性,左肺多发病变,左上肺前段病变以实性为主,可见毛刺、分叶及胸膜凹陷征(图 1-1-65 绿箭);左肺上叶后段病变以混合磨玻璃密度影为主,邻近斜裂可见牵拉(图 1-1-65 红箭),纵隔未见肿大淋巴结,首先考虑双原发肺癌,腺癌可能性大。病人术中见左肺上叶前段病灶直径约 3cm,质硬;上叶后段病灶直径约 2.5cm×3cm,质韧。术后病理均为中-低分化腺癌,面积 2cm×1.2cm 和 1.5cm×1.5cm,累及脏胸膜;肺门淋巴结 5 枚、第 5 组淋巴结 3 枚、第 10 组淋巴结 1 枚、第 11 组淋巴结 1 枚均未查见癌;支气管切线未查见癌。

【分析】　同时多原发肺癌中,肺腺癌的发病率较高。高达 8%~12% 的手术切除及 18% 经筛查发现的病灶表现为多中心起源的肺腺癌。肺腺癌的 EGFR 突变率较高,具有多克隆起源、独立生长的特性,这可能是同时多原

发肺腺癌发病率较高的主要原因。同时多原发肺腺癌在中老年病人中发病率较高,同时双侧多原发肺腺癌(图 1-1-66)的发病率低于同时同侧,可能由于同侧癌灶可一次开胸完成切除,而双侧多原发肺癌则需二次手术,部分病人不能耐受或不愿意接受,使影像学提示的对侧病灶无法得到手术病理证实。同时双原发肺腺癌的发生率高于同时多原发肺腺癌,癌灶大多具备原发肺癌的 CT 征象,并与其组织分化程度存在一定相关性,结节实性成分越多提示分化越差。毛刺征和胸膜凹陷征在低分化腺癌中较其他分化程度病灶多见。同一病人同时出现多原发癌灶的影像学表现有差别,也符合同一病人同时多原发肺腺癌灶各自独立起源、动态发展的过程。本例完全符合上述特点。组织学类型均为腺癌的同时多原发肺腺癌,手术预后亦较其他类型良好。同期多灶肺腺癌小结节包括多原发肺癌或肺内转移灶,对于同期多灶肺腺癌小结节,无论

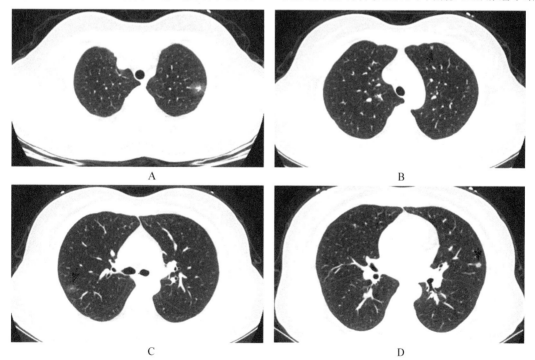

图 1-1-66　女,39 岁。行胸腔镜右肺上叶楔形切除＋左肺上叶切除、淋巴结清扫术。手术病理:(左肺上叶)浸润性腺癌(A),直径 2cm,紧邻脏胸膜;另见两处原位腺癌,直径 0.3~0.6cm;支气管切线未查见癌;(右肺上叶)原位腺癌,镜测直径 0.6cm;锁边切线未查见癌;肺门淋巴结(3 枚)、第 9 组淋巴结(1 枚)、第 10 组淋巴结(2 枚)、第 11 组淋巴结(6 枚)及第 7 组淋巴结(1 枚)未查见癌。免疫组化:右肺上叶 CEA(＋),p53(灶＋),Ki-67(＋3%)

同源与否,亚肺叶切除均可以达到较长的无病生存,是主要的治疗选择。存在淋巴结转移的病人的复发风险较高,建议进行辅助化疗。

（山东省立医院东院影像科　杨世峰　提供）

二、肺鳞状细胞癌

肺鳞状细胞癌(简称鳞癌)是原发性肺癌中常见的组织学类型,占 20%～30%,其中以 50 岁以上男性多见,80% 以上有长期吸烟史。鳞癌具有生长较慢、病程较长、发生转移较晚、早期手术 5 年生存率较高等特点。其恶性程度较低,预后较腺癌好,故早期诊断、早期治疗对于提高本病的 5 年及以上生存率显得尤为重要。

(一)分类

肺鳞癌是起源于支气管黏膜上皮,显示角化和(或)细胞间桥鳞状上皮分化特征的恶性上皮肿瘤。2004 年 WHO 分类中,肺鳞癌的分类主要包括乳头状癌、透明细胞癌、小细胞癌和基底细胞样癌。然而,这种分类意义不大,因为乳头状、透明细胞和小细胞这几种亚型并不十分常见。以往的"小细胞变异性鳞癌"这一术语可能并不实用,因为临床上可能与小细胞癌混淆,所以目前已弃用该术语。透明细胞样改变现视为角化或非角化鳞癌的一种细胞学特征,即使只占很少部分,也能做出具有透明细胞特征的诊断,并提及其所占百分比,现在并不视它为一种常见亚型。另外,目前对腺癌和鳞癌的区分越来越重要,分子和免疫组化研究表明,一些肺腺癌拥有类似鳞状细胞的形态。在缺乏明确的角化特征的情况下,只有在免疫组化显示鳞状细胞标志物如 p40 或 p63 阳性才能诊断手术切除标本为非角化型鳞癌。此外,基底细胞样癌实际上表达鳞状细胞标志物,因此从大细胞癌中划分到鳞癌亚型中。基因组学数据同样支持基底样鳞癌应归为鳞癌的观点。

2015 年 WHO 将鳞癌重新分类,除侵袭前病变(原位鳞癌)外,依据有无角化珠(图 1-1-67)和细胞间桥(图 1-1-68)等典型特征将其分为三大类:角化型(可见任意比例的角化珠形成)、非角化型和基底细胞样鳞癌(基底细胞比例 >50%)。无论所占比例多少,若出现角质化归类为角化型,但如果基底样细胞成分 >50%,无论有没有出现角化细胞,都归类为基底细胞样型。在基底样细胞成分 ≤50% 的情况下,要在诊断中说明基底细胞样特征。

近 10 年来,肺癌的分子靶向治疗要求更精确的组织学分类,如 EGFR/ALK/ROS1 等基因活化主要发生在腺癌,PD-1 抑制剂尼鲁单抗(nivolumab)仅仅在晚期鳞癌中获批。因此,对腺癌、鳞癌的区分尤为重要。目前,诊断腺癌公认的标志物为 TTF-1 和 Napsin A,鳞癌常见的标志物为 p40、CK5/6 和 p63。小活检和(或)细胞学标本难以进一步分型,尤其是分化差的 NSCLC,过去常诊断为非特指性 NSCLC(NSCLC-NOS),新要求需要借助于免疫组织化学(TTF-1,p63 等)尽可能将 NSCLC 区分为倾向鳞癌(图 1-1-69、图 1-1-70)和倾向腺癌(图 1-1-71、图 1-1-72),以提供药

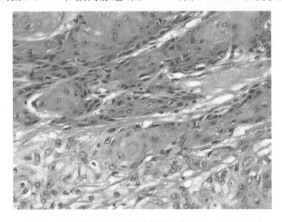

图 1-1-68　细胞间桥(400×)

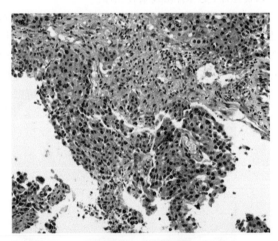

图 1-1-69　分化差鳞癌

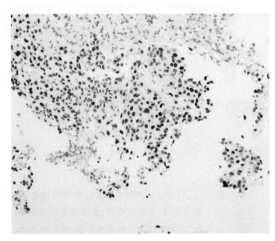

图 1-1-70　p63 阳性

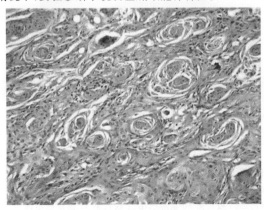

图 1-1-67　角化珠(200×)

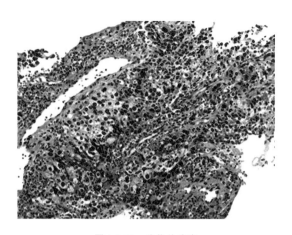

图 1-1-71 分化差腺癌

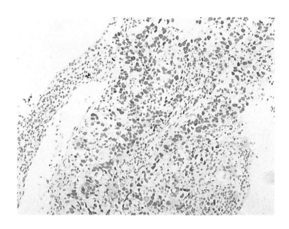

图 1-1-72 TTF-1 阳性

物治疗的选择。诊断肺鳞癌时需注意与转移性鳞癌相鉴别,如与发生在头颈部、食管、宫颈部位的鳞癌鉴别需要比较本次肺部肿瘤和先前肿瘤 p53 和 p11 免疫组织化学的表达、微卫星杂合性缺失情况及人乳头状瘤病毒(HPV)检测等;与转移性尿路上皮癌的鉴别是后者 CK7、p40、p13

阳性,但还表达 GATA3、Uroplakin-3、CK20。肺鳞癌累及前纵隔还需与胸腺鳞癌相鉴别,除了胸腺鳞癌可表达 CD5 和 CD117 外,还需要综合手术所见和影像学特点。弥漫性肺泡损伤伴鳞状上皮化生及细胞不典型增生时需与鳞癌相鉴别。

（二）影像学表现

肺鳞癌影像学上分为中央型和周围型,中央型有向管腔内生长,癌组织易变性、坏死形成空洞或发生出血的特点,可形成腔内息肉状肿块和(或)透过支气管壁向周围组织浸润,也可阻塞支气管管腔导致支气管分泌物潴积、肺不张、支气管扩张、阻塞性脂样肺炎和感染性支气管肺炎。部分肺鳞癌组织沿支气管浸润并填充支气管,形成蟹足状或蚯蚓状,有文献将其称为支气管铸型征(图 1-1-73)。支气管铸型征与肺鳞癌细胞侵犯支气管时通常以原位癌的形式在上皮内蔓延,并取代支气管上皮,导致管腔阻塞的特点相符。近年来,周围型肺鳞癌发病率在上升,约占肺鳞癌总数的 50%。周围型肺鳞癌瘤体较大,以肿块为主要表现,瘤体边界多数清楚,边缘易出现浅分叶,瘤体内多有坏死及空洞,可能和肿瘤细胞生长迅速有关,增强模式以不均匀或周边增强为主。坏死空洞常为偏心性、壁厚薄不均匀,内壁凹凸不平或呈结节状,外壁呈分叶状改变(图 1-1-74)。肺鳞癌空洞形成(图 1-1-75)提示预后不良,是影响预后的独立因素。空洞型中位总生存期 17.2 个月,无空洞者 91.6 个月;两者的无进展生存期分别为 6 个月、86 个月。周围型肺鳞癌常见血管(图 1-1-76)、胸膜侵犯,可直接透过胸膜侵犯胸壁或横膈。与腺癌或其他原发性肺癌组织类型相比,鳞癌较少发生远处器官转移。直径<2cm 的周围型鳞癌较少发生局部淋巴结转移。分化差的鳞癌可在病变早期转移至脑、肝、肾上腺、下消化道和淋巴结。手术切除后局部复发在鳞癌中比其他类型的肺癌更常见。

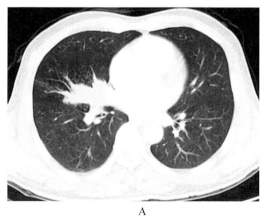

A

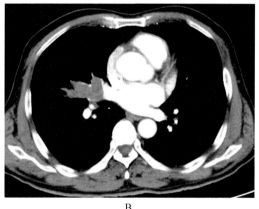

B

图 1-1-73 支气管铸型征

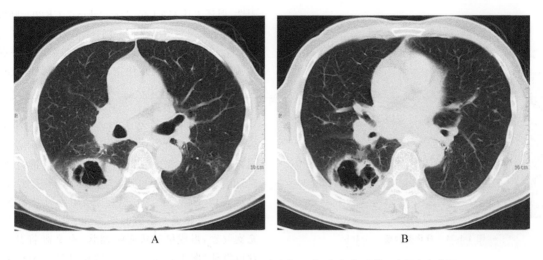

图 1-1-74　男,71 岁。空洞型鳞癌,可见壁结节(红箭)和分叶(绿箭),空洞内有分隔

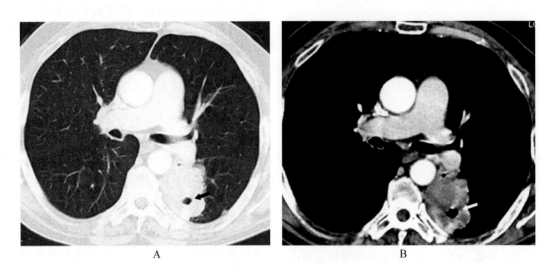

图 1-1-75　空洞型鳞癌术后脑转移,生存期 6.5 个月

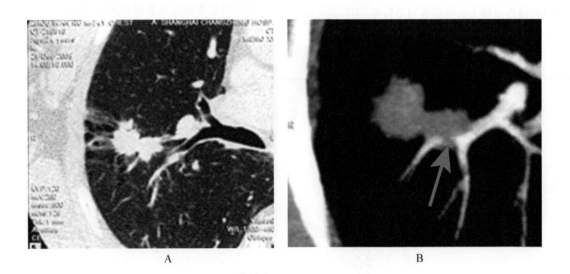

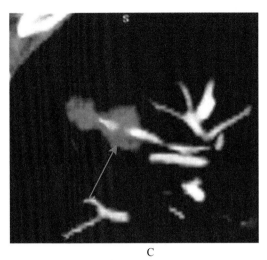
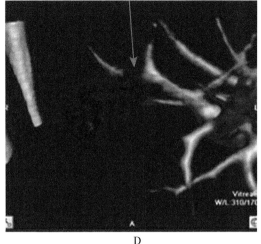

C　　　　　　　　　　　　　　　　　D

图1-1-76　男,74岁。鳞癌。A. 右上叶哑铃形结节灶,远侧局限性肺气肿;B、C. 横断面MIP显示结节灶内肺血管截断(橙箭);D. 血管长轴面MIP显示肺血管截断征

（上海新华医院放射科　李惠民　提供）

（三）治疗

现今,对于不同亚型鳞癌,暂未发现其有意义的预后或预测作用,三代含铂双药化疗仍是晚期肺鳞癌的标准治疗。肺腺癌对多靶点抗叶酸药物培美曲塞和抗血管内皮生成药物贝伐单抗治疗有效,而鳞癌对培美曲塞治疗效果不如腺癌,用贝伐单抗治疗可引起威胁生命的大出血,故培美曲塞和贝伐单抗不推荐用于鳞癌。纳米白蛋白结合型紫杉醇(nab-P)和爱斯万(S-1)在肺鳞癌的治疗上有优势,随着肺鳞癌驱动基因的研究,针对鳞癌潜在靶点的分子靶向药物也进入临床试验。过去10年中,鳞癌的靶向治疗进展缓慢,鳞癌的肿瘤驱动基因谱较腺癌复杂,探索靶向驱动基因及研发有效靶向药物是肺鳞癌治疗取得突破的关键,免疫治疗可能是未来几年鳞癌治疗的曙光。2015年11月24日,美国食品与药品监督管理局(FDA)批准耐昔妥珠单抗(Portrazza)联合吉西他滨和顺铂(GP)用于晚期鳞状NSCLC一线治疗,成为第一个被批准用于晚期肺鳞癌一线治疗的靶向药物,为晚期肺鳞癌病人带来

了新的选择。耐昔妥珠单抗是一种单克隆抗体,能阻断EGFR的活性,EGFR在鳞状NSCLC中普遍存在。

参 考 文 献

Hata A,Katakami N,Yoshioka H,et al. 2013. How sensitive are epidermal growth factor receptor-tyrosine kinase inhibitors for squamous cell carcinoma of the lung harboring EGFR gene-sensitive mutations? J Thorac Oncol,8(1):89-95.

Kim Y,Hammerman PS,Kim J,et al. 2014. Integrative and comparative genomic analysis of lung squamous cell carcinomas in East Asian patients. J Clin Oncol,32(2):121-128.

Pan Y,Wang R,Ye T,et al. 2014. Comprehensive analysis of oncogenic mutations in lung squamous cell carcinoma with minor glandular component. Chest,145(3):473-479.

（四）病例解析

1. 病例1:男,56岁。咳嗽、咳痰、痰中带血2月。

胸部CT:左肺门占位,病变呈指套样改变(图1-1-77)。

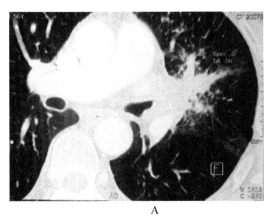
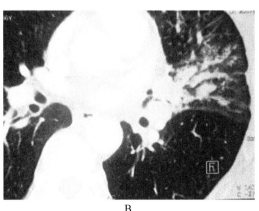

A　　　　　　　　　　　　　　　　　B

图1-1-77　胸部CT1

【诊断】 左肺中心型鳞癌。

【诊断依据】 中年男性，咳嗽、咳痰、痰中带血。影像学见左肺门占位性病变，侵及管腔，肿瘤形态不规则，沿支气管走行呈铸型性改变，病变周围无明显肿大淋巴结，不支持小细胞肺癌而更符合中心型肺鳞癌诊断。病人术后病理为肺鳞癌(8cm×3.5cm)；支气管内均为肿瘤细胞而非黏液栓；肺门淋巴结2/2查见癌转移；第5组淋巴结2枚、第7组淋巴结3枚均未查见癌；支气管切线未查见癌。

【分析】 支气管铸型征指与肿瘤相邻的支气管为肿瘤侵犯，肿瘤组织填塞支气管腔并导致支气管轮廓扩大，形成分支状或手指状软组织影。镜下显示肺鳞癌细胞生长时以原位癌的形式沿支气管壁上皮蔓延，并取代上皮，逐渐填塞支气管，而肺腺癌一般无此征象，为鳞癌特殊的生长方式。支气管铸型征导致管腔阻塞的特点是造成鳞癌肿块形态不规则的原因之一。

2. **病例2**：男，60岁。咳嗽、咳痰3月。

胸部CT：左肺下叶背段不规则块状影，见支气管截断(图1-1-78箭头)、分叶、毛刺、胸膜凹陷征、偏心性小空洞和斑点状钙化，增强扫描强化明显。病变周围呈局限性肺气肿(图1-1-78)。

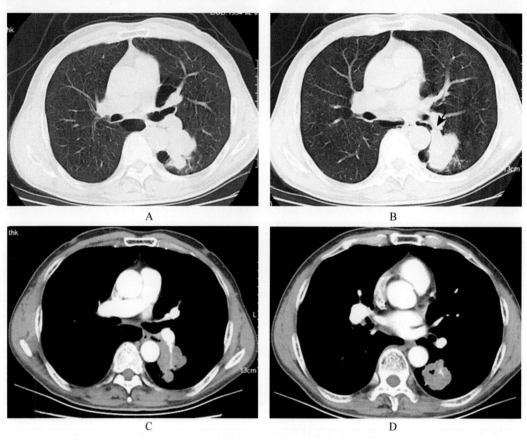

图 1-1-78 胸部 CT2

【诊断】 肺鳞癌。

【诊断依据】 本例基本具备了肿瘤的所有影像学特征，包括支气管截断、深分叶、毛刺、胸膜凹陷征、偏心性小空洞、空泡和斑点状钙化，病变周围可见磨玻璃影和局限性肺气肿，增强扫描强化明显，病变侵及左下肺动脉，狭窄明显。病变边缘尚光滑，瘤肺界面清晰，病变有明显多结节融合趋势，结合病人为老年男性，首先考虑肺鳞癌可能。病人穿刺病理证实该诊断。

【分析】 支气管截断征(图1-1-79)是指支气管肺癌沿支气管纵轴浸润蔓延，因癌肿的侵蚀、破坏和占位，使支气管壁不同程度地出现不规则增厚，管壁局限性不规则狭窄甚至截断。CT表现为肺叶、段支气管不规则狭窄或闭塞，常伴管壁增厚，管腔内面凹凸不平，开口处较明显。支气管截断阻塞常见于鳞癌。肺结核可见引流支气管(图1-1-80)，多无支气管截断，可与肿瘤相鉴别。多结节堆积融

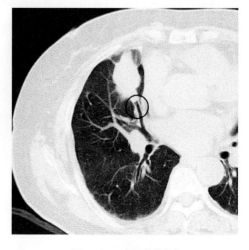

图 1-1-79 支气管截断征

合的原因考虑与肿瘤的多中心生长有关（图 1-1-81）。边缘光整可能是由于鳞癌细胞来源相对单一，各部位细胞生物学行为和生长速度差别不大，易形成无分叶结节。当肿瘤生长并突破肺小叶后由于小叶间隔结构的限制而出现浅分叶；肿瘤继续生长成较大肿块，周边细胞的生长速度

差别和周围结构对肿瘤组织的限制作用会更明显而出现深分叶。肺癌合并局限性肺气肿、肺大疱亦较常见，究其原因可能与肺气肿、肺大疱好发于吸烟者有关，而吸烟是肺癌和肺气肿、肺大疱的共同高危因素，肺癌本身也可导致肺气肿、肺大疱的形成，临床需引起足够重视。

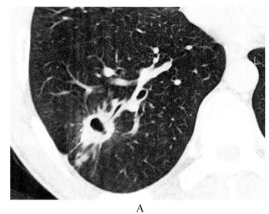
A

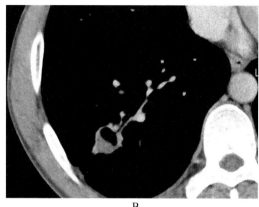
B

图 1-1-80　肺结核

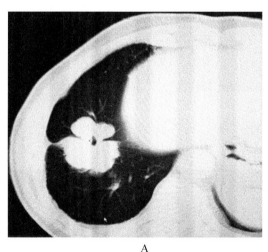
A

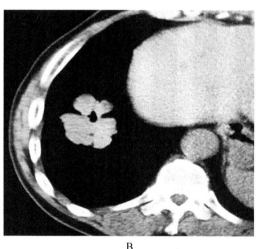
B

图 1-1-81　女，67 岁。鳞癌，多结节堆积融合

3. 病例 3：男，64 岁。反复咳嗽、咳痰 5 年，加重伴发热 1 周。

胸部 CT：右肺上叶后段肿块影，边缘模糊，内见大片状低密度影，增强扫描肿块不规则强化（图 1-1-82）。

【诊断】　右肺鳞癌。

【诊断依据】　老年男性，右肺上叶后段肿块影，胸膜牵拉明显（图 1-1-82A 箭），密度不均，中心见大片状坏死灶（图 1-1-82D 箭），增强扫描坏死灶和周围实性组织界线不清。肿块分叶不明显，广基底紧贴肋胸膜，邻近胸膜增厚（图 1-1-82B 箭），胸膜外脂肪层存在（图 1-1-82C 白箭），部分消失（图 1-1-82C 黑箭），以上特征支持右肺鳞癌诊断，最终经穿刺活检检查证实。

【分析】　胸膜、胸壁或纵隔直接侵犯是鳞癌的特征，

邻近胸壁的脂肪层消失，胸壁肿块形成或有肋骨破坏是瘤体向周围直接侵犯的可靠征象。炎症一般不会突破胸膜侵犯胸壁，所以胸膜脂肪层多可辨；肿瘤常突破胸膜，甚至向胸壁进一步侵犯，所以胸膜外脂肪层常见消失，或不完全消失。鳞癌侵犯胸膜时多广基底与胸膜相连，可引起邻近胸膜增厚，但侵及胸膜深层概率较低，可能与肺鳞癌恶性度相对较低有关。深分叶、灶状坏死、病灶以宽基底与胸膜相连三者同时出现时，需首先考虑周围型肺鳞癌的诊断，本例较符合。胸膜外脂肪间隙清晰并不能排除恶性肿瘤，胸膜外脂肪间隙增宽可能是胸膜受累牵拉向内移位所致，本例符合这一特点。2 个月后该病变明显进展，累及肋骨，符合鳞癌演变过程（图 1-1-83）。

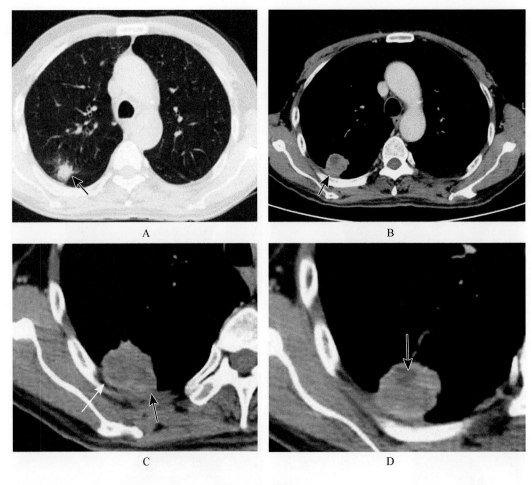

图 1-1-82 胸部 CT3

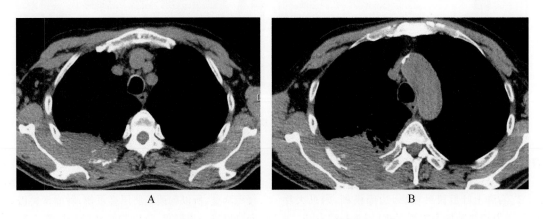

图 1-1-83 2 月后病变明显进展,累及肋骨

4. 病例 4:女,66 岁。胸闷、双手指间关节、右膝关节肿胀、疼痛、活动受限 3 月余。消瘦体质,轻度贫血。穿刺病理见大量坏死和纤维组织。

胸部 CT:左肺下叶巨大占位,增强扫描不均匀强化,内坏死明显(图 1-1-84)。

【诊断】 肺鳞癌伴肥大性骨关节病。

【诊断依据】 老年女性,左肺下叶巨大肿物,增强扫描边缘不规则强化,其内密度不均,可见强化血管影,提示血供丰富;坏死明显,提示肿瘤生长较快。如此巨大病变

需考虑肺肉瘤诊断。但该例病史较长,肉瘤恶性程度高,多很快合并胸腔积液,本例不支持该诊断。纵隔无明显移位,无明显肿大淋巴结,提示该肿瘤恶性程度较低,结合病人有明显关节病变,用一元论解释,应考虑分化较好的肺鳞癌及其伴发的肥大性骨关节病。病人最终手术病理证实为中分化鳞癌。

【分析】 肺鳞癌伴肥大性骨关节病(HOA)的病人其骨关节病变往往先于肺部症状数月或数年出现,容易误诊为单纯骨关节病变,而忽略肺癌的诊断。HOA可分为原

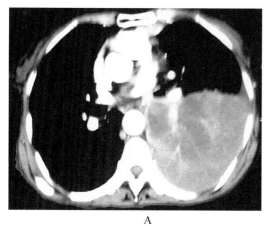
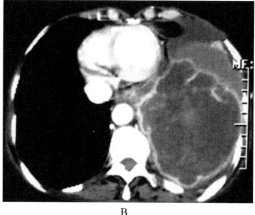

图 1-1-84　胸部 CT4

发性和继发性两种。原发性 HOA 有家族史,病因不明,可能与遗传有关。继发性病人 HOA 以肺性 HOA 最常见。在肺癌病人中,约 5% 病例伴有骨关节反应。肺癌首发症状多种多样,不少病人在肺癌早中期出现非转移性首发肺外症状和体征,其中杵状指较常见,可单独也可作为 HOA 的一种症状出现。病人的杵状指(趾)不同于慢性阻塞性肺疾病病人,其发生快,有疼痛感且伴甲床周围红晕。HOA 则以大骨末端疼痛、骨膜增生、新骨形成、关节肿胀疼痛为特点,但不出现关节畸形或强直,两者同时伴发多见鳞癌、腺癌,亦可见其他类型肺癌。

5. 病例 5:男,68 岁。咳嗽、痰中带血 3 月,右上腹部不适 10 天。

胸部 CT:右肺中叶巨大混合密度团块影,增强不均匀强化,向下生长明显,压迫肝组织,肺门、纵隔无明显肿大淋巴结(图 1-1-85)。

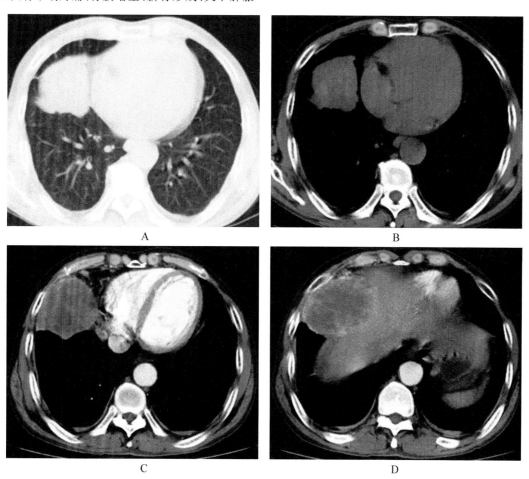

图 1-1-85　胸部 CT5

【诊断】 周围型肺癌。

【诊断依据】 老年男性，右肺中叶巨大肿块，病灶下缘压迫肝右叶而不是肝转移或者肝来源，中叶内外段支气管近端通畅，定位首先考虑周围型肺癌可能。病变巨大，与周围组织界线尚可，无明显分叶、毛刺，可见胸膜牵拉（图1-1-85），内坏死明显，纵隔无明显肿大淋巴结，影像学支持肺鳞癌诊断。病人手术送检组织示肿物大小10cm×10cm×5cm，已破溃，大部分坏死，病理示低分化鳞癌，侵及部分肺被膜，腋间淋巴结内未见癌转移（0/1）。免疫组化：p53（＋）、TTF-1（－）、p63（＋）、CK5/6（＋）、CK8/18（－）、Ki-67（＋约80%）。

【分析】 周围型肺鳞癌瘤体多较大，以肿块为主，瘤体边界较清楚，形态不规则，分叶征常见，多为浅分叶，瘤体内坏死、空洞常见。周围型肺腺癌瘤体多较小，多以结节为主要表现，瘤体边缘常见深分叶，且多见毛刺、棘状突起、胸膜凹陷征、支气管充气征和血管集束征等，瘤体内易见空泡影。结合临床资料，如性别、年龄和有无吸烟史等，两者可做初步鉴别。

（山东省青岛市黄岛区人民医院放射科　刘红光　提供）

6.病例6：男，57岁。咳嗽、咳痰、食欲缺乏、乏力3月。

胸部CT：左肺上叶后段空洞型病变（图1-1-86A、B）；3个月后病变较前增大（图1-1-86C、D），呈实性肿块，边缘毛糙，内见低密度区。

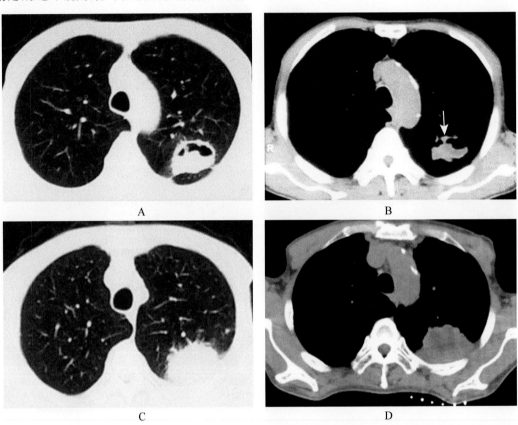

图1-1-86　胸部CT6

【诊断】 周围型肺鳞癌。

【诊断依据】 中年男性，左肺上叶空洞型病变，广基底受阻于斜裂，斜裂增厚、牵拉明显，空洞偏心，内凸凹不平，壁厚薄不均，壁结节明显（图1-1-86A、B）。病人经抗感染治疗，病变无明显吸收。3月后病变较前增大为实性肿块，广基底与胸膜相连，内坏死明显（图1-1-86C、D），首先考虑周围型肺鳞癌可能。最终穿刺病理为中分化鳞癌。

【分析】 癌性空洞的发生通常认为是肿瘤生长速度过快，超过新生血管的生长速度，供血不足导致肿瘤坏死，坏死组织经支气管排出后形成的。也有研究认为空洞形成是肿瘤血管受压或破坏而非血管不足所致。癌性空洞形成还与肿瘤组织类型和生长方式有关，鳞癌和瘤体较大者多见。癌性空洞的CT表现通常为内壁凹凸不平的单发偏心空洞，少数形成多房空洞，空洞壁厚薄不均匀，出现壁结节并强化为恶性征象。癌性空洞需与结核空洞、肺脓肿等相鉴别。结核性空洞壁多较薄，内壁一般光滑，可以合并钙化，内壁也可以出现壁结节，但增强无强化，为干酪性坏死物质附着所致。因为是慢性炎症，同一病例常常存在多种病灶，如渗出、增殖灶、钙化、纤维化等。肺脓肿周围往往炎症广泛，外壁显示不清，内壁光滑，常有明显液平面。临床上可有高热、咳大量脓臭痰等表现，抗感染治疗后可见病灶明显吸收。癌性空洞可由小变大，由多房性变为单房性；亦可由大变小，甚至完全闭塞。前者是由于坏死组织进一步脱落排出，形成薄壁癌性空洞，偶有少数鳞癌几乎完全坏死溶解,形成壁厚只有 1~2mm 的囊肿样空洞或洞壁部分缺如的不完整空洞,但多能发现洞壁局部增厚或壁结节样改变。后者常见于坏死物排出后肿瘤继续向洞内生长,使空洞缩小或完全闭塞。

7. 病例 7:男,76 岁。咳嗽、咳痰、胸闷、气促 2 月,左侧胸痛 10 天。

胸部 CT:双肺门团块影,可见深分叶、毛刺、棘突征,双侧少量胸腔积液(图 1-1-87)。

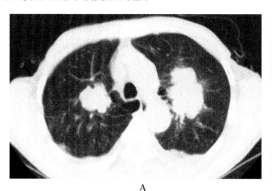 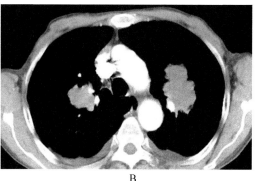

A　　　　　　　　　　　　　　　　B

图 1-1-87　胸部 CT7

【诊断】　双原发肺癌。

【诊断依据】　病人气管镜下见双肺上叶支气管菜花样新生物,完全阻塞管腔,病理均为鳞癌,局部淋巴结未见转移。

【分析】　双原发肺癌或多原发肺癌是指在一侧肺或者两侧肺不同部位发生的原发癌,又称肺重复癌。如果两个肿瘤均由原位癌发展而来,可以认为这 2 个肿瘤是双原发癌;如果同时或者相继发生的两个癌灶组织学类型不同,可以诊断为双原发性肺癌(图 1-1-88);如果两者的组织学类型相同,对于同时发生者,部位各异或者彼此孤立,共同的淋巴引流部位无癌肿,确立诊断时无肺外转移者可以诊断为双原发性肺癌。对于异时发生者,一般认为如果再发肿瘤距离第一个肿瘤间隔超过 6 个月,则通常认为是第二个原发性肿瘤。本例属于双原发肺癌。

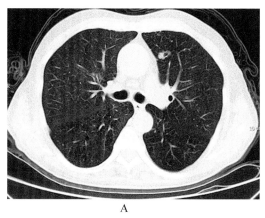 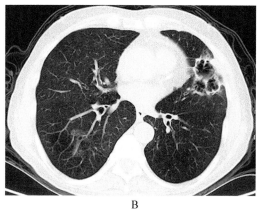

A　　　　　　　　　　　　　　　　B

图 1-1-88　男,73 岁,原发性肺癌。A. 左肺上叶固有段浸润性腺癌,腺泡为主型,支气管断端未见癌。B. 左肺上叶舌段中分化鳞癌,侵犯脏胸膜

8. 病例 8:男,63 岁。因咳嗽、咳痰半年,加重伴气短 5 天入院。入院查体:颈静脉怒张明显,双肺呼吸音低、双下肺可闻及散在湿啰音,心率 85 次/分,心音低弱遥远、律齐、无杂音,可触及奇脉。X 线胸片和胸部 CT:左肺上野见一液性薄壁囊腔(图 1-1-89A、B 白箭),壁厚约 2mm,内见液平面;心影周围有一心形透亮影(图 1-1-89A、B 黑箭);左侧肺门增大,左主支气管狭窄,并可见一软组织密度影,周围环绕"肾形"气体密度影,心包大量积气(图 1-1-89)。

【诊断】　空洞型肺癌并心包积气。

【诊断依据】　病人行纤维支气管镜检查见左主支气管距隆突约 3.5cm 处见结节样肿物,致左主支气管完全堵塞,组织松脆,触之易出血,病理诊断为中分化鳞癌。遂

行中心静脉导管心包内置入术引流。选患侧锁骨中线内 1cm 处第 5、6 肋间为穿刺点,常规消毒铺洞巾。局麻后,用中心静脉导管专用穿刺针连接 5ml 注射器进行心包穿刺至心包内,负压抽吸有心包积气抽出,用导丝助推器将导丝经穿刺针侧道送入心包内,拔出穿刺针,再将导管沿导丝插入心包内,胶布固定导管,用一次性输液器倒置连接导管和密闭引流瓶后见气体随呼气逸出,伴随气体逸出病人自觉气短、胸闷明显减轻。遂拍 X 线胸片示心包积气全部消散(图 1-1-90)。

【分析】　心包积气是一种极为罕见的疾病,其定义为心包腔内出现空气,首次于 1844 年被提出。心包积气常见病因包括外伤、诊疗操作并发症(腹腔镜检查、骨髓抽

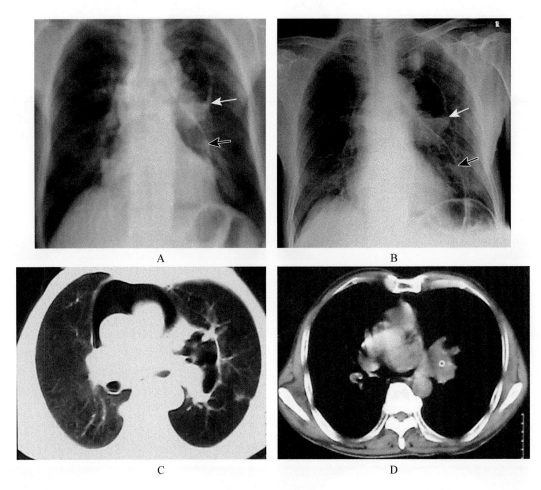

A

B

C

D

图 1-1-89　胸部 CT8

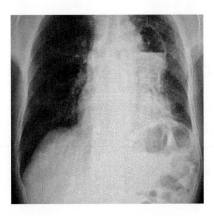

图 1-1-90　心包积气全部消散

吸、气管切开术、胸廓切开术、气管内插管、起搏器置入和射频消融等）、气压伤（咳嗽、哮喘恶化）、心包膜感染或形成瘘管（食管癌、胃癌、肺癌、胃溃疡穿孔、肺曲霉菌感染等）。肺癌组织坏死液化并经支气管排出后即出现空洞，如肿瘤组织坏死液化彻底、仅留几层肿瘤组织则出现薄壁空洞，洞壁光滑而薄。本例为薄壁空洞型肺癌病灶侵犯穿孔并与心包腔形成瘘管，从而导致张力性心包积气，实属罕见。心包积气的临床表现与心包气肿的形成速度、积气量的多寡、积气压力的高低等有关。大多数病人无明显临床症状，只是胸部 X 线检查发现心包腔有气体存在，这种

情况大多不需要特殊治疗；若心包内积气量增多、压力增高可表现为心包气肿。病人心前区疼痛症状明显，可以同急性心肌梗死相混淆，严重者可出现心脏压塞，处理不及时可导致心搏骤停。查体时，需与心包积液相鉴别。心界的叩诊是简单易行且十分重要的方法，若心脏区域为鼓音或心音界明显缩小，则应该着重于考虑心包积气；若心界浊音区向两侧扩张，则多考虑心包积液。对于心包积气的诊断，胸片具有明确的价值和意义，心包积气 X 线诊断要点：①心脏一侧或两侧有条状或新月形透亮影，若心包腔内有积液，尚可见气-液平面；②透视下见心脏搏动明显加速、增强，如有液体存在，则液面随心脏搏动而颤动；③改变体位或多轴透视与心影分不开。如想了解更多心脏周围、纵隔及肺部等脏器情况，胸部 CT 和 MRI 可以提供更多信息。该病例先通过 X 线胸片和 CT 诊断出心包积气及左肺上叶薄壁空洞型病变，进一步又通过支气管镜和病理检查确诊为左主支气管中分化鳞癌，明确了心包积气的病因，并为最终的处理措施和治疗方案提供了依据。

大多数心包积气病人常无明显临床症状，一般不需特殊处理。但心包大量积气时则会发生心脏压塞，心排血量急剧减少，发生心源性休克，导致病人猝死。本病例采用了中心静脉导管闭式引流术，是短期内排尽心包腔内积气的有效方法，且创伤小、恢复快，大大降低了心脏压塞的危险性。与此同时，对肺癌引起的心包积气的病人进行全身

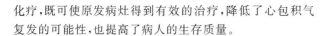

化疗,既可使原发病灶得到有效的治疗,降低了心包积气复发的可能性,也提高了病人的生存质量。

三、小细胞肺癌

小细胞肺癌(small cell lung cancer,SCLC)是一种肺部低分化高度恶性肿瘤,占肺癌总数的 12%～25%,一般认为 SCLC 起源于支气管黏膜或腺上皮内的 Kulchitsky 细胞(嗜银细胞),属高级别神经内分泌癌,也有学者认为其起源于支气管黏膜上皮中可向神经内分泌分化的干细胞。支持前一种观点的证据:SCLC 在形态学上与类癌相似,HE 切片很难与非典型类癌区分;电镜下 SCLC 细胞突起和胞膜下出现直径 100～200nm 的具有电子致密核心的分泌颗粒,与神经内分泌颗粒相似;临床上 SCLC 可伴随各种内分泌相关综合征,如异常分泌抗利尿激素、Cushing(库欣)综合征、类癌综合征等;免疫组化染色,SCLC 对神经内分泌标志物,如 CgA、Syn、NSE、Leu-7 等呈不同程度的阳性反应;存在着 SCLC 与类癌之间的过渡类型,即非典型类癌;大量实验证据表明,人 SCLC 具有许多神经元所具有的分子和亚细胞的特征。后一种观点则认为,SCLC 起源于支气管黏膜的干细胞,在肿瘤的发生过程中向神经内分泌细胞分化。有资料表明,在正常细胞向恶性细胞转化的过程中,存在巨大的原动力以决定分子和细胞的异常。肿瘤细胞在基因活化后调节蛋白表达各异,其分化方向和分化程度便不同,构成了肿瘤的异质性和多样性,导致免疫组化标记表现不一致。因此神经内分泌肿瘤可以有上皮样分化,上皮性肿瘤也可以有神经内分泌分化,两者之间可能存在共同抗原。免疫组化染色结果显示,SCLC 既可表达神经内分泌标记,又可表达上皮标记,部分小细胞癌神经内分泌标记阴性,支持 SCLC 起源于支气管黏膜干细胞,在肿瘤的发生过程中向神经内分泌细胞分化。

2015 版 WHO 肺癌分类将 SCLC、复合性 SCLC、大细胞神经内分泌癌(large cell neuroendocrine carcinoma,LCNEC)、复合性 LCNEC、不典型类癌、类癌及弥漫性特发性神经内分泌细胞增生(作为浸润前病变)集中归为神经内分泌肿瘤。与非小细胞肺癌(NSCLC)相比,SCLC 具有倍增时间短、增殖快、高侵袭性、预后差、早期易通过淋巴与血行转移,对化疗药物敏感但易产生耐药等临床特点。吸烟是 SCLC 重要的诱发因素。虽然 SCLC 的发病率一直呈下降趋势,但女性发病率不断增加,目前男性和女性的发病率为 1:1。

(一)病理和标志物

SCLC 作为肺癌家族中的一种特殊类型,由胞质稀少、细胞边界不清、细颗粒核染色体、无核仁或核仁不明显的小细胞构成。小细胞呈圆形、卵圆形或纺锤形,胞核显著、有丝分裂数多,并常伴有神经内分泌颗粒。巢状、梁状、周围栅栏状排列和菊形团等在神经内分泌肿瘤中常见的组织学结构在 SCLC 中不常见。SCLC 具有上皮及神经内分泌标记阳性的特点,这两类标志物的免疫组化染色对确诊 SCLC 具有十分重要的作用,且广泛应用于临床病理诊断过程中。传统的神经内分泌标志物有 NSE、CgA、Syn,近年来将 CD56 也纳入神经内分泌肿瘤的诊断标志物中。血清 NSE 检测作为诊断 SCLC 首选的肿瘤标志物,NSE 表达与 SCLC 预后呈正相关,多提示预后不良。NSE 敏感性高但特异性不强,有逐渐被 CD56 代替的趋势,因 CD56 敏感性及特异性均比较好,阳性率为 80%～100%。CgA 和 Syn 特异性尚可,但敏感性较低。单独应用这些标志物不能鉴别 SCLC 和 NSCLC,因为大约 10% 的 NSCLC 也对这些神经内分泌标志物中至少一种存在免疫反应,故常将 NSE、CgA、Syn 和 CD56 联合标记。TTF-1 高表达于肺腺癌及 SCLC,目前已成为两类肿瘤高敏感性和特异性的分子标志物。广谱 CK 在 SCLC 细胞中的表达特点是在核旁呈逗点样或于胞质内弥漫表达;＞60% 的 SCLC CD117 阳性。SCLC 的 Ki-67 增殖指数通常为 80%～100%,当其＜25% 时,可排除 SCLC 的诊断。

(二)临床表现

SCLC 病人最初典型的临床表现为由增大的肺门肿块和巨大的纵隔淋巴结引起的咳嗽和呼吸困难。通常,病人也伴有广泛转移疾病的症状,如体重减轻、衰弱、骨痛和神经衰弱等。当病人发生骨痛、头痛等相关症状时,需格外关注远处转移的发生状况。

(三)影像学表现

肿瘤的生长、发展走向与受累支气管走行一致。SCLC 的影像学表现特点是病变位于支气管黏膜下,一般不会突破支气管黏膜向腔内生长,可见明显的纵隔或肺门肿块,但一般没有相应肺野的阻塞性改变。它的这种影像表现特征和 SCLC 的病理起源密切相关。

SCLC 按部位可分为中央型和周围型。中央型 SCLC 肿瘤细胞向管腔外沿黏膜下浸润生长,较少向管腔内突破,形成与支气管长轴一致的茄形或纺锤形肿块,SCLC 在就诊时有 80% 以上病人出现肺门淋巴结和纵隔淋巴结肿大,且大部分融合成团,占据纵隔大部分脂肪间隙,包绕血管,使纵隔固定,呈冰冻状,形成所谓的"冰冻纵隔",并有原发灶小、纵隔转移灶大的特点(图 1-1-91)。亦有原发灶不明显仅表现为肺门、纵隔淋巴结融合的肿块影或纵隔转移灶与原发灶融合在一起,无法分辨原发病灶与转移灶的界线。

SCLC 因其侵袭性强,淋巴转移早,肿块和肿大的淋巴结常包埋并侵犯肺静脉干、肺动脉干、上腔静脉等肺门、纵隔大血管,使其变形、狭窄,造成肺淤血(肺静脉)、肺缺血(肺动脉)及上腔静脉压迫综合征等改变(图 1-1-92)。

中央型 SCLC 另外的一个特点是阻塞症状相对较轻,SCLC 主要在支气管黏膜下生长,早期黏膜形态可以正常,而后出现黏膜增粗、纵行皱襞、血管怒张、软骨环消失与管腔狭窄等改变,较为完整的纤毛上皮能把分泌物排出,因而缺乏 NSCLC 尤其是鳞癌的息肉状或菜花状管内新生物等表现,故不易造成肺阻塞性改变。均匀狭窄或通畅的支气管被其具有特定 CT 征象的肺门区肿块包绕形成的"肿块包绕征"是中央型 SCLC 较为特征性的 CT 表现(图 1-1-93)。当病灶累及黏膜表面并突向管腔内,此时可引起阻塞性肺炎和不张,但出现较晚。SCLC 还常沿

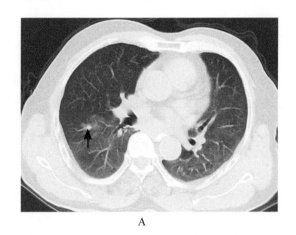

A

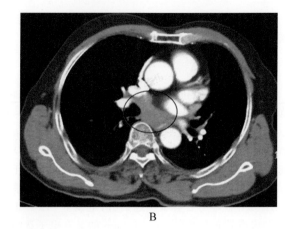

B

图 1-1-91 较小的小细胞肺癌病灶,纵隔淋巴结肿大明显

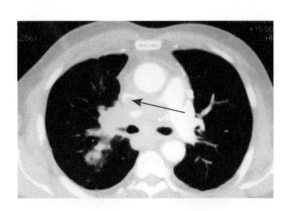

图 1-1-92 上腔静脉受侵

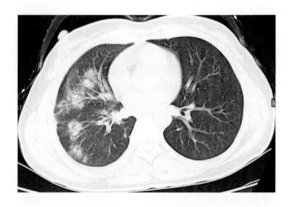

图 1-1-94 多支受累征象

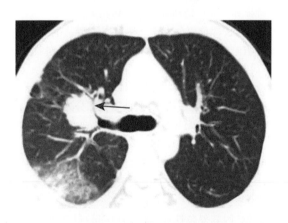

图 1-1-93 肿块包绕征

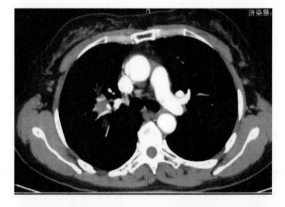

图 1-1-95 血管穿行,无血管截断征

多个支气管壁蔓延,可见所谓多支受累征象(图 1-1-94)。

周围型 SCLC 因离大气管较远,即使肿块较大时也可能没有任何临床症状,相当一部分通过体检发现。在 CT 上常表现为肺外围圆形或椭圆形单发结节影,病灶较小,边界清楚,病灶外围的炎性浸润及渗出性改变少见,多为浅分叶,少见深分叶、短毛刺、血管截断(图 1-1-95)、血管集束征、胸膜凹陷征和空泡征等病变,这与其他周围型肺癌明显不同。少数为多发结节(图 1-1-96)、葡萄样或蠕虫样改变(图 1-1-97),病灶与支气管长径平行,考虑为肿瘤沿支气管黏膜下淋巴组织、支气管旁淋巴管向肺门蔓延所致。密度多均匀,增强扫描以轻中度强化为主,强化多不均匀,可见纵隔及肺门广泛淋巴结转移。

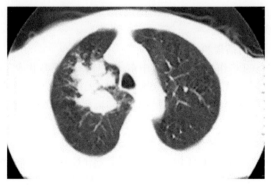

图 1-1-96 多发结节

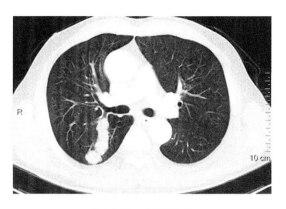

图 1-1-97 蠕虫样改变

（四）分期

2014 年 NCCN 专家组同时采用了由国际肺癌研究协会（IASLC）修订并通过的 AJCC TNM 分期和美国退伍军人医疗中心（VA）分期对 SCLC 进行分期。TNM 分期系统同时适用于 NSCLC 和 SCLC，并根据 IASLC 研究显示两个疾病各阶段定义的预后意义。SCLC 分期的综合方法：局限期被定义为 I～III 阶段（任何 T，任何 N，M0）可以安全采用根治性（definitive）放射治疗，除外 T3～4 期因肺内多发结节或肿瘤体积过大而无法纳入 1 个放射野。广泛期被定义为 IV 期（任何 T，任何 N，M1a/b）或 T3～4 期肺内多发结节；或者瘤体/结节体积过大而不能够纳入到 1 个放射野计划中完成。

（五）治疗

大部分 SCLC 病人表现为明显的血行转移，而只有约 1/3 的 SCLC 病人表现为局限于胸内。局限期 SCLC 病人推荐化疗、手术和放疗为主的综合治疗。广泛期 SCLC 病人推荐化疗为主的综合治疗。SCLC 对初始化疗和放疗高度敏感，然而绝大部分病人最终死于复发。化疗是所有 SCLC 病人都适用的一种主要方法。对于那些成功行外科切除术的病人，推荐行辅助化疗。对大多数局限期 SCLC 和功能状态（PS）好（0～2）的病人，治疗的目标是用化疗联合胸部放疗尽可能达到治愈。对广泛期病人，单独化疗能使大多数病人缓解症状和延长生存期，但是长生存期很少。广泛期 SCLC 胸部放疗可用于对化疗敏感的病人。研究表明胸部放疗耐受良好，可减少胸部症状的复发，能够提高病人 2 年生存率。在广泛期疾病和脑转移的病人，可以早于或晚于全脑放射而给予化疗，这取决于病人有没有神经系统症状。最常用的联合初始治疗方案是依托泊苷和顺铂（EP）或卡铂（EC）。EP 方案联合同期胸部放疗是目前治疗局限期疾病病人的推荐方案，放疗最晚应用不超过化疗 30 天。企图通过增加更多药物或运用剂量增强化疗方案，维持治疗或交替使用无交叉耐药的化疗方案来延长 SCLC 病人长期生存期，与标准方案相比都未发现有显著的优点。IP 方案（伊立替康＋铂类）亦可用于广泛期一线治疗。手术切除只适用于少部分外科手术可切除的 I 期 SCLC 病人。SCLC 病人中，I 期比例少于 5％。临床分期为 I 期（T1～2，N0）的 SCLC，并经过标准分期评估（包括胸部和上腹部 CT、全身骨 ECT、颅脑影像

检查甚至 PET）后可考虑手术切除。临床分期超出 T1～2、N0 的病人不能从手术中获益。术前所有病人均应做纵隔镜或其他外科手段纵隔分期以排除潜在的纵隔淋巴结转移，其中也包括内镜分期方法。病人接受完全手术切除（最好为一侧肺叶切除术及双侧纵隔淋巴结清扫术或取样）应于术后进行化疗。无淋巴结转移的病人应单纯化疗，有淋巴结转移的病人应在术后进行同步化疗及纵隔放疗。由于预防性全脑放射治疗（PCI）能在达到完全或部分缓解的这部分病人延长其 PFS 和 OS，因此推荐根治性切除术后的病人接受完辅助化疗后行 PCI。不推荐体力状态较差或有神经功能认知障碍的病人行 PCI。

对于 SCLC 和其他高级别神经内分泌癌病人，强烈建议戒烟。SCLC 病人持续吸烟增加了治疗期间的毒性并导致更短的存活时间。通过行为辅导和 FDA 批准的药物促进戒烟是非常有效的。

参 考 文 献

Fairclough DL. 2012. Design and analysis of quality of life studies in clinical trials. New york：Chapman & Hall/CRC Press.

Higashiguchi M，Suzuki H，Hirashima T，et al. 2012. Long term amrubicin chemotherapy for small cell lung cancer. Anticancer Res，32 (4)：1423- 1427.

Kim SJ，Kim JS，Kim SC，et al. 2010. A multicenter phase II study of belotecan，new camptothecin analogue，in patients with previously untreated extensive stage disease small cell lung cancer. Lung Cancer，68 (3)：446-449.

Rossi A，DiMaio M，Chiodini P，et al. 2012. Carboplatin or cisplatin based chemotherapy in first line treatment of small cell lung cancer：the COCIS meta analysis of individual patient data. J Clin Oncol，30 (14)：1692-1698.

（六）病例解析

1. 病例 1：男，62 岁。体检发现右肺片状阴影。该病人有长期吸烟史。

胸部 CT：右肺下叶沿支气管长轴走行分布茄形、纺锤形较大软组织肿块，肿块内密度尚均匀，边缘规整，边界清楚，周围肺血管、支气管受压推移改变，增强后肿块呈轻中度较均匀强化（图 1-1-98）。

【诊断】 SCLC。

【诊断依据】 老年男性，有长期吸烟史，右肺下叶见沿支气管长轴走行分布的茄形、纺锤形较大软组织肿块，肿块边界清楚，周围肺血管、支气管受压推移，无肺不张及阻塞性肺炎表现，影像提示 SCLC 的诊断。SCLC 细胞多向管腔外沿黏膜下浸润生长，侵袭力强，较少向管腔内突破，形成与支气管长轴一致的茄形、纺锤形肿块，支气管较少发生突然截断，肺不张及阻塞性肺炎相对少见。因 SCLC 生长快，对周围肺组织推压可呈现假包膜，肿块边界清楚是 SCLC 的一个重要特征。

【分析】 SCLC 分燕麦细胞型和中间细胞型。燕麦细胞型多倾向于黏膜下生长，一般不累及黏膜表面，肿瘤向管外肺组织生长，表现为包绕单个支气管形成明显的腔外肿块，支气管腔变形、狭窄却通畅，肺内多无阻塞性改变等

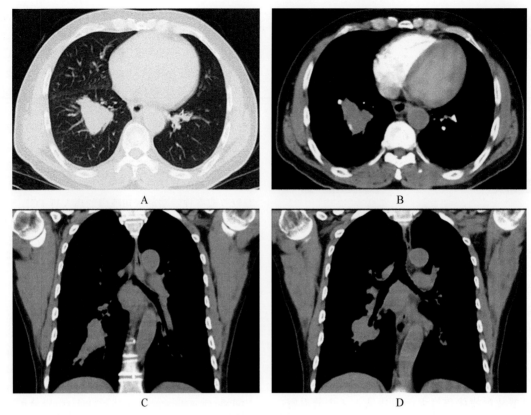

图 1-1-98　胸部 CT1

征象;中间细胞型在向支气管壁深层浸润生长的同时,常侵及黏膜表面,表现为管腔被包绕并腔内结节或息肉状物,肺内可见阻塞性改变或伴发肺不张等特点。此型还常沿多个支气管壁蔓延,支气管造影可见所谓"多支受累征象"。SCLC 瘤组织密实、内聚力强、纤维成分少;内部可见低密度坏死灶,一般无空洞、空泡、支气管充气等征象;肿块界缘清晰,除有浅分叶外,毛刺、棘突、指状突少见。

(山西晋城市人民医院放射科　范　卡　提供)

2. 病例 2:男,75 岁。咳嗽、咳痰 6 月,喘憋伴食欲缺乏 2 月,声音嘶哑 1 月。

胸部 CT:右肺下叶块状影,见分叶征及空泡征,纵隔淋巴结肿大、融合,增强扫描中度强化,血管影明显(图 1-1-99)。

【诊断】　SCLC 并纵隔淋巴结转移。

【分析】　周围型 SCLC 发生于 4 级以下小支气管壁,因离大气管较远,即使肿块较大时也可能没有任何临床症状,相当一部分于体检时发现。SCLC 细胞小而呈短梭形,胞质少,癌细胞排列密集,因此形成的肿块密度较大,瘤体密实,内聚力强,纤维成分少,血供相对丰富,肿块各方向生长的速度也较均衡,使得 SCLC 肿块不容易形成较深的分叶、毛刺、空洞和坏死。肿瘤细胞向管腔外沿黏膜下浸润生长,侵袭力强,易伴有肺门、纵隔多发淋巴结的转移,肺门和纵隔肿大的淋巴结可融合在一起,包绕大血管形成"冰冻纵隔"(图 1-1-99C),并有原发灶小、纵隔转移灶大的特点(图 1-1-99D)。亦有原发灶不明显,仅表现为肺门纵隔淋巴结融合的肿块影。肺不张及阻塞性肺炎则相对少见,此特点与 NSCLC 有明显的不同。由于 SCLC 血供丰富,细胞密实,增强 CT 扫描强化明显且较均匀。另外,周围型 SCLC 较少发生血管截断,病变内血管多完整

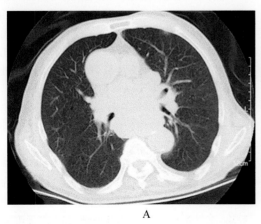

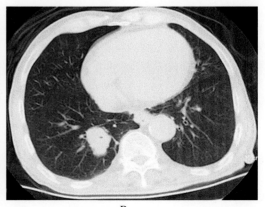

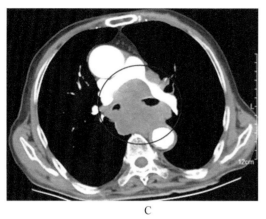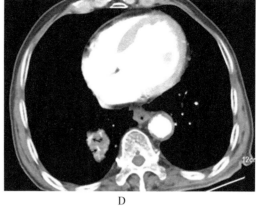

C

D

图 1-1-99　胸部 CT2

穿行(图 1-1-99D),对 SCLC 定性诊断有一定帮助。

（山东省德州市人民医院放射科　李子浩　提供）

3. 病例 3:男,50 岁。咳嗽、咳痰伴痰中带血半年。伴胸痛及消瘦。

胸部 CT:左肺门及纵隔多发融合性软组织肿块,左上叶主支气管明显截断,左上叶胸膜下多发斑片状影。病灶增强扫描呈轻-中度渐进性均匀强化。左肺动脉干受侵,显著变窄,心包、胸膜受累,左侧胸腔少量积液(图 1-1-100)。

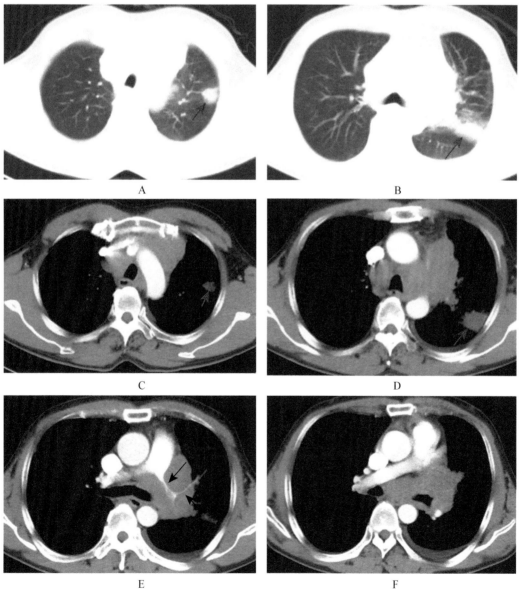

A

B

C

D

E

F

图 1-1-100　胸部 CT3

【诊断】 左肺上叶中央型 SCLC 并左肺门及纵隔淋巴结转移、远端肺梗死。

【诊断依据】 中年男性，有呼吸道症状并消瘦，胸部 CT 可见左上叶主支气管内出现软组织肿物，主支气管明显截断，左上叶多发斑片影（图 1-1-100A～D 红箭），左肺门及纵隔多发融合性肿大淋巴结，影像学为典型的中心型肺癌表现，病人纵隔肿大淋巴结与左上叶主支气管内原发灶融合在一起，无法分辨两者的界线，此为中央型 SCLC 特征之一。左肺动脉干及其分支（图 1-1-100E 黑箭）、心包及胸膜受侵，也强烈支持中央型 SCLC 诊断。SCLC 也可以出现阻塞性肺炎与肺不张，程度相对较轻，阻塞性肺炎和肺不张呈多段分布的 CT 特点对诊断 SCLC 具有重要的参考价值。病人最终病理证实为 SCLC。

【分析】 本例见胸膜下多发的斑片状影，考虑 SCLC 侵及左肺动脉及其分支后导致的肺梗死可能性大。肺癌伴肺梗死具备以下特点：①病理常为 SCLC，表现为肺门及纵隔巨大肿块，肺动脉及其分支常被包埋，致其变细甚

至闭塞；②肺癌伴有的肺梗死常位于胸膜下，而肺癌伴阻塞性炎症常近肺门侧多，胸膜下较少见，近肺门侧无炎症而胸膜下有阻塞者少见；③阻塞性炎症其血供是正常的，因此增强后实变的肺组织有强化，而肺梗死无血供，增强后无强化；④SCLC 伴阻塞性炎症，化疗后一般原发病变缩小，气管通畅，吸收较快；但肺梗死常持续较长时间，即使化疗后原发灶完全消失后仍可存在，其吸收需要较长时间（图 1-1-101、图 1-1-102）。本例需与中央型 NSCLC 和淋巴瘤相鉴别。中央型 NSCLC 早期即发生阻塞性改变，且一般没有多段性肺不张特点，病理组织学类型多为鳞癌，鳞癌发生转移较晚，少见原发灶小、转移灶大特点，增强扫描可以发现原发灶与转移灶之间的界线。淋巴瘤临床多有发热、贫血及肝脾大，本例明显累及后纵隔，而淋巴瘤一般以侵及两侧前上纵隔气管旁淋巴结及血管前间隙淋巴结肿大为主，肺门淋巴结肿大较轻，淋巴瘤少见侵蚀心脏大血管，大支气管内较少侵及，一般不出现阻塞性肺炎和肺不张。

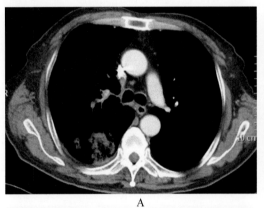
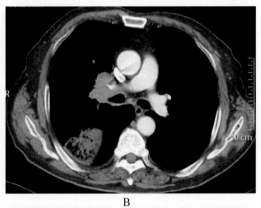

图 1-1-101　男，67 岁。右肺 SCLC 伴肺梗死(2015.11.17)

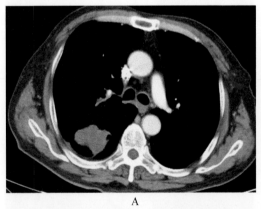
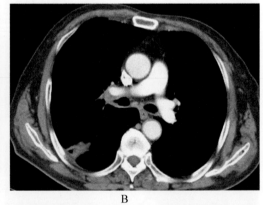

图 1-1-102　同图 1-1-101 病人。化疗后(2015.12.17)肿瘤明显缩小，外周病变致密、无强化，支持肺梗死

（上饶市肿瘤医院影像科　苏青青　提供）

4. 病例 4：男，59 岁。四肢乏力、双眼睑下垂 3 月，查体发现纵隔占位、右肺占位 1 天。既往有吸烟史 40 年。NSE 19.13ng/ml(0～16.3ng/ml)。

胸部 CT：右肺上叶后段见不规则结节灶（图 1-1-103A 红箭），边界不清，尖段亦见一较大类圆形结节灶（图 1-1-103A 黑箭），边界清楚，右肺门、气管前、腔静脉后见肿大淋巴结（图 1-1-103）。

【诊断】 SCLC 并 Lambert-Eaton 综合征。

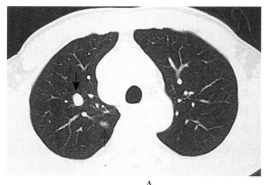
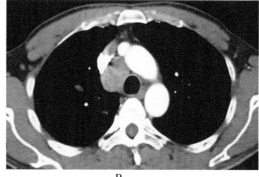

图 1-1-103 胸部 CT4

【诊断依据】 中年男性,吸烟,有肌无力病史,右肺病变并纵隔淋巴结转移,首先考虑该诊断。病人手术示右肺上叶小细胞肺癌(2.5cm×1.5cm,图 1-1-103A 黑箭),肺门淋巴结(1/4)及纵隔淋巴结(1/1,6cm×4cm×4cm)转移,第Ⅳ组淋巴结(0/2)、第Ⅸ组淋巴结(0/1)、第Ⅹ组淋巴结(0/1)及支气管切缘均未查见癌;另于肺组织中查见原位腺癌灶(2cm×1.5cm,图 1-1-103A 红箭)。免疫组化:TTF-1(+)、Syn(+)、CgA(+)、TdT(−)、CD5 少数淋巴细胞(+)。

【分析】 许多神经和内分泌类肿瘤综合征与 SCLC 相关。神经综合征包括兰伯特肌无力综合征(Lambert-Eaton 综合征)、脑脊髓炎和感觉神经病变。兰伯特肌无力综合征是由直接抗压门控钙通道的自身抗体引起,表现为近端四肢无力,本例符合。有尸检证实 SCLC 病人中高达 30% 存在 NSCLC 分化的病灶,这个发现更多的见于先前接受过治疗的标本中,这使人们提出肺癌的发生来源

于具有多向分化潜能的多能干细胞。TTF-1 高表达于肺腺癌及 SCLC,目前已成为两类肿瘤高敏感性和特异性的分子标志物。有研究表明,SCLC 中 TTF-1 表达与 TNM 分期及病人预后呈负相关。TTF-1 阳性可能提示病人预后较好,生存时间较长。分析原因:①由于 TTF-1 生理状况下参与调节肺上皮组织发育、分化,因此可以推测肿瘤中仍然保留的 TTF-1 表型代表着肿瘤尚保留一定的正常分化能力,相对来说其侵袭力较弱;②TTF-1 表达与 Ki-67 表达呈负相关,提示 TTF-1 表达水平越高,瘤细胞增殖率越低,提示病人预后越好。

5. 病例 5:女,63 岁。查体发现左肺下叶占位 6 天。近 2 月体重下降 10kg。生化:钠 121mmol/L,钾 3.30mmol/L,氯 86mmol/L。

胸部 CT:左肺下叶支气管开口处占位,形态不规则(图 1-1-104)。

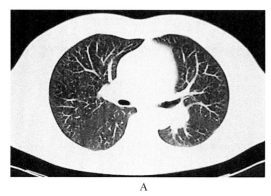
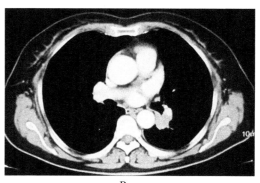

图 1-1-104 胸部 CT5

【诊断】 SCLC 并低钠血症。

【诊断依据】 SCLC 是顽固性低钠血症常见原因,病人老年女性,症状轻,消瘦明显,结合影像学表现,首先考虑该诊断。病人病理示左下叶 SCLC(3cm×3cm);支气管切缘未见癌;肺门淋巴结查见癌(3/8);第 9 组、第 5 组、第 10 组淋巴结均未见转移(0/1、0/1、0/1);第 7 组淋巴结查见转移癌(1/4)。免疫组化:TTF-1(+)、Syn(+)、CD56(+)、p63(+)、CK5/6(−)、LCA(−)。

【分析】 SCLC 能够产生大量的多肽激素,包括抗利

尿激素(ADH)和促肾上腺皮质激素(ACTH),分别能够引起恶性低钠血症[抗利尿激素分泌异常综合征(SIADH)]和库欣综合征。SCLC 病人中,SIADH 发生率比库欣综合征更高。SCLC 病人合并低钠血症主要与以下因素有关:①恶性肿瘤细胞异常分泌 ADH,导致水分潴留,尿钠排出增多,引起稀释性低钠血症。最常见的恶性肿瘤即为 SCLC。②肿瘤治疗相关的低钠血症:SCLC 病人在接受化疗或放疗过程中所致的肾小管上皮的直接损伤,同时肿瘤细胞被大量破坏,释放 ADH 或引起溶瘤综

合征；还有一些抗肿瘤、姑息治疗药物也有同样作用。抗肿瘤药物包括长春碱类、铂类、烷化剂（环磷酰胺、异环磷酰胺）；姑息治疗药物包括吗啡等阿片类镇痛药。③其他因素：与吸烟、肿瘤所引起的疼痛、紧张、焦虑、抑郁等情绪状态导致的胃纳减退有关，以及手术应激也会导致 ADH 的异常分泌。低钠血症的临床表现包括疲乏等非特异性症状和恶心、呕吐等消化道症状，严重的可因脑细胞水肿出现精神神经症状，甚至致死。低钠血症不但因机体的电生理改变引起一系列的临床症状，还能加重肿瘤病人的放疗及化疗反应，缩短病人的生存期。低钠血症的顽固存在反映了化疗无效和（或）疾病的进展，低钠血症可作为预测化疗疗效的独立因子。SIADH 治疗包括抗肿瘤治疗、限

制液体摄入、静脉补充高渗盐水及地美环素或者垂体后叶加压素受体抑制剂（如考尼伐坦、托伐普坦）。SCLC 成功治疗后通常会改善 ADH 水平和低钠血症。

临床上出现不明原因的低钠血症，尤其以低钠血症和低渗透压的症状为主要首发临床表现时，应考虑肺癌的可能性，尽早安排肿瘤的筛查，密切随访血肿瘤标志物的水平，避免漏诊或误诊。并且低钠血症作为 SCLC 的不良预测因子和治疗的预测因素要给予足够的重视。

6. 病例 6：女，47 岁。刺激性咳嗽并痰中带血 3 天。

胸部 CT：左肺门边缘光滑肿物，呈不均质强化，纵隔内见多个小淋巴结（图 1-1-105）。

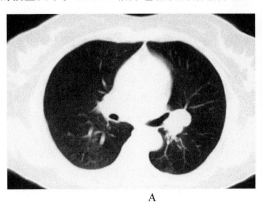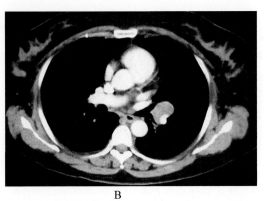

A　　　　　　　　　　　　B

图 1-1-105　胸部 CT6

【诊断】　左肺小细胞肺癌。

【诊断依据】　病人入院后行 PET-CT 检查示左肺门可见一软组织肿物，最大截面为 2.5cm×3.2cm，边缘较光整，PET-CT 扫描呈高放射性分布，平均 SUV9.1。纵隔内可见直径约 1cm 以下小淋巴结显影，PET-CT 扫描未

见异常放射性分布。双侧肺门未见明显肿大淋巴结。其余部位未见异常（图 1-1-106）。颅脑 CT、全身骨显像未见异常。综合考虑病人为左肺中心型肺癌，予以手术治疗。术后病理为左肺小细胞肺癌（1.7cm×1.2cm×0.5cm），肺门淋巴结未见癌转移。

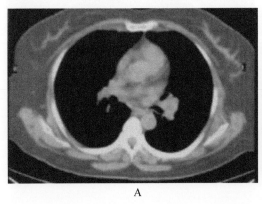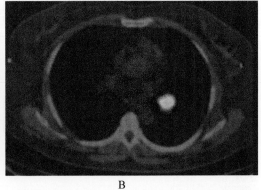

A　　　　　　　　　　　　B

图 1-1-106　PET-CT

【分析】　本例属于小细胞肺癌 T1N0M0，Ⅰa 期。PET-CT 检查明确了手术指征，使病人从手术中获益。2014 年 SCLC NCCN 临床指南第 2 版指出 PET 扫描可以增加 SCLC 病人分期的精确度，这是因为 SCLC 是高代谢性疾病。PET-CT 优于单独 PET 扫描。约有 19% 的病人先前（PET-CT 之前）分期为局限期，在接受检查后分期上升为广泛期，而只有 8% 病人分期由之前的广泛期下调为

局限期。对于大多数转移部位，PET-CT 优于标准的影像评估，但是对于脑转移部位，PET-CT 不如 MRI 或 CT。据报道，基于 PET 分期改变了约 27% 病人的治疗，这主要由于提高了胸腔内病灶的检出率，从而改变了放疗野的计划。虽然 PET-CT 可能提高了 SCLC 的准确分期，但是，PET-CT 扫描导致分期上升时，其阳性部位仍需病理学证实。在外科手术前，对于 PET-CT 扫描分期为 T1~2、N0

期的病人,需要行病理纵隔分期。但是,如果病人不准备行外科手术切除或无手术治疗计划时不需要进行纵隔分期。侵入性纵隔分期可以通过常规纵隔镜或微创技术如超声食管内镜引导下活检术(EUS-FNA),超声支气管镜引导下经支气管针吸活检(EBUS-TBNA),或电视辅助胸腔镜(VATS)来进行。

四、肺类癌

(一)典型类癌和不典型类癌

肺类癌是一种少见的低度恶性肺神经内分泌肿瘤,来源于支气管上皮细胞,也可以来源于 Kulchitsky 细胞、神经内皮细胞或多向分化的支气管内皮干细胞,占所有肺恶性肿瘤的 1%~2%。1972 年,Arrigoni 等首次通过电镜观察,将肺类癌分为典型类癌(typical carcinoid,TC)和不典型类癌(atypical carcinoid,AC)。其中 AC 占肺类癌的11%~24%。TC(低级别)、AC(中等级别)与高级别的大细胞神经内分泌癌(LCNEC)和小细胞肺癌(SCLC)同属神经内分泌肿瘤,就组织来源而言,TC、AC 与 SCLC 分别起源于 Kulchitsky 细胞Ⅰ、Ⅱ、Ⅲ型,属于同一细胞来源而分化程度不同的肿瘤细胞群,恶性程度逐渐增高。2004版 WHO 肺肿瘤分类将肺 TC 定义为核分裂<2 个/10 高倍镜视野(HPF)并无坏死的类癌,罕见核多形现象和着色过度;而 AC 为核分裂 2~10 个/10HPF 或伴有坏死的类癌,镜下常见点状坏死灶,偶见核多形现象和着色过度。2015 版 WHO 推荐应用 Ki-67 指数和核分裂计数来区分类癌与 SCLC/LCNEC,类癌的诊断报告上应包括有丝分裂速度和有无肿瘤坏死。当 Ki-67 指数≤5%,为 TC;5%~20%为 AC。类癌需≥5mm,如肿瘤<5mm,则归入微瘤型类癌。

由于类癌来源于 Kulchitsky 细胞,而 Kulchitsky 细胞散在支气管上皮和黏液腺中,较多见于大支气管和其分叉处,而少见于小支气管黏膜,所以类癌好发于主支气管、叶支气管和段支气管,以中央型较多,肺实质中相对少见。TC 好发于右肺,近 2/3 为中央型。AC 周围型较多。类癌病人发病年龄较其他肺癌病人年轻,TC 人群大都 50 岁左右,男女比例均等。AC 更易发生于老年病人,在<30岁的病人中,AC 不足 10%。目前无证据表明吸烟与该病的发生直接相关。

1. 临床表现 类癌临床表现缺乏特异性,主要与肿瘤部位、大小、扩散程度有关,表现为咳嗽、咯血、呼吸困难、胸闷、胸痛等症状。类癌与 SCLC、LCNEC 都具有神经内分泌功能,具有合成、储存、分泌肽激素及神经胺的能力,如 5-羟色胺(5-HT)、促肾上腺皮质激素(ACTH)等脑-肠肽物质,可诱发类癌综合征,出现皮肤潮红、腹泻、哮喘、心动过速、血压波动等症状。类癌综合征在临床上比较罕见,其发生与肿瘤所在部位、大小及肝灭活功能有关,常发生于肝转移或肝功能异常者。约 80%的类癌肝转移病人有类癌综合征表现,且类癌综合征在 AC 中更为常见,与其易发生转移的生物学特性一致。对疑似类癌综合征的病人进行 24h 尿 5-羟吲哚(5-HIAA)水平测定,如 5-HIAA 升高对类癌诊断有一定帮助。

2. 病理 本病大体均形成坚实而界线清楚的棕黄色肿物,与支气管关系密切,经常显示支气管腔内生长。病理学是诊断类癌的金标准,类癌显示神经内分泌分化的特征性生长方式,包括器官样、小梁状、岛状、栅栏状、带状或菊形团状排列。瘤细胞具有一致的细胞学特点,中度嗜酸性细颗粒状胞质,核染色质细颗粒状。TC(图 1-1-107A)镜下见形态大小一致的小细胞呈条索或巢状排列,细胞核少或无有丝分裂,而 AC(图 1-1-107B)肿块较大,镜下瘤细胞形态不规则,排列紊乱,坏死区域增多,细胞内核质比例失调,核有丝分裂明显增多。Syn、CgA、NSE 是一组特异性和敏感性较高的神经内分泌标志物,大部分类癌病人均呈强阳性。类癌的鉴别包括与其他神经内分泌肿瘤的区分,LCNEC、SCLC 通过核分裂象的增多来进行鉴别。有时类癌中出现假腺样或类似腺样的排列可能误诊为腺癌、黏液表皮样癌和腺样囊性癌。但是腺癌通常显示明显的细胞异型性和黏液产物,神经内分泌标记染色比类癌少。梭形细胞类癌要注意与间叶性肿瘤进行鉴别,通过识别颗粒状染色质和器官样巢状结构的排列、形态学和适当的免疫组化染色,鉴别较为容易。

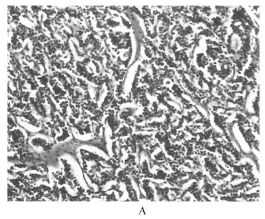
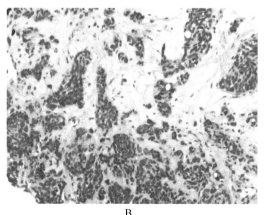

A   B

图 1-1-107 肺类癌
A. 典型类癌;B. 不典型类癌

3. 影像学表现 影像学检查仍然是肺类癌的主要诊断依据。特征性的表现是孤立的、边界清楚的肿物(图1-1-108),密度可均匀或不均匀,边缘多清楚锐利,部分病例可见分叶(浅分叶为主)(图1-1-109)及毛刺,个别可有胸膜凹陷征(图1-1-110),酷似肺腺癌。类癌生长缓慢,少有囊变坏死(图1-1-111),空洞形成及不规则边缘少见,胸膜

渗出不常见,部分肿瘤内可见钙化灶(图1-1-112),其钙化多呈偏心型、结节型、砂砾样或爆米花样钙化,偶见病灶全部钙化。由于多数类癌由支气管动脉供血且血供丰富,增强扫描常有明显或中等程度均匀强化,尤以中央型为著(图1-1-113)。少数AC病人强化不均匀或不强化,可能提示恶性倾向。

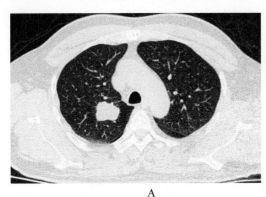
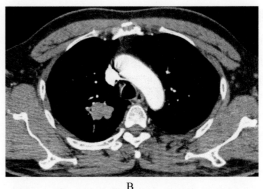

A　　　　　　　　　　　B

图1-1-108　男,49岁。咳嗽,咳痰5年,痰中带血7天。周围型典型类癌

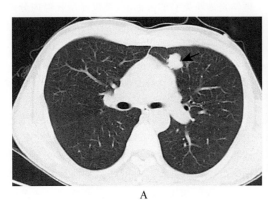
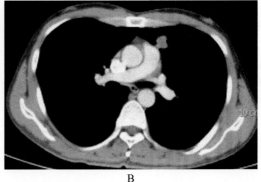

A　　　　　　　　　　　B

图1-1-109　女,40岁。不典型类癌(深分叶)

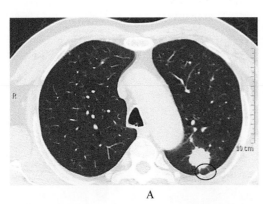
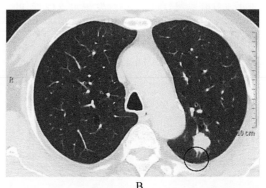

A　　　　　　　　　　　B

图1-1-110　男,60岁。不典型类癌(分叶、毛刺和胸膜凹陷征)

中央型肺类癌需与中央型肺癌相鉴别。中央型肺癌好发于中老年男性,侵及的支气管壁不规则增厚,与正常管壁分界欠清,支气管腔呈向心性或"鼠尾"状狭窄、截断,侵出支气管腔外的肿块往往形态不规则,较大肿块常出现液化坏死导致密度不均,增强后呈不均匀性强化,易出现肺门、纵隔淋巴结转移,胸膜腔转移;而类癌侵及的支气管局部管壁增厚,与正常的管壁分界清楚(图1-1-114白箭),

局部呈乳头状突起,表面光滑。肺门旁肿块往往边缘光整、轮廓清楚、密度均匀。增强后大多呈均匀明显强化,可有持续强化或延迟强化(图1-1-115)。TC很少发生肺门、纵隔淋巴结转移及胸膜腔转移。中心型且有淋巴结肿大的类癌中约50%病例被证实是AC。另外,中央型肺类癌可引起支气管壁局限性增厚,形成轮廓光滑的管壁结节,并与腔外大病灶形成冰山征(图1-1-116)。少数病例可沿

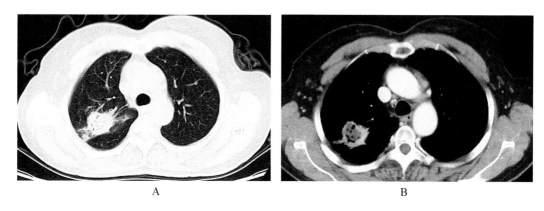

图 1-1-111　女,75 岁。不典型类癌(坏死明显)

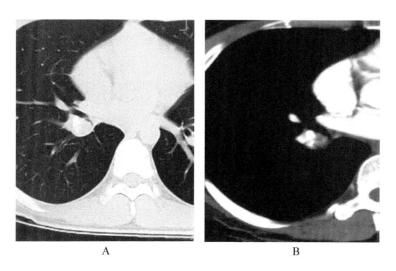

图 1-1-112　中央型典型类癌(钙化明显)

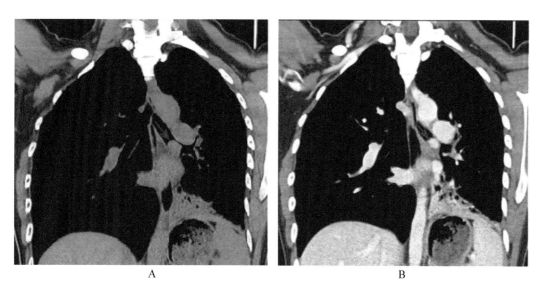

图 1-1-113　女,20 岁。中央型典型类癌,平扫和增强 CT 值分别为 29HU 和 122HU

支气管腔内长轴生长,呈指套样改变(图 1-1-117),类似部分鳞癌的表现,但较鳞癌血供丰富。两者最终需借助支气管镜检查鉴别。中央型肺类癌亦需与黏液表皮样癌相鉴别。两者共同点是多位于叶或段支气管管腔内,多有瘤内钙化和气道阻塞表现。不同点是后者多起源于支气管黏

膜下腺体,增强 CT 多呈轻中度强化,而类癌是显著强化,病灶最长径与支气管长径平行。

周围型肺类癌需与周围型肺腺癌相鉴别。前者边缘较后者光滑,少见深分叶及长毛刺,可见较为独特的钙化特点,后者罕见钙化。类癌也需与硬化性肺细胞瘤相鉴

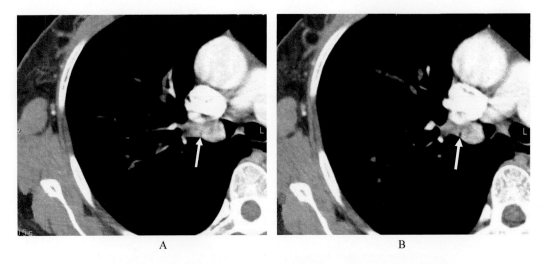

图 1-1-114　女,47 岁。中央型肺类癌

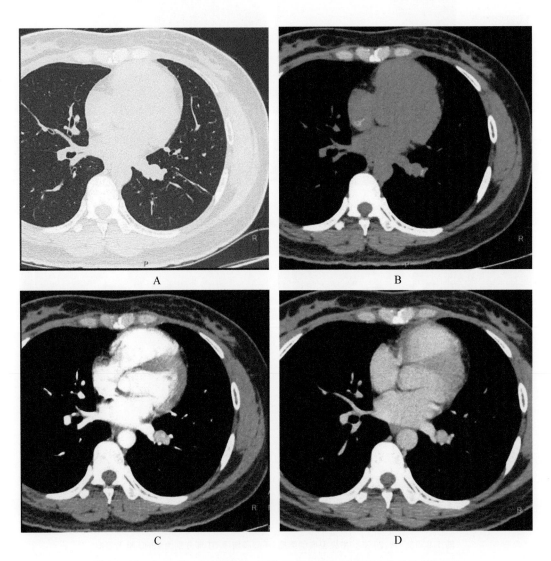

图 1-1-115　女,46 岁。中央型类癌。三期 CT 值分别为 47.3HU、147.9HU、123.5HU

别。硬化性肺细胞瘤多见于中年女性,两者多边缘光滑、密度均匀、强化明显,但硬化性肺细胞瘤好发于胸膜下,与周围血管关系密切,多可见贴边血管征,而与支气管关系

不密切,这些 CT 表现有助于鉴别诊断。

4. 治疗　肺类癌生长速度较慢,恶性程度较低,术前常易误诊为其他类型的肺部肿瘤。手术切除是类癌的主

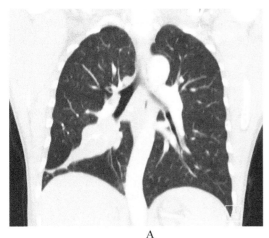
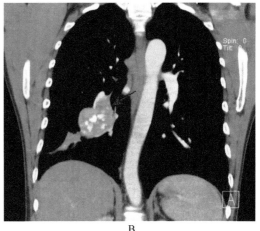

图 1-1-116　男,46 岁。右肺类癌。冰山征并钙化、阻塞性肺不张

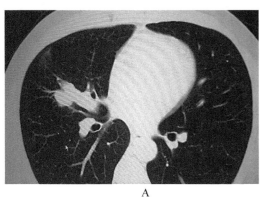
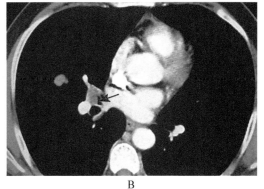

图 1-1-117　男,52 岁。肺类癌

要治疗方法,肺叶切除或单侧肺切除(加或不加淋巴结清扫)是其标准术式。对于肿块未超过支气管壁或不适于手术的病人,可行支气管镜下切除。放化疗能否改善肺类癌病人特别是不能手术切除的病人的预后问题,临床上仍存在争议。进展期类癌病人可行化疗,常用的化疗方案多以铂类为基础,但治疗效果不佳。AC 具有淋巴道与血行转移等特点,病人的局部淋巴结转移率可达 40%～48%,远

处转移达 20%(图 1-1-118),转移至肝、肾上腺、骨骼、颅脑及皮肤等处常见,TC 则少有此特点,仅 15% 的 TC 可发生转移,一般局限于支气管壁内。伴有淋巴结转移的 AC 病人如果单纯行手术切除,肿瘤复发转移率较高,术后应辅助放化疗。对于伴随淋巴结转移及不可切除的类癌病人,放疗可缓解症状,但单纯放疗并不能提高生存期。因此许多学者试图寻找新的治疗途径。目前,分子靶向药

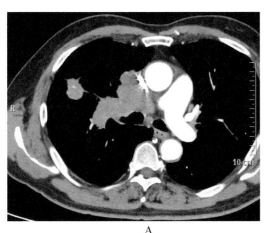
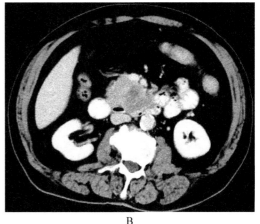

图 1-1-118　男,74 岁。肺不典型类癌伴纵隔、胰腺转移

物,如血管生长因子抑制剂、mTOR 抑制剂等备受人们的关注。与其他原发性肺恶性肿瘤相比,肺类癌的恶性程度较低,手术切除预后良好。影响预后的主要因素为组织学类型和是否存在淋巴结转移。TC 预后较好,5 年生存率可达 85%~90%,AC 病人预后相对较差,5 年生存率为60%~70%。

参 考 文 献

Lim E,Goldstraw P,Nicholson AG,et al. 2008. Proceedings of the IASLC international workshop on advances in pulmonary neuroendocrine tumors 2007 J Thorac Oncol,3(10):1194-1201.

Rekhtman N. 2010. Neuroendocrine tumors of the lung:an update.

Arch Pathol Lab Med,134(11):1628-1638.

Travis WD,Brambilla E,Muller-Hermelink HK,et al. 2004. World Health Organisation Classification of Tumours:Pathology and Genetics of Tumors of the Lung,Pleura,Thymus and Heart. Lyon:IARC Press.

Travis WD,Rush W,Flieder DB,et al. 1998. Survival analysis of 200 pulmonary neuroendocrine tumors with clarification of criteria for atypical carcinoid and its separation from typical carcinoid. Am J Surg Pathol,22(8):934-944.

5. 病例解析

(1)病例 1:女,27 岁。间断咯血 2 年。

胸部 CT:左侧中间段支气管内不规则肿块,增强后明显强化,与周围管壁边界尚清。纵隔淋巴结未见肿大(图1-1-119)。

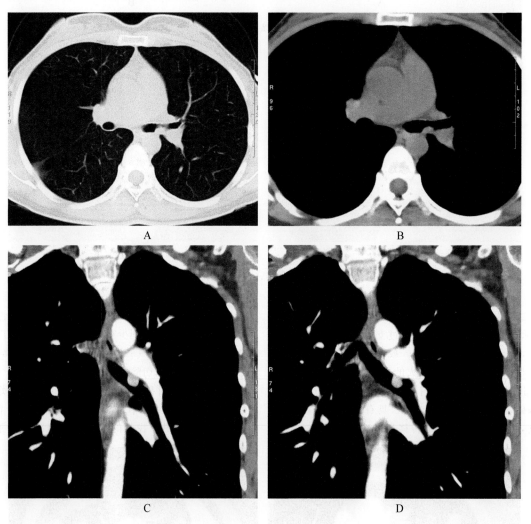

图 1-1-119 胸部 CT1

【诊断】 中央型类癌。

【诊断依据】 青年女性,左侧中间段支气管类圆形病变,边缘光滑,邻近基膜侵袭不明显,首先考虑良性或低度恶性肿瘤。病变强化明显,结合病人年龄,首先考虑类癌,特别是典型类癌可能。病人行气管镜检查见左侧中间段支气管背侧光滑新生物,触之易出血。手术病理肿瘤细胞呈菊形团样排列,考虑类癌(2cm×1cm);隆突下淋巴结 4 枚、腋间淋巴结 7 枚均未查见癌。支气管及近、远端切线均未查见癌。

【分析】 中央型肺类癌多表现为气管或肺门区单发类圆形肿块,轮廓光滑、锐利,少见分叶或毛刺。中央型病变引起的临床症状与其导致的支气管管腔狭窄程度和富血供的生物学特性有关,常见症状:咳嗽、咯血和同一肺段或肺叶的反复感染。本例即以咯血为主要症状。多数类癌呈明显均匀强化,尤以中央型为著。AC 和其他类型的肺癌增强后常呈不均匀强化。支气管镜检查使得术前获得准确组织病理诊断成为可能,因为 75% 的支气管肺类癌起源于三级支气管开口。中央型类癌支气管镜检查通常表现为表面光滑、血管丰富的息肉样肿块,阻塞管腔,表面被覆完整黏膜(图 1-1-120)。由于类癌肿瘤组织富血供特点,既往有镜下活检后出血需转行开胸止血的报道,但发生率非常低。肺类癌较其他肺癌钙化更常见,在组织学上肺类癌钙化的发生率约为 30%,中心型类癌可高达 39%。类癌的治疗首选外科手术切除,对于 TC,外科治疗是真正有可能治愈的手段。外科治疗的目的是彻底切除肿瘤组织,并尽最大可能保留正常的肺组织,确保术后生活质量。对于中心型支气管肺类癌,选择支气管成形袖式切除是最佳选择。术中应行切缘冷冻病理检查以确定肿瘤切除彻底。虽然文献报道切缘阳性的病例仍可能获得长期生存,但术中病理证实的切缘阳性病例还是应当进行充分的手术切除,如联合肺叶切除或单侧全肺切除。TC 术后可有较长的生存(5 年和 10 年生存率均在 90% 及以上),只有 3%～5% 的病例术后复发。AC 的生存明显较差(5 年及 10 年生存率分别为 70% 和 50%),其中术后 25% 会复发,而且大多病例死于复发。

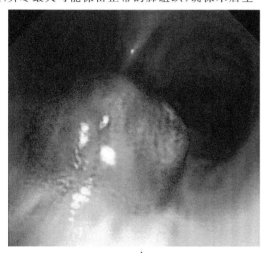
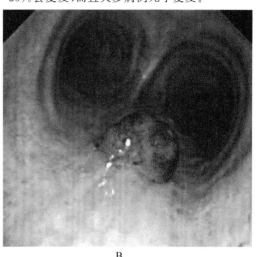

图 1-1-120　中央型类癌,息肉样,表面光滑、血管丰富

(2)病例 2:女,27 岁。咳嗽 2 年。

胸部 CT:右主支气管内椭圆形肿块影,可见明显阻塞性肺炎、肺不张表现(图 1-1-121)。

【诊断】　中央型类癌。

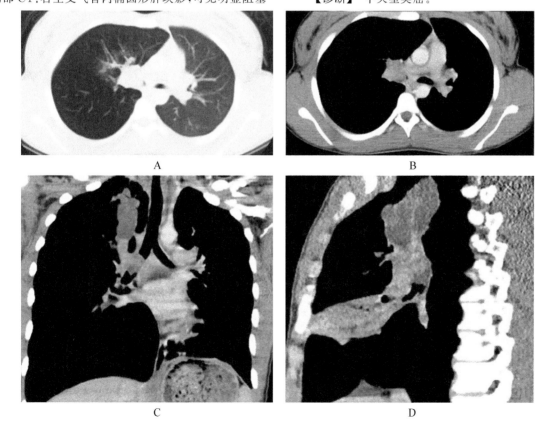

图 1-1-121　胸部 CT2

【诊断依据】 青年女性,影像学示气管内肿瘤伴阻塞性肺炎、肺不张,为典型冰山征表现,首先考虑中央型类癌可能。病理结果示支气管典型类癌(累及右主支气管及右上支气管),右上叶支气管黏液栓,右中叶不张。

【分析】 中央型类癌表现为支气管狭窄或阻塞,部分伴管外受侵或阻塞性炎症,文献报道约 50% 类癌病人有支气管阻塞所致的肺不张表现(图 1-1-122)。多数中央型

类癌原发于支气管腔内,支气管壁局限性增厚并形成结节突入管腔内,引起管腔狭窄,逐渐向外生长侵及邻近肺实质,似肿瘤骑跨于气管、支气管壁,同时向腔内外生长,在肺门形成肿块,这种改变 CT 显示为较小的腔内结节和较大的腔外病灶的融合,此征象谓之冰山征。该表现很少见于其他类型肺癌,有助于鉴别诊断。

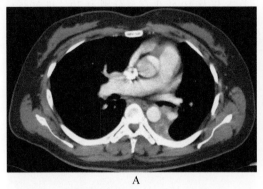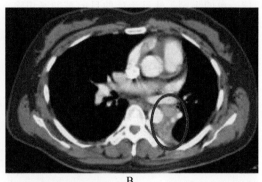

图 1-1-122 女,42 岁。左肺下叶中央型类癌并肺不张

(3)病例 3:女,60 岁。胸部不适 1 月,咳嗽、咳痰 1 周。

胸部 CT:右上叶尖后段沿支气管走行片状实变影,密度均匀,邻近斜裂广泛增厚,肺门及纵隔未见明显肿大淋巴结。增强扫描肿块强化均匀,其内及边缘可见明显强化的血管影(图 1-1-123)。

【诊断】 中央型类癌。

【诊断依据】 右上叶支气管突然截断(图 1-1-123C),不呈外压性狭窄改变,考虑主支气管内肿物可能;肿物长

轴与支气管走行分布一致,并呈指套样生长,平扫及增强扫描均表现为均质肿块,远侧端表现为阻塞性肺炎改变,考虑肿物在支气管内生长的同时发生了管腔外生长。右上叶尖后段是结核的好发部位,本例上叶支气管开口闭塞,需考虑支气管结核可能。但支气管结核主支气管的狭窄范围比较局限,狭窄支气管管腔外无肿块,病灶累及叶裂时易发生结核性胸膜炎,胸腔内易出现胸腔积液,本例不支持该诊断。中央型肺癌主要包括鳞癌和 SCLC。中央型肺鳞癌支气管内肿物与远侧端阻塞性病变强化程度

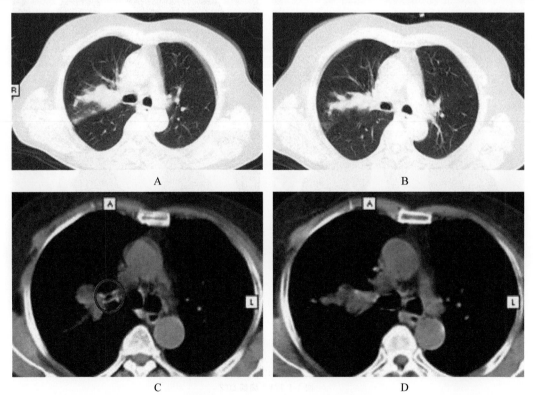

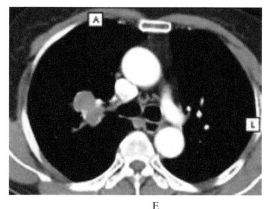
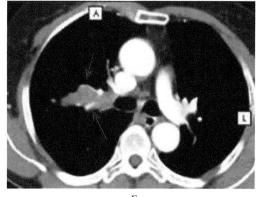

E　　　　　　　　　　　　　　　　　　F

图 1-1-123　胸部 CT3

一般不一致,故本例中央型肺鳞癌的可能性小。SCLC 侵袭力强、生长快、转移早,易侵及支气管、胸膜,但支气管壁破坏较轻,故阻塞性改变少而轻。但 SCLC 多有淋巴结和远处转移,本病例不支持。肿物在支气管腔内、腔外均有生长,符合冰山征影像,需考虑肺类癌可能,由于肺类癌富含血管,所以病灶增强后多明显强化,有时可以发现明显强化的血管影(图 1-1-123F),本例影像支持类癌诊断。病人最终病理确诊为不典型类癌。免疫组化:CKpan(+)、CAM5.2(+)、Syn(+)、CgA(+)、CD56(+)、TTF-1

(+)、CK7(部分 +)、Ki-67(+约 5%)、CK5(-)、p63(-)、Napsin A(-)。

(4)**病例** 4:男,48 岁。咳嗽、咳痰、痰中带血半月。

胸部 CT:右下肺门跨叶间胸膜圆形肿块影,密度均匀,边缘光整,边缘无毛刺,周围支气管血管受压推移改变,未见阻塞性肺炎及肺不张改变,平扫、动脉期、静脉期、延迟期 CT 值分别为 33.0HU、40.8HU、59.35HU、59.5HU(图 1-1-124)。

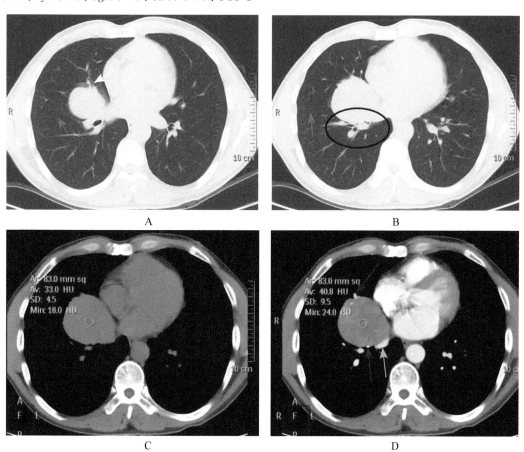

A　　　　　　　　　　　　　　　　　　B

C　　　　　　　　　　　　　　　　　　D

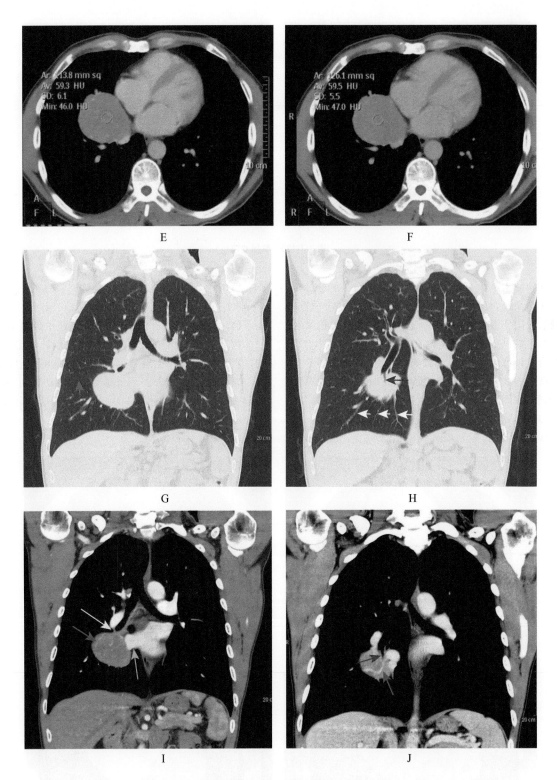

图 1-1-124　胸部 CT4

【诊断】　右肺类癌。

【诊断依据】　本例为右肺门处病变,跨叶裂(图 1-1-124 橙箭),无毛刺征、分叶征、胸膜凹陷征,不支持肺腺癌诊断。病灶密度均匀,边界光滑,首先考虑良性病变或低度恶性肿瘤可能。病变周围无卫星病灶,强化明显,不考虑结核诊断。病灶内未见脂肪密度和爆米花样钙化,错构瘤可能性小。增强扫描静脉期强化更明显,且有延迟强化,边缘可见贴边血管征(图 1-1-124 红箭)、肺动脉为主征

(图 1-1-124 绿箭),需考虑硬化性肺细胞瘤(PSP)可能。但 PSP 多发生于青年女性,本例为中年男性,性别上不符合。病变下缘气管受压移位(图 1-1-124B 黑圈),MPR 重建(图 1-1-124G~J)提示病变主体位于管腔外(图 1-1-124 黄箭),包绕支气管,管腔阻塞、狭窄(图 1-1-124 蓝箭),病变远端气管通畅(图 1-1-124A 白箭)、可见正常血管影(图 1-1-124H 白箭),提示病变与气管关系密切,亦不支持 PSP 诊断。病变内可见多条连续血管影(图 1-1-124 紫

箭),该征象 PSP 少见,综合考虑该影像更符合肺类癌诊断。病人术后病理为右肺中叶神经内分泌癌,结合免疫组化及镜下形态,符合中心型类癌,嗜酸细胞亚型,支气管断端未见癌。免疫组化:CAM5.2(+),Syn(+),CgA(+),广谱 CK 个别细胞阳性,CK7 灶状阳性,CK5/6,p63 个别细胞阳性,Napsin A(−),CD117(−),AFP(−),GPC-3 灶状阳性,Ki-67<1%。

【分析】　类癌和 PSP 病变的密度、形态、边缘、钙化特点、发生部位和增强特点等都很相似,肺类癌病灶周围

血管也多表现为受压推移,可见贴边血管征,肺类癌病变因富血管也可出现动脉为主征。本例影像诊断需重视病变下缘气管受压移位、狭窄。病变下方支气管清晰可见,无阻塞性肺炎、肺不张,考虑肿块与支气管关系密切且主要向支气管腔外生长,PSP 与气管关系不密切,腔内生长者少见。PSP 影像上一般较少有可分辨的发育良好的肺血管,本例清晰可见血管进入肿块内(图 1-1-124 紫箭),不支持 PSP;类癌血供丰富,影像或病理(图 1-1-125)均可见明显血管影,可作为两者鉴别点之一。

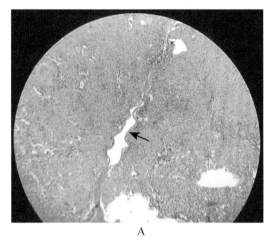
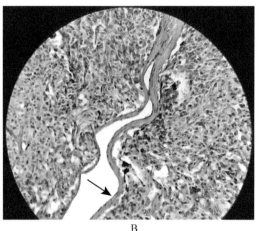

图 1-1-125　不典型类癌,血管影明显

（舟山市肺癌研究中心　王兆宇　提供）

(5)病例 5:男,31 岁。咳嗽 1 周。

胸部 CT:右肺上叶后段类圆形肿块,边缘光滑,密度均匀,增强扫描均匀强化(图 1-1-126)。

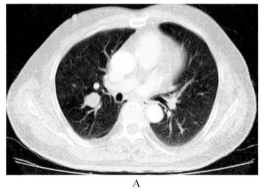
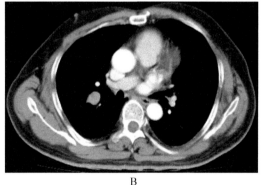

图 1-1-126　胸部 CT5

【诊断】　周围型类癌。

【诊断依据】　右肺上叶的孤立性病变需考虑肺癌、PSP、错构瘤、结核、类癌等诊断。病变形态较规则,密度均匀,边缘清楚光滑,无空泡、毛刺、胸膜凹陷征等恶性征象,不支持肺癌诊断,首先考虑肺良性或低度恶性肿瘤。PSP 多强化明显,有空气新月征、贴边血管征、尾征、肺动脉为主征等影像特征,中青年女性多见,本例不符;错构瘤多见脂肪和钙化,增强扫描强化不明显,不支持该诊断;结核瘤病变周围可见卫星灶,结合临床症状可以排除;本例

病人年龄较低,病变光滑,增强扫描均匀强化,较符合类癌表现。病人手术病理示小细胞肿瘤,支气管切缘未见肿瘤累及。支气管切缘淋巴结 1 枚,肺门淋巴结 3 枚均未见癌转移。免疫组化:Syn(+)、NSE(+)、p63(−)、CK5/6(−)、CK7(−)、EMA(−)、Ki-67(<2%)。最终诊断支持周围型典型类癌(图 1-1-127)。

【分析】　肺内发现境界清楚、边缘光滑的结节或肿块,增强后强化明显,同时有下述情况时应考虑支气管肺类癌:①发病年龄稍轻;②钙化;③未发现肺门、纵隔淋巴

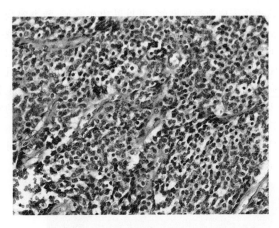

图 1-1-127　肿瘤细胞体积较小,形态一致,细胞核呈圆形,染色质呈细颗粒状,可见浅染的中等量胞质,排列呈巢状或岛状,未见核分裂象

征。术前诊断仍须依赖于 CT 引导下经皮肺穿活体组织检查或经纤维支气管镜活体组织检查。

(成都市第五人民医院放射科　杨　智　提供)

(6)病例 6:男,37 岁。腰痛 3 个月,顶骨肿块 1 月余。病人 3 个月前受凉感冒后出现腰痛,感冒好转后腰痛症状减轻,后因饮酒再次诱发腰痛,自行用药后无缓解。病人 1 个月前偶然发现头颅顶骨无痛性骨性肿块,就诊于当地医院,行胸部 CT 检查,发现后纵隔内占位,行穿刺活检:可见较多成团排列的细胞,胞体较大,核质比大,染色质较细致,有一定的异型性,恶性肿瘤细胞不能排除。发病以来体重下降 9kg。

胸部 CT:右侧胸腔脊柱旁(约第 2、3 胸椎体水平)可见一最大截面积约 3.5cm×3.4cm 混杂密度肿块,边界较清晰,其内边缘可见斑片状、条状钙化灶,增强扫描边缘局部轻度强化;病变邻近肺组织略受压。纵隔内见小淋巴结,双侧胸膜略增厚(图 1-1-128)。第 2 胸椎体密度普遍性增高;第 2 腰椎体可见类圆形高密度灶。

结及远处转移;④经过长时间随访观察,病灶大小进展缓慢;⑤伴有阵发性皮肤潮红、胸痛、腹泻、喘鸣等类癌综合

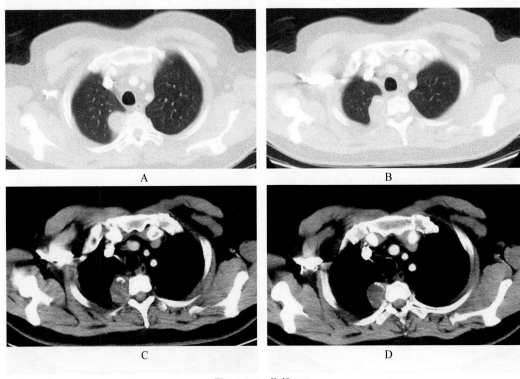

图 1-1-128　胸部 CT6

【诊断】 不典型类癌伴多发骨转移(病理确诊)。

【分析】 本例病变位于后纵隔,诊断困难,极易误诊为神经源性肿瘤。该影像无明显囊变,椎间孔无扩大,不支持神经鞘瘤诊断。增强扫描病变强化不明显,无明显胸腔积液但有椎骨受侵,提示病变恶性可能。约 30% 类癌可出现钙化,其钙化多呈偏心型、结节型、砂砾样或爆米花样钙化,偶见病灶全部钙化。类癌多呈均匀强化,少数不典型类癌病人强化不均匀或不强化,提示恶性倾向。该病变周围钙化明显,结合其强化特点,支持不典型类癌诊断。

(7)病例 7:男,70 岁。胸痛 3 天。辅助检查:白细胞 7.96×10⁹/L;单核细胞 0.79 ×10⁹/L;嗜酸细胞 0.12 ×

10⁹/L;肿瘤标志物:NSE 49.16ng/ml(0~24ng/ml);红细胞沉降率 61mm/h。心脏超声:左心房增大,二尖瓣反流,左心室收缩功能正常。

胸部 CT:左肺下叶团块影,内坏死明显,平扫 CT 值中心区域 17HU,周边区域 41HU;三期增强 CT 值中心区域 17HU、20HU、21HU,周边区域 65HU、63HU、63HU(图 1-1-129)。

【诊断】 周围型类癌。

【诊断依据】 老年男性,左肺下叶团块影,病变外侧可见阻塞性肺炎(图 1-1-129D 白箭)表现。病史较短,无明显发热,病灶较大,范围较广,临床症状不稳定,不支持

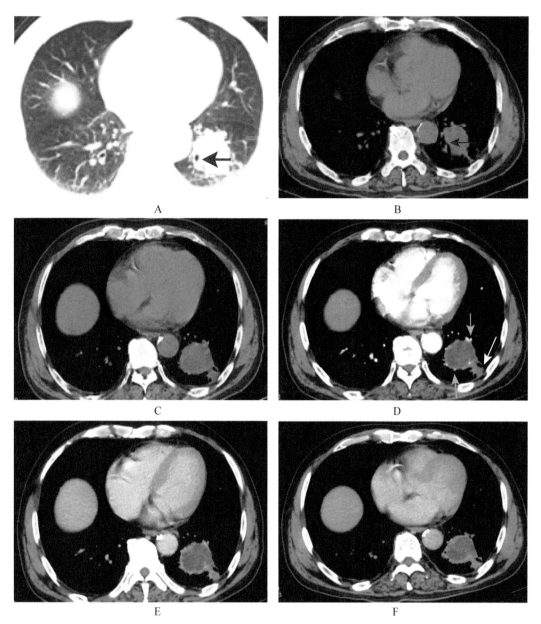

图 1-1-129　胸部 CT7

社区获得性肺炎诊断。结核球可无明显临床症状,可有边缘环形强化,但多无贴边血管征(图 1-1-129D 绿箭)表现。肺脓肿中央出现大面积坏死时,多有发热等感染症状,厚壁居多,本例不符合。外周边界尚可,有贴边血管征,需考虑 PSP 和类癌可能。PSP 多有明显强化和延迟强化,明显坏死少见,本例强化方式和坏死程度不支持该诊断。左肺下叶后基底段支气管受压明显(图 1-1-129A、B 红箭),提示病变与气管关系密切,结合病变周围血管丰富,类癌需考虑。病人系统抗感染半个月后复查示左下肺肿块影较前略有缩小,远处阻塞性炎症有所好转,肿块内密度变化不大,CT 值较前略增高,抗炎效果一般,更需考虑肿瘤可能。病人行手术切除病变:肿物位于左肺下叶距离支气管断端1.5cm 处,支气管内见一隆起型肿物,大小约 5.0cm×4.0cm×2.2cm,剖开肿物,无完整包膜,切面淡黄色,质软,大部分为坏死,累及脏层胸膜,无种植转移,肺门及纵隔淋巴结无明显增大。病理(图1-1-130、图1-1-131):左下肺

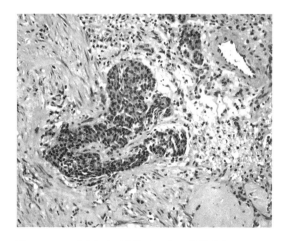

图 1-1-130　肿瘤细胞形态较为一致,呈巢状分布(HE×20)

不典型类癌伴梗死(大片),周围肺泡上皮增生伴机化,局部肺泡上皮增生并化生。支气管断端未见癌。免疫组化(图1-1-132、图1-1-133):CD56(NK-1)(+),CK(+),CgA(+),Ki-67(约+2%),NSE(+),Syn(+)。淋巴结均未见累及。

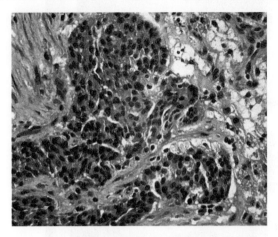

图 1-1-131 肿瘤细胞轻度异型,胞质较丰富,细胞核染色质增多(HE×40)

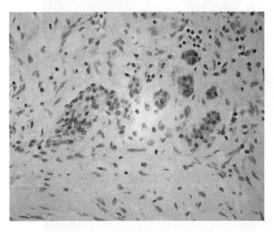

图 1-1-132 CgA 呈胞质颗粒状阳性

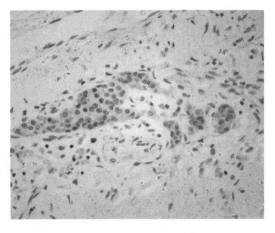

图 1-1-133 Syn 呈胞质阳性

【分析】 类癌主要起自支气管上皮的基底部或支气管壁的深层,表面覆盖黏膜多完整,因此 CT 表现缺少肺癌瘤周常有的细小毛刺或浸润,亦较少有囊变、坏死,多强化明显,少数不典型类癌病人强化不均匀或不强化,可能提示恶性倾向。本例即坏死明显,无明显强化,符合该病影像特征。

(大连医科大学附属第一医院放射科　李智勇　提供)

(二)弥漫性特发性肺神经内分泌细胞增生

1. 概述　弥漫性特发性肺神经内分泌细胞增生(diffuse idiopathic pulmonary neuroendocrine cell hyperplasia,DIPNECH)是一种散在的单个细胞、小结节(神经内分泌小体)的弥漫性增生,或肺神经内分泌细胞(PNEC)的线性增生,是类癌及微小瘤的侵袭前病变。Aguaya 在 1992年首次描述了 6 例 DIPNECH,临床上极为罕见。DIPNECH 可局限于支气管和细支气管气道上皮,随病情发展增生的 PNEC 可完全取代气管上皮细胞,导致气道狭窄或阻塞,但病变不超过基膜;当 PNEC 继续增生突破上皮基膜并形成巢状或发展成明显纤维化结节,结节大小<5mm 即诊断为肺微瘤型类癌,若结节大小≥5mm 则诊断为类癌。DIPNECH、肺微瘤型类癌与典型类癌是 PNEC连续增生时的不同病理组织学表现,三者具有一定的相关性及连续性。据统计有 40% 的 DIPNECH 病人伴有类癌,70%伴有微瘤型类癌。在 70%以上的周围型类癌病人中发现有 PNEC 增生。另有研究表明,5.4% 的神经内分泌肿瘤中伴有 DIPNECH,更有学者认为两者的相关性高达 77%。DIPNECH 可见于以下 3 种情况:①慢性肺损伤,很少进展为类癌;②可进展为 TC、AC,主要见于女性;③NECH 和微瘤共存,常见于类癌肿瘤切除者。作为侵袭前损害,DIPNECH 可能进展为类癌,但不会进展为高级别神经内分泌肿瘤(LCNEC 或 SCLC)。

DIPNECH 属阻塞性肺疾病,可发生于任何年龄,以中老年女性居多,典型的出现在 51～70 岁(中位年龄 58岁),且绝大部为非吸烟者,临床多表现为隐匿性咳嗽或缓慢进展的呼吸困难,与细胞增殖和神经内分泌肽释放有关,易误诊为轻度支气管哮喘。体检常无明显体征,肺功能检查多表现为与闭塞性细支气管炎或支气管扩张病人相似的伴有弥散功能减退的阻塞性或混合性(阻塞性/限制性)肺功能损害。影像学表现无特异性,HRCT 表现可有:双肺斑片影、磨玻璃密度影、马赛克灌注、闭塞性细支气管炎、支气管壁增厚、支气管扩张、结节影等。镜下表现为在支气管扩张、慢性炎细胞浸润、肺间质弥漫纤维化的基础上出现灶性神经内分泌细胞增生(直径<5mm),增生的细胞可局限于支气管和细支气管上皮或突破基膜向间质生长。细胞相对一致,成短梭形或椭圆形;胞质嗜酸性,少到中等;核染色质细腻或呈细颗粒状,核仁不明显,核分裂象罕见。免疫组化:神经内分泌标记 Syn、CgA、CD56强阳性;上皮标记 CK(广谱)、CK-L、CK-H 阳性;增殖指数 Ki-67 较低,p63、Vim 等阴性。

DIPNECH 疾病进展较慢,大部分病人预后良好,5 年生存率可达 83%。尚无有效的治疗方法。目前认为,体积较大的肿瘤可行手术切除,症状进行性加重的病人可考虑给予生长抑素类似物治疗,以达到病情稳定。部分病人可根据其病情及症状给予化疗、激素或移植治疗。

2. 病例解析

病例：女，69 岁。心悸、胸痛、呼吸困难 2 月。

胸部 CT：双肺磨玻璃样阴影，肺外周细支气管扩张，伴空气潴留征；右肺中叶见一结节影，轻度脐凹征及胸膜凹陷征（图 1-1-134）。

【诊断】 弥漫性特发性肺神经内分泌细胞增生。

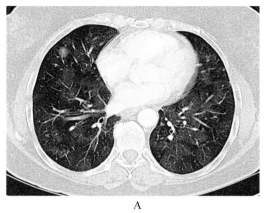 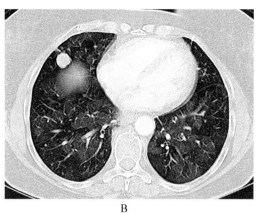

A B

图 1-1-134 胸部 CT

【诊断依据】 老年女性，右肺中叶见类圆形病变，呈实性结节影，有胸膜凹陷征和脐凹征，内见血管穿行，首先考虑周围型肺癌和类癌可能。胸部 CT 示马赛克征表现，考虑病人有气道痉挛，符合哮喘和哮喘样改变，结合病人为老年女性，有心悸、胸痛、呼吸困难症状，考虑类癌综合征可能（多有皮肤潮红、腹泻、哮喘、心动过速、血压波动等症状），故首先考虑上述诊断。病人穿刺病理为弥漫性特发性肺神经内分泌细胞增生（图 1-1-135）。

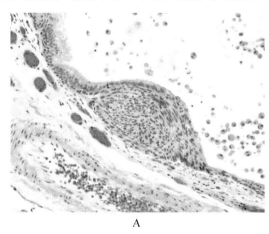 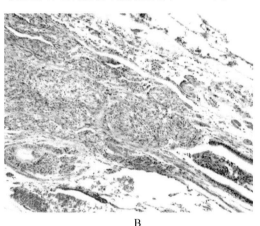

A B

图 1-1-135 支气管上皮几乎全部被增生的神经内分泌细胞取代。神经内分泌细胞形态较一致，呈短梭形或椭圆形，胞质嗜酸性；核染色质细腻，核仁不明显，核分裂象罕见；呈结节状排列

【分析】 DIPNECH 是一种罕见的疾病，该病的特点是从气管到终末气道的整个呼吸道内出现肺神经内分泌细胞的原发性增生。DIPNECH 的表现形式多种多样，其中包括散在分布的神经内分泌细胞弥漫性增生、小结节或线样增生等。DIPNECH 是一种进程缓慢的良性病变，病理诊断标准：弥漫性神经内分泌细胞增生、闭塞性细支气管炎、微瘤、良性肿瘤形成。本例 CT 示双肺外周轻度支气管扩张，继发于支气管狭窄后的空气潴留，肺部密度不均匀、补丁状异常透光区及斑片状磨玻璃密度影镶嵌存在而形似马赛克（这是远离小气道的肺泡换气不足引起的表现，这些小气道被 DIPNECH 微结节阻塞或部分阻塞，导致血管收缩，肺血流灌注增加，气体潴留于小气道狭窄的部分肺组织中）。许多 DIPNECH 病人常被误诊为支气管哮喘和其他呼吸系统疾病而接受治疗。当病人肺部出现结节时，又容易被认为是转移瘤。影像学上弥漫性马赛克征和散在非钙化结节高度提示 DIPNECH 可能。很多疾病都可导致马赛克征的出现，其中小气道病变占 1/3。其余 2/3 往往是由肺实质病变或肺血管病变所致。呼气相影像学检查有助于马赛克征病因的鉴别诊断。小气道阻塞性病变，呼气相时，马赛克征颜色较深区域（与气体陷闭的影像学表现一致）不会发生明显改变，仍保持高亮状态。若马赛克征区域随着呼吸颜色发生改变，则提示为肺血管或肺实质病变。若马赛克征沿血管走向分布，则提示肺实质性病变可能。对于慢性肺部血栓性疾病，低衰减区域提示为病变部位，血管直径也较正常偏小。据文献报道，有 21% 的 DIPNECH 病人伴有支气管扩张，且有 88% 的病人需要外科肺活检来获得其疾病的组织学确认。50% DIPNECH 病人存在阻塞性通气功能障碍，13% 的病人有

限制性通气功能障碍,17％的病人有混合性通气功能障碍。大多数 DIPNECH 病人不吸烟。因此,对于无吸烟史、有肺部多发结节、阻塞性通气功能障碍的病人,应考虑 DIPNECH 可能。

(浙江温岭市疾病预防控制中心　黄果平　提供)

五、肺大细胞神经内分泌癌

肺神经内分泌肿瘤是一种起源于肺和支气管上皮内分泌细胞的肿瘤,占原发性肺癌的 20％。20 世纪 70 年代肺神经内分泌肿瘤在组织病理学上分为三种类型:典型类癌(TC)、非典型类癌(AC)和小细胞肺癌(SCLC)。1991 年 Travis 等首次提出了肺大细胞神经内分泌癌(LCNEC)的概念,把它作为一种独立的肺神经内分泌肿瘤,明确区分于 TC 和 AC 和 SCLC。1999 年和 2004 年 WHO 将肺 LCNEC 归为大细胞癌(LCC),属非小细胞肺癌(NSCLC)的一种。因其独特的临床特点、组织学特征和生存预后等,目前多将肺 LCNEC 视为一种独立的实体瘤,2015 年

WHO 将 LCNEC 归类到神经内分泌肿瘤中,其恶性程度及预后介于 SCLC 和 AC 之间,较易发生远处转移。肺 LCNEC 非常罕见,在所有肺癌中占 0.3％～3％,在术后切除的肺癌中其发病率为 2.1％～3.5％。由于肺 LCNEC 的细胞学标本诊断相对困难,因此肺 LCNEC 的真实发病率比目前文献报道数据要高。肺 LCNEC 与 TC 和 AC 不同,它的发病率一般与老年(平均年龄 65 岁)重度吸烟男性人群密切相关。

(一)临床和影像学表现

LCNEC 病人常常缺乏特异性症状,因多位于外周,咳嗽、咯血、难治性阻塞性肺炎少见,有时病人以无症状结节或胸痛、类似流感症状、呼吸困难、盗汗及良性肿瘤综合征等非特异性症状就诊,副肿瘤综合征亦少见。LCNEC 影像学无特异性表现,常为外周浸润性病灶,也可为中央型(图 1-1-136),极少数为纵隔型,边界不规则,伴或不伴有钙化,阻塞性肺炎及远端肺不张少见,可有区域淋巴结肿大,从 CT 上较难与分化差的腺癌或 AC 区分。

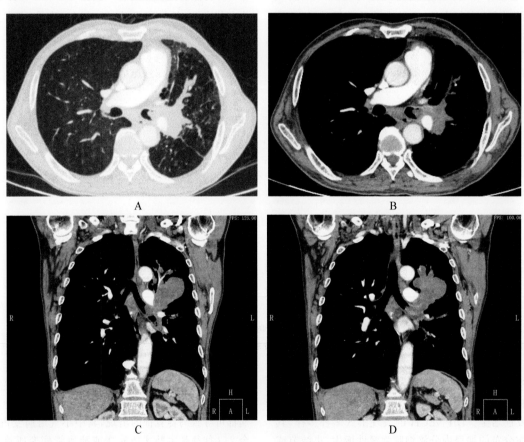

图 1-1-136　男,67 岁。中央型大细胞神经内分泌癌

(二)病理和免疫组织化学

肺 LCNEC 的组织病理学特征:细胞体积较大,胞质丰富,常见大面积坏死,核质比低,神经内分泌分化呈瀑样巢式增长,具有小梁结构、玫瑰和栅栏样特性,核染色质颗粒易变,清晰或非典型的核仁,肿瘤细胞核有丝分裂率高(>10 个/10HPF)。有时候小部分神经内分泌肿瘤与鳞状上皮或腺癌分化成分共存,称为复合性 LCNEC,亦表现出高度恶性生物学行为,其 5 年总生存率为 30％,与纯

LCNEC 非常相近。LCNEC 和 AC 也存在一些类似的组织学特性,如呈瀑样巢式增长和病理性坏死,所以两者的鉴别诊断需谨慎对待。但 AC 有丝分裂更少、LCNEC 坏死面积较大。临床上肿瘤细胞核有丝分裂率高(>10 个/10HPF)是 LCNEC 和 SCLC 区分 AC 的一个关键因素。肺 LCNEC 的诊断常常需要免疫组织化学染色辅助,有时甚至还需要电子显微镜来明确神经内分泌分化的标志物,如鳞癌标志物:CK5/6、p63、p40;腺癌标志物:TTF-1、

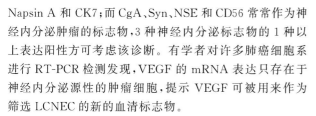

Napsin A 和 CK7；而 CgA、Syn、NSE 和 CD56 常常作为神经内分泌肿瘤的标志物，3 种神经内分泌标志物的 1 种以上表达阳性方可考虑该诊断。有学者对许多肺癌细胞系进行 RT-PCR 检测发现，VEGF 的 mRNA 表达只存在于神经内分泌源性的肿瘤细胞，提示 VEGF 可被用来作为筛选 LCNEC 的新的血清标志物。

（三）鉴别诊断

肺 LCNEC 的增殖速率一般要高于经典的 LCC 和其他良性分化神经内分泌肿瘤。与 SCLC 类似，两者均显示高表达 Ki-67、Bcl-2、p21 和端粒酶活性；p53 异常及 Rb 缺失。SCLC 与肺 LCNEC 均有如下几个特征，在男性吸烟人群中发病率高、核有丝分裂率高、表达的神经内分泌标志物多变、高分化且预后差、某些基因改变（如 MEN1 基因突变）相同。LCNEC 与 SCLC 最重要的鉴别点是细胞大小、核质比、核仁是否存在。前者肿瘤细胞较大、胞质丰富、玫瑰花结构形成、呈多角形（SCLC 为梭形）、明显的核仁和较少的核溶解等。后者病理肿瘤细胞小，核质比低。

（四）治疗和预后

从组织学上，LCNEC 属于 NSCLC 的范畴。然而 LCNEC 病人对于放化疗敏感性差，很快出现远处转移，且血行转移发生率高，生物学恶性程度与 SCLC 类似，较其他 NSCLC 预后生存低，一般在诊断 LCNEC 时呈现淋巴结转移（60%～80%）和远处转移（40%）。至今肺 LCNEC 仍缺乏有效的标准治疗方案。可手术切除（TNM 分期为Ⅰ～Ⅲ期）病人应首选手术治疗，这也是肺 LCNEC 获得确诊的主要手段。但是大多数肺 LCNEC 病人因局部或全身转移而失去手术机会。早期肺叶切除或单侧全肺切除术是首选，在采样纵隔淋巴结切除术后病理证实无淋巴结转移病人手术可改善预后。可切除的Ⅰ期术后 5 年生存率为 27%～67%，所有术后病人 5 年总生存率为 15%～60%，明显低于无神经内分泌形态或分化证据的 LCC 的生存率（71.3%）。随访发现其复发主要发生在前 2 年，出现复发原因之一是同步或异时性第二原发肿瘤的发生。含铂方案的围术期新辅助治疗或术后辅助化疗是防止肿瘤复发的有效手段，可改善病人预后。LCNEC 对于NSCLC 的常用化疗方案及靶向治疗药物厄洛替尼、吉非替尼等，敏感性均较差，EP（顺铂和依托泊苷）方案化疗对 LCNEC 有效，优于 NSCLC 的化疗方案，但证据等级较低。肺 LCNEC 局部或远处进展病人放射治疗的作用仍不清楚，但也有些学者推荐使用。预防性颅脑照射主要适用于一些 SCLC 化疗后获得部分（PR）或完全缓解（CR）病人，而肺 LCNEC 目前并不建议应用。同 SCLC 相似的全身治疗及多学科治疗策略值得考虑。

参考文献

Sakurai H，Asamura H. 2014. Large-Cell Neuroendocrine Carcinoma of the Lung：Surgical Management. Thorac Surg Clin，24(3)：305-311.

Travis WD，Linnoila RI，Tsokos MG，et al. 1991. Neuroendocrine tumors of the lung with proposed criteria for large-cell neuroendocrine carcinoma：an ultrastructural，immunohistochemical，and flow cytometric study of 35 cases. Am J Surg Pathol，15(6)：529-553.

（五）病例解析

病例：男，61 岁。咳嗽、咳痰 2 月。吸烟 50 年，40 支/日。

胸部 CT：左肺占位性病变，边缘光滑，分叶明显，无明显毛刺及空洞，病灶密度欠均匀，坏死明显，远侧端肺组织炎性浸润，纵隔淋巴结肿大（图 1-1-137）。

【诊断】　大细胞神经内分泌癌。

【诊断依据】　病变跨叶裂，边界尚清楚，无毛刺、空洞、胸膜凹陷征和血管集束征等表现，不符合腺癌诊断。纵隔淋巴结肿大明显，肉瘤较少合并淋巴结转移，多易合并胸膜转移，本例不符合。病变较大，纵隔淋巴结无明显融合趋势，不符合小细胞肺癌特点。老年男性，有长期吸烟史，病变内坏死明显，可见钙化（图 1-1-137 红箭），需考虑鳞癌和大细胞神经内分泌癌可能。该例增强扫描强化不明显，内有坏死但无明显空洞，更符合大细胞神经内分泌癌诊断。病人穿刺病理见瘤细胞排列疏松，呈圆形、椭圆形、梭形，大小较一致，异型性明显。免疫组化：CK、EMA、CEA、CD45、CD3、CD43、Vim、CD20、CD45RO、CK5/6 均阴性，Syn、CgA、NSE 阳性，Ki-67（+约 70%），诊断为大细胞神经内分泌癌（图 1-1-138）。

【分析】　LCNEC 被定义为非小细胞癌伴有神经内分泌形态学特征（器官样、巢状、栅栏样、呈现菊形团或呈小梁状排列），且表达神经内分泌指标（Syn、CgA、CD56 中一个指标阳性即可，但需＞80% 的肿瘤细胞明确阳性）。LCNEC 具有 NSCLC 的细胞学特点，如细胞增大、核质比降低、核空泡状、染色质粗细不等和（或）常伴核仁。有时染色质纤细并缺乏核仁，但由于体积硕大、胞质丰富而貌似 NSCLC。LCNEC 常 p40 阴性，约 70% 的 LCNEC 表达 CD117。Ki-67 阳性指数一般为 40%～80%。如肿瘤形态像 AC，但核分裂象＞10 个/10HPF，仍需诊断 LCNEC。10%～20% 的肺鳞癌、腺癌、大细胞癌等在光镜下无神经内分泌形态，但有神经内分泌免疫表型和（或）电镜下的神经内分泌颗粒，建议诊断为 NSCLC 伴神经内分泌分化。LCNEC 因其罕见、恶性程度高、诊断治疗棘手、生存预后差及与 SCLC 存在许多相同特性而引起了多数学者们的关注。WHO 的 LCNEC 的组织学标准：高有丝分裂率（＞10 个/10HPF）、坏死（常较大区域出现）、细胞特征不同于 SCLC、至少一个神经内分泌肿瘤标志阳性。LCNEC 和 AC 间的区别是有丝分裂的频度更高和更低的核质比。其与其他肺神经内分泌癌的鉴别点：TC 发病年龄较轻、非吸烟者多见，多表现为支气管腔内外结节或肿块，边界清楚，钙化较 LCNEC 常见，增强扫描显著均匀强化。SCLC 具有原发灶较小即可伴有广泛的肺门、纵隔淋巴结和远处转移特点。中心型 SCLC 多与肿大淋巴结融合，形成"冰冻纵隔"。类癌和 SCLC 中央型多见，而 LCNEC 多为周围型，直径多大于 4cm，肿瘤内可有坏死，较少形成空洞，这些表现有助于鉴别诊断。

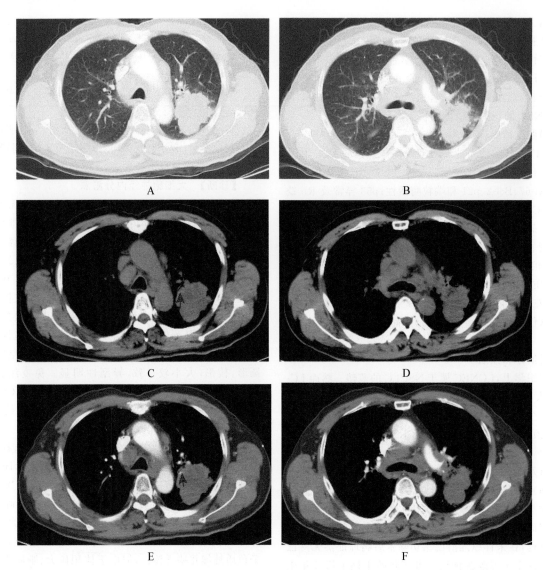

A B C D E F

图 1-1-137　胸部 CT

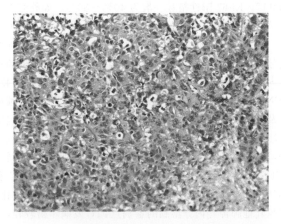

图 1-1-138　肿瘤细胞巢状或小梁状排列,周边细胞呈栅栏状;细胞体积大,异型明显,胞质丰富,细胞核大,可见明显核仁,核分裂象易见

六、肺大细胞癌

(一)概述

肺大细胞癌(large cell lung cancer,LCLC)被定义为一种未分化的 NSCLC,其癌细胞较大,由含中等量到大量胞质的多角细胞组成,在全部肺癌中仅占 1%～5%。其在细胞学和组织结构及免疫表型等方面缺少小细胞癌、腺癌及鳞癌的特征,且必须是手术切除标本才能做出 LCLC 的诊断。免疫组织化学和黏液染色对诊断 LCLC 是必要的,肿瘤细胞表达 CK,但不表达 mucin。诊断 LCLC 的先决条件是肺腺癌免疫标志物(TTF-1、Napsin A)和鳞癌标志物(p40、p63、CK5/6)及黏液染色均为阴性,诊断时需与腺癌实体亚型(TTF-1,Napsin A,黏液染色阳性;p40、p63、CK5/6 阴性)、非角化性鳞癌(TTF-1,Napsin A,黏液染色阴性;p40、p63、CK5/6 阳性)和腺鳞癌(不同区域有腺癌和鳞癌,且每一种成分要>10%)相鉴别。2004 年 WHO 肺肿瘤组织学分类中,将 LCLC 分为 5 种亚型:①大细胞神经内分泌癌;②基底样癌;③淋巴上皮瘤样癌;④大细胞癌伴横纹肌样表型;⑤透明细胞癌。2015 版将 2004 版的 LCLC 的几个亚型做了较大幅度改变,首先将基底样大细胞癌归为鳞癌的一个亚型;将大细胞神经内分泌癌归入神经内分泌肿瘤;将淋巴上皮瘤样癌归入其他和未分类癌的范畴;取消透明细胞大细胞癌和横纹肌样大细胞癌亚型。

LCLC 常见于 60 岁以上老年人,绝大多数为男性病人,多有长期吸烟史,平均吸烟指数显著高于其他 NSCLC 中吸烟病人所占的比例。其临床表现不特异,主要以咳嗽、咳痰为首发症状,有时为痰中带血或咯血、胸痛或背痛、胸闷或呼吸困难、发热、杵状指等症状。

与其他常见的 NSCLC 相似,LCLC 常表现为结节和肿块影,肿瘤直径显著大于肺腺癌,但与肺鳞癌相比无显著性差异。多位于肺外周,呈圆形、类圆形或轻度分叶(图 1-1-139)的较大软组织肿块,病灶多见于肺上叶,边缘多较光滑(图 1-1-140),可有毛刺(图 1-1-141),少见钙化和空洞,无空

泡征,增强后可见轻中度强化,常伴液化坏死区(图 1-1-142)。LCLC 易发生坏死,与其分化程度低、生长迅速有密切关系,也可能与其周围肺组织肺气肿、间质增生及间质性炎症导致肿瘤供血血管变形、中心供血不足有关(图 1-1-143)。部分病人可侵犯胸壁,可出现区域淋巴结(图 1-1-144)和远处转移。LCLC 恶性程度高,增殖迅速(图 1-1-145),早期易出现淋巴和血行转移,致死率较高。对 LCLC 病人的治疗方向以外科手术切除为主,并辅助以化、放疗等综合治疗手段,以不断提高 LCLC 病患的治疗效果及预后效果。

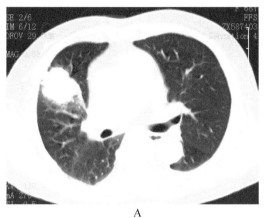
A

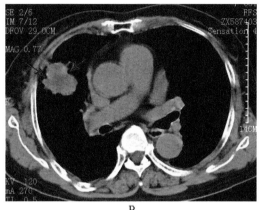
B

图 1-1-139　男,68 岁。分叶明显

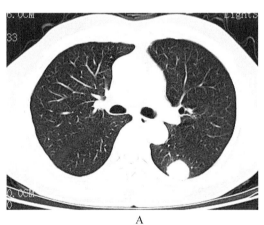
A

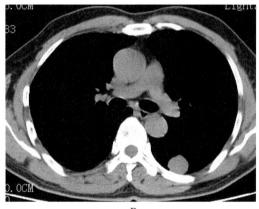
B

图 1-1-140　男,60 岁。边缘光滑

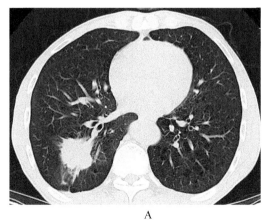
A

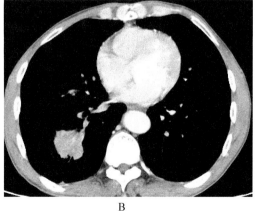
B

图 1-1-141　男,65 岁。毛刺明显

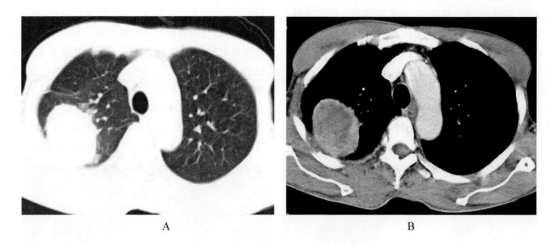

图 1-1-142　男,53 岁。液化坏死明显

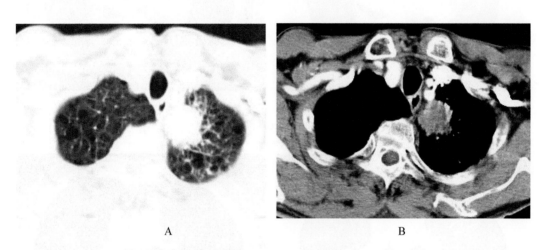

图 1-1-143　男,71 岁。周围肺气肿,间质性炎症改变

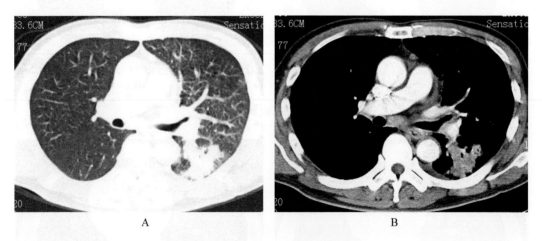

图 1-1-144　男,54 岁。区域淋巴结肿大

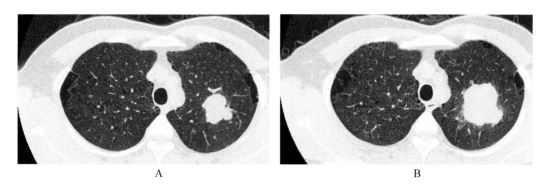

图 1-1-145　男,48 岁。时间分别为 2009.04.24 和 2009.05.20,病变进展迅速

（舟山市肺癌研究中心　王兆宇　提供）

参 考 文 献

Alasio TM,Sun W,Yang GC. 2007. Giant cell carcinoma of the lung impact of diagnosis and review of cytological features. Diagn Cytopathol,35(9):555-559.

Hanagiri T,Oka S,Takenaka S,et al. 2010. Results of surgical resection for patients with large cell carcinoma of the lung. Int J Surg,8(5):391-394.

(二)病例解析

1. 病例1:女,51 岁。查体发现肺部占位。病人有吸烟史。

胸部 CT:左肺下叶肿块影,边缘光滑,有分叶、毛刺、血管集束征,增强扫描均匀强化,内见坏死,纵隔淋巴结无肿大,无胸腔积液(图 1-1-146)。

【诊断】　肺大细胞癌。

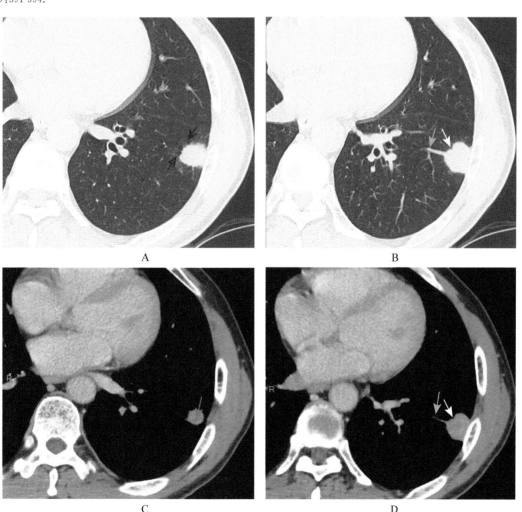

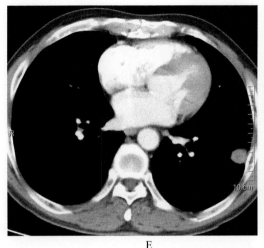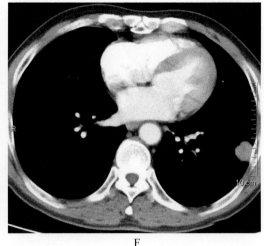

E   F

图 1-1-146 胸部 CT1

【诊断依据】 左下肺球形肿块,边缘光滑,有浅分叶(图1-1-146 白箭)、毛刺(图1-1-146 红箭)、血管集束征(图1-1-146 绿箭),以上特点支持腺癌诊断,但病变邻近胸膜,胸膜增厚,无明显胸膜凹陷征,病变内坏死明显(图1-1-146 橙箭),与腺癌特点不符。鳞癌多坏死明显,多无胸膜凹陷征,以上特点符合鳞癌诊断,但该例为圆形病变,边缘光滑,血管集束征明显,不符合鳞癌特点。实体型光滑肿瘤多见于腺癌或大细胞癌,结合病人为中年女性,有明显吸烟史,病变周围见明显气肿带,需考虑大细胞癌可能。病人行手术切除病变,病理示大细胞癌(图1-1-147),具有部分腺癌及鳞状细胞癌免疫表型。侵犯脏胸膜。支气管断端未见癌。区域淋巴结状态:支气管周(0/4)、第3a组(0/3)、第6组(0/2)、第7组(0/2)、第9组(0/1)、第10组(0/1)、第11组(0/7)。免疫组化:CKpan(+)、CK7(部分+)、CK5/6(灶+)、p63(灶+)、Napsin A(-)、TTF-1(-)、CgA(-)、Syn(-)、Ki-67(+70%~80%)。

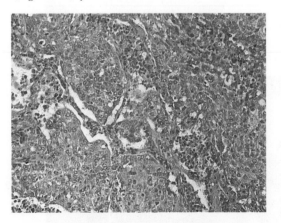

图 1-1-147 癌细胞体积大,胞质很丰富,细胞核大而异型明显,可见核仁,呈片状或巢状分布,坏死和核分裂象易见

【分析】 LCLC 是一种没有任何形态学特征的癌。多为圆形和类圆形,可有血管进入,内部血管破坏。老年吸烟者,发生于双肺上叶的较大周围型肿块,边界清楚,可

见分叶,病灶内出现坏死,增强扫描轻中度强化,无空洞、含气空腔及钙化时,需考虑 LCLC 的可能性,并经手术病理确诊。

2. 病例2:男,67 岁。咯血1月。病人1月前无明显诱因出现咯血,量约5ml/次,晨起明显。

胸部 CT(2016.01.12):左肺上叶结节影,大小1.68cm×1.87cm,周围见明显磨玻璃影,平扫、动脉期、静脉期 CT 值分别为38.8HU、27.3HU、36.6HU,纵隔、腋窝多发肿大小淋巴结(图1-1-148A~D)。

胸部 CT(2016.03.30):左肺上叶病灶明显增大,大小约3.4cm×3.5cm,边缘较光整,可见明显分叶(图1-1-148E~H)。

【诊断】 肺大细胞癌。

【诊断依据】 老年男性,左肺上叶结节影,周围可见明显磨玻璃影,面积较大,结合有咯血病史,考虑为病变周围出血。病变边缘光滑,周围无卫星灶和树芽征,不支持结核诊断;增强扫描强化不明显,无钙化和脂肪密度,不支持错构瘤诊断;虽有贴边血管征(图1-1-148C 红箭),但患者年龄较大,且为男性,增强扫描强化不明显,不支持硬化性肺细胞瘤诊断;短时间内病变增大明显,出现明显分叶(图1-1-148H 绿箭),首先考虑肺癌可能。病变无明显血管集束征、胸膜凹陷征,倍增时间较短,不符合腺癌特点;病变内可见明显低密度区,考虑为坏死,但无明显空洞,不符合鳞癌特点;肉瘤坏死明显,少有空洞形成,需考虑该诊断,但该例可见纵隔、腋窝淋巴结肿大,不符合肉瘤特点;肉瘤样癌多有纵隔淋巴结肿大,但易形成空洞,不首先考虑该诊断;病变倍增时间较短,说明恶性程度较高,需考虑小细胞肺癌或肺大细胞癌可能。小细胞肺癌多在早期即有纵隔淋巴结转移,且融合明显,典型者有"冰冻纵隔",本例虽病变明显增大,但淋巴结变化不大,不考虑该诊断;肺大细胞癌多发生在老年男性,多位于肺外周,上叶为主,表面光滑,少见钙化和空洞,常伴液化坏死区,恶性程度高,增殖迅速,早期易出现淋巴和血行转移,以上特点与本例完全符合,故首先考虑该诊断。病人术后病理结合免疫组

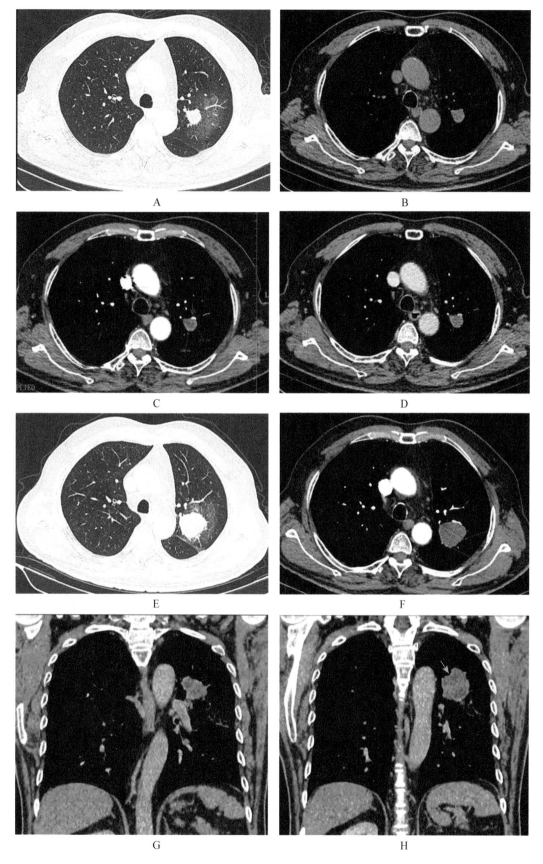

图 1-1-148 胸部 CT2

化符合大细胞癌。

（滦南县医院　高生江　燕力强　提供）

七、肺腺鳞癌

（一）概述

肺腺鳞癌（adenosquamous carcinoma of the lung, ASC）是一种少见的支气管源性混合性癌，ASC 中鳞癌和腺癌任何一种成分至少占全部肿瘤的 10%。ASC 多见于男性，其发生与吸烟有关，以周围型为主，右肺多见，其中又以右肺上叶居多。其临床表现、X 线征象与其他类型的非小细胞肺癌相比无明显区别，主要表现为咳嗽、血痰、胸痛及气促等；亦可以上腹痛、头痛及肩胛区疼痛等为首发症状。

ASC 包含腺癌和鳞癌两种成分，依肿瘤具体成分所占比例不同而有倾向性生长（图 1-1-149）。以腺癌表现为主，影像表现为胸膜凹陷征、血管集束征、毛刺征、空泡征等（图 1-1-150），易累及邻近胸膜，引起胸膜增厚，可合并胸腔积液；以鳞癌表现为主，可表现为空洞、坏死（图 1-1-151）等。ASC 密度多不均匀，或有细砂砾样钙化（图 1-1-152），CT 增强扫描均表现为不均匀明显强化。ASC 中腺癌成分起源于单克隆性鳞状成分，即 ASC 中腺癌和鳞癌成分是起源于同一干细胞。起源于较小支气管的 ASC（周围型）更易向腺癌方向分化，而起源于较大支气管的 ASC（中央型）更容易向鳞癌方向分化。

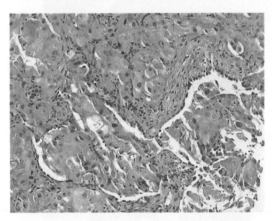

图 1-1-149　腺鳞癌，左侧主要为鳞癌，右侧为腺癌

ASC 与其他类型非小细胞肺癌在治疗原则上基本相同，外科手术是较好的治疗手段。术中根据肿瘤部位、肿块大小、浸润及淋巴结转移情况，采用不同的手术方法。ASC 具有鳞癌和腺癌的恶性生物学特征，发病率较低，恶性度高，易发生浸润及转移，治疗效果及预后比腺癌和鳞癌差。因此，早期发现、早期手术才是延长 ASC 病人生存时间的关键。化疗及放疗在 ASC 中主要用于手术前、后的辅助治疗；晚期病人病灶无法切除的局部治疗；不可治愈病人的姑息治疗。根据病人肿瘤分期、PS 评分等因素选择化疗和放疗的具体方式。关于 ASC 的放、化疗的有效性尚需要大样本的研究证实。EGFR 酪氨酸激酶抑制剂吉非替尼及厄洛替尼、VEGF 抑制剂贝伐单抗

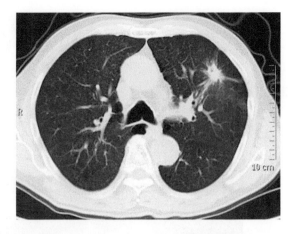

图 1-1-150　男，68 岁。腺鳞癌，以腺癌表现为主

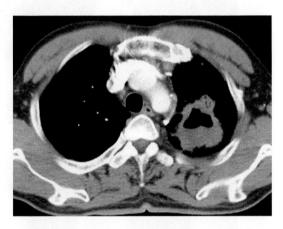

图 1-1-151　男，50 岁，以鳞癌坏死、空洞表现为主

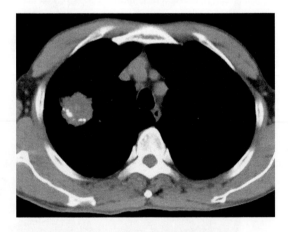

图 1-1-152　男，62 岁，病变内见钙化

及 EGFR 拮抗剂西妥昔单抗等分子靶向治疗会使相应病人受益。

（二）病例解析

病例：男，71 岁。咳嗽 3 个月，痰中带血 1 周。

胸部 CT：右肺上叶不规则肿块影，可见斑点状钙化、胸膜凹陷征、毛刺征，纵隔及右肺门淋巴结肿大，肿块呈不均匀强化，内见坏死（图 1-1-153）。

【诊断】　周围型肺腺鳞癌。

【诊断依据】　老年男性,有咳嗽、痰中带血病史。病变为较大不规则肿块,内可见点状钙化(图 1-1-153 绿箭)、不均匀强化和明显坏死(图 1-1-153 橙箭),背心侧可见阻塞性肺炎(图 1-1-153 黑圈),整体符合鳞癌特征。病变尚有浅分叶、毛刺、棘状突起(图 1-1-153 白箭)和胸膜牵拉(图 1-1-153 红箭),符合腺癌特征,故考虑肺鳞癌或腺鳞癌可能。病人术后病理为腺鳞癌(腺癌成分约占 20%、鳞癌成分约占 80%)(图 1-1-154),癌组织侵犯支气管、肺被膜,肿物大小为 5.5cm×4.5cm×3.5cm。肺周淋巴结 1 枚,见癌转移;第 2～4 组淋巴结 2/10 和第 9 组淋巴结 2/2 见癌转移;第 7、8、10 组淋巴结未见癌转移(0/17、0/1、0/1)。

免疫组化:CK-P、E-cad、EGFR 阳性,TTF-1、CK5/6、CK7、SPB、Napsin A、p40 灶性阳性,Ki-67 阳性指数约 60%。

【分析】　由于 ASC 包含腺癌和鳞癌两种成分,本例以鳞癌成分为主,呈膨胀性生长,因肿瘤生长较快,中央部分病灶血供不足,易发生缺血、坏死及液化。另外,由于周围型 ASC 发生于较小支气管,癌细胞增殖堆积,充满肺泡,并沿肺泡孔向周围蔓延,形成实体性肿块,呈同心圆样增大并推挤肺组织。因肿瘤位于肺周围,细支气管因癌细胞浸润变狭窄或受阻,导致肿瘤内部坏死物不易排出并发感染,引起病人出现发热、咳嗽、咳痰伴有胸痛等急性临床症状。

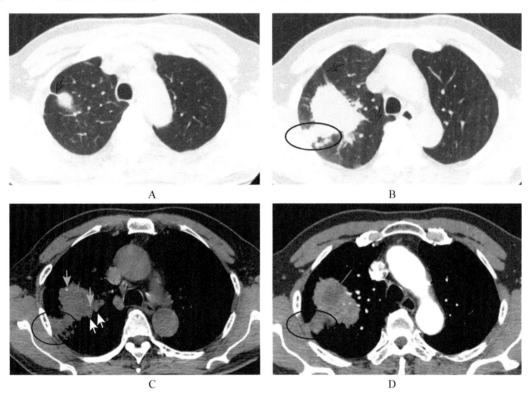

图 1-1-153　胸部 CT

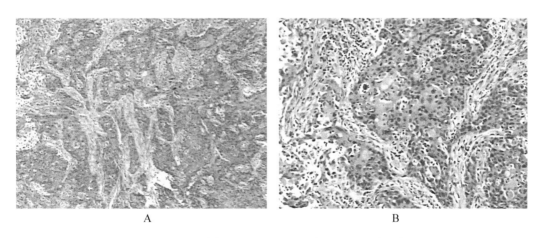

图 1-1-154　上方示鳞状细胞癌区域,可见鳞状细胞分化,并可见细胞内角化。下方示腺癌区域,可见不规则的腺体结构

(广西中医药大学第一附属医院心胸外科　赵德发　提供)

八、肺肉瘤样癌

肺肉瘤样癌(pulmonary sarcomatoid carcinoma,PSC)是一个通用术语,包括一组分化差的伴有肉瘤样分化[梭形细胞或(和)巨细胞]或肉瘤成分(恶性骨、软骨或骨骼肌)的NSCLC,发病率在所有肺癌中所占比例少于1%。2004版WHO肺肿瘤分类中PSC包括5个亚型(多形性癌、梭形细胞癌、巨细胞癌、癌肉瘤和肺母细胞瘤),组织学具有高度异质性。2015版将多形性癌、梭形细胞癌和巨细胞癌归于一个章节,癌肉瘤及肺母细胞瘤各归为独立章节,反映了3类肿瘤在发生部位、发病人群、组织形态和分子遗传学方面确有不同。小活检或细胞学检测无法诊断多形性、梭形细胞或巨细胞癌,诊断出癌肉瘤和肺母细胞瘤亦十分困难,诊断需获得足够的标本,预后都较差。PSC组织学上一般均有上皮和肉瘤间质两种成分,并常以肉瘤样成分占优势。标本内含有50%以上肉瘤样组织才能诊断为PSC,否则应诊断为癌。诊断依赖于病理检查。免疫组化检查发现肉瘤样成分中多表达上皮性标志物,但同时癌成分也表达间叶性标志物。癌区细胞CK、EMA表达呈阳性,肉瘤样区瘤细胞Vimentin阳性且大多能灶状或片状表达CK、EMA等。有研究显示上皮型肿瘤标志物(如CK、EMA等)可以用于区分肉瘤样癌和肉瘤。而TTF-1和CK7对于诊断肺原发的肉瘤样癌具有指导意义。

(一)定义

多形性癌(pleomorphic carcinoma,PC)定义是分化差的含有梭形细胞和(或)巨细胞的NSCLC(腺癌、鳞癌或大细胞癌),其中梭形细胞和(或)巨细胞至少占10%。超过90%的PC病人为重度吸烟者,一些病例可能与石棉暴露有关。通常是倾向于侵犯胸壁的大的周围型肿瘤。KRAS(高达38%病例中出现)和EGFR突变(25%病例中出现)部分地反映了肿瘤的成分、病人种族和吸烟的状况。

梭形细胞癌(spindle cell carcinoma,SCC)定义是仅由梭形肿瘤细胞构成的癌,但纯梭形细胞癌罕见。镜检肿瘤主要或仅由恶性梭形细胞组成,呈肉瘤样图像,可混有巨细胞癌成分。梭形细胞呈束状排列,核呈多形性、深染,可见许多不典型核分裂象。若瘤细胞呈上皮样形态可能是癌分化的线索。

巨细胞癌(giant cell carcinoma,GCC)是完全由显著多形性、间变性肿瘤巨细胞组成的NSCLC,纯巨细胞癌极其罕见。

癌肉瘤(carcinosarcoma)是混有NSCLC(典型的鳞癌和腺癌)和含有肉瘤成分的变异体(如横纹肌肉瘤、软骨肉瘤和骨肉瘤)的一种恶性肿瘤,是克隆肿瘤通过癌的肉瘤样变发展而来的。TP53经常在癌肉瘤中出现,而KRAS发生频率较低,EGFR突变极少出现。

肺母细胞瘤(pulmonary blastoma,PB)又称肺胚胎瘤,或胚胎性癌肉瘤,最初由Barrett和Barnard于1945年第一次报道,1961年正式将其归类为PB。该病起源于多能干细胞,形态学类似胎儿肺组织,是由未成熟上皮和(或)间叶组织构成的双相性恶性肿瘤,2种组织成分源自共同的前体细胞,镜检可见原始上皮成分和原始胚基成分

双相分化图像,2种成分以不同比例组合。原始上皮成分主要为低级别胎儿型腺癌,局灶可出现高级别胎儿型腺癌或分化成熟的腺癌。43%~60%的病例中可见桑葚样结构;散在神经内分泌细胞及小细胞癌成分见于个别报道。原始间叶组织为在黏液或纤维性背景中紧密排列的圆形细胞,并有向纤维母细胞分化的趋势,异源性成分如骨肉瘤、软骨肉瘤、横纹肌肉瘤见于25%的病例,卵黄囊瘤、畸胎瘤、精原细胞瘤、胚胎性癌及恶性黑色素瘤成分亦可在少数病例中见到。免疫组化显示原始上皮成分广谱CK、EMA、TTF-1、β-catenin阳性,原始间叶成分Vimentin阳性,桑葚体结构CgA和Syn阳性。EGFR基因突变检测显示EGFR基因18~21号外显子无突变,均为野生型。

(二)临床表现

PSC常见于60岁以上老年男性,多有重度吸烟史。该病具有高度侵袭性,肿瘤倍增时间较短,易发生淋巴结转移及血行转移。临床症状与肿瘤发生部位有关,周围型病人多无症状,发现较晚,较易侵犯胸膜及胸壁而引起胸痛或合并胸腔积液。中央型病人可造成阻塞性肺炎、肺不张,引起咳嗽、咯血等。

(三)影像学表现

PSC的影像学表现缺乏特异性,CT表现为位于周围肺野的实质性肿块,病变部位以上叶略多,肿瘤直径多>5cm,由于肿瘤生长迅速,肿块体积较大(图1-1-155),可见坏死及空洞(图1-1-156),外观多呈分叶状,密度不均匀,

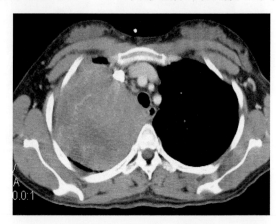

图1-1-155 女,33岁。肿块巨大

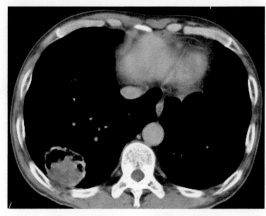

图1-1-156 男,58岁。坏死、空洞明显

多数无毛刺及胸膜凹陷征(图 1-1-157),极少钙化,常累及胸膜(图 1-1-158),可有远处转移(图 1-1-159),肺门、纵隔淋巴结可明显肿大(图 1-1-160)。增强扫描肿瘤实质明显不均匀强化,边缘多为不规则片状强化或环形强化,而中央强化较弱。结合病理,肿块边缘不规则片状强化区为上皮成分,中央较低密度区对应为肉瘤样梭形细胞成分。增

强 CT 对肺 PSC 与普通肺癌的鉴别有一定的价值。普通型 NSCLC 增强后常为瘤体均匀强化,或瘤体内点线状、斑片状强化。中央型 PSC 肿块(图 1-1-161)常位于肺门处,肿块多较大,边界较光整,伴有阻塞性肺炎或肺不张,与常见类型肺癌不易鉴别。

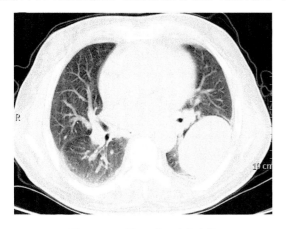

图 1-1-157　男,70 岁。边缘光滑

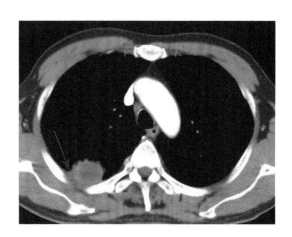

图 1-1-158　男,66 岁。胸膜受累

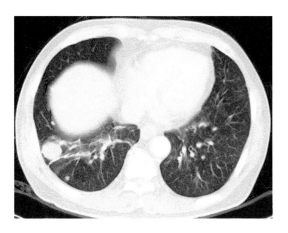

图 1-1-159　男,65 岁。肉瘤样癌双肺转移

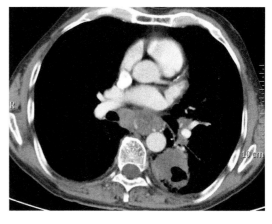

图 1-1-160　男,62 岁。肺门、纵隔淋巴结转移

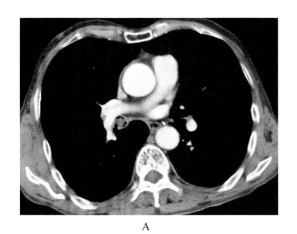

A

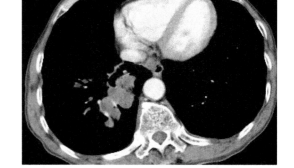

B

图 1-1-161　女,72 岁。右肺中心型肉瘤样癌并黏液栓样改变

（四）鉴别诊断

PSC 的 CT 表现虽有一定的特点,但特异性不高,容易与晚期普通肺癌混淆,鉴别较困难。PSC 也需要与肺肉瘤进行鉴别。肺肉瘤也表现为肺内实性肿块,一般大于5cm,增强后不规则强化,常累及脏胸膜,出现胸腔积液,晚期也常出现远处转移及局部组织破坏,但肺肉瘤表面常有包膜或假包膜,故边缘光滑,病灶多伴钙化,远处转移以血行转移为主,较少出现淋巴结转移。PSC 影像学表现有胸膜及胸壁累及时应与恶性间皮瘤相鉴别,CK7、TTF-1、p63 阳性及 CR 阴性对于区别两者很有帮助。

（五）治疗

手术是 PSC 的主要治疗手段。术后辅助放、化疗可能改善预后。化疗方案主要参照 NSCLC 用药,但 2/3 的病人对传统化疗不敏感。PSC 比普通肺癌更具有侵袭性,且放、化疗效果均不甚理想,容易出现早期复发和转移。大多数 PSC 预后不良,其预后主要与肿瘤大小、癌的分化程度和临床分期有关。多因素分析显示肿瘤<5cm、淋巴结阴性、无壁胸膜转移、无血管浸润,以及无鳞癌成分为预后较好的相关因素。

参 考 文 献

Franks TJ,Galvin JR. 2010. Sarcomatoid carcinoma of the lung:histologic criteria and common lesions in the differential diagnosis. Arch Pathol Lab Med,134(1):49-54.

Martin LW,Correa AM,Ordonez NG,et al. 2007. Sarcomatoid carcinoma of the lung:A prediCTor of poor prognosis. Ann Thorac Surg,84:973-981.

Park J S,Lee Y,Han J,et al. 2011. Clinicopathologic outcomes of curative reseCTion for sarcomatoid carcinoma of the lung. Oncology,81(3-4):206-213.

Thomas VT,Hinson S,Konduri K. 2011. Epithelial-mesenchymal transition in pulmonary carcinosarcoma:case report and literature review. Ther Adv Med Oncol,4(1):31-37.

（六）病例解析

1. 病例1:男,71 岁。反复咳嗽伴痰中带血2月。

胸部 CT:右肺上叶后段团块影,边缘光滑,增强扫描边缘强化,坏死明显,肺门、纵隔淋巴结无明显肿大（图 1-1-162）。

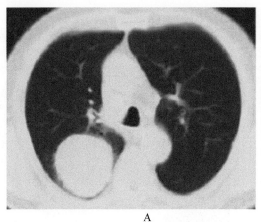
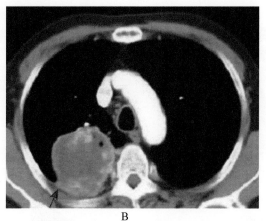

图 1-1-162　胸部 CT1

【诊断】　右肺上叶周围型肉瘤样癌

【诊断依据】　老年男性,临床表现咳嗽、痰中带血,病灶为巨大肿块影,表面光滑,无明显分叶、毛刺、胸膜凹陷征等表现,内坏死明显,不符合肺腺癌特征。病变广基与胸膜相连,邻近胸膜增厚,胸膜外脂肪层清晰（图 1-1-162 红箭）,比较符合肺鳞癌特点,但肺鳞癌坏死如此明显者少见,且内壁易出现壁结节。肺鳞癌病灶邻近胸膜时多直接侵犯胸膜,并引起骨质破坏,本例鳞癌不作为首选。病灶增强扫描呈不规则环状强化,大片状坏死灶内见斑片状强化灶,肺门、纵隔淋巴结无明显肿大,病变侧无胸腔积液,结合病人年龄、性别、症状和影像学特征,首先考虑肉瘤样癌可能。该例也需与肺肉瘤和胸膜间皮瘤相鉴别。肺肉瘤因其有假包膜形成,所以病灶边缘多清楚光滑,增强扫描一般为迅速而持久的均匀或不均匀强化,肿瘤瘤体较大者表现为肿块边缘及肿块内斑片状强化,有的仅为边缘强化,而中心表现为密度较低的坏死区,边缘厚薄不均,一般可形成偏心型空洞,空洞壁不光整,病灶多伴钙化,易侵犯

胸膜引起胸腔积液,本例不符合。局限性胸膜间皮瘤生长较大时与肺肉瘤样癌不好鉴别,前者肿瘤呈圆形或椭圆形,长轴与胸膜走向一致,可突向肺内,平扫及增强密度较均匀,囊变坏死少见。病人最终病理证实为右上肺周围型梭形细胞肉瘤样癌。

【分析】　PSC 多发生于上叶胸膜下,肿瘤大小在某种程度上对良、恶性鉴别具有一定意义,直径>5cm 多考虑为恶性肿瘤,反映了肿瘤生长速度。肿瘤分叶状改变、边缘细毛刺征是诊断肺恶性肿瘤的重要依据,反映肿瘤侵袭性生长特点。PSC 虽为恶性度较高的肿瘤,却具有肺肉瘤的生长特征,故较少出现分叶及细毛刺等特征。肺部恶性肿瘤强化程度与其血供丰富程度相关,血供丰富多强化明显,反之则较差。PSC 周边实性部分富血供及内部黏液变性、坏死,符合其周边环形强化特殊方式。PSC 还需与肺脓肿和结核相鉴别。肺脓肿病人多有咳脓臭痰病史,实验室检查白细胞数目明显升高,CT 表现多为厚壁空洞影,空洞内见气-液平面,增强扫描肺脓肿壁强化更明显,坏死更

彻底,坏死区边缘清楚,抗感染治疗后病灶可以缩小、消失。结核性肉芽肿中央大片状坏死为干酪样坏死物,坏死边缘与非坏死区分界较清,符合炎性特点,周围多有卫星灶,肺门纵隔多有钙化性淋巴结。

2. 病例 2:男,57 岁。查体发现占位性病变。

胸部 CT:右肺上叶团块影,边缘光滑,增强扫描不均匀强化,内坏死明显(图 1-1-163)。

【诊断】　肺癌肉瘤。

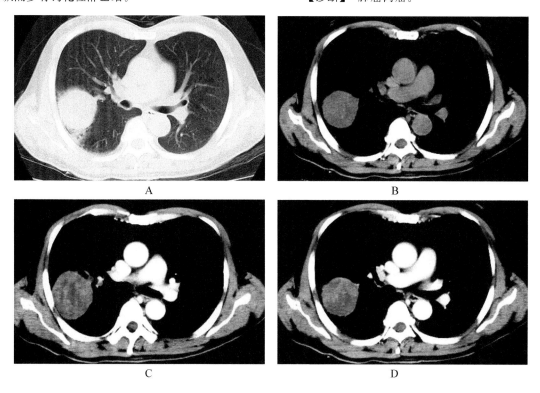

A　　　　B

C　　　　D

图 1-1-163　胸部 CT2

【诊断依据】　中年男性,右肺上叶巨大圆形肿块影,无分叶、毛刺、钙化、胸膜凹陷征,增强扫描明显不均匀强化,坏死明显,无胸膜受累,无胸腔积液和肺门、纵隔淋巴结转移,首先考虑肉瘤样癌可能。病人手术示肿块直径 9cm,病灶为不规则分布异型团巢状结构和弥漫分布梭形细胞 2 种结构,核分裂易见,病理为癌肉瘤。第 2、3、4、7、10 组淋巴结未见癌。免疫组化:EMA(＋)、Vimentin(＋)、AE1/AE3(－)、TTF-1(－)、Calretinin(－)、Desmin(－)、CD68(－)、SMA(－)、Syn(－)、CgA(－)。

【分析】　癌肉瘤是上皮(癌)和间叶(肉瘤)双相分化的恶性肿瘤。癌肉瘤的病理报告必须列出切片中出现的所有上皮性和肉瘤成分的组织学类型,上皮性成分出现频率依次为鳞癌、腺癌、腺鳞癌和大细胞癌,肉瘤性成分出现频率依次为横纹肌肉瘤、软骨瘤和骨肉瘤,一般多以混合性存在,少数病例可出现脂肪肉瘤及血管肉瘤成分。若标本中出现神经内分泌癌成分则相应归入复合型小细胞癌或复合型大细胞神经内分泌癌伴肉瘤成分,因其预后和治疗与神经内分泌肿瘤类似。肺癌肉瘤好发于 50 岁以上男性吸烟病人,影像学肿瘤大多呈巨块状,可有边缘模糊、分叶、毛刺、空洞等常见肺癌特征,因此肺癌肉瘤与肺癌不容易鉴别。诊断癌肉瘤必须在光镜检查中仔细辨认上皮组织和间叶组织两种成分,该两种成分均是恶性成分,并且可以以任意比例组成。免疫组化的作用仅仅是证实是否

为肺癌肉瘤。上皮组织可用 CK、TTF-1、CEA、Villin、EMA 标记,间叶组织可用 CD34、S-100、Myogenin、Desmin、Vimentin 标记。肺癌肉瘤需与肺母细胞瘤(双相型)和梭形细胞癌相鉴别。肺母细胞瘤上皮组织和间叶组织都提示胚胎性结构中不成熟或原始的腺体或间质成分,梭形细胞成分可以完全未分化或显示普通肉瘤的特征。而肺癌肉瘤上皮及间叶虽都为恶性,但有分化性,缺乏肺母细胞瘤所见胚胎性或子宫内膜样腺体、胚胎性间质和桑葚样结构。梭形细胞癌仅由上皮性恶性梭形细胞构成,缺乏典型间叶性肉瘤成分。肺癌肉瘤对放、化疗不敏感,外科手术是肺癌肉瘤主要诊断及治疗手段。

(广东陆丰市人民医院放射科　陈华文　提供)

3. 病例 3:男,68 岁。阵发性咳嗽、咳痰 1 月余。病人 1 月前无明显诱因出现阵发性咳嗽,咳白色黏痰,伴发热,体温最高 37.5℃,行胸部 CT 检查示:左肺病变,建议抗炎治疗后复查定性。CT 定位下肺穿刺活检,穿刺脱落细胞学示:查到癌细胞。病理示:左肺穿刺活检镜下见一团深染小细胞,请结合临床。有吸烟史 40 余年,20 支/日,偶饮酒,量不定。

胸部 CT:左肺下叶支气管占位性病变并阻塞性肺炎、肺不张,左肺门、纵隔淋巴结肿大,左侧胸膜略增厚(图 1-1-164)。

【诊断】　肉瘤样癌。

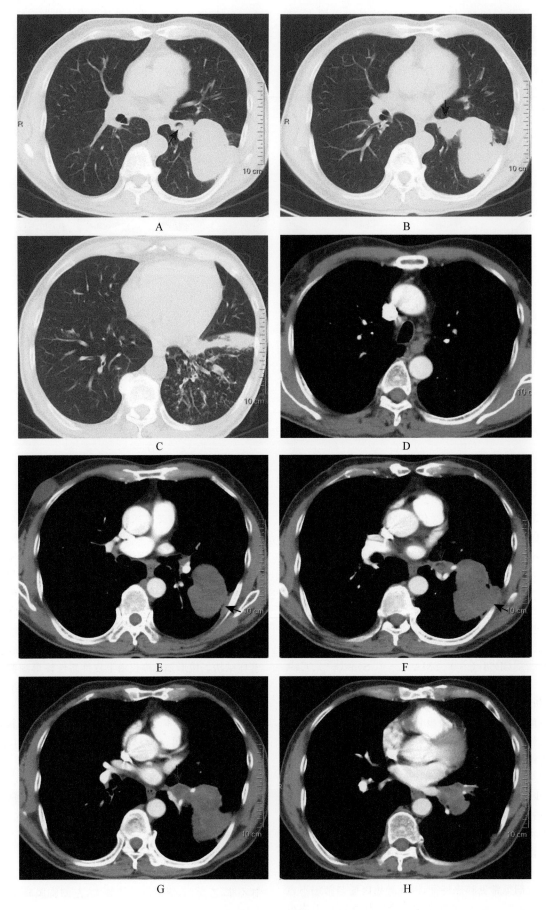

图 1-1-164　胸部 CT3

【诊断依据】　老年男性,有吸烟史,左肺下叶巨大占位性病变,病变侵及管腔(图1-1-164红箭),内坏死明显,需考虑鳞癌、肉瘤样癌、肉瘤可能。左肺门、纵隔淋巴结肿大,不支持肉瘤诊断;病变边缘光滑,有分叶,邻近胸膜增厚(图1-1-164黑箭),未见骨质破坏,坏死明显但无明显空洞形成,不支持鳞癌诊断,首先考虑肉瘤样癌诊断。病人行气管镜检查:左肺下叶基底段开口见较多坏死物堵塞管腔(图1-1-165),不易吸出,活检示恶性肿瘤,结合免疫组化,符合癌肉瘤。免疫组化:CK5、p63、p40、CKpan(均上皮细胞+)、CK7(-)、TTF-1(-)、CgA(-)、Syn(-)、CD56(部分+)、CD34(部分+)、SMA(-)、S-100(-)、Desmin(-)、Ki-67(+约60%)。病人行手术治疗,术中见胸腔广泛粘连,肿瘤位于左肺下叶,大小约10.0cm×9.0cm×8.0cm,质韧,侵及脏层胸膜,局部与胸腔粘连,斜裂发育完全,无胸腔积液及胸膜结节。术后病理示(左肺下叶)癌肉瘤(图1-1-166),部分癌的成分为低分化鳞状细胞癌,累及脏层胸膜。支气管断端未见癌。区域淋巴结状态:支气管周(0/7)、第4组(0/6)、第5组(0/1)、第7组(0/12)、第9组(0/3)、第10组(0/3)、第11组(0/1)、左肺舌段支气管旁(0/3)。免疫组化:2号蜡块:CKpan(灶+)、CD56(灶+)、Syn(-)。5号蜡块:CKpan(灶+)、CK7(-)、TTF-1(-)、Napsin A(-)、CK5(灶+)、p63(灶+)、p40(灶+)、Vimentin(灶+)、SMA(-)、S-100(-)、CD31(-)、CD34(灶+)。

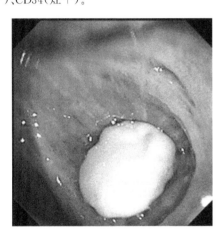

图 1-1-165　左肺下叶基底段开口见较多坏死物堵塞管腔

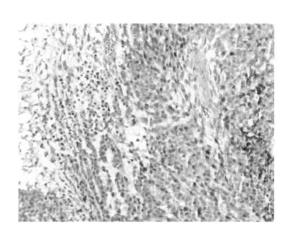

图 1-1-166　癌肉瘤,图示部分癌的成分为低分化鳞状细胞癌

4.病例4:男,69岁。胸闷、胸痛半年余。

胸部CT:左肺上叶巨大团块影,边缘光滑,有深分叶,无毛刺、晕征,增强扫描强化不明显,内见低密度影,少许斑点状钙化,纵隔淋巴结无肿大(图1-1-167)。

【诊断】　肉瘤样癌。

【诊断依据】　老年男性,左肺上叶见较大葫芦样肿块,边缘清楚,深分叶,无明显毛刺,病变密度不均,增强扫描化不明显,内有点状钙化,坏死明显,与实性部分边界不清。病变未累及胸膜,无胸腔积液,肺门、纵隔无肿大淋巴结,符合肉瘤样癌影像学表现。最终病理为肺母细胞瘤。

【分析】　肺母细胞瘤(PB)占肺部恶性肿瘤的0.25%～0.5%,由胎儿型腺癌(通常较低级)和原始间叶成分组成。特殊的间充质分化灶(骨肉瘤、软骨肉瘤或横纹肌肉瘤)也可以存在,但不是诊断所必需的。PB和分化良好的胎儿型腺癌经常和CTNNB1的3号外显子的错义突变相关,CTNNB1的3号外显子通过位于细胞核或细胞质的异常β-连环蛋白激活Wnt通路。TP53突变和p53、MDM2蛋白积聚偶尔发生于PB。镜下可以见到由不同分化程度的恶性上皮细胞构成的腺体存在于富含细胞的原始无分化的间叶组织中。少数病例可出现分化良好的软骨、出血坏死区。肿瘤的主体表现为幼稚性或胚胎性特征。有学者把低级别胎儿型腺癌(FLAC-L)即高分化胎儿型腺癌(WDFA)视为单相性PB。WHO(2004)呼吸系统肿瘤分类及2011年IASLC/ATS/ERS肺腺癌国际

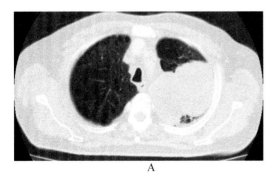

A

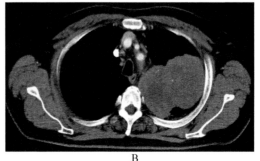

B

图 1-1-167　胸部 CT4

多学科新分类将 FLAC 归类为浸润性肺腺癌的独立亚型。两者鉴别点如下。①发病年龄：FLAC-L 的最小年龄为 12 岁；PB 有 8% 病人年龄小于 10 岁，平均年龄为 14 岁。②发病率：一般认为 PB 比 FLAC-L 多见。③预后：FLAC-L 预后好，5 年生存率超过 80%；PB 5 年生存率为 10%～25%。④p53：FLAC-L 无变异；PB 常有 p53 突变。⑤组织结构：FLAC-L 上皮成分是恶性的，间叶成分是良性的；PB 间叶成分为肉瘤。

　　PB 的病因学目前还没有明确。82% 的病人有吸烟史。在肿瘤中可检测出苯并芘的加合物（烟草的副产品）。PB 也被认为和 p53 基因的突变有关。PB 可发生于任何年龄，成人多见，临床表现无特异性。多数病人以咳嗽、胸痛、胸闷、血痰、发热为主要症状，个别可无任何症状。周围型 PB 有下列特征：肿块直径一般大于 5cm，边界清晰光滑，少见分叶和毛刺，可有坏死、液化和空洞形成，少见肺门和纵隔淋巴结转移，少见胸腔积液和骨性胸廓破坏，有 25% 的病人病灶会侵犯至支气管内。临床表现与影像学表现不平衡，偶有双肺多发者。PB 影像学方面主要应与结核球和肺癌进行鉴别。结核球多位于上叶尖后段，一般直径小于 3cm，边缘光滑，无分叶和毛刺，病灶内为低密度干酪样坏死物质，无强化，可有环形强化，病变周围可见斑点或条索样卫星病灶，或可见钙化灶，较易鉴别。肺癌通常临床症状出现早，病灶发现时通常较小，分叶征和毛刺征多见，其内可见空泡征或支气管充气征，较早出现肺门和纵隔淋巴结转移，肿瘤容易累及肺静脉，或癌栓沿肺静脉直至左心房，多见脑和肾上腺转移，可作为鉴别依据。但发生于胸膜下较大的周围型肺癌与 PB 难以鉴别。中央型 PB 和中央型肺癌在不同的

时期分别出现三阻征，影像学表现基本类似，鉴别主要是依赖病理活检。PB 被认为具有高度侵袭性，易浸润和转移，治疗以外科手术为主，特别是病变位于肺组织时以肺叶切除加淋巴结清扫为首选，但有报道认为该病发生淋巴结转移并不多见。术后放疗和化疗可能提高远期疗效，但无足够证据支持。PB 12 个月以内的复发率很高。据估计 2 年、5 年、10 年的生存率分别为 33%、16%、8%。预后不佳的因素包括：肿瘤大小（＞5cm），初发时有无远处转移，以及肿瘤是否复发。

　　5. 病例 5：男，39 岁。刺激性干咳 10 天。吸烟 20 年，20 支/日。

　　胸部 CT：右上叶支气管开口处软组织肿物，向内侵及右主支气管，向下侵及中间段，向外上沿支气管走行分布。纵隔内无明显肿大淋巴结。增强扫描随时间延长，病变明显强化。冠状位重建病变呈指套状（图 1-1-168）。

　　【诊断】 肺母细胞瘤。

　　【诊断依据】 病人手术病理示肺母细胞瘤（PB），区域淋巴结未见转移。

　　【分析】 中央型 PB 与中央型肺癌的临床和影像学表现有很大的相似性，较难鉴别。PB 需与胸膜肺母细胞瘤（PPB）相鉴别。PPB 临床病理特征与 PB 不同，为独立的肿瘤，仅含原始间叶组织成分，属于肺肉瘤，上皮成分是化生的、良性的囊壁。它不仅发生于肺，也可发生于肺外组织（如胸膜和纵隔）。PB 多见于成年人嗜烟者，平均发病年龄 43 岁；PPB 多见于 1～4 岁婴幼儿，10 岁以下者占 90%。PB 为实性肿块；PPB 可呈囊性，亦可为实性，切除送检的标本囊性多于实性。两者肉瘤区对波形蛋白、结合蛋白、肌红蛋白、S-100 蛋白有不同程度的表达。上皮区，

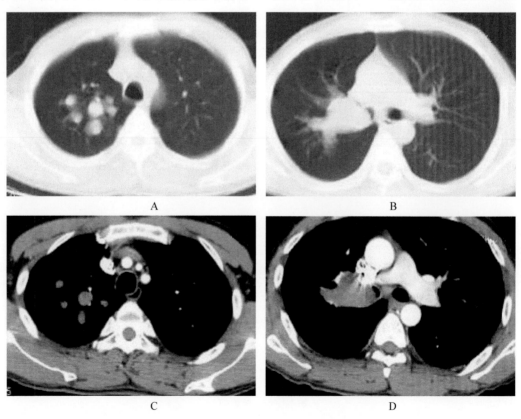

A　　　　　　　　　　　　B

C　　　　　　　　　　　　D

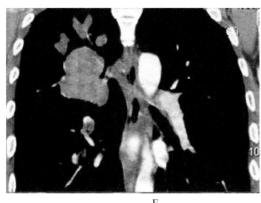
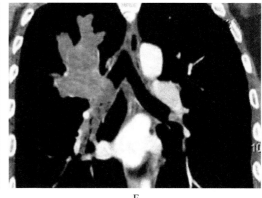

E　　　　　　　　　　　　　　　　F

图 1-1-168　胸部 CT5

PB CgA 和 NSE 的阳性表达率较高，对降钙素（calcitonin）亦有少量瘤细胞呈阳性表达。而 PPB 只是肉瘤区有少量瘤细胞对 NSE 呈阳性表达。PPB 预后好于 PB。PB 和肺癌肉瘤同属双相分化的肺恶性肿瘤，但两者亦有不同：肺癌肉瘤镜下是 NSCLC 与异源性肉瘤。NSCLC 属低分化癌，且多数呈混合性；肉瘤也多属于变性的横纹肌肉瘤、骨肉瘤等。而 PB 上皮部分为高分化胎儿性腺癌，呈单一性；肉瘤可以是分化性或间变性的横纹肌肉瘤、骨肉瘤或纤维肉瘤。

九、未分化癌

（一）NUT 癌

NUT 癌是一种侵袭性的低分化癌，因肿瘤细胞有 NUT 基因重排（睾丸核蛋白 NUTM1）而被命名。它由位于染色体 15q14 的 NUT 基因和其他基因（染色质 19p13.1 的 BRD4 占 70%，染色质 9q34.2 的 BRD3 占 6% 或未知的基因伴侣占 24%）发生染色体异位。这类肿瘤在 2004 年 WHO 胸腺瘤分类中被认为是 t(15;19) 异位，也被称为 NUT 中间癌。该病可发生于任何年龄，年轻人和儿童多见，男女发病比例相当。肿块较大，向肺门结构或胸膜及胸壁扩展。切面呈黄褐至白色，常见地图样坏死。显微镜下肿瘤由小到中等大小未分化肿瘤细胞组成，片状或巢状排列，核不规则，染色质颗粒状或粗糙，常见并且特征性地表现为"突然灶性角化"现象。诊断 NUT 癌需要免疫组织化学证明 NUT 蛋白表达或有 NUT 重排。50% 的肿瘤细胞免疫组化显示 NUT 抗体阳性，表现为核内斑点。应注意在精原细胞瘤中可有 NUT 弱或局灶性表达。多数病例广谱 CK 阳性，其他上皮标志物如上皮细胞膜抗原、Ber-EP4、癌胚抗原的结果报道不一。大部分病例有 p63/p40 核表达，提示鳞状细胞来源。CgA、Syn 和 TTF-1 偶有表达。NUT 癌还可表达 CD34。NUT 癌易被误诊为鳞癌（特别是基底细胞样鳞癌）、未分化肿瘤、小细胞癌、腺鳞癌、尤文肉瘤、转移性生殖细胞肿瘤、急性淋巴瘤等。NUT 癌恶性程度很高，被发现时多为进展期，故手术切除标本例数较少，中位生存期只有 7 个月。

（二）淋巴上皮样癌

淋巴上皮样癌（lymphoepithelioma-like carcinoma,

LELC）是一种好发于鼻咽部的未分化癌，也称大圆细胞癌或泡状核细胞癌，偶见发生在鼻咽以外的器官，包括唾液腺、胃、结肠、肝胆系统、皮肤及肺等。Bégin 等 1987 年首先报道肺 LELC。许多研究表明该病与鼻咽部未分化癌发病机制相似，与 EB 病毒感染密切相关。LELC 很少有 KRAS 和 EGFR 基因突变，提示这些基因对该病的发展无明显驱动作用。2004 年 WHO 分类将该病归为肺大细胞癌的一个亚型。2015 版将其划为其他和未分类癌。全世界范围内报道的病例多来自于亚洲地区，中国广东地区高发，具有显著的人种和地理分布特点。

肺 LELC 缺乏特异性症状，主要临床表现为刺激性咳嗽、胸闷、咯血、发热或胸痛。该病影像学表现为体积较大、边界清晰的圆形肿块影，增强扫描大部分肿块呈不均匀强化，其病理学基础为肿瘤是由癌细胞及大量淋巴细胞组成，间质成分较多，实质成分较少，故而强化不显著和不均匀，肿块内血管影常见，钙化少见（图 1-1-169）。晚期病变易侵及大血管及支气管。中央型与纵隔及大血管关系密切，肿块极易包绕支气管及血管；周围型多为近胸膜下的肺内孤立性结节（图 1-1-170）。术中可见病灶通常为界线清楚的圆形、灰白色质硬肿块，较大的瘤体中央可见坏死，但不易形成空洞。

病理组织学检查及免疫组化染色是诊断本病的主要方法，诊断时需与鼻咽部转移癌、非霍奇金淋巴瘤、恶性黑色素瘤等相鉴别。癌组织形态与鼻咽部未分化癌相似，表现为癌细胞大，呈多边形或短梭形，呈合体状聚集、巢状分布，胞质中等量，淡染或弱嗜酸性，核体积较大，呈空泡状，核仁明显，核分裂象易见，癌组织中无腺、鳞癌分化的特征，癌细胞间及间质内有不同程度淋巴细胞、浆细胞浸润及纤维性间质包绕，部分区域可见出血及坏死。AE1/AE3、CK5/6、CK19 及 EB 病毒潜伏膜蛋白-1（LMP-1）在肺 LELC 中高表达，同时伴有混合 CD3[+] T 淋巴细胞和 CD20[+] B 淋巴细胞浸润，有助于疾病诊断。由于在组织学上无法区分肺原发性 LELC 与鼻咽癌肺转移，所有病人必须通过临床体检、鼻咽镜、影像学检查及鼻咽镜检查排除鼻咽部肿瘤后，方可考虑该病的诊断。

肺 LELC 对放、化疗较为敏感，采用综合治疗预后较

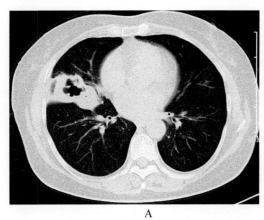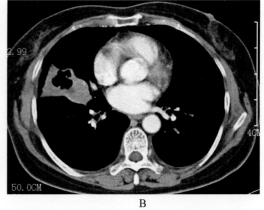

A   B

图 1-1-169 女,61岁。鼻咽癌病史10余年。右肺中叶团块影伴空洞形成,增强扫描不均匀强化

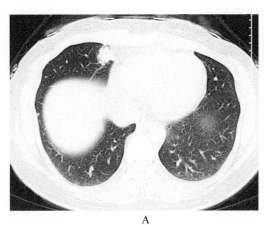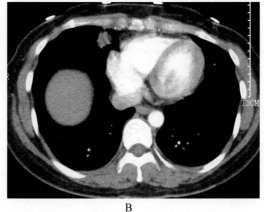

A   B

图 1-1-170 女,34岁。右肺中叶内侧段不规则密度影,增强扫描可见血管影

佳,预后好于其他类型非小细胞肺癌。该病的预后情况可能与肿瘤的复发和坏死程度相关。LMP-1水平与细胞恶性增殖的水平一致,即表达越高,恶性程度越高。

参 考 文 献

Begin LR,Eskandari J,Joncas J,et al. 1987. Epstein-Barr virus related lymphoepithelioma-like carcinoma of lung. J Surg Oncol,36: 280-283.

Hoxworth JM,Hanks DK,Araoz PA,et al. 2006. Lymphoepithelioma-like carcinoma of the lung:radiologic features of an uncommon primary pulmonary neoplasm. AJR,186:1294-1299.

Huang CJ,Chan KY,Lee MY,et al. 2007. Computed tomography characteristics of primary pulmonary lymphoepithelioma-like carcinoma. Br J Radiol,80:803-806.

Jeong JS,Kim SR,Park SY,et al. 2013. A Case of Primary Pulmonary Lymphoepithelioma-like Carcinoma Misdiagnosed as Adenocarcinoma. Tuberc Respir Dis (Seoul),75:170-173.

Ooi GC,Ho JC,Khong PL,et al. 2003. Computed tomography characteristics of advanced primary pulmonary lymphoepithelioma-like carcinoma. Eur Radiol,13:522-526.

(三)病例解析

病例:女,39岁。咳嗽、咳白痰1周。

胸部CT:右肺中叶内侧段右心缘旁肿块影,紧贴水平裂和纵隔,病灶边缘清楚,密度均匀,浅分叶,增强扫描平扫、动脉期、静脉期CT值约为43HU、82HU、70HU(图1-1-171)。

【诊断】 右肺中叶肺癌。

【诊断依据】 中青年女性,右肺中叶边缘光滑肿块影,呈不均匀中度强化,外侧可见粗大伴随血管(图1-1-171绿箭),需考虑硬化性肺细胞瘤可能。但硬化性肺细胞瘤病变多为圆形或类圆形,典型者可见空气新月征、尾征等,强化程度取决于内部成分,可有延迟强化,一般无胸膜牵拉(图1-1-171红箭),病变内血管影(图1-1-171橙箭)少见,本例不符合。炎性肌纤维母细胞瘤有收缩形态,即病灶有平直征、向心性弓形凹陷征、桃尖征等,本例亦不符合。肿块外侧和内部强化的血管影说明肿块富血供,诊断需考虑类癌,但类癌多与气管关系密切,出现特征性钙化及冰山征有利于类癌诊断。肿块无明显毛刺,浅分叶,呈明显不均匀强化,内血管影明显(图1-1-171橙箭),且有明显叶间裂胸膜牵拉(图1-1-171红箭),病变周围明显气肿带(图1-1-171黑箭),支持肺癌诊断。病人手术切除肿块,肿块大小5.3cm×4.5cm×3.1cm,病理示右肺中叶淋巴组织显著增生,其内见灶、片状分布的异型上皮细胞,异型上皮细胞呈合体样,核分裂象易见,局灶区域见肉芽肿

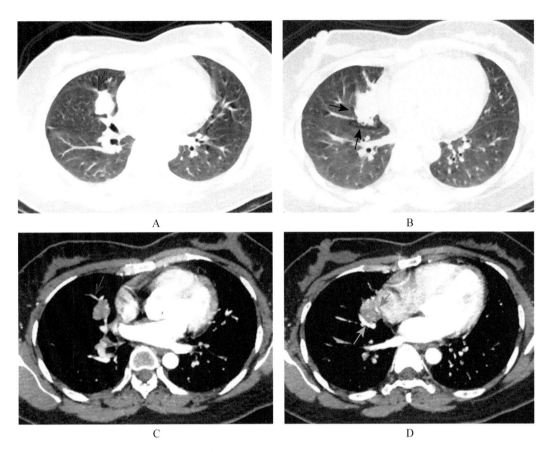

图 1-1-171 胸部 CT

形成。免疫组化：CK-P、CK5/6、p40、CK19、CyclinD1 阳性，p53 阳性率约为 60%，Ki-67 阳性指数约为 40%，CD21、CD23、CD5、CD20、PAX-5、CD3、TdT、CD68、CD163、Bcl-2、Bcl-6、CD10、TTF-1、CK7、IgG、IgG4 阴性，CD31、CD34 显示脉管内见癌栓。原位杂交检测：肿瘤细胞 EBER 阳性。特染：PAS、D-PAS、抗酸染色阴性。

结合组织形态、免疫组化、原位杂交和特染，考虑为淋巴上皮样癌（图 1-1-172），脉管内癌栓，神经未见癌组织侵犯。第 3A、9、7、10 组淋巴结均见癌组织转移（1/2、2/2、4/4、2/3），右肺中叶支气管残端未见癌组织残留。最后临床诊断为原发性右肺中叶淋巴上皮样癌（T2N2M0 ⅢA 期）。

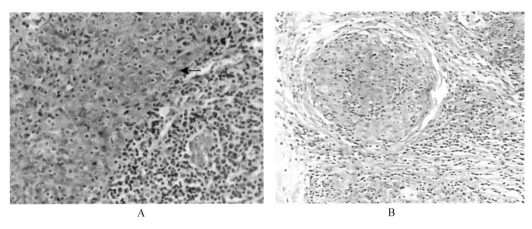

图 1-1-172 A. 肿瘤细胞成团分布（黑箭），细胞体积大，胞界不清晰，呈合体状，细胞核空泡状，核仁明显，淋巴细胞丰富（绿箭），癌巢中也散在较多淋巴细胞；B. 癌巢与周围间质界线清晰

【分析】 肺 LELC 是一种非常少见的恶性肿瘤。本例无鼻咽癌病史，考虑为肺原发性 LELC。本例病人发生区域淋巴结转移，瘤体侵及血管，提示肺 LELC 具有较高侵袭性。典型 LELC 病理示癌巢与周围间质线清晰，有明显的推挤样边界，癌细胞及癌巢间有丰富的淋巴细胞浸润。少数病例癌细胞呈弥漫性分布，形态上与淋巴瘤相似。免疫组织化学 CK、CK5/6 和 p63 染色结果提示该病为鳞状细胞来源的上皮类肿瘤。肺 LELC 多为中央型，与

纵隔及大血管的关系密切,极易包绕支气管和血管,肿块内的"包绕血管征"常见。肺原发性 LELC 需要与以下疾病相鉴别。①鳞癌:好发于老年吸烟男性,易形成空洞及坏死;②腺癌:好发于女性,分叶、毛刺、空泡征、血管集束征、胸膜凹陷征多见;③类癌:好发于中年不吸烟女性,增强扫描以延迟强化为其特点,强化较均匀,肿块内可有钙化及坏死。中央型类癌呈息肉状突向大气道内,可有冰山征表现。

(广西中医药大学第一附属医院心胸外科 赵德发提供)

十、唾液腺型肿瘤

唾液型肿瘤,既往称为涎腺型肿瘤,是一类原发于气管树的腺源性肿瘤,多起源于气管支气管黏膜或黏膜下腺体。2015 年版 WHO 肺肿瘤分类唾液型肿瘤包括黏液表皮样癌、腺样囊性癌、上皮-肌上皮癌和多形性腺瘤 4 种类型。原发性肺唾液型肿瘤多为中心型,因为一般混合腺和透明软骨存在于 3 级以上支气管黏膜下层,因此,此类肿瘤较少发生在肺周边部。肿瘤的组织学特点与涎腺发生的同类型肿瘤基本一致,肌上皮细胞是其特有的细胞成分,识别肿瘤中的肌上皮细胞成分是鉴别此类肿瘤的关键,标记肌上皮(基底)细胞的抗体有助于鉴别诊断。黏液表皮样癌肿瘤细胞不表达 TTF-1 和 Napsin A,可检测到 MAML2 基因重排。腺样囊性癌常以局部复发为主,很少远处转移,其肿瘤细胞可表达 CD117。上皮-肌上皮癌表现为由内侧的上皮细胞和周边的肌上皮两种细胞构成的管状结构,其中上皮细胞表达 CK,通常波形蛋白和 S-100 蛋白阴性;肌上皮细胞 CK、CD117 及胶质纤维酸性蛋白

弱阳性,S-100 蛋白、肌动蛋白强阳性,癌胚抗原、HMB45 阴性。唾液型肿瘤预后较好,病人 5 年和 10 年生存率可达 65% 和 53%。

(一)肺黏液表皮样癌

肺黏液表皮样癌(pulmonary mcoepidermoid carcinoma,PMEC)一般认为是由气管支气管的黏液腺内的原始细胞分化而来。组织学有 3 种细胞成分,即鳞状细胞(表皮样细胞)、分泌黏液的细胞和中间型细胞,3 种细胞混合存在,呈实体状、腺状或囊状排列(图 1-1-173)。按细胞构成和异型性分高级别(高度恶性)和低级别(低度恶性)。低级别者以囊性成分为主,主要由分泌黏液细胞构成,形成大小不等的腺体和囊腔,之间有少量中间型细胞和鳞状细胞,细胞温和,异型性不明显,肿瘤多无坏死区域,可有钙化,易于确诊。高级别者罕见,其组成细胞大部分为中间型细胞和鳞状细胞,伴有少量的黏液成分。非典型细胞、核分裂象和坏死表现及区域淋巴结转移为其特征。低级别者需与肺黏液腺癌相鉴别,两者均含有黏液细胞,PAS 染色阳性,后者缺少表皮样细胞和中间型细胞,免疫组化标记 SMA 和 p63 均阴性。高级别者有时难以与腺鳞癌相鉴别,前者肿瘤大体部位常发生在大支气管,呈管腔内息肉状生长;表面上皮缺乏原位癌表现;缺乏单个细胞角化和鳞状角化珠形成;有向低级别黏液表皮样癌(MEC)的移行区。腺鳞癌虽然有明确的腺癌和鳞癌成分,但并非在同一细胞巢中出现,一般也不会出现在表皮细胞间穿插散在黏液细胞及表皮细胞围绕黏液腺体生长的现象。免疫组化 TTF-1 阴性及 CK17 和 p63 阳性都有助于鉴别诊断。

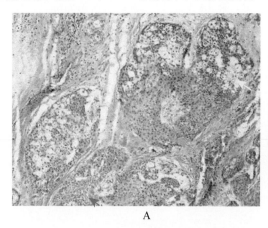
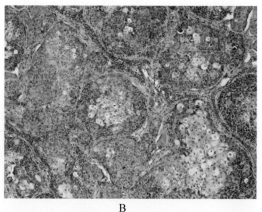

A   B

图 1-1-173 肿瘤细胞有三种类型,即鳞状细胞(绿箭)、黏液细胞(黄箭)和中间型细胞(橙箭),三者混合存在,呈实性巢状排列

MEC 性别分布均等,男性略占优势,发病年龄偏低,大多数在 30~50 岁。本病 10% 发生于主支气管,75% 位于肺叶或肺段支气管,15% 位于周围,肿瘤为柔软的息肉样,粉红到棕色,通常伴有囊性变和带有光泽的黏液样外观。

PMEC 临床表现取决于肿瘤的大小和部位。肿瘤较小和周围型病例可无任何症状,位于气管、主支气管、叶及段支气管者常见支气管刺激(咳嗽、喘息、咯血)和阻塞症

状(阻塞性肺炎、肺不张),若出现胸膜炎可有持续性胸痛,部分可出现全身症状(发热、体重下降)。其中咳嗽是成年病人最为常见的首诊症状,可能与 PMEC 大多分布于大气道有关,而儿童病人中反复肺炎多见。

PMEC 多位于支气管腔内,胸部 CT 表现为位于支气管腔内且沿支气管长轴方向生长的边缘光滑、界线清楚的类圆形或分叶状结节或肿块,多为中央型,少数为周围型。肿瘤宽基底与支气管壁相连,较少累及支气管全周,密度

均匀,多呈轻到中度强化,少数为明显强化,内部强化不均匀(图 1-1-174)。肿瘤强化方式的不同与其成分相关,病理上肿瘤主要由分泌黏液细胞区、表皮样细胞区和未特殊分化中间细胞区组成,分泌黏液细胞区的血管密集,其他区域血管较稀疏,故肿瘤各成分所占比例不同,其强化程度亦有差别。肿瘤内可见点片状钙化影(图 1-1-175),可能与黏液细胞分泌的黏液吸收不全致钙盐沉积有关。肿瘤可致支气管腔狭窄、阻塞,故多伴有阻塞性肺炎、肺不张(图 1-1-176)及远端支气管黏液嵌塞(图 1-1-177)。其他比较少见的表现包括气道壁弥漫增厚、厚壁空洞及毛刺和胸膜凹陷征(图 1-1-178),这些影像学表现使得 PMEC 有时与支气管肺癌难以区分。约 5% 的低级别 MEC 通过局部生长播散到区域淋巴结。高级别 MEC 不仅累及区域淋巴结,而且可远处转移。

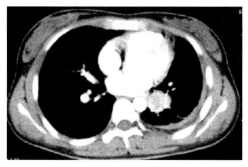

图 1-1-174　左下叶支气管内椭圆形肿物,不均匀强化

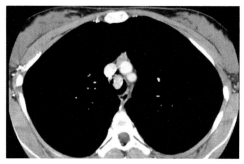

图 1-1-175　主支气管肿物,边界清楚,内见钙化

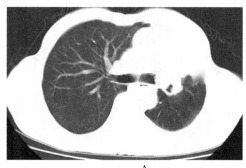

A

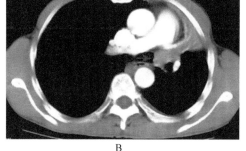

B

图 1-1-176　男,60 岁。咳嗽、痰中带血 1 周。左中间段支气管 MEC 伴阻塞性肺不张

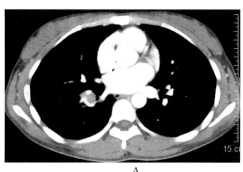

A

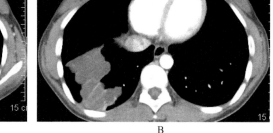

B

图 1-1-177　女,22 岁。右肺下叶背段 MEC 并支气管黏液嵌塞

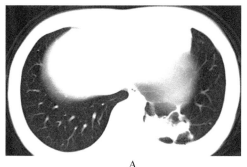

A

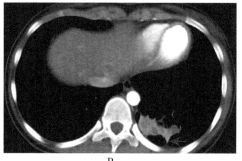

B

图 1-1-178　女,17 岁。左肺下叶 MEC,胸膜凹陷征明显

(二)气管腺样囊性癌

气管腺样囊性癌(tracheal adenoid cystic carcinoma, TACC)在原发性气管肿瘤中仅次于鳞癌,是起源于气管支气管黏膜下腺体导管上皮的低度恶性肿瘤,在气管侧壁及后壁等腺体丰富的区域发病率相对较高,发展缓慢,病程较长。本病可发生于任何年龄,发病年龄较肺癌年轻,40~60岁多发,男女患病率接近。根据部位不同,肺内腺样囊性癌(ACC)分为中央型和周围型,根据生长方式又分为腔内生长型、腔内外生长型。具体可分为4型。①单纯腔内结节型:表现为单纯的腔内结节,气管支气管管壁结构清楚,没有增厚、膨隆征象,部分病灶可见蒂(图1-1-179);②管壁浸润型:肿瘤沿管壁环状生长,造成节段性的管壁增厚和管腔狭窄,没有明显的肿块(图1-1-180);③腔内外结节型:表现为有明显的肿块,管腔偏心性狭窄,管腔外亦有累及,可以侵犯相邻组织结构(图1-1-181);④周围结节型:表现为发生在隆突下肺门区支气管的结节、肿块,与中央型肺癌类似,可以表现为阻塞性炎症、不张,但是边缘比较清楚,可见分叶(图1-1-182)。

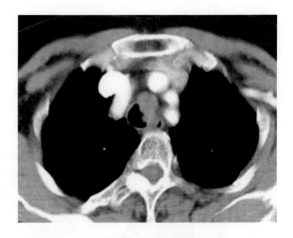
图1-1-181 腔内外结节型

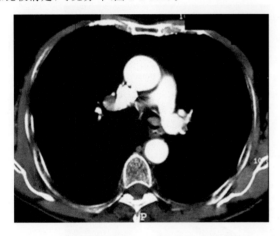
图1-1-179 单纯腔内型

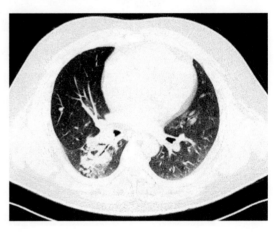
图1-1-182 周围结节型

外,腔内外软组织肿块导致管腔塌陷、狭窄,甚至完全阻塞。也有沿着管壁长轴浸润性生长,管壁不同程度的增厚,导致相应段管腔狭窄。

光镜下ACC为导管上皮、肌上皮双层细胞构成的腺体或小管及筛片状结构,其中常见扩张的假囊肿,内含黏液或嗜酸性基膜样物质。侵犯神经是该肿瘤特征之一。间质内少有血管,易发生黏液样或透明变性,瘤组织坏死不常见(图1-1-184)。这是ACC在CT上密度较低且均匀,增强后强化不明显的病理学基础。免疫组化染色

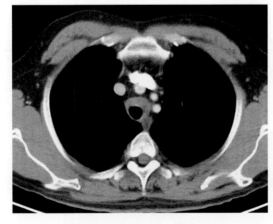
图1-1-180 管壁浸润型

气管镜检查肿瘤常呈息肉状或结节状向腔内突出(图1-1-183),多为宽基底病变,管壁局部浸润性增厚,部分病人可表现为窄基底带蒂肿物。病灶黏膜表面血管丰富、显露,黏膜质脆、触之易出血。病变也可同时侵犯腔内及腔

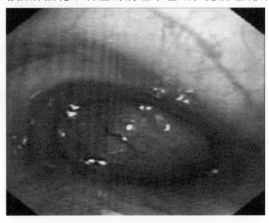
图1-1-183 息肉状肿物,表面光滑

TACC 的肿瘤细胞具有不同的肌上皮和导管表型,肿瘤细胞表达 CK、Vimentin、SMA、p63、S-100 和 GFAP。周围基质出现Ⅳ型胶原、Laminin 和硫酸肝素抗体染色阳性的基膜样物质。CD117 在 TACC 中表达率是 89%～100%,可用于区别其他唾液型肿瘤。

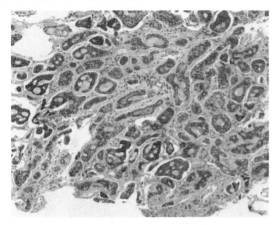

图 1-1-184　肿瘤细胞呈小巢状、管状或筛片状,腔内含有黏液或嗜酸性物质。肿瘤细胞含有导管上皮和肌上皮;间质透明变性

(三)上皮-肌上皮癌

上皮-肌上皮癌(epithelial-myoepithelial carcinoma, EMC),1972 年由 Donath 首先命名,约 2/3 的病例发生于腮腺,其次为颌下腺,小涎腺则常见于腭腺,发生于肺部者少见。EMC 被确认低度恶性是基于其局部浸润和破坏性生长、较高的复发率(30%～40%)、有区域淋巴结(颈部淋巴结转移率 10%～20%)或远处转移及组织病理呈现坏死和神经周围侵犯等。该病常发生于老年女性,男女比例为 1:2,以 60～80 岁病人居多。发生于气管的 EMC 非常罕见,在气管或支气管内常形成无痛性、缓慢增大的肿块,

影像学检查可见气管腔内不规则软组织肿块影,边界不清,管壁凹凸不平。纤维支气管镜检查可见气管腔内实性占位,管腔不规则狭窄。EMC 大体表现呈多结节、较硬、界线清楚的肿瘤,剖面实性或有不规则的囊样间隙。病理诊断要点:浸润性边界;由上皮和肌上皮两种细胞类型组成的小管;具有透明胞质的外层肌上皮;小管可呈现分枝状管腔;筛状结构极少见;免疫组化染色呈现上皮和肌上皮的双重表达。鉴于该肿瘤术后易复发,对放、化疗有一定敏感性,所以目前多采用手术为主,术后辅助放、化疗。

(四)多形性腺瘤

多形性腺瘤是一种具有上皮和结缔组织分化的肿瘤。片状、小梁状或岛状的上皮细胞和(或)肌上皮细胞分布在黏液样、透明软骨样基质或透明变性间质中。可以伴有灶性鳞状上皮化生和纤维化,间质中也可见脂肪组织及脂肪母细胞。出现坏死和病理核分裂常提示有恶变的可能,但很少见。免疫组化染色 CK、Vimentin、SMA、Actin、GFAP 及 S-100 阳性。肿瘤性肌上皮同时兼有上皮性肿瘤免疫组化标志物 CK、间叶源性肿瘤标志 Vimentin 及标记神经、软骨、脂肪等组织的标志物 S-100 阳性现象,表明肿瘤细胞具有多向分化的潜能并可进一步间质化生而呈现间充质组织的免疫组织化学反应。

气管多形性腺瘤(图 1-1-185)十分罕见,大多数是中央型,发生于黏膜下支气管腺上皮,为位于支气管内的息肉样肿块,但也可表现为界线清楚的外周性结节,可能源自原始干细胞。与气管恶性肿瘤不同的是其生长缓慢,通常经过数月甚至数年都未被发现,往往长期被误诊为支气管哮喘、慢性支气管炎。肿瘤切除和气管重建是目前治疗此肿瘤的主要方法。少数病例术后有转移或复发的报道,故认为生物学行为具有低度恶性潜能。肿瘤的复发取决于肿瘤的大小、局部的浸润程度及核分裂。

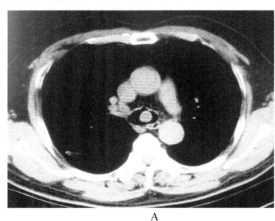

A

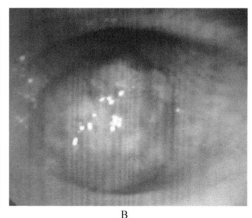

B

图 1-1-185　气管多形性腺瘤

参 考 文 献

Aribas OK, Kanat F, Avunduk MC. 2007. Pleomorphic adenoma of the trachea mimicking bronchial asthma: report of a case. Surg Today, 37(6):493-495.

Elnayal A, Moran CA, Fox PS, et al. 2013. Primary salivary gland-type lung cancer: imaging and clinical predictors of outcome. AJR Am J Roentgenol, 201(1):W57-W63.

Miller RJ, Murgu SD. 2013. Bronchoscopic resection of an exophytic endoluminal tracheal mass. Ann Am Thorac Soc, 10(6):697-700.

Rodriguez MJ, Thomas GR, Farooq U. 2008. Pleomorphic adenoma of the trachea. Ear Nose Throat J, 87(5):288-290.

(五)病例解析

1. 病例 1:女,17 岁。咳嗽、咳痰 10 余天,胸痛 3 天。

胸部CT:左肺下叶支气管内卵圆形肿块影,内见点状钙化。增强扫描肿块强化较明显,远侧可见支气管黏液栓。纵隔、肺门未见明显肿大淋巴结(图1-1-186)。

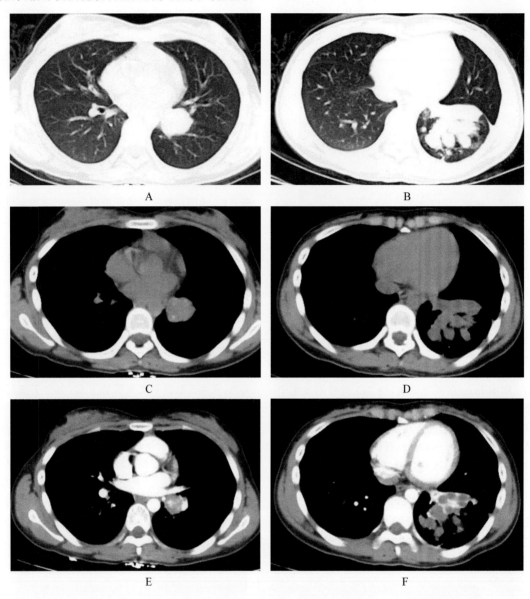

图 1-1-186　胸部 CT1

【诊断】　左肺下叶黏液表皮样癌。

【诊断依据】　青年女性,左肺下叶支气管腔内可见卵圆形实性肿块,形态规则,边界清楚,其内可见斑片状钙化,增强扫描肿块强化明显,远侧可见多发支气管黏液嵌塞栓及阻塞性肺炎改变,肺门、纵隔未见肿大淋巴结,结合病人年轻,首先考虑PMEC诊断。本例需与ACC、硬化性肺细胞瘤、类癌和支气管结核鉴别诊断。ACC发病年龄较大,发生位置更倾向于中央气道,多腔内外浸润性生长,表现为沿气管长轴方向的气管壁弥漫、环状增厚,累及范围较长,易向气管外蔓延,钙化少见,增强后强化不明显。硬化性肺细胞瘤多表现为圆形、类圆形结节影,境界清晰,无分叶或浅分叶,密度较均匀,偶见边缘性点状非坏死性砂砾样钙化灶,增强扫描多强化明显。硬化性肺细胞瘤也可以侵及支气管内,但一般不呈支气管腔内生长。另外,本例远端可见支气管黏液栓,不支持硬化性肺细胞瘤的诊

断。类癌发病年龄偏大,部分可出现类癌综合征,多为支气管腔内外生长,少见阻塞性改变,一般无黏液嵌塞栓,CT增强扫描可见明显强化。支气管结核可引起支气管狭窄,常有多个支气管同时受累,多数病人肺内伴有不同程度支气管播散,支气管狭窄阻塞,不伴有肺门肿块,增强扫描无明显强化,本例不符。病人胸腔镜探查示胸腔少量粘连,左下肺肿块,直径约4cm,质地韧。遂行左下肺叶切除术,术后病理为低度恶性(中-高分化)MEC(图1-1-187)。肿瘤未累及脏层胸膜,支气管切缘阴性,第9(0/3)、10(0/1)、11组(0/5)淋巴结无癌转移。

【分析】　肺黏液表皮样癌(PMEC)最显著的特征是发病年龄明显偏小,特别是相较于其他类型非小细胞肺癌。不同性别及不同种族之间尚未发现MEC发病率的差异。大气道MEC好发于中青年,瘤灶密度均一,强化明显。发生位置不同则形态学不同,位于气管、主支气管

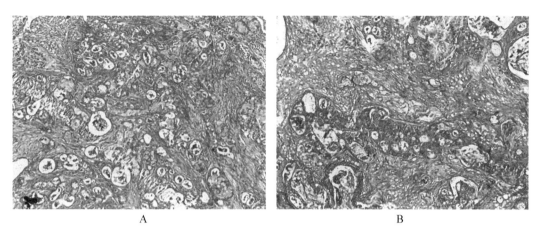

图 1-1-187 黏液表皮样癌

可见 3 种肿瘤细胞,即鳞状细胞、黏液细胞和中间型细胞,排列呈实性巢状或筛状、囊状

的瘤灶较小,表现为向腔内突入的宽基底息肉样结节,肺内阻塞性改变不明显;叶、段支气管的瘤灶较大,呈腔内外膨胀性生长的球形病灶,多伴有阻塞性肺不张或肺炎。目前认为手术是治疗 PMEC 的唯一有效的方法,放化疗无明显效果。对位于肺叶、段的 MEC,原则上做肺叶切除为宜,同时依据其生物学行为做系统的淋巴结清扫。低级别 MEC 比高级别肿瘤预后更好,即便是姑息性切除也能带瘤生存多年,5 年生存率高达 95%。高级别肿瘤的预后与非小细胞癌相似,应引起足够重视。完全切除的低级别 MEC,若切缘及淋巴结阴性,则规律随访即可,无须其他辅助治疗,复发少见。切缘阳性或复发者,可行再次手术治疗。对于肿瘤级别较高、无法手术切除病人可施行辅助放、化疗,部分病人(EGFR 突变或存在特定染色体转位突变的病人)可能对靶向药物敏感。高度恶性者无论采取何种治疗措施其平均生存期都仅为 16～27 个月。其他提示预后较好的因素包括临床 TNM 分期为早中期;可行手术完全切除,切缘阴性,无淋巴结累及;鳞状细胞成分较少,存在 CRTC1-MAML2 融合蛋白,CyclinD1 水平低。

(武警浙江总队嘉兴医院 刘 辉 提供)

2. 病例 2:女,57 岁。间断痰中带血 4 年,咯血 1 天。6 年前曾患"重症肺炎",5 年前复查 CT 考虑"右肺炎症",未再复查。

胸部 CT:5 年前 CT 示右肺中叶梭形不规则密度增高影。5 年后病变较前明显增大,右肺下叶可见多发结节灶(图 1-1-188)。

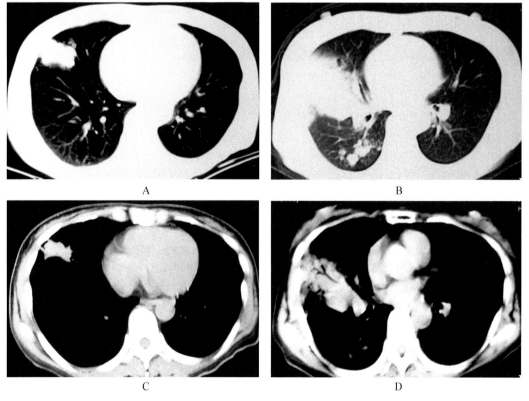

图 1-1-188 胸部 CT2

【诊断】 右肺中叶肺癌并肺内转移。

【诊断依据】 该影像主要为肺癌和肺结核的鉴别。该病人病史较长,主要症状为痰中带血,无发热等结核中毒症状。病人5年前CT示右肺中叶近胸膜侧高密度团块影,密度均匀,境界清楚,边缘不规则呈分叶状,5年后病变明显进展,以肺实变为主,虽有结节样病灶,但无浸润及干酪样改变,亦无树芽征及明显钙化和纤维瘢痕样改变,不符合结核播散表现。病灶内可见支气管充气征,走行僵硬,周围呈磨玻璃样改变,右下肺有多个大小不等的结节病灶,沿支气管血管束分布,以上特点符合肺癌特征,肺低度恶性肿瘤可以多年无明显变化,但可在短期内明显发展。病人穿刺明确诊断为右肺中叶低度恶性MEC伴肺内转移。

【分析】 PMEC好发于儿童及青年,本例病人为中年人,较少见。由于肿瘤生长缓慢,病人可长时间无临床症状,由于临床症状缺乏特异性,常被误诊为肺炎、支气管哮喘等疾病,延误治疗,本例符合。发生于段以上的MEC好发于年轻人,多表现为边缘光滑的圆形或类圆形腔内肿块,容易合并阻塞性炎症及肺不张。段以下(周围型)的

MEC少见且CT表现不典型,好发于中老年人,实性肿块呈分叶状,可见毛刺,随着瘤体增大,肿瘤可逐渐出现坏死及空洞,确诊需依据病理学检查。PMEC全部为恶性肿瘤,具有转移潜能,有10%～17%的病人就诊时已发生转移。区域淋巴结(48%)转移最多见,其次为肺内其他部位(25%)、骨髓(25%)、远处淋巴结(18%)、肾上腺(14%)、脑(14%)。其他少见部位包括肾、心包、硬脑膜、胃肠道、骨骼肌、皮肤、膈肌等。转移潜能与肿瘤的组织分级相关,级别较高、分化较差的肿瘤转移潜能更大。但需要强调的是,虽然大多数低级别MEC临床行为较温和,但PMEC病人早期即可发生多发、广泛转移。因此PMEC的组织形态并非决定转移潜能的唯一指标,仔细的临床评估和病人长期随访非常重要。

(河北省保定市第一医院呼吸内科 戎雪冰 提供)

3. 病例3:男,46岁。憋喘、声音嘶哑半年。查体:双肺呼吸音粗,吸气相可闻及干啰音。肺功能示重度混合性通气功能障碍,小气道功能减低。

胸部CT:主动脉弓水平气管内见结节样密度增高影,CT值30HU,气管壁外缘亦见结节影(图1-1-189)。

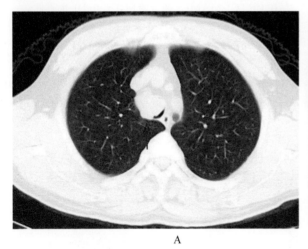
A

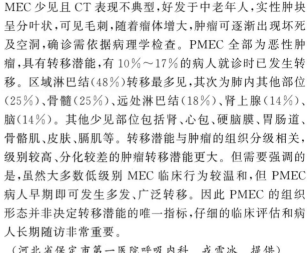
B

图1-1-189 胸部CT3

【诊断】 腺样囊性癌。

【诊断依据】 病人行纤维支气管镜检查见肿瘤位于气管中下段,表面光滑,血管清楚,阻塞大部分管腔,组织较硬,活检病理示支气管黏膜组织伴腺上皮增生。转胸外科行气管肿瘤切除术,术中见肿瘤位于隆突上方2cm处,肿瘤基底部位于右气管壁,向腔内生长,大小约3.0cm×3.0cm×2.0cm,向气管外膨出约1.0cm×1.2cm,肿瘤表面光滑,质硬,气管旁及纵隔旁见肿大淋巴结,距肿瘤上下缘0.5cm处分别切断。术后病理:(气管)腺样囊性癌,侵透气管壁,支气管残端未见累及,送检第2、4组及支气管旁淋巴结未见转移;免疫组化:CKL(+),S100(-/+),SMA(-/+),Vimentin(-)。

【分析】 原发性气管肿瘤较少见,早期症状无特异性,多有咳嗽、咳痰、胸闷、痰中带血、声音嘶哑等表现,常被误诊为肺部感染、支气管哮喘、慢性气管炎等。当肿瘤堵塞管腔≥70%或管腔直径<1.0cm时,常有明显呼吸道

阻塞症状,听诊有吸气相干啰音,肺功能测定可出现吸气-呼气相双相平台。成人原发性气管肿瘤以恶性肿瘤多见,鳞状细胞癌是最常见的类型,占气管肿瘤的50%～66%,其次是ACC,所占比例为10%～15%。鳞癌多发于气管中下段后壁,以管壁浸润性生长为主;ACC好发于气管下段后侧壁,常沿管壁浸润生长,造成管壁增厚、管腔狭窄;也可呈息肉状或结节状向腔内生长,可穿过软骨壁扩展到周围组织,可转移至气管旁淋巴结或远处器官。支气管镜直视下可观察肿瘤的形态、大小、基底及气管阻塞情况,并视情况取活检,但对于肿瘤表面血管丰富或管腔极度狭窄者不宜常规行组织活检,以免发生大出血,导致窒息。气管肿瘤明确诊断后,首选手术治疗,能解除呼吸道阻塞,可治愈良性和早期恶性肿瘤;高度恶性的肿瘤也可通过手术治疗延长病人的生存期。手术方法包括肿瘤局部切除、窗形切除、袖状切除端-端吻合术等。袖状切除端-端吻合术是目前最理想的完整切除气管肿瘤的手术方式。一般认

为气管切除的安全长度为4.0cm,对端吻合基本无困难。对于不能手术的病例,或手术不能彻底切除的病例,可选择放化疗、气管镜下肿瘤切除、气管内支架置入、氩等离子体凝固(APC)等治疗以达到缓解气道阻塞症状、提高病人生活质量的目的。原发性气管肿瘤的临床表现不典型,漏诊、误诊率较高。临床医生需提高对本病的认识,对于长期顽固性咳嗽伴咯血、胸闷,尤其是经常规治疗无效的病例,应警惕气管肿瘤的可能,及早行胸部CT和支气管镜检查可明确诊断。一旦明确诊断,综合病理分期评估,争取尽早手术切除,解除气道梗阻,是最有效的治疗方法。

(金乡县人民医院呼吸内二科 丁雁启 提供)

4. 病例4:女,37岁。发热3天。

胸部CT:右主支气管内肿块影并右肺上叶阻塞性肺不张,增强扫描无强化(图1-1-190)。

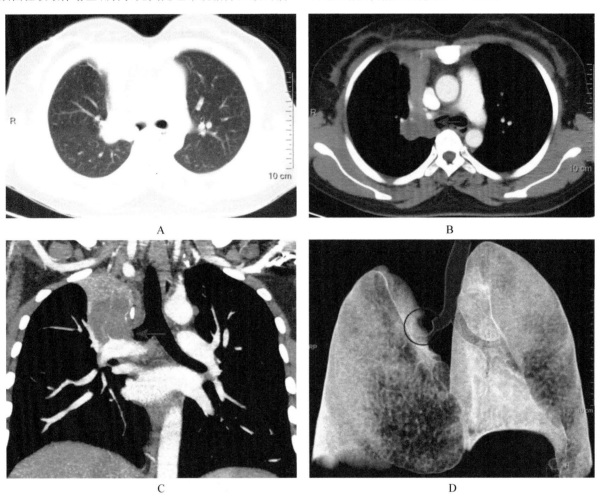

图1-1-190 胸部CT4

【诊断】 气管腺样囊性癌并阻塞性肺不张。

【诊断依据】 青年女性,右主支气管肿块影,管腔阻塞明显,但无咳嗽、咯血等症状,不符合鳞癌表现;纵隔淋巴结无明显肿大,提示病变恶性程度较低,不符合小细胞肺癌诊断;强化不明显,不支持类癌诊断。该影像提示病变为低度恶性肿瘤,三维重建及增强扫描均显示病变向腔内外生长,病变强化不明显,密度低于周围阻塞性炎症,且两者界线清楚,首先考虑唾液型肿瘤,特别是TACC诊断,并经病理证实。

【分析】 TACC好发于气管和主支气管,常表现为上气道阻塞的症状,平均确诊时长为出现症状后的18个月,约25%的病人在病程早期即出现咯血。TACC临床表现并无特异性,CT的三维重建及增强扫描可提示病灶范围及与相邻结构之间的关系,为诊断和治疗提供可靠的依据。TACC需与MEC相鉴别。肺原发性ACC发病部位最常见于气管,MEC多见于叶及段支气管。ACC腔内外生长型多见,甚至可主要位于腔外,MEC多局限于支气管腔内生长,无外侵。ACC常见管壁浸润性增厚或沿黏膜下蔓延引起长段的管腔狭窄,而MEC基本不伴有管壁增厚。CT上ACC病变密度较低且均匀,增强后无明显强化,MEC病变内钙化多见,增强后强化较明显。手术切除仍是首选的治疗手段。因本病病程隐匿,多数确诊时已属晚期,加上本病可沿气管黏膜下层浸润生长,实际浸润范围远较肉眼所见广泛,气管可切除长度有限,切除过长断端吻合困难,所以往往不能彻底切除,手术后复发而需要再次手术。化疗对ACC的疗效不佳,目前为止尚未发现对TACC有确切疗效的化疗方案。TACC对放疗有一定敏感性,可抑制肿瘤生长,降低复发率,病人可长期带瘤生存,尤其是对于手术的病人主张术后联合放疗,可作为本病增强疗效、联合治疗方法之一。另外放疗也作为术后局部复发的辅助治疗。对于不愿手术或无手术指征者可在内镜下行介入治疗。采用支气管镜腔内激光、微波、高频电刀切割、支架置入、冷冻或氩气刀等腔内介入方法作为姑息性治疗手段,均可安全有效地去除腔内肿瘤,维持呼吸道通畅。TACC 恶性程度低,淋巴转移率低,血行转移晚,平均生存时间较其他气管肿瘤长,预后较好。局部复发是肿瘤的主要致死原因,远处转移是危及病人生命的另一原因,应定期随访。

5. **病例5**:女,47 岁。体检发现肺部结节 2 年。查体:左颌下可扪及一鸽蛋大小肿大淋巴结,质硬,固定,无压痛。辅助检查:CEA 7.13ng/ml,CA 125 47.7U/ml。颈部、腹部彩超:左颌下实性回声,双侧腮腺导管局部扩张。双侧颈部、左侧腋下、双侧腹股沟淋巴结肿大。

胸部 CT:双肺多发大小不等结节、肿块影,密度均匀,边缘清楚,随机分布(图 1-1-191)。

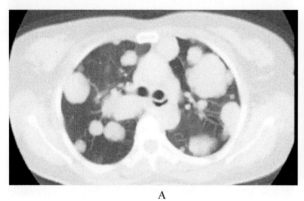
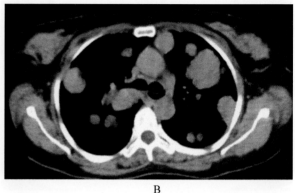

图 1-1-191　胸部 CT5

【诊断】　唾液型肿瘤肺转移。

【诊断依据】　中年女性,病史长达 2 年,无呼吸系统症状,提示病情进展较慢。病人 CT 示双肺多发结节和肿块影,边界清晰,密度均匀,大小不等,外周分布较多,未见分叶、毛刺、晕征、胸膜凹陷征等原发性肺恶性肿瘤征象,首先考虑转移瘤可能。病人颈部彩超提示左侧颌下腺实性占位,伴有腺管阻塞、扩张,颈部、腋下、腹股沟等全身浅表淋巴结多发无痛性肿大,结合病人肿瘤标志物 CEA、

CA125 明显升高,考虑唾液型恶性肿瘤可能性大。病人的一般情况可,病程长,临床症状不明显,考虑为低度恶性肿瘤。肺肿块穿刺病理为(右肺占位穿刺)ACC。最终考虑为下颌下腺 ACC 伴肺内多发转移。

(嘉兴二院呼吸内科　吴锋杰　提供)

6. **病例6**:女,26 岁。咳嗽 1 月余,咯血半月,发热 1天。

胸部 CT:左主支气管圆形结节影(图 1-1-192)。

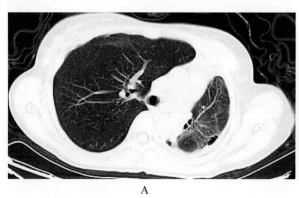
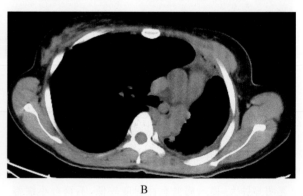

图 1-1-192　胸部 CT6

【诊断】　气管内肿瘤。

【诊断依据】　青年女性,左侧主支气管内见占位性病变,对周围组织侵袭不明显,未突破气管,考虑低度恶性气管内肿瘤。病人行气管镜检查,左主支气管开口处见球形新生物,完全阻塞支气管,血供丰富,触之易出血(图 1-1-193)。行硬质支气管镜下肿物切除术(图 1-1-194)。病

理:左主支气管小涎腺来源肿瘤,部分生长活跃,部分包膜不清,符合多形性腺瘤(图 1-1-195、图 1-1-196)。免疫组化:CK、p63、CK8/18、CK5/6、CD138、Vimentin 均阳性(图 1-1-197~图 1-1-200),Calponin、TTF-1、NapsinA、CD117、Syn、CgA 均阴性,Ki-67(+2%)。复查胸部 CT(图 1-1-201)和支气管镜检查,病情稳定,出院随访。

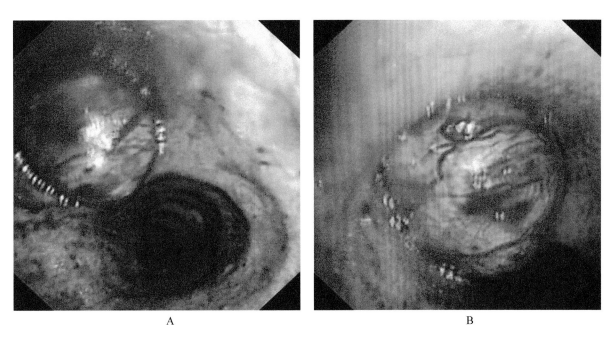

A

B

图 1-1-193　左主支气管开口处见球形新生物,完全阻塞支气管,触之易出血

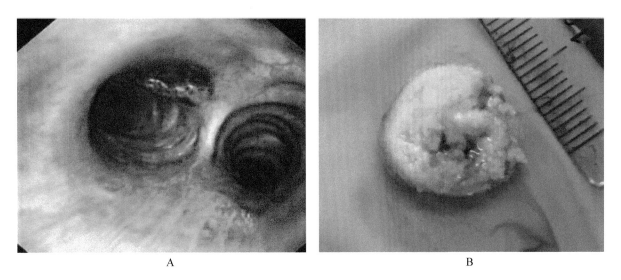

A

B

图 1-1-194　A. 肿物切除后管腔;B. 大体标本

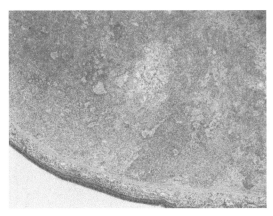

图 1-1-195　多形性腺瘤,肿瘤界线较清

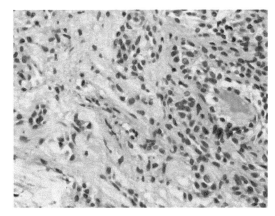

图 1-1-196　肿瘤由肌上皮、腺上皮和黏液样间质组成

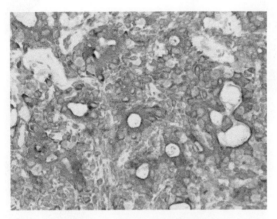

图 1-1-197　CK,腺上皮和肌上皮均阳性

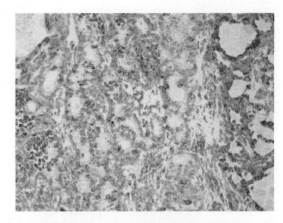

图 1-1-198　Vimentin 腺上皮和肌上皮均阳性

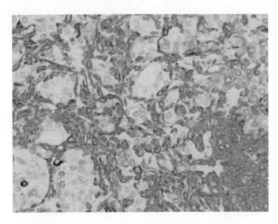

图 1-1-199　CK5/6 肌上皮阳性,腺上皮阴性

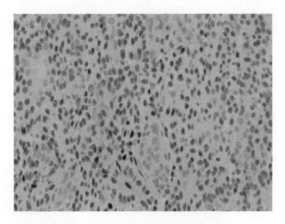

图 1-1-200　p63 肌上皮阳性,腺上皮阴性

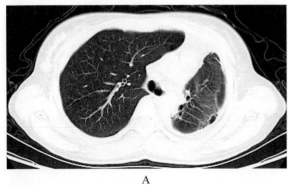

A　　　　　　　　　　　　　B

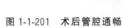

图 1-1-201　术后管腔通畅

【分析】　多形性腺瘤多发生于涎腺组织,发生于气管者罕见。此瘤起源于呼吸道小支气管的腺上皮,可发生于气管内,多位于气管下 1/3 和隆突附近。多数无蒂,呈息肉样。气管多形性腺瘤临床表现与气管其他肿瘤相似,早期可无任何症状,或出现间断性咯血、哮喘,肿瘤增大引起气管阻塞可出现憋气、气喘、呼吸困难和肺内感染。与气管恶性肿瘤不同的是其生长缓慢,通常经过数月甚至数年都未被发现,常常被漏诊及误诊。位于肺实质内的病变通常不累及气道,因此多无临床症状,常在查体时发现。免

疫组化多显示上皮成分 CK 阳性,肌上皮细胞 Vimentin、Actin 及 S-100 阳性。本例 p63 表达阳性,提示该病例以肌上皮样细胞分化为主。同时 Ki-67 阳性率<5%,显示较低的增殖活性。

气管多形性腺瘤一般表现为边界清楚的圆形或椭圆形肿块,有完整或不完整包膜,常伴有不同程度的气道狭窄,易与肺癌等其他占位性病变混淆。该肿瘤一般血供比较丰富,行纤维支气管镜活检存在一定风险,但纤维支气管镜活检加免疫组化分析仍是目前确诊的主要手段。气

管多形性腺瘤应与类癌、腺样囊性癌、黏液表皮样癌等气道恶性肿瘤相鉴别。类癌属神经内分泌癌,好发于成年人段以上支气管,除呼吸道不全梗阻引起气喘等表现外,可有不同程度的咯血,少数病人可有类癌综合征表现。腺样囊性癌来源于气管腺体上皮细胞,属低度恶性,CD117表达率是 89%～100%,可用于区别其他唾液型肿瘤。黏液表皮样癌常见于比较年轻的病人,不表达 TTF-1 和 Napsin A。肺支气管多形性腺瘤虽为良性肿瘤,但存在恶变

可能。肿瘤切除和气管重建是目前治疗此瘤的主要方法。对于各种原因不能接受外科手术的病人,可采取经支气管镜介入治疗,可有效切除肿瘤,改善通气,缓解病人痛苦,并发症较少。

7. 病例 7:男,65 岁。咳嗽、咳痰伴胸闷 1 月余。

胸部 CT:右肺下叶椭圆形结节影,平扫、动脉期、静脉期 CT 值分别为 60.2HU、116.1HU、88.9HU(图 1-1-202)。

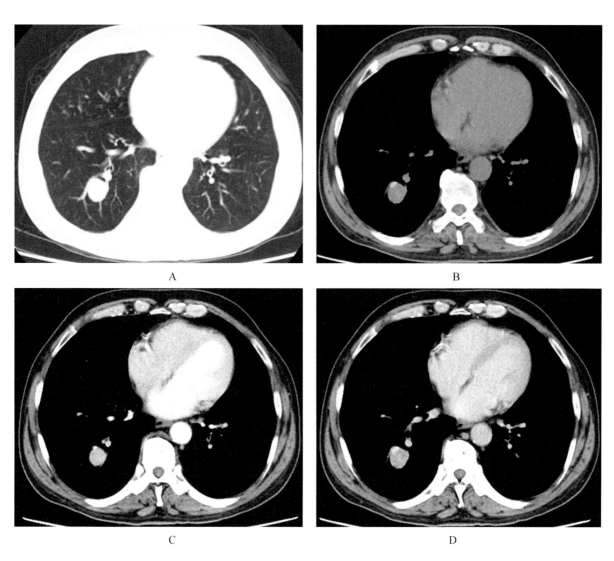

图 1-1-202　胸部 CT7

【诊断】　肺上皮-肌上皮癌。

【诊断依据】　老年男性,右肺下叶椭圆形结节影,边缘光滑,与气管关系密切,增强扫描强化明显,首先考虑低度恶性肿瘤。病人手术切除病灶,术后病理:右下叶肺低度恶性肿瘤,胞质嗜酸性红染,考虑为上皮-肌上皮癌(图 1-1-203、图 1-1-204),肿瘤 2.5cm×2cm,支气管切缘未见癌;多组淋巴结清扫均未见癌。免疫组化:TTF-1(−)、Syn(−)、CgA(−)、CD56(−)、CK7(灶+)、p63(弱+)(图 1-1-205)、CK18/8(+)(图 1-1-206)、S-100(−)、Ki-67(约 10%)。特殊染色:PAS(−)。

【分析】　EMC 肿瘤大体常呈结节状或分叶状,包膜

不完整或仅部分包膜,切面实性,灰白、灰黄色,质韧。镜下组织学特征与发生于涎腺的 EMC 相似,主要呈实体团块状、管状、筛状和乳头状生长,边缘呈浸润性;腺管样结构以不同比例的腺上皮和肌上皮细胞构成。内层的腺上皮呈立方形或矮柱状,胞质嗜酸性红染,核圆形位于中央;外层为肌上皮细胞,胞质透亮,瘤细胞核均有一定异型性,核分裂罕见。上述两种细胞构成典型的同心圆或双管样结构。免疫组化染色呈上皮和肌上皮的双重表达。

EMC 在诊断时应与多形性腺瘤、腺样囊性癌及黏液表皮样癌等相鉴别。①多形性腺瘤:肿瘤境界清楚,镜下

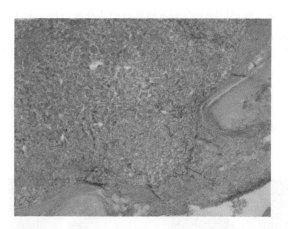

图 1-1-203　肿瘤浸润生长,左下方可见支气管(40×)

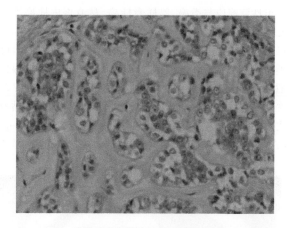

图 1-1-204　肿瘤细胞呈巢状排列,有两种成分,外层为胞质透亮的肌上皮,内层为胞质红染的腺上皮,异型较小(400×)

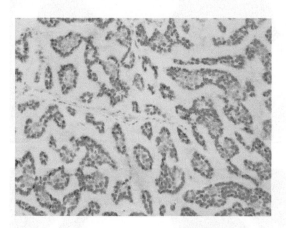

图 1-1-205　p63 腺上皮阴性,肌上皮细胞核阳性(200×)

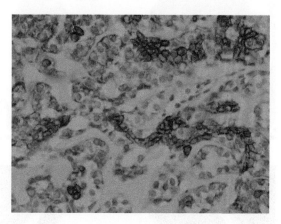

图 1-1-206　CK18/8 腺上皮强阳性,周围肌上皮弱阳性或阴性(400×)

结构表现为多形性,有上皮和肌上皮细胞、间质或间叶成分;间叶样成分为黏液样、软骨样或透明变样,有时构成肿瘤的大部分;黏液样物质中的肿瘤细胞是肌上皮细胞,可形成细网状结构或呈片状的梭形细胞排列;也可呈玻璃样或浆细胞样。透明细胞罕见,而以黏液软骨样基质和"融入的"肌上皮为特征表现。②腺样囊性癌:肿瘤的结构复杂多样,向腺上皮分化时呈腺管状结构,内含嗜酸性黏蛋白;向肌上皮分化时呈囊腺状或筛状结构,内含嗜碱性黏液样物;与 EMC 鉴别诊断的不同点在于腺样囊性癌镜下透明细胞和分枝状管腔罕见,伴嗜碱性黏液的筛状结构常见。③黏液表皮样癌:肿瘤细胞既向腺上皮分化,又向鳞状上皮分化,腺腔顶端有微绒毛突起。肿瘤细胞主要由黏液细胞、鳞状细胞和中间型细胞组成。此外尚可见呈片状的透明细胞,免疫组化染色肌上皮标记阴性,黏液细胞CEA 阳性,可与 EMC 相鉴别。

十一、乳头状瘤

呼吸道乳头状瘤是来源于气管、支气管黏膜表面上皮细胞的良性肿瘤,可累及喉部、气管、支气管甚至肺实质,以喉部多见,气管或远端气道少见。病理学上分为鳞状细胞乳头状瘤、腺型乳头状瘤和腺鳞混合型乳头状瘤。临床上气管乳头状瘤分单发型、炎症型、多发型。多发型又称为复发性呼吸道乳头状瘤病(recurrent respiratory papillomatosis,RRP),与人乳头状瘤病毒(human papilloma virus,HPV)感染有关,多见于青少年;单发型非常罕见,常发生于中年吸烟男性,多见于中心气道;炎性型乳头状瘤气管支气管黏膜局部炎性细胞浸润,肉芽组织丰富,主要与呼吸道黏膜受慢性刺激有关,至今没有相关文献报道其与 HPV 感染有关。目前认为,90%的RRP 由低危型 HPV-6、HPV-11 感染所致,临床常呈良性经过,而高危型 HPV-16 或 HPV-18 感染常提示乳头状瘤易发生癌变或预后不佳。

(一)临床表现

因气管管腔适应性较大,通气代偿功能较强,气管乳头状瘤早期常缺乏特异性临床表现。随着肿瘤不断增大,可出现多种不同的症状,临床症状的发生与病灶大小、类型及部位紧密相关。单发型乳头状瘤的症状通常较多发型乳头状瘤轻,且大部分病灶位于气管内。随着病变范围的扩大和下移,可出现不同程度的阻塞性病变表现,可出现声嘶、咳嗽、咳痰、咯血、咳出坏死物、反复发生的肺炎、呼吸困难、支气管哮喘甚至呼吸衰竭等多种表现。由于肿瘤阻塞气管、支气管腔,可形成空洞,类似囊状支气管扩张(图 1-1-207)。

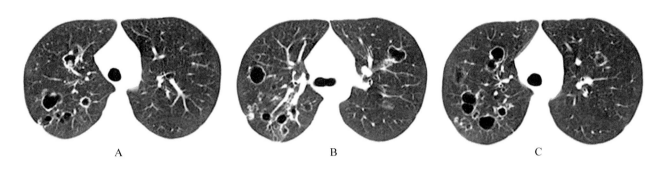

图 1-1-207　男,22 岁。有喉乳头状瘤病史,双侧多发薄壁气囊,形态不规则,囊内小结节影。镜检:支气管肺多发乳头状瘤伴囊状气腔

(二)鉴别诊断

气管乳头状瘤常发生于支气管近端,呈息肉样突出于支气管管腔中,带蒂或无蒂,伴有管腔不同程度的狭窄,因肿瘤血供丰富,触之易出血。该病需与气管内恶性肿瘤相鉴别。气管恶性肿瘤常浸润性生长,内镜下气管内多个大小不一的隆起病灶,病变之间黏膜充血肿胀,不光整,病变表面不规则,可覆盖白苔样坏死物;气管乳头状瘤常呈外生性生长,内镜下见气管内多个桑葚样肿物,病变之间黏膜正常、光整,病变表面亦较规则,一般无坏死物附着。镜检肿瘤由结缔组织基质所构成,常有淋巴细胞浸润,其表面被覆纤毛柱状上皮细胞和间变的鳞状上皮,肿瘤所附着的支气管壁有慢性炎性变化。肿瘤若生长于远端支气管或终末细支气管,常蔓延至邻近的肺泡腔。位于细支气管及肺泡管深部的多发性乳头状瘤,常呈多个结节状病变。若有空洞形成,可类似囊状支气管扩张。

(三)治疗

由于气管乳头状瘤临床为少见病,目前没有统一的治疗指南可供遵循,治疗方法的选择主要基于乳头状瘤的类型、数量、严重程度及病变部位。近年来随着气管镜检查技术及支气管腔内介入治疗技术的不断发展,经支气管腔内介入治疗越来越受到重视,特别是一些体积较小的良性肿瘤,介入治疗不仅痛苦小,花费少,而且安全性高,长期随访疗效显著。目前内镜下介入治疗气管支气管乳头状瘤的方法很多,如激光、高频电刀、氩气刀、冷冻及微波等。氩气刀、高频电及激光治疗起效较快,适用于气道阻塞情况较重,需要快速解除气道阻塞的病灶,预防局部病灶在治疗性激惹后出现局部水肿或出血而完全阻塞气道造成窒息。激光烧灼可导致整个病变组织破坏,还可能气化 HPV 感染形成的乳头状瘤而造成医源性感染。冷冻与微波治疗起效相对较慢,适用于气道阻塞情况较轻,且即使出现局部水肿也不严重影响通气功能或即使出现少量出血也不影响气管镜深入下气道吸除病灶。手术中的麻醉过程可能对病人造成医源性损伤并且可能造成乳头状瘤的播散。外科手术常用于复杂的气管乳头状瘤病例或者已证实存在恶变的病例。

虽然手术是首选治疗方案,但是有 20% 的病人需要进行联合治疗。如果病人每年需要进行 4 次以上的手术,并且出现气道狭窄及远端多位点的扩散,应当考虑进行联合治疗。最初在联合治疗中应用的药物是 α-干扰素,目前最常使用的是聚乙二醇化干扰素。抗病毒药西多福韦可以在病变部位进行局部注射应用,是目前应用最广泛的联合治疗药物。由于在乳头状瘤病人中有 COX-2 的过表达,进而促进乳头状瘤的生长,因此 COX-2 抑制剂塞来昔布也可以用来治疗此病。贝伐单抗是一种血管内皮生长因子抑制剂,有研究表明该药对于儿童及成人乳头状瘤均有效并且安全性较好。

虽然手术和联合治疗已经有明显的治疗效果,但是只有通过疫苗才可以有效预防后代患病。目前该疫苗主要用于预防由 HPV-6/11/16/18 造成的宫颈癌、阴道癌、癌前病变及阴道赘生物。虽然该疫苗的应用对于已经患有 RRP 的病人并没有治疗效果,但是却可以防止其他血清型 HPV 的感染,因此也建议对此类病人应用。另外,疫苗的应用也可以降低头颈部肿瘤的发生率。

参 考 文 献

Kozu Y,Maniwa T,Ohde Y. et al. 2014. A solitary mixed squamous cell and glandular papilloma of the lung. Ann Thorac Cardiovase Surg,20(Suppl):625-628.

Paganin F,Prevol M,Noel JB,et al. 2009. A solitary bronchial papilloma with unusual endoscopic presentation:case study an literature review. BMC Pulm Med,9:40.

Syrjänen K,Syrjänen S. 2013. Solitary bronchial squamous cell papilloma-another human papilloma-virus (HPV)-associated benign tumor:systematic review and meta-analysis. Con-temporary Oncology,17 (5):427-434.

Yildirim F,Türk M,Demircan S,et al. 2015. Tracheal papilloma treated with cryotherapy and interferon-α:a case report and reviewof the literature. Case Reports in Pul-monology,356796-356800.

(四)病例解析

1. 病例1:男,50 岁。咳嗽、咳痰、气短 12 年,加重 1 月。病人 12 年前无明显诱因出现咳嗽,咳大量黄色黏痰,并伴有胸闷、气短,X 线胸片检查显示:右肺中、下叶不张。纤维支气管镜检查:右中间段支气管下段见一乳头样结节,病理示右中间段支气管黏膜不典型增生。因病人经济困难,放弃进一步检查治疗,在家抗炎治疗半月,症状缓解。此后上述症状反复发作。1 月前病人受凉后再次出

现上述症状,静脉滴注头孢曲松钠、双黄连治疗,效果欠佳。病人有吸烟史10余年,每天约20支,现已戒烟12年。查体:气管向右侧移位,右侧胸廓塌陷,呼吸动度明显减弱,右肺触诊语颤减弱,叩诊呈浊音,呼吸音减弱,可闻及痰鸣音。

胸部CT(2007.12.05):右肺上叶、中叶见结节、斑片状影;气管、右主支气管及中间段支气管腔内、外可见不规则形混杂密度病变,CT值为43~191HU,管腔狭窄(图1-1-208);纵隔右移,右侧胸膜肥厚。纤维支气管镜检查(图1-1-209):气管下段外后侧见带蒂桑葚状新生物将管腔大

部堵塞,镜端通过肿物后,该肿物致隆突及右主支气管开口完全显示不清,肿物组织质韧,触之不易出血;纤维支气管镜刷片:抗酸杆菌(-)。病理示鳞状细胞乳头状瘤(图1-1-210)。纤维支气管镜下使用氩气刀烧灼治疗5次后气管下段及右侧主支气管距隆突1cm处病变消失(图1-1-211)。病人术后1年又出现干咳,纤支镜显示(图1-1-212):右肺中叶支气管开口有一息肉样结节,再次活组织病理检查结果与前一致。镜下使用氩气刀烧灼治疗,随访3年,无特殊不适,纤支镜检查支气管黏膜未见异常,管腔通畅。

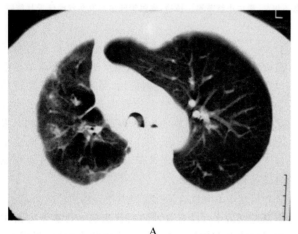 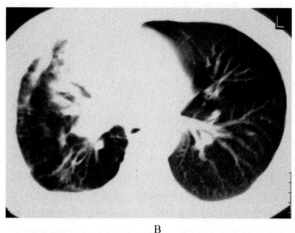

A   B

图1-1-208 胸部CT1:主支气管占位,管腔狭窄

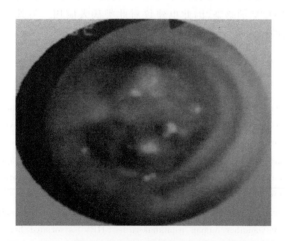

图1-1-209 气管下段外后侧见带蒂桑葚状新生物将管腔堵塞

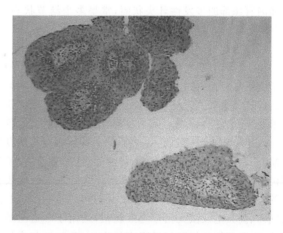

图1-1-210 鳞状上皮呈乳头状,细胞异型不明显,乳头中央为纤维血管轴心

【分析】 鳞状上皮乳头状瘤按生长方式可分为外生型和逆向生长型,按肿瘤的数目可分为单发性和多发性。肿瘤由上皮组织构成,呈乳头状增生,其轴心为富含血管的疏松纤维性间质,乳头表面被覆分化良好的复层鳞状上皮,可杂有少量杯状细胞,核分裂象不常见。免疫组化及原位杂交可检出HPV。发生于支气管的高分化鳞状细胞癌与鳞状上皮乳头状瘤在形态学上的鉴别主要依据有无浸润性生长。腺型乳头状瘤是一种被覆纤毛或无纤毛柱状细胞的乳头状肿瘤,伴有数量不等的立方状细胞和杯状

细胞。腺鳞混合型乳头状瘤镜下观察瘤细胞呈两种形态:鳞状上皮及腺样上皮。鳞状上皮细胞胞质红染,核轻度异型,腺样上皮细胞胞质空泡状,柱状排列,一般无异型性。该病的诊断主要依靠于纤维支气管镜及活检组织的病理检查。本病易与气管内炎性息肉混淆,后者表面被覆柱状上皮或鳞状上皮,无乳头状表面结构,间质内缺乏真正的纤维血管轴心,可见大量淋巴细胞、浆细胞等成分。多有异物吸入和呼吸道慢性疾病病史。

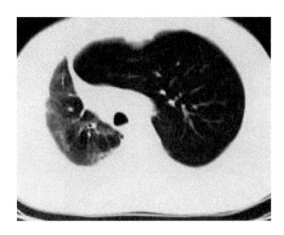

图 1-1-211　治疗后表现

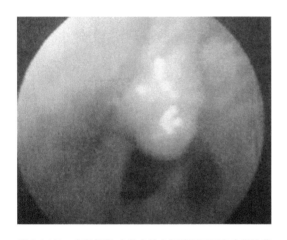

图 1-1-212　病变复发,右肺中叶支气管开口见息肉样结节

气道乳头状瘤虽然是良性肿瘤,由于其生长在特殊部位,可引起气道阻塞而致死,不完全切除可复发。呼吸道乳头状瘤的治疗根据肿瘤生长的部位、大小、范围可选择手术切除或支气管镜介入治疗。对于发生在肺内的乳头状瘤首选手术完整切除肿物,成人 RRP 主要的治疗手段是支气管镜介入治疗,治疗目标在于切除肿瘤的同时尽量不损伤呼吸道的正常结构从而减少发音困难、气道狭窄或瘢痕化等并发症。本例侵犯了气管、右主支气管及右肺中间段支气管,长达 11cm,实属罕见。气道乳头状瘤经正规治疗后一般预后较好,个别病例可恶变为鳞状细胞癌,术后应定期复查。

2. 病例 2: 女,10 岁。反复呼吸困难、咳嗽、咳痰 10年,加重 1 月。患儿出生后 1 月无明显诱因出现气促,哭闹时加重,伴声音嘶哑、咳嗽、咳痰,给予抗感染等治疗后,患儿发热、咳嗽、气促等症状好转,出院后症状仍反复发作。1 月前患儿再次出现咳嗽、咳较多黄黏痰,抗感染治疗疗效差而入院。患儿早产 1 月,否认窒息史及产伤史,母乳喂养,生长发育同于同龄儿。查体:喉部可闻及喘鸣音。

胸部 CT(2006.04):主支气管占位性病变,右肺多发结节、空洞影(图 1-1-213A~F)。

胸部 CT(2015.08):双肺多发团块、结节、空洞、空腔影,右下肺树芽征明显(图 1-1-213G~L)。

【诊断】　幼年型复发性呼吸道乳头状瘤病。

【诊断依据】　患儿出生 1 个月时即出现呼吸困难、咳嗽、咳痰、声音嘶哑,胸部 CT 示主支气管占位性病变,需考虑气管肿瘤可能。幼年型呼吸道乳头状瘤病为人乳头状瘤病毒感染引起的常见呼吸道良性肿瘤,是引起儿童声音嘶哑的第二大原因,故首先考虑该诊断。此病易复发、病程长,临床行为难以预测。患儿病情反复发作,9 年后病变较前明显进展,经抗感染治疗后双肺仍有团块、结节、空洞、空腔、树芽征共存,符合该病演变特点。患儿行电子喉镜示:会厌无红肿,喉前庭充满乳头状肿物,声门窥不见(图 1-1-214);双侧梨状窝光滑,未见新生物,镜下符合幼年型复发性乳头状瘤病伴上皮细胞不典型增生。胸腔镜下行右下肺肿块活检术,病理:乳头状瘤癌变-高分化鳞癌(图 1-1-215、图 1-1-216)。

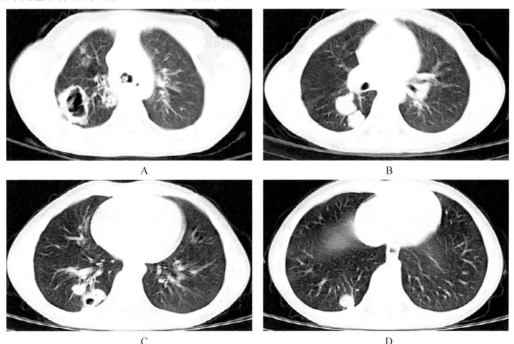

A

B

C

D

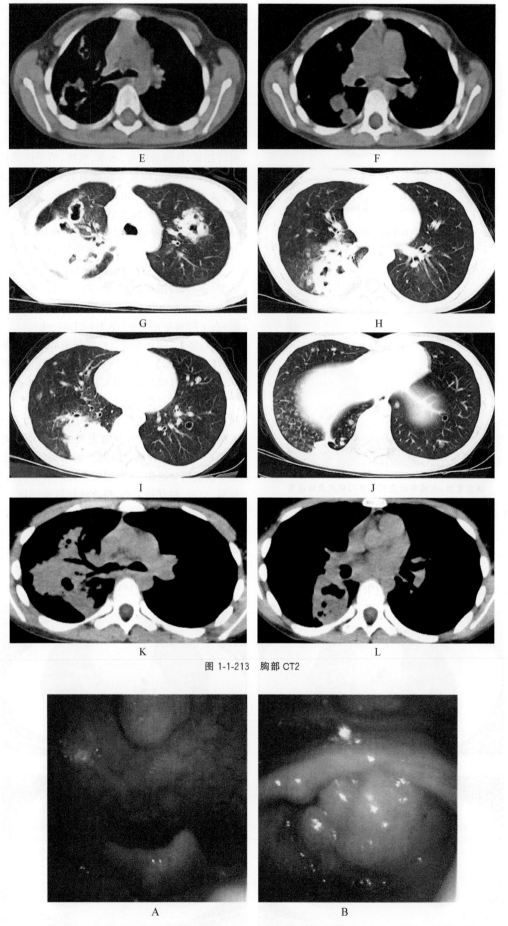

图 1-1-213　胸部 CT2

图 1-1-214　电子喉镜示:会厌无红肿,喉前庭充满乳头状肿物,声门窥不见

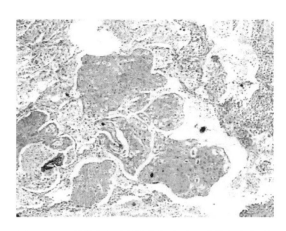

图 1-1-215　鳞状上皮乳头状增生,部分细胞体积变大,核深染,异形性较明显,恶变为高分化鳞癌

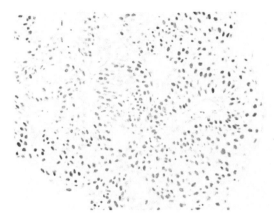

图 1-1-216　P40 阳性

【分析】　RRP 是一种由 HPV 感染,特别是第 6、11 亚型感染而引起的呼吸道鳞状上皮肿瘤,也称喉乳头状瘤。临床分为幼年型及成人型。幼年型复发性呼吸道乳头状瘤病(juvenile onset recurrent respiratory papillomatosis,JORRP)占小儿喉部肿瘤 80%,多发生于 10 岁以下儿童,也可波及整个呼吸道。该肿瘤虽为良性但有可能恶变,并且可能造成呼吸道狭窄、麻醉意外。由于该病需要反复进行手术治疗、联合药物治疗和随访观察,会对病人及其家庭造成严重的心理和精神负担。患儿多为第一胎顺产,故有学者认为母婴传播是其主要传播途径,患儿经过母体产道时,吞咽了产道内潜伏或活跃存在的 HPV 病毒颗粒而致病,产妇生殖器尖锐湿疣与所产孩子的患病率具有强相关性。母婴之间传播包括产前和产时两种途径,产妇阴道脱落细胞、羊水、静脉血、脐静脉及新生儿咽下物中均可检测到 HPV-DNA,这也解释了为何剖宫产胎儿也会罹患乳头状瘤。另外,初次分娩的妇女会有较长的第二产程,延长了暴露于 HPV 的时间,增加了 HPV 感染的概率,因此第一胎孩子患病的概率更大。有研究发现父亲的 HPV 亚临床感染也可能导致新生儿发生 RRP。目前研究表明巨细胞病毒与单纯疱疹病毒与 HPV 有协同作用,共同导致 RRP 的发生。由于成人的 HPV 感染率要明显高于儿童,因此并不建议对这些产妇进行预防性剖宫产。成人患有 HPV 大多是由于儿童时期所患疾病复发或者经性传播而获得。

本病症状轻重不一,有的甚至可以自行消退(图 1-1-217、图 1-1-218),多在诊断后 1~10 年可出现肺部病变,发病越早症状越严重,后期肿物倾向于逐渐消退,但也可能因为妊娠而加重症状。该病可发生于呼吸道任何部位,其中最容易受累于鳞状上皮与纤毛柱状上皮交界处,最常见的解剖部位为喉内,下呼吸道发生率较低,极少数病人病变仅发生在气管支气管内而没有喉部受累。该病最常见的首发症状为逐渐加重的喘鸣之后出现声音嘶哑,其他症状还包括慢性咳嗽、反复发作的肺炎、生长发育障碍、呼吸困难、吞咽困难等。该病还可能以威胁生命的急性症状为初始表现。对该病病人进行检查时首先应当关注呼吸困难及声音嘶哑,这有助于定位病变位置。该病发生转移的可能性在儿童中为 30%,在成人为 16%,死亡率为 1%~2%,主要死因是气道梗阻、肿瘤恶变、慢性肺部疾病及麻醉事件。

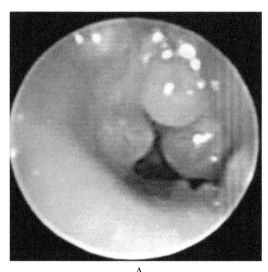

A

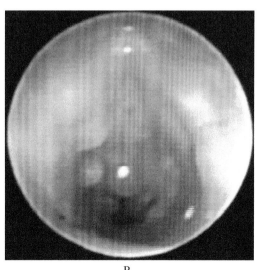

B

图 1-1-217　男,7 个月(2015.09)

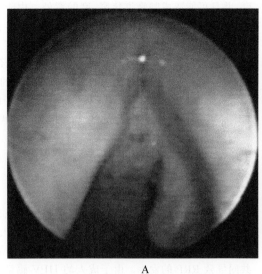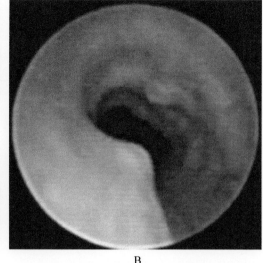

A   B

图 1-1-218   17 个月(2016.12)病变较前消退

（中山市博爱医院小儿呼吸科   王桂兰   提供）

胸部 CT 示双肺内散在或多发的类圆形病灶，沿气管走行分布，中下肺野较多见。病灶多样化，呈均匀密度的软组织结节或囊性结节，亦可表现为薄壁空洞。结节及空洞边缘光整清晰，周围无炎性浸润病灶；空洞内壁光滑，且可见部分空洞与支气管相通，提示肺内结节有液化坏死倾向，并可由支气管引流排出，此为 JORRP 支气管末梢及肺内播散病灶特征性表现。

JORRP 的治疗主要以手术清除喉部瘤组织为主，辅以各种其他辅助治疗。JORRP 虽然为良性肿瘤，但由于瘤组织造成的气道阻塞及乳头状瘤的反复复发性，JOR-RP 的治疗成为难以攻克的难题。JORRP 的复发可能与以下几点有密切关系：①乳头状瘤周边正常组织细胞内 HPV 感染：目前认为当 HPV 感染喉部黏膜后，一部分被感染细胞分化障碍，旺盛分裂，堆积形成乳头状瘤，而另一部分细胞内 HPV-DNA 恒定表达，不引起组织细胞明显损伤，即为乳头状瘤周边"正常组织"，致使有些患儿经外科手术治疗后，因组织内仍存有乳头状瘤病毒而在一定条件下再次复发。②患儿年龄与乳头状瘤疾病侵袭性之间具有相关性。③HPV 分型：JOPPP 中 HPV 主要以 6、11 型为主。国内外相关研究报道称 JORRP 的侵袭性、复发性主要与 HPV-11 型有密切关系，但目前 HPV-11、6 的各变异型与乳头状瘤复发关系之间还没找到明确对应关系。④气管切开：乳头状瘤好发于鳞状上皮与纤毛上皮移行处，对于行气管切开的患儿更易复发的原因考虑为长时间气管插管或外科器械造成气管纤毛上皮损伤，损伤处鳞状上皮化生，从而产生医源性鳞状上皮、纤毛上皮交界处，导致 HPV 感染，从而产生乳头状瘤复发。复发性呼吸道乳头状瘤肺内病变可发展为鳞癌，研究显示 HPV-16、HPV-18 与肺癌关系密切。

（解放军 175 医院影像科   欧阳林   提供）

3. 病例 3：女，48 岁。咳嗽、咳痰 16 年，加重 10 天。

病人 16 年前无明显诱因出现咳嗽、咳白色黏痰，晨起和转动体位时尤著，时有胸闷、喘憋及痰中带血。3 年前上述症状加重，于当地医院行胸部 CT 检查诊断为"支气管扩张"，治疗后好转。此后上述症状反复发作，10 天前受凉后出现咳嗽、咳黄脓痰，抗生素治疗欠佳而入院。

胸部 CT：主支气管开口处管腔阻塞，双肺多发结节、空洞影。树芽征明显（图 1-1-219）。

【诊断】   呼吸道乳头状瘤病伴鳞状细胞癌。

【诊断依据】   中年女性，病史较长。主支气管开口处占位性病变，边缘光滑，与气管宽基底相连，气管侵袭不明显，考虑良性或低度恶性肿瘤。双肺多发空洞、树芽征，考虑由长期气管阻塞所致。以上特点符合乳头状瘤诊断。肺内多发结节，毛刺明显，不除外恶变可能。入院后行支气管镜检查病理示：鳞状细胞乳头状瘤恶变-中分化鳞状细胞癌（图 1-1-220、图 1-1-221）。

【分析】   鳞状细胞乳头状瘤起源于鳞状上皮细胞，所以恶变后为鳞癌。该例诊断经支气管镜检查活检病理明确。本病多为自限性，仅 2% 扩散至肺，故肺部的发病率更低。肺部结节生长缓慢，通常在发病 10 余年以后发生癌变，可为多中心癌变。喉部受累较多，声音嘶哑常见，哮鸣和喘鸣可能被误认为哮喘。影像学主要表现为喉部、气管支气管多发结节；肺部多发实性和囊性结节。结节逐渐缓慢演变为空洞，空洞外壁通常光整，内壁可见附壁结节，最后发展为薄壁囊腔，囊腔整体形态欠规则，囊壁可由鳞状细胞乳头状瘤构成，乳头状瘤沿肺泡壁贴壁生长，生长迅速则考虑鳞癌，也可以合并脓肿形成。本例病人青年起病，此次病情加重，经抗感染治疗后双肺仍有多发空洞，需要与以下疾病相鉴别：①细菌性肺脓肿，该病多有发热、咳浓臭痰症状，影像学多为厚壁空洞，多有液平，不支持此诊断。②非结核分枝杆菌空洞，该病可有多发小空洞和树芽征，病情反复，单纯肺部影像较难鉴别；但该例无低热、

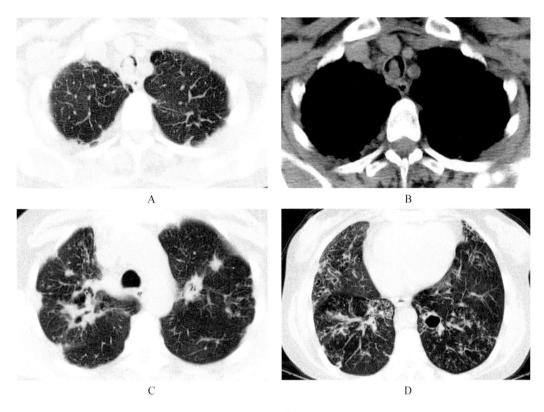

图 1-1-219 胸部 CT3

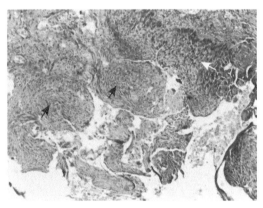

图 1-1-220 乳头状瘤-鳞状细胞癌
左侧红色箭头为乳头状瘤,可见纤维血管轴心,上皮细胞异型轻微;右侧黄色箭头鳞状上皮异型明显,为原位癌

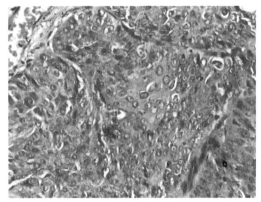

图 1-1-221 鳞状细胞癌区域

盗汗、乏力等症状,气管内可见肿块影,不支持此诊断。③真菌性空洞,病人间断应用抗生素为真菌感染高危因素,但真菌空洞内多有丝状结构及悬浮结节,可鉴别。该病还需要和肉芽肿性多血管炎(GPA)、朗格汉斯细胞组织细胞增生症(LCH)相鉴别。三者均有结节演变空洞并逐渐变薄形成囊腔的特点。GPA可累及气管,发生声门下狭窄但无结节,通常多系统受累,常合并鼻窦和肾病变,肺内常实变、结节、空洞共存,可有游走性。LCH喉部及气管正常,中上肺野分布为著,结节和空洞并存,空洞内少见附壁结节,肋膈角受累较少。呼吸道乳头状瘤为良性生物学行为,但有复发及恶变倾向,在治疗过程

中,须动态监测纤维支气管镜及胸部CT变化,警惕恶性病变的发生。

(日照市中医院呼吸科 王 蕾 提供)

十二、硬化性肺细胞瘤

肺硬化性血管瘤(pulmonary sclerosing hemangioma, PSH)1956年由Liebow和Hubbell首次报道,并认为是一种原发性血管增生并伴有继发性上皮增生的病变。1972年Hill和Eggleston等对PSH的血管起源提出质疑。2004年WHO将其归为肺杂类肿瘤,但未明确其组织学起源及分化方向。目前公认为起源于肺泡Ⅱ型上皮

细胞的良性肿瘤,其主要组成为上皮细胞,这些细胞在肺内呈不同程度、不同方向的分化。有学者报道其具有淋巴结、叶间胸膜转移或侵犯破坏细支气管及术后复发等恶性生物学行为。2015 年 WHO 将其命名为硬化性肺细胞瘤(pulmonary sclerosing pneumocytoma, PSP),归为肺腺瘤。肺腺瘤还包括肺泡性腺瘤、乳头状腺瘤、黏液性囊腺瘤、黏液腺腺瘤。

PSP 在亚洲较多见,欧美罕见,以中老年女性多见,女性多发的原因主要是因为瘤体内类固醇激素受体,尤其是黄体激素受体的表达。大多数无症状,部分病人有咳嗽、痰中带血、胸痛、胸闷等症状。

(一)病理

病理上,PSP 光镜学图像可用"两种细胞,四种结构"来描述。两种细胞:①基质圆形细胞:常呈圆形或多角形,大小基本一致,细胞质丰富,淡嗜伊红,胞核圆形,可见小核,核分裂象极少见,常融合成实性片块状,乳头区可见大量的该细胞;②立方形的表面细胞:现认为是反应性增生的Ⅱ型肺泡上皮,胞嗜酸性,核小一致,被覆盖在实质区间隙内,或在血管瘤样区腔隙内。四种结构:①乳头状结构,分枝状的乳头表面被覆立方形表面细胞,乳头状结构的蒂内含有圆形间质细胞,乳头轴心内间质可出现硬化,少部分区域可有黏液样改变;②实性结构,圆形间质细胞呈片状分布,其内可见呈小管状排列的立方形表面细胞及毛细血管散在分布;③血管瘤样区,充满血液的大腔隙被覆立方形表面细胞,并可见含铁血黄素沉积、泡沫样巨细胞及胆固醇裂隙,通常慢性炎细胞浸润不可见;④硬化性结构,在乳头轴心、血管瘤样区域周围及肿块实性区域,可见纤维组织增生伴透明变性的胶原灶。PSP 中常存在 2 个或 2 个以上的区域,真正以一种区域形式表现的极少(图 1-1-222、图 1-1-223)。免疫组化对 PSP 的诊断具有帮助。其中圆形细胞可分化为Ⅱ型肺泡上皮细胞,表面细胞则被认为具有多系分化潜能。圆形细胞可表达 EMA、TTF-1 和 CK,表面细胞则可表达 Vimentin 和弱的 EMA。PSP 常表现为 TTF-1、EMA、Vimentin、CK-7、CK-18 等上皮标记阳性,这可能与 PSP 起源于上皮细胞有关(图 1-1-224~图 1-1-227)。

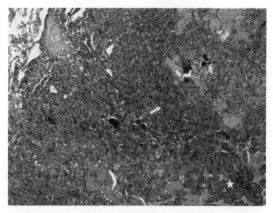

图 1-1-223　箭头所示为实性结构,星形示乳头状结构

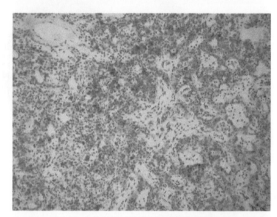

图 1-1-224　CK 染色显示表面细胞阳性,圆形间质细胞阴性

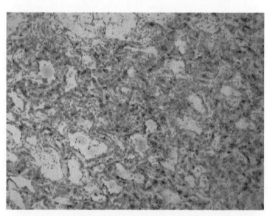

图 1-1-225　表面细胞和圆形间质细胞均显示 EMA 阳性

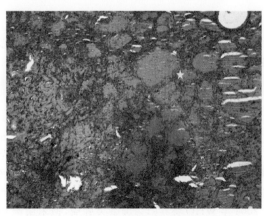

图 1-1-222　箭头所示为硬化结构,星形示出血区

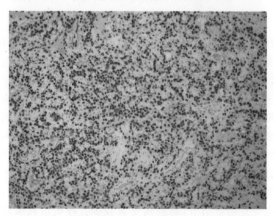

图 1-1-226　表面细胞和圆形间质细胞均显示 TTF-1 阳性

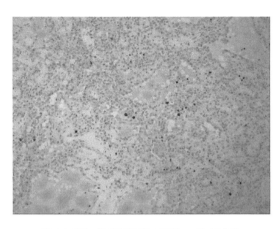

图 1-1-227 肿瘤细胞增殖指数 Ki-67 低表达

(二)影像学表现

1. 影像学表现

(1)数目及部位:多数为单发孤立结节或肿块,偶见多发报道;可原发于胸膜内,多数位于肺内,无肺叶分布优势,亦可生长于叶间裂,为肺内病变向叶间裂生长所致。

(2)形态:圆形或类圆形,境界清晰,无毛刺,部分可见浅分叶。

(3)密度:密度均匀,与肌肉相仿,30%可见结节样或点状钙化。

(4)增强方式:多数病例轻度到明显强化,多有延迟强化特点,具有一定特征性,部分结节强化不明显。PSP 增强程度及方式取决于组织成分和病灶大小,小病灶以血管型和乳头型为主,血管密度高,强化明显;随着病灶增大,实性和硬化性结构逐渐增多,而且分布不均匀,血管数目相对减少,因此强化程度较低。低密度区基本不强化,高密度区强化明显,易出现混杂密度,对诊断有提示意义。

2. 典型征象

(1)贴边血管征:即增强 CT 上可见病变边缘存在明显强化的点状血管断面(图 1-1-228 白箭),先于病灶早期明显增强并与肺动脉增强程度相近,平扫时容易被误认为卫星病灶。其形成原因可能为 PSP 的组织结构中增生扩张的毛细血管,但也有学者认为 PSP 推挤、压迫周围的血管等结构,从而产生聚拢、包绕(图 1-1-228 黑箭)等现象,CT 和术后病理均显示病灶边缘强化点状血管与肺门血管分支相延续(图 1-1-228、图 1-1-229)。

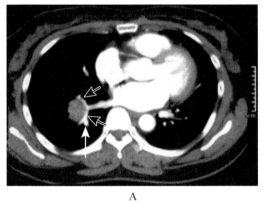
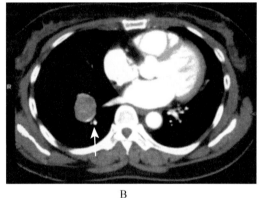

图 1-1-228 女,45 岁。贴边血管征

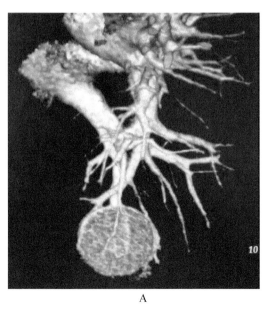
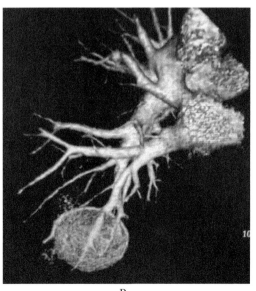

图 1-1-229 三维重建,贴边血管征

(2)空气新月征:表现为肿瘤周围新月形或半月形之无肺纹理的透亮区域(1-1-230红箭),可能是由瘤体血管破裂出血与气管相通或瘤体毛细血管增生使气道变形后形成肿瘤与包膜间的游离气腔(图1-1-230)。

(3)晕征:是指围绕病灶周围的斑片状磨玻璃密度影,病理可能为肿瘤出血导致病灶周围肺泡内可见红细胞及含铁血黄素沉着(图1-1-230黑箭)。晕征伴空气新月征同时发生可被认为是PSP特征性表现。有学者认为晕征与空气新月征的形成机制是一致的,所以影像诊断如考虑PSP,病灶出现晕征,要努力寻找空气新月征,有时还需多平面重建,如发现空气新月征有利于PSP的诊断。

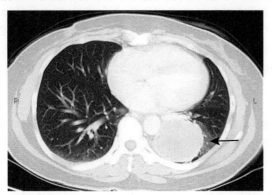

A

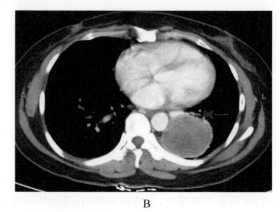

B

图1-1-230 空气新月征(红箭)和晕征(黑箭)

(4)尾征:是指从病灶周围发出偏向肺门的尾状结构,其发生与PSP对肺门血管有生长趋向性有关(图1-1-231)。

(5)肺动脉为主征:表现为与健侧相同位置肺动脉比较,病灶周围近肺门端的肺动脉管径增粗,且与病灶分界欠清,推测可能与该类富血供肿瘤在生长过程中需要更多的肺动脉供血有关(图1-1-232)。该征象虽然不是PSP的

常见表现,但一旦出现,则对该病的诊断极有帮助,同时也有助于与其他良性病变的鉴别。

(6)少见征象

1)钙化、囊变、坏死:钙化灶可位于周边或中心,表现为斑片状、砂砾状及点状钙化,个别为粗大钙化,其原因是硬化区钙盐沉着所致(图1-1-233)。囊变、坏死(图1-1-234)表现为相对低密度影,是由于PSP为富血供肿瘤,且

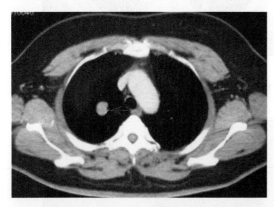

图1-1-231 尾征

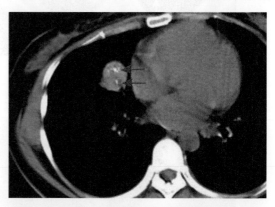

图1-1-233 中央性砂砾样钙化

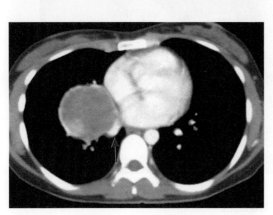

图1-1-232 肺动脉为主征

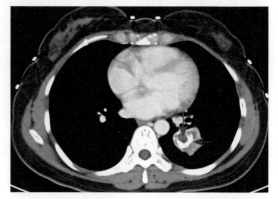

图1-1-234 粗大钙化(红箭)和囊变坏死(蓝箭)

易出血,当出血较多,而邻近支气管阻塞,不能将血排出,便产生囊变区域。

2)胸膜增厚、粘连:多为位于胸膜下区片块状肿块,随着瘤体增大,瘤内小血管粗大硬化并破裂出血易造成感染,由此引起周围胸膜粘连、增厚(图 1-1-235),当破坏邻近小气道则可形成小空泡(图 1-1-236)。

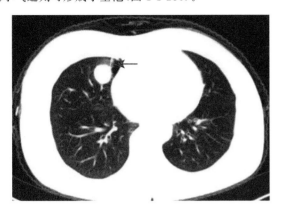

图 1-1-235　胸膜粘连

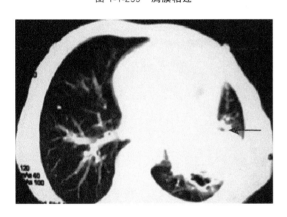

图 1-1-236　感染并空泡形成

PSP 为良性肿瘤,生长缓慢,预后良好,但临床表现及影像表现无明显特异性,容易误诊。目前,手术完整切除是治疗 PSP 的唯一有效方法,按肿瘤的大小、部位,可行肺段、肺叶或全肺叶切除术,或胸腔镜微创手术治疗。部分 PSP 表现为侵袭性生长,少数 PSP 可发生周围淋巴结转移、局部复发及胸膜转移,但发生周围淋巴结与胸膜转移的 PSP 并不影响其预后,与局部复发者一样,再次手术切除仍可取得满意的治疗效果。

参 考 文 献

Chiba W,Sawai S,Yasuda Y,et al. 1995. Positive expression of cmyc and p53 products in two cases of pulmonary sclerosing hemangioma. Nihon Kyoba Shikka Gakkai Zasshi,33(12):1348-1354.

Katakura H,Satom,Tanaka F,et al. 2005. Pulmonary sclerosing hemangioma whith metastasis to the mediastinal lymph node. The Annals of Thoracic Surgery,80:2353-2356.

Liebow AA,Hubbell DS. 1956. Sclerosing hemangioma (histiocytoma,xanthoma)of the lung. Canner,9:53-57.

Nam JE,Ryu YH,Cho SH,et al. 2002. Air-trapping zone surrounding hemangioma of the lung. J Comput Assist Tomogr,26(3):358-361.

(三)病例解析

1. 病例 1:男,37 岁。咳嗽、咳痰、胸痛 1 月余。

胸部 CT 示右下肺圆形影,边缘光滑,其内可见钙化,增强扫描轻度强化(图 1-1-237)。

【诊断】　硬化性肺细胞瘤。

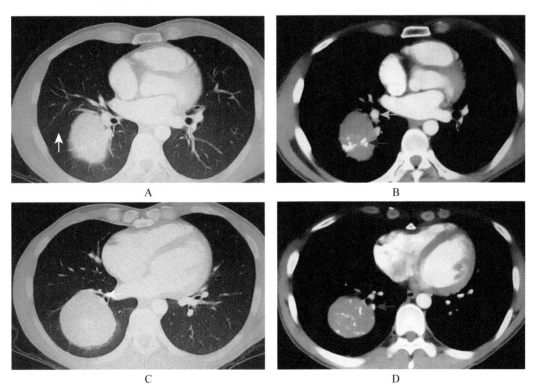

A

B

C

D

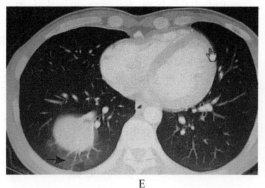

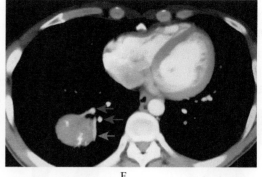

E F

图 1-1-237　胸部 CT1

【诊断依据】　该例为 PSP 典型影像,包括空气新月征(图 1-1-237 黄箭)、晕征(图 1-1-237 粉箭)、贴边血管征(图 1-1-237 蓝箭)及周围血管包绕征(图 1-1-237 橙箭)、肺动脉为主征(图 1-1-237 绿箭)、钙化(图 1-1-237 红箭)、胸膜增厚、粘连(图 1-1-237 紫箭)等。本例还向叶间裂胸膜生长(图 1-1-237 白箭),几乎囊括了 PSP 所有的影像学特征。结合病人为男性,实属罕见。

（青海大学附属医院心胸外科　王　伟　提供）

2.病例 2:女,45 岁。体检发现左下肺占位 1 月。

胸部 CT:左下肺占位性病变,边缘清晰,其内见钙化灶,强化不均匀(图 1-1-238)。

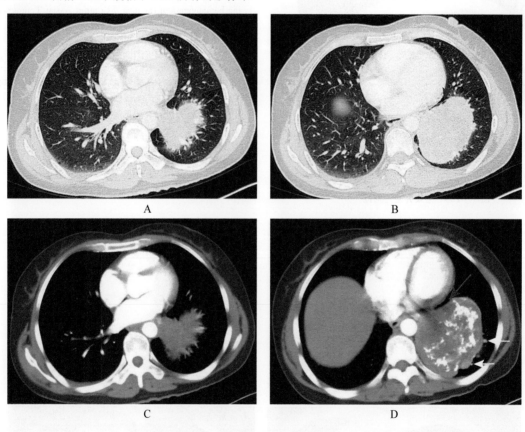

A B

C D

图 1-1-238　胸部 CT2

【诊断】　硬化性肺细胞瘤。

【诊断依据】　本例为左下肺巨大椭圆形肿块,无明显分叶、毛刺、胸膜凹陷征表现,不支持肺癌诊断。病变内钙化明显,需考虑错构瘤可能,但病变周围有明显空气新月征(图 1-1-238 红箭)和贴边血管征(图 1-1-238 白箭),结合病人为中年女性,症状不明显,首先考虑 PSP 诊断。钙化明显考虑硬化区钙盐广泛沉着所致。病人经手术证实为 PSP。

（郑州人民医院影像科　张　伟　提供）

3.病例 3:中年女性,体检发现右肺病变。

胸部 CT:右肺上叶前段纵隔旁可见 4.8cm×3.8cm 团块样影,边缘光整,增强扫描肿块不均匀明显强化(图 1-1-239)。

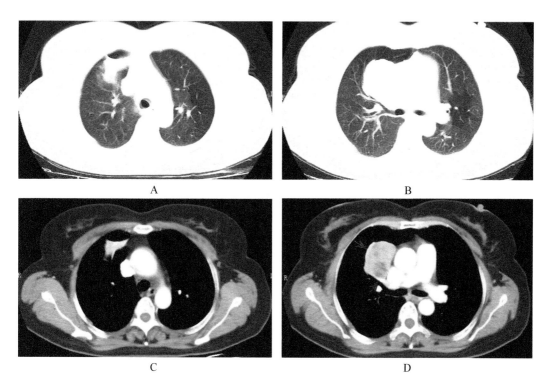

图 1-1-239　胸部 CT3

【诊断】　硬化性肺细胞瘤。

【诊断依据】　病人病灶最大层面的最大径线位于肺内及病灶周围有磨玻璃样密度影,支持定位于肺内。病灶大部边缘与心脏大血管的界线清楚,支持良性病变。发生于肺内的肿块影,紧贴纵隔,密度均匀,边缘清楚,有桃尖征、平直征、向心性弓形凹陷征,纵隔、邻近支气管受推挤移位,肿块不均匀明显强化,内见数个低密度无强化区,主要见于机化性肺炎、PSP 等。病变虽有桃尖征、平直征、向心性弓形凹陷征,不能除外机化性肺炎,但该影像血管包绕征明显(图 1-1-239 红箭),仍需首先考虑 PSP。病人病理结果:(右肺上叶)良性病变,倾向 PSP。支气管切缘、血管切缘未见肿瘤残存。免疫组化:CK 上皮(＋)、CK7 上皮(＋)、Vimentin(＋)、EMA(＋)、ER(＋)、PR(＋)、TTF-1(＋)、Ki-67(＋,阳性细胞＜5%)结果支持"右肺上叶" PSP。

(成都市第五人民医院影像科　杨　智　提供)

4. 病例 4:女,51 岁。

胸部 CT:左肺占位性病变(图 1-1-240)。

【诊断】　肺腺癌。

【诊断依据】　左肺上叶病变,周围可见磨玻璃影,毛刺明显,首先考虑肺癌特别是肺腺癌可能。左下肺病变不除外转移可能。

诊治经过:病人行左下肺穿刺病理提示 PSP。行 PET示左肺上叶结节灶,未见异常 FDG 代谢;左肺下叶结节灶,略高 FDG 代谢(图 1-1-241),结合病理资料,符合PSP。病人手术示左肺上叶高分化腺癌,累及脏胸膜;支气管切线未见癌。肺门淋巴结、第 7、9、10 组淋巴结均未查见癌;左下肺为 PSP。PSP 多为单发,多发少见,合并肺癌更少见。该病例提示我们临床疾病诊断有复杂性,需综合分析,避免漏诊、误诊。

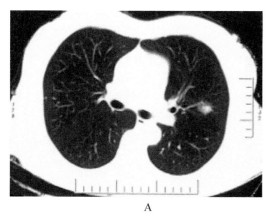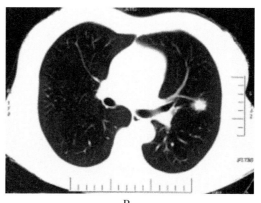

A　　　　　　　　　　　　　　　B

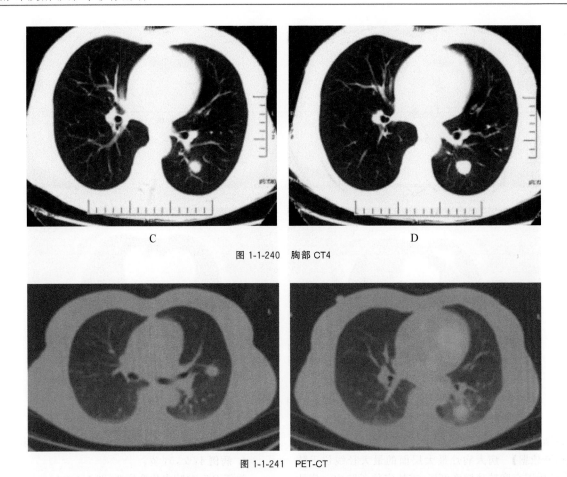

C   D

图 1-1-240　胸部 CT4

图 1-1-241　PET-CT

5. 病例 5:女,42 岁。有胸闷感 2～3 年。
胸部 CT:左肺下叶后基底段近胸膜结节影,密度均

匀,边缘清楚,邻近胸膜肥厚,增强扫描示不均匀强化,中
心见无强化区,有贴边血管征(图 1-1-242)。

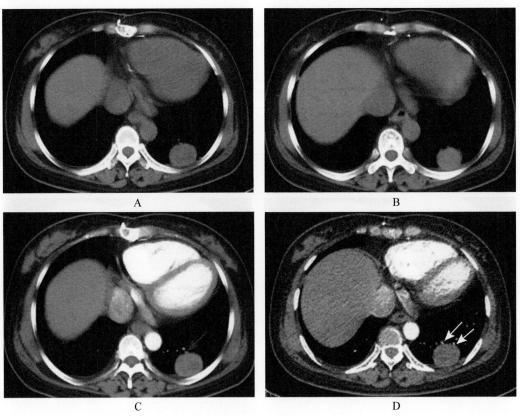

A   B

C   D

图 1-1-242　胸部 CT5

【诊断】　硬化性肺细胞瘤

【诊断依据】　中年女性，左肺下叶后基底段类圆形团块影，边缘清楚光滑，密度均匀，邻近胸膜增厚，增强扫描呈轻中度均匀强化，肿块边缘可见贴边血管征（图 1-1-242 白箭），肿块上缘可见尾状突起（图 1-1-242 红箭），这些表现比较符合 PSP 的表现。由于肿块邻近胸膜，需要与神经源性肿瘤相鉴别。神经源性肿瘤以神经鞘瘤多见，神经

鞘瘤常伴有囊变、坏死，增强扫描强化较明显，常呈环状强化或不均匀强化。本例病变密度较低，尚需与支气管囊肿相鉴别，后者多无尾征和贴边血管征，易鉴别。

（上饶市肿瘤医院影像科　苏青青　提供）

6. **病例 6**：女，40 岁。体检发现胸部占位。

胸部 CT：右肺上叶支气管后缘肿块影，密度均匀，边缘清楚（图 1-1-243）。

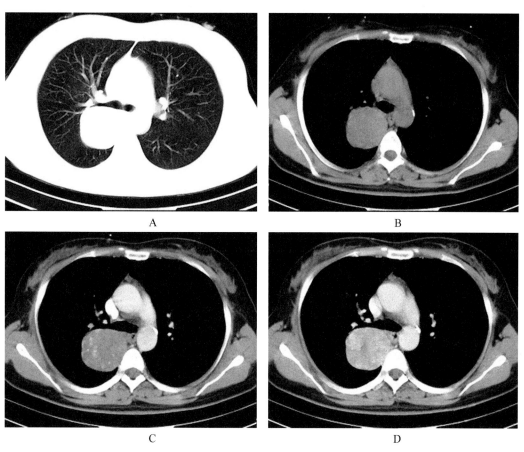

图 1-1-243　胸部 CT6

【诊断】　硬化性肺细胞瘤。

【诊断依据】　肿块位于右支气管后缘，边界清楚，右肺上叶支气管通畅，轻度受压抬高，虽无贴边血管征、尾征，但肿块增强扫描呈明显渐进性强化，延期强化明显，结合病人为中年女性，首先考虑 PSP 并经病理证实。

7. **病例 7**：女，36 岁。间断咯血 2 周，每次 5～30ml 鲜血不等。

胸部 CT：左肺大片状阴影，内可见多发空洞，大小不一，可见液平，周围可见渗出影（图 1-1-244）。

【最初诊断】　肺脓肿。

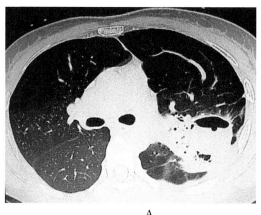
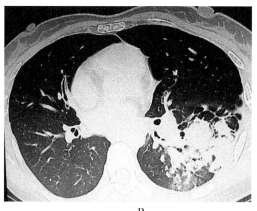

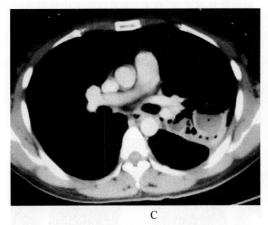
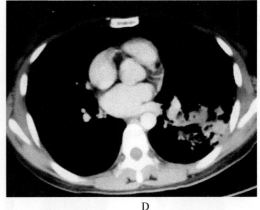

图 1-1-244　胸部 CT7

【诊断依据】　病人左肺可见不规则团片状实变影,密度不均,边缘不清,病灶内见多发大小不等空洞,较大空洞内有液平,左肺下叶多发斑片状实变影、大小不等结节影及树芽征,边缘不清。增强示病灶不均匀强化,内有多发片状低密度无强化区。首先考虑肺脓肿。病人手术病理最终诊断:左肺 PSP 并肺脓肿。

【分析】　该例 PSP 极不典型,属于 PSP 的少见征象。

病人无明显发热,病变范围广泛,不能单纯用肺脓肿解释。病人以咯血为主诉,影像学符合 PSP 随瘤体增大,瘤内小血管粗大硬化并破裂出血,进而造成感染,并由此引起周围胸膜粘连、增厚,因破坏邻近小气道而形成小空泡的特点。

（青海大学附属医院心胸外科　王　伟　提供）

8. **病例 8**:女,54 岁。咳嗽、咳黄痰 1 周。

胸部 CT:右肺上叶占位性病变(图 1-1-245)。

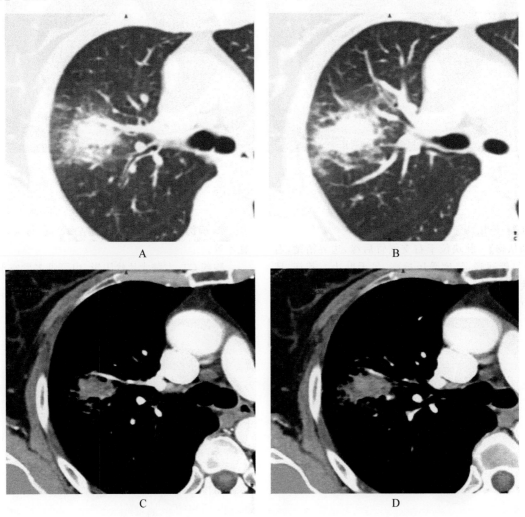

图 1-1-245　胸部 CT8

【诊断】　硬化性肺细胞瘤。

【诊断依据】　中年女性,右肺上叶前段球形病变,上缘可见贴边血管征和空气新月征,周围渗出明显,外缘可见炎性改变,胸膜粘连,邻近小气道破坏,形成小空泡,考虑 PSP。病人术中见右上肺与胸壁、叶间裂有部分粘连,病灶位于右肺上叶前段,大小约 5.5cm×5cm×3cm,质韧,活动度差,切除术后病理为 PSP。

(贵州医科大学附属医院影像科　张　燕　提供)

9. 病例 9:女,50 岁。胸闷 2 月余。

胸部 CT:右肺中叶内侧段直径约 4cm 类圆形肿块,边缘清晰,边缘可见点状钙化,增强后病变呈显著强化,强化后病变内部可见囊变,边缘较光整,且为多发(图 1-1-246)。

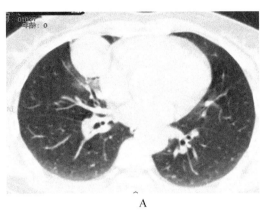
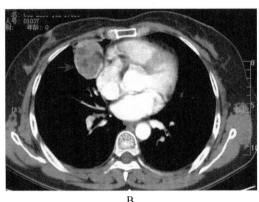

A　　　　　　　　　　　B

图 1-1-246　胸部 CT9

【诊断】　硬化性肺细胞瘤。

【诊断依据】　PSP 女性约占 90%,其中以 40~60 岁好发,本病均符合。PSP 的钙化(图 1-1-246 红箭)发生率较高,也是较为特征的征象。肺内钙化的良性病变如结核球和错构瘤大多数不强化或轻微强化。囊变是该病的又一个特征性表现。肺癌和错构瘤等几乎不囊变,囊变表现为边缘清晰的囊变区,强化后显示更加清晰。在肺内显著强化的结节,其内若出现囊变,应首先考虑为 PSP。本例亦最终经病理证实为 PSP。

第二节　间叶来源肿瘤

一、肺错构瘤

错构瘤最早由德国病理学家 Albrecht 于 1904 年提出,用以描述器官内正常组织可能因发育异常而导致的某种肿瘤样畸形。1934 年,Goldsworthy 将此词应用于肺内包含脂质和软骨成分的良性肿瘤。肺错构瘤曾被称为软骨瘤性错构瘤、错构软骨瘤、纤维软骨脂肪瘤及间质瘤等。近年来,细胞学及遗传学研究证明它是一种起自支气管未分化间质细胞的真正的间叶性肿瘤,而不是单纯的发育异常。肺错构瘤常存在染色体(3;2)(q27-28;q14-15)异位,导致高迁移率蛋白基因 HMGA2 和 LPP 基因融合。HMGA2-LPP 融合基因由 HMGA2 的 1~3 号外显子和 LPP 的 9~11 号外显子组成,这种异位似乎存在于所有肺错构瘤中。

(一)病理

典型的肺错构瘤为实性,呈圆形、椭圆形或浅分叶状,部分可见薄而完整的纤维包膜,剖面呈灰白色或黄白色,质韧或硬。或见不规则软骨样条纹结构,肿瘤与肺组织界线清楚。肺错构瘤主要由软骨或者软骨样组织混杂数量不等的包括脂肪、黏液样纤维结缔组织、平滑肌和骨组织等间叶成分组成(图 1-2-1~图 1-2-4)。镜下见肿瘤包含多种间充质成分,从纤维黏液样或软骨连接组织(不成熟

软骨)到成熟的软骨和良性支气管上皮细胞,有时也可见脂肪、肌肉、骨髓和骨骼组织。支气管内的肺错构瘤可以主要由脂肪成分组成。免疫组化染色对间叶组织标记和类固醇激素受体呈阳性反应,但免疫组化并不是诊断所必要的。肺错构瘤的组织成分分化成熟,间叶及上皮组织表达各自正常免疫表型,Ki-67 指数普遍偏低(<3%),提示其惰性的生物学行为和良好预后。

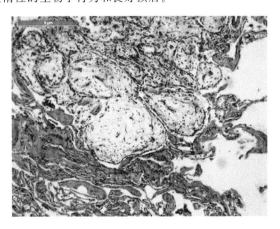

图 1-2-1　错构瘤全景图,肿瘤与肺组织界线清楚

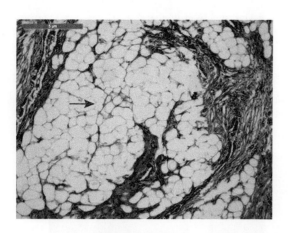

图 1-2-2　脂肪成分

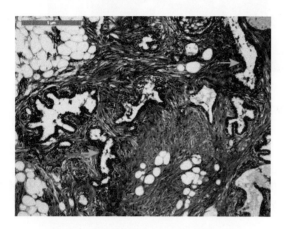

图 1-2-3　平滑肌(红箭)和支气管黏膜(绿箭)

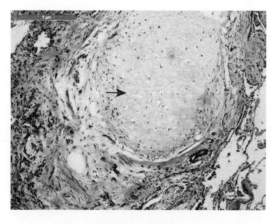

图 1-2-4　软骨成分

(舟山市肺癌研究中心　王兆宇　提供)

(二)分类

肺错构瘤占肺内良性肿瘤的 75% 左右,根据组成成分不同分为软骨型和纤维型,以软骨型最常见。软骨型的主要成分为软骨及被覆纤毛柱状上皮的裂隙。纤维型为肺泡及呼吸性细支气管的发育异常所致,其主要成分为纤维组织及被覆立方上皮的裂隙或囊腔。根据发生部位不同可分为中央型(支气管内型)和周围型。发生于气管、叶支气管黏膜下为中央型;发生于肺内的称为周围型,以周围型多见,多位于胸膜下,约占 90%。以肺内孤立性结节为特征的周围型肺错构瘤发病率居肺内孤立性病灶的第 3 位,占 5%~10%,仅次于肺癌和肉芽肿性病变。

(三)临床表现

本病可发生在任何年龄,但 40 岁以上占大多数,男性多见,较女性多 2~3 倍。通常病人无症状,大多在体检时 X 线胸片上偶然发现,当肺错构瘤发展到一定大小,足以刺激支气管或压迫支气管造成支气管狭窄或阻塞时,可出现咳嗽、胸痛、发热、气短、血痰甚至咯血等临床症状。

(四)影像学表现

周围型肺错构瘤典型的影像学表现为肺内孤立的圆形或椭圆形肿块影,含脂肪成分和钙化灶(图 1-2-5),大小以 2~3cm 多见,超过 10cm 的肺错构瘤非常罕见(图 1-2-6)。肺错构瘤有完整的纤维包膜,界线清楚,边缘光滑,瘤肺界面截然,周围肺组织正常,没有与肺门相连的索条影与支气管影(图 1-2-7)。个别病例可见血管影进入病灶内,多由分叶处进入,多以此与肺癌相鉴别。多发性(图 1-2-8)或囊性肺错构瘤(图 1-2-9)偶见报道。随诊体积极缓慢增长,每年(3.2±2.6)mm(图 1-2-10)。肺门及纵隔多无肿大淋巴结。部分病灶如靠近胸膜可伴有局限性胸膜增厚(图 1-2-11),少数病例可与胸膜粘连,但极少出现胸膜凹陷征,出现血管集束征及胸膜凹陷征时,与肺癌鉴别困难。错构瘤是最常见的可出现分叶的良性病变,可有浅分叶(图 1-2-12),一般无深分叶、毛刺征及卫星灶。也有学者认为肿瘤边缘长毛刺和深分叶正是肺错构瘤的一个特征(图 1-2-13),是其组成成分差异大的外在表现。以软骨和纤维成分为主的肺错构瘤易表现为边缘分叶和长毛刺。肺错构瘤钙化出现率为 15%~65%,中心型钙化多见。爆米花样钙化为肺错构瘤的特征性表现(图 1-2-14),比例仅占 10%~15%,肺错构瘤尚有点状、块状、环状或弧线状等其他形式的钙化,钙化主要是软骨内钙盐沉积而成。钙化的发生与肿瘤大小有关,肿瘤越大,钙化发生率越高,典型的爆米花样钙化发生率越高。约 50% 的错构瘤中含有脂肪(图 1-2-15、图 1-2-16),使得肿块的离散度极大,像素检测分析中至少有 8 个像素的区域 CT 值在 -40~-120HU,即可以诊断有脂肪成分。孤立性肺结节中出现脂肪成分一般仅见于错构瘤、脂质性肺炎和脂肪瘤,后两者一般无钙化,所以 CT 检测出瘤内脂肪成分和钙化有重要的诊断价值。瘤内无坏死区,密度不均,但无空洞也是肺错构瘤的重要 CT 特征。影像学检查未发现软骨或脂肪组织密度并不能轻易排除肺错构瘤的诊断。

由于结节的强化程度取决于对比剂进入血管外间隙的数量及结节的富血管程度,肺错构瘤强化不明显或呈轻度强化,这可能与肺错构瘤大部分由软骨成分构成,肿瘤组织内的微血管密度低和肿瘤血管间质较少、血管壁更易纤维化的组织特点等有关。通常纤维组织为主型肺错构瘤平扫边缘密度高而中心密度低,增强扫描则边缘和中心呈等密度;脂肪为主型肺错构瘤增强扫描边缘密度更高、中心密度更低(图 1-2-17);软骨和钙化为主型肺错构瘤增强扫描 CT 值与平扫无变化。少数病灶强化明显或呈间隔样强化,其病理基础是肿瘤软骨成分较少,软骨间的结

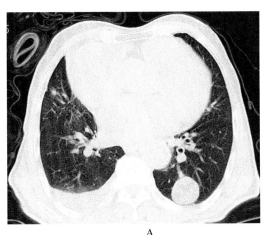
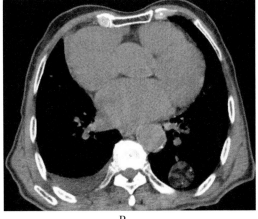

图 1-2-5　男,86 岁。左肺下叶错构瘤,内可见钙化和脂肪成分

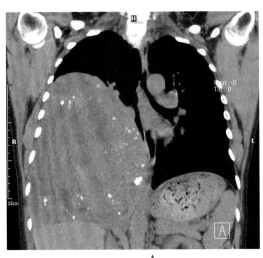
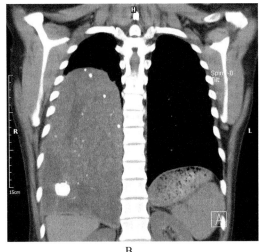

图 1-2-6　女,39 岁。右侧胸腔巨大错构瘤

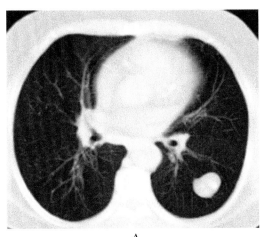
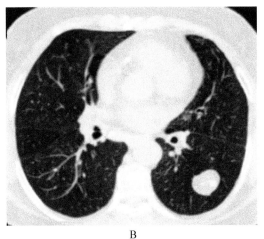

图 1-2-7　女,75 岁。左下肺错构瘤,瘤肺界面截然

缩组织间隙宽,其内血管含量丰富。肺错构瘤强化方式符合良性肿瘤特征,与肺癌及炎性病变的强化方式不同。目前认为肺内病灶强化值<20HU 多提示良性,20~60HU 提示为恶性,炎性病变强化值多>60HU。大部分肺错构瘤以软骨样成分为主,缺乏血管结构,增强扫描病灶强化值多<20HU

(图 1-2-18),可与炎性肉芽肿、肺癌等相鉴别。

少数病例出现于支气管腔内呈息肉样生长,不向外侵犯,表面光滑,部分有蒂,在支气管镜下可以被推动(图 1-2-19)。腔内型结节的组织成分与周围型一致,其密度表现也与周围型相仿。

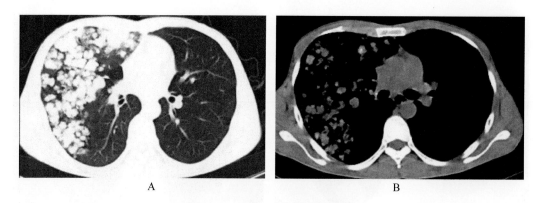

图 1-2-8　男,30 岁。右肺多发错构瘤

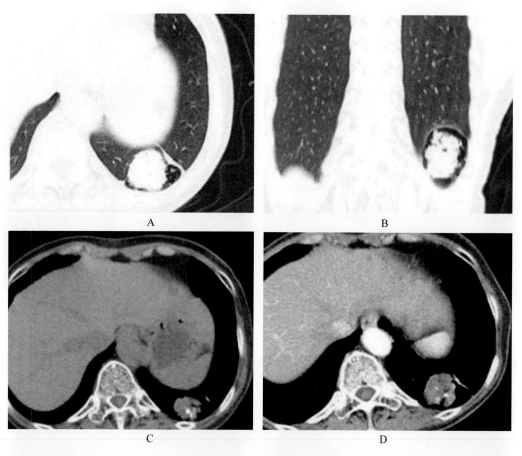

图 1-2-9　女,64 岁。囊性错构瘤。平扫 CT 值－18～39HU,强化 CT 值 19～56HU

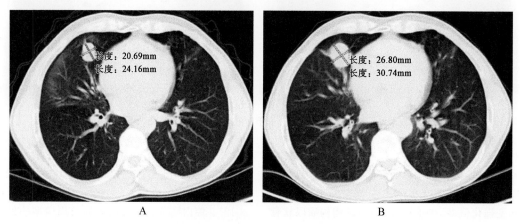

图 1-2-10　男,48 岁。2008.04.17 和 2010.06.15 胸部 CT 比较,病变缓慢增大

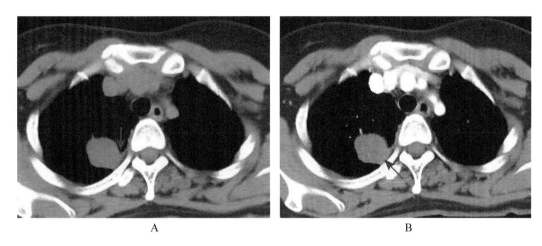

图 1-2-11　女,48 岁。软骨性错构瘤,邻近胸膜增厚

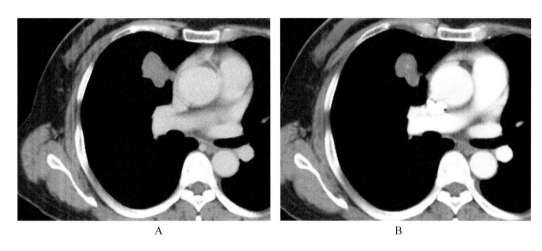

图 1-2-12　女,41 岁。伴有分叶的错构瘤

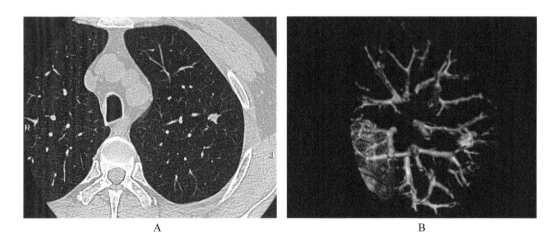

图 1-2-13　男,58 岁。左肺上叶错构瘤,有长毛刺和分叶

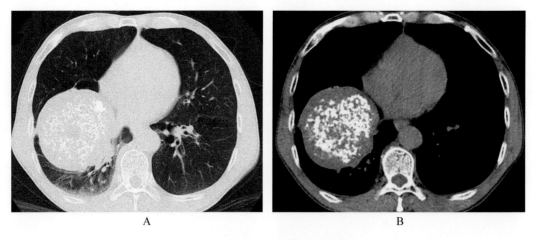

A　　　　　　　　　　　　　B

图 1-2-14　男,57 岁。爆米花样钙化

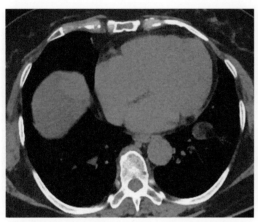

图 1-2-15　女,58 岁。病变外周脂肪密度影

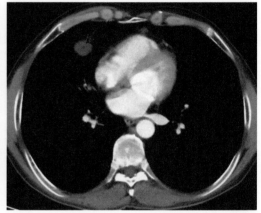

图 1-2-16　男,48 岁。病变中心脂肪密度影,平均值－23HU

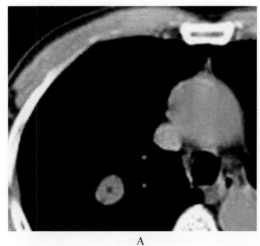

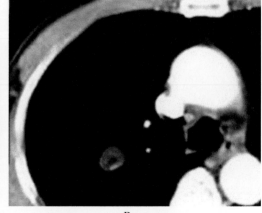

A　　　　　　　　　　　　　B

图 1-2-17　男,63 岁。中央部脂肪成分明显,增强扫描边缘明显强化

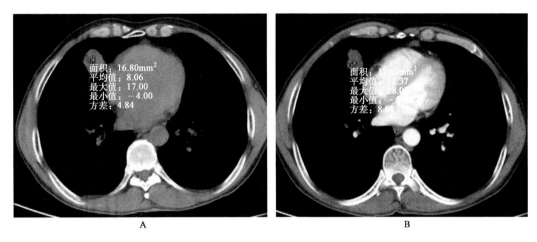

图 1-2-18　男,48 岁。增强扫描病灶强化不明显

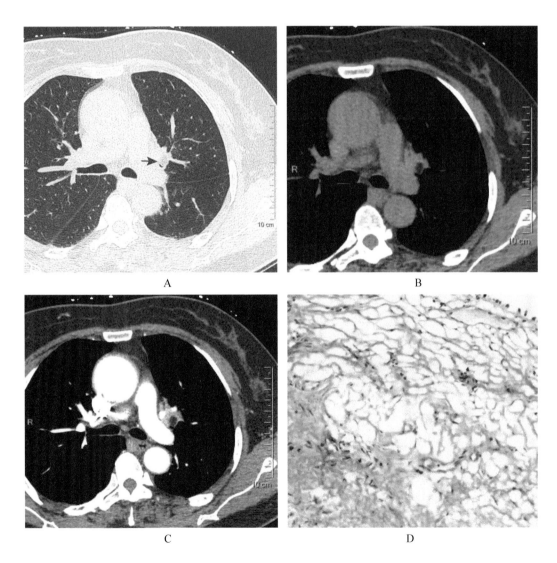

图 1-2-19　女,54 岁,咳嗽、憋闷 4 月。A～C. 胸部 CT 示左肺上叶支气管内软组织密度阴影。D. 病理:(左肺上叶支气管)脂肪瘤样错构瘤,周围肺组织内支气管扩张、炎细胞浸润、小脓肿形成

(五)鉴别诊断

肺内型错构瘤需要与结核球相鉴别。肺错构瘤边缘光滑,钙化多呈环状、点状,或典型爆米花样钙化,部分 CT 可显示脂肪样密度,无卫星灶;而结核球通常有结核病史, 其钙化多呈斑片状或不规则钙化,周围常有卫星灶。肺错构瘤还应与周围型肺癌区别。肺错构瘤边界清楚,无毛刺,肿块内混杂密度,无胸膜凹陷征及血管集束征,增强扫描无明显强化或轻度强化,均有别于肺癌的 CT 表现。转

移瘤若为肺内孤立结节影,易与本病混淆,转移瘤有原发肿瘤病史,一般密度均匀,无脂肪组织,少见钙化,增强扫描一般有强化,而肺错构瘤无明显强化。周围型腺瘤亦表现为肺实质内的圆形或类圆形软组织密度结节阴影,轮廓光滑,边缘清楚锐利,但腺瘤密度均匀一致,瘤灶内也可见小点状钙化,而肺错构瘤的钙化是爆米花样,腺瘤增强扫描呈均匀性显著强化,女性好发,而错构瘤好发于 40 岁左右的男性。支气管内型肺错构瘤影像多表现为支气管阻塞后的继发性改变,与其他病变引起支气管阻塞后的改变极为相似,应注意与支气管肺癌、支气管结核、异物等相鉴别,确诊靠纤维支气管镜病理明确。

(六)治疗

肺错构瘤大多数为良性,恶性仅占 0.5% 左右,由于本病有时难以与周围型肺癌相鉴别,因此多主张早期手术。对中、老年人肺部孤立性病变不能肯定为良性者,均应做手术探查。手术方式的选择应根据肿瘤的大小、梗阻的部位及掌握的技术方法进行。周围型病变多位于胸膜下肺实质内,与支气管无任何联系,多呈球形或不规则形分叶状,境界十分清楚,与肺组织之间常有明显的纤维性包膜分隔,故手术易于完整摘除瘤块。肺内型肺错构瘤的手术方式主要为肿瘤剜出和肺组织楔形切除。肺叶切除和全肺切除见于以下情况:①肺错构瘤位于肺叶的深部且

与肺门结构严重粘连者;②远处肺组织失去功能者;③多发或巨大肺错构瘤使得不能局部切除者。支气管内型肺错构瘤的早期病变可在内镜下行腔内肿瘤切除,若肿瘤位于肺段开口,单纯切除困难,病灶基底宽或远端肺组织改变不可逆时应行肺叶切除或肺叶袖式切除。

参 考 文 献

Hutter J,Reich-Weinberger S,Hutarew G,et al. 2006. Giant Pulmonary Hamartoma-A Rare Presentation of a Common Tumor. Ann Thorac Surg,82;e5-7.

Park KY,Kim SJ,Noh TW,et al. 2008. Diagnostic efficacy and characteristic feature of MRI in pulmonary hamartoma:comparison with CT,specimen MRI,and pathology. Comput Assist Tomogr,32(2):319-325.

Schocken DD,Arrieta MI,Leaverton PE,et al. 1992. Prevalence and mortality rate of congestive heart failure in the United States. J Am Coll Cardiol,20(2):301-306.

(七)病例解析

1. **病例 1:**男,40 岁。查体发现右肺肿块。

胸部 CT:右肺中上叶不规则高密度肿块影,周边尚光滑,病灶内密度均匀,可见中心性钙化灶(图 1-2-20)。

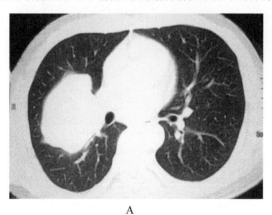

A

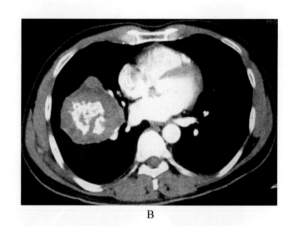

B

图 1-2-20 胸部 CT1

【诊断】 肺错构瘤。

【分析】 病人影像学为典型爆米花样钙化,诊断明确,最终经手术证实(图 1-2-21、图 1-2-22)。肺错构瘤典型爆米花样钙化可位于胸膜下或近肺门处。肿瘤的钙化主要是软骨内钙盐沉积而成,钙化可有由少到多、由砂砾到钙斑、由不规则钙化渐变为爆米花状钙化的过程。如果在随访过程中肺结节缓慢增大且钙化逐渐增多,或出现爆米花样钙化,肺错构瘤诊断为首选。在我国肺内病变钙化最常见的疾病是结核,原发性肺癌及瘢痕癌中可偶见钙化。钙化本身并不是肺错构瘤特征性改变,所谓爆米花状钙化在肺错构瘤中出现的概率也少,钙化的发生与肿瘤的大小有关,肿瘤越大,钙化的发生率高,典型的钙化发生也相应增高。本例病变超过 10cm,钙化明显,符合该规律。

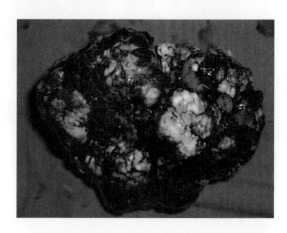

图 1-2-21 错构瘤大体标本,肿瘤界线清楚,分叶状

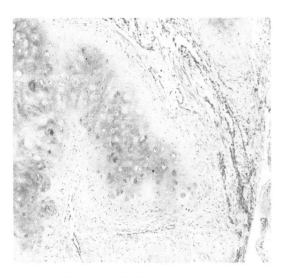

图 1-2-22　软骨呈岛状(HE,400×)

2. 病例 2:女,56 岁。查体发现肺部占位。

胸部 CT:左下叶肺门旁跨斜裂较大类圆形肿块(图 1-2-23),内密度不均匀,CT 值离散度较大,可见多发点状脂肪密度影及数个点状钙化影,未见明确空泡或空洞,边缘清楚规整,其周围肺组织正常,无胸膜凹陷征。增强扫描动脉期肿块呈均匀强化,其内多发点状低密度影无强化(图 1-2-23C),静脉期强化程度下降(图 1-2-23D)。

【诊断】　肺错构瘤。

【诊断依据】　该病人病灶内部密度不均但无空洞,有多发点状脂肪密度影(图 1-2-23 红箭)及数个点状钙化影,密度不均但无空洞是肺错构瘤的一个重要 CT 特征,平扫病灶内见钙化及脂肪密度,也为诊断提供了极有价值的参考。肿块呈类圆形,边缘清楚规整,周围肺组织正常,无胸膜凹陷征,是肺错构瘤的重要的形态特征。肺错构瘤组织成分的复杂性决定了其强化表现的不同。当肺错构瘤含

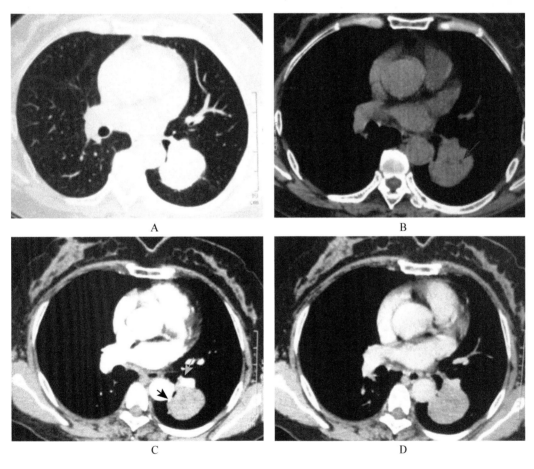

A

B

C

D

图 1-2-23　胸部 CT2

脂肪及软骨成分较多,血管含量少,血供不丰富,CT 增强表现为轻度强化或无明显强化。当含平滑肌及腺体成分多时,可出现较明显的强化。本例强化特点亦符合肺错构瘤诊断。病人术中见肿瘤表面粘连,切面灰白色,质韧,伴灶性囊性变。病理示左肺下叶软骨瘤性错构瘤。

【分析】　肺错构瘤通常含有脂肪、软骨、纤维组织和上皮成分,这使得肿块的 CT 值离散度极大。脂肪密度的显示对肺错构瘤具有特异性诊断价值。本例影像学可见

贴边血管征(图 1-2-23 黑箭)和动脉为主征(图 1-2-23 绿箭),需与硬化性肺细胞瘤相鉴别。硬化性肺细胞瘤病灶内无脂肪成分,如出现钙化,多为边缘性钙化。增强扫描多有延迟强化,本例静脉期强化有下降趋势,以上特点不支持硬化性肺细胞瘤诊断。肺错构瘤病灶虽然生长缓慢但会逐渐增大,可以出现周围支气管血管束受压推移,所以也可以出现贴边血管征。

(淄博市张店区中医院　梁晓宏　提供)

3. 病例3：男，57岁。查体发现右肺占位。

胸部CT：右肺下叶类球形影，边缘清楚，密度均匀，平

扫及增强CT值均为－7HU（图1-2-24）。

【诊断】 肺错构瘤。

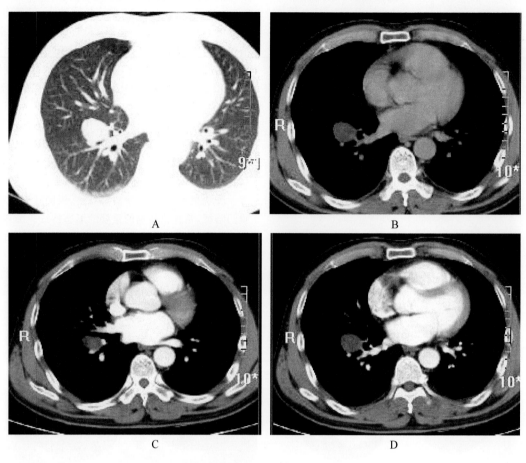

A

B

C

D

图 1-2-24 胸部 CT3

【诊断依据】 中年男性，胸部CT示右肺下叶低密度肿块，密度均匀，低于胸壁肌肉，CT值约为－7HU，边缘规整，未见明显分叶及毛刺，增强扫描动脉期病灶未见明显强化，边缘可见明显强化的点状血管断面，考虑为贴边血管征，该例特点符合肺错构瘤。鉴别诊断应除外支气管肺囊肿和硬化性肺细胞瘤。支气管肺囊肿CT值变化较大，典型者CT值为0～20HU，多为浆液性囊肿；而黏液性囊肿蛋白质含量高或合并感染，CT值则增高至30～40HU或更高；若合并囊内出血CT值可达70～80HU；极少数囊肿内容物含钙或含有草酸钙结晶，其CT值可很高，甚至可达100HU以上。增强扫描部分囊壁轻度强化而内含液不强化，有助于与实体性肿瘤相鉴别。本例CT值约为－7HU，不支持支气管肺囊肿诊断。本例病变无明显强化，虽有贴边血管征，不支持硬化性肺细胞瘤诊断。最终经手术病理证实该诊断。

【分析】 约有50%的肺错构瘤不出现典型钙化及脂肪密度，无钙化及脂肪成分，不能除外肺错构瘤。Siegelman等根据肿瘤内有无脂肪或钙化，把肺错构瘤分为4类：①软组织密度的肿块，无明显钙化和脂肪成分；②肿块内含钙化灶，呈爆米花状，也可呈斑片状或环状钙化；③肿块内含脂肪成分，呈低密度病灶；CT诊断该病的主要依据是能否发现结节内的脂肪组织，当肺孤立结节内发现

明确脂肪组织即可确诊；④肿块内既含有钙化灶又含有脂肪。肺错构瘤的典型征象为病灶内出现钙化和（或）脂肪成分，但在实际临床工作中，典型的肺错构瘤仅属于少数，大部分病例由于脂肪成分少、钙化不典型或无脂肪及钙化成分而难以诊断，常误诊为其他疾病。

4. 病例4：女，64岁。查体发现左肺下叶占位性病变1月余。

胸部CT：左肺下叶外基底段胸膜下见直径约为1.0cm的分叶状结节灶，边界光滑，增强扫描病变无明显强化（图1-2-25）。

【诊断】 肺错构瘤。

【诊断依据】 据统计，小结节的直径与恶性概率有很强的相关性，随着结节性病灶的增大，肺癌的可能性增高。结节越小，良性可能性越大。本例结节大小约为1.0cm，单从大小上来说，良性的可能性更大。结节内部密度欠均匀，但无空泡、空洞，边缘清楚、光滑，病灶周围肺组织正常，增强扫描结节无明显强化，影像诊断提示肺错构瘤可能。病人手术探查见肿物位于左肺下叶，约1cm×1cm×2cm大小，质硬，局部脏胸膜无明显凹陷。行胸腔镜左肺下叶楔形切除术。病理示：（左肺下叶）错构瘤；切缘未查见病变。

【分析】 肺错构瘤是最常见的肺良性肿瘤之一，在临

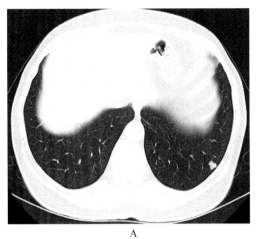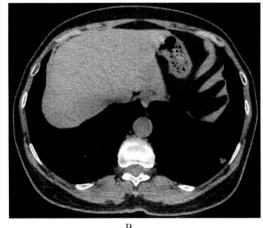

A

B

图 1-2-25　胸部 CT4

床上与肺癌、结核球有时很难鉴别。本例分叶明显,需与肺癌鉴别。肺癌病程短,症状进行性加重;而肺错构瘤病程长,可无任何症状或症状轻微。影像学方面,周围型肺癌除了瘤体内无脂肪、少见钙化外,还可见分叶、毛刺、磨玻璃影、空泡征及血管集束征等恶性征象,增强后多有强化,可有肺门及纵隔淋巴结肿大;而肺错构瘤边缘光滑而清晰,虽然少数病灶边缘可出现浅分叶,甚至深分叶及脐凹,但少见毛刺,尤其是细小的毛刺,病灶内可有脂肪低密度区及散在高密度钙化灶,增强后病灶无强化或轻度强化,可资鉴别。

　　5. 病例 5:男,59 岁。咳嗽、咳痰、喘憋 10 余年,加重 1 年。病人有慢性阻塞性肺疾病(COPD)病史 10 余年,1

年前行胸部 CT 检查示双肺纵隔旁多发占位病变并右肺中下叶及左肺上叶舌段阻塞性肺炎。支气管镜检示右肺下叶各段管腔外压性狭窄,镜身不能通过,右肺中叶外侧段见红色结节及乳白色新生物堵塞管腔。刷检未找到抗酸杆菌,查见少许核异质细胞,部分细胞明显退变。送检标本病埋为少许支气管黏膜及纤维软骨。本次因 COPD 急性加重入院。

　　胸部 CT:双肺近肺门区可见多发分叶状软组织肿块,内见脂肪密度及多发钙化,增强扫描未见强化,邻近支气管受压、变窄,与 1 年前胸部 CT 比较未见明显变化。纵隔内未见异常肿大淋巴结(图 1-2-26)。

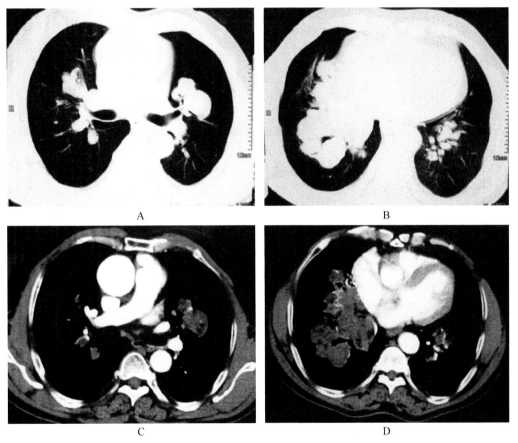

A

B

C

D

图 1-2-26　胸部 CT5

【诊断】 肺错构瘤。

【诊断依据】 老年男性,双肺多发病变,进展缓慢,恶性病变和炎性病变均不支持,病变内可见钙化和脂肪密度,首先考虑肺错构瘤诊断。病人行气管镜检查,病理示右肺中叶送检均为软骨组织,首先考虑为肺错构瘤。

【分析】 肺错构瘤临床上可单发或多发,多发者罕见。本例病变多发,较难诊断。肺错构瘤虽为良性肿瘤,但肿瘤增大到一定程度可引起支气管阻塞、肺不张、肺炎而使病情加重,一旦发现,应手术治疗。早期切除、单纯肿瘤切除或局部切除可保留较多有功能的肺组织。通常认为肺错构瘤预后较好,但应警惕可能伴发的其他部位的肿瘤,特别是伴发支气管肺癌的危险性较正常人群高数倍。此外,该病还有复发可能,因此,术后定期随访是十分必要的。

6. 病例6:女,67岁。查体发现左肺上叶占位1天。

胸部CT:左肺上叶见不规则软组织肿块,浅分叶,边缘毛糙,可见多发毛刺及胸膜牵拉,小支气管止于病灶边缘,平扫CT值约20HU,增强CT值约66HU。左肺下叶见点状结节影,边界清楚,纵隔内见多个肿大淋巴结。影像诊断:左肺结节灶,符合肺癌CT表现;左肺下叶结节灶,建议随访,除外转移(图1-2-27)。

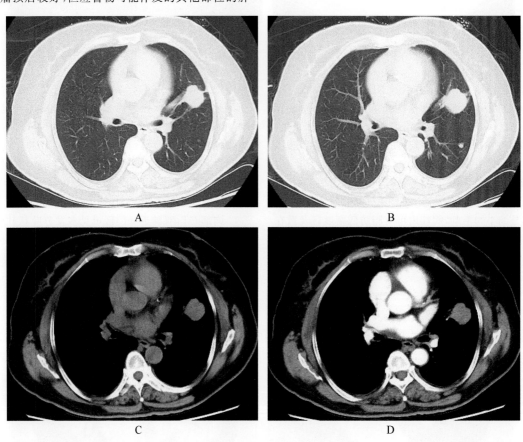

图 1-2-27 胸部 CT6

【诊断】 左肺上叶肺癌;左肺下叶肺错构瘤。

【诊断依据】 该病人左肺上叶性质符合肺癌诊断,左肺下叶病变性质较难确定。病人手术示:腔内局部索条样粘连,少量淡黄色胸腔积液,斜裂发育不全,左肺上叶舌段见一直径约3cm结节,质硬,表面胸膜凹陷,胸膜无转移结节。左肺下叶可触及一个小结节,质硬,位于肺实质内。行胸腔镜左肺上叶切除、下叶楔形切除术。术后病理示:左肺上叶浸润性腺癌,腺泡生长为主型,切面积:3cm×3cm,累及脏胸膜;支气管切线未查见癌;左肺下叶结节符合肺错构瘤,直径0.6cm;第6组淋巴结(1/1枚)查见转移癌;肺门淋巴结(2枚)、第4组(1枚)、第5组(3枚)、第7组(4枚)及第5组淋巴结(3枚)均未查见癌。

【分析】 转移瘤若为肺内孤立结节影,易与肺错构瘤混淆。单发肺转移瘤的形态、密度与增强表现多数与原发恶性肿瘤有关,多为圆形结节,边界光滑,瘤内可出现钙化(如成骨肉瘤、软骨肉瘤转移)、空洞、结节伴出血时出现晕征,增强扫描轻度或明显强化,可同时伴有肺门、纵隔淋巴结肿大及胸腔积液等征象。鉴别诊断困难时应结合临床、短期随访复查。值得重视的是,肺内型肺错构瘤病人可同时合并周围型肺癌,有学者在对215例肺错构瘤的大样本调查中发现了63例周围型肺癌(29.3%)。这提示周围型肺癌的病人其他肺野出现小结节时,不一定都是转移瘤,需要进一步分析小结节的影像学征象,特别是当发现钙化或脂肪密度时,需要考虑肺错构瘤的诊断。

7. 病例7:女,52岁。查体发现左肺占位3天。

胸部CT:左肺上叶舌段囊实性病变,实性病变内可见低密度区(图1-2-28)。

【诊断】 囊性肺错构瘤。

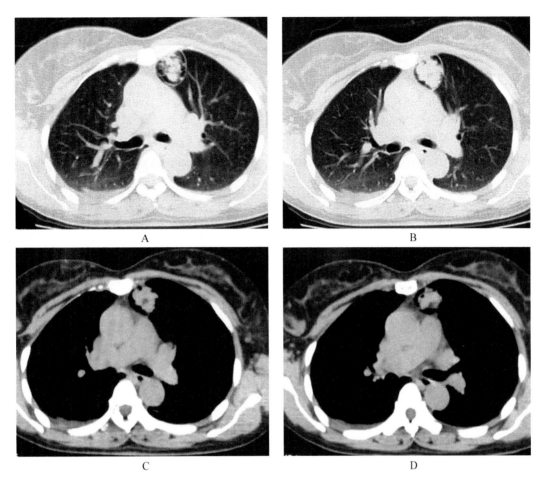

图 1-2-28 胸部 CT7

【诊断依据】 中年女性,左肺上叶囊实性病变,实性成分位于囊腔内,边缘不规则,内见低密度区,考虑为脂肪密度,首先考虑囊性肺错构瘤可能。病人行 VATS 左肺上叶楔形切除术,胸腔镜下见胸腔内少量淡黄色积液,肺裂发育良好,无胸膜粘连,病变位于左肺上叶舌段,约 4cm×3cm×3cm 大小(图 1-2-29),术后病理肺纤维平滑肌瘤型错构瘤(图 1-2-30)。

【分析】 肺纤维平滑肌瘤型错构瘤(pulmonary fibroleiomyomatous hamartomas,PLH)是一种极其罕见的肺良性肿瘤,可发生于肺的任何部位,组织学上由增生的纤维平滑肌组织构成,交织呈束状,在梭形纤维平滑肌细胞之间,可见衬覆立方或矮柱状上皮的小管状或裂隙状结构。有学者认为肺内大血管或支气管壁的肌层可能是肿瘤增生的起点。PLH 最初认为只发生于育龄期女性,常

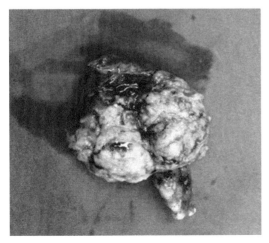

图 1-2-29 肿瘤分叶状,可见软骨和少量脂肪成分

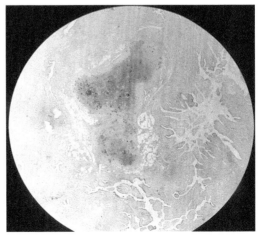

图 1-2-30 肿瘤由增生的纤维平滑肌、岛状的软骨和被覆呼吸道上皮的裂隙组成

合并子宫肌瘤,随后有少数男性 PLH 的报道。PLH 临床常无症状或症状轻微,多为体检发现。各项肿瘤指标检测常呈阴性,可与支气管囊肿等其他肺部疾病并存。影像学无特异性,通常表现为大小不一的结节状影,边缘光整,密度均匀,CT 值一般在 20～30HU,增强扫描可呈轻、中度强化,病灶内一般无脂肪、软骨及钙化,影像学常误诊为转移性肿瘤。本例为囊性肺错构瘤,囊内积气可能为肺错构瘤周围小的腺样上皮小管与细支气管末梢连接时,由于肿

瘤压迫形成活瓣,使其产生囊腔,具体机制有待进一步研究。本例再次病理阅片证实囊壁为正常肺组织,符合上述推断。

（邢台医专二附院影像科　崔　刚　提供）

8. 病例 8：男,60 岁。咳嗽、咳痰伴痰中带血 20 余天。

胸部 CT：右肺上叶肺不张,纵隔窗见气管内钙化影（图 1-2-31）。

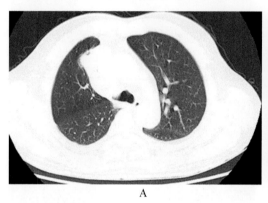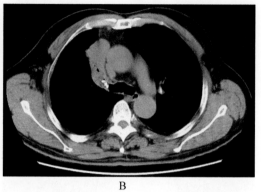

图 1-2-31　胸部 CT8

【诊断】　支气管内型肺错构瘤。

【诊断依据】　病人见阻塞性肺不张,支气管腔内见钙化影,管腔无明显狭窄。纵隔无淋巴结肿大,肺内无播散灶,可除外气管支气管结核。钙化缺乏连续性,不符合支

气管异物,首先考虑支气管内型肺错构瘤。病人纤维支气管镜检查见右肺上叶息肉样病变（图 1-2-32A）,完全阻塞管腔。气管镜活检示错构瘤,术后病理为右肺软骨性错构瘤（图 1-2-32B）,局部支气管黏膜上皮轻度不典型增生。

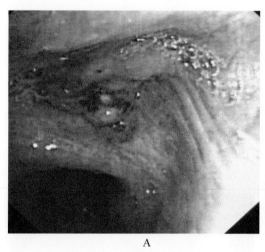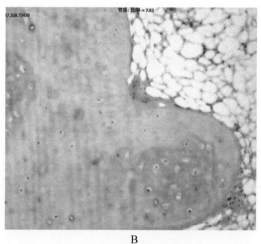

图 1-2-32　镜检
A. 右肺上叶息肉病变；B. 软骨性错构瘤,镜下见岛状软骨和脂肪组织

【分析】　气管支气管内肿瘤罕见,占全身肿瘤的比例仅约为 0.4%。成人病人中,仅有 10% 的气管支气管内肿瘤为良性肿瘤。支气管内型肺错构瘤（EH）的临床表现多种多样。病人可以无任何症状,尤其是在早期阶段,但随后可出现气道易激或阻塞的症状。气道易激可引起多种症状,从持续性咳嗽到咯血。气道阻塞表现为呼吸困难、肺不张和反复肺部感染。在支气管镜检查中,EH 表现为局限性良好的多形性病变,无蒂或有蒂,表面光滑,呈

黄色,无黏膜下层浸润。EH 会出血或引起气道阻塞,因此,即使病人无症状,也必须予以治疗。对此类病人必须根据肿瘤的部位、大小、范围及病人的合并症,来制订个体化的治疗方案。由于侵入性较小和能够得到令人满意的结果,内镜切除包括 EH 在内的良性肿瘤为首选。支气管内切除的方法多种多样,如激光、电灼、冷冻疗法和氩离子凝固术。这些内镜切除方法可根据病变的大小和复杂程度来决定采用纤维支气管镜或硬质支气管镜来实施。直

接在肿瘤根部进行切除能够减少复发。可能的并发症包括出血、穿孔及瘘管形成。非内镜手术包括可视胸腔镜手术到开胸手术，但这些手术方式仅在病变不适用于内镜手术时采用。继发于长期气道阻塞和反复感染的阻塞部位远端的不可逆性肺损害也是非内镜下手术的适应证。

9. **病例 9**：男，55 岁。间断咳嗽、咳痰 4 月。

胸部 CT：右肺中叶呈片状实变、不张影，内见支气管气相；内侧段可见结节状低密度影，CT 值约 -98HU，周边伴少量斑点状高密度影，增强扫描不强化、支气管见液性密度影（图 1-2-33）。

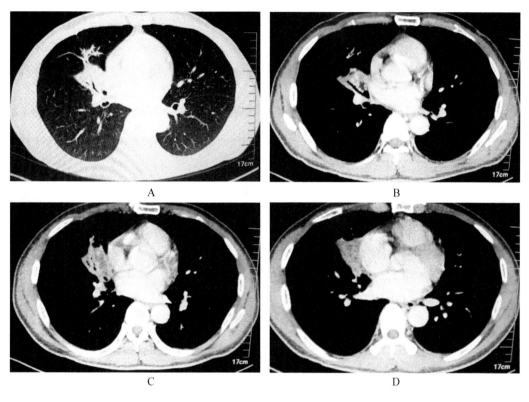

图 1-2-33　胸部 CT9

【诊断】　支气管内型肺错构瘤。

【诊断依据】　右肺中叶不张，可见支气管扩张和黏液栓形成，其内有更低密度影，CT 值约 -98HU，提示脂肪密度成分存在；周边伴少量斑点状高密度影，考虑为钙化；结合增强扫描不强化，首先考虑该诊断。病人行右肺中叶活检，病理示送检黏膜组织，黏膜下水肿，小血管扩张，并可见纤维组织、脂肪组织及腺体组成的结节，部分黏液样变，另见少许骨组织，其内可见少许造血细胞，组织改变为良性肿瘤，考虑肺错构瘤。

（宝鸡市人民医院呼吸科　魏胜全　提供）

10. **病例 10**：女，52 岁。左背部疼痛半年余。

胸部 CT：左侧后肋骨皮质部见团块状软组织影，内密度不均匀，钙化明显（图 1-2-34）。

【诊断】　胸壁错构瘤。

【诊断依据】　病人胸部 CT 示左后侧脊柱旁沿肋骨走行不规则软组织密度影，边界清晰，病灶内部密度不均匀，可见脂性密度影及钙化灶，邻近肋骨膨胀变形，呈囊性改变，考虑为胸壁间叶性错构瘤。病人手术切除病变，经第 8 肋间间隙进胸，见肿物位于第 9、10 胸椎左侧椎旁，约 5cm×5cm 大小，质地硬与肺组织粘连，肿物来源于第 10 后肋近肋椎关节处椎体旁，直径约 3cm，蒂部与肋骨发生处相连，将肿物取出后，将肋骨切去约 6cm。病理诊断：符合间叶源性肿瘤，包膜完整，考虑纤维软骨性错构瘤。

【分析】　胸壁间叶性错构瘤于 1972 年被首次报道，并命名为胸腔内间叶瘤。早期报道中对其命名及其良恶性有所争议。McLeod 等认为该病变的组成成分均为无侵袭性或转移性的正常骨组织组成，且常在出生时即存在，具有良性的生物学行为，因而将其归为错构瘤，并用胸壁错构瘤来命名该肿瘤。2002 年 WHO 骨肿瘤分类沿用了胸壁错构瘤来命名该肿瘤，并将其定义为发生于胎儿期、新生儿期、婴儿期肋骨的间叶源性的非肿瘤性增生，主要成分是软骨，同时伴有动脉瘤样骨囊肿成分，又名婴儿血管错构瘤、胸壁间叶性错构瘤、间叶瘤。2013 年新的 WHO 骨肿瘤分类中，该肿瘤更名为软骨间叶性错构瘤。该病变常累及肋骨的髓腔或位于肋骨表面，可发生于双侧肋骨，病变也可呈多中心性。其他少见部位包括脊柱、胸骨和鼻窦。本病多不合并其他先天畸形，病变能否引起临床症状主要取决于肿块位置、大小及邻近肺组织受压情况。肿块一般较大（＞5cm 多见），边缘清晰，呈类圆形或分叶状。在胸部 X 线片上表现为起自胸壁的软组织肿块，类圆形或分叶状，相应肋骨扭曲变形，肿块内见骨样密度影或钙化灶。CT 表现为肋骨来源的囊实性软组织肿块，实性部分主要包含增生的成熟骨样组织、丰富软骨成分、纤维组织、胶原、脂肪组织及各种细胞间质；囊性部分

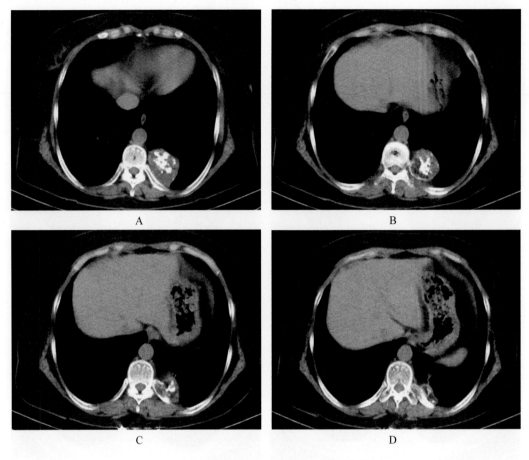

图 1-2-34　胸部 CT10

主要为含有血液、黏液的囊腔,继发性动脉瘤样骨囊肿改变,囊壁由纤维组织和反应性编织骨组成。其中杂乱分布但高分化的骨样组织、细胞核无异型性提示该病变的生物学良性。本例病变位于左后胸壁第 1 肋区,发现时体积较大,突向胸腔内,病灶与肺组织有粘连,但粘连处未见肿瘤成分,证实了其良性的生物学行为,但该病偶有恶性报道。胸壁错构瘤是采取保守治疗还是手术切除主要依赖于病人临床表现。胸壁错构瘤自发性消退已见报道。肿瘤常在出生后第 1 年停止生长,故部分病例可不用手术,但需密切随访观察。经手术完全切除肿块和受累的肋骨后多预后良好,无复发,可治愈。

(哈尔滨市胸科医院影像科　王秀峰　提供)

二、软骨瘤

软骨瘤是起源于软骨细胞的骨骼系统中常见的良性肿瘤,好发于指(趾)等短管状骨。骨外软骨瘤少见,而发生于肺实质内的软骨瘤更加罕见。

(一)病因和临床表现

肺软骨瘤迄今病因未明,可能为①胚胎发育时残留在肺中的异位软骨组织;②其他部位的软骨细胞随血流入肺;③结缔组织、网状分布的间充质细胞在一定条件刺激下向胚胎原始方向发展,成为胚胎性的间叶组织,之后发育成为软骨细胞,生成软骨组织。该病多见于 40～50 岁中年人,偶尔有新生儿患病的文献报道。本病进展缓慢,

可以在较长时间内没有明显的变化,多在体检或尸检中发现。多数肺软骨瘤发生于肺内 1/3 带(图 1-2-35)或外周的孤立性结节,很少引起气管或支气管的压迫表现,较少出现临床症状,不易被发现。大多数病人为体检时偶然发现。但靠近大支气管或者肿瘤较大时,可出现支气管压迫症状(肺炎、肺不张等);位于肺外围者可压迫肋间神经,引起胸痛。

(二)影像学表现

胸部 CT 常表现为肺野外带圆形或椭圆形孤立结节,边界清楚,较高软组织密度,多伴有钙化,肿瘤多与支气管紧密相连,可有浅分叶,无毛刺,多数直径为 1～4cm。影像表现特征性不强,相对特征性的表现为 CT 平扫病灶内呈不规则结节状(图 1-2-36)或片状钙化灶,增强扫描无强化或轻度强化。

(三)病理

确诊需依赖病理检查。镜下示肿瘤由分化成熟的软骨组织构成,周围为软骨基质包绕,软骨组织可为透明软骨、纤维软骨或弹力软骨或各种软骨混合存在,没有其他间叶组织成分,软骨细胞可发生钙化、骨化及黏液变性。

(四)鉴别诊断

肺软骨瘤主要应与肺错构瘤尤其是软骨型错构瘤相鉴别。影像学上后者病灶呈爆米花样钙化或有脂肪密度影是鉴别要点。病理学上肺错构瘤成分为软骨、上皮、平滑肌、脂肪等多种间叶成分混合;肺软骨型错构瘤主要由

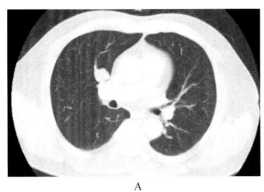
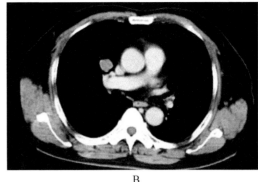

图 1-2-35　男,62 岁。肺软骨瘤,与气管关系密切

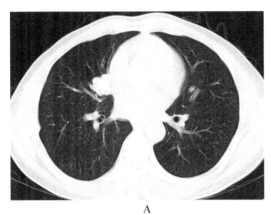
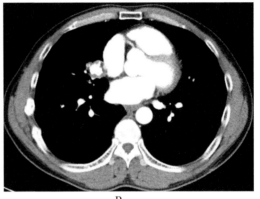

图 1-2-36　男,50 岁。肺软骨瘤,不规则中心钙化

软骨组成,伴有纤维及脂肪组织,其间及周围见上皮细胞(支气管纤毛柱状上皮),部分围成假腺腔。肺软骨瘤仅由较成熟的软骨细胞构成,周围为软骨基质包绕,有上皮覆盖,瘤实质内无支气管和腺体及增生的纤维、脂肪、平滑肌等组织成分。因此肺部软骨瘤其 CT 上检测不到代表脂肪成分的负值,而软骨错构瘤及错构瘤则多可测得脂肪密度。肺结核瘤与肺软骨瘤相比较,有如下特征:多位于上叶尖后段、下叶背段;附近常有周围气肿征、支气管扩张征、卫星病灶及纤维条索影;增强扫描示完全或不完全环形包膜样强化;病理切片多可见干酪样坏死组织和钙化灶,有纤维组织、肉芽组织及典型的朗格汉斯细胞而无软骨组织。此外,结核菌素试验、外周血结核抗体检验及多次痰涂片抗酸染色亦有一定鉴别意义。

(五)Carney 三联征

肺软骨瘤也可以是另一种罕见综合征——Carney 三联征的表现之一。Carney 三联征包括肺软骨瘤、胃肠道间质瘤和肾上腺外的功能性副交感神经瘤,由 Carney 于1977 年首次报道。1999 年 Carney 收集全球 79 例病案中,以女性(85%)和二联征多见(78%),其中又以胃肠道间质瘤和肺软骨瘤相伴者最多(占 53%),只有 17 例为三种肿瘤均出现,且病变多是先后出现。在 Carney 三联征中,肺软骨瘤通常呈双肺多发,生物学行为上不具有侵袭性,但手术切除后容易复发。且胃肠道间质瘤和肾上腺外

的功能性副交感神经瘤有潜在致命的可能,所以,临床工作中,发现肺软骨瘤病人尤其是女性且病灶呈多发者,应注意消化系统和神经系统筛查以明确有无 Carney 三联征的可能。

(六)治疗

肺软骨瘤术前诊断困难,须结合多种检查手段综合考虑,临床上遇到 CT 平扫病灶内呈不规则结节状或片状钙化灶,增强扫描无强化的病例时均应考虑本病。肺软骨瘤虽为良性肿瘤,但也有文献报道有恶变可能。因此,该病的治疗首选手术切除,也有经支气管镜切除肿瘤的病例。该病治疗效果好,预后良好。

参 考 文 献

Allan JS. 2003. Rare solitary benign tumors of the lung. Semin Thorac Cardiovasc Surg,15(3):315-322.

Ammar A,El Hammami S,Sellami KN. 2005. chondromas-a rare lung tumour. Rev Mal Respir,22(5):826-827.

Carney JA,Sheps SG,Go VL,et al. 1977. The triad of gastric leiomyosarcoma,functioning extra-adrenal paraganglioma and pulmonary chondroma. N Engl J Med,296(26):1517-1518.

Silva VA,Kataguiri P,Trufelli DC,et al. 2007. Pulmonary hamartoma as a diff erential diagnosis of breast cancer metastasis:case report. J Bras Pneumol,33(6):738-742.

Strano S,Ouafi L,Baud M,et al. 2010. primary chordoma of the lung. Ann Thorac Surg,89(1):302-303.

(七)病例解析

1. 病例1：女,26岁。查体发现肺部占位。

胸部CT:右肺团块影,边缘光滑,增强扫描强化不明显,病变内和边缘可见钙化(图1-2-37)。

【诊断】 肺软骨瘤。

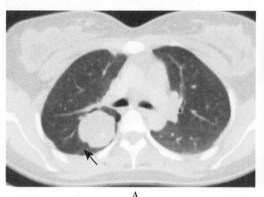
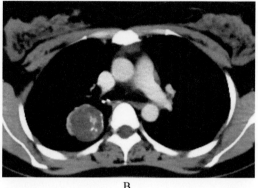

图 1-2-37　胸部 CT1

【诊断依据】 青年女性,右肺跨斜裂病变(图1-2-37A红箭),考虑来源间叶组织可能性大。病变边缘光滑,有浅分叶,边缘可见环形钙化,内部看见片状钙化,增强扫描强化不明显,未见明显脂肪成分,需考虑肺软骨瘤可能。病人手术病理证实该诊断(图1-2-38)。

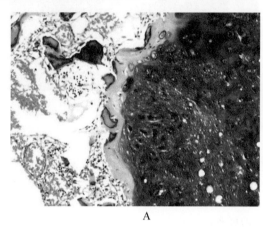
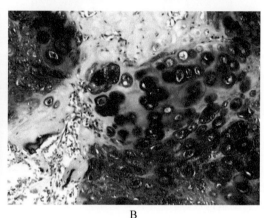

图 1-2-38　HE 染色,显示肿瘤由分化成熟的软骨组织构成

（安康市中心医院影像科　朱亚男　提供）

2. 病例2：女,67岁。气促半年。

肺部CT:气管内占位(图1-2-39A~C)。

【诊断】 支气管软骨瘤。

【诊断依据】 CT示气管内占位,边缘光整,密度较均,与管壁呈宽基底相连;纤维支气管镜(图1-2-39D)示瘤体表面光整,血供丰富,无明显坏死。整体符合良性肿瘤表现。活检病理镜下见绝大部分为瘤样增生的软骨组织,另有少量支气管黏膜组织,考虑为支气管软骨瘤,未见恶性证据。

【分析】 支气管软骨瘤是一种罕见的肺部良性间叶组织肿瘤,来源于气管、支气管和细支气管的软骨。支气管软骨瘤外观呈椭圆形或圆形,灰白色或黄白色透明状,可有分叶,质地较硬,多与支气管密切相连,向支气管黏膜外突出。镜下瘤组织由分化成熟的软骨组织组成,可为纤维软骨、弹力软骨、透明软骨等各种软骨混合存在。瘤组织中无脂肪组织、呼吸上皮组织、平滑肌等,可与错构瘤相鉴别。支气管软骨瘤生长缓慢,临床表现缺乏特异性,因肿瘤的部位、大小、生长速度差异而有所不同。位于气管内,常表现为咳嗽、喘鸣、渐进性呼吸困难;位于支气管内,则可能引起远端气道狭窄、阻塞,导致肺不张、反复继发感染等。该病的直接CT表现与其他肺部良性肿瘤具有相似的征象,如肺部孤立结节、有包膜、边界清晰、光滑、无毛刺等。因此,对于长期不明原因的刺激性咳嗽、同一部位反复发生肺部感染的病人,胸部CT提示气管、支气管腔内占位性病变,要及时进行支气管镜检查。支气管镜检查是诊断本病的最有效手段,若术中发现肿块表面光滑、质硬、有包膜、难以活检时,要特别注意支气管软骨瘤的可能。因其多数为良性肿瘤,一经确诊,常常选择外科手术治疗,支气管镜下多种手段综合介入治疗为气管内病变,尤其为良性病变的诊断及治疗提供了一种更为安全有效的选择。肺软骨瘤手术切除预后良好,但也有术后复发及恶变为软骨肉瘤的报道。

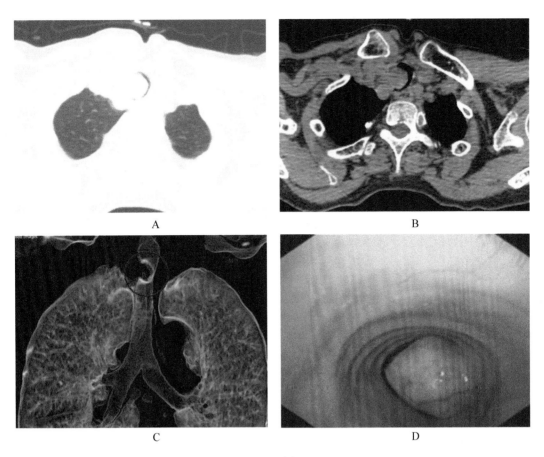

A

B

C

D

图 1-2-39　胸部 CT2

（湘潭市中心医院放射科　欧阳欣　提供）

三、PEComa

（一）PEComa

PEComa，即血管周上皮样细胞肿瘤，是一组在组织学和免疫组化上有独特表型的间叶源性肿瘤，包括血管平滑肌脂肪瘤（AML）、肺及肺外组织透明细胞瘤、淋巴管平滑肌瘤病及镰状韧带、圆韧带的透明细胞肌黑色素细胞瘤等，可在身体任何部位发病，并以肝和肾最为多见。该肿瘤多发于女性，且发病年龄范围较广。分子遗传学上发现，部分 PEComa 与结节性硬化症（TSC）有关，准确地说是与 TSC 的基因突变有关。

1. 定义　Grawitz 于 1900 年描述了血管周上皮样细胞，直到 1994 年，Bonnetti 等首次猜测淋巴血管平滑肌瘤和间叶病变之间在细胞学方面存在联系，并以此提出了血管周上皮样细胞（perivascular epithelioid cell，PEC）。Zamboni 等于 1996 年第一次将所有具有 PEC 这一细胞类型的病变家族命名为 PEComa。2002 年版 WHO 软组织、骨肿瘤病理学和遗传学分类将 PEComa 定义为一种在组织学和免疫表型上具有 PEC 特征的间叶性肿瘤。在肺内，它们可以呈多种形式：①弥漫性囊性扩增，称为淋巴管平滑肌瘤病（LAM）；②较少的、良性、局限性肿块，称为透明细胞瘤或 PEComa；③弥漫性增殖，同时具有 LAM 和透明细胞肿瘤两种类型的增殖方式。1999 年 WHO 分类，

LAM 被归为肿瘤样病变，2004 年，它又归为间叶肿瘤。无论是 1999 年还是 2004 年，透明细胞肿瘤始终归为其他肿瘤。在 2015 年 WHO 分类中，这些病变统一命名为 PEComa，并分为三组：①LAM；②良性 PEC 瘤（透明细胞瘤）；③恶性 PEC 瘤，均可不同程度表达 HMB45、Melan A 及小眼转录因子（MITF）。

2. 病理　PEC 在形态学、免疫组化、超微结构和遗传学上都具有其特征。PEComa 的肿块通常境界较清，无包膜，切面呈灰白色或灰红色，质中或质韧。PEComa 的组织学形态上由血管、梭形或上皮样肿瘤细胞、脂肪三种成分构成。特征性的病理表现为肿瘤细胞围绕扩张的血管呈放射状或袖套状排列。上皮样细胞呈圆形或多边形，胞质透明或粉染，胞核圆形或卵圆形，核仁可见，染色质稀疏。梭形细胞的胞体及胞核均呈梭形，胞质丰富透亮、弱嗜酸性。肿瘤间质内有丰富的血管，血管多为薄壁，偶见厚壁血管。血管壁或肿瘤间质可发生玻璃样变性。部分区域见散在或呈岛样分布的成熟脂肪成分。部分肿瘤可出现间质的胶原化或玻璃样变，瘤细胞嵌埋其中，称硬化性 PEComa。

PEComa 特异性表达黑色素细胞标志物（如 HMB45、Melan A 和 MITF）和肌细胞标志物（如平滑肌细胞肌动蛋白、肌凝蛋白和钙结合蛋白）。在黑色素细胞标志物中，对诊断最有意义、最敏感的是 HMB45 和 Melan A，而

MITF 的敏感性和特异性则相对较低。PEComa 若主要由上皮样细胞构成,以表达黑色素标志物为主;反之,若主要由梭形细胞构成,则以表达肌细胞标志物为主。在部分梭形细胞中,研究发现孕激素受体阳性,这提示孕激素可能在 PEC 的形态发育中起一定作用。Argani 等认为,几乎 100% 的 PEComa 有异常 TFE-3 的蛋白表达,极少数的病例有 TFE-3 基因融合。一般不表达 S-100 和 CK。电镜下观察,PEC 的胞质内富含糖原颗粒,有电子致密物聚集的微丝束,大量线粒体和膜包被致密颗粒。后者呈纤维颗粒状,免疫电镜示 HMB45 阳性。部分病例可见黑素体,多为Ⅱ期,少量为Ⅲ期。

LAM 由肥胖的伴典型嗜酸性胞质的梭形肌样细胞组成,常位于囊壁,形成斑片或结节状,可侵犯血管或淋巴管引起继发性肺出血。LAM 与Ⅱ型肺细胞结节性增生相关,特别见于伴有结节性硬化症的病人。LAM 因早已被临床和病理医师所熟知,故在实际工作中仍可采用原有的诊断名称。

透明细胞瘤旧称糖瘤,由圆形、椭圆形细胞组成,边界清晰,具有丰富的透明或嗜酸性胞质。核大小轻微异常,核仁明显,但一般无核分裂,坏死罕见,如果出现坏死则应考虑为恶性。

恶性 PEComa 兼具 LAM 和透明细胞瘤特征,有丝分裂活跃,浸润明显,具有特征性的薄壁窦状血管。由于胞质中富含糖原,淀粉酶的消化作用导致过碘酸-雪夫反应(PAS)强阳性。LAM 和透明细胞肿瘤都对 HMB45、Melan A 和 MITF 染色最为稳定。透明细胞肿瘤也可能 S-100 阳性。LAM 平滑肌肌动蛋白染色阳性同时 S-100 阴性;有些病例还表现为雌激素和孕激素受体染色阳性。

3. 鉴别诊断　以上皮样 PEC 为主的 PEComa 可被误诊为上皮样肿瘤,如肾上皮样 AML 和肝上皮样 AML 可分别被误诊为肾透明细胞癌和肝细胞癌;发生于其他脏器的上皮样 PEComa 常可被误诊为转移性透明细胞癌;以梭形细胞为主的 PEComa 可被误诊为平滑肌瘤或平滑肌肉瘤。发生于胃肠道和腹腔的 PEComa 可被误诊为胃肠道透明细胞肉瘤和胃肠道间质瘤等;发生于皮肤或四肢的

PEComa 可被误诊为软组织透明细胞肉瘤或腺泡状软组织肉瘤。因瘤细胞 HMB45 表达或可见褐色颗粒极易被误诊为恶性黑色素瘤,但恶性黑色素瘤细胞表达 S-100 蛋白,而 PEComa 瘤细胞 S-100 蛋白则不表达。肾外器官或组织的 PEComa 可被误诊为转移性肾透明细胞癌,但后者瘤细胞表达 EMA 和 AE1/AE3,而不表达 HMB45 和 Melan A;由于 PEComa 细胞质透明,其排列可呈器官样,可被误诊为副神经节瘤,但后者瘤细胞表达 CgA、Syn 和 NSE,而不表达 HMB45 和 Melan A。

4. 治疗　目前 PEcoma 主要依靠手术治疗,对一些瘤体巨大不能手术及肿瘤发生播散或多处转移的病例尚缺乏有效治疗手段。常规放、化疗无明显疗效。有报道在术后使用异环磷酰胺及多柔比星联合化疗可防止复发及恶变。口服 mTOR 抑制剂西罗莫司有可能作为 PEComa 的靶向治疗。多数 PEComa 预后较好,亦有少数术后复发病例。

参 考 文 献

Argani P, Aulmann S, Illei PB, et al. 2010. A distinctive subset of PEcomas harbors TFE3 gene fusions. Am J Surg Pathol, 34(10): 1395-1406.

Bonetti F, Pea M, Martignoni G, et al. 1994. Clear cell ("sugar") tumor of the lung is a lesion strictly related to angiomyolipoma—the concept of a family of lesions characterized by the presence of the perivascular epithelioid cells(PEC). Pathology, 26:230-236.

Rouqie D, Eggemieler P, Algayres JP, et al. 2006. Malignant-like angiomlioma of the liver: report of one case and review of the literature. Ann Chir, 131(5):338-341.

Zamboni G, Pea M, Martignoni G, et al. 1996. Clear cell "sugar" tumor of the pancreas. A novel member of the family of lesions characterized by the presence of perivascular epithelioid cells. Am J Surg Pathol, 20(6):722-730.

5. 病例解析

(1)病例 1:女,37 岁。咳嗽、咳痰 1 月。

胸部 CT:右肺占位性病变,增强扫描强化明显(图 1-2-40)。

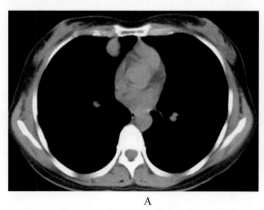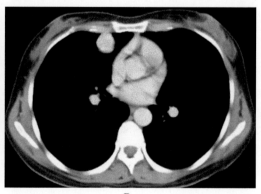

图 1-2-40　胸部 CT1

【诊断】 肺透明细胞瘤。

【诊断依据】 病人行全身麻醉下胸腔镜手术治疗,见肿瘤位于右肺中叶近上叶处,与上叶粘连,约 2cm×2cm,冷冻切片初步病理报告:"右肺中叶"糖瘤可能,石蜡病理:透明细胞瘤。

【分析】 肺透明细胞瘤因其细胞质内富含糖原,使胞质丰富、透明,既往又被称为糖瘤,1963 年由 Leibow 和 Castleman 首次报告。肺原发透明细胞瘤非常罕见,由于其少见和特殊的形态,病理上容易误诊肾透明细胞癌肺转移、黑色素瘤肺转移及原发于肺的透明细胞癌等。该病中年人多见,男女发病率差异不大,一般为单发,但也有多发的报道,常位于肺外周部,也有发生于支气管内者。临床多无症状,少数病人可出现咳嗽、咯血等症状,多为胸部影像检查时偶然发现,多表现为发生于肺外周的单发边界清楚的结节或肿块,病灶多密度均匀,可无分叶或可见浅分叶,偶见点状钙化及空洞形成。由于肺透明细胞瘤滋养血管丰富,有扩张、较大的窦样血管,故胸部 CT 增强扫描可有明显均一强化。本例增强后强化明显,符合该特点。

肺透明细胞瘤肿瘤细胞排列成梁索或团块状;瘤组织内见大小不等的薄壁血窦;肿瘤细胞大小较一致,多围绕薄壁血管呈片状分布,胞质中含有嗜酸性颗粒,大多数透亮,核居中,核分裂象罕见,无异型性;少数病例可有钙化(砂砾体),部分病例少数细胞内含黑色素小体;最具特征性的表现是其胞质内含有大量的糖原。电镜示瘤细胞质内含有丰富的糖原,可呈菊花形团样排列。2%~5%的瘤细胞含有直径为 70~150nm 的黑色素小体,胞质内也可见有致密斑样结构及中间丝,胞膜可有吞饮小泡,细胞间有发育不良的细胞连接,细胞外常见基膜。

肺透明细胞瘤的免疫组织化学特点类似肾上腺的肿瘤,胞质内含丰富大量糖原,PAS 染色阳性。大多数肺透明细胞瘤 HMB45、HMB250、S-100 和 Vimentin 标记阳性,部分病例 NSE、HAM56、SYN、CD57(Leu-7)呈阳性反应;而 EMA、CK、CgA 及 GFAP 均呈阴性反应。近年来认为 CD34 阳性有助于明确诊断。

(上海交通大学医学院附属瑞金医院放射科 唐永华提供)

(2)病例 2:女,50 岁。咳嗽、胸闷 2 月,咯血 40 余天,发热 1 周。病人 2 月前无明显诱因出现咳嗽,咳少量白黏痰,伴胸闷、憋气,于当地诊所静脉滴注药物(具体不详),效果差。40 天前病人出现痰中带血,有时咯血,色鲜红,量少,遂于淄博市中心医院住院治疗,给予抗生素等药物(具体不详)。

胸部 CT(2014.07.23 和 2014.08.08):双肺弥漫性斑点状及结节样高密度灶,较前进展(图 1-2-41)。住院期间病人出现右侧肢体活动不灵,行颅脑 CT 检查后诊为脑出血,经保守治疗后好转,但病人仍咳嗽、憋气,痰中带血或咯血。1 周前病人出现发热,体温最高达 37.8℃,多于下午发热,经治疗(具体用药不详),症状无缓解,遂就诊于我院。近期体重下降约 3kg。实验室检查:白细胞 13.28×10⁹/L,中性粒细胞百分比 69.7%;D-二聚体:4.40mg/L;结核抗体阴性;结核杆菌 γ-干扰素检测阴性;ESR 54 mm/h;真菌 D-葡聚糖定量 210.60pg/ml(0~151.5pg/ml);曲霉菌抗原定量 0.109μg/L(0~0.75μg/L)。腹部、乳腺、腋窝淋巴结 B 超:轻度脂肪肝,右肾囊肿,左乳囊肿,双侧腋窝淋巴结探查可见小淋巴结。盆腔 B 超:子宫多发肌瘤,宫颈囊肿。甲状腺 B 超:甲状腺多发结节,部分结节伴钙化斑。2014.09.09 复查胸部 CT 示:双肺弥漫性结节灶,较前进一步进展(图 1-2-41)。

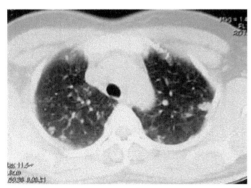

A

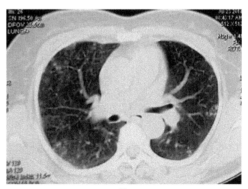

B

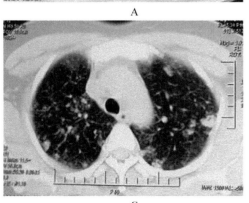

C

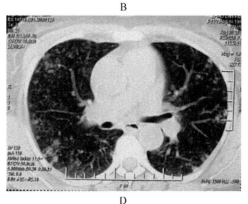

D

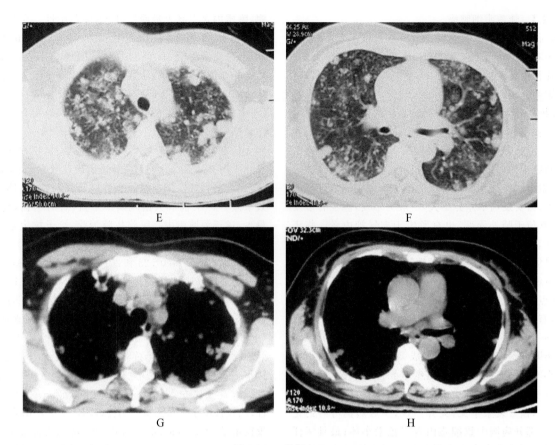

图 1-2-41　胸部 CT2
A、B. 2014. 07. 23；C、D. 2014. 08. 08；E～H. 2014. 09. 09

【诊断】　浸润性肺癌。

【诊断依据】　中年女性，有咳嗽、呼吸困难和咯血病史，抗生素治疗无效且病变较前进展，首先可除外细菌性肺炎诊断。病人无结核中毒症状，影像学以结节、斑片为主，不符合结核或真菌感染。结合淋巴结多发肿大，诊断首先考虑恶性肿瘤。病人行气管镜检查，活检病理示：肿瘤细胞弥漫排列，由多角形上皮样细胞组成，胞质丰富呈嗜酸性，细胞核增大，核仁明显（图 1-2-42）。免疫组化：肿瘤细胞 Vimentin、SMA 和 HMB45（＋），Melan A、CDX-2、CD56、Syn、CgA、CK、Napsin A、CK7、EMA、CD10 和

TTF-1（－），Ki-67（25％）。细胞胞质 PAS 染色阳性。考虑为肺恶性 PEComa。

【分析】　恶性 PEComa 与其他恶性肿瘤的诊断标准相似，包括肿瘤大小、瘤细胞密度、核异型性、核分裂象、凝固性坏死和生物学行为。2005 年 Folpe 等总结了 26 例发生于身体各部位的 PEComa，推荐恶性 PEComa 的诊断标准需符合以下两项或以上：肿瘤＞5cm，呈浸润性生长，高级别的核级和细胞丰富度，核分裂象≥1 个/50HPF，凝固性坏死，血管侵犯。而良性 PEComa 为肿瘤≤5cm，且无其他组织学异常。肺恶性 PEComa 极其罕见，本例病变多

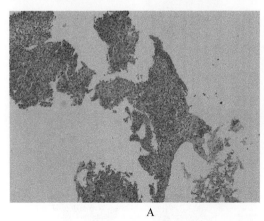

A

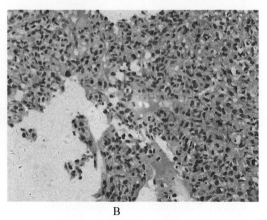

B

图 1-2-42　肿瘤细胞弥漫排列，呈多角形上皮样，胞质丰富呈嗜酸性，细胞核增大

发，进展较快，诊断较难。肺恶性 PEComa 形态学特点：①瘤细胞围绕血管周围排列。②瘤细胞呈上皮样，有 3 种形态：透明细胞胞质透亮，呈空泡状；嗜酸细胞胞质嗜酸性，可有核不典型性；梭形细胞胞质及核均呈梭形，近似于平滑肌细胞。每个肿瘤可由上述 3 种细胞以不同比例组成。③间质富于血管，血管多为薄壁，偶可为厚壁或玻璃样变性。本例免疫组化 Vimentin 阳性提示肿瘤来源于间叶组织，黑色素瘤抗体 HMB45 及肌源性抗体 SMA 阳性，而其他免疫组织化学检查结果阴性，分别排除了肿瘤的上皮、淋巴、神经内分泌来源等可能，符合 PEComa 肿瘤特征性免疫组织化学表型，且细胞胞质 PAS 染色阳性，故考虑肺恶性 PEComa 诊断。

(二)肺淋巴管平滑肌瘤病

淋巴管平滑肌瘤病（lymphangioleiomyomatosis，LAM)是一种几乎只见于女性的多系统疾病。病人以异常平滑肌样细胞(LAM 细胞)增生，并导致肺囊肿形成、轴向淋巴管出现充满液体的囊状结构（即淋巴管平滑肌瘤）和通常见于肾的良性血管平滑肌脂肪瘤为特征。

1. 定义和起源　肺淋巴管平滑肌瘤病（pulmonary lymphangioleiomyomatosis，PLAM）是以肺部广泛囊性病变为特征的一种罕见的间叶性肿瘤，主要发生在育龄女性，个别见于青春期前和少数绝经期女性。其发病的基本特征为不成熟的平滑肌细胞在气道、淋巴管、血管异常增殖引起肺组织的损害和囊性重建。1937 年由 Von Stossel 等首次报告，1966 年 Cornog 等正式命名。

PLAM 病因、发病机制不明，其发生发展可能与基因 TSC1(9q34)或 TSC2(16p13.3)缺失相关，该基因的缺失可激活哺乳动物雷帕霉素靶蛋白（mammalian target of rapamycin，mTOR）通路，导致细胞增殖。一般认为，LAM 并非遗传性疾病，基因突变为体细胞突变。也有学者因 PLAM 具有明显的性别特征而认为雌激素在该病的发病中起重要作用。

在 1999 年版的 WHO 肺肿瘤分类中，LAM 首次被定义为一种肿瘤样病变。随后，其又被列入血管周上皮样细胞肿瘤的分类中。一些基因和细胞学研究结果表明，LAM 细胞显示出肿瘤样的特征和表现。例如，LAM 病人肺部、肾和淋巴结病变中的 TSC 基因杂合子缺失，这与肿瘤抑制基因缺失的表现一致。此外，来自同一病人血管平滑肌脂肪瘤、淋巴结和肺部的标本，存在相同的 TSC 基因突变，也支持其病变为同一来源的播散。LAM 细胞在移植肺受体中的复发，以及 LAM 细胞在血液和其他体液中的存在，也表明 LAM 细胞具有转移的特性。然而，LAM 细胞的来源还没有确定。血管平滑肌瘤、子宫和淋巴系统已经被认为是其可能的来源。此外，LAM 病变的过度增殖和侵袭、血管和淋巴管的生成及蛋白酶驱动的基质降解等都是与肿瘤过程共有的特征。

2. 病理　PLAM 大体标本肺组织呈弥漫的蜂窝状，病理组织镜下表现为特征性囊性病变，在细支气管壁、肺泡壁、毛细血管壁和淋巴管壁周围可见多发不成熟的平滑肌细胞增生，形成结节状。位于肺外者，常见胸导管和纵隔淋巴结为红色至灰红色肿块所取代。在病变早期，肺泡

壁内集中大量梭形增生的平滑肌细胞，肺泡壁周围水肿、出血，可见含铁血黄素，形成结节。随着病变发展，结节变大伴束状胶原纤维增生，使肺泡壁破坏、囊腔形成，囊腔壁主要由平滑肌细胞、肺泡上皮细胞组成。若累及支气管、淋巴管，则管腔狭窄、堵塞；若累及肺小血管，可见动脉壁增厚、静脉栓塞等；若淋巴结受累则可见平滑肌生长包裹淋巴窦，呈交织状。仅凭组织病理对 PLAM 的诊断较为困难，故免疫组织化学染色十分重要。PLAM 免疫表型检测中可见增生的平滑肌细胞黑色素瘤相关抗原（HMB45)阳性，平滑肌肌动蛋白(SMA)阳性、部分平滑肌细胞孕激素受体(PR)阳性、雌激素受体（ER)阳性。HMB45 阳性表达对诊断该病具有重要意义，正常肺组织或其他肺弥漫性病变时 HMB45 均为阴性。Flavin 等发现 PLAM 和肾的血管平滑肌脂肪瘤中，β-catenin 较 HMB45 的特异性更高，可与 HMB45 联合检测作为 LAM 诊断的指标。

3. LAM 和 TSC

(1)LAM 一般为独立疾病，有时可与结节性硬化症（tuberous sclerosis complex，TSC)合并发生。个别文献报道 TSC 的男性也可同时继发 LAM，男性 TSC 病人的 LAM 似乎病情较轻。与散发性 LAM 相比较，TSC-LAM 女性在确诊时的年龄较轻且肺功能更少受损。

(2)TSC 是常染色体显性遗传疾病，以一个或多个器官的错构瘤为特点，可累及中枢神经系统、皮肤、肾、肺、视网膜、心脏等全身多个器官，典型的表现为癫痫发作、智力障碍、颜面部血管纤维瘤临床三联征，其发生考虑与基因 TSC1 或 TSC2 突变有关。

TSC 肺部病变病理表现即可为 LAM，且主要累及血管平滑肌而极少侵犯淋巴管。因此，乳糜胸腔积液罕见。有文献报道，PLAM 可以发生在 1/3 的 TSC 病人中，有学者认为，LAM 为 TSC 的顿挫型(不典型表现)。约有 93% 的 TSC 相关 PLAM 病人合并肾血管平滑肌脂肪瘤，30%~50% 的散发 PLAM 病人合并肾血管平滑肌脂肪瘤。因此，临床工作中发现肾血管平滑肌脂肪瘤应进行 PLAM 的筛查并密切随访；反之，若临床诊断为 PLAM 后应进行腹部 CT 检查，筛查有无肺外表现可能。

4. 临床表现　PLAM 临床上以进行性呼吸困难(超过 70%)、咳嗽、咳痰、咯血、反复气胸(近 50%)、乳糜胸、胸痛为主要表现，大部分首发症状为自发气胸或者反复气胸，这可能与小气道平滑肌细胞增生阻塞远端气道及淋巴管破裂有关，也可表现为淋巴结肿大及心包积液等。少数病人以肺外症状为首发表现，主要包括腹腔内出血或腹部肿块，后者多因淋巴结肿大、LAM 和(或)血管平滑肌脂肪瘤引起(图 1-2-43)。

LAM 属囊性肿瘤，主要发生在腹部、腹膜后和盆腔，且在 LAM 病人中的发生率可高达 10%。这类肿瘤具有独特的影像学表现，肿瘤大小可在一天内发生变化。LAM 可无症状或出现恶心、腹胀或疼痛、外周水肿、泌尿系统症状，或类似于急腹症。

肺功能检查早期即明显下降，多数为阻塞性通气功能障碍及弥散障碍，有超过 60% 的病人存在气流阻塞，而存

在肺弥散能力下降的病人则高达80%，25%～30%LAM病人的气流阻塞是可逆性的，接近30%病人的肺功能测试为正常，也可表现为限制性或混合性通气功能障碍。肺功能异常主要由于平滑肌在支气管、血管、淋巴管周围的异常增生造成气道阻塞，肺间质平滑肌增生造成弥散功能障碍和通气血流比例失调，中晚期可表现为低氧血症。

5. 影像学表现　PLAM胸部CT典型的表现为双肺弥漫均匀分布的大小不等的薄壁囊状气腔，病变无明显区域性限制性及倾向性，囊腔直径数毫米至数厘米不等，壁厚<2mm，而囊腔间隔肺组织大多正常（图1-2-44）。血管位于囊腔周围，不位于中央（图1-2-45）。囊腔形成机制可

能为：细支气管壁平滑肌细胞增生，逐步导致小气道狭窄、空气潴留、肺泡扩大呈囊状、肺泡壁或小叶间隔增厚，进而形成薄壁囊腔；平滑肌细胞产生弹性蛋白酶，破坏肺间质胶原和弹力蛋白，导致肺泡壁破坏融合成囊腔。早期囊腔较小，随病情发展囊腔增大，数量增多。晚期囊腔可见融合，几乎完全代替了正常肺实质，形成肺间质纤维化（图1-2-46）。由于小叶间隔增厚，淋巴管水肿，双肺可呈网格状改变。此征象多见于双肺下叶基底段，肺尖报道少见。部分病人伴有纵隔淋巴结肿大、气胸、胸腔积液（图1-2-47）、胸导管扩张等。如肺内出现斑片影则提示感染（图1-2-48）或出血。

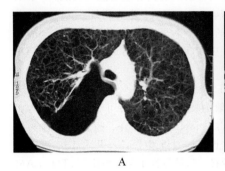
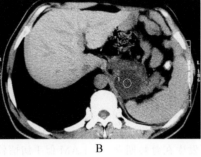
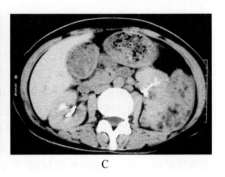

A　　　　　　　　　　B　　　　　　　　　　C

图1-2-43　女,36岁。PLAM
A.PLAM合并右侧气胸；B.腹腔淋巴结肿大液化；C.肾血管平滑肌脂肪瘤

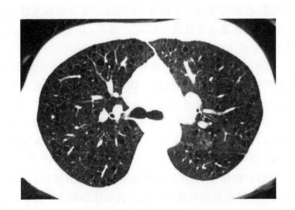

图1-2-44　女,42岁。双肺多发囊腔,囊腔间隔肺组织正常

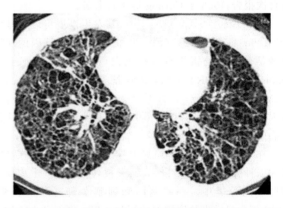

图1-2-46　女,43岁。肺间质纤维化

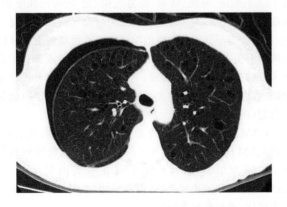

图1-2-45　女 42岁。血管位于囊腔周围

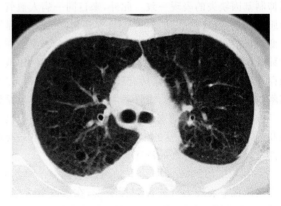

图1-2-47　女,38岁。PLAM合并双侧胸腔积液

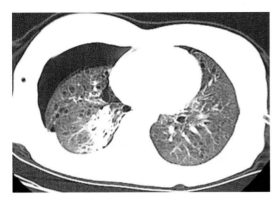

图 1-2-48　女，24 岁。PLAM 合并右侧气胸、感染

6. 诊断　LAM 的确诊依靠病史、胸部 HRCT 和组织病理学检查。2010 年欧洲呼吸协会拟定的 LAM 诊断标准为：①确诊 LAM，具有特征性或符合性胸部 HRCT 表现，肺活组织检查符合 LAM 的病理诊断标准；具有特征性胸部 HRCT 表现，同时具有以下任何 1 项：肾血管肌脂瘤、胸腔或腹腔乳糜积液、淋巴管平滑肌瘤或淋巴结受累及确诊或拟诊的结节性硬化症（TSC）。②拟诊 LAM，具有特征性胸部 HRCT 表现并符合 LAM 的临床病史，或具有符合性胸部 HRCT 表现，同时具有以下任何 1 项：肾血管肌脂瘤、胸腔或腹腔乳糜积液。③疑诊 LAM，仅具有特征性或符合性胸部 HRCT 表现，但缺乏其他证据。符合性 LAM 的临床特点包括气胸〔尤其多发和（或）双侧的〕和（或）符合 LAM 的肺功能改变。上述 LAM 定义的诊断标准只限于女性。LAM 在没有 TSC 的男性极为罕见，在 TSC 男性病人中相当罕见，诊断需要特征性或符合性 HRCT 改变，同时肺活检具有典型病理特征。

LAM 具有两种特征性损害：囊性病变和由不成熟的平滑肌细胞和血管周上皮样细胞（LAM 细胞）增殖形成的多发结节。这两种病变可以不同比例共存，但这种情况在早期 LAM 病人可能不明显。当在正常肌肉结构外发生典型的不成熟平滑肌细胞和上皮样细胞增殖时，结合囊性改变，常规 HE 染色结合足够的临床和影像信息在绝大多数病人能诊断 LAM。平滑肌肌动蛋白、结蛋白和 HMB45 免疫组化检查对诊断是重要的辅助手段。对于经支气管镜肺活检组织标本，HMB45 特别有价值。在罕见情况下，HMB45 染色阴性但仍有特征性损害支持 LAM 诊断。对于这样的病例，结合临床和 HRCT 结果对增加诊断把握非常关键。约 50% 的病例雌激素和（或）孕激素受体免疫组化检查阳性。

LAM 的 HRCT 的特征性改变是多个（>10 个）薄壁圆形界线清楚的含气囊性病变。肺容积正常或增加，并且没有其他显著肺部受累，如肺间质病变。但 TSC 病人会出现多发灶性微结节，肺泡细胞增生。如 HRCT 只有数个（>2 个和≤10 个）上述的囊性病变，考虑为符合肺部 LAM。

另外，2016 年美国胸科协会与日本呼吸学会联合发布的 LAM 诊断与治疗的指南中，推荐血清血管内皮增长因子-D（VEGF-D）>800pg/ml 可以用于 LAM 的诊断，推荐用于肺部出现弥漫囊性病变的疑似 LAM 病人。

7. 治疗　本病目前尚无特效治疗方法，支持治疗包括气流受限时使用支气管扩张药和低氧时给予氧疗，特殊的手术或胸膜并发症治疗包括气胸和乳糜胸及肾病变的干预。因其主要发生在育龄期妇女，部分病人妊娠、分娩或口服避孕药物可使病情加重，故推测可能与体内雌激素的代谢障碍有关，因此抗雌激素治疗，如外源性孕激素安宫黄体酮或雌激素竞争性抑制剂三苯氯胺等或卵巢切除、卵巢放射治疗等治疗方法在部分 LAM 病人中使用，但疗效不肯定。LAM 增加病人患脑膜瘤的风险，黄体酮会促进脑膜瘤生长，对于接受黄体酮治疗的病人，应确认有无脑膜瘤。根据目前研究证据，不推荐常规使用拮抗雌激素的治疗。在肺功能或症状迅速恶化的病人中可考虑试用肌内注射的黄体酮。假如使用黄体酮，应考虑连用 12 个月，同时每 3 个月进行临床和肺功能评价。如果使用黄体酮一年后肺功能和临床症状仍以相同速度恶化，则应该停药。LAM 女性应该避免含雌激素的治疗，包括口服避孕药和激素替代治疗。

mTOR 抑制剂西罗莫司（也称雷帕霉素）和依维莫司，可阻断 mTOR 介导的下游激酶的活化，进而抑制 LAM 细胞的生长和增殖。现已证实，mTOR 抑制剂治疗对 LAM 和 TSC 病人有效。目前，mTOR 抑制剂在 LAM 治疗中的适应证主要是那些存在肺功能或临床症状迅速恶化、较大的血管平滑肌脂肪瘤病人的治疗。西罗莫司对于肺功能正常或稳定的 LAM 病人的治疗价值仍不清楚。尽管 mTOR 抑制剂治疗可有效稳定病人的肺功能、减少血管平滑肌脂肪瘤的大小，并控制其淋巴方面的并发症，但这些益处只见于治疗期间，而非根治性手段。在停止治疗后，相关的症状和并发症还会复发。

肺移植是病情严重病人唯一有效的治疗手段，但也有移植后再发 PLAM 的报道，LAM 复发来源于病人而非肺供体。LAM 肺移植研究显示，1 年生存率 86%，3 年生存率 76%，5 年生存率 65%。其他治疗还包括吸氧、支气管舒张药、并发症的处理等。

随着时间的推移，LAM 病人的预后状况已经发生了改变。早期基于小数据的回顾性研究显示，病人的 5 年和 10 年死亡率分别为 40% 和 80%。而更多新近的研究表明，尽管病人的病程变化差异很大，但 LAM 的进展还是慢于先前的预期，且预后也较好。病人预期寿命的差异可达数十年。最近一项长期随访的大型病人队列研究（401 例）显示，病人的无移植 10 年生存率估计为 86%；从症状出现时间和诊断时间算起的总体中位无移植生存期，分别为 29 年和 23 年。

参 考 文 献

Cornog JL Jr, Enterline HT. 1966. Lymphangiomyoma, a benign lesion of chyliferous lymphatics synonymous with lymphangiopericytoma. Cancer, 19: 1909-1930.

Flavin RJ, Cook J, Fiorentino M, et al. 2011. β-Catenin is a useful adjunct immunohistochemical marker for the diagnosis of pulmonary lymphangioleiomyomatosis. Am J Clin Pathol, 135:776-782.

Johnson SR, Cordier JF, Lazor R, et al. 2010. European Respiratory Society guidelines for the diagnosis and management of lymphangioleiomyomatosis. Eur Respir J, 35:14-26.

8. 病例解析

(1)病例1：女，41岁。咳嗽、活动后气短数年。

胸部 CT(2013.02.08)：双肺多发大小不等的囊状影（图 1-2-49A、B）。

胸部 CT(2014.06.09)：多发大小不等的囊状影并左侧气胸（图 1-2-49C、D）。

【诊断】　肺淋巴管平滑肌瘤病。

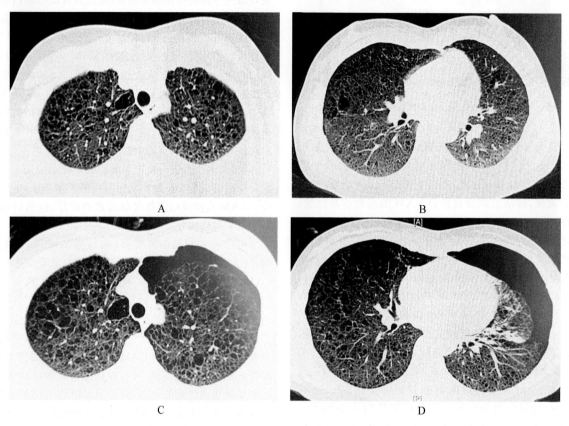

图 1-2-49　胸部 CT1

【诊断依据】　育龄女性，双肺弥漫性分布形态规则薄壁气囊影，双侧肋膈角累及。1 年后病灶明显加重，囊肿增大，数量增多，且并发左侧气胸，影像改变为典型肺淋巴管平滑肌瘤病影像学表现。肺朗格汉斯组织细胞增生症（PLCH）也可以导致类似的薄壁囊肿，但 PLCH 主要见于中上肺野，并且常伴有结节样病变，肋膈角一般不累及，这可以作为两者的鉴别诊断。该例最后经病理证实（图 1-2-50）。

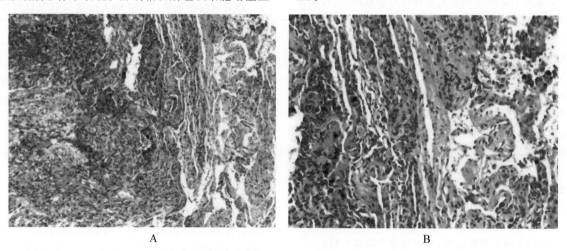

图 1-2-50　镜下见密切交通的淋巴管及平滑肌细胞增生

【分析】 PLAM 是发生于女性的一种罕见病,发病年龄在 17～50 岁。如果生育期的女性出现胸闷、气短、咯血、自发气胸、乳糜胸等临床表现,结合肺部 CT 表现网状、不规则的薄壁囊腔样改变,肺内随机分布,无区域倾向等,应想到该病,可行 CT 引导下的经皮肺穿刺或开胸肺活检明确诊断。有助于区别 PLAM 和 PLCH 的影像特征包括 PLAM 囊肿分布更弥散、形态更规则,并嵌入肺实质。偶尔 HRCT 表现为小叶间隔增厚(归因于继发于淋巴系统梗阻的淋巴管扩张)或斑片状磨玻璃阴影区(推测可能为肺出血所致)。对于原因不明的自发性气胸,推荐使用胸部 HRCT 检查以筛查可能的原因。这种策略带来的花费效益比非常好,例如,LAM 仅出现于 5/100 万女性人群中,但在成年非吸烟女性自发性气胸病人中,LAM 的检出率高达 5%。

(福建医科大学附属三明市第一医院 李雄辉 提供)

(2)**病例 2**:女,47 岁。反复咳嗽、咳痰、喘息 2 年,加重 1 周。病人 2 年前无明显诱因出现咳嗽,多为阵发性刺激性干咳,伴有咳痰,为白色黏痰,量少,偶有痰中带血丝。未诊治,病情常反复。1 年前行妇科手术后上述症状加重,并出现咯血,为鲜红色,量为 10～20ml/d,行胸部 CT 检查提示双肺肺炎或肺水肿,血气分析提示 Ⅰ 型呼吸衰

竭,给予抗感染、止血治疗,好转后出院。之后症状常反复,1 周前上述症状明显加重,自觉呼吸困难,伴胸痛、胸闷而入院。有 10 余年吸烟史。辅助检查(入院前 1 个月):血气分析:pH 7.43,$PaCO_2$ 32mmHg,PaO_2 46mmHg,SaO_2 82%。肺功能:肺通气功能基本正常,最大通气储备 69.6%。本次检查:血气分析为 pH 7.47,$PaCO_2$ 33mmHg,PaO_2 36mmHg,SaO_2 70%;心电图:窦性心动过速,部分导联 T 波改变。胸腹部彩超:左侧胸腔积液,肝小囊肿;胰、脾、双肾声像图未见异常。胸腔积液常规:暗红色,混浊,李凡他试验阳性,WBC $10.1×10^6$/L,RBC $3282×10^6$/L。胸腔积液细胞学:间皮细胞、淋巴细胞及大量红细胞,未见恶性肿瘤细胞。胸腔积液生化:ADA 7U/L,GLU 7.5mmol/L,CL 106mmol/L。胸腔积液 3 次抗酸杆菌:阴性。胸腔积液细菌培养(2 次):无细菌生长。病人入院后给予无创呼吸机辅助呼吸,反复胸腔穿刺抽液术、抗感染、化痰、平喘、抗炎治疗,治疗过程中病人出现左侧自发性气胸,肺组织压缩 40%,给予胸腔闭式引流术后病人气胸治愈。

胸部 CT:双肺多发气囊影,左侧胸腔积液(图 1-2-51)。

【诊断】 肺淋巴管平滑肌瘤病。

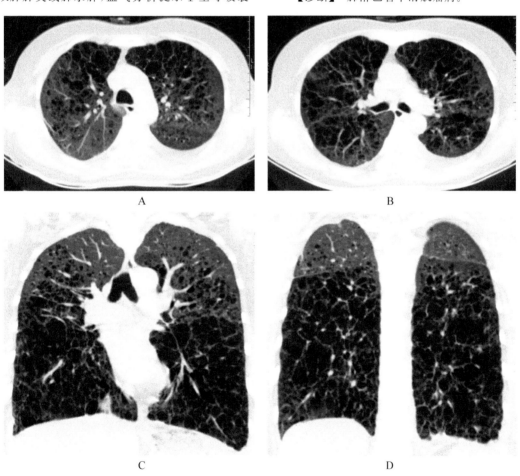

A

B

C

D

图 1-2-51 胸部 CT2

【诊断依据】 育龄期女性,间断咳嗽、咳痰、喘息、咯血。长期低氧血症,进行性加重。胸部 CT 示双肺多发气囊影,随机分布,左侧胸腔积液,为渗出液。治疗过程中出现左侧自发性气胸,病史和影像学支持肺淋巴管平滑肌瘤病诊断。本例虽有吸烟史,但病变以中下肺野分布为主,肺尖不受累,肋膈角受累,不支持 PLCH 诊断。病人开胸探查,病理证实该诊断(图 1-2-52、图 1-2-53)。

【分析】 PLAM 特点包括:几乎所有的病例均为育龄期妇女;自发性气胸;乳糜胸(图 1-2-54);气胸和乳糜胸可反复发生;部分病人有少量咯血;慢性进展的呼吸困难;肺功能显示阻塞或混合性通气功能障碍,部分病人可逆试验阳性,残气量增加,血气提示有低氧血症,气流阻塞状况与预后密切相关;HRCT 示双肺弥漫性囊性改变;肺外可有肾或腹膜后等病变。PLAM 病人 60% 发展为乳糜性胸腔积液,50% 可见气胸,30%～40% 可见血丝样痰或咯血。LAM 会增加气胸的风险,约 40% 的病人在就诊时有气胸,而在总的病程中,66% 的病人发生气胸。已经发生一次气胸的 LAM 病人再次发生的风险约是 75%。本例基本符合上述特点。该病需与小叶中央型肺气肿相鉴别,后者在 HRCT 上多发低密度区,但无明确囊壁,且分布不均,另外小叶中心型肺气肿由于低密度区在肺小叶中央,因此,低密度区之中可见肺血管影,即小叶中央动脉,而 PLAM 囊状影有明确均匀薄壁,病变分布均匀,血管影位于囊状影边缘处,结合发病年龄、性别等临床因素有助于诊断。

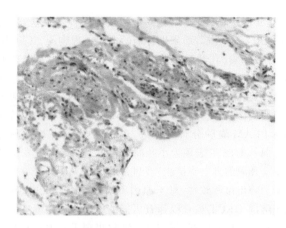

图 1-2-52 扩张的淋巴管及增生的平滑肌(HE×100)

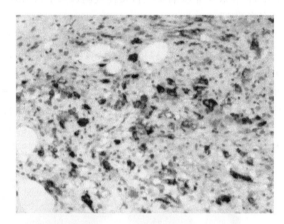

图 1-2-53 增生的平滑肌细胞显示黑色素瘤相关抗原(HMB45)阳性(400×)

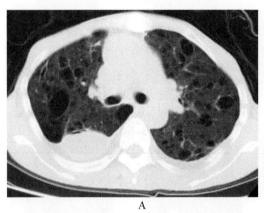

A

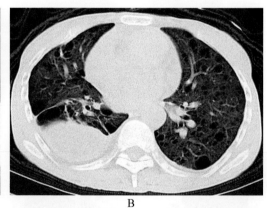

B

图 1-2-54 女,51 岁。右侧乳糜胸(包裹)

(杭州第一人民医院呼吸科 叶 健 提供)

(3)病例 3:女,35 岁。腹胀半年余,发现腹膜后占位 1 天。8 年前因"混合痔"行手术治疗,双肺气肿病史 3 年。

腹部 CT:腹膜后内见不规则囊实性病灶,边界欠清,密度不均,病变包绕相邻血管,增强扫描呈轻度不均质强化,病灶下界至盆腔(图 1-2-55)。

胸部 CT:双肺散在分布气囊影(图 1-2-56)。

【诊断】 淋巴管平滑肌瘤病。

【诊断依据】 育龄期女性,腹胀半年,腹膜后区多发囊实性结节,分界不清,边缘部分及实性部分轻度强化,囊性部分不强化,病灶下界至盆腔;胸部 CT 示双肺多发气囊影,需考虑该诊断。病人行腹腔肿物穿刺活检,结合免疫组化,考虑为具有血管周上皮样细胞分化的肿瘤(图 1-2-57,图 1-2-58)。免疫组化:HMB45(＋)、SMA(＋)、Melan A(－)、S-100(－)、Desmin(－)、CD34(－)、CR(－)、CK5(－)、CD117(－)、Dog-1(－)、Syn(－)、CgA(－)、α-inhibin(－)、CKpan(－)、Ki-67(＋2%～3%)(图 1-2-59,图 1-2-60)。

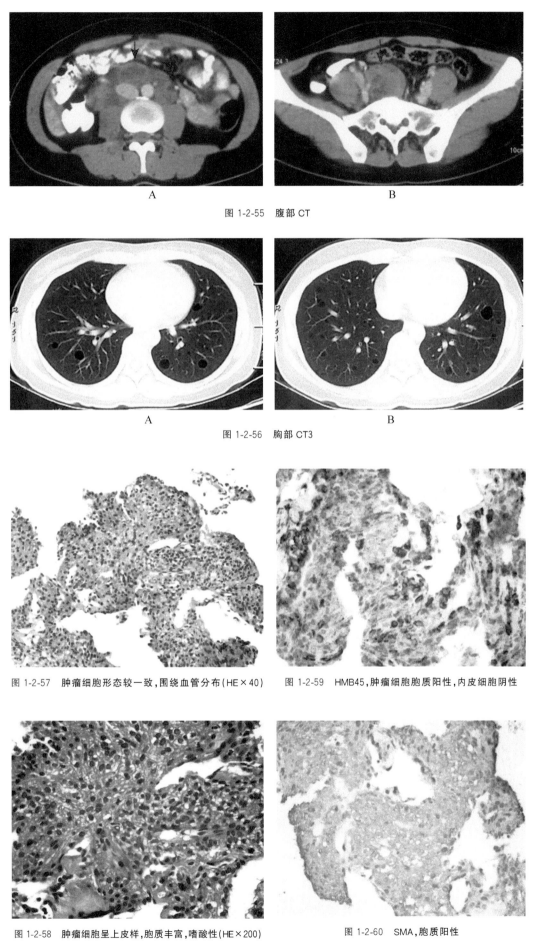

图 1-2-55　腹部 CT

图 1-2-56　胸部 CT3

图 1-2-57　肿瘤细胞形态较一致,围绕血管分布(HE×40)

图 1-2-59　HMB45,肿瘤细胞胞质阳性,内皮细胞阴性

图 1-2-58　肿瘤细胞呈上皮样,胞质丰富,嗜酸性(HE×200)

图 1-2-60　SMA,胞质阳性

【分析】 LAM 病人通常有逐渐加重的呼吸困难和复发性气胸、乳糜胸和偶尔咯血。肺外淋巴结肿大和中轴淋巴管囊性肿块（淋巴管平滑肌瘤）会导致腹腔和盆腔淋巴管阻塞。LAM 也经常引起肾血管肌脂瘤，以及脑膜瘤发病率升高。腹部 CT 扫描能被用来检查血管肌脂瘤、淋巴管平滑肌瘤或淋巴结肿大，以支持诊断、计划治疗血管肌脂瘤和随访病情变化。LAM 病人腹盆腔异常影像发现达到 2/3。CT 比超声更敏感和特异，能检查出直径＜1cm 的肿瘤。当碘增强剂禁忌时，磁共振成像（MRI）伴或不伴压脂技术可能适合含脂肪肿瘤的诊断。LAM 病人的临床特征和进展速度变化多样，诊断需要组织活检（通常从肺，偶尔从淋巴结或淋巴管平滑肌瘤）和（或）结合病史与胸部 HRCT。病理诊断依赖于特征性 LAM 细胞形态和免疫组化平滑肌肌动蛋白（SMA）和 HMB45 抗体阳性，本例符合。越来越多的 HRCT 被应用来诊断 LAM 而避免了肺活检。

(4)**病例 4**：女，46 岁。呼吸困难 1 月余。病人 1 个月前无明显诱因出现气短，活动后明显，并逐渐加重，伴轻度咳嗽，以干咳为主。既往活动耐力较差。查体：颜面部见多发瘤样皮疹（图 1-2-61）。左下肺触觉语颤降低，叩浊音。听诊左肺下叶呼吸音消失，左肺上叶及右肺均闻及 Velcro 啰音。双手指端甲床旁见米粒样大小纤维瘤（图 1-2-62）。背部皮肤 2 处见 2cm×3cm 大小不规则白色斑（图 1-2-63）。脑电图：正常。颅脑 CT：见钙化灶，脑室周围密度增高。腹部 CT：肾脏多发肿瘤。

X 线胸片（图 1-2-64）和胸部 CT（图 1-2-65）示双肺多发气囊并左侧胸腔积液。

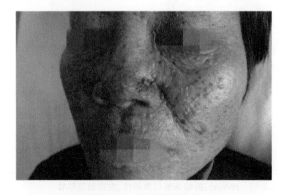

图 1-2-61　多发瘤样皮疹

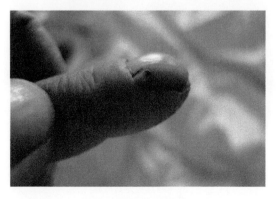

图 1-2-62　甲床纤维瘤

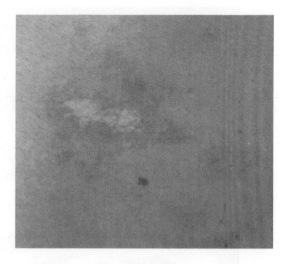

图 1-2-63　皮肤白斑

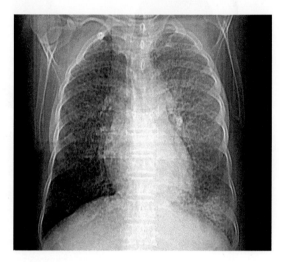

图 1-2-64　胸部 X 线片

【诊断】 结节性硬化症。

【诊断依据】 育龄期女性，呼吸困难，既往活动耐力较差。病人有颜面部瘤样皮疹、甲床纤维瘤、皮肤白斑、肾脏多发肿瘤和颅脑等多脏器损害，首先考虑结节性硬化症诊断。病人肺部影像为双肺多发气囊影，大小不等，囊壁较薄且光滑，分布较均匀，气囊周围见正常肺组织，左侧胸腔积液，影像符合 LAM。病人皮肤病理示表皮阶段性变薄，真皮内弥漫性胶原纤维及纤维母细胞增生，血管扩张、充血，其间见较多成熟的皮脂腺结节，个别皮脂腺有萎缩现象，结合临床符合结节性硬化症诊断。

【分析】 结节性硬化症（TSC）是一种罕见的以多发错构瘤（包括淋巴管平滑肌瘤）为特征的常染色体显性遗传神经皮肤综合征，几乎可侵犯所有脏器，男性发病多于女性。智力低下、癫痫和颜面部血管纤维瘤是本病的三大主要临床特征。同时出现三大主要特征的病例仅占 21%。癫痫发作是本病最常见的症状，且大多为首发症状及首诊原因，有 39% 病人伴有智力低下。面部血管纤维瘤和（或）甲周纤维瘤是本病的重要体征，但常易被忽略。本病其他皮肤损害还有鲤鱼皮斑、牛奶咖啡斑等。2012 年

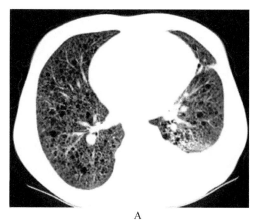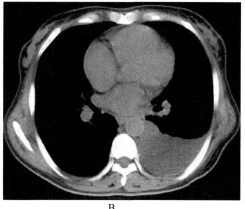

图 1-2-65　胸部 CT4

国际 TSC 共识会议更新了临床诊断标准,并提出改良的 Gomez 标准,包括 11 项主要诊断指标:色素脱失斑(≥3 处,直径≥5mm)、面部血管纤维瘤(≥3 处)或头部纤维斑块、指(趾)甲纤维瘤(≥2 处)、鲨鱼皮样斑、多发性视网膜错构瘤、脑皮质发育不良、室管膜下结节、室管膜下巨细胞星形细胞瘤、心脏横纹肌瘤、肺淋巴管肌瘤、血管平滑肌脂肪瘤;6 项次要诊断指标:斑斓皮损、牙釉质点状凹陷(>3 处)、口内纤维瘤(≥2 处)、视网膜色素脱失斑、多发性肾囊肿和非肾性错构瘤。满足 2 项主要诊断指标或 1 项主要指标加 2 项次要指标即可列为确定诊断的 TSC;满足 1 项主要指标或 2 项次要指标则列为可能诊断的 TSC。女性 TSC 中有 1/3 符合 LAM 诊断的肺囊性改变,主要特征为肺内充满含有异常增生的平滑肌纤维的囊状结构。异常增生的平滑肌可因不同的阻塞部位而引起气道阻塞、气体陷闭、肺大疱形成和气胸;咯血和肺含铁血黄素沉着;肺

动脉高压、肺源性心脏病及淋巴管堵塞和乳糜胸等不同的临床表现。症状主要有呼吸困难、自发性气胸、咳嗽和咯血等,临床上常被误诊为哮喘、慢性支气管炎肺气肿和支气管扩张。年轻女性病人发生渐进性加重的呼吸困难不能缓解,类似肺气肿的临床症状及胸部 X 线检查发现阴影,并出现反复的气胸或乳糜胸液时即应考虑为 LAM,肺活检发现极具特征的平滑肌束可确诊。

（泰山医学院附属医院呼吸内科　孟　玲　提供）

（5）**病例** 5:女,14 岁。无自觉症状,X 线胸片发现肺内多发结节。面部、腰部可见皮肤结节,活检病理提示慢性炎性病变,临床考虑皮脂腺瘤。脑部 CT 可见室管膜下钙化结节。腹部 CT 示左肾下极血管平滑肌脂肪瘤。

胸部 CT:肺内多发结节,大小不等,部分可见钙化、空洞,界线清楚。右侧少量自发性气胸(图 1-2-66)。

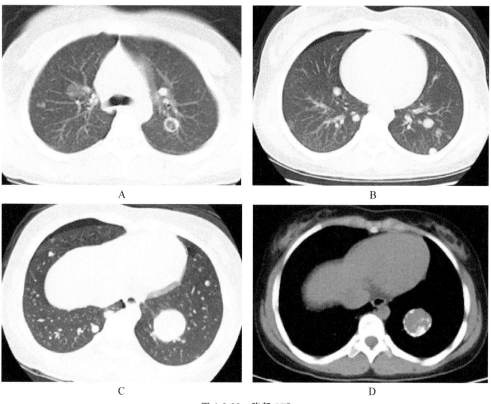

图 1-2-66　胸部 CT5

【诊断】 结节性硬化症。

【诊断依据】 女性少年,胸部 CT 可见多发大小不等结节影,部分呈粟粒样,部分较大结节内可见空洞和钙化,右肺自发性气胸,结合病人有面部、腰部皮脂腺瘤、颅脑室管膜下钙化结节和肾血管平滑肌脂肪瘤,TSC 诊断成立。TSC 主要累及皮肤和神经系统,也可累及心脏、肺、肾、胃肠道和骨骼等,造成多系统多器官形态和功能障碍。肺部表现包括多灶性微小结节样肺细胞增生、淋巴管肌瘤病、肺囊肿、错构瘤、自发气胸、乳糜胸等。本例表现为大小不等结节、自发气胸、钙化结节,考虑错构瘤可能。

(解放军 301 医院放射科 赵绍宏 提供)

四、肺上皮样血管内皮瘤

肺上皮样血管内皮瘤(pulmonary epithelioid hemangioendothelioma,PEH)是罕见的交界性的来源于肺内血管的肿瘤。1975 年由 Dail 等发现于肺,因其侵犯血管并有Ⅱ型肺泡上皮特点,当时命名为血管内支气管肺泡瘤。后来免疫组化和电镜检查揭示该病起源于血管内皮细胞而非肺泡上皮,1982 年 Weiss 等将其更名为上皮样血管内皮瘤(epithelioid hemangioendothelioma,EHE)。2002 年 WHO 肺肿瘤分类明确将其归为中低度恶性血管源性软组织肿瘤。该病临床和组织学上介于血管肉瘤和血管瘤之间,由

位于黏液玻璃样变性基质中的实性巢状和短梭形上皮样内皮细胞组成。重复发生 t(1;3)(p36.3;q25)染色体易位是 EHE 的特征,由 WWTR1 和 CAMTA1 基因融合所致。WWTR1(3q25)是编码转录辅助激活物,在内皮细胞上高表达;CAMTA1(1p36)是 DNA 结合转录调控蛋白,常表达于大脑发育时期。最近的研究表明,年轻 EHE 病人可发生 YAP1-TFE3 融合。其病因不清,可能与血管发育不良、雌激素水平分泌异常、外伤及口服避孕药等有关。

(一)临床表现

本病以年轻女性多见,占 60%～80%,40% 以上的病人年龄<30 岁,可发生于全身各部位,主要以四肢软组织多见。因上皮样血管内皮瘤具有多中心起源特点,故临床上很难区分原发和转移病灶,可同时或序贯发生于深部或浅表软组织、肝、肺、脾、肾、骨、胃肠道、心包、胸膜、脑等。约 15% 的 PEH 病人可同时并发肝 EHE。PEH 病人的临床症状较少且轻微,包括气短、胸痛、干咳、乏力、低热等,部分病人有咯血、关节痛等表现,偶有血性胸腔积液,50% 病人无任何症状和体征。实验室检查多无特异性。

(二)影像学表现

经典的 PEH 表现为双肺散在多发性结节影,边缘可清晰也可模糊,多数直径<2cm(图 1-2-67),10%～19% 表现为单个孤立结节(图1-2-68),最大直径可达5cm以上。病灶沿血

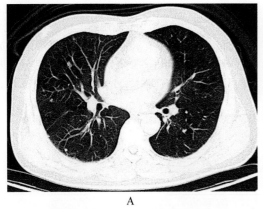

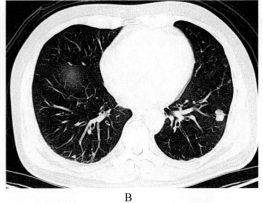

图 1-2-67 男,62 岁。左肺下叶内前基底段见 1.4cm×1.1cm 结节影,呈分叶状,双肺内及胸膜下见多个大小不等、形态不规则小结节影

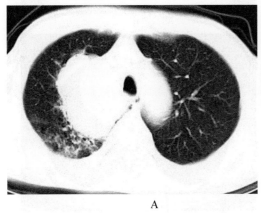

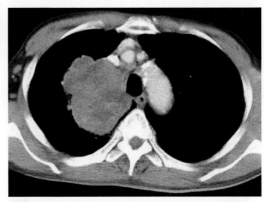

图 1-2-68 男,64 岁。右肺上叶巨大肿块影

管及支气管分布,以两下肺为重。部分结节可有中心钙化(图 1-2-69),这是由于肿瘤中心为黏液透明样变间质,可发生钙盐沉着。多发结节内出现钙化被认为是本病较为特异性的影像学表现。少数可累及胸膜并出现胸腔积液(图 1-2-70B)。部分表现为两肺多发磨玻璃样病灶(图 1-2-70A),小叶间隔增厚,这是由于肿瘤呈浸润性生长,侵犯

血管导致局灶性出血,肿瘤细胞在小动静脉周边腔隙内增殖所致。可伴有纵隔或肺门淋巴结增大,远处转移率20%～30%,常见转移部位有肝、淋巴结、胃肠道及皮肤,但肺内多发性病灶并非转移,而是多中心性起源,上述表现为该病相对较具特点的表现。

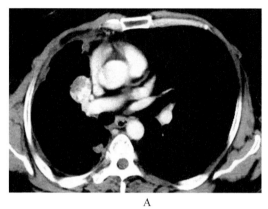 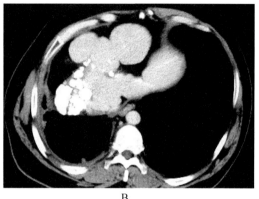

图 1-2-69　男,48 岁。右肺门占位性病变,钙化明显;肝内多发钙化灶

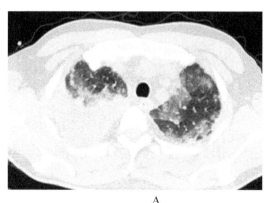 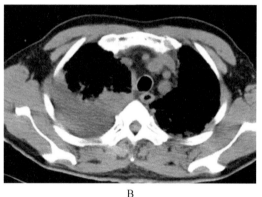

图 1-2-70　男,60 岁。A. 双肺多发结节和磨玻璃影;B. 右侧胸腔积液

(三)病理

PEH 边界清,无包膜,切面呈软骨样外观,灰白色到黄褐色。光镜下与动静脉或淋巴管关系密切,形成圆形到卵圆形结节,肿瘤中央区为富含纤维的少细胞性或硬化区,嗜酸或硬化伴灶性坏死;外周富于细胞,由索状或实性圆形至轻度梭形内皮细胞构成,胞质内空腔形如印戒,内含有红细胞或其碎片。这种单细胞原始管腔结构是血管内皮细胞瘤的特征(称细胞内原始血管腔)。间质早期呈黏液样或黏液软骨样背景,黏液为硫酸黏液,可呈现钙化或骨化,PAS 和 AB 染色阳性,有时呈淀粉样变性,后期间质广泛玻璃样变、纤维化。低级别者无或罕见核分裂,1～2 个/10HPF,坏死和出血少见。中度恶性者表现为坏死、核分裂增多及更大的非典型核。电镜下肿瘤细胞位于基膜上,偶见紧密连接,可见吞饮小泡及明显的 Webel-Palade 小体,与正常的内皮细胞不同,PEH 细胞富含中间丝。肿瘤细胞质内空腔形成是本瘤的特征性结构。

PEH 表达多种血管内皮细胞抗原,常见的有 CD31、

CD34、Factor Ⅷ、FLi-1 等。CD31、CD34 因其较高的灵敏度和特异性,被认为是诊断该病最重要的免疫标记。Factor Ⅷ 的特异性较高,其阳性表达可将内皮细胞与其他细胞区分开来。Rosengarten 等则提出 FLi-1 是 PEH 最具有特异性的内皮免疫标记。Vimentin 可阳性,25%～30%的病例局灶性表达 CK,多达 50%的病例表达 CK7,故名上皮样。不表达 EMA、TTF-1、SMA、S-100 等,Ki-67一般为低表达。

(四)鉴别诊断

PEH 需与肺上皮样血管瘤和肺上皮样血管肉瘤相鉴别。上皮样血管瘤又称血管淋巴组织增生伴嗜酸细胞增多症,两种病变虽然都有内皮细胞增生的特点,但上皮样血管瘤的血管分化成熟,增生的内皮细胞无异型性,间质内有明显的嗜酸细胞、淋巴细胞浸润,有时可形成淋巴滤泡,无黏液软骨样的间质,且病变部位多位于头面部。而PEH 的瘤细胞有异型,形成的血管较原始,有时见单个细胞形成的原始血管,内见红细胞。间质黏液样,可有钙化、

骨化、凝固性坏死,而炎细胞浸润不明显。上皮样血管肉瘤是血管肉瘤的亚型,多见于皮肤、甲状腺、深部软组织,肺部少见。肺血管肉瘤以转移多见,只有少数原发报道。上皮样血管肉瘤缺乏血管的定向生长方式,瘤细胞胞质内的管腔形成不易被发现,网织纤维染色可显示明显的大的无管腔的血管存在,与 PEH 相比,肉瘤细胞更大、更圆,核仁更明显,肿瘤细胞异型性明显,恶性程度高,预后差。

(五)治疗

因 PEH 发病率低,病例数少,治疗方面的经验有限,目前尚无标准的治疗方案。对于局限于单侧肺内的病灶,手术切除为首选的治疗方式。然而,当病灶累及双侧多个肺叶,手术不能完全切除时,其治疗策略却颇有争议。目前有化疗、放疗、生物治疗、观察随访等多种处理方式可供选择。对于并发骨转移的 PEH 病人,放疗具有较好的治疗效果。卡铂、紫杉醇、多西紫杉醇、依托泊苷、多柔比星、异环磷酰胺等化疗药物可用于该病的治疗。卡铂联合紫杉醇是目前最常用的一线化疗方案,部分病人可从化疗中获益。

(六)预后

PEH 预后不一,平均生存期为 2~24 年,5 年生存率低于 40%。相对于低度恶性肿瘤,中度恶性 PEH 预后较差,5 年生存率可低至 20%。肺部病灶进展导致呼吸衰竭是其最常见的死亡原因,其他原因还包括肺外转移、脓毒血症、心肌梗死、大咯血、急性肺动脉栓塞等。有研究指出,男性病人、体重下降、贫血、有呼吸道症状(如咳嗽、咯血、胸痛)、双肺多发结节、胸腔积液、淋巴结及远处转移是导致该病预后不良的危险因素,其中呼吸道症状和胸腔积液分别是独立的危险因素。

参考文献

Dail Dtt,Liebow AA,Gmelich JT,et al. 1975. Intravascular bronchioloalveolar tumor. Am J Pathol,78;6a-7a.

Kumazawa Y,Maeda K,Ito M,et al. 2002. Expression of glucocorticoid receptor and 11beta hydroxysteroid dehydrogenase in a case of pulmonary epithelioid haemangioendothelioma. Mol Pathol,55(1):61-64.

Mendlick MR,Nelson M,Pickering D,et al. 2001. Translocation t(1;3)(p36.3;q25) is a nonrandom aberration in epithelioid hemangioendothelioma. Am J Surg Pathol,25(5):684-687.

Weiss SW,Enzinger FM. 1982. Epilhelioid hemangioendothelioma:A distinctive vascular tumor often mistaken for a carcinoma. Cancer,50(5):970-981.

(七)病例解析

1.病例1: 男,27 岁。咳嗽、腹部不适 1 月。血常规提示全血细胞减少。

胸、腹部 CT:双肺多发磨玻璃影,部分内见钙化;肝弥漫低密度结节伴中心结节状强化(图 1-2-71、图 1-2-72)。

【诊断】 上皮样血管内皮瘤。

【诊断依据】 青年男性,肝肺病变明显。病人肺部表现为两肺多发结节,周围可见晕征,该征象可见于肿瘤、真菌、结核等病变。病人无明显结核中毒症状,不符合结核

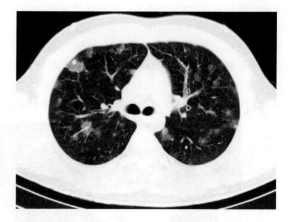

图 1-2-71 胸部 CT1

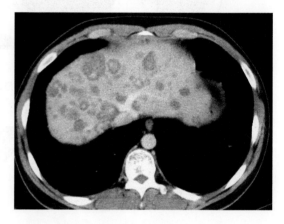

图 1-2-72 腹部 CT

诊断;病人影像可考虑真菌感染,但肝脏弥漫低密度影伴中心结节状强化,不符合真菌诊断。病人有肝肺病变,病变为多发结节影,肺内病变沿支气管分布,以外周为主,病变可见晕征、钙化,结合病人症状轻微、纵隔肺门淋巴结无肿大和贫血,首先考虑上皮样血管内皮瘤可能。肺内多发病灶并非转移灶,考虑为多中心起源。病人肺穿刺病理为血管源性肿瘤,免疫组化:CD31(+)、CD34(+)、Vimentin(+)、CK20(-)、CK7(-)、EMA(-)、SMA(-)、Des(-)、p63(-)、TTF-1(-)、Ki-67(约 20%)。结合病理和免疫组化,考虑上皮样血管内皮瘤。

2.病例2: 女,48 岁。左胸背部、肩部疼痛不适 8 月余。病人 8 月前出现持续左胸背痛,伴胸闷及左颈部不适,未处理。14 天前行胸部 CT(图 1-2-73)示:左侧大量胸腔积液,左侧胸膜增厚。行胸腔穿刺置管,多次送检胸腔积液脱落细胞示:较多红细胞,有核细胞少,仅见少量淋巴细胞,未找到癌细胞。对症治疗 14 天后,胸闷好转,仍感左胸背部及肩部疼痛不适,入院诊治。入院后行胸腔镜检查,镜下见胸膜广泛粘连,行胸膜粘连带分解术,并于壁层胸膜活检,病理示:增生纤维结缔组织中散在多边形轻度异型细胞,结合免疫组化结果,考虑为增生间皮成分(不排除肿瘤性增生)。病人疼痛剧烈,故放弃进一步活检,3 天后行 B 超探及左侧胸膜腔内一低回声包块,行 B 超引导下胸腔穿刺,活检病理见上皮样瘤细胞,胞质

内管腔含有红细胞。免疫组化:CD34(＋)、CK(＋)、Vi-mentin(＋)、CR(－)、MC(－)、TTF-1(－)、Napsin A(－)、Ki-67(约 20%)。结合病理和免疫组化,符合胸膜

上皮样血管内皮瘤。病人放弃治疗,自动出院,随访半年后病人死亡。

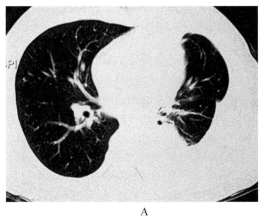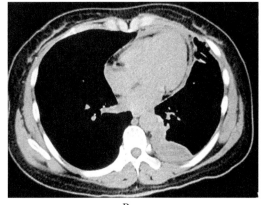

图 1-2-73　胸部 CT2

【诊断】　胸膜上皮样血管内皮瘤。

【分析】　虽然胸膜是上皮样血管内皮瘤(EHE)起源的许多器官之一,但起源于胸膜者少见。其发病机制仍不清楚,可能与长期慢性结核性脓胸有关,放射和职业暴露也可能是病因之一。资料显示男性病人比女性病人易出现自觉症状。胸膜 EHE 影像学主要表现为胸腔积液、胸膜增厚或肿块,亦可发生纵隔、肋骨、淋巴结、肺受累及远处转移。本例的影像学表现为单侧胸腔积液,未见肺及远处转移。胸膜 EHE 的上皮样及纤维黏液样的背景导致肿瘤很容易被误诊为上皮起源的肿瘤,需要与肺癌的胸膜转移相鉴别。胸膜转移性或浸润性腺癌多见,系由异型腺癌细胞构成不规则腺样、条索状、巢状,可有腺腔形成,但无腔隙内红细胞嵌顿,更无瘤细胞空泡内含红细胞的原始血管结构,免疫组织化学染色上皮标志物阳性而血管内皮标志物阴性。胸膜 EHE 需与肺 EHE 相鉴别。肺 EHE 多见于年轻女性,生物学行为符合交界性肿瘤特点,常为惰性病程,症状轻微或无症状,影像上多表现为双肺散在多发结节,镜下可见肿瘤具有肺泡内及支

气管内生长模式。本例有明显胸背痛症状,影像学主要表现为胸膜病变,而双肺并无结节,可与肺 EHE 相鉴别。获取病理的最好方法是胸腔镜,本例病人行胸腔镜时发现间皮细胞,仍未能确诊,最终在胸腔瘤体较大的情况下,在 B 超引导下穿刺获得,其原因可能与该病人胸膜腔粘连包裹较重,而穿刺针更容易透过粘连带获取深部的病变组织有关。胸膜 EHE 与肺 EHE 的不同在于肺 EHE 通常进展比较慢,具有良恶交界的生物学特性,而胸膜 EHE 进展快,恶性程度高。不管分化程度如何,胸膜 EHE 均具有高度恶性和广泛转移特点,即使对于没有症状的早期病人也没有好的治疗方法,病人大多在诊断后不久死亡。本例病人在确诊后半年死亡,与本病的高度侵袭的生物学特性一致。

(济宁市第一人民医院呼吸科　贾建军　提供)

3. 病例 3:男,45 岁。咳嗽、痰中带血伴胸闷、气急 2 月。

胸部 CT:双肺弥漫多发斑片、结节、磨玻璃影(图 1-2-74)。

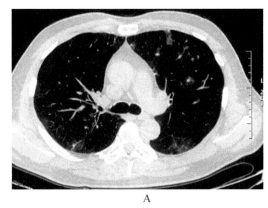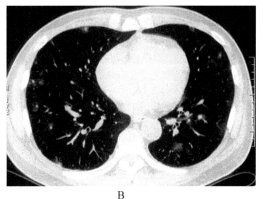

图 1-2-74　胸部 CT3

【诊断】 血管肉瘤。

【诊断依据】 中年男性,有痰中带血病史。双肺多发斑片、结节、磨玻璃影,以胸膜下分布为主,部分结节可见钙化,周围晕征明显,首先考虑血管肉瘤可能。病人行胸腔镜探查:全肺呈充血样改变,肺表面散在大小不一的紫红色结节,活检左肺上叶及下叶部分肺组织;免疫组化示病灶处 CD31(+),CD34(+),FⅧ(+),病理诊断:分化差血管肉瘤。

【分析】 血管肉瘤是起源于血管内皮细胞或淋巴管内皮细胞的罕见的恶性软组织肿瘤,占软组织肉瘤的 1%~2%,其中 50% 以上发生于头颈部。血管肉瘤发病率较低,原发部位以皮肤、乳腺相对多见,内脏中以肝、脾相对多见;转移部位首先是肺,其次为淋巴结、骨和软组织。发生于肺部的血管肉瘤主要分为原发性和继发性。肺原发性血管肉瘤是起源于肺血管内皮细胞的恶性肿瘤,属于深部软组织血管肉瘤。继发性肺血管肉瘤由身体其他部位血管肉瘤转移而来。肺血管肉瘤原发罕见,转移性多见,两者肺部具有相似的症状和放射学特征,多数表现为咯血症状,少数可出现自发性气胸、纵隔积气或肺出血。原发性肿瘤可以是孤立性单结节,也可是多结节性病变,转移性肺血管肉瘤的影像学表现不定,最常见的 CT 表现为多结节性实性病变(图 1-2-75),病灶中央密度高,边缘

呈磨玻璃样改变,病变大小不定,可以呈较小的结节,也可以见到较大的结节累及纵隔或胸壁(图 1-2-76)。也有病人表现为多发薄壁囊性变,这种囊性变往往伴有肺内出血性改变(图 1-2-77)。此外,CT 还可见空洞、气胸及血胸的发生。血管肉瘤具有多种不同的组织形态。高分化血管肉瘤可相似于良性血管瘤或乳头状血管内皮增生,低分化血管肉瘤可似癌或高度恶性的纤维肉瘤,在不熟悉形态学的情况下,易误诊为其他疾病。肺原发性血管肉瘤与其他器官发生的血管肉瘤相似,均表现为非典型性内皮细胞形成不完整的血管腔或裂隙状结构,偶尔可见实性梭形或上皮样细胞结节。电镜下可见分化良好者常具有内皮细胞分化的形态特征,包括沿着腔面的基底板、细胞之间的紧密连接和吞饮囊泡,偶见细胞微丝,Webel-Palade 小体很少见到或数量较少。总之,血管肉瘤多细胞明显异型、坏死,核分裂>3 个/10HPF,凝固性坏死的区域易见,广泛出血是预后不良的重要指征,Ki-67 指数明显高于 PEH。免疫组化是诊断血管肉瘤的一种重要辅助手段,FⅧ、CD31 和 CD34 是常用的几种抗体。CD31 有相对高的特异性和敏感性,任何类型的血管肉瘤约有 90% 为阳性。CD34 敏感性强,特异性差,因此这些抗体需联合应用。免疫组化 CD31、CD34、FⅧ 可以显示不成熟的血管结构,巢、片状排列的肿瘤细胞对诊断血管肉瘤有重要意义。

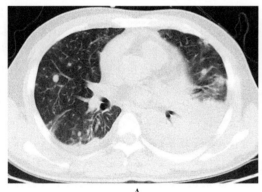
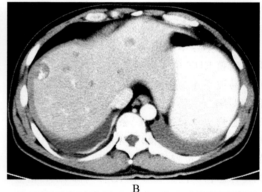

A　　　　　　　　　　　　B

图 1-2-75　男,49 岁。双肺大小不等结节影,肝内多发低密度影,病变内见强化血管

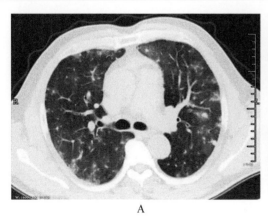
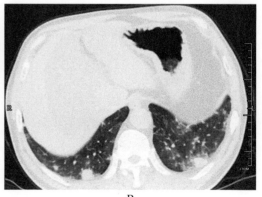

A　　　　　　　　　　　　B

图 1-2-76　男,57 岁。双肺多发结节,较大结节累及胸壁

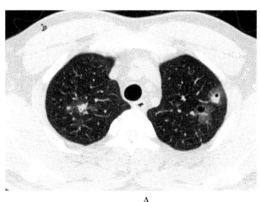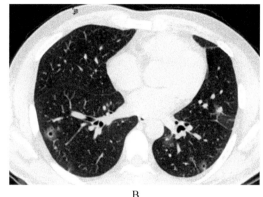

A　　　　　　　　　　　　　　　　B

图 1-2-77　男,38 岁。咳嗽、咳痰、痰中带血、胸痛 10 月。多发薄壁囊性病变

4. 病例 4:男,47 岁。腰痛 5 月,加重 20 天,骨水泥注入治疗后 3 天。病人 5 月前出现腰痛,按"腰椎间盘突出"治疗,效果不著。20 天前病人腰痛加重,伴有右腿部放射痛,右侧髂骨疼痛。行腰椎间盘 CT 示第 12 胸椎、腰椎、骶骨髂骨多发溶骨性及成骨性改变,考虑骨转移瘤可能,

第 4～5 腰椎、第 5 腰椎～第 1 骶椎间盘突出。行 ECT 检查示:右侧髂骨、第 2 腰椎、右第 9 后肋异常放射性浓聚。于当地医院行腰椎骨水泥治疗。

胸部 CT:胸骨、部分胸椎体及肋骨多发高密度影,双肺散在小结节(图 1-2-78)。

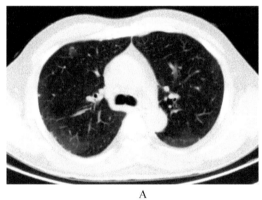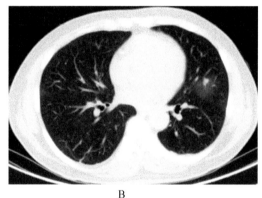

A　　　　　　　　　　　　　　　　B

图 1-2-78　胸部 CT4

【诊断】　血管肉瘤。

【诊断依据】　中年男性,双肺、胸膜下多发结节影,结节周围可见磨玻璃影,考虑为晕征、出血所致,结合病人有多发骨损害,考虑血管肉瘤可能性大。病人右侧髂骨穿刺活检示上皮样血管肉瘤(图 1-2-79)。免疫组化:CD34(＋),CD31(＋),FⅧ(＋),Fli-1(＋),CKpan(＋),CK7(＋),CK20(－),TTF-1(－),PSA(－),P504S(－),CDX-2(－),Villin(－),S-100(－),HMB45(－),MelanA(－)。

【分析】　肺上皮样血管肉瘤(pulmonary epithelioid angiosarcoma,PEA)是血管肉瘤的一种特殊类型。1988 年由 Perez-Atayde 等首先描述并报道。上皮样血管肉瘤可发生于机体任何部位,以四肢深部软组织多见,发生于胸壁或肺的上皮样血管肉瘤报道罕见。PEA 发病年龄为 10～73 岁,平均 51 岁,青少年发病少。临床表现有胸痛、咯血、咳嗽、体重下降和呼吸困难等,亦可无临床症状。胸部影像学多表现为肺内单发或多发混合密度结节影,病灶中央密度高,边缘呈磨玻璃样改变,类似于晕征,直径多＜3cm,分布以两肺外周、胸膜下居多,伴或不伴胸腔积液,

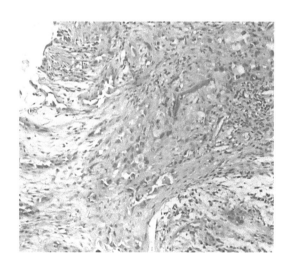

图 1-2-79　上皮样血管肉瘤

肿瘤细胞排列成小巢状或条索状,可见幼稚血管腔。肿瘤细胞呈上皮样,具有嗜酸性嗜双色胞质,细胞核大,异型性明显

可并发血胸及气胸。本例病人肺部CT呈两肺多发结节影,边缘磨玻璃样改变,且以两肺外周及胸膜下为主,与文献相符。

PEA病理学表现为肿瘤细胞排列成片状、巢状及不规则形,并可在幼稚血管腔内形成乳头,血管腔可由单细胞组成或3~4个细胞围成,管腔形成不易被发现,网织纤维染色可见大而无管腔的血管,其主要由两种形态的细胞组成,一种为梭形细胞,另一种为上皮样细胞,以后者多见,具有嗜酸性或嗜双色胞质,细胞核大且异型性明显、常见空泡。免疫组化表现为几乎所有病例Vimentin表达强阳性,约90%病例CD31表达阳性,30%左右的病例CK呈阳性表达,Ⅷ因子特异性相对较高,但敏感度不够。PEA需与PEH相鉴别。PEH瘤细胞常与血管壁相连,瘤细胞成巢或角状排列,管腔样结构多见,细胞异型性不明显,核分裂少(1~2个/10HPF),出血及坏死少见。而PEA瘤细胞异型性显著,核分裂多(>3个/10HPF),细胞核更大更圆,核仁更加明显,细胞坏死和出血广泛,淋巴管内可见癌栓,容易淋巴结转移,Ki-67增殖指数>20%,梭形细胞增多,梭形细胞所占比例增多可能是导致PEA预后不良的因素。淋巴结及远处器官的转移不是区分PEH和PEA的标准。PEA治疗上主要采取手术,术后辅以放疗或化疗,但治疗效果不理想,预后较差,尤其对于病理提示广泛出血,发病即有咯血及多发转移的病人预后更差。病人术后发生局部复发或远处转移时间为3~20个月,平均生存期17个月。

五、肺肉瘤

肉瘤是一组少见的具有不同临床和病理特征的间叶组织来源的肿瘤。肉瘤可分为两大类,软组织来源的肉瘤(如来源于脂肪、肌肉、神经、神经鞘、血管及其他结缔组织)和骨肉瘤。肉瘤约占成人恶性肿瘤的1%,占儿童恶性肿瘤的15%。肺肉瘤包括原发性肺肉瘤和其他部位肉瘤肺转移。原发性肺肉瘤(primary pulmonary sarcoma,PPS)占肺部原发性恶性肿瘤的1%~4%,起源于肺间质、支气管壁、血管壁、支气管软骨等间叶组织,病理类型为纤维肉瘤、平滑肌肉瘤、横纹肌肉瘤、脂肪肉瘤、未分化肉瘤等。周围型PPS病人早期多无明显症状,出现症状时肿瘤多已很大,而中央型肿瘤病人症状出现较早。当肿瘤增大压迫或侵袭支气管,则会引起严重的咳嗽、咳痰或咯血,肿瘤累及胸膜时可出现胸痛。

(一)影像学表现

PPS在肺实质内呈膨胀性生长,很少侵犯或突破支气管黏膜,影像学表现为密度均匀、边缘光整的肿块,少有空洞、分叶、毛刺、钙化,一般为单发,体积较大,直径多在4cm以上,增强后肿块呈不均匀强化。多分布于肺周边部,肺门及纵隔淋巴结一般无明显肿大,因其以血行播散为主,较晚期才发生淋巴转移并侵犯周围脏器。中央型少见,表现为肺门区支气管内结节和肿块影(图1-2-80),向腔内外生长,常伴有阻塞性肺炎和肺不张,可有铸型或指套样改变(图1-2-81)。

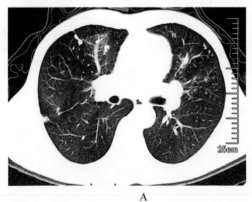
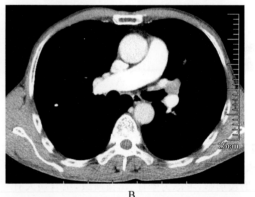

图1-2-80 男,58岁。左肺上叶滑膜肉瘤,腔内外生长

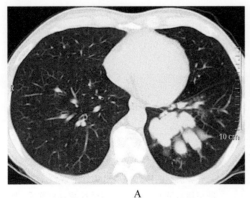
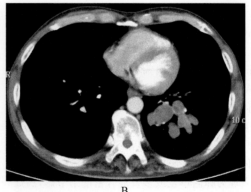

A

B

图1-2-81 男,57岁。左肺下叶未分化多形性肉瘤,呈指套样改变

（二）诊断

肺肉瘤多发生在肺部周围，纤维支气管镜检查难以取得病理组织。因肉瘤起源于间叶组织，呈膨胀性生长，有包膜或假包膜，细胞不易脱落，且少有突破外膜及支气管上皮组织入气管内，所以痰脱落细胞学检查阳性率极低。术前诊断准确率极低，常依据术后病理及免疫组化确诊。

（三）鉴别诊断

PPS 影像学表现缺乏特异性，易与肺癌、肉瘤样癌、肺转移瘤及肺内良性肿瘤混淆而误诊。原发性肺癌亦有周围型和中心型之分，可发生于肺部任何部位，但原发性肺癌大部分瘤体有分叶、毛刺、胸膜凹陷征等，且多伴有淋巴结转移，较早侵犯周围脏器等。肺肉瘤样癌常表现为巨大类圆形或不规则肿块，兼具肺癌和肺肉瘤影像学特征，部分可见分叶、毛刺征，中心多可见坏死区。肺转移瘤一般都有相应原发肿瘤的病史，影像学可见肺部多发小结节影，而 PPS 影像学一般表现单发性密度均匀、边缘光整的肿块，结合临床两者较易鉴别。肺良性肿瘤多发生于青壮年，常无明显症状，一般为单发圆形或类圆形阴影，生长缓慢，密度均匀，边缘光滑，无分叶和毛刺，钙化发生率较高，不侵犯周围组织，增强扫描多无强化。肺肉瘤与结核球的鉴别要点为肺肉瘤一般无钙化，增强扫描强化；而结核球一般有钙化，周围有卫星灶，少有强化。

肺肉瘤的治疗以手术切除为首选治疗。术后辅以放疗、化疗。PPS 预后主要与肿瘤大小、外侵程度、手术切除与否及肉瘤病理类型有关。

参 考 文 献

Christopherson WM, Foote FW, Stewart FW. 1952. Alveolar soft-part sarcomas structurally characteristic tumors of uncertain histogenesis. Cancer, 5(1):100-111.

Dennison S, Weppler E, Giacoppe G. 2004. Primary pulmonary synovial sarcoma: a case report and review of current diagnostic and therapeutic standards. Oncologist, 9(3):339-342.

Sahin F, Fener N, Yildiz P. 2012. Endobronchial metastases of fibrosarcoma and non-Hodgkin's lymphoma. Arch Iran Med, 15(8): 520-522.

Travis WD. 1999. WHO histological typing of lung and pleura tumors. Berlin: Springer, 310-327.

（四）病例解析

1. **病例 1**：男，65 岁。干咳 1 月余。病人 1 月前无明显诱因出现干咳，伴轻微胸痛。行胸部正侧位检查：左肺占位，考虑左肺癌，建议 CT 检查。遂行胸部 CT 示：左肺癌并肋骨转移 CT 表现，右肺多发磨玻璃结节影，不除外转移。肿瘤标志物检查：CEA、CA125、Cyfra21-1 正常值范围，NSE 值稍增高（18.8μg/L）。

胸部 CT：左肺下叶椭圆形占位，邻近肋骨骨质破坏，左侧胸腔积液（图 1-2-82）。

【诊断】 肺肉瘤。

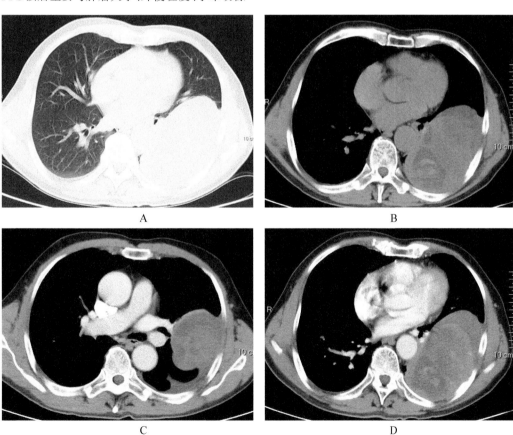

A B C D

图 1-2-82 胸部 CT1

【诊断依据】 老年男性，左肺下叶巨大占位性病变，边缘光滑，推压邻近肺组织，增强扫描不均匀强化，内无钙化和空洞，纵隔淋巴结无明显肿大，左侧胸腔积液，以上特点支持肺肉瘤诊断。支气管镜检查左肺舌段管腔狭窄，下叶内前基底段、后基底段管腔狭窄闭塞，黏膜未见明显异常。左侧胸壁穿刺活检示软组织肉瘤。病人全身麻醉下行左侧胸腔肿物切除术：术中见肿瘤位于左肺下叶后基底段，大小约为 15cm×10cm×10cm，质硬，被覆包膜，侵及左侧后胸壁，第 7 肋骨受累。第 7、第 9、第 10 组淋巴结直径为 0.5～1.0cm，色黑或灰，术中见大量胸腔积液，未见胸膜转移结节。行左肺下叶切除＋纵隔淋巴结清扫术。肿瘤切面灰白、灰黄、灰红色，质稍粗。病理：（左肺下叶）软组织肉瘤，符合未分化多形性肉瘤（图 1-2-83）。支气管断端未见瘤组织。区域淋巴结：支气管周（0/2）、第 7 组（0/1）、第 10 组（0/1）、第 11 组（0/1）。免疫组化：Bcl-2（弱＋），CD34（血管＋），广谱 CK（－），CAM5.2（－），SMA（－），S-100（－），CR（－），CK5/6（－），Desmin（－），HMB-45（－），MelanA（－），EMA（－）。

【分析】 肺部原发未分化型肉瘤是一种少见的肺部恶性肿瘤，2002 年 WHO 将未分化型软组织肉瘤定义为未分化多形性肉瘤，属于纤维组织细胞性肿瘤。肺部原发未分化肉瘤多发生于青壮年男性，男女比例约为 2∶1，平均年龄低于肺癌和肉瘤样癌。其病程较长，症状隐匿，临床表现无特异性，症状及体征视瘤体大小及位置、生长速度等情况而不同。肺肉瘤多单发，周围型居多，通常体积较大，直径≥5cm，影像学检查示肺内孤立性圆形或椭圆形病灶，以局限性侵犯及血行转移为主，肺门及纵隔内淋巴结转移少见，增强扫描呈均匀或不均匀强化。较小者易被误诊为结核或炎性假瘤，较大者难与其他肺部恶性肿瘤鉴别。肺部原发型肉瘤治疗首选手术治疗，因其呈膨胀性生长，多与周围组织分界清楚，手术切除率高，因此早期手术切除是本病的主要治疗手段。手术后可根据具体情况选择化疗、放疗及生物治疗等。

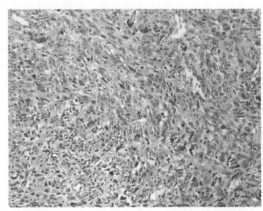

图 1-2-83 肿瘤细胞明显多形性，有多量多核巨细胞

2. 病例 2： 男，47 岁。咳嗽、咳痰、痰中带血 2 周。

胸部 CT：右肺下叶球形影、密度均匀，边界光整，增强扫描轻度强化，内有钙化（图 1-2-84）。

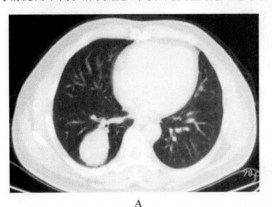

A

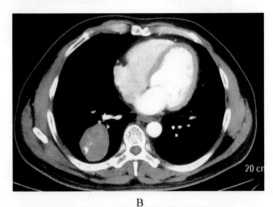

B

图 1-2-84 胸部 CT2

【诊断】 右下肺滑膜肉瘤。

【诊断依据】 病人行右肺下叶切除术，病理示周围型滑膜肉瘤，肿瘤大小为 8cm×7cm×3cm，未见神经及脉管内侵犯证据，支气管切缘未见恶性瘤细胞，区域淋巴结未见转移瘤细胞。免疫组化：CK（＋）、EMA（＋）、Vimentin（＋）、CK19（部分＋）、CD99（部分＋）、Calponin（部分＋）、Bcl-2（弱＋）、CD34（－）、SMA（－）、S-100（－）、Desmin（－）、Ki-67（＋约 10%）。

【分析】 滑膜肉瘤的组织学发生至今尚存争议，目前多数学者认为，滑膜肉瘤既不起源于滑膜，也不向滑膜分化，而是起源于具有向上皮和间叶组织双向分化能力的原始间充质干细胞，故滑膜肉瘤可发生于无滑膜的全身各部位。根据其组织学分型，WHO 主要将其分为双相型、单相梭形细胞型、单相上皮细胞型和低分化型 4 型，以前两者最为常见。镜下单相型由卵圆形、梭形细胞构成，相互交织，密集成束，可伴有黏液样区，并显示明显的血管周细胞瘤的结构，以及局灶性少量致密的纤维化区，呈透明样变。双相型由上皮成分和梭形细胞成分组成，细胞呈立方形，胞质嗜酸性，核圆形，染色质呈颗粒状，偶见核仁，核分裂象多见。上皮含有裂隙样间隙，伴有散在的管状-乳头状分化。瘤组织大多有局灶性坏死，可见钙化及肥大细胞浸润。免疫组化染色一般表达 CK、EMA、Vimentin 和 Bcl-2，部分病例瘤细胞表达 CD99 和 Calponin，一般不表达 CD34、Desmin 和 SMA。

超过 90% 的滑膜肉瘤有 SYT-SSX 融合基因,选用手术标本进行 FISH 和 RT-PCR 分析可以探测到 SYT-SSX 融合基因是确诊的金标准。

原发于肺的滑膜肉瘤十分罕见,占肺原发性恶性肿瘤的 0.5%。原发性肺滑膜肉瘤(primary pulmonary synovial sarcoma, PPSS)好发于青壮年,以 20～40 岁多见,无明显性别差异。临床症状无特异性,视发病部位包括胸痛、呼吸困难、咳嗽及咯血等。影像学表现为肺内不均匀实质性团块状影,肿瘤边界常清楚,圆形或分叶状,

表面可由受压的邻近组织形成假包膜,部分有明显的囊性变(图 1-2-85),少数病例可能存在多囊性肿块。生长较快的肿瘤边界不清楚,呈浸润性生长至附近组织。肿块主体多位于肺中外带,以宽基底与胸壁相连,少数可紧贴肺门或纵隔,巨大病灶可与纵隔、胸壁同时接触(图 1-2-86),部分可见局部组织侵犯征象。病灶边缘多较光整,少数可见浅分叶或切迹,深分叶少见,毛刺征、棘状突起均未见报道。病变内可见坏死、液化及钙化(图 1-2-87),多呈不均匀强化,空洞少见。肺滑膜肉瘤多为局限

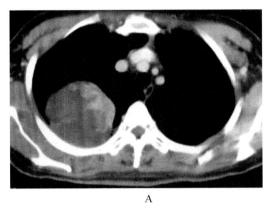
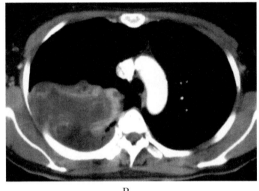

A   B

图 1-2-85 女,48 岁。右肺滑膜肉瘤,囊变明显

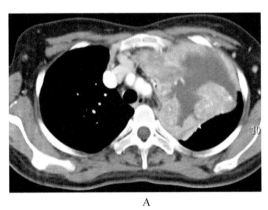
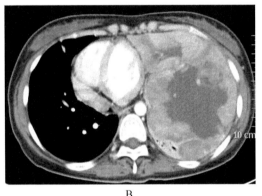

A   B

图 1-2-86 女,23 岁。左侧胸腔、纵隔旁巨大占位性病变

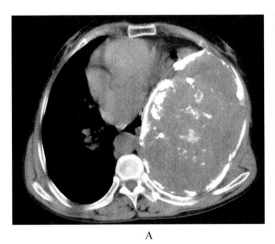
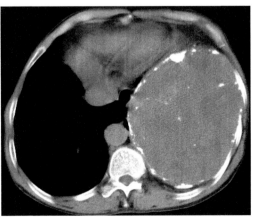

A   B

图 1-2-87 女,62 岁。左胸腔巨大占位,钙化明显

性侵犯及血行转移,所以通常侵犯胸膜引起胸腔积液,极少肺门、纵隔淋巴结转移。肿瘤可位于肺内或主要位于胸膜,但确切起源常不易判定。原发性肺癌远较滑膜肉瘤常见,影像学上两者相似,但如果发现有肺门和(或)纵隔淋巴结增大,则利于肺癌的诊断。孤立性纤维瘤临床和影像学表现可类似滑膜肉瘤,若出现低血糖或肥大性骨关节病则提示为前者。其他原发性肺肉瘤与滑膜肉瘤之间无论是在临床还是在影像学上均极相似,难以鉴别。

滑膜肉瘤以手术切除为主,并尽可能最大范围地切除肿瘤,同时根据临床分期辅以化疗、放疗,可能有望延长病

人的生命。PPSS 是一种局部侵袭性较强的恶性肿瘤,75%～80%的病人在术后 2 年内出现局部复发,25%的病人可发生远处转移,如累及骨、肝、皮肤、胸壁、腹膜、中枢神经系统等。PPSS 总体预后较差,5 年生存率为 50%,其危险因素包括年龄＞20 岁、女性、手术切除不完全、肿瘤直径＞5cm、广泛肿瘤坏死、核分裂象多(＞10 个/HPF)、神经血管侵犯和 SYT-SSX1 型。

3. 病例 3:男,62 岁。干咳 6 月。

胸部 CT:左肺巨大占位,其内密度不均,钙化明显,增强扫描强化不明显(图 1-2-88)。

【诊断】 肺软骨肉瘤。

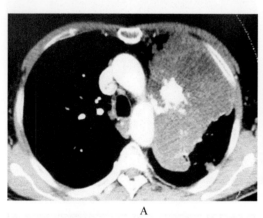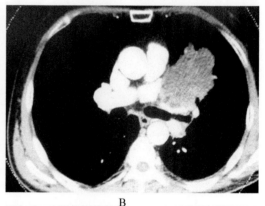

A B

图 1-2-88 胸部 CT3

【诊断依据】 老年男性,左肺巨大占位性病变,边缘清晰,无明显分叶、毛刺、血管造影征等表现,邻近胸膜受累不明显,不支持肺癌诊断。病变主体位于肺内,不支持孤立性纤维瘤诊断。病变巨大,密度较均匀,肺门、纵隔无明显淋巴结增大,考虑肺肉瘤可能。病变内钙化明显,首先考虑软骨肉瘤。病人经皮肺穿刺病理为软骨肉瘤,全身骨扫描未见异常,最终诊断为肺原发性软骨肉瘤。

【分析】 肺原发性软骨肉瘤来自于肺的间叶组织和支气管的软骨组织,须排除胸廓、骨、软组织及畸胎瘤中发生的软骨肉瘤侵袭或转移至肺者。本例病人经详细的临床和影像学检查,未发现身体其他部位存在肿瘤。Deniels提出肺原发性软骨肉瘤依据部位及形态特征分为气管支气管型与肺型。前者病灶局限,生长缓慢,多无淋巴结转移;后者病灶较大,易侵袭周围肺组织及淋巴结转移,预后差。影像上肺软骨肉瘤一般表现为肺内单发较大肿块,边缘较清,形态欠规则,其内可有多结节状、斑片状、小片状、环状钙化,增强扫描强化不明显。软骨肉瘤免疫组化为Vimentin 稳定强表达,NSE 灶性阳性,S-100 在软骨区表达,SMA 在梭形细胞区灶性表达。肺内软骨类肿瘤极为罕见,术前常诊断为含钙化的其他类型肿瘤,如错构瘤、硬化性肺细胞瘤等。本病易出现肺和骨的转移,治疗以手术为主,放、化疗不敏感,由于其易原位复发和远处转移,预后较差。

4. 病例 4:女,25 岁。胸闷、胸痛 1 月余。

胸部 CT:右肺下叶肿块影,边缘光整,可见分叶,无毛刺,内部密度较均匀,未见液化坏死及钙化,增强扫描轻度均匀强化(图 1-2-89)。

【诊断】 肺纤维肉瘤。

【诊断依据】 青年女性,右肺下叶巨大占位,边缘光整,有分叶,无毛刺,内部密度较均匀,未见液化坏死及钙化,增强扫描轻度均匀强化,无胸腔积液,纵隔未见肿大淋巴结,符合肺肉瘤诊断。病人穿刺病理示梭形细胞肉瘤,考虑纤维肉瘤。免疫组化:Vimentin(＋)、CD68(＋、个别细胞)、MSA(＋、个别细胞)、EMA(－)、S-100(－)、CD34(－)、Bcl-2(－)、Desmin(－)。

【分析】 纤维肉瘤是由纤维母细胞和胶原纤维形成的肿瘤。原发性肺纤维肉瘤(primary pulmonary fibrosarcoma. PPFS)是少见恶性肿瘤,临床表现无特异性,误诊率高。PPFS 组织来源于肺实质、支气管壁及血管的纤维基质,大体标本为类圆形肿物,有假包膜,切面呈鱼肉状,基本特征与发生在软组织的纤维肉瘤相同。镜下见瘤细胞呈纵横交错弥漫编织状排列,细胞质内见胶原纤维,细胞呈异型性,有较多核分裂象。PPFS 青壮年多见,分为中央型和周围型,中央型肿瘤起源于气管主干或叶的支气管壁上(图 1-2-90),呈息肉状,突入气管腔内,常出现明显咳嗽、咯血、胸痛等症状,甚至有瘤组织咳出。周围型肺纤维肉瘤多见于肺周边部,早期多无明显症状,当肿瘤较大时出现咳嗽、痰中带血、发热及胸痛等。中央型 PPFS 胸部CT 表现类似中央型肺癌。周围型多发生于两肺下叶的周

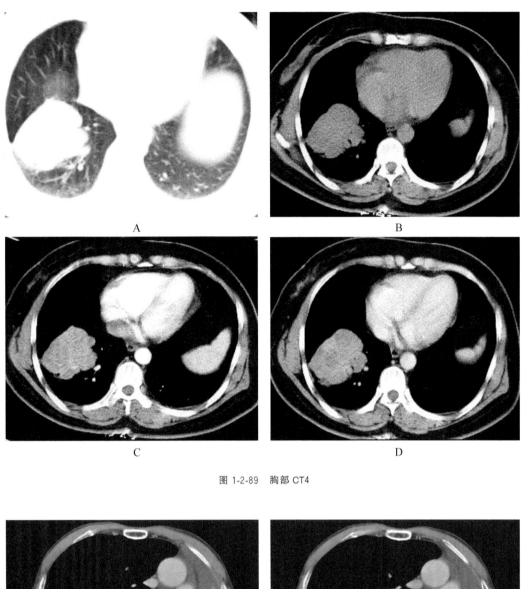

图 1-2-89　胸部 CT4

图 1-2-90　男,59 岁。左主支气管纤维肉瘤

边部,呈类圆形等密度肿块,有不完整假包膜,边界较清楚,可有浅分叶及钙化,无毛刺,密度较均匀,多数肿块直径＞5cm,巨大肿块压迫肺组织可致肺膨胀不全,支气管受压时可见狭窄和移位。当肿瘤生长较快时,瘤灶中央可见坏死囊变区(图 1-2-91),增强扫描呈不均匀强化或均匀强化。该肿瘤对放、化疗均不敏感,首选的治疗方法是手术切除。

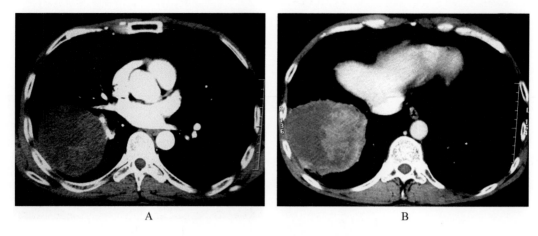

图 1-2-91　男,40 岁。右肺下叶占位,囊变明显

5. 病例 5:女,47 岁。胸痛 1 月。

胸部 CT:右肺巨大团块影,右肺上叶支气管受压狭窄、闭塞,肿块邻近胸壁相应部位肋骨未见异常改变,增强

扫描中等强化,病灶内见扭曲血管影,纵隔淋巴结未见肿大,无明显胸腔积液(图 1-2-92)。

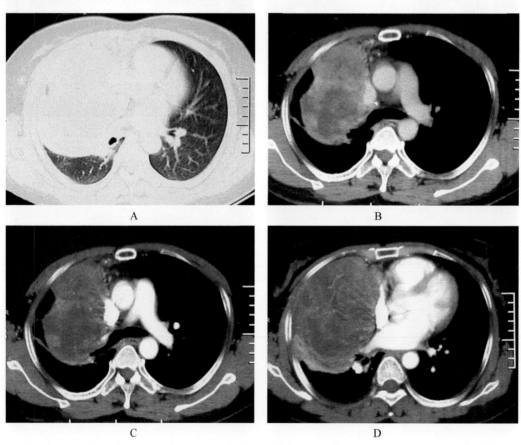

图 1-2-92　胸部 CT5

【诊断】　右肺上叶原发肉瘤。

【诊断依据】　病变巨大,无毛刺、分叶,胸膜未见明显侵袭,无胸腔积液,不支持肺癌诊断。如此巨大的病变应首先考虑胸膜孤立性纤维瘤或肺肉瘤。肺肉瘤在影像上常表现为较大孤立性肿块,边缘一般比较清楚,较少有毛刺,可有轻度分叶表现。较大的肿块内密度多不均匀,多为肿瘤坏死所致,也可见有肿瘤内部出血的表现,钙化极少见。

增强扫描肿块多呈不均匀强化。一般如果不经任何治疗病程进展较快,可很快合并胸腔积液。纵隔淋巴结在病程发展早期可不明显,有少数病例可始终不出现肿大淋巴结。胸膜孤立性纤维瘤 CT 表现胸腔内实质性肿块,与胸膜宽基底相连,边缘清楚光整、浅分叶、密度均匀或伴有坏死;肿块向胸腔内突起,胸壁相应部位肋骨未见异常改变;增强后一般中等度强化,肿瘤内扭曲血管影及假包膜征等

较具特征性。本例单纯从影像学鉴别较困难，病变对纵隔推压明显且累及右中间支气管，考虑病变起源于肺实质，首先考虑肺肉瘤可能。手术切除病变，体积 12.5cm×9.5cm×9cm，累及脏胸膜，诊断为平滑肌肉瘤，气管切缘、肺门淋巴结、送检淋巴结(0/1、0/1)均未查见癌。免疫组化：Vimtin(＋)、Actin(＋)、SMA(＋)、Desmin(＋)、CK(－)、Caldesmon(＋)。最后诊断：原发性右肺上叶平滑肌肉瘤。

【分析】　肺平滑肌肉瘤罕见。平滑肌肉瘤与平滑肌瘤相同，可来自气管和支气管的平滑肌组织，也可来自肺组织内的血管壁及肺动脉干的平滑肌组织，以来自支气管壁平滑肌者最多，占 50%以上，来自肺动脉干者最少。肺平滑肌肉瘤多见于中年男性，肿瘤好发于右肺上叶和左肺下叶，几乎皆为单发，偶见多发。无症状者皆为生长在肺实质内，且瘤体较小。多数病人有咳嗽、胸痛、胸闷不适、气短、乏力、发热等症状，也有人出现杵状指。肺平滑肌肉

瘤根据影像学表现可分为中央型和周围型，中央型表现为位于肺门附近的肿块向腔内侵犯，可引起阻塞性肺不张，也可侵犯局部淋巴结，但罕见；周围型较多见，发现肿块时已较大，有时可占据整个肺叶。肿块边缘光滑锐利，可有浅分叶，但无毛刺，肿瘤中心常见低密度坏死灶，偶见钙化，巨大肿块压迫肺组织可产生压迫性肺不张，支气管受压时常可见狭窄和移位。随病情进展，邻近组织和器官也可受侵犯。如胸膜受累时，可出现胸腔积液。肺平滑肌肉瘤对放化疗均不敏感，治疗以手术切除为主。发生于支气管壁，瘤体较小者，多能根治性切除，预后较好；原发于肺动脉干或左右肺动脉的肺平滑肌肉瘤尚无手术切除的报道，预后差。

6. 病例 6：女，9 岁。查体发现左侧胸腔巨大占位。

胸部 CT：左侧胸腔巨大肿块，密度均匀，局部肺组织受压移位(图 1-2-93)。

【诊断】　胚胎性横纹肌肉瘤。

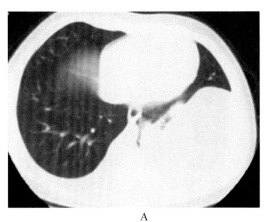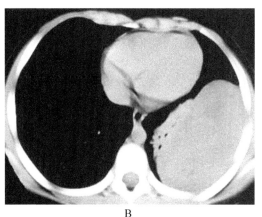

A　　　　　　　　　　　　　　　　B

图 1-2-93　胸部 CT6

【诊断依据】　穿刺病理示小圆形肿瘤细胞，胞质少，多呈裂隙状结构。免疫组化：CD99(＋)、MyoD1(＋)。诊断胚胎性横纹肌肉瘤。

【分析】　横纹肌肉瘤是青少年最常见的软组织肉瘤，是一组具有骨骼肌发生特征的异质性软组织恶性肿瘤，生长速度快，恶性程度高，最常见部位为头颈部，其次为泌尿生殖系统、四肢软组织及盆腔腹膜后，可分为胚胎性横纹肌肉瘤(包括葡萄簇状、间变性)、腺泡状横纹肌肉瘤(包括实性、间变性)、多形性横纹肌肉瘤和梭形细胞/硬化性横纹肌肉瘤。胚胎性最常见，占 50%~60%，主要见于婴幼儿和少年儿童，多发生在盆腔泌尿生殖系统。腺泡性多见于青少年，常发生在头颈和躯干部位。多形性以成年人和老年人多见，极罕见于儿童，常生长在肢体部位。胚胎性横纹肌肉瘤主要由原始小圆形细胞和不同分化的横纹肌母细胞以不同比例组成。瘤细胞分布疏密不均，富于细胞密集区与瘤细胞稀少的黏液样区交替存在。如果肿瘤基质丰富，排列稀疏，梭状细胞出现，就可诊断为胚胎型横纹肌肉瘤。本例发生于儿童，为肺内单发肿块，其他部位未

发现原发肿块或转移病灶，肺内肿瘤属原发性，组织学表现为小圆形肿瘤细胞，免疫组化横纹肌源性肿瘤的特异性标记肌红蛋白(myoglobin)阳性，支持胚胎性横纹肌肉瘤诊断。

肺原发性横纹肌肉瘤极其罕见，临床、影像学无特征性，术前诊断比较困难。临床表现以咳嗽、咳痰、胸痛、胸闷为主，也可无症状，在体检时发现。肺原发性横纹肌肉瘤主要见于年轻病人，肿瘤多位于外周，其 CT 表现为肺内单发圆形、椭圆形结节或肿块，边缘清晰，可有分叶，密度均匀，较大肿块中心可有坏死，钙化少见，增强扫描肿块明显均匀或不均匀强化(图 1-2-94)。本病的最后确诊仍依赖组织病理学和免疫组织化学检查。横纹肌肉瘤的治疗方法有手术治疗、化疗、放疗、自体外周血造血干细胞移植、免疫治疗等，其中手术治疗为最直接、最确实的方法，可用于各部位横纹肌肉瘤，对于所有横纹肌肉瘤病人均应在手术后进行化疗，也可结合放疗。由于肺横纹肌肉瘤易局部浸润或经血道、淋巴道转移，且因诊断较困难，确诊时常伴有转移，放化疗效果均不满意，预后较差。

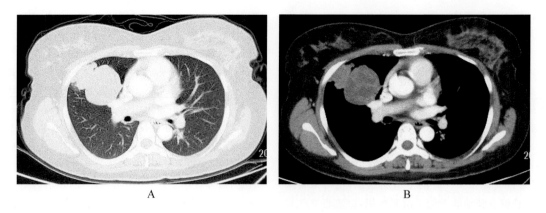

图 1-2-94 女,44 岁。咳嗽、咳痰 3 月。右肺上叶前段及中叶不规则软组织密度灶,边界清楚,内密度不均,增强后不均匀强化

7. 病例 7:男,3 岁。2 年前因患肠套叠入院。胸部 CT(2008 年):发现右肺下叶一较大囊肿(图 1-2-95A、B)。2010 年 CT 示右肺下叶囊肿内见实性肿块(图 1-2-95C、D)。

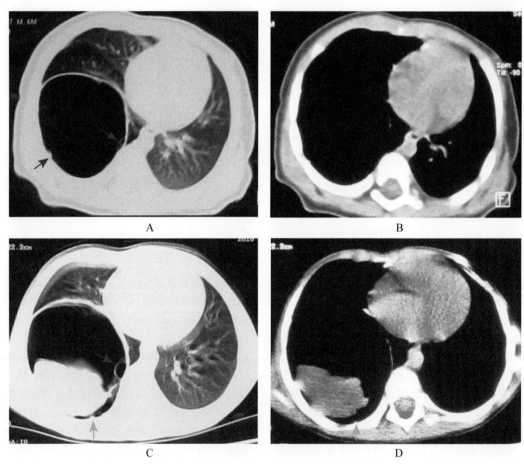

图 1-2-95 胸部 CT7

【诊断】 胸膜肺母细胞瘤。

【诊断依据】 男性幼儿,2 年前发现右肺下叶囊肿样病变,可见结节影(图 1-2-95 红箭);囊中有囊(1-2-95 蓝箭);2 年后囊肿底部见肿块影,不除外结节进展所致,亦可见新发结节(图 1-2-95 绿箭),囊中囊亦较前增大,首先考虑胸膜肺母细胞瘤可能。病人手术切除病变,送检肺组织见多个结节状囊实性肿物,灰黄、灰白色,质软。镜下见上皮下由成片的无明显分化的小圆形、卵圆形细胞及束状梭形细胞构成,瘤细胞核异型明显,染色深,胞质少,并可见软骨肉瘤成分,基质伴黏液样变。考虑胸膜肺母细胞瘤(图 1-2-96、图 1-2-97)。免疫组化(图 1-2-98、图 1-2-99):Vimentin(＋)、Myo(小灶细胞＋)、CK(良性上皮成分＋)、HHF35(－)、S-100(－)、NSE(－)、CD99(－)、LCA(－)、Syn(－)。

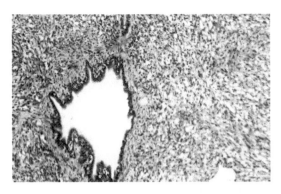

图 1-2-96　肿瘤细胞主要为胚胎性原始肉瘤,体积小,胞质稀少,染色质细腻;见少量上皮成分,呈良性形态表现(HE,100×)

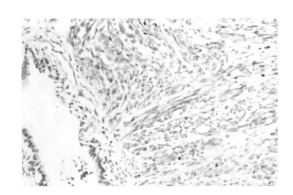

图 1-2-98　Vimentin

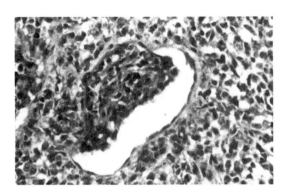

图 1-2-97　HE(400×)

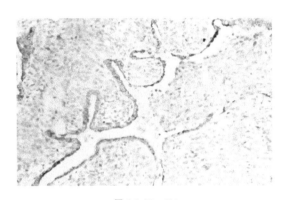

图 1-2-99　CK

【分析】　胸膜肺母细胞瘤(pleuropulmonary blastoma,PPB)是好发于儿童的一种罕见的恶性肿瘤,1988 年由 Manivel 等首先报道并总结了 11 例,并观察到此类肿瘤不仅可以发生于肺,也可发生于纵隔、胸膜,也可以起源于以前存在的囊性肺损害,以胚胎性未分化肉瘤为特征,很难见到上皮,故而首次建议将此类肿瘤单独分类,命名为胸膜肺母细胞瘤。2004 年 WHO 分类将其归为肺间叶性肿瘤。PPB 是一种只含有原始间叶成分而没有原始上皮成分的囊性和(或)实性肉瘤,原始间叶成分可分化成横纹肌肉瘤、软骨肉瘤或脂肪肉瘤等。本病多发生于 6 岁以下的儿童和婴幼儿,偶尔也见于成人。形态学分为 3 型:多囊型(Ⅰ型)(图 1-2-100)、多囊伴实性结节型(Ⅱ型)及

实体型(Ⅲ型)(图 1-2-101),临床上以Ⅱ型常见。本例结合影像和送检标本,考虑为Ⅱ型。PPB 恶性成分位于上皮下,为原始间叶性小细胞,实性区为分化性和未分化性肉瘤成分,免疫组化一般波形蛋白(Vimentin)阳性,常见肌源性标志物如结蛋白(Desmin)、Myo、SMA 等和软骨标志物 S-100 蛋白等表达阳性,残存良性上皮成分常常表达细胞角蛋白 AE1/AE3 及 EMA。PPB 需与先天性囊性腺瘤样畸形(CCAM)和胚胎性横纹肌肉瘤相鉴别。CCAM 易与Ⅰ型 PPB 混淆,CCAM 多发生于新生儿,囊肿较薄,成分单一,囊壁被覆支气管上皮,其下可见肌性成分,但组织分化成熟,无原始间叶细胞,囊内可含液气面。而Ⅰ型 PPB 常为多房性囊肿,上皮下无平滑肌成分,而是密集成

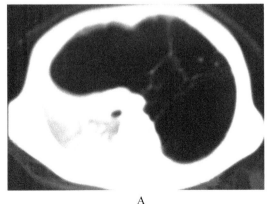

图 1-2-100　女,2 岁。1 年前有气胸史。Ⅰ型 PPB

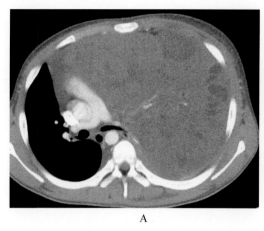 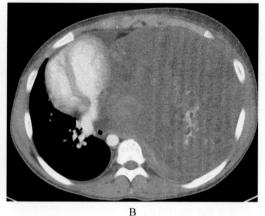

A   B

图 1-2-101 男,13 岁。Ⅲ 型 PPB

层排列的恶性原始小细胞,常伴横纹肌母细胞分化,核分裂多见。胚胎性横纹肌肉瘤镜下成分单一,幼稚的横纹肌母细胞单向肌源性分化,无其他肉瘤成分,也无上皮;而 PPB 的肉瘤成分以原始间叶细胞为主,不仅向横纹肌分化,也向其他方向如纤维、软骨等分化,被覆良性上皮,且原始间叶细胞有成巢的趋势。PPB 发生一般与胸膜有关,常累及胸膜和肺,表现为肺内单发的巨大单囊或多囊性肿物,也有一些表现为囊实混合性肿物或实性肿物。大体上一般肿块较大,呈圆形或卵圆形,边缘光整,无毛刺,多无钙化,可有假包膜,可伴有出血、坏死及囊性变。肿物一般不与支气管相通,少数有肺不张,伴肺门淋巴结肿大者少见。PPB 的治疗以手术为主,化疗、放疗也有一定的效果,常于术后 1～3 个月复发,如果有肺外组织受累则预后更差。

8. 病例 8:男,58 岁。胸闷、右侧胸痛 1 月。

胸部 CT:部分主肺动脉、右肺动脉干充盈缺损,远端肺动脉稀疏(图 1-2-102)

【诊断】 肺动脉内膜肉瘤。

【诊断依据】 中年男性,部分主肺动脉、右肺动脉干充盈缺损,增强扫描密度不均,右肺动脉管径增粗,远端肺动脉稀疏;病人症状较轻,无明显咯血、呼吸困难和低血压、休克症状,不支持肺栓塞诊断,更符合肺动脉内膜肉瘤影像特点。病人术后病理为(右肺动脉)间叶性肿瘤,肿瘤位于肺动脉内,符合内膜肉瘤,淋巴结未见肿瘤转移。

【分析】 肺动脉肉瘤由 Mandelstamm 于 1923 年首次报道,通常通过手术或尸检才能确诊。2015 版 WHO 肺癌病理分类取消了肺静脉肉瘤、肺动脉肉瘤的名称,称为肺动脉内膜肉瘤。推测起源于弹力性肺动脉内膜,可完全为内膜起源的未分化多形性肉瘤,也可显示骨肉瘤、软骨肉瘤等异源性成分。术后大体标本多为管状、分枝状或不规则肿块,与血栓类似。免疫组织化学染色中,内膜肉瘤弥漫阳性表达 Vimentin,常见 SMA、CD34 和 osteopontin 的表达,CD31 等灶性表达。上皮源性标志物、组织细胞源性、神经内分泌标志物等均为阴性表达。

原发性肺动脉内膜肉瘤临床上极其少见,男女发病率大致相同,中年多见。生长速度缓慢,倾向于血管内传播,较少浸润肺实质或发生淋巴结及全身其他脏器的转移(通常只在晚期),这可能与其处于一个压力相对较低且全身血氧含量最低的特定部位相关。多数病人起病隐匿,主要表现为呼吸困难或气促、胸(背)痛、咳嗽、咯血、体重下降等,亦可表现为严重的右心功能不全。超声心动图检查可发现肺动脉高压。影像学大体表现为息肉状生长方式,类似黏液状或胶样血凝块填充于血管腔内。

因临床表现及影像学特征与肺血栓栓塞症(PTE)非常相似,多数早期被误诊为 PTE。以下临床特点可与 PTE 鉴别:肺动脉内膜肉瘤起病隐匿,病情进展缓慢,而 PTE 一般为突发,发病急,进展快;具有恶性肿瘤消耗症状(发热、贫血、食欲缺乏和体重减轻等);缺乏血栓形成的原发或继发危险因素,无下肢静脉血栓形成;D-二聚体阴性;抗凝或溶栓治疗无效或加重。影像学方面肺动脉内膜肉瘤表现为主肺动脉及左、右肺动脉甚至右心室流出道内大块充盈阴影,右侧多于左侧,常伴有受累肺动脉管腔扩张(膨胀性改变)。PTE 以右肺、双下肺及外周肺动脉最为多见,发生于主肺动脉者较少,特别是极少累及肺动脉瓣区,这与肺动脉瓣区及主肺动脉内血流较快、栓子不易停留有关。肺动脉内膜肉瘤肿块密度不均匀,边界不规则,可见分叶或分隔现象,甚至管腔外浸润影。由于肺动脉内膜肉瘤内可能出现坏死、出血、钙化,因此在 CTPA 上肿瘤常表现为明显不均匀强化,而 PTE 中的血栓栓子则多表现为密度较为均匀的充盈缺损,这一点也有助于两者的鉴别诊断。FDG-PET 对肺动脉内膜肉瘤的诊断可能有更大价值,肉瘤对放射性物质 FDG 的摄取能力较血栓强。

手术切除及放化疗是治疗原发性肺动脉肉瘤的主要治疗手段。手术可完整切除内膜,但不能完全清除血管边缘肿瘤细胞。术后辅以适当的放、化疗也是提高疗效的有效手段。66%～89% 的病人确诊时已经发生病灶转移,预后较差,中位生存期只有 17 个月,多数病人死于肿瘤复发或转移。

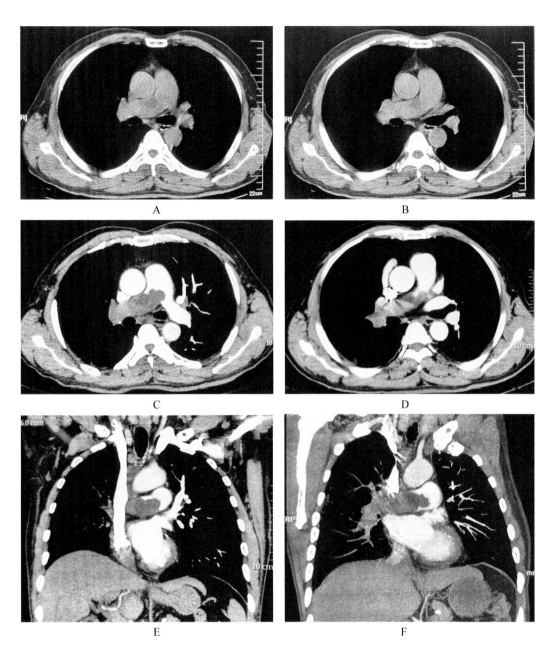

图 1-2-102　胸部 CT8

（青岛市黄岛区二院放射科　刘　辉　提供）

9. **病例 9**：男，17 岁。体检发现左下肺占位 1 天。双侧肺大疱切除术后 4 年。

胸部 CT：左下肺椭圆形病变，增强扫描边缘显著强化，内部线状、结节状强化（图 1-2-103）。

【诊断】　腺泡状软组织肉瘤。

【诊断依据】　病人术中见肿块位于左下肺背段与基底段交界处，约 2.5cm 大小，质硬，与周围无明显粘连，无法行肿块切除，行胸腔镜下左下肺切除术。术后病理镜下见瘤细胞排列成条索状、团状、腺泡状，细胞间有丰富血管，细胞质丰富，嗜酸性，核仁明显。免疫组化：TFE3（＋），MyoD1（浆 ＋），AE1/3（－），CK（－），EMA（－），HMB45（－），Desmin（－），Myogenin（－），S-100（－），

Ki-67（－）。最终诊断为腺泡状软组织肉瘤。

【分析】　腺泡状软组织肉瘤（alveolar soft part sarcoma，ASPS）是组织来源不明的少见的软组织恶性肿瘤，Christopherson 等于 1952 年首先描述。发病率占所有软组织肉瘤的 0.5%～1%。可发生于任何年龄，以 15～35 岁的青少年和年轻人多见，女性多发，5 岁以下和 50 岁以上病人罕见。成年病人的肿瘤最常发生于四肢深部软组织，尤其是大腿深部软组织。儿童和婴儿肿瘤的最常见部位是头颈部，尤其眼眶和舌。其他少见部位也有个别病例报道。ASPS 以膨胀性生长方式为主，早期较少侵犯神经和血管，故而临床症状多以进行性增大的无痛性肿块最为常见。肿瘤大体没有包膜结构，内部常见坏死、囊变，囊内

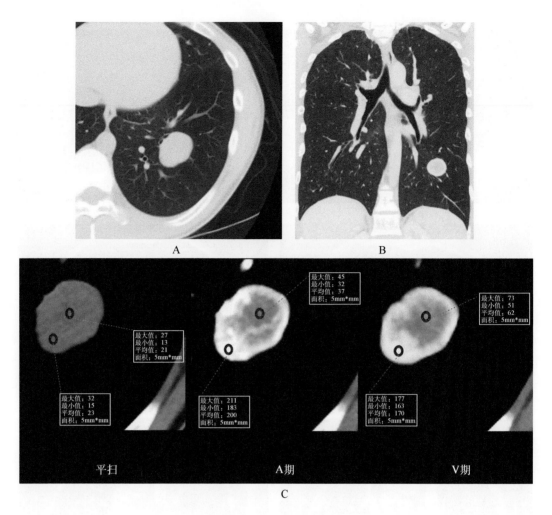

图 1-2-103　胸部 CT9

可见血性液体，一般不发生钙化。ASPS 属于富血供肿瘤，肿瘤内存在大量纤曲的血管，同时具有部分动-静脉瘘，病理学检查常可发现粗大的肿瘤血管，故极易发生血行转移，主要转移至肺、骨和脑，有时以转移瘤为首发症状，初诊时远处转移发生率为 22.5%～65%，这也是本病有别于其他软组织肉瘤的特征之一。肺是 ASPS 转移的最常见部位，肺 ASPS 绝大多数为转移性的，原发性 ASPS 极为罕见。本例病人无其他临床手术病史及外周软组织瘤灶，术后 PET-CT 全身检查未见异常，结合影像学诊断为肺原发性 ASPS。

ASPS 的组织来源有上皮源性、神经源性和肌源性等观点。目前，多数学者倾向于肌源性来源的观点。ASPS 细胞的胞质内可见具有诊断意义的细颗粒和杆状结晶体，该结晶体在结构上与肌动蛋白丝相似。对 ASPS 组织进行免疫组化染色，可见肌动蛋白、结蛋白和波形蛋白等相关标记的表达。近年来，随着细胞遗传学和分子遗传学的发展，可以通过免疫荧光技术（FISH）和反转录聚合酶链反应（RT-PCR）检测出 ASPS 中 t(x;17)(p11.2;q25.3)不平衡染色体易位，产生融合基因 ASPL-TFE3，这不仅有助于阐明 ASPS 发生的分子机制，而且具有重要的诊断意义。伴 TFE-3 融合基因的肿瘤如 ASPS、PEComa 及 AS-PL-TFE3 基因融合肾细胞癌等具有相似的细胞形态学

特点，且这 3 类肿瘤都好发于年轻病人，女性多见，提示 TFE-3 基因及其编码的蛋白在肿瘤的发生中可能起到了比较特异的作用，这些肿瘤之间的关系有待进一步深入研究。

光镜下，典型的肿瘤呈腺泡状或巢团状排列，内衬以单层内皮细胞，周围环以薄壁窦样血管。因肿瘤细胞易破裂，镜下常见嗜伊红染色的颗粒状物质、细胞碎片及裸核。约 80% ASPS 肿瘤 PAS 染色可见胞质内含有耐淀粉酶的棒状或束状结晶，对原发及转移 ASPS 均有确诊意义。也有报道在经典模式下局部伴有假腺管样、副神经节瘤样、梭形细胞肉瘤样或实性片状等结构，或局部伴有实性细胞巢、局灶伴有黏液变性或慢性炎细胞浸润，个别病例还有大片的血管外皮瘤样区域。肿瘤边缘常可见到大量扩张的静脉，可能是由肿瘤中的多发动静脉瘘所造成；脉管浸润常见，可能是肿瘤容易发生早期转移的原因。免疫组化 TFE-3 核阳性及 SPL-TFE3 融合基因的存在对诊断有较高价值。结蛋白（Desmin）、SMA、CD68 有相当比例的阳性表达，MyoD1 即使阳性也仅为胞质阳性（而不是细胞核）。而 Myogenin、EMA、CKpan、CgA、突触素、HMB45 均不表达。本例免疫组化标记显示 MyoD1 胞质阳性，支持 ASPS 为横纹肌来源或向横纹肌分化；镜下见特征性腺泡状结构及窦样血管，免疫组化检查瘤细胞 TFE-3 阳性，

诊断明确。

ASPS 可有包膜，CT 上病灶多数边界清晰，易发生出血及坏死，且往往出血明显，增强扫描肿瘤实性部分明显强化。肺 ASPS 需与腺泡状横纹肌肉瘤鉴别。后者瘤细胞由小圆形幼稚横纹肌母细胞组成，呈腺泡状排列，缺乏窦状血管网，可表达 Desmin、Myogenin 及 MyoD1，其中 MyoD1 有特征性核的阳性表达。本例提示对于青少年，特别是女性，肺部表现为富血供转移瘤改变，在除外其他肿瘤性病变时，应考虑到 ASPS，积极寻找原发病灶并行穿刺活检以尽早明确诊断。ASPS 治疗以局部根治性手术切除为主，结合必要的放、化疗。目前针对 TFE-3 易位的基因分子药物和抗血管药物研究正在为 ASPS 治疗提供新希望。

（苏大附二院影像科　蔡　武　提供）

第三节　肺淋巴瘤

淋巴瘤为一组病因不明的累及全身淋巴网状系统的以淋巴组织过度增生为特征的恶性免疫细胞性肿瘤。淋巴瘤的症状包括全身症状和局部症状。全身症状包括不明原因的发热、盗汗、体重下降、皮肤瘙痒和乏力等。局部症状取决于不同的原发和受侵部位。最常见表现为无痛性的进行性淋巴结肿大。肺淋巴瘤是指淋巴瘤的肺内浸润，是肺内少见的恶性肿瘤，侵犯的主要对象是肺间质和支气管黏膜下组织。侵犯肺间质的淋巴瘤主要是从肺门开始沿支气管、血管间质向外蔓延、扩展，对支气管腔的侵犯较少，很少引起管腔狭窄，对肺泡侵犯主要是肺泡壁的增厚，最终整个肺泡腔被肿瘤组织替代。侵犯支气管黏膜下的淋巴瘤主要是在支气管腔内形成结节样病灶，致管腔狭窄、阻塞，但病变一般较为局限。

（一）分类

淋巴瘤病理上分为非霍奇金淋巴瘤（non-Hodgkin lymphoma，NHL）和霍奇金淋巴瘤（hodgkin lymphoma，HL）两大类，其中绝大部分是 NHL。肺淋巴瘤分为 4 种类型：原发性肺淋巴瘤（primary pulmonary lymphoma，PPL）、继发性肺淋巴瘤（secondary pulmonary lymphoma，SPL）、获得性免疫缺陷综合征相关淋巴瘤（acquired immunodeficiency syndrome related lymphoma，ARL）及移植后淋巴增殖性疾病（post-transplantation lymphoproliferative disorders，PTLD）。PPL 是指肺实质或者支气管的淋巴组织异常增生，无纵隔、肺门及其他部位的淋巴瘤，在发病时或者确诊后 3 个月内没有肺外病变的证据，是结外淋巴结一种罕见的类型，仅占肺内原发肿瘤的 0.5%，在所有淋巴瘤中发病率<1%，和继发性肺淋巴瘤的发病率完全不同，可以进行骨髓活检或者影像学检查来除外肺外病变。PPL 最常见的是结外边缘区黏膜相关淋巴组织（mucosa-associated lymphoid tissue，MALT）淋巴瘤，占 70%~90%，其次为弥漫大 B 细胞淋巴瘤。PPL 诊断标准：①影像学显示肺、支气管受累并经病理证实；②影像学无明显肺门或纵隔淋巴结肿大；③无肺及支气管外其他部位淋巴瘤证据；④发病 3 个月后仍未出现胸外淋巴瘤的征象。SPL 相对常见，是指肺外淋巴瘤的肺内浸润，主要由纵隔淋巴结直接浸润或由远处淋巴瘤病灶血行转移至肺部所致。免疫抑制是已知的淋巴瘤的危险因素，肺淋巴瘤在艾滋病（获得性免疫缺陷综合征，AIDS）病人中的发病率>2%，是正常人群的 200 倍。器官移植后发生淋巴瘤有不同但相关的病理生理学，即与免疫抑制的宿主感染人类疱疹病毒 4 型病毒有关。

（二）NHL 亚型的危险因素

影响 NHL 病人患病风险的因素有免疫缺陷、药物、感染、生活习惯、遗传、种族、家族史和职业等。此外，一些亚型的可能危险因素：①与收入相关，NHL 中多数为 B 细胞淋巴瘤，低级别 B 细胞淋巴瘤在高收入国家更为常见；高级别 B 细胞淋巴瘤、T 细胞和自然杀伤性（NK）细胞瘤在中低收入国家更为常见。鼻型 NK/T 淋巴瘤在东亚、中美、南美较其他地区更为常见。②与病毒/细菌感染相关，病毒和细菌感染也与 NHL 发生相关。幽门螺杆菌可导致胃 MALT 淋巴瘤。Epstein-Barr（EB）病毒与伯基特淋巴瘤和 NK-T 细胞淋巴瘤均有关。丙肝病毒与脾边缘区淋巴瘤和弥漫大 B 细胞淋巴瘤（DLBCL）有关。③与基础疾病相关，已发现肥胖可增加 DLBCL 的发生风险。患有包括类风湿关节炎、干燥综合征、系统性红斑狼疮等自身免疫病病人 NHL 患病风险增加。但是尚不明确风险增加是自身免疫病还是免疫抑制治疗所致。

（三）影像学表现

肺淋巴瘤影像学表现形式各样，因缺乏明显的影像学特点而极易误诊。影像表现可分为以下，五种类型。①结节肿块型：当淋巴瘤细胞在肺泡腔内广泛扩散、浸润时，形态学上表现为肺实质内的大小不等的结节、肿块。该型最常见，可单发或多发，单发者可表现为周围型（图 1-3-1）或中央型（图 1-3-2）；多发者（图 1-3-3）更为常见。病变沿支气管血管束分布，边界清晰，浅分叶，有或无毛刺，无胸膜凹陷征，病灶内部密度均匀，无钙化，无包膜，实变灶内可见支气管充气征，部分病灶内可见空洞（图 1-3-4）及气-液平面。肺淋巴瘤大多为惰性肿瘤，且肿瘤血管不丰富，增

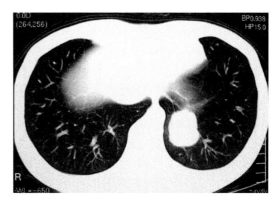

图 1-3-1　单发周围型（弥漫大 B 型淋巴瘤）

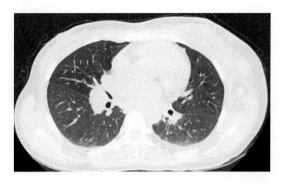

图 1-3-2　单发中央型(霍奇金淋巴瘤)

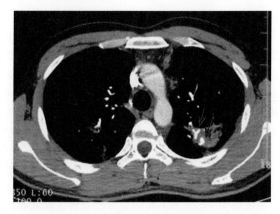

图 1-3-5　血管造影征(淋巴瘤样肉芽肿)

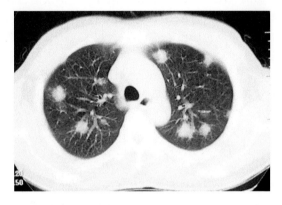

图 1-3-3　多发结节型(结外 NK/T 淋巴瘤)

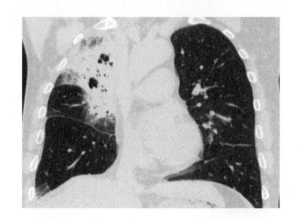

图 1-3-6　病变跨叶(MALT 淋巴瘤)

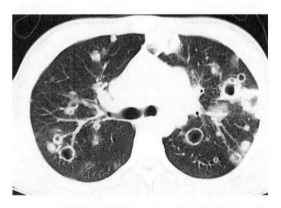

图 1-3-4　多发空洞(非霍奇金淋巴瘤)

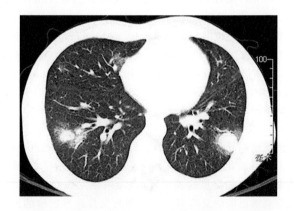

图 1-3-7　晕征(淋巴瘤样肉芽肿)

强扫描病灶轻至中度均匀强化,少部分可明显强化,可见血管造影征(图 1-3-5)。肺淋巴瘤血管造影征多表现为血管穿行,机制是肿瘤细胞浸润导致肺组织的实变,但未累及正常的肺血管分支结构。病灶跨叶分布(图 1-3-6)、肿块性病变周围的磨玻璃样晕征(图 1-3-7)及支气管充气征有助于肺淋巴瘤与其他肺内肿块的鉴别。病灶跨叶分布的基础是肿瘤细胞浸润叶间裂,该表现与肺癌、炎症等病变不同,胸膜组织对肺癌、炎症等病变有阻碍作用,能限制其跨叶生长。②肺炎肺泡型:表现为沿肺段或肺叶分布的斑片状渗出、实变(图 1-3-8)。病变内可见典型的支气管充气征(图 1-3-9),类似大叶性肺炎的表现,病变密度较低,实变阴影内偶可见空洞(图 1-3-10)。支气管充气征是肺淋巴瘤的特征性影像学表现,原因为肿瘤细胞沿肺间质

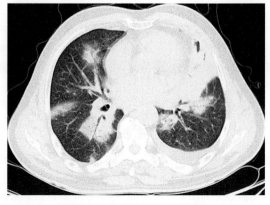

图 1-3-8　肺炎型(MALT 淋巴瘤)

及支气管黏膜下组织浸润性生长,支气管管壁未见肿瘤细胞浸润及破坏,管腔未见肿瘤细胞填充,以致影像学上表现为支气管充气征。③粟粒型:病变侵犯肺间质,可表现为弥漫分布的小点状阴影(图 1-3-11),多为直径小于 1cm 的多发小结节,边界粗糙,很少有融合趋势,自肺门向肺野发出的放射状、网状结节阴影多见。④间质型(支气管血管淋巴管型):本型最少见,在 NHL 中多见,主要为继发性肺内淋巴瘤。CT 表现以侵犯肺间质为主,病变一般位于肺门周围及中肺野,沿支气管、血管纹理呈发散性分布的小斑状影(图 1-3-12)或线状及网格状影(图 1-3-13)。并可见有多发粟粒样结节影沿支气管周围分布,是继发性

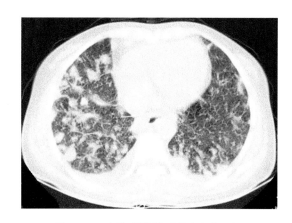

图 1-3-12　斑片、网格影(非霍奇金淋巴瘤)

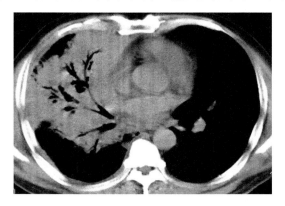

图 1-3-9　支气管充气征(MALT 淋巴瘤)

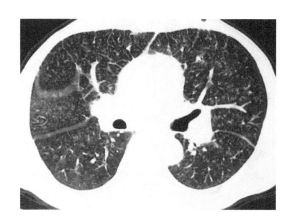

图 1-3-13　微小结节和网格影(红箭)

肺内淋巴瘤的特征性表现。⑤混合型:病变表现错综复杂,肺内多发结节或肿块样病灶、肺实变等两种或两种以上表现同时存在,亦可见线状、网状、磨玻璃样肺间质改变(图 1-3-14)。由于淋巴管和静脉阻塞及胸膜转移,部分病例也可表现为胸腔积液。

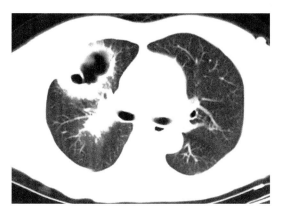

图 1-3-10　实变影内可见空洞(小 B 淋巴瘤)

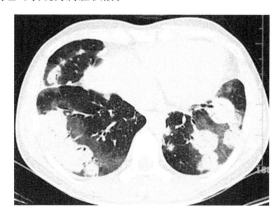

图 1-3-14　混合型(淋巴瘤样肉芽肿)

(四)鉴别诊断

肺淋巴瘤需与肺癌相鉴别。单发周围型肺淋巴瘤多边缘光整,无分叶或仅有浅分叶,无毛刺。淋巴瘤肺浸润坏死少见,与病灶呈轻中度均匀强化对应。病灶内部无纤维化改变,以致淋巴瘤肺浸润结节肿块不出现胸膜凹

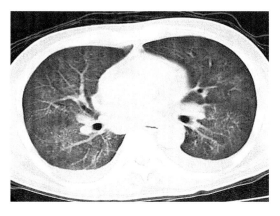

图 1-3-11　粟粒型(外周 T 细胞淋巴瘤)

陷征。周围型肺癌边界清楚,常见分叶、毛刺、空泡、棘状突起、血管集束征和胸膜凹陷征,增强后强化明显。肺腺癌病灶内可出现充气支气管征,可见管腔扭曲,不规则狭窄,甚至中断。中心型肺癌主要表现为肺门区不规则肿块,支气管管壁增厚、管腔狭窄或梗阻,常伴有阻塞性肺炎、肺不张。肺淋巴瘤的肺门区肿块内可见支气管充气征、血管造影征、跨叶段分布等征象,与中央型肺癌可鉴别。多发结节肿块型肺淋巴瘤需与肺转移瘤相鉴别。肺转移瘤有原发恶性肿瘤病史或其他部位查见恶性肿瘤,多分布在肺周围部,圆形、类圆形,边缘光滑,可与之鉴别。

肺炎肺泡型淋巴瘤需与大叶性或节段性肺炎相鉴别。当肺淋巴瘤沿支气管血管束浸润形成沿纹理分布小片状阴影时,又需与小叶性肺炎相鉴别。临床表现对于鉴别诊断很有帮助:肺炎多急性起病,有高热、寒战,白细胞总数及中性粒细胞增高,抗感染治疗病变短期内吸收;而肺淋巴瘤临床症状与影像学表现不成比例,影像学病灶范围较大,而临床症状较轻或无,抗感染治疗后无吸收。肺炎实变影像表现为肺内支气管通畅,分支自然,支气管管径由粗变细,管壁不增厚;而肺淋巴瘤实变的肺内支气管充气征常见支气管壁增厚、管腔狭窄或合并支气管扩张。肺炎肺泡型淋巴瘤还需与干酪性肺炎相鉴别。干酪性肺炎可见典型的支气管充气征,其他肺野常伴有多种多样的结核病灶,临床上有明显结核中毒症状。肺炎型肺腺癌也可出现支气管充气征,其特点是支气管壁不规则,凹凸不平,普遍性狭窄;支气管僵硬、扭曲;主要是较大的支气管显影,较小的支气管多不能显示,呈枯树枝状。

参考文献

Cortelazzo S, Intermesoli T, Oldani E, et al. 2012. Results of a lymphoblastic leukemia-like chemotherapy program with risk-adapted mediastinal irradiation and stem cell transplantation for adult patients with lymphoblastic lymphoma. Ann Hematol, 91(1):73-82.

Fazilleau N, Mark L, McHeyzer-Williams LJ, et al. 2009. Follicular helper T cells: lineage and location. Immunity, 30(3):324-335.

Isaacson P, Wright DH. 1983. Malignant lymphoma of mucosa-associated lymphoid tissue. A distinctive type of B-cell lymphoma. Cancer, 52(8):1410-1416.

Pinheiro JE, Pracchia LF, Beitler DMB, et al. 2015. Prognostic Factors in Adolescent and Adult Patients With Acute Lymphoblastic Leukemia With Two Protocols of Chemotherapy: A Cross-Sectional Study. Clin Lymphoma Myeloma Leuk, 15(1):7-14.

Ponzoni M, Ferreri AJ, Campo E, et al. 2007. Definition, diagnosis, and management ofintravascular large B-cell lymphoma: proposals and perspectives from an international consensus meeting. J Clin Oncol, 25:3168-3173.

Steven S H, Campo E, Harris N L, et al. 2008. WHO classification of tumors of haematopoietic and lymphoid tissues. Lyon: IARC Press, 415-421.

(五)病例解析

1. 病例1:女,28岁。咳嗽、咳痰2月,胸痛半月,痰中带血3天。病人2月前无明显诱因出现咳嗽、咳痰,为白色泡沫痰。胸部CT示左肺上叶肿块影,纵隔淋巴结肿大。1月前住院治疗,期间曾行支气管镜检查及2次肺穿刺活检,支气管镜病理报告:少许淋巴组织及少量纤维组织。穿刺病理:穿刺组织小,为较多成熟淋巴细胞、浆细胞和小片肺组织呈急慢性炎,并见肺泡上皮增生及纤维组织增生。半月前出现左侧胸痛,近3天偶有痰中带血,无发热。

胸部CT:左肺上叶肺门处可见团块影,较前增大,内见支气管充气征,周围见磨玻璃密度影,增强后见明显均质强化,纵隔淋巴结肿大(图1-3-15)。

【诊断】 霍奇金淋巴瘤。

【诊断依据】 青年女性,左肺门肿块并纵隔淋巴结肿大,抗生素治疗无效,外院行1次支气管镜检查及2次肺穿刺活检,病理均未查见癌细胞,但影像仍提示恶性肿瘤可能性大,需考虑肺癌纵隔淋巴结转移或淋巴瘤可能。该例前纵隔见多发肿大淋巴结(图1-3-15红圈),肿块边缘可见支气管充气征(图1-3-15红箭),首先考虑霍奇金淋巴瘤可能。病人入院后拒绝再次行气管镜或肺穿刺活检检查,查体发现右侧锁骨上可触及肿大淋巴结,约1cm×1cm,质硬、触痛、无活动,行B超引导下右侧锁骨上淋巴结穿刺活检,病理示:淋巴组织增生,淋巴结结构破坏,大量中粒细胞及嗜酸粒细胞浸润,其中见散在的单核和多核大细胞,核仁明显,结合免疫组化标记,符合混合细胞型经典霍奇金淋巴瘤。免疫组化:CD3(−)、CD20(+)、PAX-5(+)、CD15(−)、CD30(+)、MUM1(+)、Bcl-6(部分+)、CD10(−)、LCA(−)、ALK(−)、CK(−)、EMA(−)、Vimentin(部分+)、Ki-67(约70%)、CD163(−)、CD43(−)。北京友谊医院病理科会诊结果示:经典霍奇金淋巴瘤,穿刺组织不易分型。

【分析】 霍奇金淋巴瘤(HL)常起源于一组淋巴结,扩散方式多为循序侵犯邻近的淋巴结或结外器官组织,较少跳跃式发展,少数也可侵犯淋巴结内的血管而产生血行转移。主要发生部位在颈部和锁骨上浅表淋巴结,其次为纵隔、腹膜后、腋窝等处淋巴结。男性略多于女性,其发病年龄在欧美国家有2个发病高峰,分别在15~39岁及50岁以后;包括中国在内的东南亚地区,发病年龄多在30~40岁,呈单峰分布。肺霍奇金淋巴瘤(pulmonary Hodgkin lymphoma,PHL)是一种淋巴结外罕见类型的恶性淋巴瘤,临床少见且缺乏特异性,易与其他肿瘤混淆,误诊率高。PHL分为原发性和继发性。原发性PHL极罕见,是指起源于支气管黏膜相关淋巴结及肺内淋巴组织的HL,影像表现与继发性HL相似。继发性PHL较多见,是指来源于肺外的HL,主要由纵隔、肺门病变直接浸润蔓延或远处HL病灶血行播散至肺实质所致,以前者最常见。本例考虑为继发性PHL。

继发性PHL常见于青少年,多有HL病史。PHL病人往往无淋巴瘤典型表现,可无症状,也可表现为持续性干咳、胸痛、呼吸困难、痰中带血、咯血、全身浅表淋巴结肿大及食欲缺乏等,可也出现"B症状",如不明原因发热、盗汗、体重减轻,累及胸膜者可出现胸腔积液,易与其他肺部

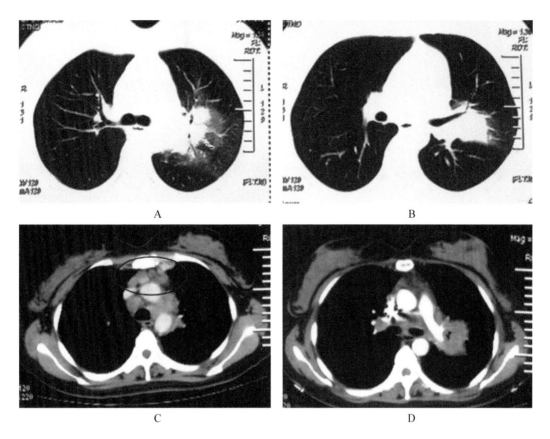

图 1-3-15　胸部 CT1

肿瘤混淆。本例首发症状仅表现为咳嗽、咳痰,后有胸痛和痰中带血,外院虽行 3 次活检,但忽略了锁骨上淋巴结增大这一重要体征。当肺淋巴瘤表现为中央型肿块时,类似中央型肺癌,此时,支气管充气征、血管造影征、跨叶分布等征象强烈提示肺淋巴瘤的诊断。

HL 的组织学特征是在多种反应性炎细胞背景中见到数量不等、形态不一的肿瘤细胞。典型的 R-S 细胞胞质丰富,嗜双染性,核圆形或椭圆形,双核或多核,核内有大而红染的包涵体样核仁。反应性炎细胞背景包括大小不等的淋巴细胞、嗜酸粒细胞、浆细胞、中性粒细胞及组织细胞等,可见肉芽肿样形态。免疫表型:几乎所有的肿瘤细胞 CD30 阳性;75%～85% 病例 CD15 阳性;90% 病例 PAX-5 阳性;约 40% 病例 CD20 可阳性。本例虽然无典型 R-S 细胞,但有较明显 HL 炎症背景,免疫组化 CD30、PAX-5 及 CD20 阳性,故诊断为 PHL。

本病主要与中央型肺癌相鉴别。中央型肺癌以肿块为主,少见支气管充气征。继发性 PHL 常侵犯肺间质和支气管黏膜下组织,支气管腔可相对通畅或轻度狭窄,在 CT 上则显示为实变/肿块区内支气管充气征。此外沿支气管分布多发结节、支气管血管束周围增厚及肺部病变表现多样性是肺淋巴瘤较为特殊的征象。本病较少累及大支气管,淋巴瘤组织内的成熟淋巴细胞容易和常见的慢性炎性淋巴细胞混淆,且标本量小不宜行免疫组化染色,因此支气管镜检查诊断率低。

2. 病例 2:男,20 岁。查体发现肺部病变,颈部淋巴结肿大。

胸部 CT:双肺多发结节、实变影,两肺门增大,纵隔内多发淋巴结,两腋窝多发肿大淋巴结,双侧少量胸腔积液(图 1-3-16)。

【诊断】　淋巴瘤。

【诊断依据】　青年男性,双肺多发大小不等结节、实变、磨玻璃密度影(图 1-3-16 绿箭),结节分布无规律,部分边缘模糊,周围小叶间隔增厚,呈网格样改变(图 1-3-16 蓝箭);颈部、纵隔、肺门及腋窝淋巴结肿大,纵隔淋巴结融合、边缘不清,病变跨叶裂(图 1-3-16 白箭),可见支气管充气征(图 1-3-16 红箭);双侧少量胸腔积液,首先考虑淋巴瘤诊断。继发淋巴瘤侵犯肺的间质和支气管黏膜下组织,可表现为结节肿块型、肺炎肺泡型、粟粒型、间质型、混合型等,本例符合混合型。病人颈部淋巴结活检示霍奇金淋巴瘤(淋巴细胞消减型)。

【分析】　肺部淋巴瘤影像学表现具有多样性,多表现为肺内、胸膜下单发或多发结节、肿块,密度较均匀,肿瘤内出现坏死可形成空洞;也可表现为相应肺叶、肺段实变,累及一个或多个肺叶,病变内常见支气管充气征;还可表现为沿支气管及肺纹理分布的斑点、斑片状影,边界不清;如病变位于肺野外围贴近胸膜下可侵犯胸膜,引起胸膜增厚、粘连、胸腔积液。本例胸部 CT 表现为双肺门软组织肿块影,纵隔淋巴结肿大、融合,病变累及多个肺叶,双肺多发结节、实变影,支气管充气征明显,符合淋巴瘤影像特征。PHL 若能早发现、早治疗则预后较好,对于临床症状及影像学表现有恶性倾向者,尤其是有纵隔肿块或浅表淋巴结增大时,应考虑继发性 PHL 可能。可行浅表淋巴结

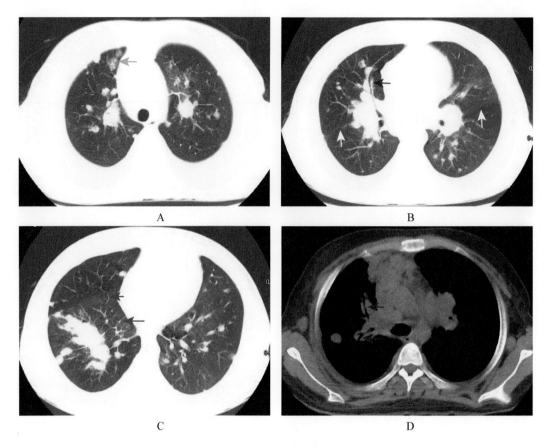

图 1-3-16　胸部 CT2

活检、纵隔肿块穿刺或胸腔镜活检,以获得组织学诊断。

局限性 PHL 首选手术治疗,对于双侧肺病变、肺外浸润或复发病例考虑化疗,多采用 ABVD 方案。PHL 的预后与组织学亚型及临床表现、分期等有关。HL 包括结节性淋巴细胞为主淋巴瘤和经典 HL(结节硬化型、淋巴细胞丰富型、混合细胞型、淋巴细胞消减型)。结节性淋巴细胞为主型 HL 预后极好,淋巴细胞消减型 HL 预后最差。若年龄大于 60 岁,出现"B 症状"、肿块较大、多发及双肺受累、胸腔积液及空洞形成等预后也较差。

3. 病例 3:女,14 岁。咳嗽、咳痰 7 天,发热 2 天。病人 7 天前受凉后出现咳嗽、咳痰,呈白黏痰,量少许,伴发热,体温最高达 40.5℃,感畏寒。

胸部 CT(2015.12.22):左下肺炎,左下肺门至左心缘旁团片影,双侧腋窝多发小淋巴结(图 1-3-17A～D)。静脉滴注阿奇霉素联合口服头孢地尼抗感染治疗 2 天,体温降至正常,但仍咳嗽较剧,查血常规示:WBC 4.13×10^9/L,RBC 3.92×10^{12}/L,PLT 128×10^9/L。由于病人出现静脉炎,改为静脉滴注头孢呋辛联合口服阿奇霉素抗感染治疗 4 天,仍咳嗽较剧,咳少许黄黏痰。

胸部 CT(2015.12.28):病变较前进展(图 1-3-17E、F)。查体:双肺呼吸音粗,左下肺可闻及湿啰音。辅助检查:ESR 74mm/h;CRP 14.98mg/L;肺癌肿瘤标志物正常。颈部超声示双侧颈部多发淋巴结,右侧最大 1.8cm×0.7cm,左侧最大 2.2cm×0.6cm。给予阿奇霉素联合磺苄西林抗感染、止咳、对症治疗。

胸部 CT(2016.01.07)左下肺片团影、片絮影,较前吸收好转(图 1-3-17G、H)。荧光支气管镜检查(2015.12.31):左主支气管内见多发结节状隆起,黏膜普遍充血,呈晶品红色,各管腔通畅,未见新生物(图 1-3-18)。

【诊断】　淋巴瘤并左下肺炎。

【诊断依据】　青少年女性,有发热、咳嗽、咳痰病史,查体左下肺可闻及湿啰音,胸部 CT 示左下肺炎性改变,抗感染治疗后病变完全吸收,考虑为社区获得性肺炎。病人胸部 CT 示纵隔多发淋巴结肿大,双侧腋窝、颈部淋巴结亦肿大,抗感染治疗无明显吸收,首先考虑淋巴瘤可能。病人气管镜活检示左主支气管黏膜下间质内淋巴细胞增生显著,核挤压重,结合免疫组化结果,考虑非霍奇金淋巴瘤-高度恶性 B 淋巴细胞、淋巴母细胞淋巴瘤可能性大。免疫组化:NSE(—)、CD20(+)、TTF-1(—)、LCA(+)、CD56(—)、Ki-67(约 80%+)、CD10(弱 +)、CD3(—)、TdT(±)。

【分析】　淋巴母细胞淋巴瘤(lymphoblastic lymphoma,LBL)是一类来源于不成熟前体 T 或 B 淋巴细胞的高度侵袭性淋巴瘤,好发于儿童和青少年,约占所有 NHL 的 2%,占儿童青少年 NHL 总数的 30%,其中 B 细胞来源仅占约 10%,其余均为 T 细胞来源。T-LBL 好发于青少年,常侵犯纵隔、淋巴结、骨髓和中枢神经系统,B-LBL 好发于儿童,常侵犯淋巴结、皮肤、骨髓和中枢神经系统。B-LBL 常见的首发症状为颈部无痛性肿块,其次为胸痛、咳嗽、气促等呼吸道症状及不明原因发热,本例仅侵及左主

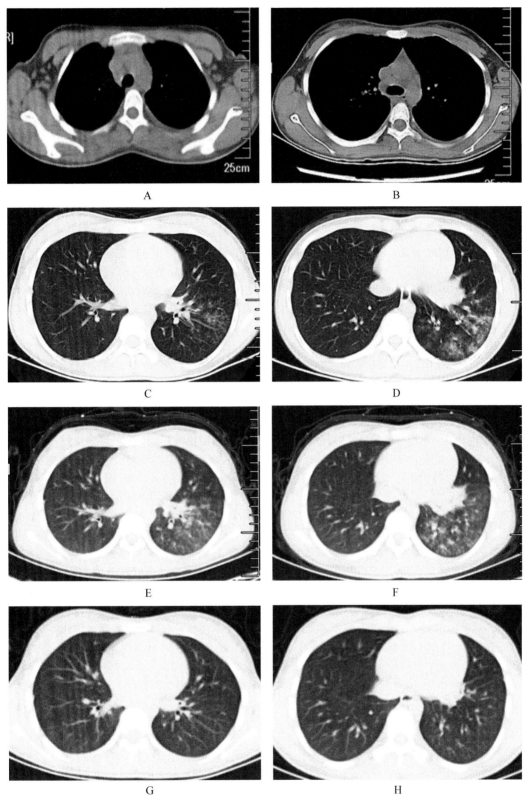

图 1-3-17　胸部 CT3

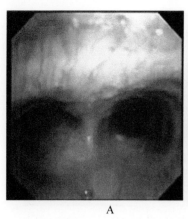 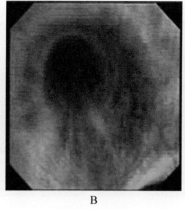 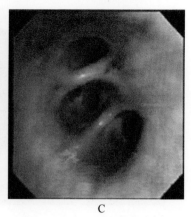

A   B   C

图 1-3-18 荧光支气管镜检查

支气管实属罕见。和 T-LBL 相比,B-LBL 常常处于相对局限的部位或有相对稳定的病程。

LBL 病因不清,可能由生物、物理和化学等诸多因素造成。此外,分子遗传学改变也可能与其发生有关。在生物学特性方面,LBL 和儿童急性淋巴细胞白血病(ALL)关系密切,因此,采用类似 ALL 的治疗方案使 LBL 的治疗取得了显著进展,目前 LBL 患儿无病生存率(DFS)可达到 75%～90%。目前 WHO 区分 ALL 和 LBL 的标准是有无骨髓浸润。当只限于肿块性病变,没有或有最低限度的外周血和骨髓累及的证据时诊断为淋巴瘤,当有广泛外周血及骨髓受累时诊断为淋巴母细胞白血病;但若患儿表现为肿块性病变,并且骨髓中出现淋巴母细胞时,诊断则存在争议,一般采用骨髓中淋巴母细胞比例≥25% 为 ALL,<25% 为 LBL。

LBL 的确诊需要结合典型形态学和免疫分型证实其为祖细胞来源并进一步进行谱系分析及组织化学染色和(或)分子遗传学分析以完善诊断分型。末端脱氧核苷酸转移酶(TdT)是一种 DNA 聚合酶,位于核内,B 或 T 淋巴母细胞均可表达,成熟的 T、B-NHL 均不表达,因此 TdT 已成为鉴别淋巴母细胞和外周淋巴细胞的特异性标记。按照 WHO 标准,B-LBL 肿瘤细胞表达 B 淋巴细胞系列特异性相关标志,如 CD79a、CD19 和 CD22,不表达 sIg 及成熟 B 细胞相关标志,有助于与来源于更为成熟的 B 细胞肿瘤鉴别。此外,多数表达 CD10、TdT、CD20、cIgM,且常表达髓系抗原如 CD13 和 CD33。CD20 和 CD34 表达不定,而 CD45 为阴性。T-LBL 胞质 CD3、CD7 和 TdT 阳性。除 TdT 外,检测 T 淋巴母细胞最特异的标志是 CD99、CD34、CD1α,其中 CD99 最有价值。

儿童 LBL 对化疗药物十分敏感,目前 LBL 多采用类似急性白血病的治疗方案。LSA2-L2 及 NHL-BFM 方案是治疗 LBL 的经典方案,目前多数治疗方案均以 NHL-BFM90 方案为基础进行改良,在其他有效的系统性中枢神经系统预防治疗措施下可不需要进行颅脑预防照射。由于急性及远期毒性的存在,现在仍需要更多临床试验以寻找能减轻毒性、提高 DFS 的治疗方案,通过预后指标的确定进行治疗分级及新药的评估。

荧光支气管镜是利用细胞自发性荧光和电脑图像分析技术开发的新型支气管镜。其检查图像显示正常肺组织呈绿色,而恶性黏膜或组织呈现红色或暗红色。荧光支气管镜诊断癌前病变及黏膜下病变敏感性较普通支气管镜高,两者联合可明显提高疾病诊断率。

(青岛市市立医院东院呼吸科 王 晶 提供)

4. 病例 4:女,48 岁。反复咳嗽 1 年余。

胸部 CT:左肺上叶前段及上舌段实变影,内见支气管充气征,肺门、纵隔未见肿大淋巴结,无胸腔积液(图 1-3-19)。

【诊断】 肺 MALT 淋巴瘤。

【诊断依据】 中年女性,病史较长,肺内病灶为段性实变,肺野内中带为主,内可见支气管充气征(图 1-3-19 红箭),病灶边缘清晰、内收(图 1-3-19 绿箭),病灶与胸膜关系密切,邻近胸膜增厚(图 1-3-19 蓝箭),无胸腔积液,诊断需考虑大叶性肺炎、肺炎型肺腺癌及肺 MALT 淋巴瘤。大叶性肺炎临床症状明显,病灶呈叶性或段性分布,边缘模糊,抗感染治疗有效,本例病史较长,边缘规整,支气管虽走行较自然,但有明显牵拉扩张表现,不支持该诊断。本例病灶内出现支气管气相,未见扭曲、截断征象,未见明显枯树枝征,病变周围无播散灶,无胸膜凹陷征和胸腔积液,不支持肺炎型肺腺癌诊断。结合肺门、纵隔无明显淋巴结肿大,符合肺 MALT 淋巴瘤诊断。手术切除病变,肿块大小 9cm×7cm×5cm,切面呈灰白色,界线尚清。镜下所见:病灶处淋巴细胞弥漫增生,细胞稍见异型,见淋巴上皮病变,间质可见成片粉染物,考虑支气管黏膜相关淋巴组织淋巴瘤(B 细胞性)。免疫组化:LCA(+),CD20(+),CD79a(+),CD3 及 CD45RO(散 +),AE1/3(弱 +),CD99(−),EMA(−)。

【分析】 黏膜相关淋巴组织(MALT)这一概念最早由 Isaacson 和 Wright 在 1983 年提出。MALT 是一个专门进行黏膜防御的淋巴组织,在正常肺组织中检测不到,但可通过慢性抗原刺激由边缘区 B 淋巴细胞聚集转变而成。MALT 淋巴瘤是 NHL 的一种亚型,因其生物性行为惰性,曾称为假性淋巴瘤,现已明了为真性肿瘤。该病进展缓慢,低度恶性,预后较好,是最常见的肺内原发性淋巴瘤。本例行全身相关检查未见肿瘤性病变,最终考虑为肺

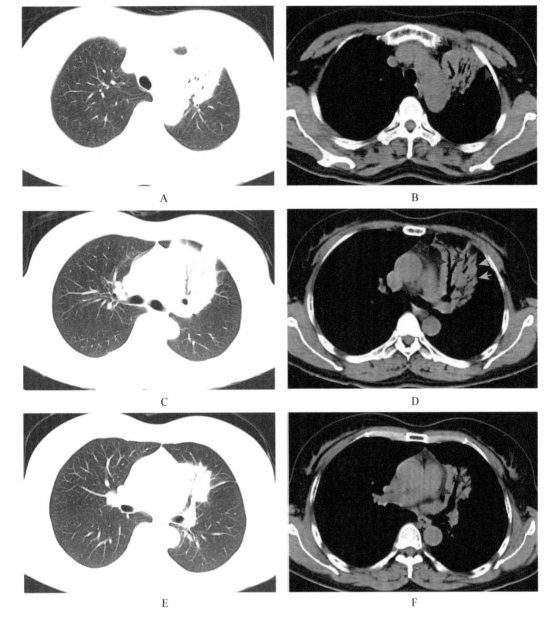

图 1-3-19 胸部 CT4

原发性 MALT 淋巴瘤。

肺 MALT 淋巴瘤是结外淋巴瘤,起源于肺间质和支气管黏膜下淋巴组织,镜下由 4 种基本细胞构成:小 B 细胞及单核细胞样 B 细胞为主,散在免疫母样细胞和中心母样细胞,有时向浆细胞分化。肿瘤性 B 细胞主要围绕反应性滤泡的边缘区浸润,故名。可向滤泡中央区扩展,甚至滤泡完全被肿瘤细胞占据,导致滤泡克隆化。当肿瘤细胞浸润支气管黏膜上皮时,可形成典型的淋巴上皮病变。肿瘤细胞一般在间质增生浸润,不破坏腺体或表皮结构;进入血液循环后往往又回到上皮黏膜部位,它们可以从一处黏膜循环到另一处黏膜,但不会到外周淋巴组织中。分子遗传学上具有 B 淋巴细胞抗原决定簇特性,典型的免疫表型是 CD19、CD20、CD79a 阳性,CD5、CD10、CD23、Cyclin D1 阴性,瘤细胞同时表达 IgM、Bcl-2 阳性、Bcl-6 阴性、Ki-67 增殖指数通常<20%。MALT 淋巴瘤尚未发现有特异性的免疫

组化标志物存在,但是评估全套免疫组化有助于了解淋巴浸润情况同时可与其他淋巴瘤进行鉴别诊断。CD20 表达于早期至成熟 B 细胞,是 B 细胞信号传导通道的一员,参与调节 B 细胞的生长和分化,是区分 T 或 B 细胞淋巴瘤最常用的 B 细胞标记。淋巴上皮病变是 MALT 淋巴瘤常见的形态学特征,但并非特异,也可见于淋巴组织反应性增生。反应性增生的淋巴上皮样病变内的淋巴细胞有的 CD20 阳性,有的 CD3 阳性,CD3 染色主要显示背景不等量的反应性 T 细胞。而 MALT 淋巴瘤上皮内浸润的细胞均为 CD20 阳性,因此免疫组化染色有助于鉴别。套细胞淋巴瘤中 CD5 和 Cyclin D1 阳性,而滤泡性淋巴瘤中 CD10 和 Bcl-6 阳性。CD23 有助于和慢性 B 淋巴细胞白血病进行鉴别诊断。约 50% 病人中可出现对小 B 细胞 CD43 的异常共表达,因此 CD43 阳性也往往提示存在 MALT 淋巴瘤。若组织学和免疫组化不足以做出诊断,可通过 PCR 分析免疫球蛋白

(Ig)基因重排了解其是否为 B 细胞克隆源性,帮助进行诊断。总结肺 MALT 淋巴瘤的病理特点:①以小淋巴细胞样、中心细胞样细胞和单核样 B 细胞为主的浸润;②伴有浆细胞,特别是有 Dutch 小体;③淋巴滤泡中有 Bcl-2 阳性、Bcl-6 阴性的小淋巴细胞浸润;④有淋巴上皮样病变,且淋巴上皮样病变内的淋巴细胞 CD20 阳性,CD3 阴性;⑤淋巴细胞浸润血管、支气管软骨或胸膜;⑥免疫组化显示 B 细胞标记。

肺 MALT 淋巴瘤有其特异性 t(11;18)(q21;q21)基因突变,使约 50% 的病人出现 AP12/MALT1 融合转录,在诊断肺 MALT 淋巴瘤时,也可通过荧光原位杂交技术来了解其是否存在基因上的遗传异常。骨髓活检至关重要,20%~30% 的病人会有骨髓转移,在非胃肠道 MALT 淋巴瘤病人中这一比例会更高。LDH、β_2-微球蛋白等常用淋巴瘤相关实验室指标对本病的诊断意义尚不明确。唯一对诊断有帮助的实验室检查是血清蛋白电泳和免疫电泳。20%~60% 的病人中可发现单克隆丙种球蛋白(IgM 占 80%)。

由于发病率低,肺 MALT 淋巴瘤的最佳治疗模式缺乏循证医学证据的支持。原发性肺 MALT 淋巴瘤目前的治疗方案是对孤立、单侧病变的局限病灶可进行手术治疗,在获得明确诊断的同时又有根治性效果,因为该病的播散性较强,且有一定的复发率,术后需密切监测随诊或给予辅助治疗。对疾病进展相对晚期的病人可进行化疗(伴或不伴抗体治疗)。目前对如何进行 MALT 淋巴瘤化疗并无定论。MALT 淋巴瘤的传统单药治疗方案包括苯丁酸氮芥、环磷酰胺或氟达拉滨。标准联合治疗方案羟基柔红霉素+环磷酰胺+长春新碱+泼尼松(CHOP)也已在 MALT 淋巴瘤病人中成功使用。但有研究显示,相比单药治疗,标准联合治疗方案并未获得更高的治愈应答率。化疗的最佳适应证是有双肺或肺外累及、肿瘤复发或进展。有研究显示,相比环磷酰胺或蒽环类药物,苯丁酸氮芥的无进展生存期更长。由于肺 MALT 淋巴瘤表达 CD20,已有多项研究尝试将利妥昔单抗单药或与化疗联合用于各期病人。其他可能应用于本病治疗手段还包括放射免疫治疗、针对 AP12-MALT1 融合基因的治疗等。放射治疗在原发肺 MALT 淋巴瘤病人中很少使用。近年研究显示该病对放疗高度敏感,累及野低剂量放疗即可获得很好的局控率,提示对于已确诊且肿瘤较局限的病人,放疗可能成为新的根治性治疗首选,但放疗后仍有 20%~30% 的复发率。鉴于该病的惰性特点,也有学者认为对无症状者可采取观察等待(watchful waiting)的治疗策略。MALT 淋巴瘤有着较好的转归,部分病人有自发性肿瘤消退,5 年生存率达到 85% 以上,10 年生存率达 70%。肿瘤可长期局限于原发部位,仅在肿瘤的后期才发生系统性扩散,部分病例可向弥漫性大 B 细胞淋巴瘤转化。不像其他大多数肿瘤,即使在诊断时已有转移,也不会影响其预后或生存率。

5. 病例 5:男,66 岁。因"关节炎"就诊时发现肺部病变,无呼吸道症状。

胸部 CT:左肺上叶、下叶及右肺上叶多发实变影,其内可见支气管充气征和空腔样改变,增强扫描均匀强化,左侧液气胸(图 1-3-20)。

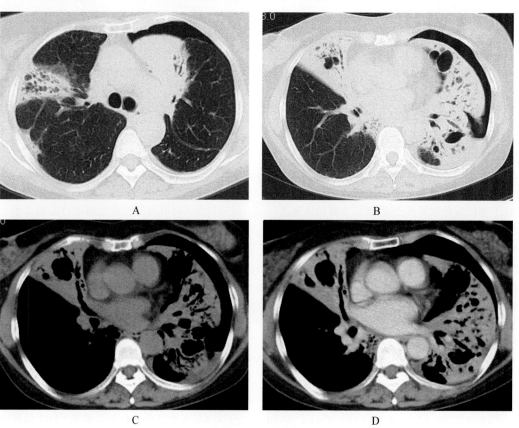

A   B

C   D

图 1-3-20 胸部 CT5

【诊断】　肺 MALT 淋巴瘤。

【诊断依据】　病人无呼吸系统不良主诉,症状轻,影像学较重,病灶侵及多个肺段,均呈实变影,内有支气管充气征,管腔通畅,直接通向远端,管壁光滑,扩张明显,部分呈空腔样改变,内无液平面,增强扫描轻度均匀强化,符合肺 MALT 淋巴瘤表现。病人经皮肺穿刺活检病理证实该诊断。免疫组化 CD20、CD79a 强阳性。

【分析】　MALT 淋巴瘤多见于胃肠道,约占 MALT 淋巴瘤的 50%,幽门螺杆菌是其中一个已知的病原体。抗原刺激消除后,部分胃 MALT 淋巴瘤病人肿瘤可消退。其他常见部位包括肺、涎腺、头颈部、眼附属器、皮肤、甲状腺及乳腺等。肺 MALT 淋巴瘤较罕见,其发病率不超过所有肺原发性恶性肿瘤的 0.5% 和所有淋巴瘤的 1%,但却是肺原发性淋巴瘤中最常见的组织学类型。与其他肺内淋巴瘤相比,肺 MALT 淋巴瘤与 EB 病毒(EBV)无关。MALT 淋巴瘤无显著性别或种族差异,多见于 50 岁以上的老年病人,原因为老年人肺及支气管组织感染机会较多,炎症吸收延缓,自身免疫能力降低,这些因素持续存在从而刺激支气管黏膜,引发淋巴细胞增生、浸润,导致 MALT 淋巴瘤的发生。有研究指出,吸烟、慢性炎症或自身免疫性疾病的慢性抗原刺激与肺 MALT 淋巴瘤密切相关。在 MALT 淋巴瘤病程中,初始的淋巴细胞增生往往是由于生理性抗原刺激所产生,但是疾病进程中特定的致癌事件(如染色体易位导致的信号传导通路的激活)会最终导致不依赖抗原的淋巴细胞增殖。慢性感染(幽门螺杆菌感染)、自身免疫性疾病(如干燥综合征、系统性红斑狼疮、慢性淋巴细胞性甲状腺炎、类风湿关节炎等)易合并肺 MALT 淋巴瘤。本例有关节炎病史,胸部 CT 显示双肺多发实变影伴支气管充气征,符合肺 MALT 淋巴瘤表现。幽门螺杆菌根治术对肺 MALT 淋巴瘤治疗无效。

肺 MALT 淋巴瘤临床表现无特异性,可有咳嗽、咳痰、痰中带血、胸痛、胸闷、低热等,有时会出现反复呼吸道感染,超过 1/3 的病人可没有任何症状。肺 MALT 淋巴瘤具有一定播散性,在就诊时 40% 以上的病人存在肺外器官受累,最常见的肺外受累器官是胃,因此在初诊时有必要完善胃镜等检查排除肺外病灶。目前肺 MALT 淋巴瘤常用的分期系统仍是 Ann Arbor 分期,也有学者采用 Pasquale 结外淋巴瘤分期。对原发肺部 MALT 淋巴瘤进行分期需要进行一系列检查,包括胸部、腹部、骨盆 CT;胃肠道检查,以明确有无幽门螺杆菌感染;骨髓活检等。PET 扫描并不能明确有无 MALT 淋巴瘤转移。这是因为 MALT 淋巴瘤惰性生长,几乎无 FDG 摄取。考虑到在转移和无转移病例中,无进展生存期和总生存期几乎无显著差异,是否有必要进行详尽的检查来分期值得商榷。

6. 病例 6:女,42 岁。咳嗽、咳痰 3 月,气促半月。外院考虑"结核",行抗结核治疗 2 个月,症状改善不明显。辅助检查:白细胞计数正常,中性粒细胞百分比 73.51%;红细胞沉降率正常。

胸部 CT:左下肺实变影,可见支气管充气征、血管造影征,右上肺斑片影,肺门、纵隔淋巴结无肿大(图 1-3-21)。

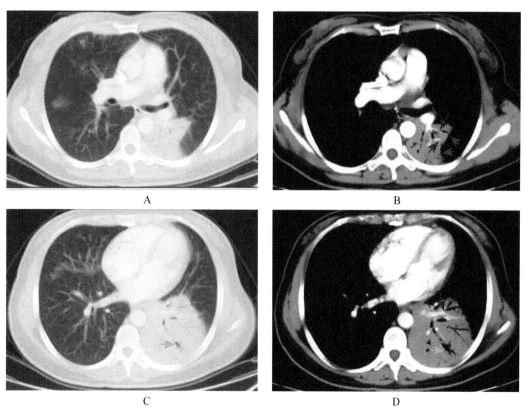

A　　　　　　　　　　B

C　　　　　　　　　　D

图 1-3-21　胸部 CT6

【诊断】 肺 MALT 淋巴瘤。

【诊断依据】 青年女性,病程较长,症状较轻,胸部 CT 显示左肺下叶实变影,边界相对清楚、平直、内收(图1-3-21蓝箭),邻近胸膜未受累,可见支气管充气征,远端支气管扩张(图1-3-21绿箭),增强扫描见血管造影征(图1-3-21红箭),右肺可见较小的片状磨玻璃影,以上特点支持肺 MALT 淋巴瘤诊断。另外,肺 MALT 淋巴瘤胸膜及叶间裂轻度累及或不累及,胸膜增厚少见,胸膜外脂肪清晰,本例亦符合。病人左下肺穿刺明确诊断,免疫组化 CD20、CD79a 强阳性;CD43、CD21 弱阳性;CD3、CD5、CD23 阴性。

【分析】 肺 MALT 淋巴瘤影像表现多样,病变常为多发,无肺叶分布倾向性,最常见影像表现为多发肿块/结节或实变影,其次是单发肺肿块/结节样改变(图1-3-22),其他征象包括磨玻璃影、肺间质改变、小叶中心结节(树芽征)及支气管扩张。病灶内血管保持完整,血供较丰富,且肿瘤生长缓慢,对缺氧耐受好,故病灶中罕见坏死。由于 MALT 与结内淋巴组织明显不同,肺 MALT 淋巴瘤较少累及胸内淋巴结,肺门及纵隔淋巴结一般不肿大。累及胸膜引起胸腔积液少见,胸腔积液多为良性,与淋巴管和(或)静脉阻塞有关,也可能为病变靠近胸膜而发生的反应性渗出。肺 MALT 淋巴瘤主要伴发征象为支气管充气征、支气管扩张及 CT 增强后出现的血管造影征。支气管

充气征表现为在大片实变或肿块中出现支气管透亮影,与该病虽然可以侵犯支气管壁,但主要累及肺间质及支气管下黏膜组织有关。病理显示支气管管壁并无破坏,而是淋巴瘤组织的浸润所导致的肺泡塌陷及支气管周围实质的破坏,管腔未见肿瘤细胞填充。炎症、肺炎型肺癌等也可有充气支气管,但常属于正常支气管管径范围,而 MALT 淋巴瘤的充气支气管走行自然,无扭曲、僵硬,常可有明显扩张。含气支气管可呈串珠样不均匀扩张,扩张明显处呈空腔样或皂泡样的囊状含气影,边缘光滑,内无气液平面。支气管扩张是由于肿瘤组织起源于肺间质,肿瘤沿或跨越脏器解剖结构生长,原有解剖结构残留,周围增生的纤维结缔组织牵拉导致支气管的扩张,因而这类支气管扩张在肿瘤治疗后有时可消失。血管造影征表现为 CT 增强扫描在实变影或肿块中出现血管明显充盈,充盈血管走行自然,主要病理改变是肿瘤组织浸润引起间质增厚、肺泡壁破坏、肺泡腔充填,而周围血管未受肿瘤侵犯。MALT 淋巴瘤病灶边缘多有轻度向病灶中心收缩、聚拢的趋势,可能为肿瘤组织浸润致肺泡塌陷及周围纤维组织增生,牵拉正常的肺组织向病灶中心形成聚拢状改变。低于10%的肺 MALT 淋巴瘤可合并弥漫性间质性改变(图1-3-23),多位于病灶周围,包括磨玻璃影、树芽征等。磨玻璃晕征及树芽征的病理基础为肿瘤细胞浸润细支气管周围间质及肺泡壁。

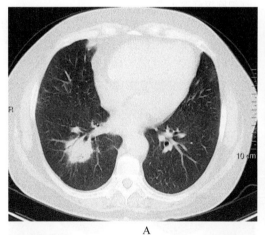

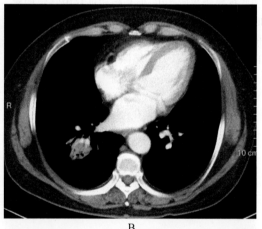

A   B

图 1-3-22 女,68 岁。右肺下叶结节影,边缘模糊、内收,可见支气管充气征和空腔样改变,增强扫描均匀强化,可见血管造影征

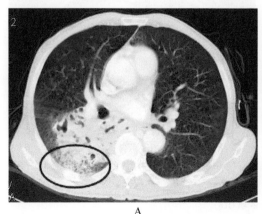

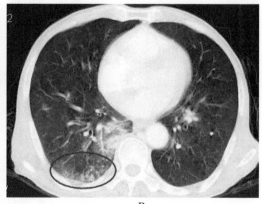

A   B

图 1-3-23 男,47 岁。右肺下叶肿块影,外周可见磨玻璃影(红圈)和树芽征(篮圈)

总之,肺 MALT 淋巴瘤影像表现多样性的主要病理改变是肿瘤细胞沿支气管血管束和小叶间隔蔓延,进一步浸润肺泡壁、充填肺泡腔,从而形成了影像上的实变、肿块或结节;由于病变是随机浸润,表现出多个肺叶、多灶并存的特点;病灶内肺支架结构保持完整,未被破坏的气道、血管则形成空气支气管征及血管造影征,或伴支气管扩张;肿瘤组织无明显边界,肿瘤浸润周围组织使间质轻度增厚

或气腔不完全充盈,形成病灶边缘磨玻璃影或晕征。本病低侵袭性形态学特征的肺实变、肿块和结节样改变,伴支气管充气征和血管造影征及相对缓慢的病变进程对肺 MALT 淋巴瘤的诊断有提示意义。

7. 病例 7:男,45 岁。查体发现肺部病变 1 天。

胸部 CT:左肺斜裂下实变影,双肺散在气囊影,纵隔无肿大淋巴结(图 1-3-24)。

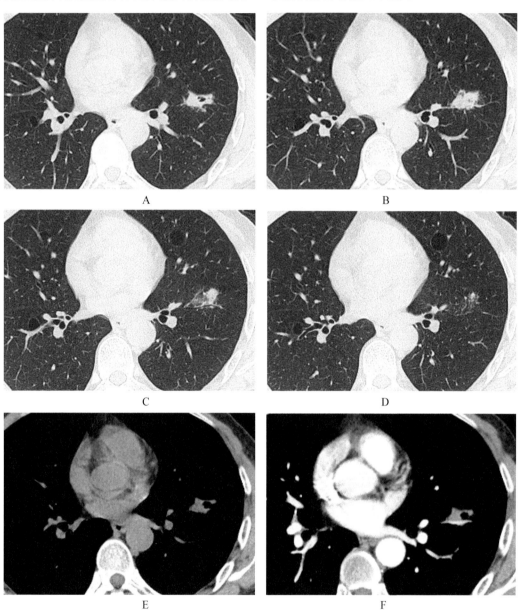

图 1-3-24　胸部 CT7

【诊断】　肺 MALT 淋巴瘤。

【诊断依据】　中年男性,左肺斜裂下实变影,边缘收缩内凹,周围略有磨玻璃影,其内有空腔和支气管充气征,增强扫描病变轻度强化,可见血管穿行,双肺散在类圆形大小不一薄壁囊腔,首先考虑肺 MALT 淋巴瘤可能。病人行左肺下叶切除术,肿块大小 2.8cm×1.8cm×1.8cm,切面灰白,界线尚清。免疫组化:CD20(+),CD79a(+),CD3(+),CD23(+),CD43(+),CD21(+),MUM-1

(+),TDT(-),CD5(-),Ki-67(+8%),诊断支气管黏膜相关淋巴组织结外边缘区 B 细胞淋巴瘤。

【分析】　本病胸部 CT 示左下肺实变影,可见支气管穿行,部分支气管扩张,未见明显胸腔积液,病变均匀强化,有正常血管穿行,纵隔内未见明显肿大淋巴结,综上所述,该病例的病灶特点符合原发性肺 MALT 淋巴瘤诊断。另外,该例肺部可见多发薄壁囊腔,对诊断亦有提示意义。肺部原发淋巴瘤可以因肿瘤累及支气管而出现多发肺气

囊(少见),也可继发于淋巴细胞间质性肺炎(LIP),肺气囊中穿行血管保留完好为其特点。LIP 多继发于干燥综合征、巨大淋巴结增生症及艾滋病免疫抑制的疾病等,少数无明显病因,呈特发性。约 5% 的 LIP 可进展为 MALT 淋巴瘤。化疗有效后,支气管扩张和肺气囊可吸收。

8. **病例 8**:女,74 岁。干咳伴胸闷、憋气 2 月。乳酸脱氢酶 1556U/L。

胸部 CT:右侧胸腔占位,推压纵隔,增强扫描均匀强化,纵隔、腋窝淋巴结肿大,右侧胸腔积液(图 1-3-25)。

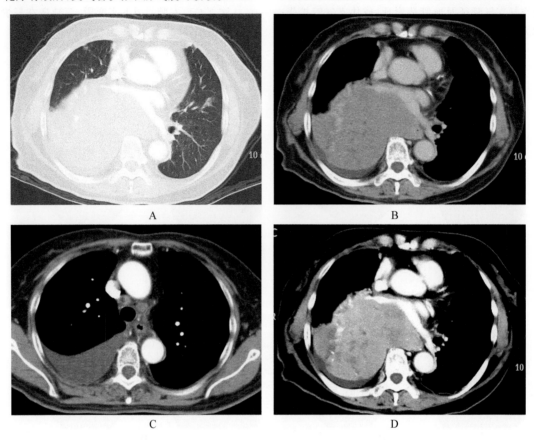

图 1-3-25 胸部 CT8

【诊断】 弥漫大 B 细胞淋巴瘤。

【诊断依据】 老年女性,右侧胸腔巨大占位,纵隔淋巴结肿大,不符合肉瘤诊断;巨大病变无明显坏死,不支持肉瘤样癌和大细胞癌诊断;病变与胸膜边界清楚,不支持间皮瘤和胸膜孤立性纤维瘤诊断;结合病人有纵隔、腋窝淋巴结肿大,右侧胸腔积液,乳酸脱氢酶明显升高,首先考虑淋巴瘤,特别是弥漫大 B 细胞淋巴瘤诊断。右肺穿刺病理:弥漫大 B 细胞淋巴瘤(图 1-3-26),免疫组化:LCA(＋)、CD20(＋)、CD79a(＋)、Ki-67(＋)30%～40%、CD30(散在＋)、EBER(个别＋)、CKpan(－)、CAM5.2(－)、CD3(－)、CD7(－)、CD15(－)、HMB45(－)、Mela-nA(－)、CD34(－)、Syn(－)、CgA(－)。

【分析】 弥漫大 B 细胞淋巴瘤(diffuse large B cell lymphoma,DLBCL)是 NHL 最常见的亚型,占 NHL 的 30%～40%,通常为原发性,也可以由其他低侵袭性淋巴瘤转化而来。DLBCL 好发于老年人,临床表现呈多样性,多侵袭性发展。约 40% 病人原发于淋巴结外,最常见部位是胃和回盲部,原发于肺的 DLBCL 极罕见。2%～11% 的 DLBCL 病人同时存在 MYC 和 Bcl 基因重排,被称为双重打击淋巴瘤。发生重排的 Bcl 基因大多数为 Bcl-

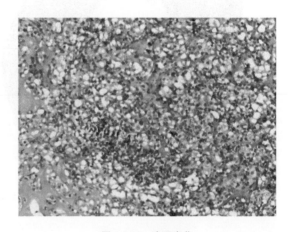

图 1-3-26 病理变化

2 基因,少数为 Bcl-6 基因。同时存在 MYC、Bcl-2、Bcl-6 基因重排的疾病也被称为三重打击淋巴瘤。伴有双重打击遗传学改变的疾病进展迅速,侵袭性强,化疗效果差,无论是否积极治疗,中位生存期仅为 0.2～1.5 年。2014 年的美国血液学年会(ASH)会议上提出,免疫组织化学(IHC)发现同时存在的 MYC 和 Bcl-2 表达的病变,并不一定提示着存在相应基因的重排。这种存在表达异常但不存在基因重排的疾病，被称为"双表达淋巴瘤"。此类病人预后较 DLBCL 总体为差，但较存在 MYC 及 Bcl-2 重排的真正的双重打击淋巴瘤较好。

DLBCL 的病理特点：弥漫性增生的肿瘤性大 B 淋巴样细胞，核的大小相当于正常吞噬细胞或正常淋巴细胞的 2 倍以上，核仁明显，核分裂象易见，胞质较丰富，多呈双色性或嗜碱性。免疫组化也是诊断 DLBCL 的主要方法，典型的 DLBCL 可表达多种 B 细胞标记，如 CD19、CD20、CD22、CD79a 等，一般不表达 T 细胞标记和上皮细胞标记，Ki-67 增殖指数较高（＞40%）。

肺 DLBCL 以结节或肿块为主，多表现为单发或多发的肺内结节或肿块状阴影，结节内可见坏死、空洞（图 1-3-27），还可表现为弥漫性肺炎样改变（图 1-3-28），其内有支气管充气征，病变有时发展快，病灶迅速融合，类似于炎性过程或肺血管炎的表现，一般无肺门、纵隔淋巴结的肿大。病人常表现为迅速长大的包块，部分病人还伴有浆膜腔积液（图 1-3-29）。淋巴瘤出现浆膜腔积液主要原因是肿瘤的直接侵犯，其他原因可能是：恶性肿瘤长期消耗致个体营养状况低下，低蛋白血症而有助于浆膜腔积液的形成；癌栓阻塞血管导致血液回流障碍，尤多见于血管内大 B 细胞淋巴瘤；淋巴回流受阻导致积液形成等。

DLBCL 根据细胞来源分为 2 个主要的亚型：生发中心 B 细胞型（GCB）和活化 B 细胞型（ABC）。现已证实通过加入利妥昔单抗（rituximab，R）的标准化治疗，DLBCL 的治疗疗效得到改善，GCB 型比 ABC 型有更好的预后。当 GCB 型 DLBCL 存在 MYC 基因重排时，5 年无进展生存期（PFS）和总生存期（OS）均下降一半以上，若还伴有 Bcl-2 或 Bcl-6 基因重排，预后则更差。对 Ann Arbor 分期Ⅰ、Ⅱ期，无大包块的病人，推荐的一线治疗方案仍然是经典的 R-CHOP 方案（利妥昔单抗、长春新碱、多柔比星、环磷酰胺、地塞米松）3 个疗程＋放疗或 R-CHOP 方案 6 个疗程或加放疗。对于存在大包块的病人，推荐的一线治疗则是 R-CHOP 方案 6 个疗程或加放疗。是否存在大包块的界限，由之前的 10cm 改为 7.5cm。对于Ⅲ、Ⅳ期病人，R-CHOP 仍然是标准的一线治疗方案。对部分存在大包块的病人而言，放疗也可有额外获益。DLBCL 已经被视为可治愈的恶性肿瘤，但约有 30% 的病人最终复发难治。复发难治疾病的治疗一直是临床的难点。存在鼻旁窦、睾丸、硬膜外、骨髓受累，或人免疫缺陷病毒（HIV）相关淋巴瘤，或结外受累多于 2 处并有乳酸脱氢酶升高者为高危病人，高危病人在一线治疗后可行自体造血干细胞移植（auto-HSCT）以减少复发难治的发生。对已经发生的复发难治病人，除应用二线方案外，也可应用大剂量化疗和 auto-HSCT。

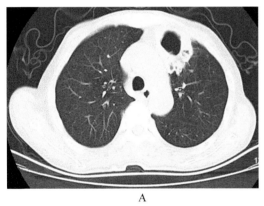
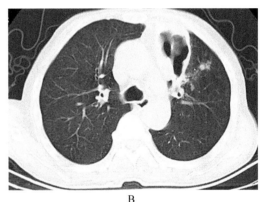

A　　　　　　　　　　　　　　　B

图 1-3-27　男，63 岁。左上肺主动脉弓旁见空洞影，洞壁薄厚不均，内壁光滑，病变周围散在磨玻璃结节、小斑片影，病变与周围组织界线清楚

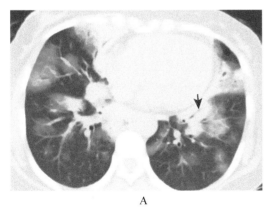
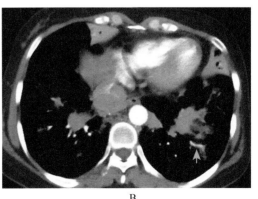

A　　　　　　　　　　　　　　　B

图 1-3-28　女，53 岁。胸部 CT 示双肺多发实变影和磨玻璃影，部分实变影内见支气管充气征（红箭）和血管造影征（绿箭），肺门、纵隔淋巴结无肿大

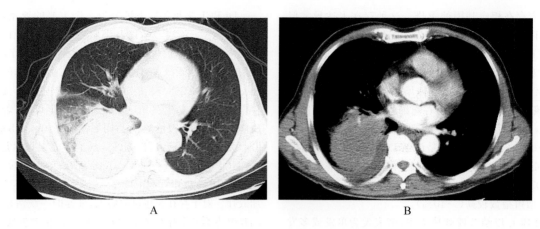

图 1-3-29　男,68 岁。右肺下叶肿块影并右侧胸腔积液

9. **病例 9**:男,57 岁。间断发热伴胸闷、憋气 4 月,加重 1 月。病人 4 个月前无诱因出现发热,体温波动于 37.5～38.5℃,发热无规律,伴胸闷、憋气,活动后为著,轻咳,咳少量白痰,于当地医院就诊,血常规未见异常,胸部 CT 示双肺纹理增多,腹部 B 超示脾大,给予抗感染、止咳治疗,效果不佳。1 月前病人发热频率及持续时间较前增加,体温最高为 39.4℃,午后为著,活动耐力较前下降,行心脏彩超示中度肺动脉高压(PASP 60mmHg),为进一步诊治而入院。发病以来体重较前减轻约 10kg。辅助检查:血常规示 WBC $4.65×10^9$/L,N％66.1％,HGB 111g/L,PLT $172×10^9$/L;CRP 72.14mg/L;生化:总蛋白 56.4g/L,白蛋白 30.2g/L,乳酸脱氢酶 1093 U/L;骨髓穿刺:骨髓细胞学、免疫组化染色、活检病理、骨髓染色体等检查均未见明显异常。CTPA 示:肺动脉及其主要分支未见明显异常。

PET-CT:双肺弥漫分布磨玻璃密度影,以双下肺为著,伴有磨玻璃结节,双肺呈弥漫性 FDG 摄取增高,SUV-max 为 2.6～4.1(图 1-3-30)。

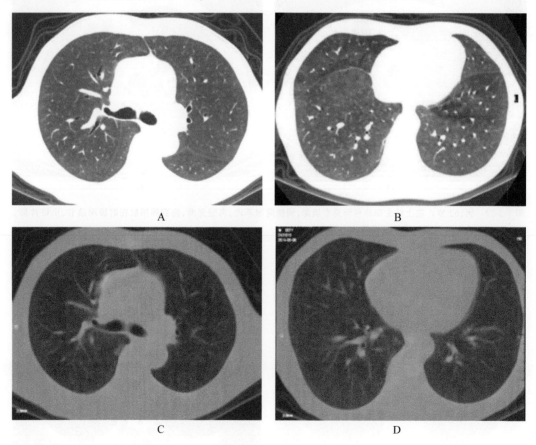

图 1-3-30　胸部 CT9

【诊断】　血管内大 B 细胞淋巴瘤。

【诊断依据】　中年男性，长期发热、胸闷、憋气，综合病人症状、体征及骨穿、骨髓活检及血常规、PET-CT、胸部CT 等辅助检查结果，基本排除常见感染性疾病及白血病、实体肿瘤可能。结合病人贫血、脾大、乳酸脱氢酶明显升高和体重明显减轻，不除外淋巴瘤可能。病人有中度肺动脉高压，PET/CT 示双肺弥漫分布磨玻璃密度影，呈弥漫性 FDG 摄取增高，需考虑血管内大 B 细胞淋巴瘤诊断。病人左下肺活检示肺组织呈慢性炎，肺泡壁内见核大异型细胞弥漫浸润。免疫组化：CD20（＋），CD34（血管＋），CD31（＋），TTF-1（＋），Ki-67（约 40％）。结合免疫组化，符合血管内大 B 细胞淋巴瘤（图 1-3-31～图 1-3-33）。

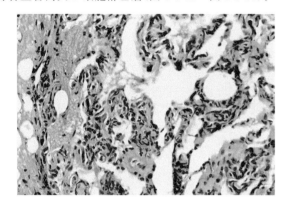

图 1-3-31　HE（200×）

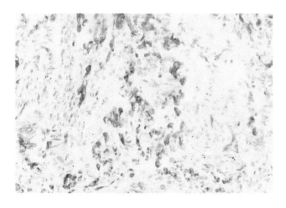

图 1-3-32　CD20（血管内肿瘤细胞）

【分析】　血管内大 B 细胞淋巴瘤（intravascular large B-cell lymphoma，IVLBCL）属于非霍奇金淋巴瘤的一种，1959 年由 Pfleger 和 Tappeiner 首次提出，是结外弥漫性大 B 细胞淋巴瘤（DLBCL）的一种罕见亚型，以恶性大 B 肿瘤细胞选择性地在中-小管径的血管中增殖为特征，尤其是毛细血管腔内，周围组织或器官实质内只有很少或没有淋巴瘤细胞的侵犯。过去认为血管内淋巴瘤的肿瘤细胞来源于内皮细胞或网状内皮细胞，因此曾被称为"恶性血管内皮瘤病"和"系统性血管内皮瘤病"等。目前观点认为，该肿瘤细胞来源于淋巴组织，故更名为血管内淋巴瘤。淋巴瘤细胞的血管内生长方式可能与归巢受体抗原的改变有关，阻碍了淋巴瘤细胞穿越血管壁进入间质。病变最常见于中枢神经系统及皮肤（皮肤斑块或结节），亦可累及

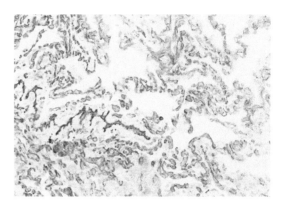

图 1-3-33　CD31（肿瘤淋巴细胞位于肺泡毛细血管腔）

其他任何器官如肾、心、肝、胃肠道、肺、泌尿生殖道等，淋巴结受累少见。由于病人无淋巴结肿大，许多病例初期也无明显外周血异常，骨髓检查也多无异常，因此早期诊断非常困难，多为死后尸检确诊。

IVLBCL 的组织病理特点为受侵犯组织中小血管及毛细血管内肿瘤细胞充塞聚集，部分病例可见纤维素性血栓，肿瘤细胞核大，胞质丰富，空泡状核，核仁明显、核分裂象常见。瘤细胞可以累及骨髓、肝和脾等，脑脊液和血液中极少查见肿瘤细胞。免疫组化检测瘤细胞表达 CD19、CD20、CD79a、CD45、Bcl-2 和 MUM-1，可以表达 Bcl-6、CD10，不表达 T 细胞标志物如 CD3 等，也不表达 CD30 及 CD56 和细胞毒性蛋白，EBV 原位杂交常为阴性。

该病多见于老年病人，60 岁以上者占 80％，男性稍多见。由于疾病可为多系统病变，临床表现多种多样，无特异性，可表现为不明原因发热、肺动脉高压、肝脾大、血细胞减少及结外脏器受累等。该病在欧洲国家主要累及皮肤和中枢神经系统，尤其是局限于皮肤的"皮肤变异型"。皮损为单发或多发、质硬的斑片或斑块，有时类似脂膜炎或毛细血管扩张性红斑。神经系统症状包括肌力下降、进行性痴呆、记忆丧失、意识障碍、头痛及偏瘫等。亚洲病例只有少部分有典型的皮肤或中枢神经系统表现，多表现为多器官功能衰竭，肝脾大，常伴有骨髓累及，几乎所有病例在骨髓或外周血中均可以见到噬血现象，较易出现乳酸脱氢酶升高和弥散性血管内凝血。Murase 等总结了日本 IVLBCL 病人临床病理特点提出了"亚洲变异型"的概念，并制定了相关的诊断标准。包括：

1）临床症状及相关实验室检查结果：①非骨髓性血细胞减少，常累及红系和巨核系，以红细胞计数（＜3.5×10^{12}/L）或血红蛋白定量（＜11g/dl）或血小板计数（＜100×10^9/L）为标准；②肝脾肿大而无淋巴结肿大或实性肿块形成。

2）组织学标准（3 条都必须具备）：①在骨髓或外周血涂片中发现轻到中度噬血现象；②免疫组化证实肿瘤细胞为 B 细胞分化；③肿瘤细胞局限在毛细血管、小血管内或血窦内。

该病对肺的累及多见（约有 60％），然而，原发于肺的 IVLBCL 很罕见。临床症状表现为呼吸困难、咳嗽等，无特异性。肺功能检查主要为弥散功能障碍，常伴有血清乳酸脱氢酶升高。胸部 CT 显示双肺多发索条和（或）多发

结节影,可见胸膜下楔形影,常伴有肺支气管血管束增粗,多不伴有纵隔淋巴结肿大。经支气管肺活检可以明确诊断。肺原发性 IVLBCL 的 PET/CT 典型影像表现:PET 代谢与 CT 表现不匹配,即 18F-FDG PET 呈弥漫代谢增高,CT 图像可无异常发现,或部分有磨玻璃样改变。

此类肿瘤为高度侵袭性,具有全身性扩散的特点,对化疗不敏感,预后较差,对于本病应强调早期诊断、早期治疗。IVLBCL 病人预后与 LDH 升高、淋巴结外侵犯病灶及年龄、临床分期、近期疗效有关。皮肤变异型病人预后较好,中位生存期为 13 个月,而亚洲变异型病人常因骨髓及肝脾受累而预后很差。Murase 等研究显示 CD5 阳性的 IVLBCL 更具有侵犯骨髓和外周血的倾向。对于 IVLBCL 病人目前国际上尚无统一的治疗方案,临床上多采用以蒽环类药物为基础的高剂量联合化疗,RCHOP 方案为较常用的方案。我国病人症状更接近于日本病人,明显不同于欧洲病例组。对于首发症状不明显,特别是病人出现不明原因发热、气喘同时(或)伴有神经或皮肤表现、

LDH 升高者,要高度怀疑本病。

FDG PET 对淋巴瘤诊断已有较多的研究,其判断淋巴瘤病灶阳性常以 $SUV_{max} > 2.5$ 作为标准。病理类型不同,其 SUV_{max} 不同,经典型 HL、弥漫大 B 细胞淋巴瘤和 NK/T 细胞淋巴瘤较高,而 MALT 淋巴瘤较低。分析原因可能是 MALT 为惰性淋巴瘤,恶性程度低,而经典型 HL、弥漫大 B 细胞淋巴瘤和 NK/T 细胞淋巴瘤恶性程度高,提示 SUV_{max} 可以对该病的病理分型提供依据。

(青岛大学附属医院 PET-CT 中心　武凤玉　提供)

10. **病例 10**:男,60 岁。间断咳嗽 3 月余,发现双肺多发结节 1 月余。病人 3 个月前无明显诱因出现咳嗽,无痰,稍感乏力,咳嗽迁延未愈,1 月前当地医院就诊,X 线胸片检查见双肺多发结节。发病以来体重减轻约 5kg。辅助检查:β_2-微球蛋白 2.32mg/L;血常规:白细胞 9.78×10^9/L,嗜酸粒细胞百分比 5.4%。

胸部 CT:双肺多发大小不等结节、肿块、片状实变影,可见支气管充气征,增强扫描肿块呈中度均匀强化(图 1-3-34)。

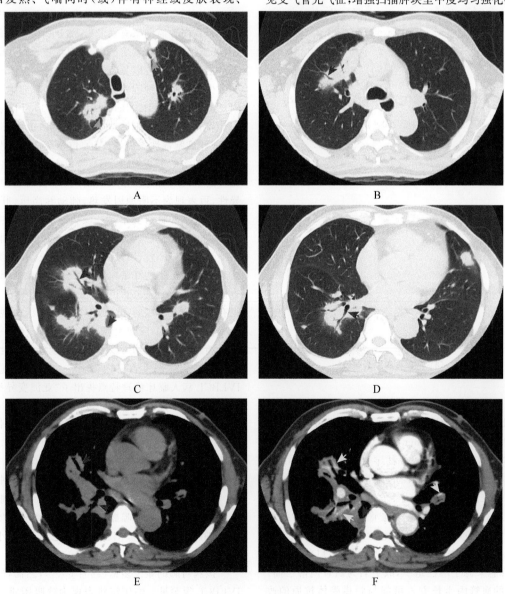

图 1-3-34　胸部 CT10

【诊断】 淋巴瘤样肉芽肿病。

【诊断依据】 老年男性,临床症状轻微,发病以来体重下降明显,胸部CT示双肺弥漫分布的多发结节状、片状高密度影,病变沿支气管血管束分布,内部可见支气管充气征、扩张支气管(图1-3-34红箭),边缘模糊,有分叶、毛刺、胸膜凹陷征(图1-3-34绿箭),邻近胸膜增厚(图1-3-34蓝箭),纵隔、双侧腋窝多发肿大淋巴结,增强扫描病灶呈均匀渐进性强化,可见血管造影征(图1-3-34黄箭)。本例影像学符合肺淋巴瘤特别是MALT淋巴瘤和淋巴瘤样肉芽肿病可能,但肺MALT淋巴瘤淋巴结肿大和外周结节影少见,故首先考虑淋巴瘤样肉芽肿病。病人行胸腔镜下左上肺肿物切除术,镜下见肺泡上皮残存和增生,呈大小不一的腺样结构,间质纤维组织大量增生,导致局灶性纤维化,小血管增生,大量组织细胞、浆细胞、淋巴细胞浸润,淋巴组织增生,结节周围肺泡腔内见较多组织细胞,肺泡上皮呈乳头状增生,结节内未见肉芽肿结节,PAS(-),未见菌丝。免疫组化示肺泡上皮:CK7、TTF-1(+);淋巴组织:L26、UCHL(++);Ki-67高表达;组织细胞:CD68(+);小血管CD34(+);SMA少数细胞弱阳性。病理诊断淋巴瘤样肉芽肿病。

【分析】 淋巴瘤样肉芽肿病(lympomatoid granulomatosis,LYG)是一种由EBV感染引起的非典型B细胞混合大量反应性T细胞和组织细胞所组成的结外血管中心性和血管破坏性淋巴组织增生性疾病。Liebow等在1972年首先报道了本病。LYG与机体的免疫反应异常有关,常常伴有免疫或系统性疾病,如胆汁性肝硬化、结节病、溃疡性结肠炎及造血系统疾病。本病好发于男性,可侵犯全身多种脏器,肺部受累最常见,多数表现为咳嗽、胸痛、咯血、呼吸困难等,其次是皮肤、肾、肝和神经系统等。在病程的早期淋巴结较少受累,一旦病变快速进展和淋巴结肿大,说明病变已发展为弥漫性B细胞淋巴瘤。部分病人可出现发热、体重减轻、全身无力等淋巴瘤相关性症状。

典型的LYG具有组织学三联征:包括血管中心性多形性淋巴样细胞浸润、血管炎和肉芽肿病变。细胞成分多样,以小淋巴细胞为主,少量浆细胞、组织细胞、多核巨细胞及体积较大的不典型淋巴细胞,但一般无中性粒细胞和嗜酸粒细胞,亦无明显上皮样细胞肉芽肿和多核组织细胞。血管炎为淋巴细胞(主要是T细胞)的透壁性浸润,

造成血管的闭塞,进而产生结节中央凝固性坏死,而缺乏通常血管炎常伴有的中性粒细胞。肺及其他结外组织一般见不到真正肉芽肿改变,但皮肤病变在皮下可见明显肉芽肿性反应。LYG免疫组织化学染色显示:小淋巴细胞大多数为CD2(+)、CD3(+)、CD4(+)、CD45RO(+)的T淋巴细胞,少数为CD8(+)的T杀伤细胞和CD56(+)的自然杀伤细胞;不典型大淋巴细胞为CD20(+)、CD79a(+)的B细胞,部分病例显示免疫球蛋白轻链限制性和重链基因重排阳性;EBV编码的小RNA(EBER)阳性。有学者依据浸润的EBV阳性大B细胞数量和血管坏死程度进行病变分级:Ⅰ级病变以小淋巴细胞浸润为主,EBV阳性大B细胞很少(<5个/HPF)或缺乏,通常缺乏坏死,为多形性病变;Ⅱ级病变介于Ⅰ级和Ⅲ级之间,可见血管坏死及EBV阳性大B细胞(5~20个/HPF),但仍保持多形性,这是经典的和最常见的类型;Ⅲ级病变与DLBCL、非霍奇金淋巴瘤(NHL)一致,EBV阳性大B细胞数量明显增多(>20个/HPF)或成片。该分级与治疗及预后相关,Ⅰ、Ⅱ级病人特别是病变局限于肺内者生存期较长,但大约1/3的Ⅰ级和2/3的Ⅱ级LYG病人可能会进展为淋巴瘤,Ⅲ级均会进展为淋巴瘤。大多数组织学Ⅱ、Ⅲ级的病例通过基因重组技术证明免疫球蛋白是单克隆的,而多数组织学Ⅰ级的病例被证明是多克隆的。

LYG影像学缺乏特征性,以支气管血管周围、胸膜下及双肺下叶周边多发结节影最多见,结节易坏死形成空洞(图1-3-35),伴有游走性和多变性的特征,结节周围可有磨玻璃样晕征(图1-3-36),有时也可见单发结节影(图1-3-37)、薄壁的囊状阴影或弥漫性浸润影。肺门、纵隔淋巴结肿大少见,可见胸腔积液和气胸。胸部CT表现分为四种类型。①类肺炎型:表现为两肺大片状密度增高影,多位于两肺下野,边缘模糊,病灶内可见支气管气相;②肿块型:表现为两肺多发大小不等的不规则肿块,肿块边缘不光整、欠锐利,有大的分叶,毛刺少见,增强扫描呈明显强化,可合并坏死、空洞;③结节型:表现为两肺多发大小不等的结节,以两肺中下野多见,结节边缘欠锐利;④混合型:表现为两肺大片状密度增高影及不规则肿块或结节影。

LYG需与多种疾病相鉴别:①肉芽肿性多血管炎:该病亦肺部受累最为常见。虽然两者均有血管坏死性肉芽肿的病理特点,但肉芽肿性多血管炎具有特征性的多核巨

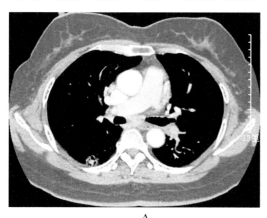

A

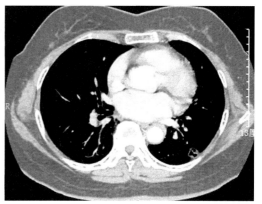

B

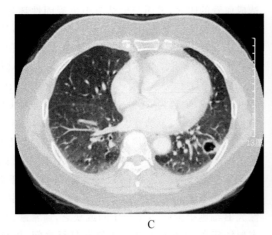
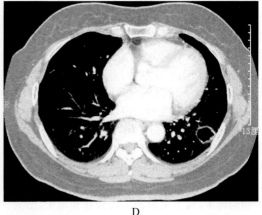

C   D

图 1-3-35　女,63 岁。双肺多发空洞影,纵隔淋巴结肿大

（桐庐中医院放射科　方洪尧　提供）

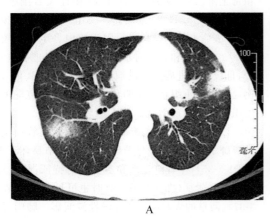
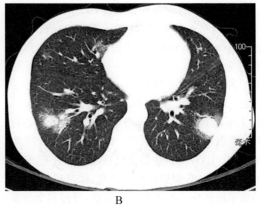

A   B

图 1-3-36　男,57 岁。双肺多发结节影,周围晕征明显

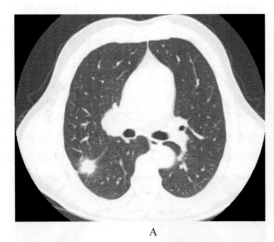
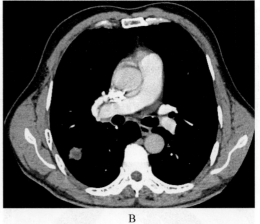

A   B

图 1-3-37　右肺结节影,有毛刺、胸膜凹陷征,增强扫描不均匀强化,内可见大面积低密度无强化坏死区

细胞、肉芽肿常有较多的中性粒细胞及细胞碎屑而淋巴细胞较疏松,且凝固性坏死少见。血清中抗中性粒细胞抗体(ANCA)阳性是诊断肉芽肿性多血管炎的重要依据,可与 LYG 相鉴别。②感染性肉芽肿病:坏死组织周围可伴反应性淋巴细胞浸润,常有明显的中性粒细胞或肉芽肿改变,没有异型淋巴细胞和侵蚀性血管炎。③肺转移性肿

瘤:也常可表现为肺部多发性结节。转移性肿瘤的结节常为圆形,边缘清晰、光滑,密度均匀无空洞,一般无大片浸润影,而 LYG 常表现为伴有空洞的结节形成,可见到肺大片浸润性阴影。

　　LYG 目前还没有统一的治疗方案,对于肺部病变较为局限的 LYG 病人,多主张积极手术治疗,术后可行全身

系统治疗。药物治疗主要根据组织学分级来选择治疗手段。Ⅰ、Ⅱ级可使用类固醇，单独或联合使用环磷酰胺化疗。对进展较快的Ⅰ、Ⅱ级病人和所有Ⅲ级的病人应按弥漫大 B 细胞淋巴瘤治疗，治疗方案有 CHOP 方案（环磷酰胺、多柔比星、长春新碱、泼尼松）和利妥昔单抗，抗 CD20 单克隆抗体也已纳入临床使用。对联合化疗无反应的病人还可尝试大剂量化疗加干细胞移植。少数病例对单纯放疗亦有效。淋巴瘤样肉芽肿病预后不良，中位生存期 2 年，死亡原因多是继发于空洞的大咯血、肺实质广泛损伤所致呼吸衰竭或感染、中枢神经系统病变、恶性淋巴瘤和嗜血细胞综合征。不良预后因素包括组织学分级、年龄>25 岁、神经系统病变、肝脾大、淋巴瘤样相关 B 症状出现等。组织学上大量非典型性 B 细胞的出现和血管高度坏死常预后不良。

11. **病例 11**：女，21 岁。咳嗽、咳痰 3 月，痰中带血 2 天。查体：左侧颈部及右侧腋窝可触及多枚黄豆大小肿大淋巴结，质韧，无压痛，活动度尚可，与周围组织有粘连。左侧颈部淋巴结穿刺活检符合慢性淋巴结炎改变。辅助检查：C 反应蛋白 124.52mg/L，D-二聚体 2.6μg/ml，肝功能：谷氨酰转肽酶 186.0U/L，碱性磷酸酶 337.0U/L，血常规：白细胞计数 17.87×10⁹/L，N% 86.91%、血红蛋白 97.00g/L，血小板 447.0×10⁹/L。

胸部 CT：两肺大小不等的结节、团块、空洞影，空洞厚薄不一，内壁不光整，肺门、纵隔、右侧腋窝见多发肿大淋巴结（图 1-3-38）。

【诊断】　淋巴瘤。

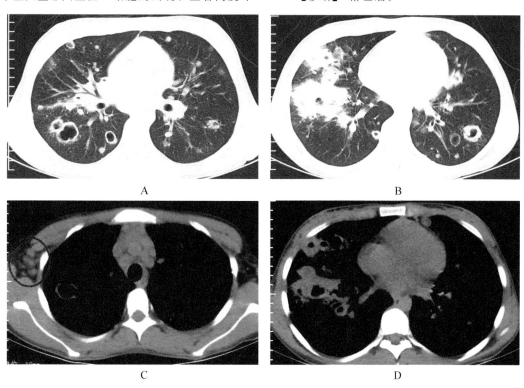

图 1-3-38　胸部 CT11

【诊断依据】　青年女性，双肺多发病变，跨叶分布，形式多样，可见实变、结节和空洞，实变区见支气管充气征，肺门、纵隔见多发肿大淋巴结，有融合趋势，结合左侧颈部及右侧腋窝可触及多枚肿大淋巴结，首先考虑淋巴瘤可能。虽然颈部淋巴结穿刺为慢性炎症，但不能除外淋巴瘤诊断。病人最终行颈部淋巴结活检，镜下见淋巴结正常结构消失，内见多量小到中等大小异型淋巴细胞，部分细胞胞质透亮，部分核深染，异型明显并见凝固性坏死，背景可见多量浆细胞及嗜酸粒细胞伴窦组织反应，结合免疫组化，符合非霍奇金淋巴瘤（T 系）。免疫组化：CD20（－），CD3（＋），CD45RO（＋），CD43（＋），CD79a（－），CD4（＋），Bcl-2（＋），Bcl-6（－），Ki-67（约 40%）。

【分析】　T 细胞淋巴瘤是一种来源于 T 淋巴细胞的恶性克隆增殖性疾病，生物学行为及临床表现有明显异质性的一类恶性淋巴肿瘤。其病因可能与 Epstein-Barr 病毒（EB 病毒）和人类 T 细胞白血病/淋巴瘤病毒-1 有关，其诊断需结合临床、细胞形态、免疫及遗传学特征。肺淋巴瘤常表现为多发或单发肿块或结节，或表现为大片状肺实变，其内见支气管充气征，以多发空洞为主的影像学表现者较为少见。肺淋巴瘤 CT 影像呈现多样化表现的原因主要为淋巴瘤细胞侵犯肺的不同部位而引起。当淋巴瘤细胞在肺泡腔内广泛扩散、浸润时，形态学上表现为肺实质内的大小不等的结节、肿块表现。当淋巴瘤细胞沿支气管壁扩散、浸润时，导致支气管周围组织结构增厚，进而在支气管壁的局部形成结节或肿块，此为中央型肿块的病理学基础。当实性肿瘤增大后，肿瘤的中心部分可由于缺血而发生变性、坏死，导致空洞形成。当肿瘤细胞侵犯叶间裂并沿其浸润时，形成跨叶分布的病灶，该表现与肺癌、炎症等病变不同，胸膜组织对肺癌、炎症等病变有阻碍作用，能限制其跨叶生长。当临床遇到没有免疫缺陷的病人出现上述的肺部影像学表现时,需要详细询问病史,仔细分析肺部病变的影像学特点,有助于正确的诊断。

12. 病例12:男,46岁。皮肤瘙痒2月,发热、气短、咳嗽1周。病人2月前皮肤瘙痒,伴头痛,1周前无明显诱因出现发热,体温波动于39～40℃,伴气短、咳嗽。查体:颜面部、前胸部满布红斑丘疹,双颈部、腋下淋巴结肿大,质软,活动,无压痛。辅助检查:血常规正常;生化:白蛋白32.5g/L;肾功能:尿素氮9.79 mmol/L、肌酐689.0μmol/L。腹部B超示肝脾大。

胸部CT:肺门、纵隔多发肿大淋巴结(图1-3-39)。

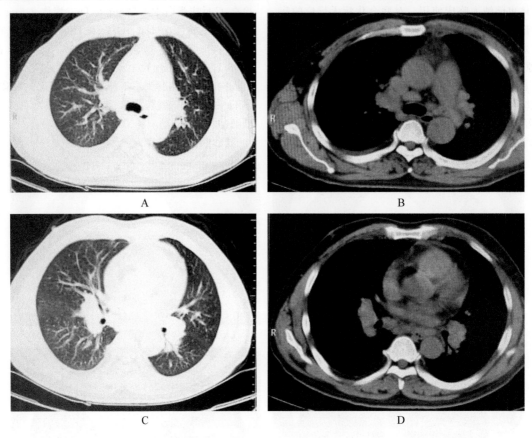

图1-3-39 胸部CT12

【诊断】 淋巴瘤。

【诊断依据】 中年男性,病史较短,有发热、皮肤瘙痒症状,肝脾大,肾损害明显,颈部、腋下多发无痛性淋巴结肿大,胸部CT示肺门、纵隔淋巴结肿大,虽融合不明显,但结合病人症状和多部位淋巴结肿大,首先考虑淋巴瘤可能。病人入院后予激素治疗体温控制尚可,但迅速出现颜面、双下肢水肿,病人左侧颈后淋巴结活检,送检组织大小约1cm×1cm,包膜完整,切面灰白,光滑,质中,镜下见成片分布的胞质透明细胞,淋巴结结构破坏;可见广泛分布的增生的高内皮静脉、散在分布的异型细胞,散在的中性粒、嗜酸粒细胞及浆细胞浸润;淋巴结内异位的涎腺组织;淋巴结实质内散在分布的大核异型细胞,考虑血管免疫母细胞性T细胞淋巴瘤累及涎腺组织。免疫组化:CD45(＋＋),CD3(＋),CD10(＋＋),Vimentin(＋＋),S-100(＋),CD20(＋)。病人入院1周后死亡。

【分析】 血管免疫母细胞性T细胞淋巴瘤(AITL)是一种以T淋巴细胞异常增生伴明显的分枝状高内皮小静脉和滤泡树突细胞增生(FDC)为特点的外周T细胞淋巴瘤,其瘤细胞起源于CD4＋的滤泡辅助性T淋巴细胞(TFH),占非霍奇金淋巴瘤的1%～2%,占外周T淋巴细胞

淋巴瘤的15%～20%。AITL多见于中老年人,淋巴结是其最常见受累部位,临床症状表现为发热、盗汗、皮肤瘙痒、皮疹、浅表淋巴结肿大、肝脾大、骨髓侵犯、浆膜腔积液等。血常规可表现为淋巴细胞减少,血小板减少。由于AITL常常伴随B细胞的增殖和活性异常,所以AITL病人还经常伴有自身免疫紊乱,约50%以上病人出现免疫复合体、自身免疫性血小板减少、溶血性贫血、抗平滑肌抗体、高丙种球蛋白血症、嗜酸粒细胞增多症,部分可见RF阳性、ANA阳性、抗SSA阳性。

基因遗传方面:75%～90%的病例中有T细胞受体基因重排,25%～30%的病例中可见到克隆性免疫球蛋白基因重排,而且与增生的EBV(＋)的B细胞有关。AITL最常见的细胞遗传学异常是出现3、5号染色体三倍体型和附加的X染色体。比较性基因杂交显示部分病人发生22q、19和11q13的获得和13q的丢失,基因表型研究证实瘤细胞具有CD4＋的TFH特征。因而,AITL是起源于滤泡生发中心的CD10＋、CD4＋的TFH肿瘤,具有独特的结构特点及基因表达谱。AITL曾一度被认为是一种伴有B细胞异常高免疫应答或非典型淋巴组织增生的非肿瘤性疾病,被称为伴异常蛋白血症的血管免疫母细胞性淋巴结

肿大,直到 Fazilleau 等在血管免疫母细胞淋巴结病组织中发现细胞遗传学异常及 T 细胞受体的克隆性重排,才证实了 AITL 的肿瘤性特征。

AITL 具体病因尚不清楚,虽然大部分病人在诊断明确前有感染和服用药物史(尤其是抗生素),以及具有自身免疫性疾病的临床表现,对病人出现自身免疫性疾病的解释更倾向于与病人的免疫缺陷及免疫紊乱有关,而非因感染和服用药物所致。目前认为 EBV 的潜伏感染可能在 TFH 的活化过程中起关键作用。机体在免疫紊乱或抑制情况下发生病毒感染(主要是 EBV),从而诱导 B 细胞多克隆性增生,B 细胞通过主要组织相容性复合物Ⅱ类分子,将其表面的 EBV 蛋白信号传递给 TFH,上调 CD28 配体表达,为 T 细胞活化提供抗原和刺激信号,促使其分泌趋化因子 CXCL13,CXCL13 作用于 B 细胞致其活化增生,形成一个免疫刺激反馈链。这一假说阐明 AILT 中 EBV、TFH、B 细胞和细胞因子之间的复杂关系,也可解释 AITL 病人可继发 DLBCL。另外,促血管物质在 AITL 中存在高表达,血管介质刺激肿瘤性血管增生,增生的血管内皮表达血管内皮生长因子(VEGF),通过自分泌作用形成正反馈环,不断诱导高内皮血管增生,从而使 AITL 呈现独特组织学特征及临床表现。

AITL 组织特点:淋巴结结构破坏,可有边缘窦或滤泡残存,可见多形细胞浸润,包括小至大型胞质透明的异型 T 淋巴细胞、浆细胞、免疫母细胞、嗜酸粒细胞和组织细胞、R-S 样细胞等;组织中可见分枝状内皮血管增生;滤泡外滤泡树突状细胞增生,尤其围绕血管分布;组织中大 B 细胞多被 EBV 感染。AITL 的大 B 细胞不仅仅是一个形态学特征,而且可能是 AITL 发生、发展、预后和治疗密切相关的一个重要因素。

AITL 肿瘤细胞起源于生发中心的滤泡细胞,肿瘤细胞表达辅助性 T 淋巴细胞特异性标志物:CXCL13、PD-1、CD10、Bcl-6;亦表达 T 细胞分化抗原:CD3、CD4、CD45RO,此外常表达 CD2,CD5 表达则不定,而 CD7、CD8 均丢失,但散在的反应性小 T 淋巴细胞可表达 CD7、CD8;间接性抗原:增生的滤泡树突细胞表达 CD21、CD23、CD35,通常包绕分支状高内皮小静脉生长。CD10 在 AITL 肿瘤细胞中高表达,在其他外周 T 细胞淋巴瘤中不表达,说明 CD10 是诊断 AITL 的特异性标志物。CX-CL13 是参与 AITL 发生、发展的最重要的细胞因子,一般情况下 CXCL13 仅表达于 TFH 细胞,可诱导 B 细胞产生淋巴因子 β 而促进 FDC 增生并表达 CXCL13。在 AITL 中,由于 TFH 细胞的单克隆增生,出现了表达 CXCL13 的 FDC 增生,多克隆的 B 细胞增生等组织学表现,临床表现为免疫功能异常。CXCL13 可作为诊断 AITL 的特征性标志之一,提高诊断率。

AILT 属于全身系统性疾病,呈高侵袭性、进展快、预后差,5 年生存率仅为 30%～35%,中位生存时间不超过 3 年,但 AITL 并非都是致命的,约 30% 的病人可以长期存活。AITL 尚缺乏标准化疗方案,最常用治疗的方案是含有蒽环类的 CHOP(环磷酰胺、多柔比星、长春新碱、泼尼松)或 CHOP 类方案,尽管这种传统的化疗的缓解率较高,多数病人化疗起效快,但疗效持续时间短、停药后数月内很快复发,而且有感染的并发症,再次化疗困难。其化疗并发症主要为肺炎、脑出血、消化道出血、腹膜炎、胃肠功能紊乱。

13. 病例 13:男,62 岁。咳嗽 1 月,胸闷 10 余天。病人 1 月前无明显诱因出现咳嗽、咳痰,咳白色黏液样痰。10 天前出现胸闷,咳嗽症状加重,稍有气促,给予止咳等对症治疗,疗效欠佳。

胸部 CT(2016.11.04):右肺下叶感染/膨胀不全;两侧胸腔少量积液,颈部、两侧腋下、纵隔淋巴结增大;两侧肺门淋巴结增大可能,附见脾大(图 1-3-40A～D)。10 天前自服"消炎止咳药片"后出现胸前及后背多发皮疹,皮肤科就诊考虑"药疹"可能,停药后皮疹呈好转趋势。有血小板减少病史 1 年余;1 月前在我院胃镜检查提示:慢性浅表-萎缩性胃炎并糜烂(隆起型),胃窦部溃疡。入院查体:前胸部及后背部可见斑丘疹。右锁骨上窝及两侧腹股沟可触及约 1cm 大小淋巴结,质韧,活动可,无压痛。入院后发热,给予头孢唑肟＋阿奇霉素抗感染及对症治疗,发热无好转,最高体温达 39.8℃,大致呈弛张热。复查胸部 CT(2016.11.08):右肺下叶膨胀不全;两侧胸腔积液,较前增加;纵隔、肺门、颈部、两侧腋下及横膈前组淋巴结增大,附见脾肿大(图 1-3-40E～H)。辅助检查:血常规(2016.11.04):白细胞 6.28×10^9/L,中性粒细胞百分比 72.5%,血红蛋白 128g/L,血小板 74×10^9/L;肿瘤标志物:正常;尿常规:蛋白＋＋。

【诊断】 血管免疫母细胞性 T 细胞淋巴瘤。

【诊断依据】 老年男性,有咳嗽、咳痰、胸闷、发热等症状,纵隔、肺门、颈部、两侧腋下淋巴结肿大,脾大,4 天时间胸腔积液明显增加,首先考虑淋巴瘤可能。病人服药后出现皮疹,有慢性浅表-萎缩性胃炎并糜烂(隆起型)、胃窦部溃疡病史,不除外幽门螺杆菌感染可能;有血小板减少病史 1 年余,不除外自身免疫异常可能,感染和免疫异常需考虑 MALT 淋巴瘤和血管免疫母细胞性 T 细胞淋巴瘤(AITL)可能,该例肺内病变不明显,纵隔淋巴结肿大,不支持 MALT 淋巴瘤诊断;病情进展较快,更符合 AITL 可能。最终行右腹股沟淋巴结活检,病理:血管免疫母细胞性 T 细胞淋巴瘤。免疫组化:CD3(＋),CD21(滤泡树突细胞＋),CD23(滤泡树突细胞＋),CD68(－),CD20(散在＋),Bcl-2(部分＋),CD30(免疫母细胞散在＋),EMA(浆细胞散在＋),SMA(血管＋),CD43(＋),CyclinD(－),S-100(散在指状突细胞＋),Ki-67(中等增殖指数)。

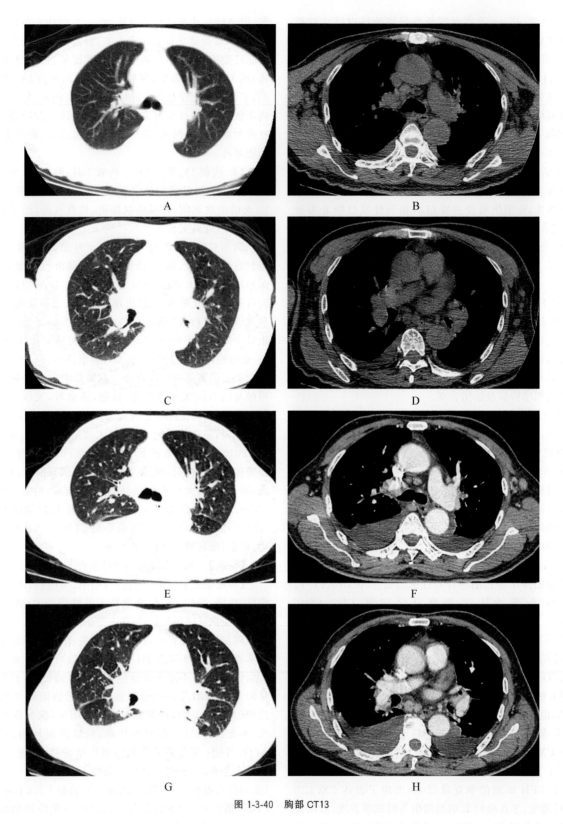

图 1-3-40 胸部 CT13

（上海市奉贤区中心医院呼吸科 罗志兵
鲁立文 提供）

14. 病例 14：男，39 岁。发热、咳嗽、咳痰 2 周。病人 2 周前受凉后出现发热，最高温度达 39.5℃，咳嗽，咳白色泡沫痰，给予"哌拉西林他唑巴坦、左氧氟沙星"治疗 1 周，仍发热，体温波动于 38～39℃。发病以来体重减轻约 2kg。

胸部 CT（2012.08.04）：双肺弥漫性病变，多发结节、斑片影，纵隔淋巴结无明显肿大（图 1-3-41A、B）。

胸部 CT（2012.08.12）：病变较前进展（图 1-3-41C、D）。

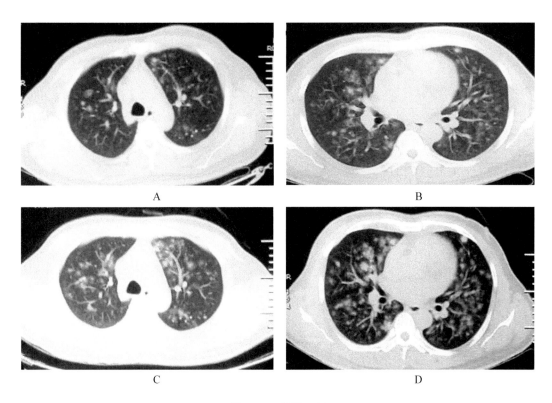

图 1-3-41　胸部 CT14

【诊断】　肺原发性 T 细胞淋巴瘤(非特指型)。

【诊断依据】　病人入院后完善相关检查,8 月 13 日血常规示:白细胞 $3.57×10^9$/L,红细胞 $4.82×10^{12}$/L,血红蛋白 148g/L,血小板 $93×10^9$/L;8 月 17 日血常规示:白细胞 $2.48×10^9$/L,红细胞 $4.14×10^{12}$/L,血红蛋白 124 g/L,血小板 $90×10^9$/L;骨髓检查示粒、红细胞比例正常,粒、红、巨噬细胞系增生活跃;8 月 13 日肝功能:谷草转氨酶 61U/L,白蛋白 35.9g/L,$β_2$ 微球蛋白 7.09mg/L;8 月 17 日肝功能:谷草转氨酶 77U/L,白蛋白 33.4g/L,$β_2$-微球蛋白 6.45mg/L;肿瘤标志物均在正常范围;红细胞沉降率:7mm/h;痰涂片检查未查到抗酸杆菌;血培养 5 天未见异常;腹部、甲状腺、前列腺 B 超未见异常;颈部浅表及后腹膜末见肿大淋巴结。CT 引导下右肺上叶病变处穿刺活检,细胞学查到癌细胞,病理诊断:肺泡壁内见增生的小圆细胞(图 1-3-42),免疫组化:LCA(＋)、CD3(＋)、CD45RO

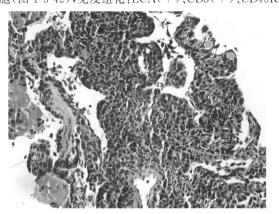

图 1-3-42　肺泡壁内见增生的小圆细胞(HE,400×)

(＋)、CD20(－)、CD30(－)、ALK(－)、CD79a(－)、TdT(－)、CD56(－)、p63(－)、CEA(－)、CK5/6(－)、TTF-1-(图 1-3-43、图 1-3-44)。考虑为外周 T 细胞淋巴瘤,另行颅脑 CT、腹部 CT、骨骼 ECT 检查均无明显异常,最后确诊为肺原发性 T 细胞恶性淋巴瘤(非特指型)。病人于外院行 CHOP(环磷酰胺、多柔比星、长春新碱、泼尼松)方案化疗 2 次,终因病情进展于 2012 年 10 月 22 日死亡。

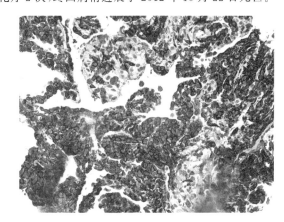

图 1-3-43　瘤细胞 LCA(＋),EnVision 法

【分析】　非特指型外周 T 细胞淋巴瘤(peripheral T-cell lymphoma-non otherwise specified,PTCL-NOS)是一组不能归入任何一种已知特殊类型的成熟 T 细胞淋巴瘤,发生于淋巴结或结外(如脾、肝),具有明显异质性及高度侵袭性的恶性肿瘤,是 PTCL 最常见的一种类型。PTCL-NOS 无特异性临床表现,多表现为无明确原因的体重降低,发热(体温超过38℃),咳嗽、多汗、胸痛和呼吸

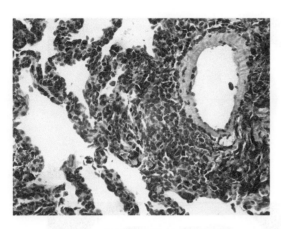

图 1-3-44　瘤细胞 CD3(+)，EnVision 法

困难等。实验室检查可有白细胞减少，可出现轻度贫血或血小板减少，LDH 和 β₂-微球蛋白常升高。累及肝、脾者可有肝脾大及肝功能异常。原发于肺的外周 T 细胞淋巴瘤影像学表现缺乏特异性，多表现为双肺多发结节，其他包括隐源性机化性肺炎样改变、肿块样实变影、网格状间质性改变和胸腔积液等。本例症状为发热、咳嗽、咳痰、体重降低，抗生素治疗无效，实验室检查白细胞、红细胞、血小板进行性降低，β₂-微球蛋白升高，CT 示两肺弥漫性病变，主要表现为双肺多发结节影，边缘欠清且无胸腔积液，类似于肺转移瘤，临床较少见。多数 PTCL-NOS 免疫表型还未完全呈现疾病特异性，常表现出一种或多种广谱 T

细胞抗体的丢失。其中最具有特异性的是 CD3 阳性，CD2、CD5、CD43、CD45RO 也可为阳性；B 细胞相关抗原（CD20、CD19、CD79a）阴性；TdT（排除淋巴母细胞淋巴瘤）、CD56（排除 NK/T 细胞淋巴瘤）和 ALK（排除间变大细胞淋巴瘤）阴性。本例免疫组化 T 细胞相关抗原 LCA、CD3 和 CD45RO 表达阳性；NK 细胞相关抗原 CD56、B 细胞相关抗原 CD20 和 CD79a，间变大细胞淋巴瘤相关抗原 ALK 和淋巴母细胞淋巴瘤相关抗原 TdT 均阴性表达；再结合 p63、CEA、CK5/6 和 TTF-1 阴性表达，外周 T 细胞淋巴瘤诊断明确。

PTCL-NOS 侵袭性强，预后较差，确诊后多接受 CHOP 方案化疗，多数病人在确诊后数月内死亡，其死亡原因多为骨髓抑制后的肺内感染。对于以发热、咳嗽、呼吸困难为主要表现的病例，同时伴有血清 LDH、β₂-微球蛋白明显升高，需考虑该病。治疗仍以 CHOP 方案为基础的化疗和外科手术为主。

15. 病例 15： 男，51 岁。发热、咳嗽 1 月余。体温最高达 39℃，干咳为主。抗感染治疗无明显好转（具体用药不详），抗结核治疗 20 天疗效差。白细胞略降低。既往有下消化道出血史。近期消瘦。

胸部 CT：两肺多发结节影，类圆形，边缘模糊，密度较均匀，分布以上、中肺为主。纵隔可见多个小淋巴结（图 1-3-45）。

【最初诊断】　肺转移瘤。

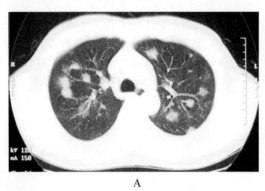
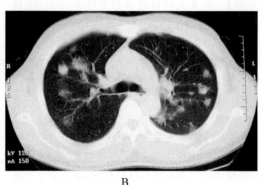

A　　　　　　　　　　　　B

图 1-3-45　胸部 CT15

【诊断依据】　肺部可见多发结节影，抗感染及抗结核治疗效果不佳。纵隔淋巴结肿大，近期消瘦。病人既往有下消化道出血史，消化道来源可能大，不除外淋巴瘤多系统侵犯。

【最后诊断】　结外 NK/T 细胞淋巴瘤。

【诊断依据】　辅助检查：血常规为 WBC 3.9×10⁹/L，HGB 125g/L，PLT 279×10⁹/L；谷丙转氨酶 88U/L，谷草转氨酶 97U/L；多次痰涂片和痰培养查结核杆菌阴性；肿瘤血清学检测未见异常；红细胞沉降率 58mm/h；血培养 3 次阴性；风湿系列检查阴性。骨髓涂片未见异常。病人行肺活检，病理示：中等大的淋巴细胞弥漫浸润，核卵圆形或不规则，核染色质细颗粒状，核仁小或不明显；细胞质中等，浅染或透明。可见凝固性坏死和明显的凋亡小体，肿瘤细胞浸润和破坏小血管（图 1-3-46）。免疫组化：

CD3（+）、CD56（+）、CD45RO（+）；CD79a、CD20、HMB45、CgA、NSE、EMA 和 AE1/AE3（-）。Ki-67 染色提示细胞增殖较活跃（图 1-3-47～图 1-3-49）。原位杂交结果：EBER（+）（图 1-3-50）。结合免疫组化和原位杂交结果，支持 NK/T 细胞淋巴瘤诊断。病人确诊后转入血液内科行全身化疗（环磷酰胺＋长春新碱＋多柔比星＋地塞米松）。治疗期间再次出现消化道出血，转入外科行腹部手术发现肠穿孔。病理诊断为肠淋巴瘤。1 月后出现鼻出血，活检病理示 NK/T 细胞淋巴瘤。病人肝功能受损持续性加重，腹部 CT 示肝多发点状高密度影。病人明确诊断 2 月后死亡。

【分析】　结外 NK/T 细胞淋巴瘤属于 NHL 的一种少见特殊类型，本病多见于亚洲及拉丁美洲，欧美国家少见。由于结外 NK/T 细胞淋巴瘤多原发于鼻腔，因此称

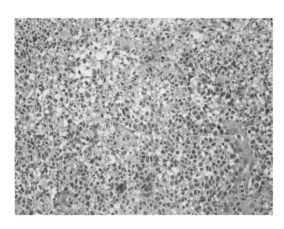

图 1-3-46 肿瘤细胞浸润和破坏小血管,可见凝固性坏死和明显的凋亡小体(HE,40×)

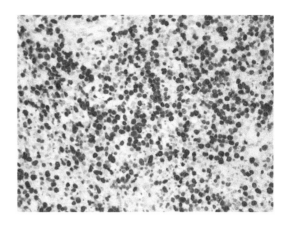

图 1-3-49 Ki-67 (40×),EnVision 法

图 1-3-47 CD56(40×)EnVision 法

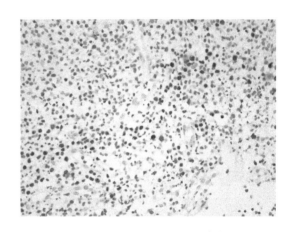

图 1-3-50 EBER (40×),原位杂交

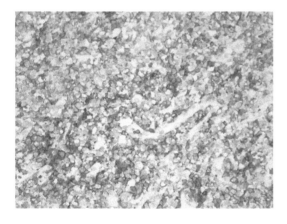

图 1-3-48 CD45RO (40×),EnVision 法

鼻 NK/T 细胞淋巴瘤;原发于鼻以外的 NK/T 细胞淋巴瘤则称结外 NK/T 细胞淋巴瘤,鼻型。鼻腔 NK/T 细胞淋巴瘤约 80% 来源于真正的 NK 细胞,10%~30% 来源于 NK 样 T 细胞,因此称为 NK/T 细胞淋巴瘤。结外 NK/T 细胞淋巴瘤好发于成年男性,大多数原发性 NK/T 细胞淋巴瘤起源于面部中线部位,随后可向局部淋巴结和远处器官转移。极少数病例发病初期即表现为全身播散,而无明显鼻腔受累。有学者将鼻腔 NK/T 细胞淋巴瘤和鼻腔外 NK/T 细胞淋巴瘤进行比较,发现鼻腔外的 NK/T 细

胞淋巴瘤侵袭性更高,预后更差。本例以肺部症状首发入院,继而出现肠道、鼻腔、肝等多脏器受累,病人迅速死亡,符合 NK/T 细胞淋巴瘤恶性程度高、临床进展快、预后差、生存期短的特点。肺部鼻型 NK/T 细胞淋巴瘤临床主要表现为咳嗽、呼吸困难、咯血等呼吸系统症状及发热、盗汗等全身症状,可有口唇发绀、肺部啰音等体征。由于结外 NK/T 细胞淋巴瘤的发病机制与 EBV 感染密切相关,因此该肿瘤一个重要的临床特点即容易发生噬血细胞综合征,表现为发热、肝脾大、血白细胞减少、组织可见噬血细胞现象、肝功能异常、血乳酸脱氢酶升高、血清铁蛋白升高等。NHL 的常见肺部影像学表现包括双侧多发结节影、肿块影、肺炎样实变影,部分实变影可见支气管充气征,肿块、结节周围可见晕环征,而 NK/T 细胞淋巴瘤者肺门淋巴结肿大、胸腔积液更为常见,提示肿瘤更具侵袭性。本例病人肺部影像以多发结节影为主,部分结节周围可见晕征,符合淋巴瘤影像学表现。

肺部鼻型 NK/T 细胞淋巴瘤典型病理学改变是肿瘤细胞在支气管黏膜或肺实质内以血管为中心并且破坏血管,呈弥漫性浸润性生长伴有凝固性坏死和凋亡小体,可见反应性炎细胞,如小淋巴细胞、浆细胞、嗜酸粒细胞和组织细胞。瘤细胞细胞核圆形或不规则,染色质细颗粒状,核仁不明显或有小核仁,核分裂象易见。免疫组化肿瘤细胞分 4 个方面:①NK 细胞相关抗原表型 CD56 阳性;②T

细胞抗原表型 CD3 等阳性；③细胞毒性抗原表型 TIA-1、Granzyme B（颗粒酶 B）和 perforin（穿孔素）阳性；④EBV 相关抗原表型 EBER 原位杂交大部分为阳性表达。CD56 是一种神经细胞黏附因子，可促使肿瘤细胞更牢固地黏附在血管壁上，侵蚀破坏血管，因此 NK/T 细胞淋巴瘤侵袭性更强。标本中检出 CD56 或 EBV 阳性细胞对确诊极为重要，CD56 阴性不能排除瘤细胞为 NK 细胞来源。如 CD3（＋）而 CD56（－），则必须做 TIA-1 和 EBER 检测，若两者阳性亦可确诊。同时 CD2、胞质 CD3ε、CD8 和 CD45RO 等 T 细胞相关抗原常为阳性，而表达 B 淋巴细胞的 CD20 阴性。

16. 病例16：男，49 岁。畏寒、发热、痰中带血 18 天。

体温最高达 39.8℃，抗感染治疗无效。既往有慢性肾病病史 5 年，平素肌酐 198μmol/L 左右。肾性高血压 5 年，最高血压 160/120mmHg，现服用硝苯地平控释片。辅助检查：血常规为白细胞 $4.6×10^9$/L，红细胞 $3.99×10^{12}$/L，血红蛋白 11.8g/dl，中性粒细胞百分比 80.3%；生化：肌酐 264μmol/L，谷丙转氨酶 65U/L，谷草转氨酶 83U/L，碱性磷酸酶 151U/L，谷氨酰转肽酶 103U/L，总蛋白 53.2g/L，白蛋白 30.8g/L，球蛋白 22.4g/L，乳酸脱氢酶 371U/L；超敏 C 反应蛋白 47.7mg/L；D-二聚体 4.58μg/ml。

胸部 CT：双肺多发不规则斑片状影、结节影，右下肺可见磨玻璃影，右侧少量胸腔积液（图 1-3-51）。

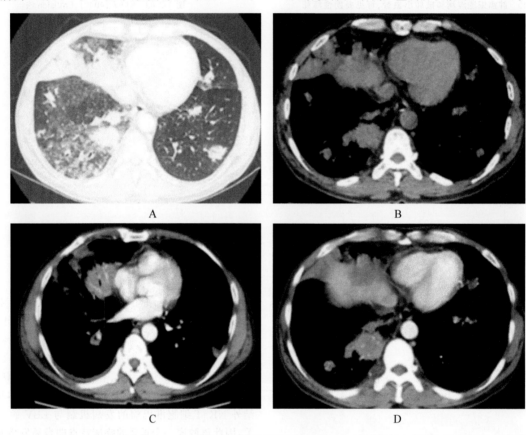

图 1-3-51　胸部 CT16

【诊断】　淋巴瘤。

【诊断依据】　中年男性，急性病程，发热伴痰中带血，胸部 CT 示双肺多发病变，以实变和结节影为主，内可见支气管充气征和血管造影征，结合病人有单侧胸腔积液，首先考虑淋巴瘤可能。病人有慢性肾病和肾性高血压病史，明显的免疫抑制，机会菌感染特别是真菌、结核需除外。本例无结核中毒症状，影像学亦不支持结核诊断。侵袭性肺真菌病可有实变、结节，但病变广泛时多有空洞和晕征，少见支气管充气征和血管造影征，影像不符合。病人行肺穿刺见大片坏死组织及少量异型细胞，考虑为 NK/T 细胞淋巴瘤。免疫组化：CD3（＋）、CD7（＋）、CD2（＋）、CD5（＋）、TIA-1（＋）、Granzyne B（部分＋）、CKpan（－）、CD20（－）、CD4（－）、CD8（－）、CD56（－）、Ki-67 高

增殖活性，EBER：部分＋。特殊染色：PAS（－）。

【分析】　结外 NK/T 细胞淋巴瘤临床表现不典型，侵袭性强，病情发展迅猛，临床早期诊断困难，预后极差，部分病人在诊治期间死亡。临床上出现难以控制的肺炎而无明确感染源，同时伴肺部阴影及增长迅速的胸腔积液应想到本病，早期诊断依靠病理组织学检查。结外 NK/T 细胞淋巴瘤的治疗方式仍无定论，放化疗综合疗法是治疗该型淋巴瘤最常用的方法。70% 以上的 NK/T 细胞淋巴瘤病人以 CHOP 方案化疗加放疗进行治疗。结外 NK/T 细胞淋巴瘤对化疗不敏感，可能与耐多药基因表达有关。部分病人即使开始有效，但持续时间很短，常很快出现局部复发或远处转移，晚期疾病预后极差，目前尚无最佳的治疗模式可循。淋巴瘤的预后因素对指导

临床治疗方案选择有重要作用,2011 年美国国立综合癌症网络(NCCN)指南确定 NK/T 细胞淋巴瘤风险因子如下:年龄>60 岁,ECOG PS 评分≥2,B 症状,LDH 升高,局域淋巴结受累,肿瘤局部侵及(local tumor invasion,LTI)或侵及骨、皮肤,组织学 Ki-67 表达高,EBV DNA滴度≥$6.1×10^7$/ml。

(浙江大学附属邵逸夫医院呼吸科　章锐锋　提供)

17. 病例 17:男,29 岁。反复咳嗽、发热 2 年余,加重3 月余。病人 2 年前出现咳嗽、咳痰伴发热,体温最高达39℃。X 线胸片示左肺炎,抗感染治疗后好转,但经常反复。1 年前发热至 39℃,伴双颈部淋巴结肿大,淋巴结活检病理示淋巴结结核,异福酰胺联合乙胺丁醇治疗 2 月余,症状反复,后改用标准四联抗结核方案治疗 4 月。3月前病人持续高热、颈部、颌面部淋巴结肿大。辅助检查:血嗜酸粒细胞百分比 12.4%~15.3%;降钙素原 0.27ng/ml。CT 示左下肺斑块影并左侧少量胸腔积液,支气管镜示左下叶背段亚支、内前基底段坏死物。淋巴结活检:嗜酸粒细胞肉芽肿性淋巴结炎。给予异烟肼、利福喷汀、乙胺丁醇、吡嗪酰胺、链霉素等抗结核治疗 2 月;舒普深、特治星等抗感染;氟康唑抗真菌等,症状无明显缓解。既往有"鼻窦炎,鼻息肉"病史多年,5 年前和 1 年前曾行外科手术,近 2 月自觉鼻塞症状再次加重。入院查体:双侧颈部可触及多发肿大淋巴结,大小约 1.5cm×3.0cm,质硬,表面光滑,皮温稍偏高,活动度一般,与周围组织粘连,压痛(+)。辅助检查:肝功能:谷丙转氨酶 175.1U/L,白蛋白 29.6g/L,γ-谷氨酰转肽酶 74.7U/L;抗核抗体定量、抗心磷脂抗体、ANCA 均阴性。骨髓穿刺:反应性增生型骨髓象。左颈部淋巴结穿刺病理:淋巴结组织中可见大片坏死,组织细胞增生,嗜酸粒细胞浸润,组织改变为嗜酸粒细胞增生性病变。支气管镜镜下见左下叶支气管结构消失,可见残腔样改变,大量灰白色絮状坏死物,TBLB:(左下叶)送检物为凝固性坏死灶,部分区域组织轮廓尚存,其中可见中性粒细胞及细菌团。特殊染色:抗酸(一)、六胺银(一)、革兰染色(+)、PAS(一)。应用足量激素和环磷酰胺联合治疗淋巴结消退不明显。

胸部 CT:左肺下叶实变影,密度尚均匀,增强扫描内见坏死区,周边不规则强化,邻近胸膜增厚粘连,肺门、纵隔淋巴结无肿大(图 1-3-52)。

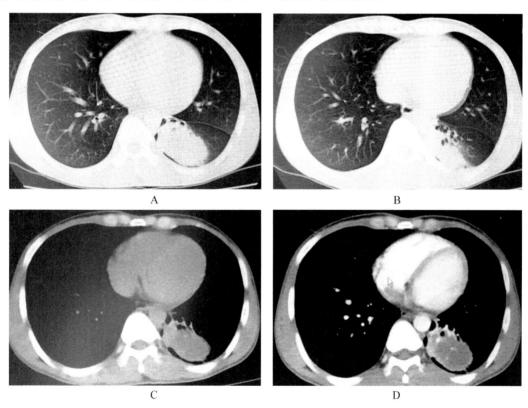

图 1-3-52　胸部 CT17

【诊断】　淋巴瘤。

【诊断依据】　青年男性,病史较长,间断发热,伴有肺部肿块影,局部淋巴结肿大明显,抗结核治疗无效,多次血培养、痰培养、结核和真菌等病原学检查阴性,感染性疾病可除外。病人自身免疫抗体阴性,激素和环磷酰胺治疗无效,可除外血管炎和结缔组织病诊断。病人多次淋巴结活检病理提示嗜酸粒细胞浸润,多次血常规检查示嗜酸粒细胞增多。嗜酸粒细胞增多见于寄生虫病、过敏性疾病、皮肤病、血液病、某些上皮系恶性肿瘤和某些传染病等。本例无过敏史、寄生虫感染史,无皮肤病,肺部肿块活检未见肿瘤细胞,颈部淋巴结肿大明显,故首先考虑血液病特别是淋巴瘤可能。病人再次行左颈部淋巴结活检,切面灰黄、质中,送检淋巴结组织广泛凝固性坏死,仅在边缘见残留的淋巴组织,在增生的小淋巴细胞及嗜酸粒细胞、组织细胞背景下,可见呈弥漫片状分布的体积中等大小的异型细胞,核不规则,有分叶,折叠,胞质透亮。免疫组化:CD56(+)、CD8(+)、CD2(+)、CD7(+)、CD5(+)、CD3(+)、粒酶 B(+)、TIA-1(+)、穿孔素(+)、CD68/CD163(组织细胞+)、CD30(+)、CD20(少量 B 细胞+)、CX-CL13(−)、CD15(−)、CD10(−)、CD21(−)、Ki-67(约40%+);原位杂交:EBER(+);组织改变为淋巴结 NK/T 细胞淋巴瘤。

【分析】 NK/T 细胞淋巴瘤以结外多见,本例为淋巴结 NK/T 细胞淋巴瘤。本病发病率低,早期临床表现不典型,造成对疾病的认识不足。本例病人咳嗽、咳痰、左下肺部阴影、颈部和颌面部淋巴结肿大,嗜酸粒细胞增多,先后诊断为肺炎、淋巴结结核和肺结核、嗜酸粒细胞增多症、坏死性肉芽肿性多血管炎、嗜酸粒细胞增多性血管淋巴样增生(木村病)等,误诊与该疾病以坏死性病变为主、病灶中心多为坏死组织、且肿瘤细胞变异较大、有的病变易并发感染等因素有关,很容易与坏死组织伴炎

性浸润混淆。嗜酸粒细胞增多原因有三种:继发性、特发性、克隆性。继发性增多是正常嗜酸粒细胞在 T 细胞活化分泌的细胞因子如 IL-3、GM-CSF、IL-5、IL-33 刺激下的非克隆性扩增,机体受内、外因子刺激,激活 T 细胞特别是辅助性 T 细胞,释放 IL-5 及少量 GM-CSF 刺激骨髓,生成嗜酸粒细胞增多。嗜酸粒细胞亦能分泌 IL-3 和GM-CSF,使嗜酸粒细胞进一步增多。嗜酸粒细胞增多常见于感染、过敏反应、血液病如慢性粒细胞白血病、真性红细胞增多症、急性白血病、淋巴瘤等,临床需予以重视。

(广州市胸科医院呼吸内科 马志明 提供)

18. **病例 18:**男,51 岁。1 周前无明显诱因出现发热,体温最高达 40℃,咽痛、咳嗽伴咳痰。于当地医院对症治疗,症状无明显好转。血常规正常。查体脾大。

胸部 CT:右肺下叶可见磨玻璃影、斑片状实变影,边缘模糊,纵隔窗见纵隔、颈部、双侧腋窝多发肿大淋巴结(图 1-3-53)。

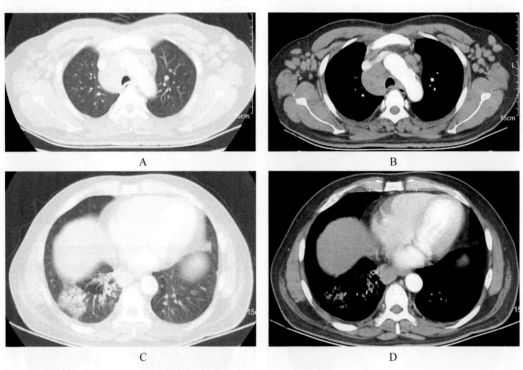

图 1-3-53 胸部 CT18

【诊断】 淋巴瘤。

【诊断依据】 中年男性,发热、脾大,多部位淋巴结肿大,首先考虑淋巴瘤。纵隔淋巴瘤需与转移瘤、淋巴结结核、结节病引起的纵隔、肺门淋巴结肿大相鉴别。肺结核多为一侧肺门增大,肺内有典型病灶,淋巴结增大但多不融合,累及的范围较局限,主要累及气管旁和支气管旁周围淋巴结,淋巴结周围脂肪间隙常存在。淋巴结结核多有环形强化。结节病在纵隔内主要表现为双侧肺门、纵隔淋巴结对称性肿大,较少融合。转移瘤常有原发肿瘤病史。病人淋巴结活检病理示小 B 细胞型非霍奇金淋巴瘤(SLL),免疫组化:CD5、CD10 和 CD23 阳性,CyclinD1 阴性。骨髓穿刺骨髓造血组织增生活跃,未见小淋巴细胞样

淋巴瘤累及。

【分析】 小淋巴细胞性淋巴瘤(small lymphocytic lymphoma,SLL)属于小 B 细胞型 NHL,常发生于中老年人,大多数属于低度恶性,发展缓慢,治疗后可缓解,但不易治愈,可向高度恶性淋巴瘤转化。慢性淋巴细胞白血病(CLL)和 SLL 被认为是同一种疾病的不同表现形式,SLL 的诊断标准为骨髓外组织(通常为淋巴结)具有 CLL 形态学和免疫表型而无白血病表现。在既往分类中,在不满足CLL 的诊断标准时,任何具有 CLL 样单克隆 B 淋巴细胞累及的髓外病变均诊断为 SLL,而国际 CLL 工作组(IW-CLL)诊断 SLL 时,需要体格检查触及肿大的淋巴结或者脾。CLL/SLL 增殖中心的临床意义越来越受到关注,部

分 CLL/SLL 增殖中心表达 CCND1、MYC 蛋白,但缺乏相应的基因易位或拷贝数改变,较大或融合增殖中心或具有高增殖的增殖中心常提示预后较差。

CLL/SLL 大多数病人表现为骨髓和外周血累及,伴有或不伴有淋巴结肿大或肝脾大,常有全身症状,乏力、易感染,偶可出现自体免疫性贫血。许多 B-CLL/SLL 病人在诊断时外周血均明显受累,但有的病人仅表现为淋巴结增大而无淋巴细胞增多。临床上诊断 CLL 需外周血淋巴细胞计数 $>5 \times 10^9$/L,以此可区分 CLL 和 SLL。在没有髓外病变的情况下,如果外周血单克隆 B 淋巴细胞 $<5 \times 10^9$/L,即使存在血细胞减少或疾病相关症状,也不能诊断 CLL,此时,应诊断为单克隆 B 淋巴细胞增多症(MBL)。所有的 CLL/SLL 在起始阶段都有 MBL 前期病变过程。本例病人多次查血常规正常,骨髓穿刺骨髓造血组织增生

活跃,未见小淋巴细胞样淋巴瘤累及,纵隔淋巴结肿大和脾大,故临床和病理均支持 SLL 诊断。

（德州市人民医院放射科　李子浩　提供）

19. 病例 19:男,34 岁。发现 HIV 阳性 8 年,发热 20 余天。病人 8 年前发现抗 HIV 初筛和确认均阳性,CD4 计数 40 个/μl,当地疾控中心给予 HAART(3TC+D4T+EFV),4 年前将 HARRT 方案更换为 3TC+TDF+EFV。病人 20 天前出现发热,体温最高为 40.3℃,以午后为主,偶咳嗽,无咳痰、气促。1 周前在当地医院给予 HRZE 抗结核治疗,病人仍发热,并出现皮疹伴皮肤瘙痒,为进一步诊疗而入院。近 1 个月体重下降 2kg。

胸部 CT:右肺上叶不规则肿块影,边缘模糊,可见分叶、毛刺、胸膜牵拉,颈部、纵隔淋巴结肿大,右侧胸腔积液(图 1-3-54)。

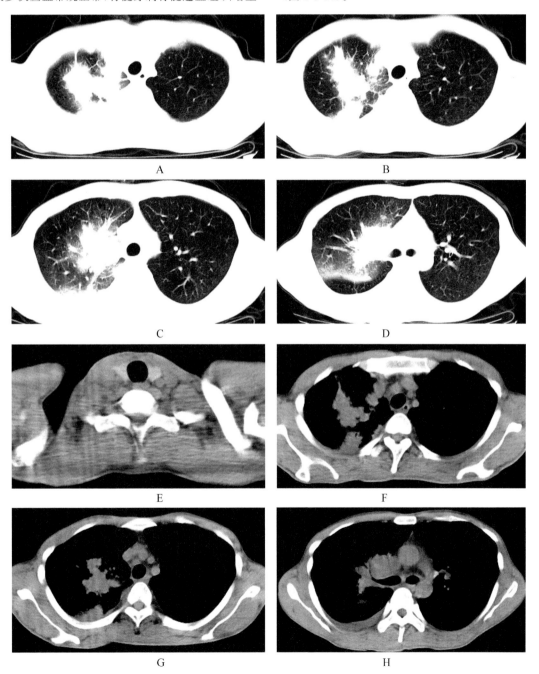

图 1-3-54　胸部 CT19

【诊断】 获得性免疫缺陷综合征相关淋巴瘤。

【诊断依据】 青年男性,有艾滋病病史8年,近日有发热、皮疹、皮肤瘙痒症状,抗感染、抗结核治疗无效,胸部CT示右肺上叶肿块影,颈部、纵隔淋巴结肿大明显,首先考虑该诊断。病人气管镜下右肺上叶活检见小蓝细胞肿瘤,考虑恶性淋巴瘤,免疫组化标记提示B细胞性。免疫组化:CD34(−)、CK5/6(−)、CgA(−)、TTF-1(−)、LCA(+++)、Syn(−)、Ki-67(+60%)、p40(−)、Napsin A(−)、CD20(−)、CD3(−)、CyclinD1(−)、CD5(−)、CKpan(−)、CD10(个别+)、Bcl-6(−)、MUM1(+++)。

【分析】 艾滋病是由于人类免疫缺陷病毒感染而导致的慢性传染病,由于其免疫功能低下,容易并发各种严重的机会性感染和恶性肿瘤。肺癌是艾滋病非定义性肿瘤,HIV感染提高了肺癌的发病率。卡波西肉瘤、NHL和宫颈癌是艾滋病定义性肿瘤,前两者容易累及肺。在艾滋病感染病人中,淋巴瘤发病率高达3%~10%,仅次于卡波西肉瘤。获得性免疫缺陷综合征相关淋巴瘤(ARL)的病因和发病机制至今不明,可能与基因突变、EBV感染、慢性免疫激活包括B淋巴细胞系统的慢性抗原刺激及细胞因子的过度分泌等相关。HIV病毒主要侵犯人体免疫系统,破坏辅助性T淋巴细胞(CD4$^+$T淋巴细胞),使机体免疫功能受损,最后并发各种严重的机会性感染和恶性肿瘤。艾滋病病人发生淋巴瘤的概率是非艾滋病人群的60倍左右,且大多数病例均发生在艾滋病期,特别是当CD4$^+$T淋巴细胞计数<200个/μl时。95%ARL为B细胞来源,其中大多数为高度恶性淋巴瘤,主要为Burkitt淋巴瘤,其余为中度恶性淋巴瘤(主要为弥漫大B细胞淋巴瘤),低度恶性淋巴瘤较少见。

非HIV相关淋巴瘤常见临床症状以发热、渐进性淋巴结肿大为主。而ARL临床表现多种多样,多伴随发热、消瘦、盗汗、腹痛、腹泻等症状,主要与受累的部位有关。大多表现为结内病变及结外病变共存,并且结外病变受累器官非常广泛(包括软组织、消化道、肝、骨骼或软骨、肺、肾上腺及胆、脾、胰等,少见部位如泌尿生殖系亦有累及),并且表现出侵袭性高的特点。

ARL主要发生于较晚期的艾滋病病人,具有高度恶性,治疗包括抗肿瘤化疗、抗病毒治疗、对症支持治疗等。CHOP方案是治疗淋巴瘤的经典方案,也是ARL病人的首选方案。有研究表明联合利妥昔单抗能提高B细胞来源的ARL病人的缓解率及生存率。但部分学者认为利妥昔单抗易增加感染相关的死亡率。有研究显示在CD4$^+$T淋巴细胞计数较低(<100/μl)的病人中,化疗后感染的发病率显著升高,特别是在联合应用利妥昔单抗治疗时,故对于此类病人化疗后常规采用预防性抗感染措施。而化疗前CD4$^+$T淋巴细胞计数较高的病人化疗后感染率与非HIV感染者相近。因此使用利妥昔单抗是利大于弊。抗病毒治疗也相当重要,不仅减少淋巴瘤的发生率,还可改善淋巴瘤病人的预后。在HAART应用于临床实践之前,治疗ARL常使用较低的化疗药物剂量以避免化疗毒性,2年生存率约为10%。随着HAART的广泛应用,这类病人能够承受化疗的标准剂量而不增加不良反应。化疗联合HAART已成为ARL的标准治疗,较单用化疗的病人预后好,生存期与HIV阴性淋巴瘤病人接近。

20. 病例20:女,36岁。确诊急性髓系白血病M4 14月,自体移植后复发,异体移植后20余天后出现高热。查体示浅表淋巴结大,辅助检查:EBV阳性。

胸部CT:小叶间隔增厚,呈网格样改变,双肺散在小结节影,纵隔淋巴结肿大(图1-3-55)。

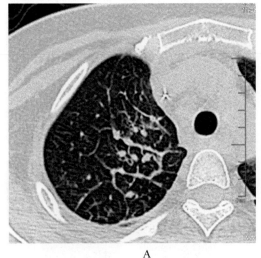

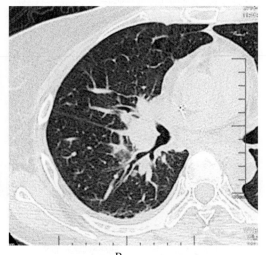

A   B

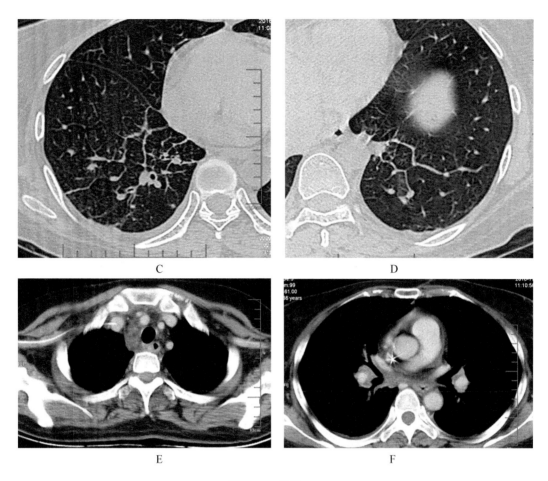

图 1-3-55　胸部 CT20

【诊断】　移植后淋巴细胞增殖性疾病。

【诊断依据】　青年女性,有急性髓系白血病病史,行自体和异体移植,现高热,浅表淋巴结大,胸部 CT 示双肺小叶间隔增厚和散在小结节影,首先考虑移植后淋巴细胞增殖性疾病。病人行右侧腹股沟淋巴结穿刺,病理示淋巴结结构消失,其内见中等大小异型淋巴细胞浸润,染色质细腻,核卵圆形及肾形,偶见核仁,增殖指数高,考虑淋巴造血系统恶性病变。免疫组化:CD34(-),MPO(-),CD117(-),CD99(+),Lysozyme(-),CD3(T 细胞+),CD20(B 细胞+),PAX-5(B 细胞+),Ki-67(+>75%),CD43(淋巴细胞+),CD7(部分 T+),CD5(部分 T+),TDT(-)。最后诊断:淋巴组织呈浆细胞单形性分化,符合浆细胞性移植后淋巴细胞增殖性疾病。给予 2 次 EBV-CTL 细胞免疫治疗和 2 次美罗华化疗后,复查胸部 CT,病变有所吸收(图 1-3-56)。

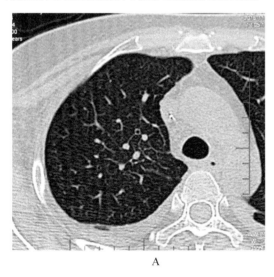

A

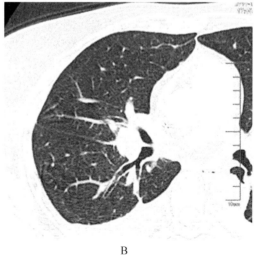

B

图 1-3-56　复查胸部 CT:病变有所吸收

【分析】 移植后淋巴细胞增殖性疾病(PTLD)是造血干细胞移植(HSCT)和实体器官移植(SOT)后免疫功能障碍导致淋巴细胞异常增生的疾病,是一种少见的移植后严重并发症,包括一系列从单核细胞增多、浆细胞增生到淋巴瘤等相关疾病。异基因 HSCT 后的 PTLD 几乎均为供者来源,因其成功植入后重建的免疫系统来自供者。相较而言,SOT 后的 PTLD 常为受者来源,但移植后早期仅移植物发生的 PTLD 可能为供者来源,发生率更高。PTLD 多于移植后早期发生,即免疫抑制最强烈的阶段,其在移植后 1 年内的发病风险约为普通人群发生淋巴瘤的 25～500 倍。1 年后发病率明显降低,长期相对保持稳定,可在移植后 10 年以上发病。HSCT 较 SOT 更早发病,推测与该类病人移植后免疫重建,早期免疫力极低的状态相关。近年来早期 PTLD(移植后 1 年内)的发生率有所下降,可能与免疫抑制方案强度减弱有关。

与 PTLD 发病的相关因素包括:病毒感染(尤其是EBV)、年龄、免疫抑制剂的种类和剂量、移植器官的类型及病人的其他隐匿性病变。有关研究发现,EBV 血清学阳性的 SOT 受者发生 PTLD 的时间往往早于 EBV 血清学阴性的受者,提示 EBV 感染在 PTLD 的发生过程中起着重要作用。超过 70% PTLD 的发生与 EBV 感染相关。EBV 感染主要受控于 EBV 特异性细胞毒 T 淋巴细胞(EBV-CTL),通过溶解 EBV 感染的 B 细胞而限制感染。移植后应用免疫抑制剂或 T 细胞抗体如 OKT3、抗胸腺球蛋白等抑制 T 细胞反应,使得病毒驱使的 B 细胞增殖与机体免疫系统间的平衡被破坏,EBV-CTL 产生减少,EBV 感染的 B 细胞数量显著上升,异常 B 细胞可能由此获得生存优势并出现克隆性增生。

免疫抑制剂在保障移植器官存活的同时,也增加受者感染或肿瘤的发生机会。PTLD 发生的时间和部位与免疫抑制剂的种类等因素有关。有研究报道环孢素 A 能增加 PTLD 的发生率,或缩短移植后发生 PTLD 的时间。服用西罗莫司的受者比未服用者更早发生 PTLD。单纯服用硫唑嘌呤类免疫抑制剂的受者发生 PTLD 的平均时间为移植后 48 个月,单纯服用环孢素 A 治疗的受者平均发生时间为 15 个月。服用硫唑嘌呤类药物的受者,PTLD 多发生于淋巴结外部位,包括移植物和中枢神经系统;而接受环孢素 A 或他克莫司类免疫抑制剂治疗的受者,PTLD 更易累及淋巴结、胃肠道、骨髓、肝和肺等器官。PTLD 的发病率因器官移植的类型而不同,心、肺和小肠移植后 PTLD 的发病率较高,肾移植受者发病率较低,可能主要反映的是免疫抑制强度对 PTLD 发生率的影响,因小肠、肺中含有丰富的淋巴组织,通常需要更强烈的免疫抑制治疗防止排斥反应。PTLD 的发病率与发病年龄亦相关,成年人发病率比儿童低,可能与不同年龄或者不同移植器官需要的免疫抑制剂的剂量有关。即使在儿童移植受者中,也表现出年龄越小、发病风险越高的特点。

PTLD 临床表现多样,与移植类型、病变部位及严重程度、病理类型等有关。几乎任何器官都可能出现局灶病变,并常累及移植物,但心脏移植物罕见受累。富含淋巴组织的胃肠道总是常见的受累部位,无论是哪种移植类型。常见的非特异性症状包括难以解释的发热或盗汗、消

瘦、乏力、嗜睡、厌食、咽痛等。移植物受累可能出现黄疸、腹痛、恶心、呕吐、消化道出血或穿孔、气紧、咳嗽等。查体可能发现淋巴结肿大、肝脾大、扁桃体肿大或炎症、皮下结节、局灶性神经系统体征或多发肿块等。

PTLD 的形态学多样,85% 以上的 PTLD 来源于 B 细胞,14% 来源于 T 细胞,约 1% 来源于 NK 细胞,根据 2008年 WHO 分类,确定了 4 种基本类型的 PTLD。①早期病变:即浆细胞增生和传染性单核细胞增生样 PTLD。这两种病变多见于儿童、年轻病人或原发性 EBV 感染者。②多形性 PTLD:受累组织结构破坏,是儿童最常见的类型,通常与原发性 EBV 感染有关。③单一型 PTLD:包括大多数 B 细胞淋巴瘤和所有 T 细胞淋巴瘤。EBV 阳性的单一型 PTLD 为非生发中心表型,而 EBV 阴性者与普通人群发生的淋巴瘤相似。④经典型霍奇金淋巴瘤:诊断标准与普通人群发生的相应淋巴瘤相同。最常见的类型是混合细胞型。该分型反映了病变从多克隆向单克隆演进,侵袭性逐渐增强最终发展为淋巴瘤的连续过程。儿童多形性 PTLD 较常见;成人以单形性 B 细胞 PTLD 为主,约占 80%,最常见的组织学亚型为弥漫大 B 细胞淋巴瘤。病理诊断中还需明确与治疗相关的重要标志物(如 CD20)的表达情况、细胞来源(供者或受者)及组织内 EBV 状况。

PTLD 主要依据临床症状、实验室检查和组织病理学综合进行诊断。出现下列情况者,应当高度怀疑 PTLD。①器官移植后出现不明原因的发热、盗汗、体重减轻等症状,抗感染治疗无效;②淋巴结肿大,或肝脾大,脏器浸润性肿块;③原因不明的皮肤结节或肿块;④血清乳酸脱氢酶增高;⑤活组织检查具有 PTLD 病理学特征;⑥定量PCR 检测血清中 EBV-DNA 的含量增高。其中,后两者在诊断中具有重要意义。对临床上怀疑 PTLD 的病人应尽早行淋巴结活检以提高诊断率。另外,外周血中异型淋巴细胞及单个核样淋巴细胞增多对诊断传染性单核细胞增多症样 PTLD 有帮助。PTLD 累及骨髓时可出现外周血细胞减少(少数患者白细胞数增多),骨髓穿刺检查可进一步明确患者血常规异常的原因。

PTLD 最佳治疗方法尚未确定。减低免疫抑制是所有 PTLD 的一线治疗方法,可使部分早期病变、病灶局限的病例获得完全缓解,总有效率可达到 50%,但多数仍需要额外的治疗,包括局部治疗(手术切除、放疗)和多种系统治疗手段。2013 年 NCCN 指南制定了 PTLD 的治疗原则:①早期病灶,首选减低免疫抑制的治疗剂量,但免疫抑制剂的减量或停用可使排斥反应的发生率增加,因此必须严密监测移植物的功能。PTLD 病人中 EBV 阳性者辅以静脉注射阿昔洛韦及免疫球蛋白进行抗病毒治疗,这也可作为术后的预防性治疗。对完全缓解的病人,可继续使用免疫抑制剂并监测 EBV 负荷量;对非完全缓解的病人,可给予利妥昔单抗并监测 EBV 负荷量。PTLD 病人 B 淋巴细胞稳定高表达 CD20 抗原,为单克隆抗体治疗提供理想靶点。抗 CD20 单克隆抗体利妥昔单抗治疗 HSCT 后 PTLD 有效率为 37%～69%。目前,利妥昔单抗已被公认是治疗 B 细胞PTLD 的最有效药物。②系统性病变,多形性 PTLD 的病人首选免疫抑制减量、利妥昔单抗或化疗,若 EBV 阳性给予更

昔洛韦治疗;目前 PTLD 化疗方案采用 CHOP 和 ProMACE-CytaBOM 方案(环磷酰胺、多柔比星、依托泊苷、泼尼松、博来霉素、阿糖胞苷、甲氨蝶呤和亚叶酸钙),具有一定疗效,但70％病人因化疗不良反应死亡,因此不推荐其作为一线治疗方法。对局限性病变病人可行局部放疗、手术切除或单药使用利妥昔单抗治疗。对完全缓解病人继续免疫抑制治疗并监测 EBV,或利妥昔单抗维持治疗;对非完全缓解病人可考虑入组临床试验,或如果为 EBV 相关性可行 EBV 特异性细胞毒 T 细胞免疫治疗。③单形性 PTLD 可选择免疫抑制减量、化疗、利妥昔单抗治疗。如果免疫抑制治疗无效,可尝试利妥昔单抗治疗或化疗;如果利妥昔单抗治疗无效,可选择化疗。如果是 EBV 相关性的 PTLD 可选择 EBV 特异性细胞毒 T 细胞免疫治疗。④对经典霍奇金淋巴瘤型 PTLD,按霍奇金淋巴瘤治疗方案治疗。虽然有相关指南,但由于缺乏随机对照临床试验,使得该类型 PTLD 的最佳治疗方案仍未确定。

有报道指出 PTLD 总的生存率为 25％～35％,单克隆恶性淋巴瘤的死亡率高达 80％。抗胸腺淋巴细胞免疫球蛋白(ATG)的使用及曾发生移植物抗宿主病(GVHD)是影响 PTLD 病人生存极为不利的危险因素。EBV 感染

B 细胞后,如果体外试验没有 T 细胞存在,这些被感染的 B 细胞可以向淋巴母细胞转化,并且获得永生性,而在体内这些 B 细胞则会被细胞毒性 T 细胞杀灭,而 ATG 就是通过清除 T 细胞达到免疫抑制的作用。因此无论 HSCT 还是 SOT 的受者,应用 ATG 后,T 细胞的功能和数量受到严重影响,被感染的 B 细胞出现异常增生,某些克隆发生癌变获得生长优势。浆细胞增生样和传染性单核细胞增生样 PTLD 病变通常可以随着免疫抑制的减轻而好转,若移植物不发生排斥反应,则预后良好。多形性和少数单一型 PTLD 也可随免疫抑制的减轻而病变消退,但许多病人很难完全缓解,需要细胞毒性药物治疗。预后不良的相关因素主要包括:移植时年龄＞60 岁、结外病变、多部位病变、PTLD 原发于中枢神经系统、T 淋巴细胞表型、肿瘤单克隆性、EBV 阳性、PTLD 诊断时已处于晚期阶段及化疗为最主要的诊疗方法等。

(航天中心医院影像科　于海涛　提供)

21. 病例 21:女,6 岁。重型再生障碍性贫血单倍体造血干细胞移植术后 8 月,常规复查肺部 CT 发现肺部多发结节影(图 1-3-57)。患儿无任何不适表现,无发热,肝肾功能正常。

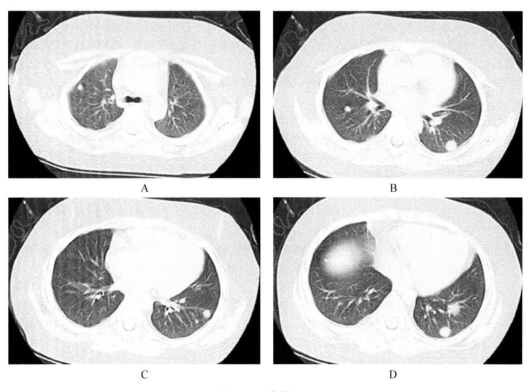

图 1-3-57　胸部 CT21

【诊断】　移植后淋巴细胞增殖性疾病。

【诊断依据】　该例患儿有重型再生障碍性贫血,单倍体造血干细胞移植术后 8 月胸部 CT 示双肺多发结节影,根据病史和影像表现,首先考虑移植后淋巴细胞增殖性疾病。病人行左肺结节穿刺,病理示部分肺泡萎缩伴塌陷,肺泡上皮增生,间质增宽伴纤维组织增生,局部可见大片实变区,其中见大量淋巴细胞及泡沫状组织细胞浸润,淋巴细胞中等大小,有不典型性,可见核分裂,并见散在少许大细

胞,部分大细胞有多个分叶核,局部淋巴细胞围绕血管呈血管炎样改变,并破坏血管壁;结合病史、免疫组化和原位杂交结果,符合 EBV 相关性淋巴细胞增殖性疾病,考虑淋巴瘤样肉芽肿(2～3 级)。免疫组化:TTF-1(肺泡上皮＋),CD68(＋),AE1/AE3(上皮＋),CD163(＋),CMV 前期(－),CMV 晚期(－),CD3(散在＋),CD20(较多＋),CD21(－),Ki-67(＋ 密集处 50％～60％),TdT(－),MPO(－),PAX5(较多＋),CD7(散在＋),CD30(部分＋),CD56(－)。原位杂交:EBER 散在

＋，局部＞50 个/HPF）。特染：PAS(—)，银染(—)。明确诊断后，停止免疫抑制剂并给予美罗华每次 100mg，治疗两次后肺部结节消失。

【分析】 PLTD 临床表现及影像学改变缺乏特异性，容易与移植物排斥或感染等混淆，需高度警惕。胸部 CT 与原发、继发性淋巴瘤相似，表现为单个或多个肺结节、肿块和实变，可见晕征；结节多沿支气管周和胸膜下分布。可合并纵隔、肺门淋巴结肿大。

PTLD 的发生同 EBV 关系密切，是一种病毒感染间接导致恶性肿瘤的动态病理过程。移植时受者 EBV 血清学阴性是发生 EBV 相关 PTLD 的重要危险因素。由于儿童的 EBV 血清学阴性比例较高，故 SOT 后的 PTLD 多见于儿童，且多数病例与移植后原发 EBV 感染相关，病毒主要来自 EBV 血清学阳性的供者器官，另外也可经输注未去白的血液制品或经口传播。成人 EBV 相关性 PTLD 则多由潜伏的 EBV 再激活所致。北美儿童心脏移植研究组统计了 3170 例不满 18 岁的心脏移植患者，其中 147 例(4.64％)诊断 PTLD。这群病人中，移植年龄对 PTLD 的影响主要体现在移植后早期(1 年内)，年幼儿童(<10 岁)的发病风险最高，婴儿(<1 岁)及少年(<18 岁)的发生率较低，可能分别归因于来自母体的抗体保护和免疫功能的提高；EBV 阳性受者其 PTLD 的发病不受供者 EBV 血清学状态影响，而受者 EBV 阴性、供者 EBV 阳性则是发生 PTLD 的强烈危险因素。随着 HSCT 的广泛应用，PTLD 越来越多见，动态监测 EBV-DNA 对 PTLD 早期发现具有重要意义。

（八一儿童医院血液肿瘤科　罗荣壮　提供）

第四节　肺转移瘤

早在 1829 年人们就已认识到恶性肿瘤的重要特征之一是转移，转移是肿瘤细胞与宿主器官微环境相互作用的非常复杂的过程。肿瘤转移指恶性肿瘤细胞脱离原发肿瘤，通过各种途径，到达远处组织或器官并继续增殖生长，形成转移灶的过程。肿瘤转移是一个多因素参与、多阶段发展的动态过程，此过程涉及细胞间黏附的改变、基膜的降解、新生血管生成、肿瘤细胞的侵袭运动等多个步骤。

（一）转移机制

对于恶性肿瘤转移的机制产生过许多假说，其中比较著名的是解剖-机械学说和土壤与种子学说。解剖-机械学说认为转移为随机现象，某些原位肿瘤细胞随着血流或淋巴流在其最先到达脏器的毛细血管或毛细淋巴管发生机械性滞留，并穿过血管或淋巴管在局部增殖，从而形成转移灶。该学说不能解释某些肿瘤对转移脏器是具有亲和性，而不是就近原则，如乳腺癌易发生骨转移，小细胞肺癌易脑转移，结肠癌易发生肝转移；也不能解释肿瘤休眠、肿瘤遗传异质性、失巢凋亡抗性等现象。1889 年 Stephen Paget 提出了有关转移的基本理论——土壤与种子学说，指出肿瘤细胞（种子）只能在为其提供舒适环境的相对特异的器官组织（土壤）中才能生长繁殖。肿瘤细胞作为种子，是转移过程中的重要组成部分。关于种子学说有很多新的理论，如循环癌细胞、肿瘤干细胞、上皮间质转化（EMT）等。原发灶的肿瘤细胞具有多元性，有着不同生长速度、表面抗原、药物敏感度、侵袭性等，转移对于肿瘤细胞（种子）也有很大的选择性，并不是所有的细胞都可以形成远处转移；肿瘤细胞不同，转移的结果也不同，合适的种子才有可能成功种植，不同的种子会出现不同的结果。肿瘤细胞在靶组织中存活需要微环境的协助（如内皮细胞、炎性细胞、纤维母细胞等）和复杂的信号转导网络调控（细胞因子、趋化因子和其他分子等）。同时肿瘤的微环境有着特殊的条件（如缺氧环境、医学相关治疗的影响等）。这种环境是种子生长的土壤，对种子的生长起重要作用。土壤与种子学说强调了土壤的重要性，20 世纪 70 年代以来，这一学说有了新的发展。

1977 年，Fidler 等首次证实了肿瘤细胞的异质性，该理论认为在遗传表型各异的原发肿瘤内，大多数的原发肿瘤细胞转移能力很低，只有极少数细胞由于突变而获得转移必需的表型，而这些细胞具备形成转移的必要条件，如细胞迁移能力、侵袭能力、蛋白溶解酶活性及促凝血、促肿瘤血管生成等。肿瘤的遗传异质性是肿瘤细胞逃避免疫监视、产生化疗抗性、形成转移复发的根源，是抗转移治疗中不可忽视的重要环节。转移灶形成以后，并不是立即疯狂增殖而形成继发瘤，而是在靶器官长时间休眠，在经历一定时间后才能被激活。具有转移潜能的癌细胞分为两个部分，一部分在肿瘤形成初期就已经存在了，另一部分则需要在肿瘤形成的过程中进行选择而成为能够转移的癌细胞。肿瘤遗传异质性、失巢凋亡抗性、血管与淋巴管生成、肿瘤休眠等现象的发现增进了人们对肿瘤转移的认识，也是其他学说提出的基础。

肿瘤干细胞学说由 Bergsagel 于 1967 年首次提出，是对经典的达尔文进化演变学说，即克隆选择学说的挑战。克隆选择学说认为肿瘤是起源于群体中单个具有优势的细胞，且这个细胞由于累积的基因突变而发生恶性转化。但有研究报道，当某一亚克隆群体细胞濒临清除时，总有小于 5％的细胞会幸存，且获得更加恶性的生物学表型：成瘤与转移能力、自我更新能力和抗药能力。这一很小比例的细胞被命名为肿瘤干细胞。2006 年美国癌症研究协会肿瘤干细胞研究小组一致将肿瘤干细胞定义为存在于肿瘤组织中的具有无限自我更新能力并能产生不同分化程度的肿瘤细胞的细胞。肿瘤干细胞兼具干细胞和肿瘤细胞的特点，具有无限的自我更新和分化潜能，不受微环境对肿瘤干细胞增生的抑制作用的调控，可突破正常干细胞迁移性的局限，呈侵袭性生长，是肿瘤浸润和转移的基础。肿瘤干细胞在肿瘤中的含量低，但具有高致瘤性，且对治疗药物不敏感。肿瘤干细胞学说以其独有的特性成功解释了肿瘤转移的休眠现象、遗传异质性等难题，成为肿瘤研究的热点。肿瘤干细胞学说不仅将肿瘤转移的各种机制串联起来，而且对传统的肿瘤治疗策略从杀灭肿瘤细胞向靶向杀灭肿瘤干细胞转变，为肿瘤治疗提供了一个新方向。

（二）转移途径

肺是最容易发生转移的器官，几乎所有的肺外恶性肿瘤都可能发生肺转移,其途经有血行播散、淋巴转移、气道转移和邻近器官的直接侵犯。肺转移瘤影像学表现及特点与肺解剖结构、血供及转移瘤组织学类型、生物学特性、临床干预治疗等因素密切相关,典型的肺转移瘤表现为多发、圆形、边缘光整、大小不一的结节,肺间质弥漫性小结节状增厚及肿瘤向胸膜、胸壁和纵隔的直接侵犯。不典型肺转移瘤形式多样,可为空洞、钙化、晕征、自发性气胸、肿瘤栓塞、支气管内膜转移、孤立性转移、瘤内血管扩张、净化转移及良性肿瘤转移等。

肺转移瘤以血行转移最常见,血行转移为肿瘤细胞经腔静脉回流到右心而转移到肺。瘤栓到达肺小动脉及毛细血管后,可浸润并穿过血管壁,在周围间质及肺泡内生长、膨胀性扩大,压迫周围肺组织形成界线清楚的类圆形肿块,形成肺转移瘤。血行转移以多发结节或肿块最为常见,各种恶性肿瘤均可表现为此典型征象,若有原发肿瘤病史,不难作出诊断。单发结节型以中下肺野外围多见,结节轮廓清楚,有分叶时难与周围型肺癌相鉴别。

淋巴转移多由血行转移到肺小动脉及毛细血管周围间质、小叶间质及胸膜下间质,并通过淋巴管在肺内播散。肿瘤细胞也可浸入毛细血管后穿过血管壁侵入支气管血管周围淋巴结,呈实质生长,形成肿大淋巴结或通过淋巴管渗透和淋巴管栓塞而使淋巴管扩张形成条状、细网状等

改变,淋巴回流障碍可导致胸腔积液。淋巴转移以癌性淋巴管炎及淋巴结肿大为特征,多来自消化道、肺、乳腺及女性生殖系统肿瘤。HRCT 表现为支气管血管束增粗,小叶间隔呈串珠状改变或增粗,小叶中心有结节灶,有胸膜下结节,肺门淋巴结增大等,以单侧为主,右侧多见。

气道转移被定义为癌细胞从原发灶通过气道非连续性传播到邻近或远端肺实质。CT 提示气道转移的征象:多发小叶中心结节,分枝模糊呈树芽征(图 1-4-1),通常边界不清,可见磨玻璃影。边界清楚的软组织结节影很少见。气道播散形成的结节呈聚集分布,可见结节增大征象(图 1-4-2),这些结节融合可形成空腔。当转移灶远离原发灶时,所形成结节多分布于肺叶下部(图 1-4-3)。在患有肺腺癌的病人 CT 中发现持续存在或逐渐增长的小叶中心结节时,应考虑到气道转移的可能性,尤其是这些结节伴有侵蚀性、黏液性,呈乳头状或微乳头状分型。部分小细胞肺癌亦可发生经气道转移。气道转移一般生长速度较快,对化疗不敏感。

纵隔、胸膜和胸壁的恶性肿瘤可直接蔓延到肺部,表现为大小不等的转移灶。肿瘤沿胸膜表面转移预后较差,目前恶性胸腔积液被描述成 M1a 期,其他远处转移定义为 M1b。CT 和 MRI 可以显示肺内转移灶与原发灶的关系和肋骨及胸膜的侵犯情况。

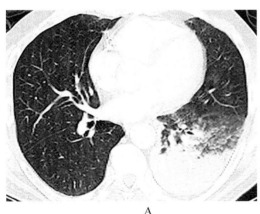
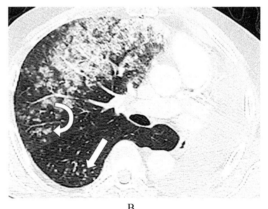

A　　　　　　　　　　　　　　　　B

图 1-4-1　男,72 岁。A. 左肺下叶乳头状腺癌;B. 术后 4 月右肺气道转移,表现为持续存在的小叶中心结节(直箭)、树芽征(弯箭),簇状分布

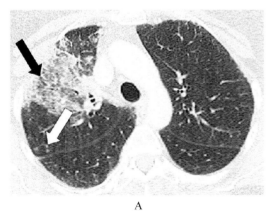
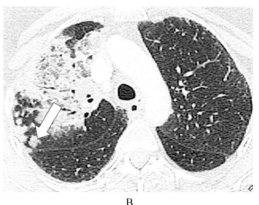

A　　　　　　　　　　　　　　　　B

图 1-4-2　男,62 岁。浸润性黏液腺癌。3 个月后结节较前增大、增多(白箭),磨玻璃密度区域实性化(黑箭)

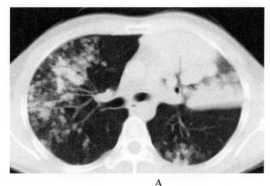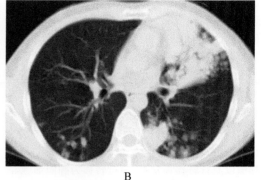

A   B

图 1-4-3　男，60 岁。左肺腺癌并双肺转移

肺部转移性肿瘤较小时，很少出现症状，特别是血行转移，咳嗽和痰中带血并不多见。大量的肺转移可出现气促，尤其是淋巴转移。胸膜转移时，可有胸闷或胸痛。肺部转移性肿瘤变化快，短期内可见肿瘤增大、增多；有的在原发肿瘤切除后或放疗、化疗后可缩小或消失。

（三）肺转移瘤的不典型表现

1. 孤立性肺转移　占 2%～10%，较多见于黑色素瘤、结肠癌、肉瘤、滋养层细胞癌、肾癌、乳腺癌等。孤立性肺转移瘤大多轮廓清楚光整、密度均匀、无分叶和毛刺现象，多数直径在 6cm 以下，主要为膨胀性生长、压迫和推挤周围肺组织，与原发性肺癌不难鉴别；少数肺转移瘤形态不规则，边缘毛糙或有棘状突起，可有胸膜凹陷征，与原发肺癌较难鉴别。肿瘤的转移与肿瘤内微血管数量、微血管密度呈正相关，孤立性肺转移瘤多由血供丰富的原发瘤转移而来，多顺延原发瘤的强化程度和形式。

1995 年，美国肿瘤放射治疗专家 Samuel Hellman 提出了寡转移概念，认为：由于肿瘤转移的靶器官特异性，在全身多处转移之前存在一种相对惰性的中间状态，寡转移由脉管中的微转移肿瘤细胞种植于特异性的靶器官造成，因此在这一特殊阶段及时的手术等局部治疗可起到非常好的治疗效果。寡转移最初是指单个器官的孤立转移病灶，随后延伸为少数几个器官出现的 3～5 个转移病灶，主要强调转移肿瘤的负荷比较小，有局部治疗的机会。临床实践也证实了寡转移学说，如结直肠癌出现肝转移的病人，在手术切除结肠癌和肝转移病灶后 5 年生存率可达 30% 以上，近年来随着技术的提高，生存率进一步提高到 50% 左右，10 年生存率达 20% 以上。而对于肠癌、乳腺癌等实体瘤出现肺转移的病人，在对原发肿瘤进行根治手术的基础上进行肺部转移瘤切除，5 年生存率达 36%。寡转移预后较广泛转移者好，行转移灶手术切除或立体定向放疗，约 1/4 病人在清除所有转移灶后获益，有的能长期生存。异时寡转移病人的治疗效果优于同时寡转移；原发灶能达到完全切除，纵隔淋巴结无转移的病人效果更好；转移病灶的数量、位置，肿瘤的病理类型和基因状态及病人的年龄和体能状态等均是判断治疗效果的重要因素。转移病灶少、腺癌及有驱动基因突变的病人更能在局部治疗中获益。

2. 空洞或空泡样肺转移　原发灶多见于消化及呼吸系统，以鳞癌、腺癌、黑色素瘤、肉瘤、胚胎细胞瘤和移行细胞瘤多见，约占 4%。转移性空洞形成机制可能与鳞癌中心角化物排空、腺癌黏液退变后黏液排空、肿瘤血供不足引起坏死、放化疗、肿瘤向支气管内侵犯形成活瓣等机制有关。空洞性肺转移瘤变化快，短期内可见肿瘤增大、增多（图 1-4-4），有时可在治疗后自行消失。CT 影像常多发，多为圆形，壁薄（图 1-4-5），光滑均匀，也可以表现为厚薄不一，肺门侧的壁较厚，外侧的壁薄（图 1-4-6），也可出现厚壁空洞（图 1-4-7），空洞壁常有明显强化。空洞性病变倾向于分布在胸膜下或叶间裂下，越靠近胸膜，空洞越小，直径较大的空洞多分布在肺的中带。厚壁空洞病变可随着病灶增大而出现分叶、毛刺（图 1-4-8）及壁结节（图 1-4-9）等恶性空洞的特点。有学者认为空洞壁厚 1～2mm 及以下者不太符合缺血坏死所形成空洞的形态，因而称空泡更合适。空泡样转移瘤的瘤壁菲薄光滑，质均匀，可与肺纹理相连（图 1-4-10）。

3. 钙化性（或成骨性）肺转移　主要见于骨肉瘤、软骨肉瘤、滑膜肉瘤、结肠癌、卵巢癌、乳腺癌、甲状腺癌的肺转移和治疗后的转移性绒癌。转移瘤的组织学结构往往和原发肿瘤很相似。具体的钙化机制：骨形成、营养不良性钙化（肿瘤本身的缺血坏死、钙盐沉积）及分泌黏液蛋白肿瘤内黏液性钙化（见于胃肠道和乳腺黏液腺癌等）。钙化性或成骨性转移灶形态无特异性，多为数目较多的小的钙化点，以中下肺野多见（图 1-4-11）；也可以是软组织密度的转移灶内较大的钙化斑（爆米花钙化）（图 1-4-12）；部分可见淋巴结转移性钙化（图 1-4-13）。诊断钙化性转移时首先应除外结核等感染性病灶、淋巴结及尘肺等的钙化。

4. 自发性气胸　肺转移瘤并发气胸较为罕见，多见于肉瘤特别是骨肉瘤或滑膜肉瘤肺转移（图 1-4-14），也见于具有侵袭性和坏死特点的肉瘤样肿瘤。产生气胸的机制可能为贴近胸膜下的肿瘤组织坏死形成支气管胸膜瘘或支气管内膜转移阻塞气道、形成活瓣致远端肺泡过度膨胀破裂形成气胸。CT 上除气胸外，偶可见胸膜下小结节影。当肺转移瘤并发自发性气胸，可提示原发灶的病理组织类型。

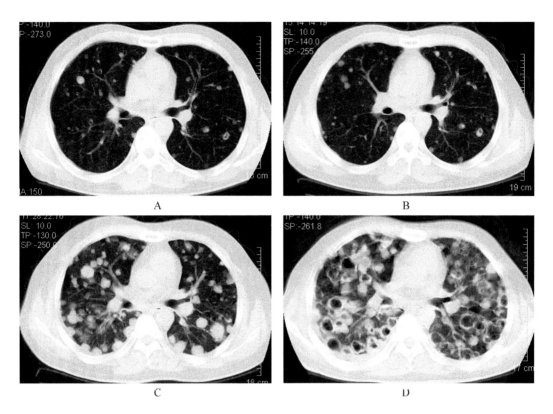

图 1-4-4　男,39 岁。膀胱癌肺转移。时间顺序为 2008. 10. 27、2008. 11. 28、2009. 02. 16、2009. 04. 20

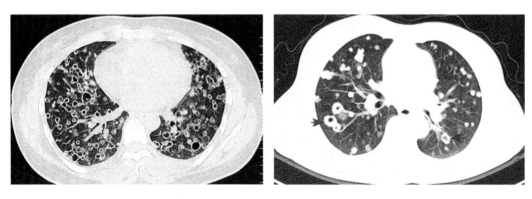

图 1-4-5　肺腺癌双肺转移　　　　　　　　　图 1-4-7　肺腺癌双肺转移

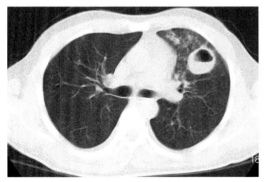

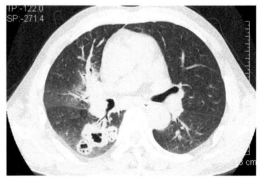

图 1-4-6　直肠癌肺转移　　　　　　　　　图 1-4-8　肺癌空洞型肺转移,可见分叶、毛刺

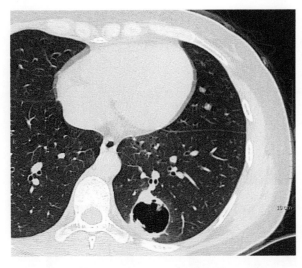

图 1-4-9　左背部平滑肌肉瘤空洞型肺转移,可见壁结节

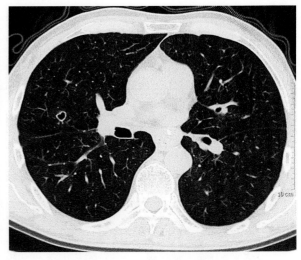

图 1-4-10　食管鳞癌空泡样肺转移

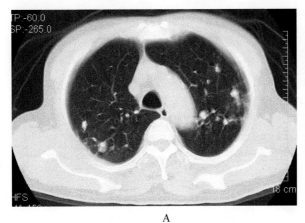

A

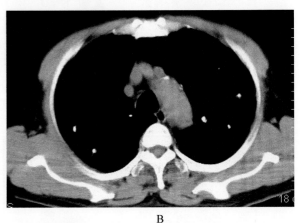

B

图 1-4-11　男,70 岁。直肠癌双肺多发钙化转移

A

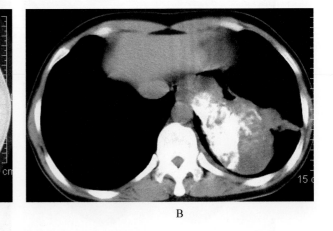

B

图 1-4-12　女,41 岁。软骨肉瘤肺转移,可见爆米花样钙化

　　5. 支气管内转移　约占 2%,多系邻近的肺实质肿瘤或肺门、纵隔淋巴结的直接侵犯所致,或为癌性淋巴管炎引起的弥漫黏膜浸润。其原发肿瘤通常为乳腺癌、直肠结肠癌、肾癌及黑色素瘤等,少见的原发肿瘤部位有子宫颈、子宫体等。CT 表现为支气管内息肉样肿物(图 1-4-15、图

1-4-16),支气管壁增厚,管腔狭窄,可形成黏液栓,合并阻塞性肺炎(图 1-4-17)或肺不张。与原发肺癌所致者酷似,易造成误诊。有时在肺内其他处可见转移结节。

　　6. 肿瘤性动脉栓塞　亦称肺动脉内瘤栓,在恶性肿瘤尸检的发生率为 3%～26%,腺癌常见。常为肺转移初

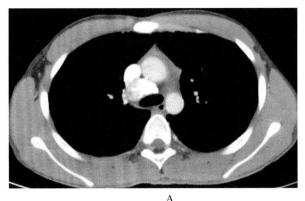
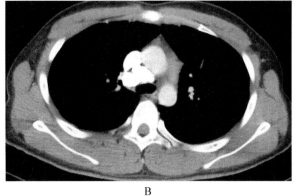

A　　　　　　　　　　　　　　　　　　　B

图 1-4-13　男,16 岁。骨肉瘤术后 1 个月和 6 个月纵隔淋巴结转移性钙化,较前进展

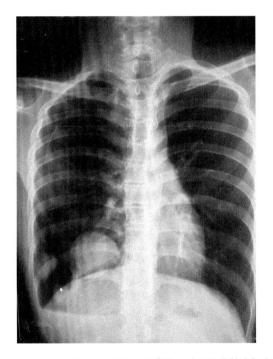

图 1-4-14　骨肉瘤术后右肺及胸膜转移、右侧自发性液气胸

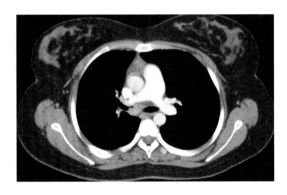

图 1-4-15　软骨肉瘤支气管内膜转移

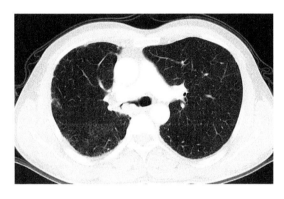

图 1-4-16　直肠癌支气管内膜转移

栓塞位于血管内,无血管外增殖,部分位于中小动脉,增强扫描表现为主肺动脉或叶、段肺动脉充盈缺损,小动脉分支突然截断和扭曲,偶可见亚段肺动脉内充盈缺损。大量瘤细胞栓塞肺小动脉或毛细血管时可仅显示肺动脉高压征象。

肿瘤性动脉栓塞可分为中心型栓子和周围型栓子,后者多见。前者与肺动脉栓塞不易区分,增强后见强化为其特点(图 1-4-18)。周围型肺动脉内瘤栓常位于胸膜下,因为胸膜下肺动脉较细,分支常见,血流较慢,肿瘤细胞容易沉积于此。肺动脉分支局部增粗、扭曲,周围可伴有网状影或小斑片状影,可见树芽征,与小气道病变的树芽征鉴别是其与肺动脉相连(图 1-4-19)。少数可位于肺动脉的中段(图 1-4-20),表现为肺动脉的局部增粗。血管内瘤栓常伴发于其他类型的肺转移,特别是癌性淋巴管炎。当单独存在时,影像学上很难做出诊断。由于肿瘤病人较易发生血栓性静脉炎及肺的血栓栓塞,尽管在临床上这两种栓塞的治疗和预后与瘤栓截然不同,但它们与肿瘤栓塞之间的鉴别极为困难。肺动脉内瘤栓的转归包括发展为较大的肺动脉瘤栓;发展为典型的转移瘤,为边缘清晰的结节或肿块(图 1-4-21);发展为癌性淋巴管炎;发展为肺实变(图 1-4-22～图 1-4-24)。

7. 粟粒性转移　弥漫粟粒性转移(图 1-4-25、图 1-4-26)颇似粟粒型肺结核,CT 表现为双肺弥漫多发、大小不等、密度不均、形态相似、边界清楚的结节,呈上肺野相对

期的一种表现方式,其进展后可以发展为典型的血行播散转移灶,也可以进一步进展为癌性淋巴管炎。进展为癌性淋巴管炎的原发灶包括肺癌、胃癌、乳腺癌、肾癌、绒癌、肝癌、前列腺癌等。与血行性转移瘤不同的是肿瘤性

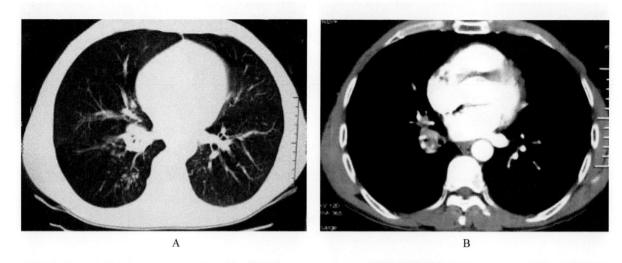

图 1-4-17　男，43 岁。肾透明细胞癌支气管内膜转移，病变远端可见树芽征

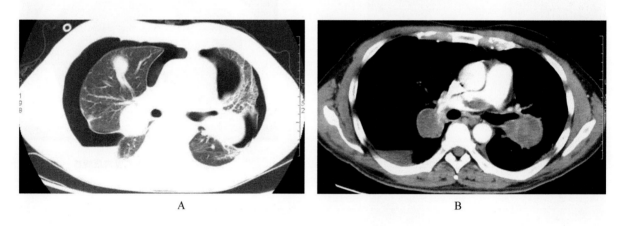

图 1-4-18　肉瘤样癌并动脉血栓、自发性气胸

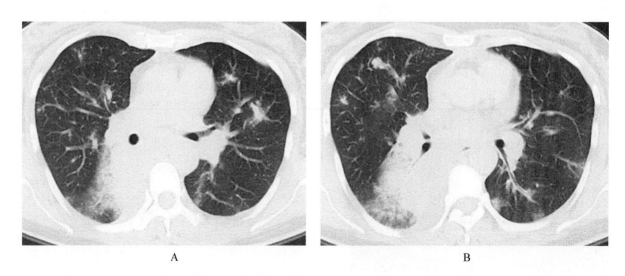

图 1-4-19　女，41 岁。右肺腺癌伴双肺多发动脉瘤栓，呈树芽征样改变

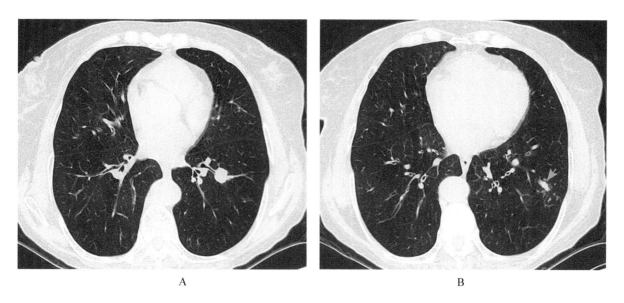

图 1-4-20 女,72 岁。左肺小细胞肺癌(红箭)伴肺动脉的中段瘤栓(绿箭),周围可见树芽征

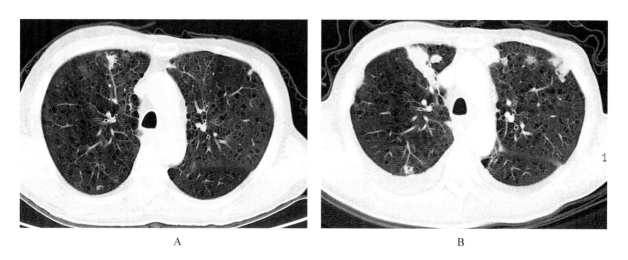

图 1-4-21 男,54 岁。食管癌化疗后。2 个月内动脉瘤栓进展为实变和结节影,胸腔积液较前增多

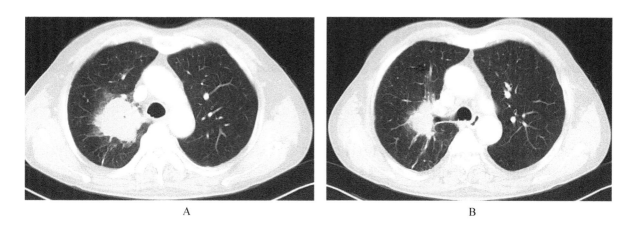

图 1-4-22 男,78 岁。胸部 CT(2016.02.24)示右肺腺癌伴动脉瘤栓形成(红箭)

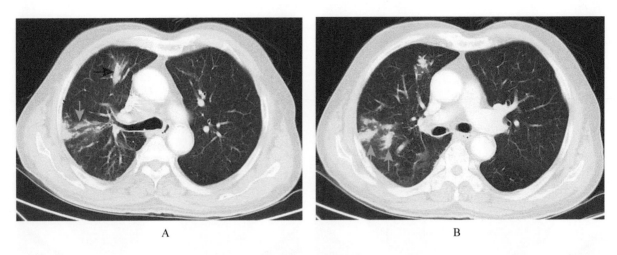

图1-4-23　图1-4-22病例,胸部CT(2016.07.18)示动脉瘤栓较前增粗(红箭)、增多(绿箭),可见树芽征(蓝箭),上腔静脉后淋巴结肿大

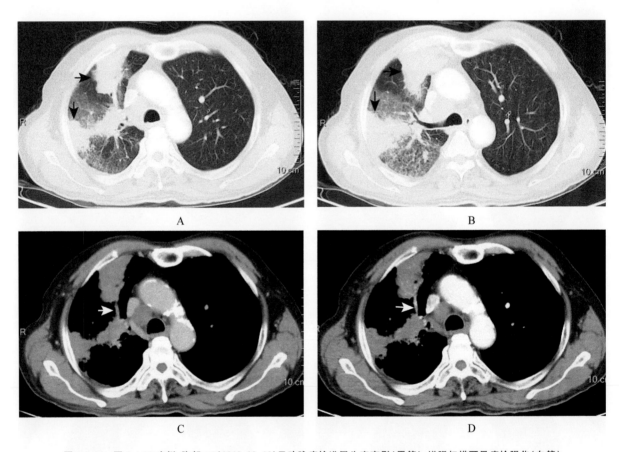

图1-4-24　图1-4-22病例,胸部CT(2016.09.16)示动脉瘤栓进展为实变影(黑箭)、增强扫描可见瘤栓强化(白箭)

较少、中下肺野周边及肺底居多的分布,同时伴有纵隔淋巴结肿大及其他脏器转移,病理机制可能与肺血供上少下多,肺小动脉位于外周及肿瘤栓子一次多量或短期多次进入血液有关。

8. 瘤周出血　比较典型的CT表现是结节周围出现磨玻璃样密度或边缘模糊的晕(晕征)。转移瘤的晕征多为:①瘤周出血;②肿瘤细胞向周围浸润;③支气管黏膜下转移导致阻塞性炎症。但晕征不具特异性,还可见于其他疾病,如侵袭性肺曲霉病、念珠菌病、肉芽肿性多血管炎,伴咯血的结核瘤、肺腺癌和淋巴瘤等。血管肉瘤(图1-

4-27)和绒癌(图1-4-28)的肺转移最易发生瘤周出血,可能因为新生血管壁脆弱而易破裂。

9. 转移瘤内血管扩张　转移性肺结节内增强CT有时可见扩张、扭曲的管状强化结构,系肿瘤血管,为肺动脉被肿瘤阻塞并扩大所致。小的和中等大小的肺动脉呈分枝状结节样扩张(图1-4-29、图1-4-30),常见于肉瘤,如蜂窝状软骨肉瘤或平滑肌肉瘤。

10. 净化转移和转移的自发消失　净化转移是指肺转移结节经有效化疗后其大小保持稳定不变或缩小,组织学检查显示结节坏死伴或不伴纤维化,无残存恶性细胞的证

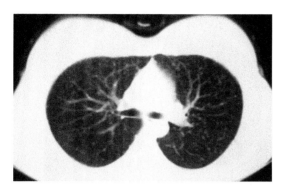

图 1-4-25　甲状腺乳头状癌伴粟粒性肺转移

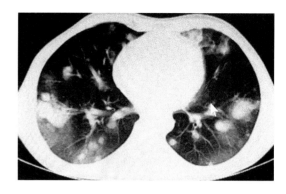

图 1-4-28　绒癌瘤周出血

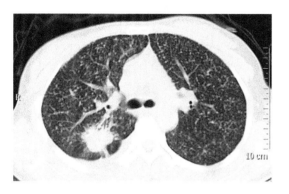

图 1-4-26　肺癌伴粟粒性肺转移

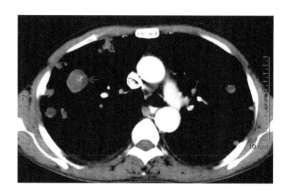

图 1-4-29　男,40 岁。肝癌肺转移

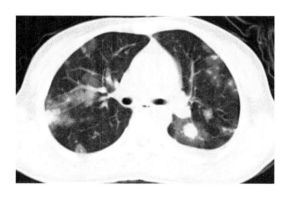

图 1-4-27　血管肉瘤瘤周出血

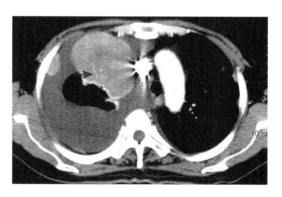

图 1-4-30　女,59 岁。左股部纤维肉瘤术后 3 年肺转移

据。睾丸癌、绒毛膜癌、生殖细胞肿瘤及偶尔其他恶性肿瘤的肺转移经化疗后可发生此种情况。除组织学检查外,临床上很难判断是否属净化转移。肿瘤学标志物如人绒毛膜促性腺激素(β-hCG)、甲胎蛋白(AFP)的检测有助于确定其活性。PET 检查结节的生物学活性也有助于鉴别诊断,必要时可行穿刺活检。绝少数情况下,原发瘤经手术切除、放疗或化疗后,肺转移瘤可自发性消失,其机制至今不明。

11. 良性肿瘤肺转移　在绝少数情况下,肺外良性肿瘤亦可发生肺转移,如子宫平滑肌瘤、子宫葡萄胎、骨巨细胞瘤、软骨母细胞瘤、腮腺多形性腺瘤及脑膜瘤等,其机制不明,可能系脱落细胞经血运迁移至肺所致。CT 上除结节生长非常缓慢外,与一般转移结节无任何区别。

12. 迟发性肺转移瘤　可以根据肺转移瘤出现的时间,分为以下类型。①早发性肺转移瘤:原发病灶未发现之前出现的肺转移瘤;②即发性肺转移瘤:原发病灶发现 3 年以内出现的肺转移瘤;③晚发性肺转移瘤:原发病灶发现 3～10 年出现的肺转移瘤;④迟发性肺转移瘤:原发病灶发现 10 年以上出现的肺转移瘤(图 1-4-31)。

肺转移瘤具有来源的多源性、病理机制的复杂性、肺血液循环的双重性和影像表现的多样性,同一种原发肿瘤可表现为不同类型转移瘤,而不同原发肿瘤也可表现为同一类型转移瘤形态。甲状腺癌肺部转移以粟粒性多见;滋养细胞癌肺部转移多数为边缘光整的肿块,少数为边缘模糊的云雾状,切除原发灶并加以合适的化疗,病灶可短期内缩小甚至消失;肺空洞样转移瘤头颈部肿瘤或其他部位肉瘤多见,亦可见肺腺癌、消化道和生殖细胞肿瘤;癌性淋巴管炎多见于乳腺及消化系统肿瘤;肺转移灶内出现钙

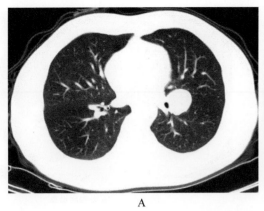
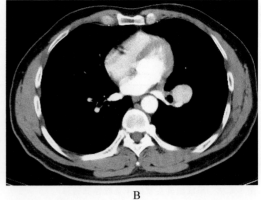

图 1-4-31　男,47 岁。右肾透明细胞癌切除术后 10 年,左肺门孤立性转移

化,特别是团块状或斑片状钙化,多见于成骨肉瘤和软骨肉瘤。当原发病灶不能被发现,而以肺转移灶为首发症状和体征时,可结合具体情况有目的地寻找原发灶,尽快制订治疗方案。

参 考 文 献

Fidler IJ, Kripke ML. 1977. Metastasis results from preexisting variant cells within a malignant tumor. Science, 197(4306):893-895.

Kaplan RN, Psaila B, Lyden D. 2006. Bone marrow cells in the 'premetastatic niche':within bone and beyond. Cancer Metastasis Rev,25(4):521-529.

(四)病例解析

1. **病例 1**:女,52 岁。乳腺癌术后 9 年,查体发现肺占位 8 月。

胸部 CT:左肺上叶占位性病变,短毛刺,胸膜凹陷征明显(图 1-4-32)。

【诊断】　乳腺癌术后孤立性肺转移。

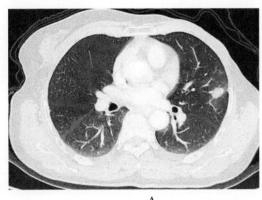
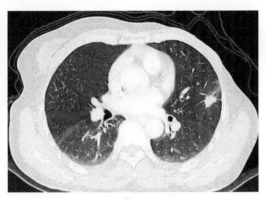

图 1-4-32　胸部 CT1

【诊断依据】　(左肺穿刺活检)查见腺癌,结合病史及免疫组化,符合转移性乳腺浸润性导管癌。免疫组化:CK7(+),GCDFP15(+),P120(细胞膜+),ER(+90%),PR(−),C-erbB-2 可疑阳性(评分 2+),Mammaglobin(−),CK20(−),NapsinA(−),TTF-1(−),CK5/6(−),p63(−)。

【分析】　初诊即有远处转移的乳腺癌病人占整个乳腺癌病人的 30%,乳腺癌术后约 50% 会出现远处转移。肺为乳腺癌最常发生转移的部位,乳腺癌孤立性肺转移的发生率较高(图 1-4-33、图 1-4-34)。乳腺癌孤立性肺转移常迟发,病灶类似肺癌影像,可以伴有区域淋巴结转移。77% 的肺转移发生在乳腺癌术后 5 年内,93% 的肺转移在乳腺癌术后 10 年内出现。第 2~3

年和第 5 年是乳腺癌病人术后肺转移发生的高峰时期。转移性乳腺癌病人治疗效果不甚理想,5 年生存率约为 20%,其中以肺转移病人疗效最差。单因素分析显示肺转移发生时间与病人肿瘤大小、病理类型、Her-2 表达、术后化疗相关。浸润性导管癌容易发生肺转移。腺癌术后肺转移临床治疗方法有手术、化疗、靶向治疗、放疗、内分泌治疗等,多采用综合治疗以提高病人生活质量和预后。孤立转移病人的生存时间明显优于多发转移病人。外科治疗对乳腺癌术后孤立肺转移具有较高的诊断和治疗作用,术后进行全身治疗能够延长无进展生存期及总生存期。原因可能为肺转移切除后,肿瘤负荷降低、减少耐药细胞、降低转移灶作为源头向远处转移的可能。

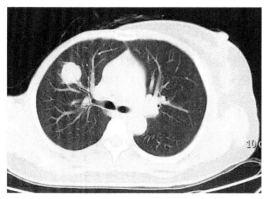

图 1-4-33　乳腺癌术后 5 年

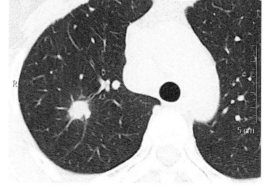

图 1-4-34　乳腺癌术后 8 年,肺内转移伴纵隔淋巴结转移

2. 病例 2:女,35 岁。查体发现肺部占位。

胸部 CT:右肺中叶外侧段近胸壁处圆形病变,边缘光

滑,无毛刺,增强扫描可见强化(图 1-4-35)。

【诊断】　肺良性肿瘤或孤立性转移瘤。

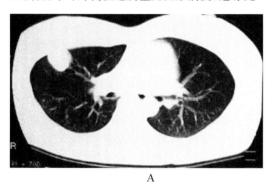

A

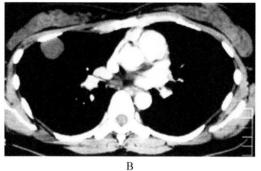

B

图 1-4-35　胸部 CT2

【诊断依据】　青年女性,右肺中叶结节影,边缘光滑,密度均匀,无明显分叶、毛刺,邻近胸膜无受累、肋骨无压迹,不符合肺来源恶性肿瘤诊断;病人无症状,不符合感染性疾病;病变周围无卫星灶,不符合结核球诊断。综合考虑肺良性肿瘤或转移瘤可能性大,病变位于胸膜下,孤立性转移瘤需考虑。最终病理为绒毛膜癌肺转移。

【分析】　恶性肿瘤的肺转移率高达 40%～50%,80%～90% 为多发转移,10%～20% 为局限性或孤立性病灶,影像诊断较为困难。某些原发肿瘤易造成孤立性肺转移,包括结肠癌(特别是直肠乙状结肠区)、肉瘤(特别是起源于骨的肉瘤)、肾癌、膀胱及睾丸恶性肿瘤、乳腺癌及恶性黑色素瘤等。孤立性肺转移瘤多为肺血行转移的一个阶段,因为肺血供特点,其分布为右肺略多于左肺、下肺多于上肺、几乎都分布于肺野外带及胸膜下肺组织。孤立性肺转移瘤受血行转移过程及原发肿瘤的病理、生物学行为双重影响,表现形式多样,和众多的肺内孤立性结节鉴别较为困难。

绒毛膜癌是妊娠滋养细胞肿瘤(GTT)的一种。GTT 包括侵袭性葡萄胎、绒毛膜癌和胎盘部位滋养细胞肿瘤,易早期发生血行转移,最常见的转移部位是肺(80%)。绒毛膜癌较侵袭性葡萄胎易发生转移。侵袭性葡萄胎肺部转移多以结节为主(图 1-4-36),绒毛膜

癌肺部转移种类较多。绒毛膜癌肺转移的影像特点为瘤细胞栓子到达肺部后滞留、浸润、生长、破坏、出血、炎症等表现。CT 典型表现为胸膜下单发或多发类圆形结节影及肺外周病变。转移灶的影像早期可表现为不规则的小片状影或磨玻璃样阴影,逐渐增密、增粗,形成边缘不光滑的结节或肿块影,可伴出血,此时边缘毛糙,周围出现晕征、铺路石征等(图 1-4-37)。随着 β-hCG 水平的变化,最终发展为边缘较为光滑、密度均一的结节或肿块影(图 1-4-38),可有空洞(图 1-4-39),肺门或纵隔淋巴结常无肿大。

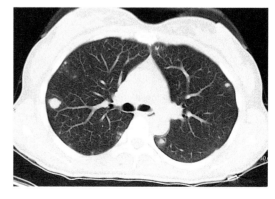

图 1-4-36　女,31 岁。侵袭性葡萄胎肺转移

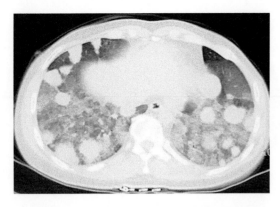

图 1-4-37　女,39 岁。绒癌双肺转移伴肺内出血

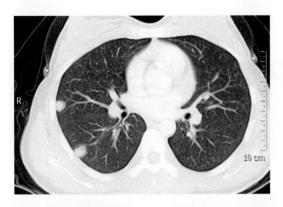

图 1-4-38　女,22 岁。绒癌肺转移

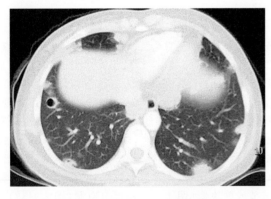

图 1-4-39　女,26 岁。绒癌肺转移

3. 病例 3: 女,43 岁。咯血 10 余天。既往有子宫肌瘤切除病史。

胸部 CT:①右侧附件区囊实性占位,同侧卵巢静脉显著增粗,考虑恶性肿瘤。②双肺结节,考虑转移(图 1-4-40)。③宫体低密度灶,不除外子宫肌瘤。④腹部、颈部扫描未见异常。

子宫肌瘤病理切片会诊:子宫平滑肌瘤。盆腔附件包块穿刺活检细胞学检查:查到可疑癌细胞。组织病理:查见极少肿瘤细胞,考虑癌细胞。行紫杉醇联合卡铂化疗 1个疗程。

【诊断】　绒毛膜癌肺转移。

【诊断依据】　中年女性,有咯血病史。既往有子宫肌

瘤切除病史。CT 示右侧附件区囊实性占位,同侧卵巢静脉显著增粗,考虑恶性肿瘤。盆腔附件包块穿刺活检细胞学检查查到可疑癌细胞。病理示查见极少肿瘤细胞,考虑癌细胞。胸部 CT 双肺多发结节影,强化明显,内见明显坏死,提示血供丰富。转移瘤多具有原发肿瘤特点,本例转移瘤为生殖源性肿瘤,盆腔附件包块穿刺活检细胞学、病理均查见恶性肿瘤细胞,结合转移灶坏死、强化明显,需考虑绒毛膜癌可能。再次入院后查血示 β-hCG 1362mU/ml,支持绒毛膜癌诊断。改化疗方案为 DDP 40mg d1～3,BLM 15mg d1～4,VP-16 0.1 d1～5。化疗过程顺利。化疗 3 次后血 hCG 降至正常,继续化疗 2 个疗程,血 β-hCG:0.411 mU/ml;B 超示宫体前壁实质内见 3.2cm×2.0cm 高回声肿物,内探及丰富血流信号;胸部肿瘤消退明显。行全子宫＋双附件切除术,术后病理为子宫肌层内片状坏死伴纤维组织增生,炎细胞浸润,未见残留瘤细胞,符合化疗后改变。左右宫旁未见病变。增殖期子宫内膜。宫颈慢性炎。左右卵巢、输卵管组织。15 天后复查 β-hCG <0.100mU/ml,X 线胸片检查示双肺转移瘤治疗后消失。化疗 1 个疗程,方案为 DDP40mg d1～3,BLM 15mg d1～4,VP-16 0.1 d1～5。

【分析】　绒毛膜癌(简称绒癌)是源自妊娠绒毛滋养层上皮的高度侵袭性恶性肿瘤,少数可发生于性腺或其他组织的多潜能细胞,病因复杂,绝大多数与妊娠有关,多继发于葡萄胎,也可继发于流产、异位妊娠及早产或足月产后。20 岁以下和 40 岁以上女性为高危年龄,偶尔发生于未婚女性的卵巢称为原发性绒毛膜癌。发病危险因素有完全性葡萄胎史、种族、高龄产妇等。绒癌多发生在子宫,但也有子宫内未发现原发病灶而只有转移灶出现,本例符合此种情况。临床表现为阴道不规则出血及转移灶引起的相关症状。绒癌实质上是滋养干细胞失去控制后的异常增生,造成原有的绒毛结构发生改变,由于其极强的破坏、侵犯血管能力,不断侵入子宫肌层、浸润溶解子宫内膜基质,因此早期便易出现血行转移。绒癌癌栓脱落后循静脉回流经右心进入肺动脉,可栓塞肺动脉小分支,绒癌细胞增殖侵透血管壁后,破坏肺组织,与血肿混合而成肺转移灶;侵透肺小静脉后,癌细胞经左心随体循环动脉转移到脑、肝等全身各脏器。因此肺常是血行转移的第一站,跳跃肺的远处转移极为罕见。若未能有效控制肺转移,极易发生脑转移等远处转移,成为绒癌最常见的死亡原因。绒癌肺转移早期可无明显临床表现,最常见症状为咳嗽、咳痰,有时也可见咯血,严重者可有胸痛、胸闷、呼吸困难,甚至出现呼吸衰竭。大于 60% 绒癌病人确诊时已发生肺转移。育龄女性,依据确定的绒癌病史或产后或流产后阴道持续不规则出血,血、尿 β-hCG 异常升高而疑诊绒癌,结合肺部 CT 出现转移灶,可临床诊断绒癌肺转移。本例即因转移灶强化、坏死明显,结合病人有咯血症状,临床考虑绒癌,并行血 β-hCG 检查支持该诊断。绒癌的治疗原则以化疗为主,辅以手术、放疗、介入等综合治疗,绝大多数病人化疗后绒癌肺转移灶即可消失。本例行 6 次化疗后肺转移灶完全消失,β-hCG 下降至正常,属完全缓解,符合净化转移和转移的自发消失,为原发灶的切除创造了条件。

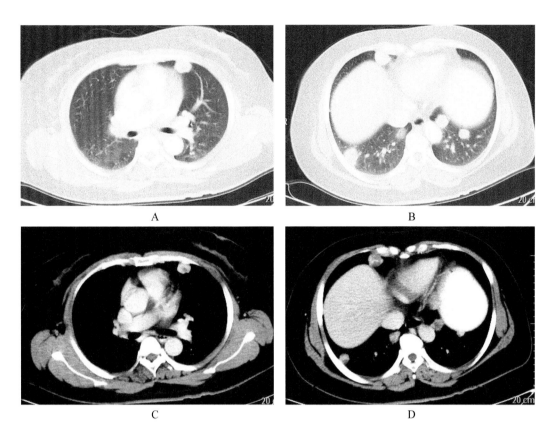

图 1-4-40　胸部 CT3

4. **病例** 4：男，59 岁。体检发现肺部和气管结节 2 天。2 年前曾行眉部黑痣切除术。

胸部 CT：右肺上叶前段、左上肺下舌段可见类圆形软组织影，右上肺病变呈树枝状延伸至右上肺门区，与肺纹理走行一致，大小约 25mm×15mm，增强后未见明显强化，病变远端可见少许模糊影，左上肺结节大小约 15mm×20mm，病变内部密度均匀，周围边界光整，CT 值约 35HU，增强后呈轻度均匀强化（图 1-4-41）。

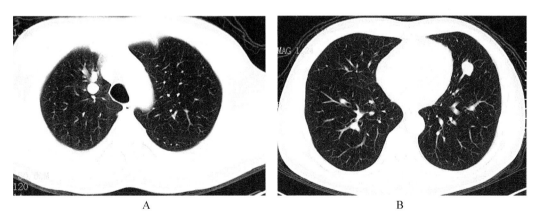

图 1-4-41　胸部 CT4

【诊断】　肺支气管转移瘤（黑色素瘤）。

【诊断依据】　病人胸部 CT 双肺类圆形结节影，边缘光滑，密度均匀，无分叶、毛刺，首先考虑转移瘤，结合既往有眉部黑痣切除术史，首先考虑黑色素瘤气管、肺转移。行支气管镜检查主气道见黑色赘生物，左侧各叶段支气管开口通畅，黏膜充血水肿明显，右主支气管及右上叶尖段均见类似黑色赘生物，右上叶尖段管口阻塞，黑色赘生物无法吸除（图 1-4-42）。气管镜活检小组织一块，大小约 0.1cm，其中见大小约 0.05cm 的小结节，富含组织细胞样细胞，胞质富含色素（图 1-4-43），胞核轻度异型，可见大核仁及一个病理性核分裂象（图 1-4-44），免疫组化检查提示胞核及胞质 S-100 强阳性（图 1-4-45），HMB45 胞质阳性（图 1-4-46）。病理符合恶性黑色素瘤。

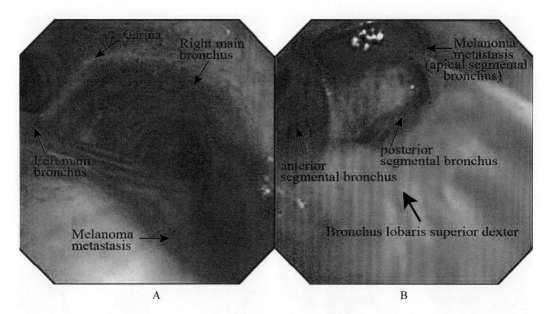

图 1-4-42　黑色素瘤支气管转移

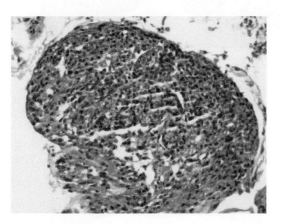

图 1-4-43　HE(100×)

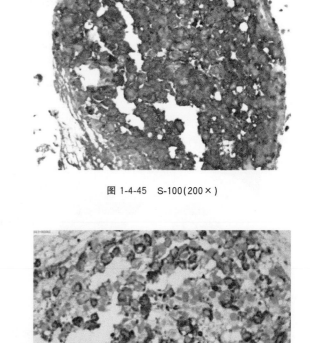

图 1-4-45　S-100(200×)

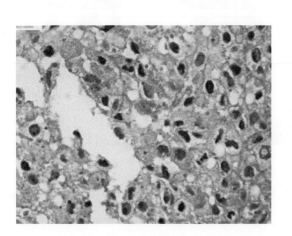

图 1-4-44　HE(400×)

图 1-4-46　HMB45(200×)

【分析】　恶性黑色素瘤是一种极少见的皮肤恶性肿瘤,多由黑痣受长期、反复不良刺激等因素引起,恶性程度极高,好发于皮肤、眼部、肛管、口腔等部位。肺部病变多为转移瘤,原发罕见。本例有眉部黑痣切除术史,双肺均见结节性病灶,考虑肺部为转移性恶性黑色素瘤。该病临床症状无特异性,部分病例仅表现为呼吸道症状。黑色素瘤肺部累及的最常见方式包括肺部孤立结节、多发结节和粟粒性结节。其他累及方式:癌性淋巴管炎,支气管、胸膜和纵隔受累。恶性黑色素瘤镜下可见肿瘤排列呈巢状、结节状及血管外皮瘤样;肿瘤常由多种不同类型细胞,如上皮样、梭形、未分化细胞等组成,瘤细胞具有明显多形性、异型性;胞质可以嗜酸性、嗜碱性、泡沫状、印戒样、横纹肌样或完全透明;黑色素可以丰富、稀少或缺如,有时黑色素含量过多将细胞结构掩盖。免疫组化标记 S-100、HMB45、Melan-A 等有助于与其他肺部肿瘤相鉴别。恶性黑色素瘤恶性程度高、死亡率高。与肿瘤浸润深度、手术切除范围与深度、有无淋巴结转移、病灶发生部位、年龄与性别等因素有关。一般而言,年龄较大者比年轻者预后差,男性比女性预后差,有淋巴结转移及远处器官转移者预后极差。

（浙江宁波二院呼吸内科　邹俊勇　提供）

5. 病例 5:男,13 岁。胸闷 1 月。

胸部 CT:甲状腺右叶明显增大,密度减低,气管受压左移;双肺见大小不一,密度不同,分布不均结节,纵隔淋巴结肿大,胸廓诸骨未见明显骨质异常(图 1-4-47)。

【诊断】　甲状腺癌肺转移。

【诊断依据】　青少年男性,双肺弥漫分布大小不等粟粒样结节,随机分布于胸膜下、小叶中心及血管支气管树旁,考虑粟粒性肺结核或转移瘤可能。病人尤结核中毒症状,不支持粟粒性肺结核诊断;甲状腺右叶增大明显,气管受压左移,纵隔淋巴结肿大,肺内病变下肺多于上肺,符合甲状腺癌双肺血行转移特点,小叶间隔增厚符合淋巴转移特点,最终病理为甲状腺乳头状癌肺转移。

【分析】　粟粒性肺转移瘤多见于血供丰富的肿瘤转移,如甲状腺癌、肺癌、肝癌、乳腺癌、绒毛膜癌等,结节分布特点为结节大小、密度与分布均较均匀且存在多发空洞的显著特点,其优势分布区域为中下肺野及中外带,与肺部血供下多、上少,肺小动脉主要存在于肺外周,转移途径以血行转移为主,癌细胞一次大量或短期内多次播散所致。不均匀分布的粟粒状影可以发生于双肺的任何部位,呈团簇状、串珠状、斑片状,大小、密度均可不均匀,还可以合并淋巴管的网格状转移表现。淋巴转移主要表现为小叶间隔和胸膜下间质增厚,多数呈结节状或边缘清楚的多角形线影,粗细不一。而小叶核心内的中轴间质增厚,表现为小叶中心的结节样增粗。肺内原发肿块的存在或原发肿瘤病史有助于转移瘤的诊断,随着流入肺内的肿瘤栓子时间早晚不同及病情进展,肺内转移结节大小不均,并逐渐增大。

粟粒性肺转移瘤需与粟粒性肺结核和尘肺相鉴别。粟粒性肺结核是由结核杆菌一次大量侵入血液循环引起的急性全身血行播散型结核病的一部分,典型表现为结节大小、密度、分布均匀。结节具有边缘清楚的特点,部分结节边缘模糊与结节周围的渗出性改变有关。尘肺多以中上肺野、内中带背侧及小叶中心分布为主,粟粒性肺转移瘤为中下肺野和肺中外带及小叶实质分布为主,两者结节大小多不均匀,前者磨玻璃征少见,后者较常见。结合病史和临床症状,三者较易鉴别。

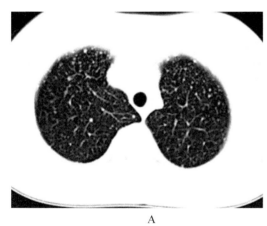
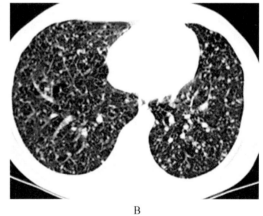

图 1-4-47　胸部 CT5

6. 病例 6:男,62 岁。咳嗽 2 年,发现肺部阴影 1 年。

胸部 CT:右肺大片实变影,可见支气管充气征,右侧胸腔积液,两肺多发结节、空洞及钙化,结节或空洞周围可见晕征,纵隔可见肿大淋巴结(图 1-4-48)。

【诊断】　肺腺癌双肺转移。

【诊断依据】　老年男性,病史较长,症状轻微,不符合感染性疾病。肺内病变多发、多样,可见实变影、磨玻璃影、支气管充气征、晕征、结节、钙化、空洞,涵盖了转移瘤的多数特征,部分结节和空洞有血管集束征,具有原发恶性肿瘤的特点,首先考虑肺腺癌肺转移,并经病理证实。

【分析】　分叶、毛刺、胸膜凹陷及血管集束征是原发肺癌,尤其是周围型肺腺癌较为可靠征象,当转移瘤出现上述征象时需考虑肺癌特别是肺腺癌转移可能。空洞性肺转移瘤 CT 表现为两肺多发、大小不一的空洞,洞壁厚薄不一,可以是薄环状,也可以是厚薄不规则,可有壁结节,一般有肺纹理与之相连。多发转移病灶中可以部分出现空洞,部分为实性,除部分较大的病灶外,不能在纵隔窗显示,整个病灶基本保持转移瘤的特点,即圆形或椭圆形、轮廓规则,一般无分叶和毛刺。腺癌和鳞癌发生空洞性转移的概率无显著差异。空洞性肺转移瘤应与原发空洞性肺癌、肺结核空洞、肉芽肿性多血管炎、肺脓肿、真菌性空洞、肺吸虫性空洞等相鉴别。有明确的原发瘤灶,结合病

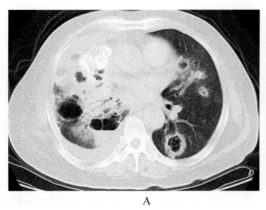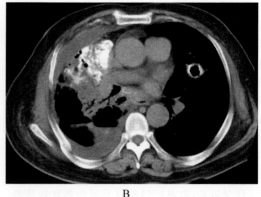

图 1-4-48 胸部 CT6

史、症状和空洞的形态、数目及分布特点及治疗随访过程中的表现不难鉴别。

7. 病例 7：男，53 岁。2014 年诊断为肺原发性低分化腺癌肺转移。先后应用顺铂＋多西他赛和顺铂＋培美曲塞各治疗 5 周期。

胸部 CT（2016.02.18）：双肺多发转移瘤（图 1-4-49A、B）。给予埃克替尼口服靶向治疗，并行放射治疗。

复查胸部 CT（2016.07.22）：病变较前进展，双肺多发薄壁囊腔影（图 1-4-49C、D）。

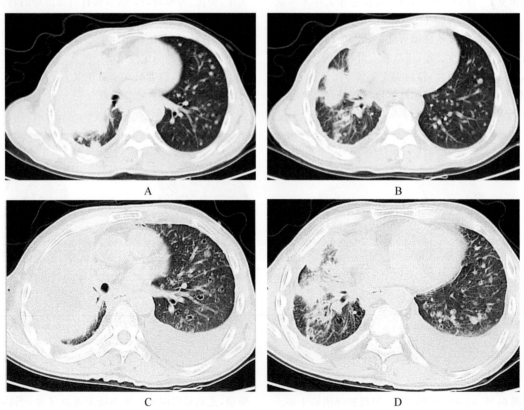

图 1-4-49 胸部 CT7

【诊断】 肺原发性低分化腺癌肺转移。

【分析】 肺部弥漫囊状改变的肿瘤性疾病以肺部转移瘤多见，大部分来源于头颈部、子宫颈和膀胱的鳞癌，其次来源于胃肠道的腺癌。Strollo 等报道约 7% 的支气管肺癌病人的影像学可表现为肺囊腔样改变，但多为单个囊腔样改变，以多发肺囊腔样变为主要表现的肺腺癌极为罕见。多数囊腔壁较为光整，尤其是薄壁部分，壁结节和坏死少见，提示腺癌囊腔形成的主要原因并非肿瘤坏死而是原肺泡固有结构被破坏。肺腺癌多数囊腔表现为厚壁和薄壁同时混合存在，囊腔内可有分隔或呈孤岛样改变，这可能是腺癌囊腔的一种特殊的影像学特征。囊腔中出现分隔、分叶或毛刺提示腺癌分化程度较低，恶性程度较高。囊腔中分隔的出现可能与肿瘤细胞侵袭性强、破坏较快有一定关系。肺癌囊腔样变可能的发生机制：①肿瘤过度生

长,局部供血不足肿瘤中心性坏死;②肿瘤细胞浸润支气管壁形成"活瓣"阻塞支气管;③肿瘤细胞直接破坏肺泡壁;④肿瘤细胞分泌的黏液潴留在肺泡腔致肺泡壁破裂;⑤肿瘤细胞自体吞噬作用;⑥黏液腺癌本身黏液样变性;⑦放化疗。本例病人初起为双肺结节样转移,经过多次化疗、靶向药物和放疗后病变仍较前进展,且出现双肺多发囊腔样病变,腔内可见小结节影,放化疗在其发生过程中

应起到一定作用。

（广西壮族自治区人民医院 CT 室　余水莲　提供）

8. 病例 8:女,50 岁。胸闷、间断咳嗽 3 月。颅脑 MRI、腹部 B 超未见异常。10 年前行子宫肌瘤切除术。

胸部 CT:双肺多发大小不一软组织密度影,边缘光滑、边界清楚,最大者为 4cm×2.5cm,双肺门、纵隔未见肿大淋巴结(图 1-4-50)。

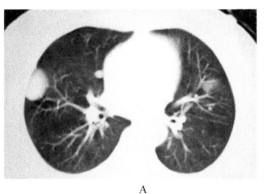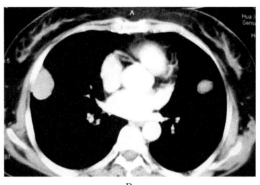

A　　　　　　B

图 1-4-50　胸部 CT8

【诊断】　子宫良性平滑肌瘤肺转移。

【诊断依据】　双肺多发圆形结节影,考虑为转移瘤,结合病人为中年女性,有子宫肌瘤切除术史,首先考虑为子宫良性平滑肌瘤肺转移。病人手术病理示梭形细胞肿瘤,镜下见平滑肌细胞呈梭形、短梭形结构,胞质红染,核仁不明显,考虑为良性平滑肌瘤。免疫组化:SMA、ER(+)、Vimentin 部分细胞(+)、CD117、CD34(−)、Ki-67(2%)。

【分析】　子宫平滑肌瘤是女性生殖系统最常见的良性肿瘤之一,常由于血供不足和激素等多种因素相互影响发生继发性改变,50% 发生于 40～50 岁,即卵巢功能旺盛期,绝经后有逐渐缩小趋势,是一种激素依赖型肿瘤,可以术后复发甚至发生转移,少数病人甚至可在子宫外出现多发性平滑肌瘤结节,以肺部转移为多见,临床称之为良性转移性平滑肌瘤(benign metastasizing leiomyoma,BML)。当病人有子宫肌瘤手术史;胸部 CT 有明确的病灶,肿瘤有单发、多发或弥漫粟粒状;肺外其他组织器官未发现有恶性肿瘤;确定曾手术的子宫肌瘤为良性,转移结节病理形态与之相似,ER、PR 均阳性时,可诊断为 BML。肺 BML 典型的影像表现为界线清楚的单发或多发性肺结节,大小不等,边缘光滑,也可轻度分叶,但无毛刺,无肺门或纵隔淋巴结转移征象。少数病例结节呈粟粒状或出现空洞,极少数内含液体呈囊性。结节多无钙化,在增强扫描时无明显强化,一般不累及支气管内膜和胸膜。肺部转移多出现在手术或治疗后 3 个月到 20 余年不等的时间内,常为多发,大部分病人早期无症状或表现为轻微咳嗽、胸痛、呼吸困难,常于临床查体时偶然发现。转移部位的肿瘤与子宫原发性肿瘤具有相似的组织病理学形态学特点。低倍镜下可见肺组织内多个界线较清的大小不等的结节,结节之间为残存的肺泡组织,瘤细胞由分化成熟的

梭形平滑肌细胞构成。高倍镜下见细胞形态一致,束状或栅栏状排列,无核异型,未见核分裂象及坏死。免疫组化结果显示 Vimentin、SMA、Desmin、MSA、ER、PR、Bcl-2(+),CD34(−),CK(−),p53 低表达或阴性,Ki-67 增殖指数低。肺 BML 的治疗包括:①促性腺激素释放激素类似物,通过抑制性激素的产生,起到药物去势作用;②雌激素受体拮抗剂,如他莫昔芬等药物阻断雌激素受体;③手术切除转移瘤;④切除子宫及附件。肺平滑肌瘤虽为良性肿瘤,但因术前难以确诊,加之一部分具有潜在或低度恶性,多数认为手术切除转移灶辅以内分泌治疗可能取得较好的疗效。切除的范围可根据肺功能状态、肿瘤大小和部位、术中冷冻病理切片的结果,选择肺段或肺叶切除及单纯摘除肿瘤。

9. 病例 9:女,59 岁。发现双肺多发结节 1 周。病人 1 周前在当地医院常规体检。

胸部 CT:双肺多发结节,符合转移瘤 CT 表现。PET-CT:①双肺多发结节,FDG 代谢未见异常,考虑 FDG 低代谢癌并双肺转移可能性大(图 1-4-51);②前纵隔低密度结节,FDG 代谢未见异常,考虑胸腺瘤;③肝左叶囊肿;④子宫术后缺如;⑤脊柱轻度退行性变;⑥鼻窦炎;⑦脑 PET/CT 未见明显异常。

【诊断】　子宫平滑肌瘤肺转移。

【诊断依据】　中年女性,双肺多发结节影,大小不等,边缘光滑,以外周分布为主,首先考虑转移瘤。病人行 PET-CT 检查双肺多发结节,FDG 代谢未见异常,除外假阴性,需考虑良性肿瘤肺转移可能。询问病史,病人 17 年前因"子宫肌瘤"行子宫切除术,故考虑子宫平滑肌瘤肺转移可能。病人肺穿刺活检,病理示:病变由分化好的平滑肌构成,包裹着由柱状上皮细胞构成的腺样、裂隙样结构,考虑转移性平滑肌肿瘤(图 1-4-52)。

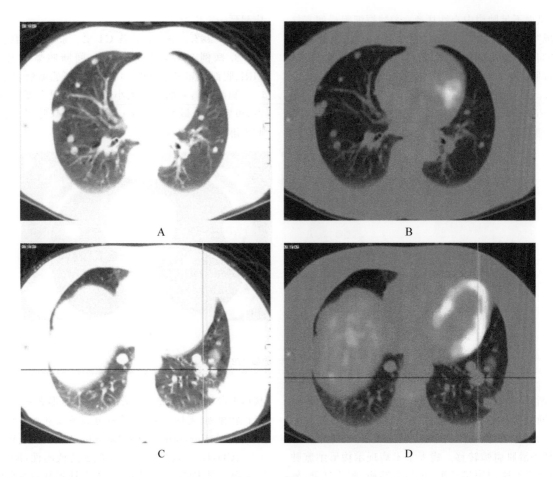

图 1-4-51 胸部 CT9

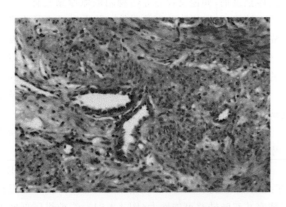

图 1-4-52 子宫平滑肌瘤病理

【分析】 PET-CT 在肿瘤方面的应用占其临床应用的 90％以上，主要用于肿瘤分期、活性定位、疗效随访、诊断复发、肿瘤筛查、肿块定性。PET-CT 可以在疾病早期没有形态学方面的改变时提供代谢方面的信息，也可以在肿瘤病人治疗后的随访中鉴别恶性的病变与良性的反应组织。PET-CT 并不能查出所有肿瘤，大部分肿瘤葡萄糖代谢是增高的，但少部分肿瘤的葡萄糖低代谢会导致显像的假阴性，如肝细胞肝癌、肾透明细胞癌、消化道印戒细胞癌和一些低度恶性肿瘤等；小于 0.5cm 的病灶由于分辨率有限也很难探测出来。由于肉芽肿或感染性病变（如结核、真菌等）对 FDG 有摄取作用，可使 PET 扫描出现假阳性；一些良性肿瘤如直肠腺瘤、子宫肌瘤也会因为对 FDG 具有摄取作用出现假阳性。Saksena 等报道 18％的子宫肌瘤对 FDG 表现为高摄取。检查前短期内使用过升白药治疗、血糖过高、未充分禁食、冬季未充分保暖导致棕色脂肪动员等也会引起假阳性或假阴性情况。另外，由于正常脑组织的葡萄糖代谢就很高，所以 PET-CT 对神经系统的病变检出也存在一定局限性。本例影像符合转移瘤，PET-CT 检查无摄取，病人既往有子宫肌瘤手术史，以上均支持良性子宫平滑肌瘤肺转移诊断并最终经病理证实。对于胸部 CT 难以诊断的转移瘤病例可行 PET-CT 检查初步评判良恶性。同理，对于 FDG 低摄取的肿瘤 CT 扫描是非常有意义的，而 CT 增强扫描使得这些病灶更易检测。

10. 病例 10：女，73 岁。子宫平滑肌肉瘤术后 11 月。

胸部 CT：双肺多发结节影，心脏、脾圆形充盈缺损（图1-4-53）。

【诊断】 子宫平滑肌肉瘤双肺、心脏、脾转移。

【分析】 平滑肌肉瘤是来源于平滑肌细胞的恶性间叶细胞肿瘤，由分化不同的长梭形、圆形、卵圆形、瘤巨细胞及多少不等的肌原纤维组成，较多见于子宫及胃肠，偶可见于腹膜后肠系膜、大网膜及皮下软组织。肺转移性平滑肌肉瘤具有的特点：①肺内肿块多边界清楚，密度均匀，分叶少见；②生长较快，短期内肿瘤生长迅速；③多为多发性生长；④原发肿瘤复发率高；⑤多不伴有肺门及纵隔淋

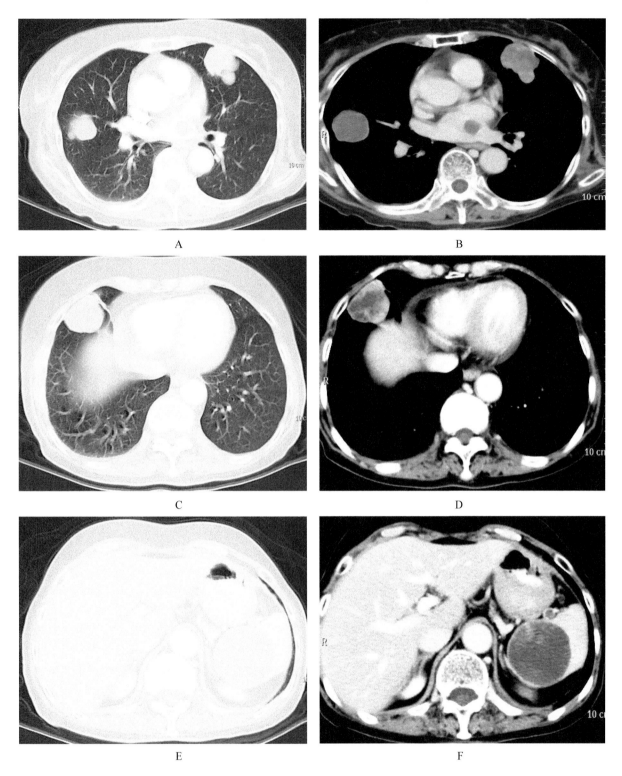

图 1-4-53　胸部 CT10

巴结转移；⑥极少合并恶性胸腔积液；⑦对放疗和化疗均不敏感。子宫平滑肌肉瘤(LMS)发生率极低，其转移途径包括血行播散、直接浸润和淋巴转移。血行播散是主要转移途径，通过血液循环转移到肝、肺等处，因此，LMS 的肝、肺等远处转移较多见，临床随访复查中，应密切注意。许多良性平滑肌肿瘤与 LMS 相似，须注意通过免疫组化鉴别诊断，LMS 是不稳定的多基因疾病，多存在 p16、p53 及 Ki-67 突变。平滑肌肉瘤的组织诊断标准很严格，符合

下列 3 种情况之一可诊断：①细胞中-重度异型，同时合并肿瘤细胞凝固性坏死；②细胞中-重度异型，同时核分裂活跃(≥10 个/10HPF)；③细胞轻度异型，但核分裂活跃(≥10 个/10 HPF)同时具有肿瘤细胞凝固性坏死。肺转移性平滑肌肉瘤需与肺原发性平滑肌肉瘤及良性转移性平滑肌瘤(BML)相鉴别。原发性平滑肌肉瘤倾向于单发，而转移的平滑肌肉瘤常为多发性病变。有学者认为 BML 是一种低度恶性的平滑肌肉瘤，临床上表现为良性过程，但

可发生转移。BML 常发生于有子宫肌瘤史的绝经前女性,而子宫平滑肌肉瘤多发生于老年女性;BML 常在术后平均 14.9 年发生肺的转移,而肉瘤多在术后平均 4.5 年发生肺的转移。

11. 病例11:男,43 岁。咳嗽 20 余天,伴咳痰、胸背部疼痛 10 余天。

胸部 CT:左下肺高密度结节影,可见胸膜凹陷征和支气管血管束增粗,肺门向肺野呈放射性分布的树枝状或条索状影,末梢延至胸膜,小叶间隔结节状增厚、多角形线性及弥漫网状阴影(图 1-4-54)。

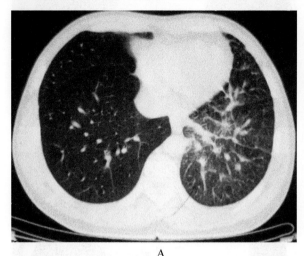

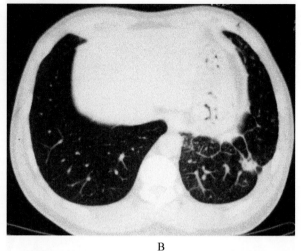

A

B

图 1-4-54　胸部 CT11

【诊断】　左肺腺癌并左肺淋巴转移。

【分析】　肺癌性淋巴管炎是指恶性肿瘤肺内淋巴转移所引起的淋巴管内外癌细胞浸润、淋巴管扩张、淋巴管周围间质水肿及纤维炎性细胞浸润等病理改变。常见于肺腺癌和腺癌的转移(乳腺癌、胃癌、胰腺癌、结肠癌、前列腺癌),其次为小细胞癌。肺癌所致癌性淋巴管炎常为单侧,胸腔外肿瘤常为双侧(图 1-4-55)。典型的癌性淋巴管炎累及肺的中央(肺门周围)和周围淋巴系统。在中央沿动脉和支气管增厚(即支气管血管周围间质),在外周表现为小叶间隔增厚。这种光滑增厚可能是由于肿瘤或淋巴管阻塞导致水肿的结果。较少见但更特异的是这些间隙出现结节样或串珠样增厚。肿瘤向淋巴管转移主要有 3 种途径:①纵隔肺门淋巴结转移,使癌细胞逆行通过淋巴系统向肺内淋巴管扩散;②肺毛细血管内的多发癌栓通过毛细血管向血管周围的淋巴管扩散;③从膈肌、胸壁、胸膜直接浸润淋巴系统。肺癌性淋巴管炎呼吸系统临床表现以咳嗽、气促、进行性痉挛性加重的呼吸困难,解痉及抗感染治疗无效,病情进展迅速为特点。50%～85%病人生存期为 3～6 个月。肺癌性淋巴管炎高分辨 CT 有特异性特征:①小叶间隔不均匀增厚,肺叶内细小网状结节影,以肺野中外带和肺底多见;②不均一结节状增粗的支气管血管束(套袖征)从肺门向外周呈放射状,部分分枝末梢直达胸膜(图 1-4-56);③患侧肺透光度减低,可伴有边缘模糊的磨玻璃密度影;④胸膜不规则结节增厚;⑤肺门、纵隔淋巴结增大;⑥胸腔积液和(或)胸椎、肋骨破坏。癌性淋巴管炎治疗主要采用标准化疗及对症支持治疗,以缓解症状,提高生活质量。

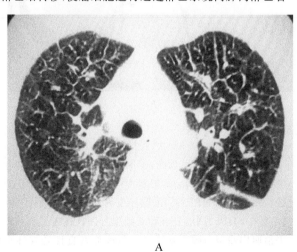

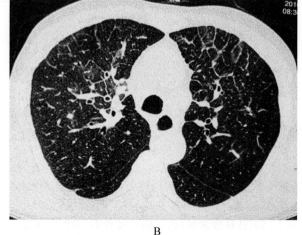

A

B

图 1-4-55　**胃癌肺转移**

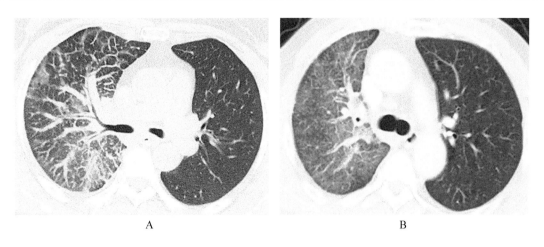

A   B

图 1-4-56   右侧支气管周围套袖征,较对侧明显增粗

12. 病例 12：男,47 岁。查体发现肺部占位。

胸部 CT：左肺门占位性病变,左斜裂条状、结节状影,纵隔淋巴结肿大(图 1-4-57)。

【诊断】 小细胞肺癌并斜裂、纵隔淋巴结转移。

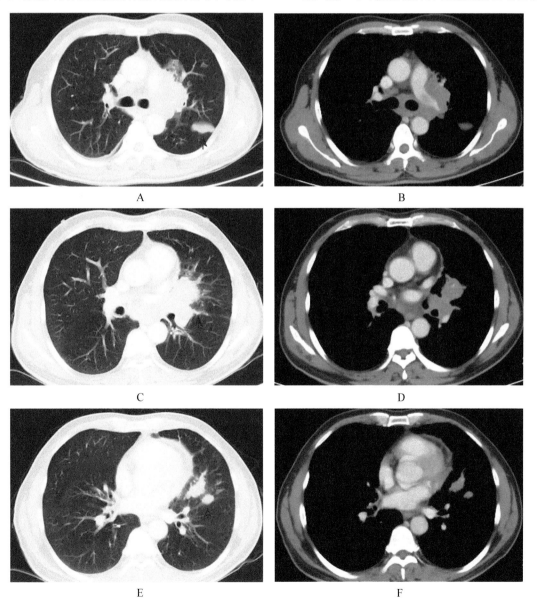

A   B

C   D

E   F

图 1-4-57   胸部 CT12

【诊断依据】　中年男性,左肺门肿块影,纵隔淋巴结肿大,病变与淋巴结融合明显,形成冰冻纵隔,血管受累变细,左斜裂条索、多发结节样病变(图 1-4-57 红箭),以上特点支持该诊断。病人行气管镜检查:左肺上叶开口处肿物堵塞管腔,表面充血糜烂,质脆易出血,刷检细胞学示小细胞癌;活检病理小细胞癌。免疫组化:Syn(＋)、CD56(＋)、TTF-1(＋)、CKpan(－)、CgA(－)、CK7(－)、CK5(－)、Ki-67(＋80％～90％)。

【分析】　叶间胸膜转移多见于同侧,约 90％的病人

病理类型为腺癌。影像学表现为胸膜结节及胸膜增厚,以前者较为常见。胸膜结节又以叶间胸膜结节多见,结节数量常＞6 个,小结节(长径＜5mm)者较常见,可表现为沿叶间胸膜呈串珠样排列或在叶间胸膜周围呈簇状分布,大结节(长径＞5mm)者较少见。非腺癌叶间胸膜转移数目可较少,且体积巨大,常见于小细胞肺癌、类癌、胸腺上皮肿瘤和间皮瘤,与腺癌显著不同(图 1-4-58)。本例叶间胸膜转移即表现为大结节。

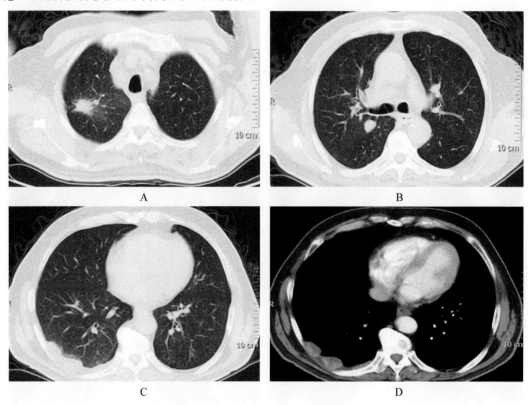

图 1-4-58　男,72 岁。右肺类癌胸膜、叶间胸膜转移

第五节　肺原发性脑膜瘤

　　脑膜瘤是中枢神经系统常见的原发性肿瘤,起源于蛛网膜细胞,主要发生于脑膜或脊膜。异位脑膜瘤临床少见,多位于头颈部,如眼眶、颞骨、涎腺、腮腺、鼻腔或脊柱两侧。肺原发性脑膜瘤(primary pulmonary meningioma,PPM)又称肺异位脑膜瘤,非常罕见,其起源不明确,多数报道认为起源于异位的胚胎残余蛛网膜细胞,也有学者认为来自间质内多向分化潜能细胞,还有些学者认为可能起源于肺内微小脑膜上皮结节。PPM 好发于中老年人,女性略多,一般无临床症状,偶有咳嗽,多在胸部 X 线等影像学查体时无意中发现。肿瘤多为肺内孤立性边界清楚结节(图 1-5-1),也有肺多发者;多靠近胸膜,质软,切面张力较大,质地均匀,无出血和坏死;肿瘤最大直径可达10cm。组织学形态与颅内脑膜瘤相同,包括 9 种良性类型,WHO 分级Ⅰ级,分别为脑膜上皮型、纤维型(纤维母细胞型)、过渡型(混合型)、砂砾体型、血管瘤样型、微囊型、分泌型、富于淋巴浆细胞型、化生型;3 种中间型/交界

性,WHO 分级Ⅱ级,分别为脊索样、透明细胞型、非典型;3 种恶性类型,WHO 分级Ⅲ级,为乳头状、横纹肌样、间变型,其中过渡型和砂砾体型最多见。肿瘤显示良性的梭形细胞增生,往往形成旋涡状结构,间质可以不同程度的胶原化,核分裂罕见,细胞异型性不明显,砂砾体可有助于诊断;恶性病例可以失去其排列方式,细胞有轻度异型性,核分裂数增多,核仁明显,甚至还可出现灶状横纹肌样的表现。支持诊断最重要的免疫组化标记是 EMA 和 Vimentin 阳性,其他标志物如 CK、CEA、S-100、NSE、ER、PR、CD68 和 Desmin 可为阳性,其余阴性。颅内脑膜瘤也可以转移至肺,因此诊断 PPM 前应全面了解病人的病史,单纯依靠影像学或其他检查无法确诊。诊断该病必须具备以下几点:①肿瘤发生于肺组织内;②通过 CT 或 MRI 等影像学检查确定不伴有中枢神经系统脑膜瘤,排除肺转移灶的可能;③组织病理学检查肿瘤具有典型的脑膜瘤的形态及免疫组化特征。

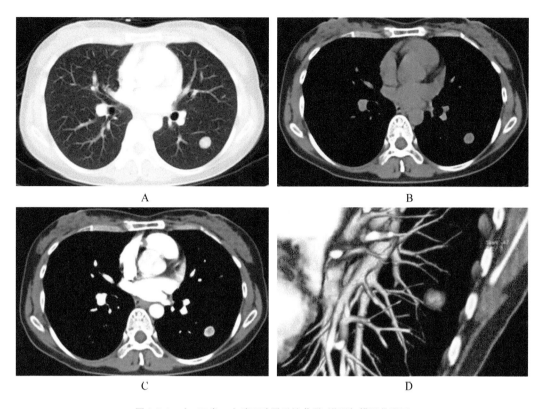

图 1-5-1　女,45 岁。左肺下叶圆形结节影,增强扫描强化明显

PPM 的主要鉴别诊断。①梭形细胞胸腺瘤:可发生于肺内,肿瘤细胞呈梭形,排列成不规则束状,有时呈席纹样或血管外皮瘤样结构,可见淋巴细胞浸润,CK 阳性,Vimentin 阴性;PPM 则存在有特征性的旋涡状结构和砂砾体,以此可以鉴别。②单向性滑膜肉瘤:肿瘤细胞常常呈"人"字形排列方式,显示明显的血管外皮细胞的血管结构,易见核分裂象,免疫组化标记 EMA、Bcl-2 均阳性。③炎性肌纤维母细胞瘤:肿瘤显示纤维母细胞或肌纤维母细胞分化的梭形细胞,呈束状或席纹状排列,细胞核卵圆形,核仁不明显,核分裂不常见,细胞异型不明显,含淋巴胞、浆细胞、组织细胞浸润,免疫组化标记 Vimentin、SMA 阳性,Desmin 少数阳性。④孤立性纤维瘤:肿瘤大体呈界线清楚的分叶状,肿瘤细胞呈梭形,旋涡状和编织状排列,伴有大量粗大紊乱的胶原纤维,胶原成分常有玻璃样变,CD34(+),EMA(-),可以与 PPM 相鉴别。

PPM 罕见,一般为良性肿瘤,手术治疗为首选方案,完整切除可治愈,几乎无复发危险,预后良好。但有恶性脑膜瘤的报道,肿瘤呈侵袭性生长,肿瘤细胞出现异型性和核分裂象,且术后数月发生转移。因此在诊断过程中,临床医师及病理医师应重视判断脑膜瘤的良、恶性。

参 考 文 献

Gomez-Aracil V,Mayayo B,Alvira R,et al. 2002. Fine needle aspiration cytology of primary pulmonarymenningioma associated with minute meningiothelia-like nodules. Acta Cytol,46(5):899-903.

Kenmitz P,Spormann H,Heinrich P. 1982. Meningiom a of lung:first report with light and electronmicroscopic findings. Ult rastruct Pathol,3(4):359-365.

Kodama K,Doi O,Higashiyama M,et al. 1991. Primary and metastatic pulmonary meningioma. Cancer,67(5):1412-1417.

Lockett L,Chiang V,Scully N. 1997. Primary pulmonary menningioma. Report of a case and review of the literature. Am J Pathol,21(4):453-460.

病例解析

病例:男,62 岁。查体发现肺部占位。

胸部 CT:左下肺后基底段卵圆形结节影,边缘光滑,平扫 CT 值 20～65HU;增强 CT 值约 84HU,可见线样血管影;延迟期 CT 值约 68HU(图 1-5-2)。

【诊断】　肺原发性脑膜瘤。

【诊断依据】　老年男性,无任何呼吸系统症状,胸部 CT 示左肺下叶后基底段卵圆形结节影,边缘光滑,密度稍不均匀,与周围组织界线清晰,邻近胸膜未受累,首先考虑良性病变。病人增强扫描不均匀强化,结核增强扫描多无明显强化,可除外该诊断;病变增强后可见线样血管,但无延迟强化,可除外硬化性肺细胞瘤;病变呈卵圆形,与胸膜关系不密切,可除外胸膜孤立性纤维瘤。病人手术病理示送检组织内见梭形细胞增生,部分区域呈结节状,可见灶性旋涡样排列。免疫组化示 EMA(弱+)、Vimentin(+)、CD34(-)、D2-40(-)、SMA(-)、S-100(+)、HMB45(-)、CD56(-)、Calretinin(-)、PE10(-)、PR(-/+),结合 HE 形态及免疫组化,考虑脑膜瘤。病人行 PET 检查全身其他部位未见 FDG 异常高代谢灶,颅脑 CT 未见异常,考虑为 PPM。

【分析】　PPM 多为单发良性肿瘤,多呈肺内大小不

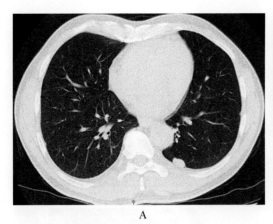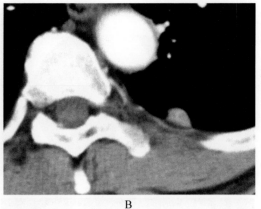

A B

图 1-5-2 胸部 CT

等、密度均匀、边界光整、轮廓清楚的圆形或椭圆形孤立性结节或肿块,无明显分叶、毛刺及胸膜凹陷等征象。MRI显示 T_1WI 肿块呈均匀等、略低信号,T_2WI 肿块呈不均质混杂信号,与肿瘤内血管、钙化、囊变、砂砾体和肿瘤内纤维分隔有关,肿瘤较大时,可显示肿块内粗细不均的肿瘤血管流空信号。CT 和 MRI 增强扫描肿块有不同程度非均匀强化,有别于颅内脑膜瘤均匀一致的明显强化。肺内原发性异位脑膜瘤应与其他肺内孤立性病灶相鉴别。①肺错构瘤:病灶内有钙化及脂肪密度,典型钙化呈爆米花样;②硬化性肺细胞瘤:圆形,边缘光整,与肺界面清晰,增强扫描强化明显,多有延迟强化,可有空气新月征、贴边血管征、尾征等典型特征;③结核瘤:多呈球形,边缘规则,周围常见卫星病灶,增强扫描强化不明显。尽管 PPM 的影像学表现缺乏特征,但影像学检查能显示肿瘤的部位、形态、大小及周围情况,有助于肿瘤的鉴别诊断。最终确诊还需依靠病理和免疫组织化学检查。

(徐州市中医院放射科　张　颖　提供)

第2章

肺部组织细胞疾病

组织细胞是一组包括巨噬细胞及树突状细胞在内的免疫细胞。巨噬细胞在吞噬、抗原加工、炎症反应中细胞因子合成及其他一些免疫反应中发挥重要作用。肺内的巨噬细胞主要位于肺泡内(称为肺泡巨噬细胞)。树突状细胞是一种无吞噬作用的抗原递呈细胞。朗格汉斯细胞是树突状细胞的一种,一般分布于皮肤及气道上皮细胞。

根据国际组织细胞协会的指南,组织细胞疾病包括树突状细胞疾病,如朗格汉斯细胞组织细胞增生症、朗格汉斯细胞肉瘤、滤泡树突状细胞肉瘤、指状突树突状细胞肉瘤、不确定性树突状细胞肿瘤等,黄色肉芽肿性疾病如 Erdheim-Chester 病(ECD),巨噬细胞疾病如 Rosai-Dorfman 病(RDD)及组织细胞肉瘤等。

第一节　肺朗格汉斯细胞组织细胞增生症

2008 年 WHO 分类将朗格汉斯细胞组织细胞增生症(Langerhans cell histiocytosis,LCH)归属于造血与淋巴组织肿瘤中的组织细胞和树突状细胞肿瘤范畴,又称嗜酸粒细胞肉芽肿或肺组织细胞增多症。LCH 是以大量朗格汉斯细胞增生、浸润和肉芽肿形成,导致以器官功能障碍为特征的一组疾病。LCH 通常累及的器官包括骨骼(特别是颅骨和中轴骨)、肺、中枢神经系统(特别是下丘脑区域)及皮肤。根据受累器官数目的多少,LCH 可以分为两大类:单器官受累和多系统受累。前者通常仅伴有单个器官的受累(如肺、骨、皮肤),多见于成人,预后较好;后者大多累及多个系统,好发于儿童,预后较差。

(一)定义

肺朗格汉斯细胞组织细胞增多症(pulmonary Langerhans cell histiocytosis,PLCH)是一类相对罕见的肺疾病,通常在青年人发病,以 20～40 岁男性多见,与吸烟密切相关,大多表现为良性和迁延的病程。肺组织病理以朗格汉斯细胞增生和浸润为特征,形成双肺多发的细支气管旁间质结节和囊腔。PLCH 是朗格汉斯细胞仅累及肺或者是肺作为多系统受累的其中一个器官的疾病,其发展经过和预后不同于多个系统受累的 LCH。许多 LCH 被认为是克隆性的和肿瘤性的,但成人 PLCH 可能代表一种反应性的朗格汉斯细胞增生。

(二)发病机制和临床表现

PLCH 的发病、预后与吸烟有密切关系。吸烟可引起肺内神经内分泌细胞分泌蛙皮素样肽,这些肽可趋化并刺激肺泡巨噬细胞分泌,促进上皮和纤维母细胞的生长,从而介导肺组织的损伤。PLCH 起病隐匿,最常见的症状为咳嗽、胸闷、呼吸困难、胸痛等,约 25% 病

人无任何症状。部分病人以自发性气胸为首发症状,还可出现肺动脉高压。肺功能检查早期正常,晚期主要表现为限制性、混合性通气功能及弥散功能障碍。LCH 累及身体其他系统如骨、垂体和眼,则产生骨的功能障碍、尿崩症和突眼等。

(三)影像学表现

PLCH 分布以中上肺野为主,肋膈角区很少累及(图 2-1-1),这与吸烟相关性疾病如 RB-ILD 在肺组织中分布相一致。结节是 PLCH 早期阶段典型征象。小结节影可弥漫分布于小叶内、支气管血管束旁及小叶间隔旁等,以肺外围为主,边缘模糊、不规则,直径一般小于 1cm(图 2-1-2)。随着时间的推移,结节发生退变,随后可出现空洞,最后可演变为囊腔(图 2-1-3)。结节与囊腔常同时存在。囊腔对于 PLCH 的诊断和鉴别诊断具有重要意义。几乎所有病人的 HRCT 可出现直径<1cm 的囊腔,多呈圆形,也可不规则,呈分枝状、两叶或三叶形。囊壁<2mm,厚薄不一(图 2-1-4),部分囊壁呈点状结节增厚或棘状突起样改变,甚至部分囊壁在 CT 上观察不清,囊腔一旦形成将持续存在。终末期疾病的特点是肺过度充气及广泛的囊腔,形成网状纤维化或终末期肺气肿。无数的囊样病变汇聚和肺间质纤维化形成蜂窝样改变,约 25% 的病人由于胸膜下囊腔破裂导致自发性气胸,累及双侧并且可以反复发作,成为难治性气胸(图 2-1-5)。此时仅凭影像与其他原因引起的肺气肿和肺纤维化区别则非常困难(图 2-1-6)。PLCH 的 CT 表现还可合并其他改变,包括磨玻璃样渗出影、线条样阴影等,偶见胸腔积液和肺门、纵隔淋巴结肿大(图 2-1-7)。磨玻璃样渗出影在病理上反映的是呼吸性细支气管炎的存在和脱屑间质性肺炎改变。

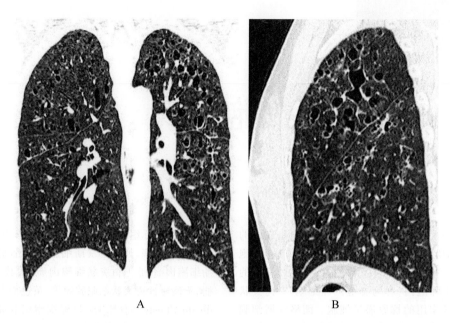

A   B

图 2-1-1　女,25 岁。双肺多发气囊影,中上肺野分布为主

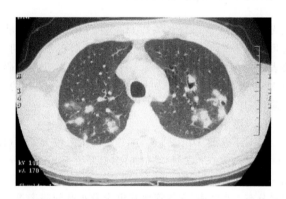

图 2-1-2　双肺多发结节影

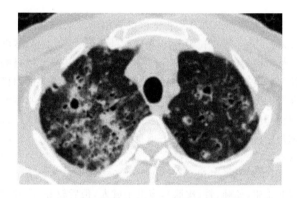

图 2-1-4　双肺多发结节、囊腔影,囊壁厚薄不一

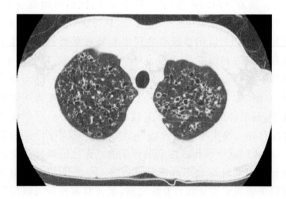

图 2-1-3　双肺多发结节、囊腔影

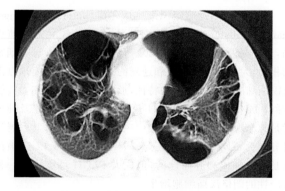

图 2-1-5　肺纤维化,多发肺气肿、气胸

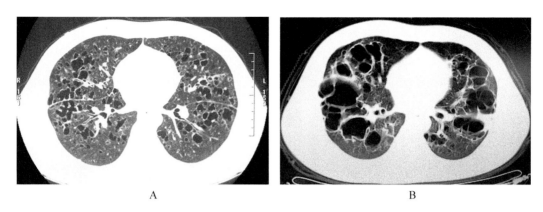

图 2-1-6 男,25 岁。A. 双肺多发空洞、气囊影;B. 2 年后病变进展,融合成多发较大囊腔

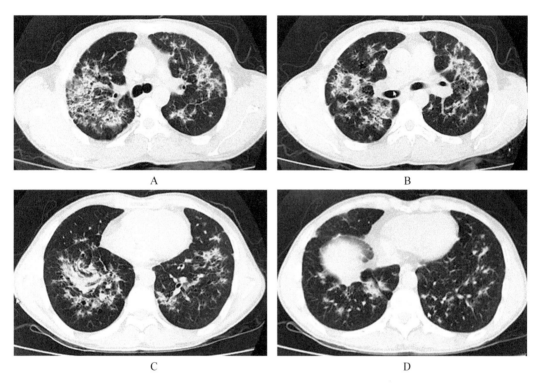

图 2-1-7 男,40 岁。双肺弥漫性分布结节、实变、网格、气囊影,中上肺野为主,纵隔淋巴结肿大。左顶骨病理符合朗格汉斯细胞组织细胞增多症

(四)病理

组织学上,大多数 PLCH 显示吸烟伴发的改变,包括肺气肿和呼吸性细支气管炎。PLCH 的病变早期为细支气管和肺泡管周围的朗格汉斯细胞增生。当病变增大发展为圆形或星状结节,则细支气管中心性不易辨认。这些结节通常在 1~5mm 大小,由朗格汉斯细胞、浆细胞、淋巴细胞、纤维母细胞及着色的肺泡巨噬细胞构成。偶尔可出现嗜酸粒细胞脓肿及片状凝固性坏死。随病情进展,结节的构成可由细胞为主变为细胞和纤维混合,最终变为纤维性结节。纤维结节外形呈卫星状,并可以和邻近结节融合。由于肉芽肿活动导致的细支气管破坏可产生囊状病变,并引发相应的小支气管扩张。结节经历自然的病变过程是从富于朗格汉斯细胞的细胞性病变到末期的纤维化病变(可辨认的朗格汉斯细胞全部消失)。在治愈的 PLCH 病例中,诊断可能要基于在典型的 HRCT 改变的背景中出现星状小叶中心瘢痕。在疾病进展过程中,病理表现依次为:结节、囊性结节、厚壁囊腔、薄壁囊腔。诊断 PLCH 的金标准是外科肺活检的标本上可见朗格汉斯细胞沿细支气管中心浸润,细胞胞质有大量嗜酸性物质,可见核沟及核皱褶(图 2-1-8)。电镜下胞质内有特殊的 Birbeck 颗粒,呈网球拍状或棒状。免疫组化:CD1a(特异性最高,图 2-1-9)、S-100(图 2-1-10)、CD68(图 2-1-11)均为阳性。也可考虑进行经支气管镜肺泡灌洗术(BAL)或者经支气管镜肺活检检查。肺泡灌洗液(BALF)应该重点寻找 CD1a 阳性的朗格汉斯细胞。当 BALF 朗格汉斯细胞>5%时,可以考虑诊断 PLCH。经支气管镜肺活检对 PLCH 病人有 10%~50% 的阳性率,可作为初始检查。

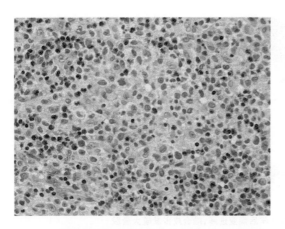

图 2-1-8　朗格汉斯细胞体积较大,核膜薄,染色质细腻,核膜清晰,可见核沟或折叠,背景为嗜酸粒细胞、淋巴细胞和组织细胞

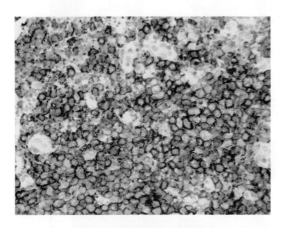

图 2-1-9　CD1a 细胞膜阳性

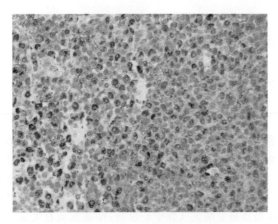

图 2-1-10　S-100 细胞膜及细胞核阳性

(五)治疗

PLCH 的朗格汉斯细胞表面标记与其他 LCH 有所不同,其预后较好。治疗上首先主张戒烟,尤其是早期,通过积极治疗和戒烟,肺内病变可有所吸收,晚期并发气胸时治疗和戒烟已无效果。对于病情进展和有症状的病人,通常给予激素治疗,激素治疗可能对疾病早期结节为主的病人有效,但对于进展期以囊性病变为主的病人无效。化学治疗药物可用于激素治疗无效或多系统受累的进展期病

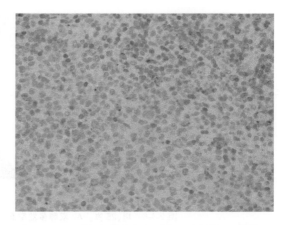

图 2-1-11　朗格汉斯细胞阴性,背景反应性组织细胞阳性

人,包括长春碱、甲氨蝶呤、环磷酰胺、依托泊苷及氟脱氧核苷等。氟脱氧核苷是一种嘌呤糖苷类似物,用于治疗囊性病变为主的病人时,呼吸困难和肺功能都有所改善。对于小的气胸可以采取保守治疗,但对于复发性气胸和大的气胸,则应该考虑行胸膜固定术。晚期重症病人可考虑行肺移植,但可复发,其移植后的生存率与其他疾病相当。该病预后差异较大,约 50% 的病人可自然缓解或经治疗缓解,部分病人预后差,其原因与以下因素有关:年龄太大或太小、多系统累及、全身症状时间延长、影像学上可见广泛囊腔形成和蜂窝肺、弥散功能严重下降、使用激素治疗时间延长、发生肺动脉高压等。呼吸衰竭和(或)肺动脉高压是这类病人的主要死因。

参 考 文 献

Guyot-Goubin A,Donadieu J,Barkaoui M,et al. 2008. Descriptive epidemiology of childhood Langerhans cell histiocytosis in France,2000-2004. Pediatr Blood Cancer,51:71-75.

Haupt R,Minkov M,Astigarraga I,et al. 2013. Langerhans cell histiocytosis(LCH):guidelines for diagnosis,clinical work-up,and treatment for patients till the age of 18 years. Pediatr Blood Cancer,60:175-184.

Jaffe R. 2005. The diagnostic histopathology of Langerhans cell histiocytosis. In:Weitzman S,Egeler RM,editors. Histiocytic disorders of children and adults. Cambridge University Press,14-39.

Minkov M. 2011. Multisystem Langerhans cell histiocytosis in children:current treatment and future directions. Paediatr Drugs,13:75-86.

(六)病例解析

1. 病例1:男,39 岁。左肋缘疼痛 1 月。

胸部 CT:双肺弥漫性大小不等囊腔、结节、网状影,以上中肺野、支气管血管束周围分布为著,囊壁薄,形状不规则,纵隔气肿(图 2-1-12)。

【诊断】　肺朗格汉斯细胞组织细胞增生症。

【诊断依据】　青年男性,症状轻微,影像较重。胸部 CT 示双肺弥漫性对称分布大小不等结节、囊腔和网状影,以上中肺野、支气管血管束周围分布为著,双下肺和肋膈角累及不明显。囊壁薄,形状不规则,可见两叶或三叶形

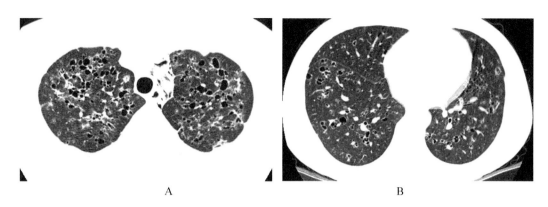

图 2-1-12　胸部 CT1

改变,纵隔可见气肿,影像符合 PLCH 表现。病人病理证实为 LCH,免疫组化:S-100(+),CD1a(+),CD68(+)。

【分析】　PLCH 主要表现为结节、囊性改变及病灶纤维化,典型者影像诊断即可。PLCH 以结节和囊性改变为主时须与结节病、尘肺、转移瘤、肺淋巴管平滑肌瘤病、局灶性肺气肿等相鉴别。结节病可表现为肺内的多发结节及间质纤维化,但结节病多有肺门、纵隔淋巴结肿大,囊腔样改变少见。尘肺的结节常大小不一,且常常较大,且有明确的职业病史。转移瘤多数有原发肿瘤病史。PLCH 的结节为小叶中心性结节,而结节病、尘肺及转移瘤的结节多分布于淋巴管周围,可资鉴别。肺淋巴管平滑肌瘤病多为育龄期女性,病灶随机,囊腔多为圆形,壁薄均匀,不

规则形囊腔少见;PLCH 男性多见,病灶多数以上中肺野为著,且囊壁厚薄不一,可呈不规则形。局灶性肺气肿多无明显囊壁,少有结节。病灶纤维化明显时需与肺间质纤维化相鉴别。肺间质纤维化的囊腔多位于胸膜下及两下肺基底段区域,同时伴有肺容积缩小,邻近肺实质常见磨玻璃样密度增高和肺结构扭曲,而 PLCH 的囊腔多见于上中肺野,囊间肺实质多正常。

2. 病例 2:女,33 岁。咳嗽、气急 1 年。既往有吸烟史。

胸部 CT:两肺弥漫分布多发大小不等的囊腔影,部分囊腔融合,囊壁厚薄不均,囊腔间间质纤维化表现,局部可见结节影,两侧胸腔未见积液(图 2-1-13)。

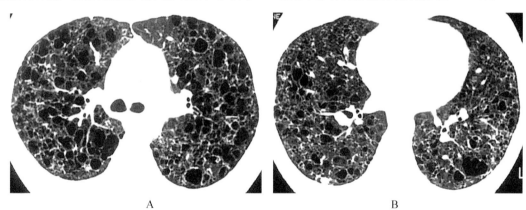

图 2-1-13　胸部 CT2

【诊断】　肺朗格汉斯细胞组织细胞增生症。

【诊断依据】　青年女性,双肺弥漫分布囊腔影,需考虑肺淋巴管平滑肌瘤病可能(PLAM)。但病人囊腔大小不等,形态不规则,囊间可见明显间质改变,部分区域可见结节影,影像学更符合 PLCH 诊断,结合病人有吸烟史,首先考虑 PLCH 可能并最终经胸膜活检证实。

【分析】　随着女性吸烟人群的增加,女性 PLCH 的发病率呈上升趋势。女性 PLCH 需与 PLAM 相鉴别。PLAM 典型 CT 表现为双肺散在或弥散性均匀分布的薄壁囊腔,无明显区域性,包括肺尖和肺底区域同时受累,多无肺间质纤维化或结节影,可伴气胸、胸腔积液、胸导管扩

张、淋巴结肿大及心包积液等。PLAM 的胸部 CT 表现具有特征性,因此即使没有肺活检,当病人具备典型症状和 CT 表现,特别是生育期妇女且有乳糜胸或自发性气胸时,即可明确 PLAM 诊断。PLCH 特征的 CT 表现两肺弥漫性囊腔影及结节影并存,结节多呈星状,囊腔形态多不规则,有融合趋势,囊壁为薄壁或厚壁,病灶以中上肺野分布为主,肋膈角极少累及。如吸烟病人同时发现肺内囊腔与结节影并存,可首先考虑 PLCH 诊断。PLCH 囊腔间肺组织可呈磨玻璃样变,病变继续进展导致肺广泛间质纤维化,包括磨玻璃影、网状影、条索影、蜂窝样变、结节影。肺内囊腔融合破裂,可出现自发性肺气胸。总之,PLAM 的

肺囊腔影分布较均匀,肋膈角可累及,壁厚大致均匀,囊状影无明显融合,胸腔内多见水样密度影,临床抽出乳糜样胸腔积液是其特征性表现。而 PLCH 肺囊腔影不规则,有融合趋势,囊壁可较厚,囊腔间肺组织有小结节影,病灶以两中上肺为主,肋膈角区极少累及,晚期肺纤维化明显,易形成蜂窝肺。PLAM 及 PLCH 影像学表现各有特征,结合临床及实验室检查,典型病例不难做出诊断。

3. **病例3**:男,32岁。头痛2月,查体发现肺部多发结节1天。病人2月前感左侧阵发性头痛,后出现右侧肢体麻木,曾先后抽搐、晕厥4次,颅脑 MRI 检查示左侧额顶叶脑回肿胀并强化、软脑膜强化,脑脊液蛋白定量稍高,给予抗癫痫药物治疗,头痛减轻、未再出现肢体抽搐。1天前查体时发现肺部多发结节。

胸部 CT:双肺多发结节、气囊影,部分结节内见空洞,纵隔淋巴结肿大(图2-1-14)。

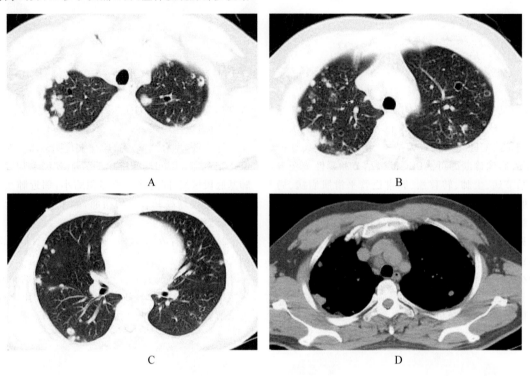

图 2-1-14 胸部 CT3

【诊断】 朗格汉斯细胞组织细胞增生症。

【诊断依据】 青年男性,双肺多发结节、气囊影,部分结节内可见空洞,分布以上肺、外周为主。病人无明显肺部症状,影像表现较重,结节、空洞、气囊影共存,充分体现了 PLCH 的演变过程,再结合病人年龄、颅脑病变史,首先考虑 LCH。该影像需与隐球菌病和转移瘤相鉴别。隐球菌病亦可起病隐匿,累及肺和颅脑,且累及颅脑时多病情危重。隐球菌病肺部受累可表现多发结节影,结节周围多有晕征,可有空洞,但小结节空洞少见,气囊影罕见,结合病人一般状态尚可,不支持该诊断。转移瘤多有原发肿瘤病史,需进一步除外。病人肺部穿刺病理为肺朗格汉斯细胞组织细胞增生症。免疫组化:CD1a(+)、S-100(+)、CD68(+)、CK(-)、Vimentin(+)、Ki-67(10%)。

【分析】 国际组织细胞协会对 LCH 器官受累及临床分型做了明确的规定。危险器官包括造血系统(伴或不伴骨髓受累)、脾受累和肝受累。中枢神经系统危险受损部位包括头颅各骨(包括眼眶、颞骨/乳突、蝶骨、颧骨、筛骨、上颌骨、鼻窦或颅前窝或颅中窝)受损,且 MRI 示颅内软组织受侵。穹窿受损不包括在内。由于临床研究结果不提示肺受累具有预后价值,肺不再作为 LCH 的危险器官。没有危险器官受累的多系统 LCH 病人的5年总体生存率已达100%,而具有危险器官受累的多系统 LCH 高危组病人也达到84%。

LCH 分为单系统疾病和多系统疾病两大类型,单系统疾病又分为单部位型和多部位型。单系统 LCH 指1个器官/系统受累(单病灶或多病灶),包括骨(单病灶或多病灶)、皮肤、淋巴结(不包括其他病灶引流区域淋巴结)、肺、下丘脑-垂体/中枢神经系统、其他(如甲状腺,胸腺)。多系统 LCH ≥2个器官/系统受累(图2-1-15);伴或不伴危险器官受累。本例肺部病变以多发结节为主,提示处于病变早期,积极治疗,预后较好。

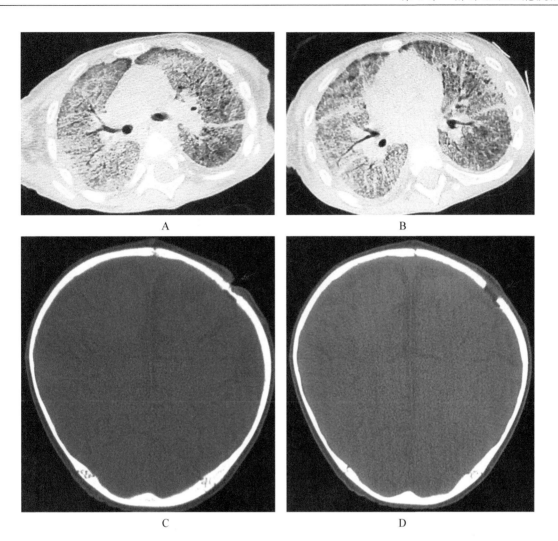

图 2-1-15　幼儿,1 岁 6 个月,间断发热 1 年余。胸部 CT 示弥漫性间质改变,颅脑 CT 示颅骨缺损、溶骨性病变(红箭)。左额部颅骨活检病理:朗格汉斯细胞组织细胞增生症

4. 病例 4: 男,14 岁。咳嗽、咳痰、胸痛 1 月。病人 1 月前无明显诱因出现咳嗽,咳痰,痰为白色黏痰,量少,伴胸痛,咳嗽,深吸气时为甚。既往有口腔溃疡病史。实验室检查无明显异常。

胸部 CT(2013.11.18):双肺多发结节、空洞影(图 2-1-16A～D)。

胸部 CT(2013.12.15):双肺多发空洞影(图 2-1-16E、F)。

【诊断】　肺朗格汉斯细胞组织细胞增生症。

【诊断依据】　青少年男性,双肺多发结节、空洞影,左肺上叶可见实变、渗出影,空洞周围无树芽征,无引流支气管,结核不考虑;空洞多为厚壁,内外壁均光滑,部分空洞周围有晕征,结合尚有实变、结节影,需考虑真菌感染可能,但病人无发热症状,病变分散,不支持该诊断;该例不发热,洞壁光滑,基本可除外金黄色葡萄球菌、脓毒血症等感染性疾病;随时间进展,实性和结节样病变消失,厚壁空洞转为薄壁空洞,此时应考虑 PLCH 或肉芽肿性多血管炎可能。肉芽肿性多血管炎具有游走性,空洞形态多不规则,洞壁多不光滑,且 ANCA 检查多阳性,本例不符合。PLCH 具有结节、厚壁囊腔、薄壁囊腔、纤维化的演变过

程,本例影像体现了病变由厚壁向薄壁的演变过程。该患儿经皮肺穿刺送检组织镜下所见为肺组织,淋巴细胞、浆细胞、中性粒细胞、嗜酸粒细胞及组织细胞弥漫浸润,部分细胞核形态不规则,染色质细腻空淡,核仁明显,核膜折叠呈切迹及核沟,胞质淡,粉染,胞界欠清,并可见增生的纤维母细胞,肺泡结构破坏,边缘残留肺泡结构大致正常,肺泡上皮形态未见明显异常,未见肉芽肿性病变,未见明确凝固性或干酪样坏死,未见明确异型细胞。免疫组化:CD1a、S-100 散在阳性。结合病理和免疫组化考虑朗格汉斯细胞组织细胞增生症。给予泼尼松 30mg 口服 1 次/日,1 月后复查病变吸收明显,仅右肺上叶后段有薄壁囊腔存在。

【分析】　约 25% 的 PLCH 病人无临床症状,仅在体检时偶然发现。病人最常见的症状是干咳和呼吸困难、反复发作气胸,其他临床症状包括胸痛、乏力、发热等。本病一般无明显异常体征。根据结局,PLCH 的病变可分为以下三种:①可消退的病灶,包括结节阴影、小的厚壁囊腔和磨玻璃密度影;②可转变的病灶,为较大的结节和厚壁囊腔,分别转变为厚壁囊腔和薄壁囊腔;③无变化或进展的病变,或者称为稳定的病变,包括薄壁囊腔、线样阴影或肺

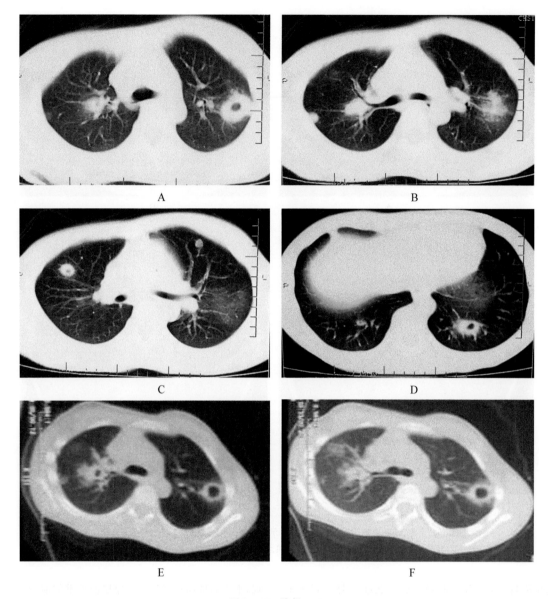

图 2-1-16　胸部 CT4

气肿。本例即存在实变和结节影消失,厚壁囊腔向薄壁囊腔转变的过程。激素治疗后病变明显好转可能与病人无吸烟史、仅侵及单一器官和诊治及时有关。

（甘肃省人民医院呼吸科　刘　华　肖晓辉　提供）

5. **病例5**：男,23 岁。反复发作气胸,有尿崩症病史。右腋下皮肤红色肉芽样改变(图 2-1-17)。

胸部 CT:双肺多发囊状影,左侧气胸(图 2-1-18)。

【诊断】　朗格汉斯细胞组织细胞增生症。

【诊断依据】　病人肺部表现符合 PLCH 影像学特征,结合病人有反复发作气胸、有尿崩症病史和皮肤损害,首先考虑为朗格汉斯细胞组织细胞增生症。病人皮肤活检病理证实该诊断。

【分析】　LCH 肺损害以朗格汉斯细胞肉芽肿浸润和破坏末梢细支气管为主要特征,合并肺外表现时,以皮肤改变、垂体受累所致多尿和烦渴、骨改变为最常见。该病临床表现差异大,轻者仅累及皮肤,重者累及多器官并造成重要脏器功能损害。骨病变通常表现为骨痛、肿胀或病

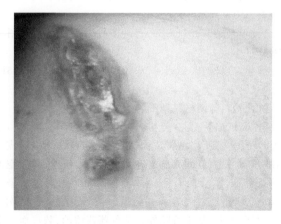

图 2-1-17　肉芽样改变

理性骨折。皮肤 LCH 多表现为伴有水疱的皮炎、经久不愈的湿疹样皮疹或外耳道渗液。因脑垂体受累而以中枢性尿崩症起病的病人则出现烦渴和多尿。LCH 病人骨髓

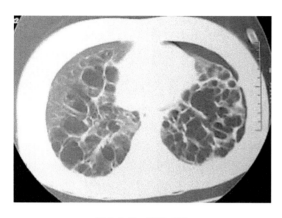

图 2-1-18　胸部 CT5

功能障碍可致全血细胞减少,伴肝脾明显肿大,预后不良。肺 LCH 可表现为咳嗽、呼吸困难或胸痛,严重者出现气急,甚至进展为气胸。

LCH 的治疗目前无统一标准,包括外科手术、化疗、放疗、抗生素治疗和激素治疗等,主要依据病变的范围及受累部位的特征确定方案。单一病灶大多采取外科手术或局部放疗。累及多部位、多器官的病人可进行化疗。LCH 生物学行为多样,从自行缓解到危及生命,其预后通常与部位、受累数量及有无器官功能障碍及年龄有关。年龄愈小,多系统损害的发生率愈高。单一病灶总生存率>95%,多器官受累生存率明显下降。由于单灶性病变者可发展为多系统性病变,且可以伴发其他恶性肿瘤,所以

LCH 必须长期随访。

6. 病例 6:男,3 岁 8 个月。发现颈部肿块 5 月,间断咳嗽、喘憋 5 天。患儿 5 月前仰头时发现颈部肿块,红枣大小,考虑为淋巴结,未处理。2 月前肿块增大,当地医院 B 超示甲状腺肿大,给予"泼尼松、甲状腺素片"口服 11 天,后改为阿莫西林治疗,期间每周复查甲状腺功能均正常。12 天前因睡眠差就诊,给予"阿莫西林"静脉滴注 5 天,出现咳嗽,给予头孢菌素治疗 2 天。输注后出现呼吸急促,喘憋。查血糖 23mmol/L,诊断 1 型糖尿病。4 天前就诊于济南市儿童医院,住院行雾化治疗过程中出现喘憋、口唇发绀,转入 PICU,给予呼吸机辅助呼吸 1 天。X线胸片示左肺气胸并压缩性肺不张,右肺间质性病变。给予胸腔穿刺引流,见较多气体。给予"美罗培南、红霉素、甲泼尼龙"等治疗,效果欠佳。发病以来饮食睡眠差,体重减轻约 3.5kg。9 月龄时因"肺炎"住院治疗 1 次;2 岁前平均每 2 个月感冒 1 次;3 岁 2 个月时出现间断腹痛,给予抗感染治疗后好转。查体:全身皮疹明显,左侧胸部握雪感。双肺呼吸音低,左侧为著,未闻及啰音。腹部可触及散在皮下小结节,肝脾肋下未触及。双手指甲有突起、淤血、破裂。颅脑和腹部 CT:局部脑外间隙增宽;肝内多发囊性病变,右肾囊肿。腹部超声:肝内多发实性及囊实性结节。

胸部 CT:双肺多发囊性变,双侧气胸引流术后(图 2-1-19)。

【诊断】　朗格汉斯细胞组织细胞增生症。

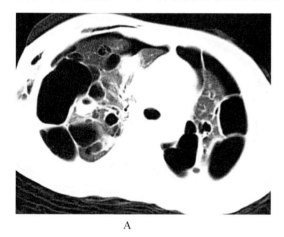

A

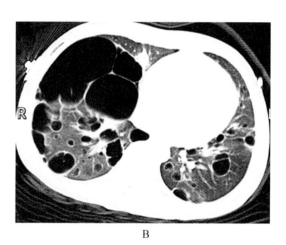

B

图 2-1-19　胸部 CT6

【诊断依据】　3 岁患儿,胸部 CT 双肺多发薄壁囊腔影,大小不等,囊腔间见正常肺组织,部分囊腔周围可见磨玻璃影,囊腔融合,多次气胸发作,结合病人有颈部淋巴结肿大、皮疹、脑外间隙增宽及肝、右肾囊肿等多脏器损害,首先考虑 LCH 诊断。患儿皮疹呈湿疹样,活检标本示:表皮未见明显异常,皮肤真皮浅层内可见或多或少的朗格汉斯细胞浸润,伴有多少不等的嗜酸粒细胞、中性粒细胞、淋巴细胞、泡沫细胞等,明确诊断。

【分析】　LCH 可发生于任何年龄人群,多见于 1~3 岁儿童,以男性为主。伴有肺部改变的 LCH 患儿病初呼吸道症状较隐匿,肺部体征多不明显,随着疾病进展,症状

加剧,可伴有胸痛,出现喘憋、发绀甚至出现自发性气胸及皮下气肿所致呼吸困难等症状,呼吸衰竭是其致死的主要原因。PLCH 的 CT 表现在成人与儿童中有所不同,区别是成人肋膈角区病灶稀疏而儿童为弥漫性分布,本例符合。自发性气胸的发生率为 11%~14%,在疾病的任何阶段均可并发,可为单侧或双侧。当气体从肺间质漏出时,可出现纵隔积气(罕见)。病程较短的病例结节常见,结节数目更多,囊腔相对较稀疏。病程较长的病例,囊腔数目较多,且常融合,结节较少见,并常为稀疏、散在分布。在 LCH 后期,肺部结节消失,仅余留囊腔、瘢痕及肺纤维化(如星状瘢痕),最终导致粗大的网状阴影或蜂窝状改

变,伴不可逆的结构扭曲。囊性病变成为唯一 CT 表现时,需要排除肺淋巴管平滑肌瘤病、肺气肿、支气管扩张、肺孢子菌肺炎,以及特发性肺纤维化。LCH 的囊腔大小和囊壁厚度多变;淋巴管肌瘤病仅成年女性患病;肺气肿表现为肺实质内灶状破坏区域,一般无可分辨的囊壁;支气管扩张的囊腔在连续 CT 图像上表现为相通的支气管模式;肺孢子菌肺炎一般发生在免疫抑制状态病人或者使用免疫抑制药的病人;特发性肺纤维化的蜂窝状囊腔分布于肺底部和胸膜下,伴随肺容积减少和邻近肺实质异常(如磨玻璃阴影和结构扭曲),而 PLCH 的囊腔周围通常为正常肺实质。

目前对于儿童伴肺部改变的 LCH 的治疗主要采用全身化疗及胸部切除病灶方法,早期高强度化疗,可明显改善预后。新的治疗方法如造血干细胞移植、免疫治疗等方案对于重症及难治性 LCH 有一定的疗效。儿童 PLCH 多为婴幼儿起病,伴多脏器损害。LCH 肺部受累与死亡率之间无显著相关性,其预后主要取决于年龄、是否早期诊断和及时合理治疗。

7. 病例 7:男,45 岁。左前胸壁疼痛 20 天。吸烟 30 年,10 支/日,饮酒 30 年,半斤/日。

胸部 CT:双肺多发囊性影,左侧第 3 肋外板部分骨质破坏(图 2-1-20A～D)。

PET/CT:双肺多发大小不一的类囊性影及类结节灶,大者长径约为 1.5cm,不均匀放射性摄取增高,最高 SUV2.8,以中上叶明显。纵隔未见确切增大淋巴结及异常放射性摄取。左侧第 3 侧肋溶骨性骨质破坏,周围软组织增厚,团块状放射性浓聚,最高 SUV12.5,其他部位未见异常(图 2-1-20E、F)。

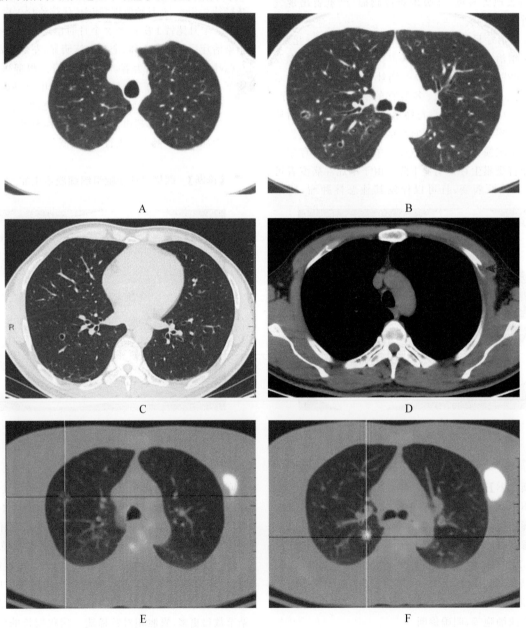

图 2-1-20 胸部 CT7

【诊断】 朗格汉斯细胞组织细胞增生症。

【诊断依据】 中年男性,有长期吸烟史,胸部CT示双肺多发、结节、囊状影,中上肺野为主,结合左侧第3肋外板部分骨质破坏,支持该诊断。病人全身麻醉下行左侧第3肋骨部分切除术,术中所见:肿瘤位于左侧第3肋骨局部,膨大增粗,表面骨皮质稍粗糙,病变大小约4.0cm×3.0cm,未累及肋间肌肉。无胸腔及肝转移结节。病理:肿物侵犯骨皮质及周围软组织,上、下切缘未见肿瘤,肋骨肿瘤旁肌肉组织查见肿瘤。免疫组化:CD1a(＋)、S-100(＋)、CD68(＋)、CD20(－)、CD79a(－)、CD3(－)、CD7(－)、Ki-67(＋5％～10％)。诊断:朗格汉斯细胞组织细胞增生症(图2-1-21～图2-1-23)。

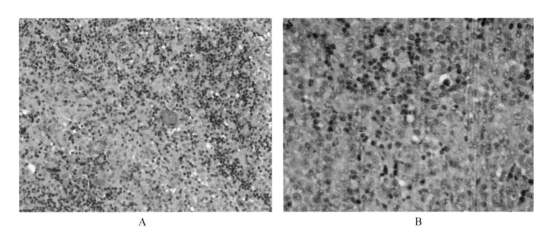

A   B

图 2-1-21 肿瘤细胞成堆,细胞核有核沟,核大,有核仁,伴有大量嗜酸粒细胞
A. HE,40×;B. HE,200×

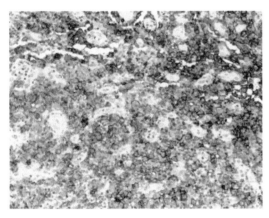

图 2-1-22 CD1a

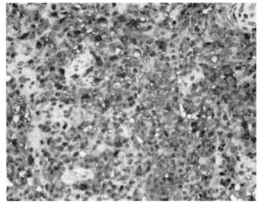

图 2-1-23 S-100

【分析】 骨骼是LCH侵害的主要器官之一,主要表现为溶骨性骨质破坏,骨皮质变薄或缺损,累及周围软组织,使周围软组织肿胀。CT结构显像对骨皮质损害的程度、病变的精确定位及范围有重要的价值。PET-CT利用肿瘤细胞对FDG摄取增加的原理,通过SUV值这一半定量指标反映肿瘤细胞的代谢情况,比CT结构显像更早的发现病灶,提高分期的准确性。本例[18]F-FDG摄取增高,说明病灶有活性的肿瘤组织存在。另外,PET-CT可以提供全身显像,从而鉴别诊断LCH治疗后的变化(瘢痕、放射性坏死与残存肿瘤组织复发等),为判断肿瘤残留及复发提供了一种有效的无创检查方法。

第二节 滤泡树突状细胞肉瘤

滤泡树突状细胞存在于次级淋巴器官生发中心内,有捕获、加工、递呈抗原和免疫复合物给B淋巴细胞,促使其增殖分化的功能。滤泡树突状细胞肉瘤(follicular dentritic cell sarcoma,FDCS)是来源于滤泡树突状细胞的一种罕见低度恶性肿瘤,1986年由Monda等首次报道,WHO(2008)造血与淋巴组织肿瘤分类中将其归入组织细胞和树突状细胞肿瘤。

(一)病因和发病机制

FDCS的病因和发病机制尚不清楚。10％～20％的FDCS可伴发Castleman病,常为透明血管型。FDCS的发病部位也与 Castleman 病相似,且两者不同程度地表达表皮生长因子受体(EGFR),推测 FDCS 的发生可能与 Castleman 病存在一定相关性。两者可能通过 EGFR 的表达来刺激滤泡树突状细胞增生,然后异常增生的滤泡树突状细胞逐步演化为恶性增殖,导致 FDCS 的发生,此结论尚需进一步的研究证实。有学者认为 FDCS 与 EB 病毒感染有关,甚至认为 EBER 存在于所有肿瘤性梭形细胞内,且 Southern 杂交印迹试验证实该病毒以单克隆的游离体形式存在。也有研究用 EB 病毒编码的 RNAs 尝试做原位杂交,但并没有发现 EB 病毒,免疫组化法也未检测到 EB 病毒,推测该病可能与 EB 病毒感染并无直接关联。少数 FDCS 病人瘤旁可出现皮肤副肿瘤性天疱疮或淀粉样变,还有 FDCS 累及全身多处淋巴结伴全身关节肿痛和荨麻疹的个案报道,并认为 FDCS 可能与自身免疫性疾病有关。

(二)临床表现

FDCS 多发生于中青年且无性别差异,临床表现通常为颈部、腋下的浅表淋巴结肿大,约 1/3 的病例表现为全身多处淋巴结肿大及脾大,也可表现为淋巴结外病变。发生于淋巴结者最常见的表现为无痛、缓慢生长的局部侵犯的肿块。尽管大多数病人的症状仅局限于肉瘤的周围侵犯,但仍有 FDCS 转移的相关报道:最常见的是肺部和肝转移,发生于腹腔者常有腹部不适、腹痛和腹部包块,全身症状多表现为发热、体重下降等。

(三)病理

FDCS 典型病理表现是瘤细胞由梭形、卵圆形或圆形细胞构成,排列呈片状、束状、席纹状、旋涡状及模糊的结节状结构。胞核呈长梭形至圆形,染色质空泡状或细颗粒状,核仁小而明显,常见核内假包涵体,核分裂易见。胞质丰富,淡染或嗜酸性,胞界不清。间质散在较多淋巴细胞,并常可见淋巴细胞围绕血管形成的袖套状结构。超微结构肿瘤细胞核呈长梭形,常有胞质内陷。特征性改变是胞质内大量长而纤细的胞质内突起,常以分散的成熟桥粒相连。缺乏 Birbeck 颗粒和大量溶酶体。CD21、CD23 及 CD35 被认为是诊断 FDCS 的特征性免疫标记。部分病例还可有 Vimentin、S-100、EMA、CD68、CD45 和 SMA 的弱阳性和灶性表达,NSE 和 Syn 阳性则比较罕见。某些 CD21、CD35、CD23 阴性的 FDCS 病例可表达 Clusterin,Clusterin 对 FDCS 的诊断敏感性和特异性可分别高达 100% 及 93%,对区别 FDCS 与其他组织细胞病变及树突状细胞肿瘤有一定帮助,也可作为树突状细胞肿瘤分类的一项有用指标。

(四)治疗与预后

FDCS 生物学行为常为惰性,多为低度恶性肿瘤,大多数病人行完整手术切除可以治愈。超过 40% 的病例可局部复发,约 25% 的病例可发生转移,复发或转移可能会延迟到很多年后才发生。对于肿瘤不易切除者或因复发、远处转移而无法手术的病例,可予以放疗和(或)化疗。少数具有高级别形态学特征者可呈现快速致死的临床进程。FDCS 多数进展缓慢,下列情况则提示肿瘤恶性程度增加,如发生在腹腔内、肿瘤体积变大(直径≥6cm)、瘤细胞

有明显异型性、肿瘤内出现凝固性坏死、核分裂象≥5 个/10HPF 等,临床上应给予高度警惕。

参 考 文 献

Jiang L,Tan H,Wang WG,et al. 2013. A Rare Case of Follicular Dendritic Cell Sarcoma Involving Multiple Bones. Clinical Nuclear Medicine,38(7):582-585.

Monda L,Warnke R and Rosai J. 1986. A Primary Lymph-Node Malignancy with Features Suggestive of Dendritic Reticulum-Cell Differentiation-a Report of 4 Cases. American Journal of Pathology,122(3):562-572.

Sugiura K,Koga H,Ishikawa R,et al. 2013. Paraneoplastic Pemphigus With Anti-Laminin-332 Autoantibodies in a Patient With Follicular Dendritic Cell Sarcoma. Jama Dermatology,149(1):111-113.

Wang RF,Han W,Qi L,et al. 2015. Extranodal follicular dendritic cell sarcoma:A clinicopathological report of four cases and a literature review. Oncology Letters,9(1):391-398.

Youens KE and Waugh MS. 2008. Extranodal Follicular Dendritic Cell Sarcoma. Archives of Pathology & Laboratory Medicine,132(10):1683-1687.

(五)病例解析

病例:女,39 岁。咳嗽、咳痰、左侧胸痛 1 年余。

胸部 CT:左肺门占位性病变(图 2-2-1)。

【诊断】 滤泡树突状细胞肉瘤。

【诊断依据】 该例行手术切除,肿块位于叶间裂处,呈类圆形,有包膜,肿块血供丰富,大小为 11cm×7.5cm×5.5cm。病理:滤泡树突状细胞肉瘤。免疫组化:CK-L(−)、CK5/6(−)、Ki-67 散在(+)、Vimentin(+)、CD45RO(−)、CD3(−)、CD20(−)、PAX-5(−)、a-AT(+)、CD21(+)、CD23(+)、PAS(−)。

【分析】 FDCS 的诊断主要依据组织形态学及免疫表型特征。FDCS 的鉴别诊断主要是各型树突状细胞及组织细胞起源的肿瘤/肉瘤,其次是组织形态相似的其他良、恶性肿瘤,如异位脑膜瘤、未分化癌、肉瘤及恶性黑色素瘤等。应用免疫组化标记较容易鉴别,这些肿瘤共同的特征是均不表达 CD21、CD35、CD23。主要鉴别如下。①组织细胞肉瘤:瘤细胞显示成熟的组织细胞学特征,圆形或卵圆形,黏附性差,片状排列,易见多叶核细胞,累及淋巴结、肝、脾者多在窦内生长。瘤细胞超微结构,胞质内含大量溶酶体,无 Birbeck 颗粒和细胞连接。免疫组化标记 CD68、CD123、CD163、Lysozyme 均阳性。②朗格汉斯细胞组织细胞增生症/朗格汉斯细胞肉瘤:瘤细胞呈卵圆形,胞核呈折叠、凹陷、分叶状,常有核沟,为诊断的关键。超微结构可见 Birbeck 颗粒,缺乏细胞连接,瘤细胞内可见较多的溶酶体。免疫组化标记 CD1a 和 S-100 阳性。③指状突树突状细胞肉瘤:瘤细胞由梭形或卵圆形细胞构成,以梭形为主,排列呈丛状、席纹状或旋涡状,常混杂淋巴细胞背景,与 FDCS 难以区别。免疫组化表达 S-100、Vimentin、fascin。电镜观察可见指状突,瘤细胞内可见散在的溶酶体,无 Birbeck 颗粒。④不确定性树突状细胞肿瘤:

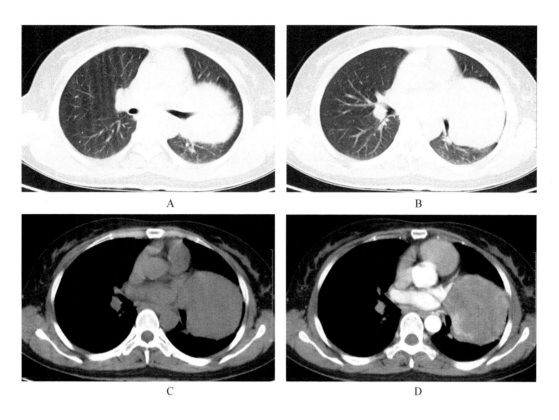

图 2-2-1　胸部 CT

偶尔由树突状细胞发生的肿瘤不能按上述标准分类,这些肿瘤被称为不确定性树突状细胞肿瘤。其形态学及免疫

组化表型没有明确特征,诊断依靠排除法。

（湖南省人民医院放射科　范立新　提供）

第三节　组织细胞肉瘤

组织细胞肉瘤(histiocytic sarcoma,HS)是单核巨噬细胞系统的组织细胞恶性增殖性疾病,瑞士学者 Methe 于 1970 年首次报道了该病的病理形态并提出组织细胞肉瘤的概念。2008 年版 WHO 淋巴造血肿瘤分类中,因其具备成熟组织细胞恶性增生的形态学及免疫表型表现,表达 CD68、CD163、溶菌酶当中一种或一种以上的免疫标志,但不表达树突状细胞标志,并且不伴有急性单核细胞白血病,将其归类于树突状细胞及组织细胞肿瘤,并分类为其中一种独立的罕见疾病。

(一)临床表现

HS 罕见,在淋巴造血系统肿瘤的发生率低于 0.5%。年龄分布广泛,包括婴儿、儿童和成人,但多数病例发生在成人,男性略多。HS 最常见的原发部位包括淋巴结、皮肤和胃肠道,也可发生于脾、中枢神经系统等其他结外部位。其发病可表现为单个肿物或多个融合,但多以单发为主。不同部位表现不一,皮肤可表现为位于躯干、四肢的皮疹、孤立性的多个皮下肿物;累及胃肠道表现为肠梗阻;累及骨可有溶骨性表现;部分病人临床表现为全身播散性,多以发热、体重减轻、肝脾大及消瘦为主要临床表现。

(二)病理

HS 的形态学特征为正常的组织结构被弥漫肿瘤细胞所破坏,肿瘤细胞较大($>20\mu m$),一般为圆形或卵圆形,个别区域也可出现梭形;胞质丰富,嗜酸性,少数胞质可以呈泡沫状;核轻度偏位,一般较大,圆及卵圆形,空泡状,核仁明显。常可见到多核巨细胞,也可出现高度不规则的核。有的病例可伴发噬血细胞增生症。淋巴结病变显示肿瘤细胞可以实质浸润或窦内浸润。背景有不同程度的反应细胞,包括淋巴细胞、浆细胞、良性组织细胞和嗜酸粒细胞。电镜下见瘤细胞胞质丰富,有很多溶酶体,细胞自噬现象明显,无 Birbeck 颗粒和细胞连接。

免疫组化免疫表型 CD68、CD163、Lysozyme 阳性,还常表达 CD45、CD117、HLA-DR、CLCA、S-100,不表达 B 细胞和 T 细胞标记,但 CD45RO、CD4、CD43 可以表达。CD163 作为一种特异性标志物,因其只在 HS、窦组织细胞增生伴巨大淋巴结病(RDD)、部分可显示组织细胞增生分化的软组织病变及朗格汉斯细胞增生症中表达,而在其他造血系统肿瘤、皮肤肿瘤如黑色素瘤等均无表达,可协助辨别单核细胞及组织细胞来源,确定其良恶性。组织细胞中溶酶体活性丰富,当细胞发生自噬,溶酶体内碱性磷酸酶和非特异性酯酶发挥其作用。但由于吞噬现象增加，溶酶体消耗，活性逐渐下降，因此导致有报道 HS 中不表达 CD68。溶酶体在其他血液学肿瘤中多表现为弥漫阳性，在 HS 多表现为颗粒状阳性染色于高尔基体区。如诊断缺乏足够的免疫标记证据时，T 细胞受体基因及 Ig 基因分子遗传学检测可发现，肿瘤表现出克隆免疫球蛋白重链基因重排和克隆细胞遗传学异常，包括 t(14，18)。荧光原位杂交分析可发现 IgH/Bcl-2 融合基因。基因分析等分子遗传学技术可协助诊断。

（三）治疗与预后

HS 是一类侵袭性较强的肿瘤，绝大多数病人在就诊时处于临床进展期，治疗的反应性差，大多在 2 年内死亡，早期诊治至关重要。HS 疗效与多种因素有关，肿瘤部位、大小和分期是其重要因素。目前，根据病人病情局灶手术切除及放、化疗是目前 HS 较为常见治疗方式。对于肿瘤局限，手术耐受性好的病人，手术仍然是首选治疗策略；放疗能有效控制病情，目前其剂量及周期无明确标准；化疗多沿用淋巴瘤方案，尚缺乏大规模疗效观察及统一治疗标准。探讨细胞免疫治疗新技术发展及如何提高术前 HS 诊断率仍是未来 HS 研究的方向。

参 考 文 献

Dalia S，Shao H，Sagatys E，et al. 2014. Endritic cell and histiocytic neoplasms：biology，diagnosis，and treatment. Cancer Control，21（4）：290-300.

Guan ZY，Feng YF，Hou YY. 2012. Primary signet-ring cell-like histiocytic sarcoma arising in stomach：report of a case. Chin J Path，41（11）：772-773.

Takahashi E，Nakamura S. 2013. Histiocytic sarcoma：an updated literature review based on the 2008 WHO classification. J Clin Exp Hematop，53（1）：1-8.

Yamamoto S，Tsukamoto T，Kanazawa A，et al. 2013. Laparoscopic splenectomy for histiocytic sarcoma of the spleen. World J Gastrointest Surg，5（4）：129-134.

（四）病例解析

病例：男，82 岁。受凉后反复咳嗽半年。

胸部 CT：双肺门、纵隔及左腋下见多发大小不等结节状软组织影，大部分边界尚清晰，小部分边界欠清，呈融合状改变，增强扫描呈轻中度较均匀性强化；右侧胸膜下见数枚小结节状密度增高影（图 2-3-1）。

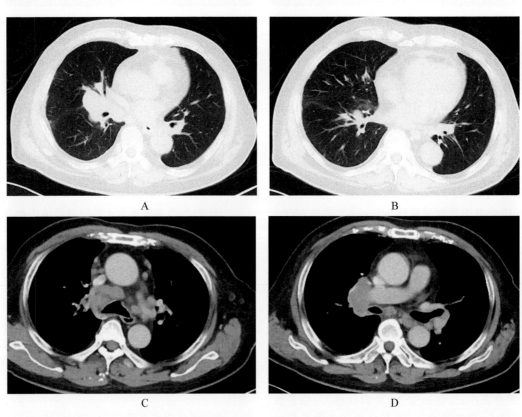

图 2-3-1　胸部 CT

【诊断】　组织细胞肉瘤。

【分析】　病人纵隔镜活检明确病理。组织细胞肉瘤（HS）起源于巨噬细胞及其辅助细胞，定义为一种形态和免疫表型均与成熟组织细胞相似的组织细胞恶性增生，表达 1 种或 1 种以上组织细胞标志，但不表达树突状细胞标志，并且不伴有急性单核细胞白血病。目前对 HS 的诊断

主要是依据其临床表现、细胞形态学、免疫表形特征、流式细胞仪检测及分子遗传特征等，其诊断标准：①肿瘤细胞形态学表现为胞质丰富，核分裂现象显著，可伴有噬血现象。②至少表达 CD68、CD163 及溶菌酶当中 1 种或 1 种以上组织细胞标志，同时可有 CD13、CD14、CD11c 和 Mac387 等免疫功能应答，可表达 LCA、CD45RO、HLA-

DP、CD4、CD43 等淋巴细胞标志物，S-100 弱阳性或局灶阳性，且不表达树突状细胞标志物（CD1a、CD21、CD35）、髓系标志物、CD30 及 Birbeck 颗粒。③对 B 细胞和 T 细胞无特异性标志反映。④无克隆性受体蛋白和 T 细胞受体基因。

鉴别诊断如下。①大细胞性淋巴瘤：包括 DLBCL 和 ALCL，在形态学上有时与 HS 区分困难，后两者 B 与 T 淋巴细胞标记阳性，而 CD68 阴性。②指状突树突状细胞肉瘤（IDCS）：HS 有时可以表达 S-100 蛋白，但 S-100 阳性弱或灶状，瘤细胞以圆形为主，梭形者少见，IDCS 中 S-100 多数阳性，瘤细胞以梭形为主，如用电镜观察细胞表面有

指状突。③滤泡树突状细胞肉瘤（FDCS）：FDCS CD21、CD23、CD35 阳性，而 CD68 阴性。④窦组织细胞增生伴巨大淋巴结病（RDD）：两者 CD68、S-100 蛋白均可阳性，但 RDD 为淋巴窦组织细胞质内吞噬淋巴细胞为特征，核分裂象罕见，且没有周围组织的浸润和脉管的累及。⑤粒细胞肉瘤：两者可出现相似的组织学及细胞学形态，免疫组化染色都可表达 CD68、Lysozyme、CD45、CD43，但粒细胞肉瘤 MPO 阳性。粒细胞肉瘤和 HS 均可表达 CD68 的一种抗体 KP-1，但前者不表达 CD68 的另一种抗体 PG-M1。

（山东大学齐鲁医院青岛分院放射科　管　帅　提供）

第四节　Rosai-Dorfman 病

Rosai-Dorfman 病（Rosai-Dorfman disease，RDD）也称窦组织细胞增生伴巨大淋巴结病（sinus histiocytosis with massive lymph adenopathy，SHML），最先由 Rosai 和 Dorfman 于 1969 年报道，是一种原因不明的少见的良性组织细胞和（或）吞噬细胞增生性疾病，其特征是窦组织细胞增生伴淋巴结肿大及在组织细胞的胞质内吞噬有完整的淋巴细胞现象。

（一）临床表现

本病在欧美国家多见，好发于 10～20 岁的儿童和青少年，老年人少见。根据病变累及范围，RDD 病分 3

种亚型：淋巴结型、结外型和混合型（同时累及淋巴结和结外器官），其中以淋巴结型最多见，其次为混合型（占 25%～43%），结外型仅占 5%。该病典型的表现为双侧颈部无痛性巨淋巴结肿大（图 2-4-1），可伴有发热、白细胞增多、红细胞沉降率加快及高丙种球蛋白血症，少数也可累及身体浅表及其他淋巴结（腋下、腹股沟、纵隔和肠系膜等），可伴或不伴有颈部淋巴结病变，病人大多数全身情况良好。该病所有的系统及器官均可受累，皮肤是最常见的结外累及部位，肺、脾及骨髓一般不受此病累及。

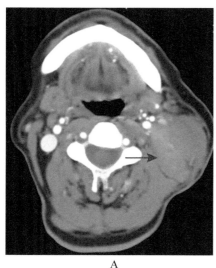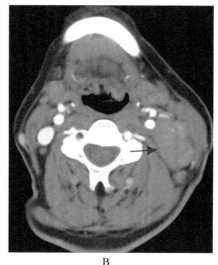

图 2-4-1　男，70 岁。（左颈部）巨大淋巴结，HE 结合免疫组化符合 Rosai-Dorfman 病。免疫组化：LCA（+）、CD21（-）、EMA（-）、CD3（散在+）、CD30（-）、CD15（-）、S-100（-）、CD1a（-）、CD20（散在+）、CD79a（散在+）、CD45RO（+）、CD38（+）、CD68（弥漫+）

（湘潭市中心医院放射科　欧阳欣　提供）

（二）病因及发病机制

RDD 的病因及发病机制尚未明确，但与病毒感染（EB 病毒和人疱疹病毒）及免疫调节紊乱有关。有报道认为组织细胞的增生是多克隆性的，证实该病是一种反应性增生性疾病，而不是肿瘤性疾病。原位杂交研究表明，RDD 中的组织细胞表达 c-fms，推测可能与巨噬细胞集落刺激因

子（M-CSF）刺激单核巨噬细胞系统产生免疫抑制状态相关。RDD 也与其他因素有关，包括血液内存在自身免疫抗体、肾小球肾炎、湿疹、血小板减少伴免疫缺陷综合征和真性红细胞增多症等。

（三）病理

RDD 的诊断依赖于淋巴结或其他受累部位病理学检

查。病理组织学特点主要有:淋巴窦明显扩张,淋巴结结构部分或完全破坏。淋巴窦内充盈淋巴细胞、浆细胞、特别是大量组织细胞,后者有空泡状大型核,胞质丰富透明,含有大量中性脂质。很多组织细胞胞质内可见大量完整的淋巴细胞,称为伸入或吞噬淋巴细胞(emperipolesis)现象,具有重要的诊断意义。窦间组织中可见不等量,有时甚至大量的成熟浆细胞,部分含有 Russell 小体。RDD 细胞与富于成熟浆细胞和淋巴细胞的间质形成淡染区和深染区相间的特点。常见被膜及被膜周围炎症和纤维化。少数病例在扩张的淋巴窦内可见微脓肿或灶性坏死。淋巴结外的病理改变与淋巴结内的病理改变基本相同,所不同的是纤维化更明显。电镜下窦内组织细胞具有很多伪足,常无病毒颗粒或其他感染的证据,电镜下看不到 Birbeck 颗粒。

免疫表型具有特征性,即 S-100 阳性,组织细胞标记 CD68 和 CD163 也可以阳性。CD163 分子是Ⅰ型跨膜蛋白,也被称为 M130 抗原,是血红蛋白清道夫受体,各型组织细胞和单核细胞均阳性。CD163 免疫表达优于 CD68,前者组织细胞胞体显示更清楚,呈弥漫性胞质和胞膜阳性,而后者呈颗粒状胞质阳性。CD163 和 CD68 阳性提示此细胞来源于循环中功能活化的单核巨噬细胞系统,而 CD1a、CD21 和 CD35 阴性,表明不具有树突状细胞特征。背景中存在的浆细胞呈多克隆性,淋巴细胞则为 T、B 两种细胞混合存在。

(四)治疗

RDD 多数为自限性,可在数月至数年内自行消退,少数病例病程持久。对于出现特殊临床症状的病人,如淋巴瘤样进程、自身免疫障碍和威胁生命的症状,可采取进一步治疗,治疗方式包括手术切除、化疗、放疗、干扰素和激素等。在目前尚无有效的治疗方法前提下,无论是结内或结外 RDD 对单发的病例多主张手术切除,既能够明确诊断,又是治疗的首选方案。极少数病人由于全身免疫功能低下、出现重要脏器(肺、肝、肾等)的累及或因并发症而死亡,病死率为 7%～10%。

参 考 文 献

Lobbes MB,Kooi ME,Lutgens E,et al. 2010. Myeloperoxidase and pregnancy associated plasma protein a as biomarkers for cardiovascular disease:towards a multi-biomarker approach. Int J Vasc Med,20(10):726-727.

Papageorgioll N,Tousoulis D,Siasos G,et al. 2010. Is fibrinogen a marker of inflammation in coronary artery disease. Hellenic J Cardiol,51(1):1-9.

Rosai J,Dorfman RF. 1969. Sinus histiocytosis with massive lymphadenopathy:a newly recognized benign clinicopathological entity. Arch Pathol,87(1):63-70.

Shi Y,Wu Y. Bian C,et al. 2010. Predictive value of plasma fibrinogen levels in patients admitted for acute coronary syndrome. Tex Hcart Inst J,37(2):178-183.

(五)病例解析

病例:女,48 岁。咳嗽 2 年,右胸痛 2 月。近 7 年来工作环境有重金属、石棉、粉尘等接触史。

胸部 CT:右侧斜裂下不规则肿块影,密度均匀,边缘清楚,呈波浪状,邻近胸膜增厚,前肋胸膜结节影,密度均匀,边缘清楚,未见胸腔积液(图 2-4-2)。

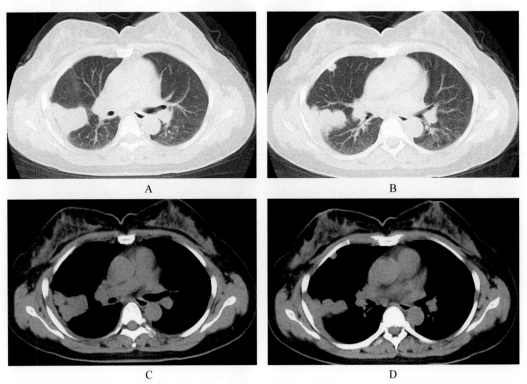

图 2-4-2　胸部 CT

【诊断】　Rosai-Dorfman 病。

【诊断依据】　病人穿刺病理示慢性炎症,细胞成分主要有组织细胞、泡沫样细胞、梭形细胞。组织细胞胞质内可见吞噬的淋巴细胞和中性粒细胞。梭形细胞体积较大,胞质较丰富,核椭圆或杆状,深染,周边可见大量的淋巴细胞及少量的中性粒细胞等炎细胞。免疫组化:S-100(＋),CD68(＋),CD1a(－),CK(－)。病理诊断:右肺 Rosai-Dorfman 病。

【分析】　RDD 除了发生于淋巴结,尚可累及淋巴结外的器官,甚至单独发生于淋巴结外而不伴有淋巴结增大,故相比窦组织细胞增生伴巨大淋巴结病(SHML)而言,称为 RDD 较为恰当。结外 RDD 可累及皮肤、骨骼、鼻窦及鼻旁窦、眼眶、肺和肾脏。肺部受累罕见,仅占结外组织病变病人的 2%～3%。RDD 的临床表现通常为多灶性,原发于结外的孤立性病变极其罕见,当结外病变与巨淋巴结肿大同时出现时识别较易,然而有些病例其结外表现非常突出,甚至是唯一表现时,常给诊断造成困难。结外原发性 RDD 常表现为结节样或息肉状肿块,根据其发生部位的不同在临床常引起阻塞或占位症状。本例病人仅有咳嗽、胸痛等呼吸系统症状,无淋巴结肿大,无意中发现肺部肿块,极易漏诊。结外 RDD 是一种良性自限性疾病,在不同的器官和组织有不同的临床表现,多不伴系统累及,预后大多良好。部分病例可以自行消退,不消退者应行手术切除,必要时可辅以放化疗和激素治疗。个别病例可侵袭进展,死亡率高。

(武警浙江省总队嘉兴医院　孟　威　提供)

第3章

气管支气管疾病

第一节　气管支气管巨大症

气管支气管巨大症（tracheobronchomegaly，TBM）又称 Mounier-Kuhn 综合征，是以气管和主支气管显著扩张伴反复感染为主要特征的疾病，常伴有气管憩室（图 3-1-1），较少见。1897 年 Czyhlarz 首先在尸检中发现，直至 1932 年 Mounier-Kuhn 结合内镜及影像学才真正描述该病。

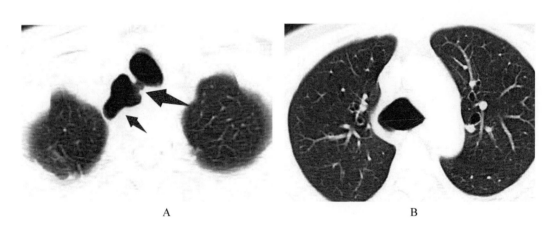

图 3-1-1　气管支气管巨大症（长箭）伴右侧憩室（短箭），气管直径＞3.0cm

（一）发病机制

TBM 发病机制不明，多数学者认为 TBM 属于先天性疾病，可能是一种常染色体隐性遗传病，尸检也发现 TBM 病人存在先天性气管、支气管平滑肌组织的缺如，但至今家族性病例的报道极少，尚无定论。此外，本病在成人可合并先天性结缔组织发育不全综合征（Ehlers-Danlos 综合征），在儿童可合并皮肤松弛症及其他结缔组织疾病，故有学者认为本病是一种结缔组织的先天缺陷性疾病，不支持之处是它多在成年发病，并且缺乏进一步的证据证实 TBM 与这些疾病有关联。另一种观点认为该病属于获得性疾病，系成人肺间质纤维化、早产儿机械通气的并发症。还有报道称本病与 Kenny-Caffey 综合征、马方综合征、运动失调性毛细血管扩张症、管状骨管腔狭窄症及轻链沉积症等有关。

（二）组织学特点

TBM 组织学改变为气管、主支气管的弹性纤维及平滑肌组织萎缩或发育不良，主要累及气管至第 4 级支气管，而周围支气管管径正常。扩张的管壁从相邻软骨环之间向外突出，可形成多发憩室。根据其组织学特点，可将 TBM 分成 3 型：第 1 型，气管、主支气管轻微的对称性扩张；第 2 型，气管、主支气管偏心性扩张与憩室形成；第 3 型，憩室及囊状扩张向远端支气管延伸。由于扩张的气管壁菲薄、无力，使咳嗽效率低下，阻碍纤毛清除黏液；而憩室形成能潴留大量分泌物，使远端支气管分泌物排出困难和气流陷闭加剧，导致肺部感染反复发作并形成支气管扩张、显著的肺气肿或肺大疱甚至肺纤维化。

（三）临床表现

TBM 好发于 30～40 岁病人，发病率为 0.5%～1.5%，男性居多。TBM 无特异性临床表现，常以继发性咳嗽咳痰、细支气管扩张及下呼吸道感染为主要表现。TBM 临床表现轻重不一，轻者肺功能良好，几乎无症状，重者可致呼吸衰竭、死亡。部分 TBM 病例因完全无临床症状而难以发现，偶于 X 线或 CT 检查时确诊。肺功能检查多提示阻塞性通气功能障碍、过度充气及残气量增高，

肺实质受累时可呈现弥散功能下降。在疾病后期出现肺纤维化时可出现限制性通气功能障碍。纤维支气管镜下

可见气管软骨环的左右直径变大,前后直径相对变小,管腔扁平,呼气相时较吸气相时气管压缩明显(图 3-1-2)。

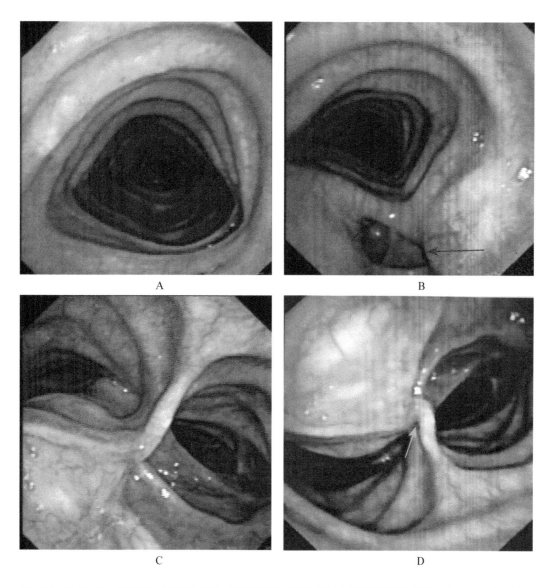

图 3-1-2 男,50 岁。反复咳嗽、气喘 30 余年。气管镜检查示气管、各级支气管管腔显著扩张,声门下 3cm 右后侧可见囊袋状憩室(红箭),软骨环左右直径明显变大,管腔扁平,呼气时气管、主支气管管腔较吸气时明显压缩,隆突塌陷,呈折叠现象(绿箭)

(四)影像学表现

TBM 影像学表现主要有:气管和(或)主支气管明显扩张增粗;扩张的气管或支气管与相邻正常的支气管分界截然;气管支气管壁软化、变形及憩室形成;反复发作的肺部感染。呼气期末 CT 扫描有时可显示气管主支气管完全萎陷。胸部 CT 除了能观察气管支气管扩张、憩室形成及肺部感染以外,还能准确定量测量扩张的气管支气管管径大小,是目前诊断气管支气管巨大症的重要依据和手段。参照 Menon 等制定的标准,女性病人气管的横径及矢状径分别超过 21mm 和 23mm,左、右主支气管的直径分别超过 17.4mm 和 19.8mm,需考虑此病;而男性病人气管的横径及矢状径分别超过 25mm 和 27mm,左、右主支气管的直径分别超过 18.4mm 和 21.1mm,需考虑此

病。HRCT 有助于 TBM 合并的外周支气管扩张的显示,此外尚可显示肺实质支气管薄壁的弥散扩张。气管主支气管增宽,黏膜向软骨环外呈袋状突出,支气管柱状扩张和囊状扩张混合存在,以及支气管树对称性受累等表现,可提示 TBM 的诊断。

(五)鉴别诊断

TBM 需要与其他原因导致的气管扩张相鉴别。①获得性气管巨大症:主要见于弥漫性肺纤维化病人中,由于两侧肺的纤维化而增加的肺的弹性回缩压,长期作用到气管两侧壁上呈相反的牵引力,导致气管扩大。此外,长期的气管内插管,可引起获得性气管软化,虽然多引起气管局限性狭窄,但偶尔也可引起局限性甚至弥漫性气管扩大。获得性气管巨大症之气管扩大常随肺纤维化的进展

而加重,且无主支气管扩大,可与本病区别。②气管黏膜疝样突出症:是一种原因不明的以气管黏膜局限性扩张为特点的疾病,最常累及气管黏膜右后壁;其扩张程度随气管压力改变而改变,主要发生于气管颈段及胸段,并可见气管旁薄壁小囊肿,有或无液平。③Williams-Campbell综合征:是一种罕见的先天性软骨缺乏引起的囊性支气管扩张,常累及第4~6级支气管,而气管及主支气管管径正常。

(六)治疗

治疗主要是防止呼吸道的反复感染,关键在于呼吸道保持引流通畅和有效的抗菌药物治疗。对于有呼吸衰竭的病人可考虑给予呼吸机间歇性正压通气治疗。"Y"形气道支架和气管支气管成形术可以改善病人的呼吸困难,保持气道通畅。由于本病病变的广泛性,肺切除术、肺移植等外科手术的介入并不适合大多数病人。

参 考 文 献

Dutau H,Maldonado F,Breen DP,et al. 2011. Endoscopic successful management of tracheobronchomalacia with laser:apropos of a Mounier-Kuhn syndrome. Eur J Cardio thorac Surg,39:186-188.

Katz I,Levine M,Herman P. 1962. Tracheobronchiomegaly. The Mounier-Kuhn syndrome. Am J Roentgenol Radium Ther Nucl Med,88:1084-1094.

Menon B,Aggarwal B,Iqbal A. 2008. Mounier-Kuhn syndrome:report of 8 cases of tracheobronchomegaly with associated complications. South Med J,101(1):83-87.

Odell DD,Shah A,Gangadharan SP,et al. 2011. Airway stenting and tracheobronchoplasty improve respiratory symptoms in Mounier-Kuhn syndrome. Chest,140(4):867-873.

Payandeh J,McGillivray B,McCauley G,et al. 2015. A Clinical Classification Scheme for Tracheobronchomegaly(Mounier-Kuhn Syndrome). Lung,193(5):815-822.

(七)病例解析

病例:男,75岁。活动后憋闷2年,咳嗽9月,加重1月。病人2年前爬坡活动后出现憋闷,平地行走无不适。9月前无明显诱因出现咳嗽,呈阵发性干咳,日间明显。1月前咳嗽症状加重,干咳,无昼夜差异,伴憋闷,平地行走即有胸闷、气短。查体:左肺底可闻及少许湿啰音。

胸部CT:气管、支气管扩张,双肺多发支气管扩张,双下肺纤维条索影(图3-1-3)。

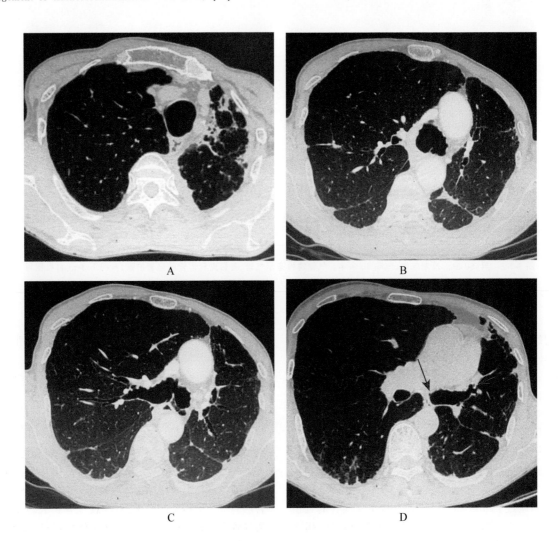

A

B

C

D

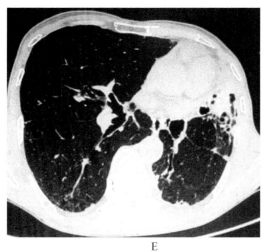
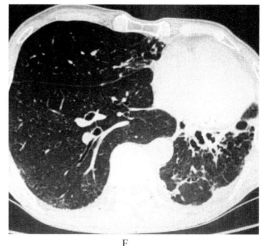

E

F

图 3-1-3　胸部 CT

【诊断】　气管支气管巨大症。

【诊断依据】　老年男性,憋闷、咳嗽,气管、主支气管、叶支气管增宽,气管及大支气管部分管壁呈波浪状,朝腔内不规则皱褶,周围可见多发憩室(图 3-1-3 红箭),双肺可见印戒征、轨道征,左肺支气管扩张并感染,双下肺可见点状密度影和纤维条索影,支持气管支气管巨大症诊断。

【分析】　终末支气管直径突然变为正常为本病的特征性表现。其主要病理生理基础是呼吸道气流动力学异常改变、气管软骨环间较多肌肉黏膜组织显著凸出及分泌物积聚导致慢性肺部化脓性感染、细支气管扩张、肺气肿、肺纤维化。对于反复发生的以支气管肺部感染、咯血为主要症状的病人,除考虑支气管炎、肺炎、支气管扩张症等常见病外,应警惕本病可能;而早期诊断并预防和及时控制反复发生的支气管肺部感染,对最大程度的阻止肺功能下降、改善预后至关重要。

(青州市人民医院呼吸科　刘洪玲　提供)

第二节　气管支气管软化症

气管支气管软化症(tracheobronchomalacia,TBM)是由于各种原因造成的呼吸道管腔纵行弹性纤维发育不全或萎缩、气管支气管软骨发育异常,造成管壁硬度降低,气道变软且易塌陷的疾病。根据软化部位不同,如果软化部位发生在气管,称为气管软化(tracheomalacia,TM);若气管、主支气管均累及,则称为气管支气管软化;若仅累及主支气管,气管未发生病变,称为支气管软化(bronchomalacia),相对而言非常罕见。在很多文献中 TM、TBM 术语可转化使用。气管支气管软化分类多种多样:①可根据软化的部位不同,分为气管软化、气管支气管软化、支气管软化;②可根据病变范围分为弥漫型、局灶型;③可根据病因分为先天性气管软化、继发性气管软化;④可根据内镜下气管塌陷程度分为轻度(气管直径内陷≥1/3)、中度(1/3＜直径内陷≤1/2)、接近闭合(1/2＜直径内陷≤4/5)、重度(看不到圆形管腔);⑤可根据吸气及呼气时气管图像形态学进行分类等。

先天性气管支气管软化由软骨发育不成熟或软骨缺乏造成,可以在健康人群中偶然发现,但更多见于早产儿。先天性气管软化可能与造成气管软骨基质形成异常的疾病相关,这些疾病包括多发软骨炎、软骨软化症,其造成胶原纤维成熟障碍及气管支气管结缔组织软弱。另外,有研究表明,先天性气管支气管软化与黏多糖贮积病及其他很多遗传综合征相关。目前发现与先天性气管支气管软化症联系最为密切的为气管食管瘘和食管闭锁,推测先天性气管支气管软化症可能是在前肠分化为气管和食管过程中出现异常,但病变尚未严重到引起气管食管瘘、食管闭锁,而只造成气管管壁的软化。继发性气管支气管软化症是各种原因导致正常气管软骨退化。通常多见于长期气管插管、感染、长期外在的呼吸道压迫(如血管结构、心脏及骨骼异常、肿瘤/囊肿)和慢性炎症。

气管支气管软化症的临床表现无特异性,最常见的症状为咳嗽、喘息、呼吸困难、反复下呼吸道感染、运动不耐受,与哮喘、慢性支气管炎等其他肺部疾病难以鉴别。咳嗽特点为犬吠样干咳,可能是呼气时气道坍塌及气道前后壁摩擦震动作用的结果。喘息的特点为呼气相的、低调的、单音的,与哮喘喘息特点不同。若气管软化涉及胸廓外气管,吸气性喘鸣也可被闻及。另外,用力呼吸、呼吸窘迫综合征、发绀、自发性颈过伸、屏气发作、反射性呼吸暂停呼吸停止、心动过缓、心动过速、心搏停止、发育停滞、麻醉时出现气道梗阻相继被报道。

目前诊断气管支气管软化症的方法包括呼吸道内镜(硬性支气管镜、纤维支气管镜)、影像学检查(X 线、支气管造影、CT、MRI)等。纤维支气管镜检查是诊断气管支气管软化的金标准,表现为气管膜部增宽、皱襞,用力呼气时明显塌陷,支气管狭窄达 50% 以上。多层螺旋 CT 及气道重建技术能较真实地反映气道情况,目前已应用于成人气管软化的诊断。

气管支气管软化症的治疗缺乏统一制定标准,治疗方案大多根据病人的年龄、软化严重程度及分布情况、症状严重程度及是否存在外在气道压迫决定。内科保守治疗方法侧重于加强体质、预防及对症治疗,包括肺部理疗、吸氧治疗、呼吸道感染治疗、适当补充维生素 D 及多种维生素及矿物质等。对于严重气管软化保守治疗无效的病人,可选择持续气道正压通气(CPAP)、气道内支架置入、外科治疗等。

参考文献

Doull IJ, Connett GJ, Warner JO. 1996. Bronchoscopic appearances of congenital lobar emphysema. Pediatr Pulmonol, 21(3):195-197.

Ernst A, Rafeq S, Boiselle P, et al. 2009. Relapsing polychondritis and airway involvement. Chest, 135(4):1024-1030.

Newman B, Cho Y. 2010. Left pulmonary artery sling anatomy and imaging. Semin Ultrasound CT MR, 31(2):158-170.

Sanchez MO, Greer MC, Masters IB, et al. 2012. A comparison of fluoroscopic airway screening with flexible bronchoscopy for diagnosing tracheomalacia. Pediatr Pulmonol, 47(1):63-67.

病例解析

病例:男,85 岁。反复咳嗽、咳痰、气促 30 年,加重 4 天。既往有慢性阻塞性肺疾病、冠心病、心房颤动、心功能不全、高血压病史。查体:呼吸急促,口唇发绀,桶状胸,两肺呼吸音粗,两下肺可及湿啰音,两肺可闻及哮鸣音。辅助检查:吸氧时血气示 pH 7.33,$PaCO_2$ 9.1kPa,PaO_2 12.8kPa,BNP 915pg/ml。

胸部 CT:慢性支气管炎、肺气肿表现。呼气相气管塌陷明显(图 3-2-1A～D),吸气相塌陷不明显(图 3-2-1E～H)。

【诊断】 气管支气管软化症。

【分析】 气管支气管软化症是因各种原因如胸腔、纵隔肿物压迫使气管软骨供血不足或局部缺血,引起软骨环变细、变薄,弹性减弱,晚期可造成软骨环吸收消失,呈膜性组织而至气管塌陷,导致呼气相气道管腔狭窄,合并或不合并气道的动态过度塌陷。成人气管支气管软化症可分为先天性和获得性 2 种,先天性气管支气管软化症常发生于多软骨炎、先天性巨气管或 Mounier-Kuhn 综合征;获得性气管支气管软化症可表现为局灶性或弥漫性病变,多是在其他疾病的发展过程中形成,常继发于长期气管插管、气管造口、脉管性疾病、慢性阻塞性肺疾病(COPD)等。有报道 COPD 病人接受纤支镜检查发现高达 23% 存在不同程度的气管支气管软化症情况。气管支气管软化症与 COPD 均可表现为咳嗽、咳痰、喘息、气急、呼吸困难及呼气相哮鸣音,COPD 病人喘息、气急使用支气管舒张药后能得到很好的缓解,氧疗能明显缓解呼吸困难;气管支气管软化症病人喘息、气急、呼吸困难多为突发且使用支气管舒张药多无效并可能加重呼吸困难而导致呼吸衰竭。COPD 常因肺部感染而加重,气管支气管软化症可导致反复的肺部感染。气管支气管软化症在动态呼气相 CT 主要表现为支气管壁的塌陷;支气管软化症及 COPD 行肺功能检查均可表现为流量-容积环呼气时流量受到限制,FEV_1、FVC、最大通气流速显著降低,肺功能检查能帮助诊断但不能明确气管支气管软化症,但却是诊断 COPD 的金标准;COPD 疾病病人多不需行纤维支气管镜检查,而纤维支气管镜检查却是诊断支气管软化症的金标准,主

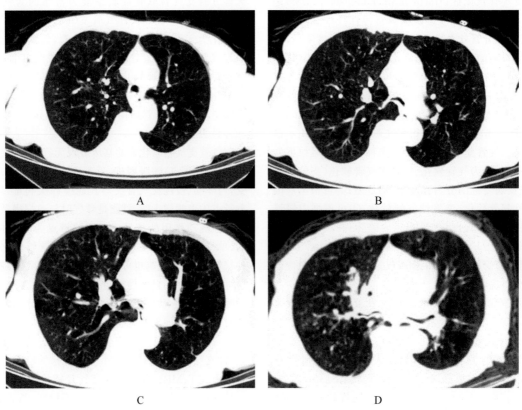

A

B

C

D

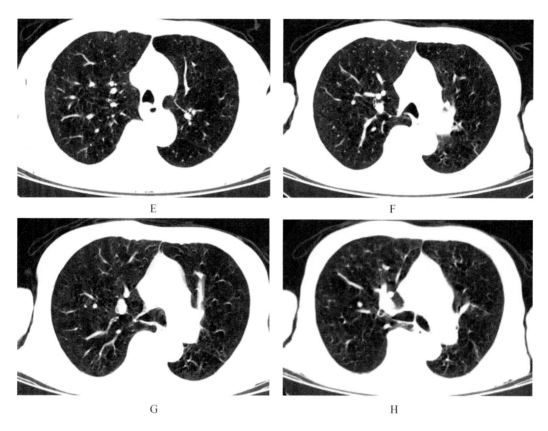

图 3-2-1　胸部 CT

要表现为气管膜部增宽、皱襞,用力呼气时明显塌陷,甚至气道膜部与软骨环紧贴导致支气管管腔完全闭塞。由于气管支气管软化症临床表现缺乏特异性,因此对于存在发病危险因素的病人出现类似哮喘或慢性支气管炎的症状时,应考虑气管支气管软化症的诊断,通过配对吸气相/呼气相 CT 及动态支气管镜检查可确定诊断,并有助于确定病变的严重程度和范围,对于病变严重的病人,选择气道支架置入和(或)外科气管成形术是相对合理的治疗手段,能有效改善症状,增强肺功能,提升病人生活质量和活动能力。

（上海市奉贤区中心医院呼吸科　罗志兵　提供）

第三节　骨化性气管支气管病

骨化性气管支气管病(traeheobrochopathia osteo-chondroplastica,TO)是一种病因不明,以大气道黏膜下多发性骨质或软骨组织结节样增生,并突向管腔,引起管腔狭窄的良性气道病变。1855 年 RoRitanky 首次在尸检中发现该病,1857 年 Wilks 首次对本病做了组织学描述。1964 年 Secrest 等正式定义为 TO 并得到广泛认可。

(一)发病机制

TO 的发病原因尚不清楚,可能与骨形成蛋白-2(BMP-2)异常、各种理化因素的刺激、生活环境、慢性感染、代谢异常和先天性因素等有关。气管黏膜层中含有较多弹性纤维的固有层结缔组织及黏膜下层的原始未分化结缔组织在上述一种或多种原因的作用下,逐渐化生并形成软骨细胞,钙盐沉着,继而形成骨化,导致局部骨性结节。同时在结节的形成过程中,骨形成蛋白也可能参与其中并起重要作用,与转化生长因子 β_1 协同促进黏膜下结节的生长。多灶性软骨或骨化生使气管壁僵硬、失去弹性,气管腔存在不同程度狭窄或堵塞,进一步可导致感染。也有学者认为 TO 是气管软骨膜长期受刺激的结果,而不是黏膜下结缔组织化生来的。

(二)临床表现

本病男女患病率无明显差异,临床表现不典型,临床症状轻重与病变范围、管腔阻塞程度等有关。黏膜下结节样增生病灶使气道解剖结构发生改变,气管黏膜上皮的鳞状化生损伤了气道的廓清功能,因此 TO 病人反复或持续性存在呼吸道症状。病程一般较长且发展缓慢,慢性咳嗽最为常见,其他症状包括咳痰、咯血、气促、喘鸣、声嘶等,少数病人可无明显临床症状,若病变累及支气管开口,可反复发生肺不张或阻塞性肺炎。胸部 CT、支气管镜检查及支气管镜下黏膜活检是确诊 TO 的主要手段。

(三)影像学和纤支镜下表现

TO 典型的胸部 CT 影像学表现为气管及支气管不规则增厚,点状钙化(图 3-3-1),前、侧壁散发或多发小结节突向管腔,严重者气管壁弥漫增厚,结节融合并导致管腔狭窄,病变主要发生在气管的前、侧壁,后壁一般不累及,如果受累及,则要考虑其他疾病可能,如淀粉样变、支气管肉瘤病、乳头状瘤病等。但也有文献报道后壁也可累及,主要发生在较严重的病例。

支气管镜下可见气管及支气管的前壁和侧壁有多发大小不等、分布不均的质地较硬的黄白色结节突向管腔,无蒂,可散发或融合成片,很少累及声门、声门以上组织及段支气管以下的气道,较大的融合结节突向管腔,呈溶洞样改变,导致管腔变窄或不规则,气道黏膜可正常、充血、灰白、小血管显露或呈粉红色钟乳石样改变(图3-3-2)。典型病理检查可见黏膜下软骨和骨组织结节状增生,大量淋巴细胞、组织细胞等炎症细胞浸润。有时仅见软骨,可误诊为气管壁的固有软骨。部分病人可伴支气管黏膜上皮鳞状化生及不典型增生,少数骨化区域可见造血骨髓。由于结节质地坚硬,TO病理取材较为困难,故黏膜活检提示鳞状上皮化生及不典型增生对该病的诊断具有重要的临床意义。

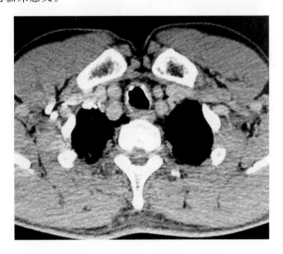

图3-3-1　气管前侧壁可见环形钙化,呈结节样突向管腔,膜部不受累

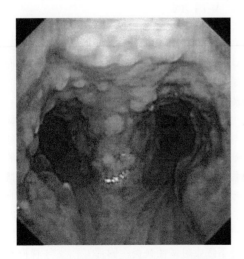

图3-3-2　气管前侧壁除后壁(膜部)外弥漫性分布形态、大小不等结节,部分融合成片,突向管腔,管腔狭窄

(四)鉴别诊断

TO需与气管支气管的淀粉样变、结核和复发性多软骨炎等疾病相鉴别:①气管支气管淀粉样变(TBA),可累及气管和主支气管壁后方膜部,气管镜下可见气管管壁多个光滑无蒂结节融合形成的铺路石征,病理组织学检查是确诊的标准,表现为气管支气管黏膜下层淀粉样物质沉积,TO气管后壁膜部未累及可与之鉴别;②气管支气管结核,多伴有结核中毒症状,气管镜下一般可见干酪性黄白色坏死组织,散在或融合成片,可行细胞学、组织病理学和细菌学检查明确;③复发性多软骨炎(RP),是一种少见的累及全身多系统的疾病,表现为多部位软骨和结缔组织反复炎症。CT一般表现为声门下气管壁软骨部增厚伴轻度狭窄,后壁膜部同样未受累,RP管壁平滑增厚,而TO以结节性增厚为特征;RP钙化灶较局限,与TO的广泛结节状钙化影有较明显区别。

(五)治疗

TO尚无特效治疗方法,主要是对有症状病人进行支持、对症治疗。大部分病人没有症状,而且疾病的进展比较缓慢。对有症状病人,给予抗感染、解痉等对症处理。还可根据不同情况采用支气管镜下治疗,如激光、微波、冷冻等,对有明显气道狭窄者可通过气道支架置入改善通气功能。另外,有文献报道使用丙酸倍氯米松和布地奈德干粉剂吸入治疗,对本病的临床症状有良好的改善作用,能有效地控制病情。

参 考 文 献

Jabbardar jani HR,Radpey B,Kharabian S,et al. 2008. Tracheobronchopathia osteochondroplastica: presentation of ten cases and review of the literature. Lung,186:293-297.

Nichuis DM,Prakash UB,Edell ES. 1990. Tracheobronchopathia osteochondroplastica. Ann Otol Rhinol Laryngol,99 (9):689-694.

Simsek PO,Ozcelik U,Demirkazik F,et al. 2006. Tracheobronchopathia Osteochondroplastica in a 9-year-old girl. Pediatr Pulmonol,41:95-97.

Tajima K,Yamakawa M,Katagiri T,et al. 1997. Immunohistochemicaldetection of bone morphogenetic protein-2 and transforming growthfactor beta-1 in tracheopathia osteochondroplastica. Virchows Arch,431:359-363.

(六)病例解析

病例:男,38岁。咳嗽伴发热10天。病人10天前无明显诱因出现咳嗽,阵发性干咳为主,有少量白黏痰,偶有黄脓痰,不易咳出,无痰中带血,感胸闷、气喘,剧烈咳嗽及活动后症状加重。发热,具体温度不详。给予三代头孢联合莫西沙星抗感染治疗后,症状无明显缓解。

胸部CT:右肺点状、斑片状密度增高影,气管管壁钙化(图3-3-3)。

【诊断】　骨化性气管支气管病并肺结核。

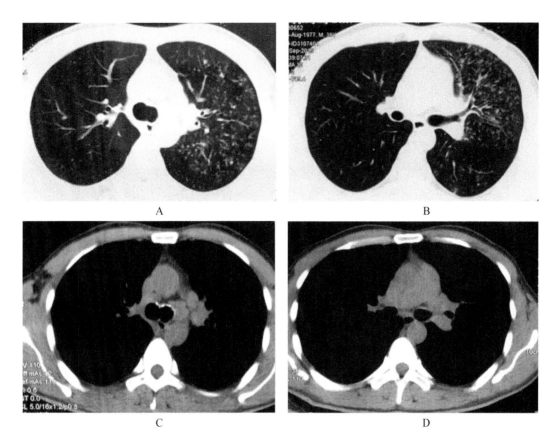

图 3-3-3　胸部 CT

【诊断依据】　病人主支气管可见钙化,气管膜部未受累,不符合淀粉样变;气管膜部、声门及声门以上、段支气管及亚段支气管均正常,为骨化性气管支气管病典型表现。病人右肺见树芽征,上叶明显,考虑肺结核诊断。入院后查结核分枝杆菌感染 T 细胞斑点试验(T-SPOT. TB)阳性,痰涂片找抗酸杆菌阳性(+++),肺结核诊断明确。给予异烟肼、利福平、乙胺丁醇及吡嗪酰胺抗结核治疗。支气管镜检查:气管内壁凹凸不平,可见弥漫性分布的结节状突起,部分融合,呈钟乳石样改变,结节

质地坚硬(图 3-3-4A),主气道管腔狭窄,左主支气管表面可见大片黄白色坏死物质附着(图 3-3-4B),在气管中段和左主支气管下段行活检,气管中段活检病理示支气管黏膜慢性炎症,软骨组织增生及骨化(图 3-3-4C);左主支气管下段活检病理示凝固性坏死,抗酸染色阳性。灌洗液涂片找抗酸杆菌阳性(+++),确诊为骨化性气管支气管病合并气管支气管结核、肺结核。病人抗结核半年后病灶明显吸收(图 3-3-4D)。

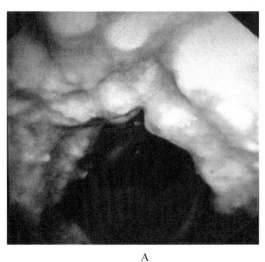

A

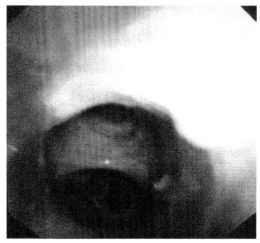

B

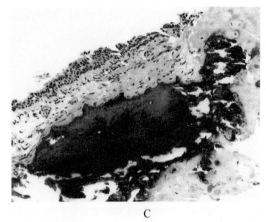
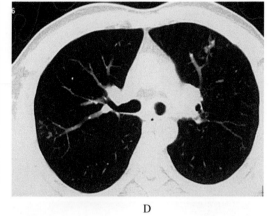

C   D

图 3-3-4   支气管镜检查

A、B. 支气管镜下表现；C. 病理表现；D. 治疗后病灶明显吸收

【分析】 TO 是一种良性病变,病程较长,相当一部分病人可无临床症状,常见症状有慢性咳嗽、咳痰、咯血和反复呼吸道感染等,活动后气短、声嘶少见。本例因与肺结核并存,症状以咳嗽、发热为主,抗生素治疗无效,应用抗结核药物后发热改善,咳嗽改善不明显。由于其症状缺乏特异性,易导致漏诊或误诊。TO 常与其他疾病合并存在,除肺结核外,常见的有肺癌、萎缩性鼻炎、炭末沉着症、尘肺、支气管哮喘、肢端肥大症和多发性肌炎等。本病的

预后良好,尚无发现进展恶变的病例。尽管 TO 无典型的临床症状和体征,但并非罕见病,该病是慢性咳嗽的少见病因之一。临床上一旦遇到原因不明的慢性咳嗽、痰中带血、气促,应想到此病,并且应尽快完善该病的诊断及治疗方案,提高该病的发现率及治愈率。治疗上无特效方法,若气道阻塞严重,可通过支气管镜下介入治疗,减轻症状、提高病人的生活质量。

（南京市公共卫生医疗中心   曾　谊   提供）

第四节   复发性多软骨炎

复发性多软骨炎(relapsing polychondritis,RP)是一种少见自身免疫性疾病,特点是软骨组织复发性退化性炎症,表现为耳、鼻、喉、气管、眼、关节、心脏瓣膜等器官及血管等结缔组织受累。1923 年 Jaksch 首次描述该病,并命名为多软骨炎,1960 年 Peaeson 等正式以复发性多软骨炎命名并沿用至今。

(一)发病机制

RP 发病机制现尚不十分明确,目前临床普遍认为 RP 是一种自身免疫性疾病,软骨基质受外伤、炎症等因素的影响暴露出抗原性,导致机体对软骨局部或有共同基质成分的组织如葡萄膜、玻璃体、心瓣膜、气管黏膜下基膜、关节滑膜和肾小球及肾小管基膜等组织产生免疫反应。其靶抗原未知,在一些急性期 RP 病人血清中可检测到数种胶原蛋白的抗体,主要为 Ⅱ 型、Ⅸ 型和 Ⅺ 型胶原抗体,还有一些针对软骨的抗体,如寡聚基质蛋白和 Matrilin-1 抗体。Ⅱ 型胶原(collagen type Ⅱ)和 Matrilin-1 可能为其靶抗原。Matrilin-1 是一种软骨基质蛋白,为成人气管支气管、鼻、耳廓软骨所共有,RP 病人针对 Matrilin-1 抗原产生抗体引起自身免疫变态反应。还有研究显示,人可溶性髓系细胞触发受体-1(sTREM-1)可能是一个与 RP 疾病活动性相关的标志物。

(二)临床表现

RP 发病无性别倾向,30～60 岁多见。多起病隐匿,可骤发或病情突然加重。发病初期为急性炎症表现,经数

周至数月好转。以后为慢性反复发作,长达数年。晚期起支撑作用的软骨组织遭破坏。RP 常见临床表现如下。①耳软骨炎:耳廓软骨炎是最常见的临床表现。病变多局限于耳廓软骨部分,包括耳轮、耳屏,有时可侵犯外耳道,常对称性受累,但耳垂不受累。初期表现为耳廓红、肿、热、痛、有红斑结节,常在 5～10 日自行消退,可反复发作,久之耳廓塌陷畸形,局部色素沉着。耳廓软骨炎可导致耳松软、变形、弹力减弱,出现结节、外耳道萎缩。外耳道狭窄、中耳炎症、咽鼓管阻塞可致传导性耳聋。后期可累及内耳,表现为听觉或前庭功能损伤。病变累及迷路可导致旋转性头晕、眼球震颤、共济失调、恶心及呕吐等。②鼻软骨炎:约 3/4 的病人有鼻软骨炎。在急性期表现为局部红肿、压痛,常突然发病,颇似蜂窝织炎,数天后可缓解。反复发作可引起鼻软骨局限性塌陷,发展为鞍鼻畸形。病人常有鼻塞、流涕、鼻出血、鼻黏膜糜烂及鼻硬结等。③眼部病变:眼部受累可单侧或者双侧。最常见的临床表现是突眼、巩膜外层炎、角膜炎或葡萄膜炎。巩膜炎反复发作可导致角膜外周变薄,甚至造成眼球穿孔。此外还可有球结膜水肿、结膜炎、角膜结膜炎、眼干燥、白内障、虹膜睫状体炎、眼外直肌麻痹等表现。视网膜病变如视网膜微小动脉瘤、出血和渗出、静脉闭塞、动脉栓塞也常有发生。视网膜血管炎或视神经炎可导致失明。随着病情的反复发作,病人常可同时患有数种眼疾。④关节病变:RP 的关节损害特点是外周关节非侵蚀性、非畸形性多关节炎。大小关

节均可受累,呈非对称性分布,多为间歇性发作,慢性持续性者较少,肋软骨和胸锁关节及骶髂关节也可受累。此外尚可发生短暂的腱鞘炎、肌腱炎,表现为疼痛和触痛,甚至红肿。重者关节有渗出,关节液多为非炎症性的。当RP合并类风湿关节炎时,则可出现对称性、侵蚀性畸形性关节炎。⑤呼吸系统病变:约半数病人累及喉、气管及支气管软骨,表现为声音嘶哑、刺激性咳嗽、呼吸困难和吸气性喘鸣。喉和气管炎症早期可有甲状软骨、环状软骨及气管软骨压痛。喉和会厌软骨炎症可导致上呼吸道塌陷,造成窒息,需急诊行气管切开术。在疾病的晚期支气管也可发生类似病变,炎症、水肿及瘢痕形成可导致严重的局灶性或弥漫性的气道狭窄,气管切开术不能有效地纠正呼吸困难。由于呼吸道分泌物不能咳出,继发肺部感染,可导致病人死亡。⑥心血管病变:约30%的病人可累及心血管系统,表现为心肌炎,心内膜炎或心脏传导阻滞,主动脉瓣关闭不全,大、中、小血管炎。主动脉瓣关闭不全是常见而严重的心血管并发症,通常是由于主动脉炎症、主动脉瓣环和主动脉进行性扩张所致,而非主动脉瓣膜病变。在主动脉瓣听诊区可闻及程度不同的舒张期杂音。其他的表现包括升主动脉、降主动脉动脉瘤及其他大血管动脉瘤破裂引起猝死。此外,还可出现因血管炎而导致的血栓形成,可累及降主动脉、腹主动脉、锁骨下动脉、脑内动脉、肝动脉、肠系膜动脉及周围动脉。⑦血液系统受累:RP病人常累及血液系统,约50%病人发生贫血、血小板减少。活动期的病人多有轻度正细胞正色素性贫血,白细胞增高。有的病人脾大,还可并发骨髓异常增生综合征(MDS),表现为难治性贫血,红细胞、粒细胞、巨核细胞系统增生异常。少数发生溶血性贫血,可有黄疸、网织红细胞增加等表现。⑧皮肤病变:RP皮损无特异性,受累率约25%。皮损形态多样,可表现为结节性红斑、紫癜、网状青斑、结节、皮肤角化、溢脓、色素沉着等。活检常呈白细胞破碎性血管炎的组织学改变。此外也可发生指(趾)甲生长迟缓、脱发及脂膜炎、口腔及生殖器黏膜溃疡,有些病例和白塞病重叠存在。⑨神经系统病变:少数病人可有中枢神经系统受损和周围神经受损的症状,如头痛,展神经、面神经麻痹,癫痫,器质性脑病和痴呆,也可发生多发性单神经炎。⑩肾病变:肾受累的表现有显微镜下血尿、蛋白尿或管型尿,反复发作可导致严重肾炎和肾功能不全。肾动脉受累可发生高血压。肾脏活检有肾小球性肾炎的组织学证据。尿常规检测异常和RP肾损害有关,还应考虑到RP合并系统性血管炎引起的肾受累。

(三)辅助检查

急性活动期大多数病人有轻度正细胞正色素性贫血及白细胞中度增高,红细胞沉降率增速。少数病人有蛋白尿、血尿或管型尿。有时可出现类似肾盂肾炎的改变。急性活动期尿中酸性黏多糖排泄增加,对诊断有参考价值。20%~25%的病人免疫荧光抗核抗体阳性及类风湿因子阳性。少数病人梅毒血清学反应假阳性或狼疮细胞阳性。总补体、C3、C4多正常,偶有升高。IgA、IgG在急性期可暂时性增高。间接荧光免疫法显示抗软骨细胞抗体阳性及抗Ⅱ型胶原抗体阳性对RP的诊断可能有帮助。肾功

能异常及脑脊液细胞增多提示相关的血管炎。

CT检查已成为诊断RP最主要方法之一,可早期检测到气管内径及气管壁变化。RP累及呼吸道时CT表现主要包括:①喉、气管、支气管管壁增厚、密度增高、钙化,气管壁增厚多累及内壁及外壁。②气道弥漫性或局限性变形、狭窄,以气管-支气管为主,多与管壁增厚同时存在。③肺内继发表现如支气管软化、空气潴留征及肺炎,若软骨环破坏严重,呼气末可见气道塌陷,有一定特征性。

近年 ^{18}F-FDG PET-CT 越来越受到关注,现已成为诊断RP重要手段之一。RP病人 ^{18}F-FDG PET-CT 检查可于病变部位发现FDG浓聚,并可结合CT检查判断气管病变程度。其优越性:①早期诊断,能更早发现CT检查无法发现病变,缩短诊断时间;②评估疾病活动程度及治疗方式是否有效,通过对比标准摄取值(SUV)进行。

(四)诊断

因RP尚无特异性检查方法,诊断主要依据临床表现,最经典的为1976年McAdam诊断标准:①双耳软骨炎;②非侵蚀性多关节炎;③鼻软骨炎;④眼炎,包括结膜炎、角膜炎、巩膜炎、浅层巩膜炎及葡萄膜炎等;⑤喉和(或)气管软骨炎;⑥耳蜗和(或)前庭受损,表现为听力丧失、耳鸣和眩晕。符合上述标准3条或3条以上,并由活组织病理检查证实可确诊;如临床表现明显,无须每例病人均行软骨活组织病理检查而可诊断。1979年Damiani及Levine对McAdam标准修订诊断标准:①双耳廓复发性软骨炎;②非侵蚀性多关节炎;③鼻软骨炎;④眼炎症;⑤喉和(或)气管软骨炎;⑥耳蜗和(或)前庭受损。具备以上3个或3个以上依据;至少具备1条表现并经甲组织学检查证实者;2个以上不同解剖部位的软骨炎,且对激素和(或)氨苯砜治疗有效;符合以上3条之一者可诊断RP。

RP的诊断以临床诊断为主,病理检查非必需。典型病理显示正常软骨组织嗜碱性消失、软骨细胞固缩、软骨周围多种炎症细胞(中性粒细胞、淋巴细胞、浆细胞)浸润,最后软骨组织被肉芽组织替代、纤维化。

(五)治疗

目前临床上对RP的治疗仍以糖皮质激素及免疫抑制剂等药物治疗为主,气管内支架安置等手术操作为辅。

药物治疗:①轻症病人可选用非甾体类抗炎药及秋水仙碱等。②对于急性发作及重症病人则首选糖皮质激素,长期规律使用可能会减少发作次数及严重程度。③对糖皮质激素反应不佳的病人可联合使用免疫抑制剂,如环磷酰胺、甲氨蝶呤、硫唑嘌呤等。④近年来,生物制剂开始应用于临床,如英夫利昔单抗、依那西普、阿达木单抗及白细胞介素-1受体拮抗剂等。在糖皮质激素联合免疫抑制剂效果欠佳时加用上述药物,RP病人临床症状可有明显改善,但其长期治疗效果及安全性还待进一步验证。

非药物治疗:①对于气管狭窄或软骨塌陷引起重度呼吸困难的RP病人,可考虑行气管切开术、喉气管成形术等,必要时使用人工呼吸机辅助通气。②近年来气道内支架置入术越来越多地用于气道狭窄的RP病例。气道内支架置入可明显改善术后呼吸困难,不过安置支架后可能会发生气道不同程度的分泌物潴留、黏膜炎症反应、肉芽

肿形成、支架移位等并发症,需早期处理。

参 考 文 献

Damiani JM, Levine HL. 1979. Relapsing polychondritis--report of ten cases. Laryngoscope,89(6 Pt 1):929-946.

Hazra N,Dregan A,Charlton J,et al. 2015. Incidence and mortality of relapsing polychondritis in the UK:a populationbasedcohort study. Rheumatology,54(12):2181-2187.

McAdam LP, O'Hanlan MA, Bluestone R, et al. 1976. Relapsing polychondritis:prospective study of 23 patients and a review of the

literature. Medicine (Baltimore),55(3):193-215.

Pear son CM,Kline HM,Newcomer VD. 1960. Relapsing polychondritis. N Engl J Med,263:51-58.

Thaiss WM,Nikolaou K,Spengler W,et al. 2016. Imaging diagnosis in relapsing polychondritis and correlation with clinical and serological data. Skeletal Radiol,45(3):339-346.

(六)病例解析

病例:女,66岁。咳嗽、胸闷2月,加重1周,痰中带血1次。

胸部CT:气管、支气管管壁广泛性增厚,管腔呈环形狭窄,左上叶见斑片、索条状模糊阴影(图3-4-1)。

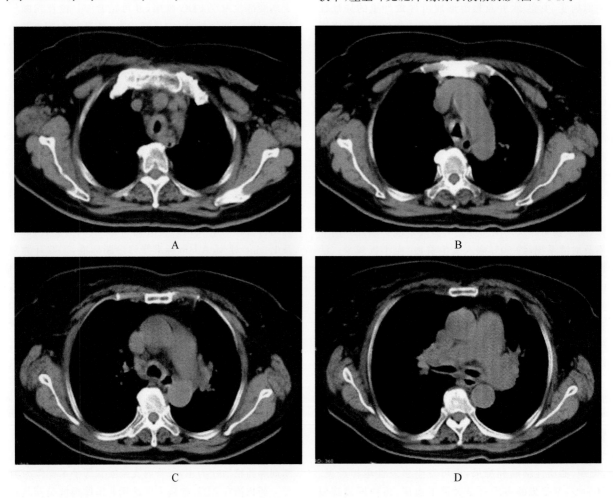

图 3-4-1　胸部 CT

【诊断】　复发性多软骨炎。

【诊断依据】　气管及主支气管管壁呈环形、光滑性增厚,气管膜部增厚不明显,未见钙化及结节样改变,管腔环形狭窄,首先考虑复发性多软骨炎诊断。行气管镜检查示气管充血肿胀明显、腔内见小结节样突起,气管软骨环消失,呼气相管腔狭窄明显,管腔塌陷(图3-4-2),病理特点为软骨溶解伴软骨膜炎。行 PET-CT 检查,软骨有浓聚,复发性多软骨炎诊断明确,给予激素治疗,病情有所缓解。

【分析】　复发性多软骨炎(RP)是一组原因不明的以软骨和软骨相关的结缔组织为靶点的系统性自身免疫性疾病,反复发作,慢性进展,病程长短不一。免疫因素导致

靶器官损害,因耳、鼻、咽喉、气管、支气管及关节是软骨较为集中的部位,也是疾病的好发部位。约50%病人会出现呼吸系统并发症,会厌、喉、气管和支气管受累是本病最严重情况,10%RP病人因此致死。RP 累及呼吸道时,主要症状包括咳嗽、呼吸困难、喘鸣、声嘶、失音或气管刺痒等。实验室检查无特异性表现,红细胞沉降率增快最常见,且与疾病的活动性有关。肺功能测定常表现为阻塞性通气功能障碍。RP 的气道受累可分为三个阶段:早期炎性肿胀导致气道狭窄,继之气管支气管软骨破坏导致气道塌陷,晚期纤维组织形成气道瘢痕收缩引起气道固定性狭窄,因而极易并发肺部感染甚至窒息死亡。影像学的主要

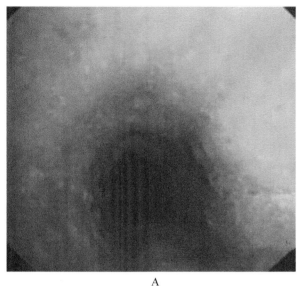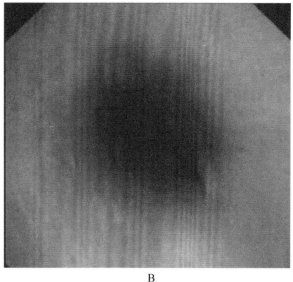

A　　　　　　　　　　　　　　　　　　　　B

图 3-4-2　气管镜检查

表现为气道管壁增厚及密度增高,以前壁及侧壁为主,后壁的膜部多不受累,增厚的气道轮廓光整,当气道管壁增厚并逐渐出现钙化时,提示病变已发展到中晚期,为不可逆阶段。晚期可出现喉、气管、支气管狭窄。气管软化塌陷是 RP 在呼吸道局部的一种表现,采用呼气相扫描时,50% 以上患者可见气管软化和(或)支气管软化。常规吸气末屏气 CT 扫描与呼气末屏气 CT 扫描比较,有助于发现气管坍塌,提示软骨组织结构破坏严重导致气道软化及管腔变形,这是气管及支气管受累常见的表现。RP 可因通气障碍,出现空气潴留征,表现为肺实质区的衰减较正常为少,而相应区域肺容积不缩小,以呼气相明显;也可由于反复感染,引起轻度支气管柱状扩张。

气道管壁软骨部分呈光滑且弥漫性增厚合并密度增

加,气道后方膜部未受累,这是 RP 相对特异的表现。典型的气管支气管骨化病也常不累及气道膜部,但该病可见沿管壁的软骨部分分布的气管和支气管多发钙化结节,而弥漫性狭窄不是其典型表现。气管支气管淀粉样变性可导致气道弥漫性增厚,但通常气道壁环形受累波及膜部,而 RP 的膜部却不受累,包括支气管镜、喉镜在内的内镜检查作为一种有创操作检查,具有一定风险,但可以直视气道黏膜、软骨环改变及气道塌陷程度,并可进行组织活检而用于与淀粉样变性、肉芽肿性多血管炎、骨化性气管支气管病、结节病的鉴别诊断,对于诊断 RP 有一定意义。

(江苏省兴化市人民医院呼吸内科　李　军　提供)

第五节　纤维素性支气管炎

纤维素性支气管炎又名塑形性支气管炎,纤维蛋白性支气管炎,管型支气管炎,由 Shaw 于 1951 年首次报道,是一种罕见的呼吸系统疾病,因其内生性异物堵塞支气管,引起局部或广泛性支气管堵塞,导致肺部分或全部通气功能障碍,以致迅速引起严重的呼吸窘迫,危及生命。临床上以反复或周期性咯血、咳出纤维素支气管样管型为特征。

(一)发病机制

纤维素性支气管炎的发病机制尚未完全清楚,大多数认为与变态反应和腺体分泌旺盛有关,在致病因子作用下呼吸道黏膜变态反应增加,导致血管通透性增加、腺体分泌过盛、纤维蛋白渗出、细胞浸润并聚集于管腔内,在管腔pH 及凝血酶作用下分泌物脱水凝固而形成支气管管型;因机体排异反应使管型脱落而损伤血管,从而导致出血。管型脱落后可反复生成,出现反复咯血症状。

(二)分类

纤维素性支气管炎分为原发性和继发性两种类型,临床上以继发性多见,约占 80%,原发性约占 20%。继发型纤维素性支气管炎常见于以下疾病:①心脏病,先天性心脏病、风湿性心脏病、充血性心肌病等;②肺部疾病,支气管扩张、肺结核、哮喘、肺囊性纤维病、肺炎、慢性阻塞性肺疾病、肺癌、尘肺、曲霉病等;③血液系统疾病,镰状细胞性贫血、地中海贫血;④其他,H1N1 甲型流感、嗜酸粒细胞增多症、流行性出血热、白喉、尿毒症、风湿性关节炎、淀粉样变性等。

(三)病理

纤维素性支气管炎管型的病理基础是纤维素、黏蛋白、炎性细胞、红细胞、脱落的上皮细胞、坏死组织等。依据咳出支气管管型病理检查结果,纤维素性支气管炎可分为两种类型:Ⅰ型炎症细胞浸润型和Ⅱ型非炎症细胞浸润型。Ⅰ型管型病理成分主要由纤维素、大量的炎性细胞

（主要为嗜酸粒细胞、中性粒细胞）构成，与呼吸系统疾病有关，如哮喘、支气管炎、肺不张和肺纤维化等。发病机制主要是呼吸道梗阻导致的缺氧引起的病理生理学改变。此型以中国人多见，对糖皮质激素治疗有较好的疗效。Ⅱ型管型病理成分主要由纤维素、黏液蛋白、无细胞或少量细胞（主要为单核细胞）构成。Ⅱ型主要与先天性心脏病和心脏病手术有关，病理机制是心功能不全和肺静脉高压有关。国外此型占绝大多数，对糖皮质激素治疗疗效较差。

（四）临床和影像学表现

纤维素性支气管炎的特征性表现为咳出或取出支气管内生性异物，放置于生理盐水中散开呈支气管树枝状，外观可呈白色、黄色、浅红色，有韧性。管型经病理检验为纤维素性渗出物、黏蛋白或炎性细胞，是本病确诊的依据。本病可发生于任何年龄阶段，根据病程可分为急性期与慢性期。急性者多以受凉、劳累为诱因，出现咳嗽、胸闷、胸痛、咯血，严重时可有发热、呼吸困难，酷似急性支气管炎；慢性者主要临床表现为反复、周期性咯血，咳出支气管树状物质堵塞气道，突发严重呼吸困难，顽固性低氧血症，经气管插管呼吸机常规通气不能改善通气及低氧血症，危重时可引起急性呼吸窘迫综合征。胸部体征多不明显，偶闻干、湿啰音及哮鸣音。

肺部的 X 线和 CT 影像学检查表现不一，无明显特异性。轻者仅表现为节段性肺炎或节段性肺不张，重者表现为多发肺实变、全肺不张或伴有纵隔积气、皮下积气、胸腔积液。目前纤维素性支气管炎诊断尚无统一标准，临床上主要依据病人咳出或支气管镜取出特征性的支气管树枝状管型而确诊。

（五）治疗

此病的治疗主要依据个体化原则，进行病因治疗并抑制管型产生，包括药物治疗、手术治疗、物理治疗、体外膜式氧合技术、支气管镜及呼吸机的使用。药物治疗包括糖皮质激素、黏液溶解药、支气管扩张药、组织型纤溶酶原激活药、肺血管舒张药、抗凝血药、抗生素等。激素可抑制管型形成，从而减轻气道黏膜充血水肿、减少渗出。同时应包括抗感染、止血、促进气道分泌物排出等对症治疗，支气管镜取出支气管管型是纤维素性支气管炎最有效的治疗方法。病因治疗可减轻或中止管型的产生。如肺炎者予敏感抗生素治疗，肺结核者予抗结核治疗，支气管哮喘者给予支气管扩张药治疗。

参考文献

Avitabile CM, Goldberg DJ, Dodds K, et al. 2014. A Multifaceted Approach to the Management of Plastic Bronchitis After Cavopulmonary Palliation. Ann Thorac Surg, 98(2): 634-640.

Brooks K, Caruthers RL, Schumacher KR, et al. 2013. Pharmacotherapy challenges of Fontan-associated plastic bronchitis: a rare pediatric disease. Pharmacotherapy, 33(9): 922-934.

Eason DE, Cox K, Moskowitz WB. 2014. Aerosolised heparin in the treatment of Fontan-related plastic bronchitis. Cardiol Young, 24

(1): 140-142.

Houin PR, Veress LA, Rancourt RC, et al. 2015. Intratracheal Heparin Improves Plastic Bronchitis Due to Sulfur Mustard Analog. Pediatr Pulmonol, 50(2): 118-126.

（六）病例解析

病例：男，26 岁。因"上腹痛 14h"入消化内科。伴恶心、呕吐、无咳嗽、咳痰，无呼吸困难。查体：T 37.5℃，BP 120/51mmHg，双肺呼吸音粗，未闻及干湿啰音，腹膨隆，肠鸣音消失，腹肌紧张，左上腹部压痛，反跳痛。辅助检查：白细胞 18.17×10⁹/L，中性粒细胞百分比 85.5%，中性粒细胞绝对值 15.55×10⁹/L，谷丙转氨酶 90.0U/L，谷草转氨酶 32.0U/L，淀粉酶 975.7U/L（35～200），总胆固醇 18.20mmol/L（2.3～5.7），三酰甘油 20.50mmol/L（0～1.7）；腹部彩超示脂肪肝。腹部 CT 提示：急性胰腺炎并发腹膜炎，腹腔、盆腔积液。初步诊断：高脂血症性急性重型胰腺炎。给予抑酶、抑酸、抗炎、补液、营养支持及对症支持治疗，病人病情无明显好转，口渴明显，心率持续在 110 次/分以上，腹痛持续不缓解。次日转入重症医学科，在继续给予上述治疗的基础上，给予血液灌流＋连续性血液净化治疗。转入 ICU 时血气分析示：PaO_2 89mmHg，$PaCO_2$ 39mmHg（未吸氧）。入院第 3 日，病人心率降至 90～100 次/分，口渴减轻，腹痛较前好转。入院第 3 日夜间，病人出现呼吸困难，并进行性加重。血氧饱和度逐渐下降，由 99% 降至 70%。查体：双肺呼吸音低，可闻及少许干啰音。血气分析：pH 7.31，$PaCO_2$ 50mmHg，PaO_2 49mmHg，HCO_3^- 28mmol/L。床旁 X 线胸片示双肺炎症，右侧明显（图 3-5-1）。予以无创呼吸机辅助呼吸并提高吸氧浓度，氧合改善不明显，病人出现烦躁不安，不能耐受，血氧饱和度进行性下降。SpO_2 降至 50%。紧急经鼻气管插管，予以 100% 吸氧浓度。插管时镜下见主支气管内痰栓堵塞，难以吸出（图 3-5-2）；插管后提高吸氧浓度，病人血氧饱和度稍改善，SpO_2 升至 85%，但呼吸机频报气道高压警报，潮气量在 350ml 左右。

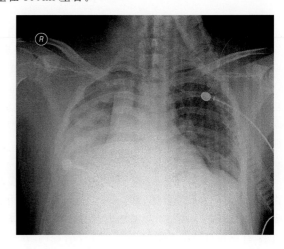

图 3-5-1　双肺炎症，右侧明显

【诊断】 急性纤维素性支气管炎。

【诊断依据】 青年男性，因急性重型胰腺炎入院，入

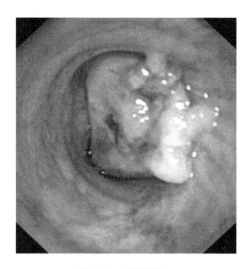

图 3-5-2　痰栓堵塞

院后突然出现进行性加重的呼吸困难,迅速进展为呼吸性酸中毒,Ⅱ型呼吸衰竭,无创及有创呼吸机辅助治疗疗效均较差。X 线胸片示双肺炎症表现;气管镜检查发现病人气管隆凸完全被痰栓堵塞,左右主气管开口不可见,综合考虑急性纤维素性支气管炎可能性大。病人行纤支镜引导下负压吸引,由于痰栓黏稠、体积较大、有弹性、不易吸取,尝试几次均失败;尝试使用大号活检钳,但痰栓表面光滑、体积大、难以寻找合适的着力点,因此夹取十分困难,仅有少许表面物质夹取出。病人最后采用冷冻技术取出痰栓(图 3-5-3),纤维素性支气管炎诊断明确。第 2 天完善胸部 CT 示双肺炎症,双侧胸腔积液,右侧明显(图 3-5-4)。第 3 天痰栓病理结果示:黏液及纤维素样渗出物,其内见较多嗜中性粒细胞和淋巴细胞(图 3-5-5、图 3-5-6)。

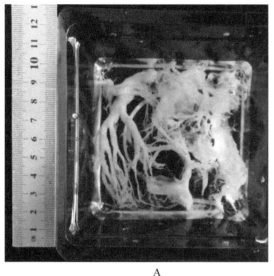
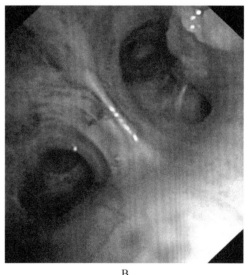

A　　　　　　　　　　B

图 3-5-3　痰栓

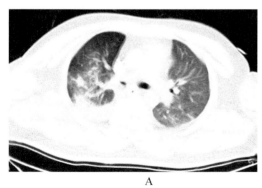
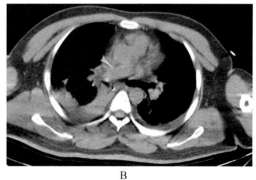

A　　　　　　　　　　B

图 3-5-4　双肺炎症,双侧胸腔积液,右侧明显

【分析】　纤维素性支气管炎是由于支气管黏膜的炎症、坏死、出血及支气管分泌异常,导致黏液在支气管内积聚、结块,形成支气管黏液嵌塞所引起的临床综合征。根据塑型支气管状物堵塞支气管不同分支情况,以及纤维支

气管镜治疗过程痰栓堵塞的松紧程度不同,取出的管状物形态各异,但均能见到长条状痰栓,有细小分支。本例短时间内出现严重的呼吸困难和顽固性低氧血症,且进行性加重,呼吸机常规通气不能改善;纤维支气管镜取出大体

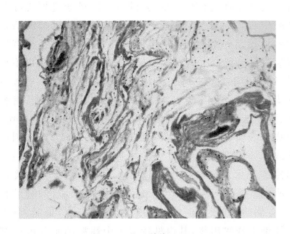

图 3-5-5　HE 染色(100×)

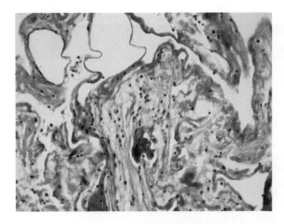

图 3-5-6　HE 染色(200×)

标本证实是支气管树状;病理表现黏液及纤维素样渗出物,其内见较多中性粒细胞和淋巴细胞;痰培养结果阴性。综合考虑,该病人诊断为急性Ⅰ型纤维素性支气管炎。纤维素性支气管炎一经确诊应在积极治疗原发疾病的基础上尽早应用糖皮质激素,必要时行纤维支气管镜治疗。早期诊断、及时治疗,可降低发病率和病死率。本例除行支气管镜吸痰及冷冻取栓治疗,也采取药物治疗:该病人考虑为Ⅰ型,有应用激素治疗指征,予以甲泼尼龙 40mg qd ×7 天;考虑该病人的发病与病人急性重症胰腺炎全身炎症反应及肺部炎性渗出有关,因此积极进行全身炎症反应综合征的治疗,如连续性血液净化、乌司他丁抗炎等;加

强补液、化痰、雾化吸入,鼓励病人加强咳嗽及呼吸功能锻炼。经上述治疗后,该病人症状明显好转,复查支气管镜检查见气道内分泌物明显减少,支气管镜吸痰及介入治疗逐步减少。在 ICU 住院期间共行纤维支气管镜吸痰 5 次,冷冻治疗及活检钳取痰栓治疗 3 次。ICU 住院第 6 天拔出气管插管,未再出现呼吸衰竭。病人拔管后能自行咳出少量纤维素样、条状痰液(图 3-5-7)。复查 X 线胸片,病变完全吸收(图 3-5-8)。在 ICU 治疗 9 天后,该病人病情稳定,转普通病房继续治疗,5 天后出院,出院时偶有咳嗽,无咳痰。出院半年后随访,病人一般情况好,未再出现不适。

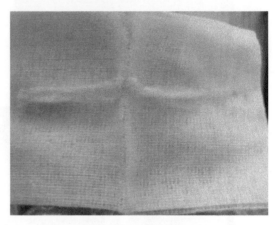

图 3-5-7　纤维素样、条状痰液

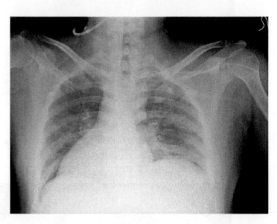

图 3-5-8　第 3 次取痰后

(滨州医学院附属医院呼吸与重症科　李洪波　提供)

第4章

肺炎症性疾病

第一节　社区获得性肺炎

社区获得性肺炎（community-acquired pneumonia，CAP）是指在医院外罹患的感染性肺实质（含肺泡壁，即广义上的肺间质）炎症，包括具有明确潜伏期的病原体感染而在入院后潜伏期内发病的肺炎。典型病例会出现咳嗽、咳痰、胸痛、呼吸困难等局部症状和发热、乏力等全身症状，但是在年龄或基础疾病等因素的影响下，并非都能够观察到典型的症状。在老年人中，呼吸频率增加、心动过速、食欲缺乏、精神低迷、沉默寡言等症状都可能是肺炎所致。可反映出急性炎症的血液检查（WBC、CRP、ESR 等）能客观地表现出炎症的存在，可以对肺炎进行定性诊断，并且帮助与其他疾病的鉴别诊断。

欧洲学者认为，出现下呼吸道感染症状的病人非常常见，但肺炎仅占 10% 以下，出于卫生经济学的考虑，推荐在病人出现新的局限性胸部体征、呼吸困难、呼吸频速、发热 >4 日、脉搏 >100 次/分等情况时再考虑胸部 X 线检查。并且认为病人如 CRP<20 mg/L、且症状持续时间 >24h，那么患肺炎的可能性极低；如 CRP 浓度 >100 mg/L，即有可能是肺炎，如完成 CRP 检查后仍无法确诊，则考虑进行胸部 X 线检查。在美国和我国的 CAP 指南中则将 X 线胸片显示的肺部炎性浸润病灶作为确诊 CAP 最重要的依据。日本的指导方针指出因为 CAP 临床表现的非典型性，在发现疑似症状时，应该尽早让病人接受胸部影像检查，并且强调胸部 CT 检查在胸部 X 线难以发现阴影或需要更加详细了解胸部异常阴影性质时是非常有价值的。

（一）病原学特点

在全球范围内，CAP 的致病原构成特点和耐药状况往往存在着一定的地域性差别，这类差别会直接影响到 CAP 起始经验性治疗方案的选择，在各国的 CAP 诊治指南中也有所体现。导致这种差别的原因是多方面的，包括社会经济发展水平的参差不齐、抗菌药物的生产能力和应用管理水平的差异及抗菌药物的使用习惯不同等。成人 CAP 可分为细菌性肺炎、非典型病原体肺炎及病毒性肺炎，在致病原的构成方面，在国外，CAP 的病原体检测率较国内高，其中检测最多的病原体为病毒，细菌中肺炎链球菌（图 4-1-1、图 4-1-2）仍为首位；亚洲其他地区 CAP 的

主要致病菌同样是肺炎链球菌，其他依次为流感嗜血杆菌、肺炎支原体、肺炎衣原体和病毒。由于抗生素的使用不同，与国外研究不同，我国肺炎支原体感染的比例已经超过了肺炎链球菌成为成人 CAP 最常见的致病原。其中肺炎支原体的分离率高达 38.9%，细菌中肺炎链球菌分离率最高，为 12.0%。在青壮年、无基础疾病的 CAP 病人中，肺炎支原体感染的比例更高。我国成人 CAP 致病原构成的另一个重要特点是混合感染比例较高，多数为非典型致病原的混合感染，以肺炎支原体与其他致病原的混合

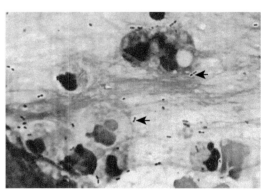

图 4-1-1　肺炎链球菌，痰涂片，革兰染色 1000×，成对或短链状

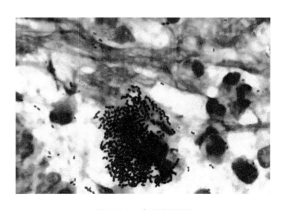

图 4-1-2　鱼群样排列

（南方医科大学珠江医院检验科　付　亮　提供）

感染最为常见,肺炎链球菌合并肺炎支原体感染的比例最高,为3.5%。其他常见病原体包括流感嗜血杆菌、肺炎衣原体、肺炎克雷伯菌和金黄色葡萄球菌,铜绿假单胞菌和鲍曼不动杆菌少见。社区获得性耐甲氧西林金黄色葡萄球菌(MRSA)肺炎仅在儿童和青少年有少数报道。对于特殊人群如高龄和存在基础疾病的病人,肺炎克雷伯菌和大肠埃希菌等革兰阴性菌则更常见。

随着病毒检测技术的发展和应用,呼吸道病毒在我国成人CAP病原学中的地位日益得到重视。我国成人CAP病人中病毒检出率为15%～34.9%,其中,流感病毒占首位,其他病毒包括副流感病毒、鼻病毒、腺病毒和呼吸道合胞病毒等。病毒检测阳性病人中5.8%～65.7%可合并细菌或非典型病原体感染。成人病毒性肺炎有如下特征:①流行病学史:多数具有季节性,可有流行病学接触史或群聚性发病;②临床表现:发病初期有急性上呼吸道症状,肌痛;③实验室检查:外周血白细胞正常或减低,降钙素原<0.1μg/L;④对抗菌治疗的反应:抗菌药物治疗无效;⑤胸部影像学特征:为双侧、多叶间质性渗出,磨玻璃影,可伴有实变。成人病毒性肺炎的鉴别要点不是绝对的,临床医生要综合考虑流行病学史、临床表现、实验室检查和胸部影像学特征做出临床判断,并结合病毒学结果确诊。

在主要致病原的耐药情况方面,我国肺炎链球菌的一个重要耐药特点是对大环内酯类抗生素的高耐药率和高水平耐药。我国肺炎链球菌对大环内酯类抗生素的耐药率已经超过了90%,而在除法国之外的绝大多数欧美国家,肺炎链球菌对大环内酯类抗生素的耐药率普遍低于40%。肺炎链球菌对口服青霉素、第二代头孢菌素、注射用青霉素和第三代头孢菌素的耐药率分别为:24.5%～36.5%、39.9%～50.7%、1.9%和13.4%。我国CAP病原学有别于其他国家的另一个重要特点是肺炎支原体对大环内酯类抗生素的高耐药率。考虑到肺炎支原体已经成为我国成人CAP的首要致病原,且治疗肺炎支原体感染的药物品种比肺炎链球菌更为有限,因此肺炎支原体对大环内酯类抗生素的耐药问题近年来越来越受到人们的重视。对大环内酯类抗生素耐药的肺炎支原体最早见于日本,2007年以后法国、美国、德国等也先后发现了大环内酯类抗生素耐药的肺炎支原体临床菌株,日本的肺炎支原体对大环内酯类抗生素的耐药率达到了30%,在其他国家仅有散发个例报道。我国对肺炎支原体的耐药监测起步较晚,2009年才开始有监测数据公开报道。从目前有限的监测数据看,我国肺炎支原体对大环内酯类抗生素的耐药情况可能远比国外严重,但仍对多西环素/米诺环素、喹诺酮类抗菌药物敏感。

(二)肺炎的影像学表现

临床上肺炎主要分为社区获得性肺炎和医院获得性肺炎;影像上有3种基本征象:肺泡性肺炎(局限性、非节段性或大叶性肺炎),支气管肺炎(又称小叶性肺炎)和间质性肺炎(局限性、弥漫性)。肺泡性肺炎常见于CAP,支气管肺炎常与医院获得性肺炎相关,间质性肺炎主要见于病毒和支原体感染。临床表现和影像征象相结合,有助于肺炎病原学的鉴别诊断。

大多数细菌性肺炎表现为肺泡性肺炎和支气管肺炎,以气腔实变为主要征象,单一的磨玻璃密度阴影少见。金黄色葡萄球菌肺炎和非典型(肺炎支原体、衣原体、军团菌属和病毒感染)肺炎多表现为支气管肺炎或间质性肺炎。非细菌性肺炎基本影像表现为间质性肺炎,局限和弥漫性的磨玻璃密度阴影多见,小叶中心结节是非细菌性肺炎的特异性表现。因此,肺叶性实变、空洞和胸腔积液提示为细菌性肺炎,而弥漫的间质性肺炎常与军团菌肺炎或病毒性肺炎有关。肺炎的影像变化缓慢,常滞后于临床征象(军团菌和肺炎球菌菌血症),非典型肺炎的吸收速度明显快于大叶性细菌性肺炎。

(三)相关标准

CAP的临床诊断标准:

1. 社区发病。

2. 肺炎相关临床表现 ①新近出现的咳嗽、咳痰或原有呼吸道疾病症状加重,并出现脓性痰,伴或不伴胸痛;②发热;③肺实变体征和(或)闻及湿啰音;④白细胞(WBC)>10×10⁹/L或<4×10⁹/L,伴或不伴细胞核左移。

3. 胸部影像学检查显示新出现的斑片状浸润影、叶/段实变影、磨玻璃影或间质性改变,伴或不伴胸腔积液。符合1、3及2中任何1项,并除外肺结核、肺部肿瘤、非感染性肺间质性疾病、肺水肿、肺不张、肺栓塞、嗜酸粒细胞性肺病及肺血管炎等后,可建立临床诊断。

CAP的住院标准可参照CURB-65评分,共5项指标,满足1项得1分,包括:①意识障碍;②尿素氮>7mmol/L;③呼吸频率≥30次/分;④收缩压<90 mmHg或舒张压≤60mmHg;⑤年龄≥65岁。CURB-65评分:0～1分:门诊治疗;2分:建议住院或在严格随访下的院外治疗;3～5分:住院治疗。但任何评分系统都应结合病人年龄、基础疾病、社会经济状况、胃肠功能及治疗依从性等综合判断。

重症CAP的诊断标准:符合下列1项主要标准或≥3项次要标准者可诊断为重症肺炎,需密切观察,积极救治,有条件时收住ICU治疗。主要标准:①需要气管插管行机械通气治疗;②脓毒性休克经积极液体复苏后仍需要血管活性药物治疗。次要标准:①呼吸频率≥30次/分;②氧合指数≤250mmHg;③多肺叶浸润;④意识障碍和(或)定向障碍;⑤血尿素氮≥7.14mmol/L;⑥收缩压<90 mmHg,需要积极的液体复苏。

(四)治疗

目前CAP抗感染治疗一般可于热退2～3日且主要呼吸道症状明显改善后停药,但疗程应视病情严重程度、缓解速度、并发症及不同病原体而异,不必以肺部阴影吸收程度作为停用抗菌药物的指征。通常轻、中度CAP病人疗程5～7日,重症及伴有肺外并发症病人可适当延长抗感染疗程。非典型病原体治疗反应较慢者疗程延长至10～14日。金黄色葡萄球菌、铜绿假单胞菌、克雷伯菌属或厌氧菌等容易导致肺组织坏死,抗菌药物疗程可延长至14～21日。

初始治疗后72h应对病情和诊断进行评价。经治疗达到临床稳定,可认为初始治疗有效。临床稳定标准需符合下列全部 5 项指标:①体温≤37.8℃;②心率≤100 次/分;③呼吸频率≤24 次/分;④收缩压≥90mmHg;⑤不吸氧情况下,动脉血氧饱和度≥90%(或动脉血氧分压≥60mmHg)。经初始治疗,凡症状改善,痰病原学检查结果仅供参考,可仍维持原有治疗。如果症状改善明显,胃肠外给药者可改用同类或抗菌谱相近或病原体明确并经药敏试验证明敏感的口服制剂口服给药,执行序贯治疗。

初始治疗 72h 后症状无改善或一度改善后又恶化,视为初始治疗失败。其原因和处理:药物未覆盖致病菌或细菌耐药,可谨慎调整抗菌药物,并重复病原学检查;特殊病原体感染如结核分枝杆菌、真菌、病毒或地方性感染性疾病,应重新对有关资料进行分析并进行相应检查包括对通常细菌的进一步检测、必要时采用侵袭性检查技术、明确病原学诊断并调整治疗方案;出现并发症(脓胸、迁徙性病灶等)或存在影响疗效的宿主因素(如免疫损害)时应进一步检查和确认,进行相应的处理;非感染性疾病误诊为肺炎,应进一步确诊。

病人诊断明确,经有效治疗后病情明显好转,体温正常超过 24h 且满足临床稳定的其他 4 项指标,可以转为口服药物治疗,无须要进一步处理的并发症,无精神障碍等情况时,可以考虑出院。戒烟、避免酗酒有助于预防肺炎的发生。预防接种肺炎链球菌疫苗和(或)流感疫苗可减少某些特定人群罹患肺炎的概率。

参 考 文 献

中华医学会呼吸病学分会.2016.中国成人社区获得性肺炎诊断和治疗指南(2016 年版).中华结核和呼吸杂志,39(4):253-279.
Limbago BM,Kallen AJ,zhu w,et al.2014.Repon of the 13th vancomycin-resistant Staphylococcus aureus isolate from the United states.J clin Microbiol,52(3):998-1002.
Lodise TP,Anzueto AR,weber DJ,et al.2015.Assessment of time to clinical response,a pmxy for discharge readiness,among hospitalized patients with community-acquired pneumonia who received either ceftamline fosamil or ceftriaxone in two phase Ⅲ FOcus trials.Antimicrob Agents chemother,59(2):1119-1126.
Musher DM,Thomer AR.2014.Community-acquired pneumonia.New Engl J Med,371(17):1619-1628.

第二节　医院获得性肺炎

医院获得性肺炎(hospital-acquired pneumonia,HAP)指入院时不存在也不处于潜伏期,入院超过 48h 后发生的肺炎。呼吸机相关性肺炎(ventilator-associated pneumonia,VAP)是 HAP 的一种类型,指病人经气管插管 48~72h 后发生的肺炎。在美国,HAP 是仅次于泌尿系统感染的第二位常见的院内感染,同时也是病死率最高的医院感染。在我国,20 世纪 90 年代以来,HAP 已位居医院感染的第一位。发生 HAP 相关的危险因素很多,如老龄、合并中重度基础疾病、昏迷、免疫功能受损、胃内容物误吸、严重创伤或头部损伤、精神状态失常、营养不良或低蛋白血症、长期卧床、肥胖、近期应用广谱抗生素、长期住院特别是入住 ICU、呼吸道有创性操作(如气管插管、气管切开、机械通气、支气管镜检查)等。

HAP 常见的致病菌为鲍曼不动杆菌、铜绿假单胞菌、肺炎克雷伯菌等革兰阴性杆菌和金黄色葡萄球菌等革兰阳性球菌。厌氧菌较为少见,免疫功能正常者真菌或病毒引起的 HAP 和 VAP 少见。近年来,金黄色葡萄球菌(尤其是 MRSA)和非发酵菌感染的发生率逐年上升。根据感染发生于住院后的前 4 日内还是 4 日以后,将病人分为早发性或晚发性,两者致病菌差异较小。但早发 HAP 多由对抗菌药较敏感的细菌引起,病人预后较好,晚发 HAP 由多重耐药菌所致的可能性比较大,患病率和死亡率高。

成人 HAP 的诊断尚无公认的金标准,一般需要满足以下全部 5 项:①年龄>18 周岁。②符合院内感染标准:入院 48h 或以后新发生的感染。③至少进行 2 次 X 线胸片检查,表现为新发的或进行性且持续存在的肺部浸润影、实变或空洞形成。④至少符合以下 1 项:发热(肛温>38℃),而没有肺炎外的其他明确原因,白细胞增多(≥12×10⁹/L)或白细胞减少(≤4.0×10⁹/L),年龄≥70 岁的病人,没有其他明确病因而出现意识改变。⑤至少符合以下 2 项:新出现的脓痰,痰的性状发生变化,呼吸道分泌物增多,需要吸痰的次数增多;新出现的咳嗽、呼吸困难或呼吸频率加快,或原有咳嗽、呼吸困难或呼吸急促加重;肺部啰音或支气管呼吸音;气体交换情况恶化(氧合指数≤240mmHg,氧需求量增加或通气需要增加)。一旦感染 HAP,病死率增加,住院时间长,医疗资源耗费巨大,预防医院内感染、控制交叉感染的发生是事半功倍的必要措施。

参 考 文 献

American Thoracic Society and Infectious Diseases Society of America.2005.Guidelines for the management of adults with hospital-acquired,ventilator · associated,and healthcare-associated pneumonia.Am J Respir Crit Care Med,171:388-416.
File TM Jr.2010.Recommendations for treatment of hospital-acquired and ventilator-associated pneumonia:review of recent international guidelines.Clin Infect Dis,51 Suppl 1:S42-S47.
Masterlon RG,Gaooloway A,French G,et al.2008.Guidelines for the management of hospital-acquired pneumonia in the UK:report of the working party On hospital-acquired pneumonia of the British Society for Antimicrobial Chemotherapy.J Antimicrob Chemother.62:5-32.
Torres A,Ewig S,Lode H,et al.2009.Defining,treating and preventing hospital acquired pneumonia:european perspective.Intensive Care Med.35:9-29.

第三节　非典型肺炎

非典型肺炎主要包括肺炎支原体肺炎、肺炎衣原体肺炎和嗜肺军团菌肺炎。世界各国 CAP 病人中非典型病原体检出率为 18.4%～40%，其中肺炎支原体占 55%～70%。三种肺炎具有许多相同特点：其一，病原菌非普通细菌；其二，均通过呼吸道传播，并可引起局部流行；其三，临床症状、体征无特异性；其四，敏感抗生素均为大环内酯类、喹诺酮类、四环素类。由于三种肺炎在症状、体征及辅助检查方面无特异性，病原菌检测有局限性，易于误诊，部分重症病例进展迅速，病死率高，因此临床医生有必要加强认识，提高诊治水平。

一、肺炎支原体肺炎

肺炎支原体（mycoplasma pneumoniae，MP）属于柔膜体纲中的支原体目、支原体科、支原体属，是介于病毒与细菌之间的最小微生物，含 DNA 和 RNA，没有细胞壁，仅有 3 层膜组成的细胞膜。肺炎支原体肺炎（mycoplasma pneumoniae pneumonia，MPP）是由肺炎支原体引起的以间质病变为主的急性肺部感染，由于此类肺炎在临床表现上与肺炎链球菌等常见细菌引起的肺炎有明显区别，且 β-内酰胺类和磺胺类药物等治疗无效，因此临床上又将其与嗜肺军团菌、肺炎衣原体及立克次体等其他非典型病原体引起的肺炎统称为原发性非典型肺炎。

（一）致病机制

MP 感染的发病机制尚不明确，目前认为与 MP 对上皮细胞的直接侵袭和机体的免疫失衡有关。MP 对上皮细胞的直接侵袭能够解释 MP 的呼吸道损害。MP 为胞外寄生菌，在支气管黏膜纤毛边缘和上皮细胞之间繁殖，一般不侵犯肺实质，较少侵入血液及组织内，通过其特殊的结构，紧密地黏附于易感宿主细胞膜的受体上，可逃避黏膜纤毛的清除作用及吞噬细胞的吞噬作用，并吸取自身所需的营养，同时释放有毒的代谢产物，使宿主细胞受损。MP 的侵袭力主要与其表面结构、荚膜及侵袭性酶等相关。其表面结构主要为黏附素及辅助蛋白，是 MP 黏附与定植于呼吸道或生殖道上皮细胞的结构，也是其致病的基础。MP 与宿主细胞的紧密联系，可以保护它不被黏液纤毛系统清除，从而可以在附着处释放多种细胞毒素。MP 基因组小，缺乏超氧化物歧化酶和过氧化氢酶，合成的过氧化氢、超氧化物基团及宿主细胞产生的内源性毒性氧分子堆积于宿主细胞内，是 MP 重要的致病毒力因素，可使上皮细胞线粒体肿胀，发生空泡变性，宿主细胞的触酶失去活力，纤毛运动减弱停止乃至纤毛脱落消失、RNA 及蛋白合成减少且功能受损，最终致宿主细胞溶解死亡。显微镜下可见间质性肺炎、支气管炎和细支气管炎的表现；支气管周围有浆细胞和小淋巴细胞浸润；支气管腔内有多形核白细胞、巨噬细胞、纤维蛋白束和上皮细胞碎片。临床上表现为上呼吸道感染、支气管炎或肺炎中持续或刺激样咳嗽，局部炎症反应还可导致喉炎、声嘶、鼻炎、耳痛、结膜炎、颈部淋巴结肿大。

MP 感染宿主后与其免疫系统相互作用，能产生广泛的异常免疫反应，包括多克隆激活 T 细胞和 B 细胞增殖，激活巨噬细胞、NK 细胞和细胞毒 T 细胞的溶细胞活力，并能产生多种器官的自身抗体，刺激淋巴细胞、单核细胞及巨噬细胞产生细胞因子，造成组织损伤。自身免疫反应学说可以解释 MP 在肺外引起的并发症。研究表明，MP 抗原与人体心、肺、肾、脑、肝、平滑肌等存在着部分共同抗原，感染后可产生相应的自身抗体，形成免疫复合物，引起肺及肺外多脏器损伤，且肺外并发症多在呼吸道症状发生后 10 天左右发生，也符合免疫反应发生的时间。感染后病人血清中存在抗体，故成年人较少发病。

MP 最初被认为是黏膜致病菌，主要通过与宿主上皮细胞相互作用致病，但有研究认为，MP 可以侵入白细胞内。对 MP 基因谱的分析表明，一些 MP 独立存活基因在消失。一些体外试验也表明，MP 可以在胞内生长及复制。MP 感染后的临床症状包括潜伏或慢性感染、抗生素效果不佳、需要延长疗程及宿主的免疫反应都与胞内寄生相关。但在自然感染过程中，MP 在胞内的改变还没有被报道。

（二）流行病学

MP 仅寄生于人类，传染源是病人及携带者，由感染者的鼻、咽、喉、气管等分泌物中排出，借飞沫或气溶胶而传播。MPP 广泛存在于全球范围内，多为散发病例，容易在学校、幼儿园及军队等人员比较密集的环境中集中发病。MPP 可发生于任何年龄，儿童、青年多见，也是成人 CAP 的重要致病菌或复合感染致病菌之一，约占 40 岁以上成人 CAP 的 10%～15%；占儿童 CAP 20%左右。一般认为，MPP 的流行较少受到气候和季节的影响，但在美国绝大多数的暴发流行都发生在夏末秋初，而我国秋冬季发病率较高，可能与秋冬季室内活动增多、空气流通差及人员接触密切有关。MPP 可发生于任何年龄，但在青壮年、无基础疾病的 CAP 病人中所占比例更高。

（三）临床表现

MPP 潜伏期为 1～3 周，发病形式多样，多数病人仅以低热、疲乏为主，部分病人可出现突发高热并伴有明显的头痛、肌痛及恶心等全身中毒症状。呼吸道症状以干咳最为突出，多伴有明显的咽痛，偶有胸痛、痰中带血。呼吸道以外的症状中，以耳痛、麻疹样或猩红热样皮疹较多见，极少数病人可伴发胃肠炎、心包炎、心肌炎、脑膜脑炎、脊髓炎、溶血性贫血、弥散性血管内凝血、关节炎及肝炎等。多数病人症状较轻且通常可自愈。少数重症病人，病情进展缓慢，急性症状一般持续 1～2 周，病程一般为 3～4 周，有个别长达数月。发热可持续 2～3 周，体温恢复正常后仍有持续数周的咳嗽、乏力和全身不适症状。肺外并发症多在病程 7～14 天出现，以年长儿童居多。肺外并发症常随肺炎支原体感染的好转而好转，但神经系统、心血管系统及肾的损害则持续时间较长。

体格检查特点是临床症状明显而肺部体征轻微，即出现症状-体征分离现象。可有咽部、鼓膜充血,颈部淋巴结肿大。约 50% 肺部可闻及少许干、湿啰音;少数可出现胸腔积液;严重肺炎病人可出现急性呼吸衰竭。外周血白细胞总数和中性粒细胞比例一般正常,少数病人可升高。

(四)影像学表现

肺部阳性体征少而影像学表现明显是 MPP 的一个重要特点。病变单侧多见,多为边缘模糊、密度较低的云雾样片状浸润影(图 4-3-1),从肺门向外周肺野放射,肺实质

受累时也可呈大片实变影。部分病例表现为段性分布或双肺弥漫分布的网状及结节状间质浸润影,胸腔积液少见。肺部影像变化较快是其特点之一,往往一处消散而他处有新的浸润发生(图 4-3-2)。与普通细菌性肺炎通常表现为下肺单一的实变影或片状浸润影相比,MPP 累及上肺者或同时累及双肺者更多,且吸收较慢,即使经过有效治疗,也需要 2～3 周才能吸收,部分病人甚至延迟至 4～6 周才能完全吸收。

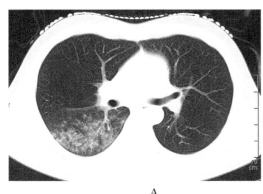
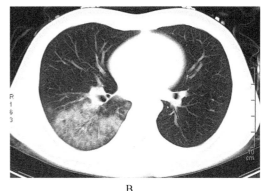

图 4-3-1　男,24 岁。发热、干咳 1 周。右肺下叶云雾样浸润影

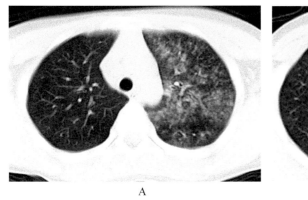
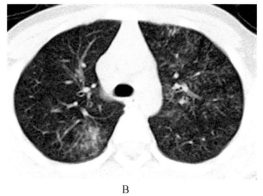

图 4-3-2　男,11 岁,咳嗽、发热 2 周。A. 左肺上叶支气管壁增厚,可见树芽征、腺泡结节;B. 1 周后复查,原有病灶明显吸收,右肺见新发病灶

MPP 影像学改变主要与其导致的肺部病理变化相关,而其病理特点与发病机制直接相关。MPP 最早从气道的纤毛呼吸上皮侵犯开始,引起支气管壁水肿、溃疡形成,炎性浸润向支气管血管周围发展,表现为气管-支气管炎、毛细血管炎;然后再引起小叶、肺泡间隔的间质浸润,进一步累及肺泡时导致肺泡内渗出,表现为间质性肺炎、支气管肺炎甚至大叶性肺炎。小叶中心结节伴肺小叶分布的磨玻璃密度影,高度提示 MPP。典型病理改变是支气管壁及周围的淋巴细胞和浆细胞浸润,支气管腔及周围的中性粒细胞和巨噬细胞聚集,支气管-细支气管黏膜及周围间质充血、水肿,肺泡内浆液性渗出。上述炎性过程由气道(支气管-细支气管)开始,沿支气管血管束(间质)发展,最后可以到达肺泡(实质)引起实变,即形成 CT 所

见树芽征、磨玻璃改变及肺实变影像(图 4-3-3);一方面引起支气管壁增厚,管腔狭窄,CT 可见支气管充气征表现;另一方面,炎性渗出物可阻塞小气道导致区域性肺不张和肺气肿。在一些较严重的病例中,纤维蛋白渗出及肺透明膜形成弥漫的肺损伤。

(五)病原学诊断

1. 支原体培养　是鉴定 MP 感染的金标准,MP 体外培养困难,且生长缓慢,敏感性和特异性不理想,经抗菌药物治疗后,病原体分离十分困难。现主要利用 MP 生长过程中分解葡萄糖并产酸的特点设计了快速培养鉴定方法,通过观察培养基颜色的变化来早期发现肺炎支原体的生长,不仅缩短了培养时间,也提高了阳性率,但存在一定假阳性。

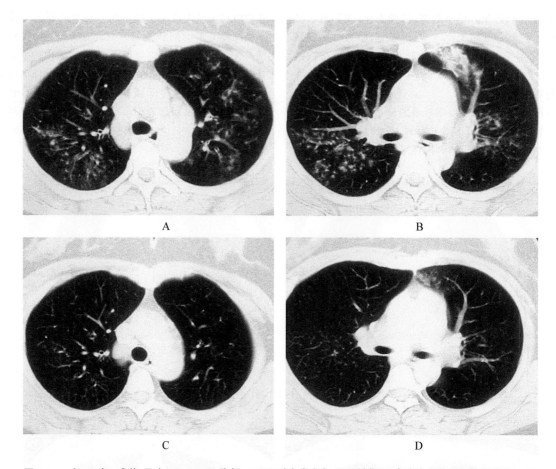

图4-3-3　女,22岁。发热、干咳4天。A、B.胸部CT示双肺多发病变,可见树芽征、磨玻璃改变和支气管壁增厚,左肺舌叶可见实变影,内有支气管充气征;C、D.病人支原体肺炎诊断明确,抗生素治疗7天后病变明显吸收

2.分子生物学方法　包括基因探针法、聚合酶链反应(PCR)及荧光定量PCR法。PCR检测具有敏感性高、特异性强、简便快捷,有存在交叉反应的特点,现被广泛用于MP的早期快速诊断。用药2周后仍可得到阳性结果,还可用于判断疗效。但基因扩增时污染及感染后MP的持续存在无症状的MP携带者都可能造成假阳性,而荧光定量PCR法则避免了普通PCR操作中的污染问题,提高了检测特异性,但技术要求高,基层医院应用困难。同时,感染后MP的持续存在、无症状的MP携带都可能造成假阳性。

3.血清学检测　血清特异性抗体检测仍然是目前诊断肺炎支原体肺炎的主要手段。酶免疫测定试验或免疫荧光法可以分别检测MP特异性IgG和IgM,其中特异性IgM在感染后第1周即可出现,在感染后3周达到高峰,对早期诊断更有价值,但部分反复发生MP感染的成年病人,特异性IgM可能持续阴性,因此,即使MP特异性IgM多次阴性,也不能排除MP急性感染。无论采用何种检测方法,急性期及恢复期的双份血清标本中,MP特异性抗体滴度呈4倍或4倍以上增高或减低时,均可确诊为MP感染,这是目前国际上公认的标准。此外,颗粒凝集试验特异性抗体滴度≥1:160,或补体结合试验特异性抗体滴度≥1:64,或特异性IgM阳性,也可作为诊断MP近期感染或急性感染的依据。

(六)治疗

由于MP感染可造成小流行,且患病后排MP的时间较长,可达1~2个月之久。同时在感染MP期间容易再感染其他病毒,导致病情加重,迁延不愈。因此,对病人或有密切接触史者,应尽可能做到呼吸道隔离,以防止再感染和交叉感染。MP最突出的特征是无细胞壁,能在细胞外生活,故给予作用于细胞壁的β-内酰胺类药物无效。大环内酯类抗生素、氟喹诺酮类药物、四环素类抗生素可对蛋白质合成产生抑制作用,是治疗MP的常用药物。抗感染治疗的疗程通常需要10~14日,部分难治性病例的疗程可延长至3周左右,但不宜将肺部阴影完全吸收作为停用抗菌药物的指征。在上述三类抗菌药物中,氟喹诺酮类药物能对骨骼发育产生不良影响,一般情况下应避免用于18岁以下的未成年人;四环素类药物可引起牙齿黄染及牙釉质发育不良,也不宜用于8岁以下患儿。因此,大环内酯类抗生素可作为治疗儿童MPP的首选药物,其中阿奇霉素及克拉霉素等新型大环内酯类药物具有半衰期长、用药次数少、胃肠道反应轻、生物利用度高及细胞内药物浓度高等特点,与红霉素相比,病人的依从性和耐受性更好,临床应用更有优势。对于大环内酯类抗生素治疗72h仍无明显改善的成人MPP病人,应考虑大环内酯类抗生素耐药菌株感染的可能,若无明确禁忌证,可换用呼吸喹诺酮类药物或四环素类抗生素。MPP预后良好,死亡率

在 0.1%～1%。

参 考 文 献

中华医学会呼吸病学分会感染学组.2010.成人肺炎支原体肺炎诊治专家共识.中华结核和呼吸杂志,33(9):643-644.

Drummond P,Clark J,Wheeler J,et al. 2011. Community acquired pneumonia-a prospective UK study. Arch Dis Child,83 (5):408-412.

Miyashita N,Kawai Y,Inamura N,et al. 2015. Setting a standard for the initiation of steroid therapy in refractory or severe Mycoplasma pneumoniae pneumonia in adolescents and adults. J Infect Chemother,21(3):153-160.

Schuhfried G,Schuhfried G,Stanek G. 2014. Gilles de la Tourette Syndrome caused by Mycoplasma pneumoniae successfully treated with macrolides. Klin Padiatr,226(5):295-296.

Spellberg B,John E. 2011. Type 1/Type 2 immunity in infectious diseases. Infect Immun,32 (1):76-80.

(七)病例解析

1. 病例 1:女,29 岁。发热、咳嗽、咳痰 5 天。病人 5 天前受凉后出现发热,体温最高达 39℃。第二天出现咳嗽、咳痰,咳淡黄色脓痰,量少,夜间明显。进食恶心,呕吐胃内容物 2 次。腹泻 3 次/2 日,黄色稀便。行胸部 X 线检查示右上肺炎表现,给予左氧氟沙星治疗缓解不明显。5 天内体重减轻 2～2.5kg。血气分析:pH 7.387,$PaCO_2$ 33.5mmHg,PaO_2 67.7mmHg。

胸部 CT:右肺上叶后段高密度影,密度不均,支气管充气征明显(图 4-3-4)。

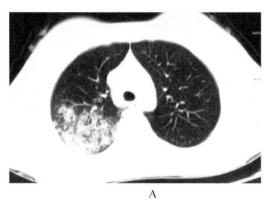
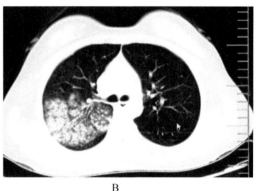

A　　　　　　　　　　　B

图 4-3-4　胸部 CT1

【诊断】 肺炎支原体肺炎。

【诊断依据】 青年女性,病史较短,有高热、咳嗽和恶心、呕吐、腹泻等肺外症状,为肺炎支原体肺炎病人典型临床表现。病变以多发小斑片状高密度影为主,周围夹杂磨玻璃影,边界模糊,内可见支气管充气征,符合肺炎支原体肺炎影像表现。病变局限于右肺上叶,树芽征不明显,不符合肺结核诊断。病人支原体抗体 1:1280,病毒系列阴性,肺炎支原体肺炎诊断明确,给予左氧氟沙星继续治疗 12 日后病灶吸收明显(图 4-3-5)。

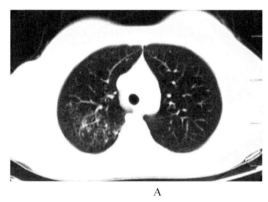
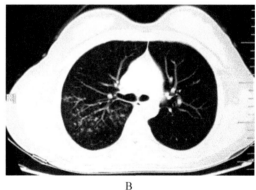

A　　　　　　　　　　　B

图 4-3-5　肺炎支原体肺炎,给予左氧氟沙星治疗后病灶吸收明显

【分析】 MPP 好发于儿童及青壮年,临床主要表现为发热伴发咳嗽,以干咳为主,可伴有明显的头痛、肌痛等全身中毒症状,其他呼吸系统病变如咽炎、中耳炎、支气管炎、鼻窦炎、喉炎和毛细支气管炎在临床上也可发生。MPP 可伴发多系统、多器官损害,皮肤黏膜病变,如麻疹样或猩红热样皮疹等,也是肺外常见的临床表现。胃肠道系统可见呕吐、腹泻、肝功能损害等。血液系统可见溶血性贫血。中枢系统的并发症如脑膜脑炎、吉兰-巴雷综合征比较少见。合并心肌炎和脑炎的病情最为严重。

自 1970 年开始,MP 对大环内酯类抗生素耐药情况越来越严重。通过 PCR 检测表明 MP 耐药与 23S rRNA 突变有关,其突变位点多位于 A2063G,需要指出的是即便在轻症 MPP 中也存在 MP 耐药。与大环内酯类抗生素日益严峻的耐药形势相比,氟喹诺酮类药物和四环素类抗生素仍然对 MP 保持了良好的体外抗菌活性。在临床常用的氟喹诺酮类药物中,左氧氟沙星、莫西沙星及吉米沙星等呼吸喹诺酮类药物对 MP 的体外抗菌活性良好,而且具有较好的肺组织穿透性和较高的吞噬细胞内浓度,是治疗成人 MPP 的理想药物。与上述药物相比,诺氟沙星和依诺沙星等对 MPP 的抗菌活性较差,不宜作为 MPP 的常规治疗药物。虽然环丙沙星对 MP 也有较好的抗菌活性,但考虑到部分 MPP 可能合并肺炎链球菌感染,且其肺组织穿透性和吞噬细胞内浓度与呼吸喹诺酮类药物相比没有优势,因此,也不推荐常规用于 MPP 的治疗。

2. 病例 2:女,17 岁。咳嗽、发热、咽痛 1 周。发热,最高体温达 40℃,咳嗽,咳少许白色黏痰,伴咽痛,乏力,食欲差,咳嗽时胸痛,略感胸闷,无咯血,于社区门诊抗感染治疗无好转。入院查体:T 38.7℃,咽充血,双肺呼吸音粗,未闻及干湿啰音。外院胸部 CT 示:左肺炎,不排除结核。实验室检查:血常规示白细胞 $10×10^9$/L,中性细胞百分比 85.34%,淋巴细胞百分比 12.84%;C 反应蛋白 121.00 mg/L;ESR 21.00mm/h。入院后初步诊断为肺炎,予头孢呋辛联合阿奇霉素抗感染治疗,仍高热不退,并出现呼吸困难,低氧血症,PaO_2 54 mmHg。

入院 3 天复查胸部 CT:双肺斑片影,左肺上叶、下叶大片实变影,右肺上叶、中叶斑片影,左侧胸腔积液,左下肺听诊可闻及湿啰音(图 4-3-6A~D)。反复痰涂片查抗酸菌阴性。痰 TB-DNA<500U/ml。病程 2 周时肺炎支原体特异性抗体滴度 1:640(正常 1:40 以下)。胸腔积液常规为渗出液,胸腔积液白细胞计数 $1.01×10^9$/L。中性粒细胞百分比 40%,淋巴细胞百分比 60%。胸腔积液葡萄糖 6.54mmol/L,氯 104.1mmol/L,胸腔积液腺苷脱氨酶(ADA)53.2 U/L。甲型流感病毒抗原筛查试验阴性。

【诊断】 肺炎支原体肺炎。

【诊断依据】 青少年女性,病史较短,以高热、咳嗽为主,影像学示双肺病变,以实变为主,首先考虑社区获得性肺炎。病程进展迅速,伴发低氧血症,呈重症肺炎改变,血白细胞不高,支原体抗体滴度 1:640,结合痰 TB-DNA 检查阴性,甲型流感病毒抗原筛查试验阴性,首先考虑肺炎支原体肺炎。病人病情较重,复查白细胞数下降至 $2.97×10^9$/L,血浆白蛋白下降至 28g/L,考虑难治性支原体肺炎可能。继续抗感染治疗,加用甲泼尼松龙及丙种球蛋白抗感染、调节免疫治疗。入院后 1 周体温正常,于病程第 3 周复查支原体抗体滴度为 1:1280,复查 CT:左肺大片实变影及右肺阴影消散,胸腔积液吸收,左肺上叶见两个空洞影(图 4-3-6E、F)。病人病情好转后出院,出院后未再药物治疗。病程 3 个月复查胸部 CT:左肺上叶空洞缩小,洞壁变薄(图 4-3-6G、H)。

【分析】 大环内酯类药物可以与细菌核糖体形成可逆性结合,阻止 t-RNA 转位,从而阻断其蛋白质的合成,同时可提高机体对急性呼吸道感染的免疫力,减少肺部炎症反应,防止上皮细胞损伤,并能降低呼吸道反复感染的发生,提高治疗呼吸道感染的成功率,从而能改善和调节

免疫系统的功能,被认为是治疗 MPP 最为有效的药物。但仍有部分病人虽然经正规大环内酯类抗生素治疗>1 周,病情仍进展,临床症状和肺部影像学无改善甚至加重,成为难治性支原体肺炎(refractory mycoplasma pneumoniae pneumonia,RMPP)。

RMPP 诊断标准尚无明确规范,通常认为在符合 MPP 的临床诊断标准的基础上符合以下难治性 MP 诊断标准 4 项中任意 1 项:①大环内酯类抗生素治疗效果不佳(正规应用大环内酯类抗生素 1 周左右,病情仍未见好转);②合并肺外多系统并发症;③病情重(除严重肺部病变外还伴肺外多系统损害);④病程较长(一般可>3~4 周),甚至迁延不愈。RMPP 的临床特点以高热、咳嗽为主要症状,多数病人以发热为首发症状,部分重症病人呼吸道症状出现晚,文献报道 MP 感染除能引起肺部病变外,可以引起多种肺外并发症,常见皮疹、心包炎、胸腔积液、贫血、神经系统损害,甚至关节炎。实验室检查外周血白细胞总数和血清 C 反应蛋白明显增高、红细胞沉降率明显增快。本例病人为年轻女性,病程中出现低氧血症,低蛋白血症,病情进展迅速,并合并胸腔积液,支原体抗体滴度持续升高,符合 RMPP 表现。

RMPP 影像学表现较肺部体征更为显著,可出现单侧或双侧大片或斑片状高密度肺实变影,主要以中下肺野多见,合并有单侧或双侧中到大量胸腔积液,严重时可出现大病灶坏死性肺炎。肺实质坏死的机制为炎症引起肺动脉分支与肺泡毛细血管的血栓性闭塞,导致肺实质缺血、梗死、坏死,坏死物排出后形成空洞或空腔。病因尚不明确,可能与治疗不当、侵袭性感染和(或)宿主的过度反应有关。坏死性肺炎的肺实变吸收缓慢,病程可长达数月至数年,可完全吸收或遗留纤维条索影,也可转变为肺不张。空洞或空腔早期扩大融合,以后可逐渐缩小、闭合,也可继续扩大最终形成囊性变而遗留。本例转归过程与文献报道一致。

RMPP 治疗一般包括大环内酯类或氟喹诺酮类药物、糖皮质激素、静脉用免疫球蛋白、改善循环与抗凝和纤维支气管镜的应用。RMPP 往往因混合多种感染所致,常需采用联合用药治疗,本例病人年龄未满 18 周岁,抗生素选择上限制了氟喹诺酮类的应用,单用大环内酯类效果欠佳,炎症反应强烈,加用了糖皮质激素和丙种球蛋白进行免疫调节治疗,控制了病情。

免疫损害在 MPP 发病机制中有重要作用,激素通过减轻充血、阻止炎性介质反应、抑制炎性细胞移动、增强气道对 β_2 受体激动药的敏感性等方式,解除支气管痉挛、舒张支气管,发挥抗炎、抗过敏及免疫调节等作用,抑制和下调由 MP 感染后激发的机体过度免疫反应和炎性反应,降低肺损伤、缩短病程及减少并发症,对治疗 RMPP 有一定疗效。

丙种球蛋白是一种人体免疫系统主要效应分子,通过静脉用丙种球蛋白能使病人从无免疫或低免疫状态迅速恢复至暂时免疫保护状态,发挥抑制 MP 黏附、促进 MP 外排、调节 MP 引起的免疫缺陷状态,可有效增强机体免疫和抗感染能力,有助于缓解病情。

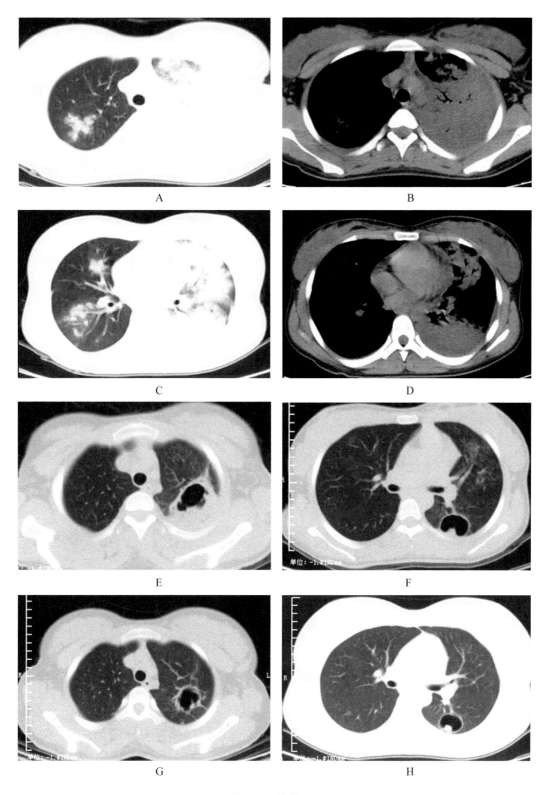

图 4-3-6　胸部 CT2

A～D. 入院第 3 天;E、F. 治疗 2 周后;G、H. 病程 3 个月后复查

当 RMPP 病人的血小板、纤维蛋白原、D-二聚体增高或者显著增高时会出现高凝状态,从而导致血栓形成或肺栓塞及血供障碍,导致支气管黏膜与肺坏死,因此可以使用低分子肝素改善循环与抗凝。

采用纤维支气管镜对 RMPP 病人进行肺泡灌洗,能

直达病灶局部,迅速清除大量黏液栓和炎性分泌物,减轻或阻断了病原体的直接损害和免疫反应,从而迅速缓解炎症反应、缩短炎症吸收时间,同时肺泡灌洗还能消除或缓解分泌物引起的呼吸道阻塞症状。此外通过对肺泡灌洗液的培养能准确判断是否存在其他病原微生物的混合感

染,以指导抗生素的应用和调整。

（赤峰市第二医院呼吸内科　窦海艳　提供）

3. 病例 3：女,16 岁。咳嗽、咳痰伴发热 4 天。病人 4 天前受凉后出现发热,最高体温达 39.6℃,伴咳嗽、咳痰,痰黏,色黄,不易咳出。抗感染(头孢呋辛 2 天、阿奇霉素 1

天)治疗后症状无明显好转。X 线胸片示右上肺炎症,改用头孢曲松抗感染 3 天后仍发热、咳嗽、咳痰,于 2017.05.27 入院诊治。

胸部 CT(2017.05.29):病变较前进展,右肺上叶磨玻璃实变影,边缘模糊,支气管壁增厚、扩张(图 4-3-7)。

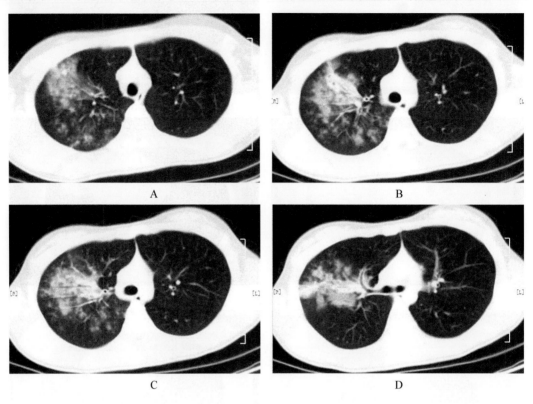

图 4-3-7　胸部 CT3

【诊断】　支原体肺炎。

【诊断依据】　青少年女性,发热、咳嗽,头孢类抗生素无效。胸部 CT 示右肺上叶实变影,呈树雾样改变,周围树芽征明显,综合考虑支原体肺炎可能性大。发病第 5 天支原体抗体检查阴性,考虑为病程较短所致。给予阿奇霉素治疗 3 天,病人仍高热,血气分析:pH 7.40,PaO$_2$ 61.7mmHg,PaCO$_2$ 40mmHg。加用激素治疗,体温正常,应用 3 天后停用。复查血气分析:pH 7.43,PaO$_2$ 80 mmHg,PaCO$_2$ 39mmHg。复查胸部 CT(2017.06.04)右肺上叶实变较前消散,但出现空洞影,双肺其他部位出现磨玻璃影(图 4-3-8)。病人病情平稳,虽影像有所变化,考虑治

疗有效,病程第 10 天复查肺炎支原体抗体阳性,诊断明确。胸部 CT(2017.06.09):两肺多发炎症较前明显吸收,右肺上叶支气管扩张(图 4-3-9)。病人好转出院。

【分析】　本例病人性别、年龄为支原体肺炎好发人群,影像以树芽征、树雾征为主,符合支原体肺炎特征,头孢类药物治疗无效,阿奇霉素治疗 3 天仍发热,且有低氧血症,不除外难治性支原体肺炎可能。病人咳黄痰,不除外存在混合感染。病变进展迅速且出现空洞,激素治疗有效,亦支持难治性支原体肺炎诊断。阿奇霉素联合激素治疗难治性支原体肺炎,可明显提高治疗效果,改善临床症状,缩短住院时间,且安全可靠,值得临床酌情应用。

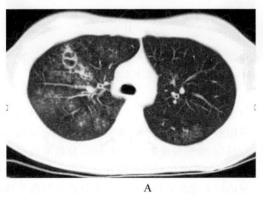

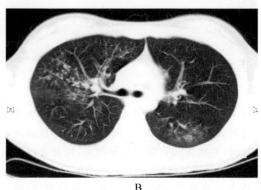

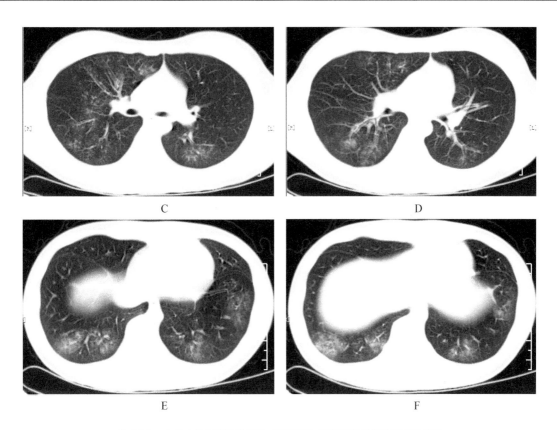

图 4-3-8　右肺上叶实变较前消散,见空洞影,双肺新发多发磨玻璃密度影

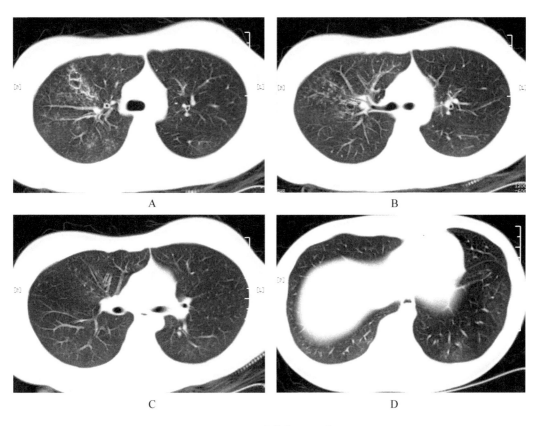

图 4-3-9　病变较前明显吸收

(上海浦东医院呼吸科　沈　瑶　提供)

二、衣原体肺炎

衣原体为革兰阴性病原体,是一类能通过细菌滤器、在细胞内寄生、有独特发育周期的原核细胞性微生物,是介于立克次体和病毒之间的微生物。衣原体与细菌的主要区别是其缺乏合成生物能量来源的 ATP 酶,其能量完全依赖被感染的宿主细胞提供;与病毒的主要区别在于其具有 DNA 和 RNA 两种核酸、核糖体和一个近似细胞壁的膜,并以二分裂方式进行增殖,能被抗生素抑制。衣原体无运动能力,广泛寄生于人类、鸟类及哺乳动物,仅少数有致病性。

直至 20 世纪 80 年代末,人们才认识到肺炎衣原体是一种重要的呼吸道感染病原体。根据抗原构造、包涵体性质和对磺胺敏感性,对人类致病的衣原体可分为沙眼衣原体、肺炎衣原体、鹦鹉热衣原体,前两者多见。鹦鹉热衣原体可通过感染有该种衣原体的禽类,如鹦鹉、孔雀、鸡、鸭、鸽等的组织、血液和粪便,以接触和吸入的方式感染人类。沙眼衣原体和肺炎衣原体主要在人类之间以呼吸道飞沫、母婴接触和性接触等方式传播。

(一)致病机制

衣原体感染人体后,首先侵入柱状上皮细胞并在细胞内生长繁殖,然后进入单核巨噬细胞系统的细胞内增殖。由于衣原体在细胞内繁殖,导致感染细胞死亡,同时尚能逃避宿主免疫防御功能,得到间歇性保护。衣原体的致病机制与支原体相似,抑制被感染细胞代谢,溶解破坏细胞并导致溶解酶释放,代谢产物的细胞毒作用,引起变态反应和自身免疫。

(二)流行病学

人类的衣原体感染在全世界广泛存在,与人口密度呈正相关,感染没有性别差异,四季均可发生,具有散发和流行交替出现的特点。机体感染衣原体后,体内虽能产生特异性的细胞免疫和体液免疫,但这种免疫力极其微弱,易造成持续感染和反复感染。其传染途径主要是通过飞沫或呼吸道分泌物的人-人传播,扩散较为缓慢,潜伏期平均30 天。家庭、学校、军队及其他人口集中的工作区域可存在小范围的流行。

(三)沙眼衣原体感染

沙眼衣原体包括 15 个血清型,主要是人类沙眼和生殖系统感染的病原体,沙眼衣原体男性生殖道感染主要表现为非淋球菌尿道炎、附睾炎、Reiter 综合征;女性表现为宫颈炎、子宫内膜炎和盆腔炎。沙眼衣原体偶可引起新生儿和成人免疫抑制者的肺部感染。分娩时胎儿通过沙眼衣原体感染的宫颈可感染新生儿肺炎和新生儿包涵体性结膜炎。新生儿肺炎主要见于 2~12 周新生儿及婴儿,大多数无发热,起始症状通常是鼻炎、伴鼻腔黏液性分泌物和鼻塞,随后发展为断续的咳嗽,呼吸急促,可闻及肺部啰音,可伴有心肌炎和胸腔积液,50% 患儿可伴有急性包涵体性结膜炎。成人免疫抑制病人可见咽炎、支气管炎和肺炎等呼吸道感染,可有干咳、发热、肌痛、寒战、咯血和胸痛。肺部影像多为间质浸润,亦可见支气管肺炎或网状结节样阴影。沙眼衣原体肺炎不经治疗多数在数周后也可

逐渐自愈。

(四)肺炎衣原体感染

1965 年 Grayston 首次在一中国台湾儿童的结膜分泌物中分离出一株与其他衣原体不同的衣原体,当时命名为 TW(Taiwan)-183。1983 年又在美国西雅图 1 名急性呼吸道感染的大学生咽部分泌物中分离出另一株衣原体而命名为 AR-39(acute respiratory-39)。后经研究鉴定,发现此两株实为同一种衣原体,1989 年正式命名为 TWAR,又称肺炎衣原体。

肺炎衣原体感染的潜伏期较长,可引起上呼吸道感染,如鼻窦炎、中耳炎和咽炎,也可引起下呼吸道感染,如支气管炎和肺炎。肺炎衣原体感染临床表现轻重不一,可从无症状到致死性肺炎。呼吸道感染多数表现为咽痛、发热、咳嗽,受累的肺叶部位可听到湿啰音。可伴有肺外表现,如中耳炎、甲状腺炎、脑炎等。儿童和青少年感染病情通常较轻,有自限性,易被忽视,致病情迁延呈慢性咳嗽。成人则患肺炎者较多,且病情较重,特别是在已有慢性疾病或重复感染的老年人。肺炎衣原体对人类有较广泛的致病性,尚可引起虹膜炎、肝炎、心内膜炎、脑膜炎及结节性红斑等。研究显示,哮喘、冠心病、动脉粥样硬化的发病与肺炎衣原体感染有关,也是艾滋病、恶性肿瘤或白血病等疾病发生继发感染的重要原因。近年来发现,肺炎衣原体感染在 COPD 中常见。且发现 COPD 病人肺炎衣原体特异性抗体阳性率明显高于健康人群,尤其是 >50 岁的 COPD 病人 4% 以上的急性发作与肺炎衣原体感染有关。约 20% 肺炎衣原体感染病人为合并肺炎支原体的混合感染。

(五)鹦鹉热衣原体感染

鹦鹉热衣原体严格细胞内寄生,最初认为鹦鹉是该病原体的宿主而将其引起的疾病称为鹦鹉热。鹦鹉热衣原体可在其众多宿主动物中引起广谱疾病,人类感染典型临床表现为高热、恶寒、头痛、肌痛、咳嗽和肺部浸润性病变等特征。一般症状颇似感冒或呼吸道感染,但发生肺炎多见,易于误诊。鹦鹉热衣原体肺炎是一种动物疫源性疾病,常见于成人,儿童较少,通常有鸟类密切接触史,可由吸入金丝鸟、鹦鹉、鸽子及火鸡等鸟类排泄物粉尘引起,亦有报道孔雀、鸡等也可携带此病原体致疾病传播。带菌病人咳痰对他人也有传染性。家禽感染与人群发病关系的调查显示,鸭类多是东欧和俄罗斯人群间的传染源,火鸡次之;美国的人群感染主要来自火鸡;西欧各地则以观赏鸟类中鹦鹉为主,其他如金丝雀及鸽等也是常见的传染源,偶有从海鸟获得感染。本病亚洲国家时有散发病例报告,发病率低于欧洲及澳洲,可能与欧洲鹦鹉病原菌携带率高于亚洲鹦鹉有关。

(六)诊断

由于衣原体的培养要求高,一般实验室难以做到。PCR 检测可用于急性感染诊断及特殊人群流行病学研究,也可以检测外周血单核细胞内衣原体包涵体或抗原来诊断衣原体感染。微量免疫荧光试验(MIF)是目前最常用的衣原体血清学诊断方法,能特异性鉴别鹦鹉热衣原体、肺炎衣原体和沙眼衣原体及其亚型,并可区别急性感

染和既往感染。血清学诊断标准为：MIF 试验 IgG≥1：512 和（或）IgM≥1：32，在排除类风湿因子（RF）所致的假阳性后可诊断为近期感染，双份血清抗体滴度 4 倍或以上升高也诊断为近期感染。既往感染者 IgG≥1：16，≤1：512。诊断鹦鹉热衣原体感染时应谨慎，除病人具有病鸟接触史以外，血清标本应同时检测沙眼衣原体、肺炎衣原体和鹦鹉热衣原体抗体并比较抗体滴度，以滴度最高作为感染的衣原体种，从而确定是否是鹦鹉热衣原体，这三个衣原体种之间可能存在血清学交叉反应。

（七）影像学表现

衣原体肺炎与其他非典型肺炎有许多相似之处，影像学表现可多种多样，并无明显特异性，主要表现为气腔实变、磨玻璃状不透明影、网织状影、小片模糊影和小结节影（图 4-3-10）。病变多呈小叶性分布，以两下肺多见，可单发或多发。部分病例同时有两种或两种以上的 CT 表现，反映了本病从细支气管逐步发展到周围肺小叶并互相重叠的病理过程。

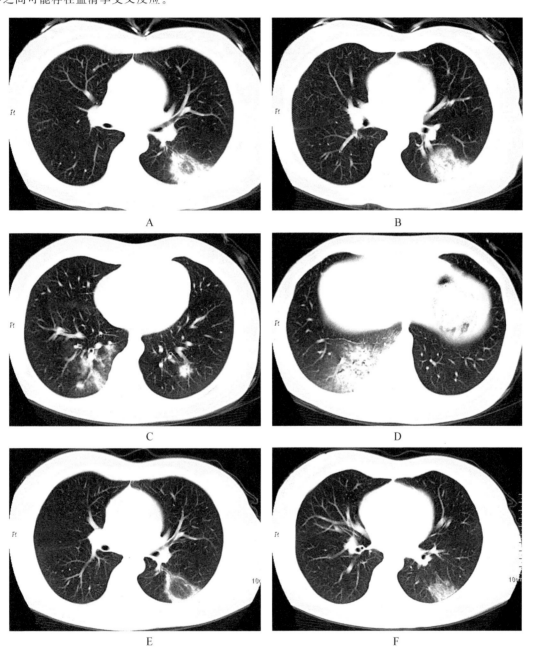

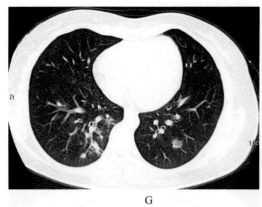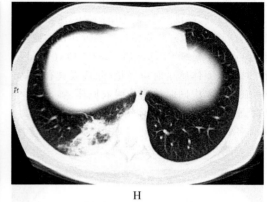

G   H

图 4-3-10　女,35 岁。发热半个月,干咳 10 天

A～D. 胸部 CT 示双肺多发实变、结节影,病变周围渗出明显,可见支气管充气征。E～H. 大环内酯类药物治疗 1 周后病变有所吸收

(八)治疗

衣原体对作用于细胞壁的药物耐药,如青霉素类、万古霉素、杆菌肽,对于抑制膜蛋白和胞质蛋白合成药物敏感。治疗上大环内酯类抗生素是首选,四环素也有作用,但不宜用于孕妇和儿童。氟喹诺酮类药物如环丙沙星、氧氟沙星、莫西沙星等药物对成人衣原体肺炎也有很好的治疗作用。衣原体肺炎耐药少见,治疗反应比支原体肺炎慢,治疗时间要长,以防止复发和清除存在于呼吸道的病原体。

参考文献

Agarwal J,Awasthi S,Rajput A,et al. 2009. Atypical bacterial pathogens in community acquired pneumonia in children:a hospital based study. Trop Doct,39(2):109-111.

Narita M. 2010. Pathogenesis of extrapulmonary manifestations of Mycoplasma pneumoniae infection with special reference to pneumonia. J Infect Chemother,16(3):162-169.

Techasaensiri C,Tagliabue C,Cagle M,et al. 2010. Variation in colonization,ADP-ribosylating and vacuolating cytotoxin,and pulmonary diseases severity among mycoplasmae pneumoniae strains. Am J Respir Crit Care Med,182(6):797-804.

Triga MG,Anthracopoulos MB,Saikku P,et al. 2002. Chlamydia pneumoniae infection among healthy children and children hospitalized with pneumonia in Greece. Eur J Clin Microbiol Infect Dis,21(4):300-303.

(九)病例解析

1. 病例 1:男,85 岁。发热 2 天。最高体温 39℃,畏寒,咳嗽,无痰,伴头痛、乏力和周身不适。入院当日查支原体、衣原体抗体阴性;血常规:WBC 7.44×10⁹/L,中性粒细胞百分比 80.1%,淋巴细胞百分比 12.1%;C 反应蛋白:124.20mg/L;入院后给予头孢呋辛治疗,入院后 4 天仍发热,查胸部 CT:右肺上叶球形实变影。复查肺炎衣原体 IgM(CPN-IgM)阳性(+);ANCA 阴性;风湿免疫全套阴性;GM 试验阴性。考虑衣原体肺炎,改用左氧氟沙星及阿奇霉素治疗,体温降至正常。追问病史,邻居饲养大

量鸽子。

胸部 CT:右肺上叶前段胸膜下球形实变影,边界模糊,可见刀切征和桃尖征(图 4-3-11)。

【诊断】　衣原体肺炎。

【诊断依据】　老年男性,发热、畏寒、咳嗽,白细胞总数正常,中性粒细胞比例升高,C 反应蛋白升高,胸部 CT 示右肺上叶前段胸膜下的球形实变影,边界模糊,内见支气管充气征和空泡征,边缘呈明显刀切征和桃尖征,符合社区获得性肺炎诊断。追问病史,周围环境中有明确的鸽子接触史。病程早期(2 天)衣原体抗体阴性,病程 6 天时复查衣原体抗体 IgM 阳性,结合 ANCA、风湿免疫全套、GM 试验均匀性阴性,衣原体肺炎诊断成立,不除外鹦鹉热衣原体肺炎可能。经喹诺酮类治疗体温正常,临床症状消失,进一步支持该诊断。

【分析】　鹦鹉热衣原体肺炎的临床症状及影像学表现均无特异性,不能与肺炎衣原体肺炎相鉴别。怀疑有鹦鹉热衣原体肺炎的病人必须有暴露于鹦鹉等鸟类的病史,如有养宠鸟的历史,或有养宠鸟的朋友或邻居,或去过另一个地区养鸟的家庭,以及有鸟类或禽类职业接触史,确诊有赖于实验室诊断。最可靠的方法是进行鹦鹉热衣原体的培养,取鼻咽部或咽后壁拭子、气管和支气管吸出物、肺泡灌洗液等标本培养,分离物可用鹦鹉热衣原体种特异性单克隆抗体进行鉴定。应用 PCR 试验对上述标本进行检测对诊断有很大帮助,但需要注意质量控制,防止出现假阳性结果。鹦鹉热衣原体可以通过空气传播感染畜禽和野生动物,能够引起结膜炎、肺炎和支气管炎、流产和多关节炎等多种疾病,尤其是鸟类和家禽,迄今为止已经发现 465 种鸟类(包括所有的家禽)受到其感染。禽类的饲养和加工业是职业性鹦鹉热衣原体肺炎感染的主要来源,如美国的火鸡和东欧的鸭子。

本病可通过呼吸道飞沫直接传播或通过受鹦鹉热衣原体感染的鸟类的排泄物污染尘埃而间接传播。鹦鹉热衣原体对外界的抵抗力很强,在干燥的鸟粪中可存活数月。鸟-人的感染方式是气溶胶呼吸道吸入,有报道鹦鹉热衣原体存在人-人传播途径。鹦鹉热衣原体经呼吸道

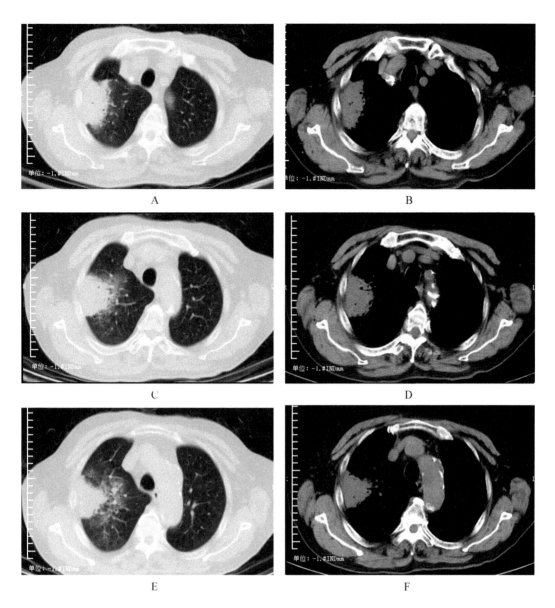

图 4-3-11　胸部 CT1

吸入体内后首先进入肝和脾的网状内皮细胞增殖,再经血液进入肺和其他器官,表现为肺、肝、脾、肾及中枢神经系统累及,所以人类的鹦鹉热衣原体肺炎既可以是呼吸道感染,也可能是以呼吸系统为主的全身性感染。临床症状可以是轻度的或一过性的流感样症状,也可以是急性发病,伴有高热,剧烈的头痛和肺炎。鹦鹉热衣原体肺炎的临床表现类似肺炎衣原体肺炎,开始有发热、寒战、头痛、出汗和许多其他常见的全身和呼吸道症状,如不适、关节痛、肌痛、咯血和咽炎。肺部很少有阳性体征,偶可闻及细湿啰音和胸膜摩擦音,双肺广泛受累者可有呼吸困难和发绀。躯干部皮肤可见一过性玫瑰疹。严重的肺炎可发展为谵妄,低氧血症甚至死亡。鹦鹉热衣原体肺炎累及心脏时,心电图呈心肌炎改变。另外,鹦鹉热衣原体肺炎临床表现还可有贫血、反应性肝炎、肝脾大、蛋白尿等。本病若无流行病学支持,常常误诊为一般的非典型肺炎。同时又由于常常合并多器官系统受累,易误诊为军团菌肺炎。

2. 病例 2: 女,57 岁。发热、咳嗽 10 余天。病人 10 天

前受凉后出现发热、干咳,体温最高达 39.5℃。静脉滴注"头孢呋辛,左氧氟沙星"5 天,症状无明显缓解入院。既往有糖尿病及高血压病史。查体:双肺呼吸音粗,可闻及湿啰音,右肺明显,无胸膜摩擦音。血常规:白细胞 15.69×10⁹/L,中性粒细胞百分比 69.4%。给予阿莫西林舒巴坦抗感染治疗 2 日仍发热,查肺炎衣原体和肺炎支原体 IgM、IgG 均阳性(+);红细胞沉降率 81mm/h;C 反应蛋白 124mg/L,考虑支原体、衣原体混合感染,停用阿莫西林舒巴坦钠,改用左氧氟沙星及多西环素联合治疗,左氧氟沙星静脉滴注 4 天后改用莫西沙星治疗,入院后 8 天仍发热。

胸部 CT:双肺多发斑片状阴影(图 4-3-12A～D),复查支原体血清学滴度为 1:80 阳性。因有高血压及糖尿病,需除外心内膜炎及真菌、结核感染可能,超声心动图检查:心内结构及血流未见明显异常,心功能正常;血 T-SPOT-TB 阴性;G 试验及 GM 试验阴性;反复痰培养未查到致病菌。入院后 10 天病人仍发热,自动出院,口服莫西

沙星及地红霉素治疗,口服药物3天后体温降至正常。病人总热程约3周,体温正常后仍咳嗽,病程第4周再次入院治疗,复查肺炎支原体血清学滴度1:320阳性;C反应蛋白 97.64mg/L;红细胞沉降率 70.00mm/h;WBC 14.25×10^9/L。复查胸部CT:原有病灶变淡,左肺出现新

病灶(图 4-3-12E~H)。继续给予莫西沙星静脉滴注1周咳嗽减轻出院。病程2个月复查胸部CT:左肺上叶、下叶原有病灶吸收,右肺上叶及中叶又出现新的片状渗出影(图 4-3-12I~L)。

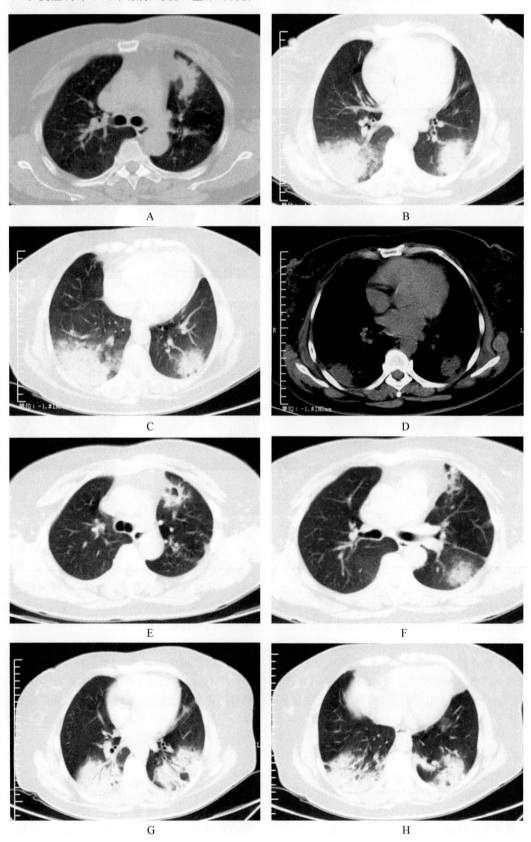

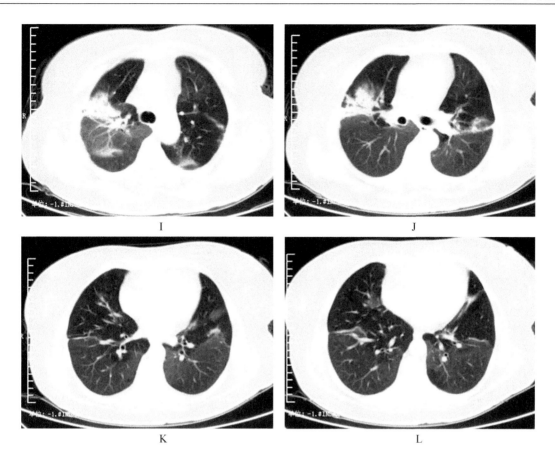

图 4-3-12　胸部 CT2
A～D. 入院 8 天;E～H. 病程 1 月复查;I～L. 病程 2 月复查

【诊断】　衣原体、支原体肺炎。

【诊断依据】　中年女性,发热、干咳,症状符合非典型肺炎。查体双肺可闻及湿啰音,实验室检查血白细胞增高,红细胞沉降率增快,C 反应蛋白增高,肺炎衣原体、肺炎支原体抗体均阳性,支原体血清学滴度 4 周后呈 4 倍增长,胸部 CT 示双肺多发斑片状模糊影,呈游走性,诊断明确。

【分析】　衣原体感染机体后可引起特异性的细胞免疫和体液免疫,但这种保护性免疫较弱,且衣原体属胞内寄生,代谢活跃,不易清除,所以易造成持续和反复感染,导致宿主细胞的超敏反应,从而易合并其他致病原感染。加之衣原体肺炎常常没有特征性表现,而且易出现合并症,所以衣原体感染是肺炎复杂化和迁延不愈的原因之一。肺炎衣原体与支原体的混合感染最为常见,其次是与病毒或细菌混合感染。衣原体肺炎和支原体肺炎混合感染时疗程需更长,治疗过早停止,症状有复发趋势,本例完全符合。非典型肺炎有临床症状好转而影像学仍进一步恶化的特点,本例病人这一表现尤为突出,因此肺部影像学改变不是判断病程的主要依据。肺炎衣原体是继细菌、病毒和支原体肺炎之后的又一重要病原体,对复杂和迁延不愈的肺炎尽早检查肺炎衣原体,早期给予针对性治疗,将有助于减轻呼吸道症状,缩短病程和降低死亡率。

（赤峰市第二医院呼吸内科　窦海艳　提供）

三、军团菌肺炎

军团菌肺炎是嗜肺军团菌（Legionella pneumophila,LP）引起的以肺炎为主并可合并肺外其他系统损害的感染性疾病,是军团菌病的一种临床类型。该病首发于 1976 年美国一次退伍军人聚会,故称作军团菌病;次年,从死者肺组织中分离出一种新的病原体;1978 年,国际上正式将该病原体命名为嗜肺军团菌。随后,欧洲、澳洲等不同国家和地区相继发现军团菌病例。1982 年,我国南京首次证实了军团菌病。随着认识的不断加深,人们对军团菌病的警惕性也不断提高,多个国家已将军团菌肺炎定为法定传染病。

(一)病原学和流行病学

军团菌是革兰阴性多形性杆菌,无芽胞和菌膜,不产酸,不产气,有鞭毛和菌毛,可运动,对热耐力强,普遍存在于各种水环境和潮湿的土壤中,特别是与日常生活密切相关的自来水、空调、冷却塔、淋浴器等供水系统中。湖泊、池塘、河流等天然水源很少确定为人类的传染源,冷却塔是社区获得性暴发最常见的可疑传染源,但作为医院获得性军团菌肺炎的传染源几乎被否定。目前认为饮用水可能是军团菌病散发或暴发流行的重要来源。目前已发现 56 个种、70 多个血清型,其中能引起人类疾病的约有 20 种,其中嗜肺军团菌发现最早,也最为常见,90％以上的军团菌感染是由 LP 引起,其血清型目前发现有 16 种,LP1

和 LP6 多见。传染途径主要为军团菌随气雾和气溶胶经呼吸道吸入,以及误吸含军团菌的水,人-人之间传播尚无充分证据。

军团菌病夏、秋季多发,散发病例全年均有发生,各年龄均可发生,但年老体弱、有慢性病者及免疫功能低下者易患本病。已确定的危险因素包括吸烟、滥用酒精和免疫抑制,特别是由皮质类固醇引起的免疫抑制。

(二)发病机制

军团菌的致病性与其能侵入靶细胞,并在细胞内生存繁殖密切相关。军团菌是一种兼性胞内寄生菌,它能进入吞噬细胞,特别是肺泡巨噬细胞中。该菌能对抗细胞的需氧杀菌系统,因此,被吞噬后仍能存活繁殖。军团菌不仅能抑制吞噬体与溶酶体的融合,且能调节人单核细胞吞噬体内的 pH,这对其在细胞内的寄生与繁殖有重要作用。含军团菌的细胞最终被裂解并释放出大量细菌,导致肺泡上皮和内皮的急性损伤,同时细菌再侵入周围细胞。军团菌产生的有害物质可造成组织损伤:细菌的外膜蛋白可破坏吞噬细胞杀菌功能;细胞毒素可抑制吞噬细胞的活化。炎症反应的激活显然是嗜肺军团菌毒力的关键点,军团菌的整个致病过程是其基因组上各个毒力基因及其表达产物共同作用的结果,不同军团菌的致病力强弱与其所带毒力因子不同有关。另外,具有一定抗体水平的人群仍可发生军团菌病,因此体液免疫是次要的。宿主有关的危险因素和菌种特征这两个因素都参与影响军团菌病。

(三)临床表现

人感染军团菌引起的军团菌病主要有两种临床表现形式,一种为军团病,也称肺炎型;另一种为庞蒂亚克热,又称流感样型,主要表现为急性发热,病程呈自限性,3~5天自愈。肺炎型潜伏期一般为 2~10 天,临床表现多样化,典型病人亚急性发病,可有发热,常高达 39℃,呈弛张热;畏寒、寒战、厌食、乏力和肌痛,并有肺部和肺外表现。肺部表现有咳嗽,呈非刺激性,伴少量非脓性痰;胸痛多呈胸膜炎性疼痛、咯血。可有呼吸困难,一般不严重。肺外表现可有神经系统症状如严重头痛、意识模糊、嗜睡、定向力障碍等;消化系统可有恶心、呕吐、腹泻、肝功能异常等;肾可有镜下血尿、蛋白尿,少数发生肌红蛋白尿、肾衰竭等;心脏及血液系统受累少见,偶可引起心内膜炎、心肌炎、心包炎或白细胞、血小板减低;可有原因不明的低钾血症、低钠血症。重症军团菌肺炎可引起肺间质纤维化,导致难以纠正的低氧血症,继之出现多器官功能衰竭而死亡。

(四)影像学表现

军团菌肺炎影像学主要表现为迅速进展的非对称性、边缘不清的肺实质性浸润阴影,呈叶或段分布,下叶多见,早期单侧分布,继而涉及两肺。病变区常进展为大叶性肺炎,可并发肺间质纤维化和胸腔积液,部分病人有肺脓肿和空洞,特别是使用大量糖皮质激素或其他免疫功能低下者。少见影像包括球形实变(球形肺炎)、单发或多发结节、肿块样实变等。肺部实变体征和影像学改变可以随临床症状的改善而有所进展。肺部浸润阴影几周甚至几个月才完全吸收。

(五)微生物学诊断

气道分泌物、血、痰或胸腔积液培养军团菌阳性是诊断军团菌肺炎的金标准,但军团菌在普通的培养基中不生长,培养难度较大。目前广泛应用的培养基是活性炭酵母浸膏琼脂平板,也称军团菌生长平板(BCYE),在 2.5%~5%CO$_2$ 环境下培养,多数嗜肺军团菌生长需 3~7 日,其他生长较慢的菌种需要 10 日以上,故有"苛性菌"之称。军团菌的菌落通常呈白色、灰色、有荧光。

军团菌感染人体后,血清中会出现 IgM 和 IgG 两种特异性抗体。IgM 抗体可在 1 周左右检出,是军团菌感染的早期指标;2 周左右可检测到特异性 IgG 抗体,1 个月左右达到高峰。急性期、恢复期双份血清 LP 抗体效价 IgG 抗体滴度皆呈 4 倍或 4 倍以上变化(增高或降低),且抗体滴度≥1:128,可作为军团菌肺炎诊断依据(急性期为发病 7 日以内,恢复期为发病 21~42 日)。单份血清 LP 抗体滴度≥1:256 提示军团菌感染,但需结合临床表现综合分析。以 LP 全菌为抗原,通过微量凝集试验(MAA)与试管凝集试验(TAT)检测病人血中凝集抗体,于起病时及相隔 4~8 周后 2 次采血检查,如后一次血清抗体滴度升高≥4 倍,TAT≥1:160,MAA≥1:64 为阳性;如果单次血清抗体滴度≥1:320 也为阳性。

约 80% 军团菌感染病人的尿液中可排出一种具有热稳定性及抗胰蛋白酶活性的抗原,其在尿液中的浓度是血清中的 30~100 倍。尿抗原可在发病 1 日内即被检测到,约可在体内持续存在至有效抗菌治疗的数日或数周后。因此,可通过测定尿抗原来实现军团菌感染的快速、早期诊断。目前尿抗原检测法是国外诊断军团菌肺炎的一线方法,2012 年的荷兰成人 CAP 指南中甚至建议所有的重症 CAP 病人,在入院后均应检测军团菌尿抗原。该方法准确性较好,其诊断 LP1 型军团菌感染的敏感度为 80%~90%,特异度>99.5%。其敏感度还可能与病人感染类型有关,如旅游相关性、社区获得性及医院获得性军团菌感染病人的检测敏感度分别为 94%、76%~87% 和 44%~46%。军团菌尿抗原阳性与否也可能与疾病严重程度相关,轻症病人尿抗原敏感度为 40%~53%,而重症病人的敏感度可达 88%~100%。用浓缩的尿标本可提高检测的敏感度。尿抗原检测法的缺点在于目前仅限于诊断 LP1 型军团菌,有文献报道在用来检测其他菌种及血清型时其敏感度可下降至 29%~31%,可能会导致漏诊。此外,部分病人抗原转阴时间过长,不能确定是新近感染还是既往感染。

应用 PCR 方法检查嗜肺军团菌中特异 DNA,标本取自尿、BALF 或血清,灵敏度高、特异性强,具有快速和可测定嗜肺军团菌以外的其他军团菌的优点,但操作烦琐。

军团菌肺炎病理常表现为多中心急性纤维素性化脓性肺泡炎及急性渗出性肺泡损害,在肺组织切片中应用 W-S 法染色,如在巨噬细胞及坏死组织中发现染色呈阳性的杆菌可提示为军团菌感染。W-S 法在其他组织切片中还可显示胃幽门螺杆菌、放线菌、猫抓病球杆菌、螺旋体等病原微生物。

(六)诊断标准

凡具有以下第 1~2 项加第 3~6 项中的任何一项即可诊断军团菌肺炎:①临床表现有发热、寒战、咳嗽、胸痛等症状;②胸部 X 线检查,具有浸润性阴影,或伴胸腔积液;③呼吸道分泌物、血液或胸腔积液在 BCYE 培养基或其他特殊培养基培养有军团菌生长;④呼吸道分泌物用荧光抗体检查 LP 阳性;⑤血间接荧光法检测急性期和恢复期血清 LP 抗体滴度皆呈 4 倍或 4 倍以上变化(增高或降低),同时 LP 抗体滴度(间接免疫荧光法)≥1:128;⑥尿 LP-1 抗原测定阳性。

(七)治疗

嗜肺军团菌侵入人体后被巨噬细胞吞噬,抑制巨噬细胞的吞噬体和溶酶体结合,不仅避免被杀死,而且还可在巨噬细胞内生长繁殖,增加细菌的毒力和对抗菌药物的耐药性。治疗上应选择容易进入肺组织、支气管分泌物和吞噬细胞内可杀灭军团菌的药物。早期诊断及选用合适的抗菌药物治疗,可降低病死率。军团菌对青霉素类、头孢菌素类和碳青霉烯类、氨曲南通常耐药,对氟喹诺酮类、大环内酯类、四环素类通常敏感。目前尚无有效的疫苗可以预防军团菌感染,各种排水管道、空调、加湿器等大量应用加大了军团菌污染的可能性。因此要重点做好水源管理,对室内空调系统、饮水系统、人工管道系统等进行定期消毒,减少军团菌生长,预防疫情发生。群居性发病、初始经验性治疗无效、重症肺炎、合并胸腔积液、双肺多叶病灶、免疫缺陷发病期前 2 周内有外出旅行史者应常规筛查军团菌。对军团菌感染病例做到早诊断、早控制、早治疗,降低病死率。军团菌病在美国、英国等国家已列为"法定传染病",建立了完善的监测网络,各种法规、监控及检测手段比较完善。卫生部 2006 年颁布的《公共场所集中空调通风系统管理办法》,明确规定空调系统不得检出军团菌,相关各项工作正在逐步开展中。

参 考 文 献

Carratala J,Garcia VC. 2010. An updateoflegionella. Current Opinion Infectious Diseases,23;152-157.

Lanternier F,Tubach F,Ravaud P,et al. 2013. Incidence and risk factors of Legionella pneumophila pneumonia during antitumor necrosis factor therapy:a prospective French study. Chest,144;990-998.

McDade JE,Shepard CC,Fraser DW,et al. 1977. Legionnaires'disease;isolation of a bacterium and demonstration of itS role in other respiratory disease. N Engl J Med,297(22);1197-1203.

Tronel H. 2009. Hartemann P Overview of diagnostic anddetection methods for legionellosis and Legionellaspp . LettApplMicrobiol,48(6);653-656.

Wuerz TC,Mooney O,Keynan Y. 2012. Legionella pneumophila Serotype 1 Pneumonia in Patient Receiving Adalimumab. Emerg Infect Dis,18;1872-1874.

(八)病例解析

1. 病例1:女,66 岁。发热、恶心、呕吐 12 天,咳嗽、咳痰、神志不清 3 天。病人 12 天前无明显诱因出现发热、乏力、恶心、呕吐,体温最高达 40.3℃,自服退热药后发热症状好转,但乏力、恶心、呕吐症状渐行性加重,食欲差,无法站立。3 天前出现咳嗽、咳痰,为大量黄脓痰,意识模糊,嗜睡。血生化:钠 129mmol/L,钾 3.4mmol/L,白蛋白 30.3g/L。经舒普深、奥硝唑抗感染、补液、纠正低蛋白血症等对症支持治疗后神志有所好转,恶心、呕吐症状消失,为进一步治疗而入院。血气分析:pH 7.52,$PaCO_2$ 27mmHg,PaO_2 75mmHg。

胸部 CT:右肺上叶后段、下叶背段、外后基底段实变影,双侧胸腔少量积液(图 4-3-13)。

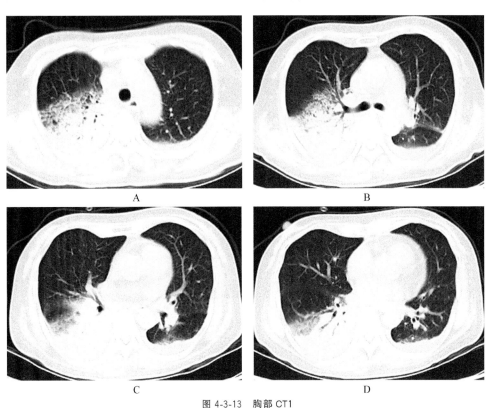

　　　　A　　　　　　　　　　　　　　B

　　　　C　　　　　　　　　　　　　　D

图 4-3-13　胸部 CT1

【诊断】　军团菌肺炎。

【诊断依据】　老年女性,既往体健,急性起病,右肺见大片状实变影,内有支气管充气征,有发热、咳嗽、咳痰、恶心、呕吐、神志不清等多系统受累症状,病情进展迅速,氧分压降低,呼吸性碱中毒,结合有明显低钠、低钾血症,首先考虑嗜肺军团菌肺炎。入院后给予莫西沙星治疗,48h 内病情明显好转,体温降至正常,血清学检查嗜肺军团菌抗体 IgG(LP1～7)阳性,1 周后复查胸部 CT,病变明显吸收(图 4-3-14)。

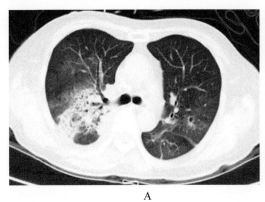
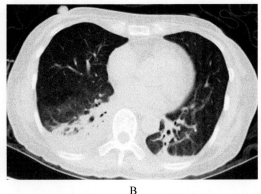

A　　　　　　　　　　　　　　B

图 4-3-14　1 周后复查胸部 CT,病变明显吸收

【分析】　军团菌被认为是机会性致病菌,在患有 COPD、肺结核、支气管哮喘、糖尿病等基础病和病人存在机体免疫力下降或长期应用激素类药物时合并该菌感染可能性大增。但因为该病无特征性症状、体征及胸部影像学表现,容易被忽视。军团菌肺炎在我国 CAP 中虽不多见,且多为散发,但往往病情凶险,可导致急性呼吸衰竭,β-内酰胺类等不能进入细胞内的抗菌药物对其无效。临床可表现为高热、寒战、刺激性咳嗽、胸痛、相对缓脉、非对称性肺内浸润阴影等征象,病程早期发生腹泻、血清谷草转氨酶升高、低钠血症、低血小板计数、尿蛋白阳性和少量红细胞或精神神经症状等,对军团菌肺炎的临床诊断有提示作用。本例有多器官损害,舒普深治疗无效,有明显低钠血症,是明确诊断的重要提示信息。特异性的实验室检查是诊断军团菌肺炎的重要依据,因此在怀疑本病诊断时应及时做有关军团病的特异性检查。在诊断不明原因呼

吸道感染、发热病人时应该考虑军团菌病的可能,尤其在排除其他疾病时应高度重视军团菌病,以便合理选择抗生素。

(江西吉安人民医院呼吸科　罗　建　提供)

2. 病例 2:男,63 岁。发热 10 余天。病人 10 余天前外出旅游淋雨后出现发热,最高体温 41.5℃,伴畏寒、寒战、咳嗽,无痰,腹泻,水样便、日数次,无腹痛及里急后重感。同时伴尿频、尿急,无尿痛。食欲缺乏、头晕、乏力、周身不适,于当地社区医院间断输液(左氧氟沙星)治疗 6 天,发热等症状好转,自觉胸闷不适,活动后气短,深呼吸时加重,为进一步诊治入院治疗。入院查体:双肺呼吸音低,未闻及干湿啰音。病人自诉旅游同伴中另有 4 人出现发热、腹泻等不同程度症状,用药后缓解,未再继续诊疗。既往有双侧颈动脉狭窄病史,对青霉素和磺胺类药物过敏。

胸部 CT:右肺上叶斑片、条索影(图 4-3-15)。

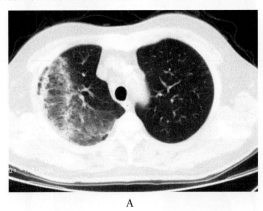
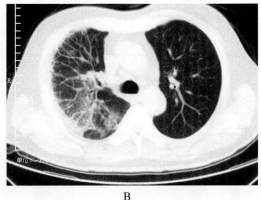

A　　　　　　　　　　　　　　B

图 4-3-15　胸部 CT2

【诊断】　军团菌肺炎。

【诊断依据】　老年男性,夏季旅游(5 月),有受凉淋雨史,高热、干咳,胸部 CT 示右肺炎表现,症状符合非典型肺炎诊断,左氧氟沙星治疗 6 天,症状略好转,支持该诊断。病人旅游同伴中另有 4 人发病,提示有小暴发,病人

有发热、畏寒、寒战、厌食、乏力等非特异性症状,并有肺部(咳嗽)和肺外表现(腹泻、水样便、尿频、尿急),提示多脏器受累,军团菌肺炎可能性大。入院后实验室检查:血常规示白细胞 7.35×10^9/L;C 反应蛋白 13.30mg/L;尿素氮 3.42mmol/L;钠 143mmol/L;白蛋白 36.3 g/L;嗜肺军

团菌抗体(IgM)阳性(+);肺炎支原体抗体(IgM)、Q 热立克次体抗体(IgM)、肺炎衣原体抗体(IgM)、腺病毒抗体(IgM)、呼吸道合胞病毒抗体(IgM)、甲型流感病毒抗体(IgM)、乙型流感病毒抗体(IgM)、副流感病毒(1、2、3 型)

抗体(IgM)均(一)。病人军团菌肺炎诊断明确,因病程已10 天,不发热,交替给予左氧氟沙星和阿奇霉素静脉滴注,治疗 2 周后(发病 25 天)病人胸闷、气短症状明显减轻,复查胸部 CT 病变大部分吸收(图 4-3-16)。

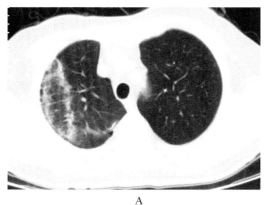
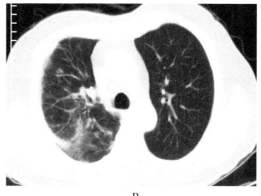

A　　　　　　　　　　　　　　　B

图 4-3-16　复查胸部 CT,病变大部分吸收

【分析】　军团菌肺炎主要有社区获得性感染和医院获得性感染 2 种,少数为旅游相关性军团菌肺炎,本例即为旅游相关性军团菌肺炎。嗜肺军团菌作为社区和住院病人的重要致病菌日益受到公认和重视,特别是针对免疫缺陷的病人。由于军团菌病临床表现无特异性,对所有肺炎病人进行常规检测可快速诊断和有效治疗,避免疾病恶化。目前喹诺酮和大环内酯类抗生素是治疗军团菌病的首选药物,对住院病人静脉应用抗生素治疗并达到临床稳定,序贯口服治疗,抗生素总疗程可为病人症状好转后7~10 天,严重免疫抑制的病人推荐至 21 天。

(赤峰市第二医院呼吸内科　窦海艳　提供)

3. 病例 3:男,37 岁。间断咳嗽、咳痰、腹泻、发热 8 天,皮疹 5 天。病人 8 天前无明显诱因出现咳嗽,咳白痰,黏稠不易咳出,腹泻 3~5 次/日,为褐色稀便,自觉发冷、发热,具体体温未测。5 天前病人出现全身皮疹,主要位于胸背部、四肢,为散在孤立红色丘疹,无明显瘙痒、疼痛等症状,予依替米星、奥硝唑抗感染治疗 2 天症状无缓解而入院。

胸部 CT:双肺散在小结节,右肺中叶、左肺下叶可见炎性渗出及实变影(图 4-3-17)。

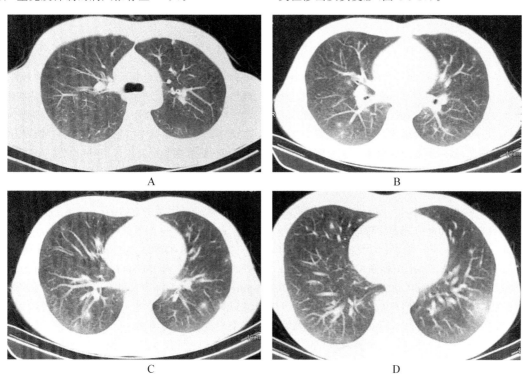

A　　　　　　　　　　　　　　　B

C　　　　　　　　　　　　　　　D

图 4-3-17　胸部 CT3

【诊断】 军团菌肺炎。

【诊断依据】 青年男性，双肺多发结节影，结节周围可见明显晕征，部分区域可见渗出实变影，需考虑隐球菌感染可能，但隐球菌多沿胸膜下分布，有多结节融合趋势，本例不符合。病变沿支气管分布，需考虑外源性过敏性肺泡炎可能，但该例病变结节较小，分布分散，不符合外源性过敏性肺泡炎影像学特征。病人病史较短，有发热、咳嗽、咳痰症状，首先考虑社区获得性肺炎，因病人有腹泻、皮疹

症状，首先考虑军团菌肺炎可能。病人入院后体温正常，皮疹在第3日完全消退。辅助检查：血常规 WBC $3.56\times10^9/L$，N％ 49.7％，M％ 10.3％；CRP 8.84mg/L；钾 3.42mmol/L；嗜肺军团菌抗体(IgM)阳性（＋）；余病原学检查均阴性。病人军团菌肺炎诊断明确，入院即给予左氧氟沙星 0.6g 静脉滴注 1 次/日，6 天后复查胸部 CT 病变吸收明显（图 4-3-18）。

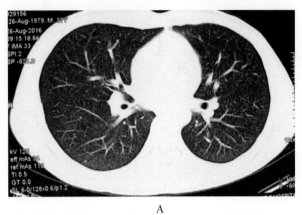
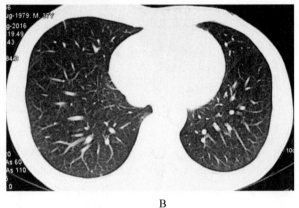

图 4-3-18 6 天后复查胸部 CT，病变吸收明显

【分析】 军团菌性肺炎已公认为 CAP 的病原体，影像学最初表现为单侧、单发病灶的肺泡性肺炎，随着病变的进展，可表现为多叶、多段分布的多形态阴影，主要包括实变、结节（小叶中心结节和腺泡结节）、间质纤维化（条索影、网状影、蜂窝影）及胸腔积液，空洞少见。其最主要的 CT 征象为实变和磨玻璃密度阴影。特征性表现为影像征象变化较临床表现滞后，即给予足够的抗生素治疗后，临床症状改善较快，而肺内病变常迅速累及整个肺叶，病灶完全吸收较为缓慢。本例诊断、治疗及时，故病变吸收较快。

（甘肃省兰州市第二人民医院呼吸科 韩红梅 提供）

第四节 金黄色葡萄球菌肺炎

葡萄球菌为需氧或兼性厌氧革兰阳性球菌，分为金黄色葡萄球菌（金葡菌）、表皮葡萄球菌和腐生葡萄球菌。金葡菌致病性最强。表皮葡萄球菌属条件致病菌，在机体抵抗力差、免疫系统受抑制宿主可引起严重感染。腐生葡萄球菌一般为非致病菌，偶尔引起尿路感染。金葡菌经常寄居于正常人的鼻前庭和皮肤等处，健康人群中约 20％携带金葡菌，60％左右的人间断携带，而不携带的人只占 20％。社区人群的带菌率为 30％～50％，医院内医护人员则高达 50％～70％。此外在腋窝、腹股沟和胃肠道等部位皆有定植。人类对金葡菌有一定的天然免疫力，只有当皮肤黏膜破损或患有结核、糖尿病、肿瘤等慢性消耗性疾病及其他病原体感染导致宿主免疫力降低时才容易引起葡萄球菌感染。定居的金葡菌作为条件致病菌，在老年人、免疫缺陷和极度劳累的人群中，容易迁移到恰当的部位，大量繁殖，引发感染。呼吸道中的金葡菌可以无症状定植，也可以引起重症肺炎，结果取决于病人、环境和细菌三者之间的相互影响。金黄色葡萄球菌肺炎（金葡菌肺炎）是由金葡菌所引起的急性化脓性肺部感染，常发生于免疫功能受损的病人，主要为原发性（吸入性）金葡菌肺炎

和继发性（血源性）金葡菌肺炎。金葡菌致病性强，其致病原因主要与金葡菌产生各种毒素和酶及某些细菌抗原有关。溶血毒素损伤血小板、巨噬细胞和白细胞导致完全性溶血；杀白细胞素（PVL）能杀死白细胞和巨噬细胞并破坏其功能；肠毒素和产红疹毒素可引起胃肠道症状及皮肤改变；血浆凝固酶可使血浆中纤维蛋白原变成纤维蛋白，阻碍吞噬细胞的吞噬作用，有利于感染性血栓的形成；夹膜抗原可增加金葡菌的毒力等。

（一）定义

随着甲氧西林的广泛使用而逐渐产生耐药性，耐甲氧西林金黄色葡萄球菌（methicillin-resistant Staphylococcus aureus, MRSA）于 1961 年由英国的 Jevons 首次发现，自此以后，MRSA 感染几乎遍布全球，已经成为医院获得性感染的重要致病菌之一。携带 mecA 基因的金葡菌和（或）对苯唑西林 MIC≥4mg/L 的金葡菌被定义为 MRSA。小部分不携带 mecA 基因的 MRSA 有其他的耐药机制。PVL 对 MRSA 肺炎的发展具有重要作用。PVL 阳性菌株对损伤的气道上皮具有极强的黏附力，而肺组织感染 PVL 阳性菌株后将产生中性粒细胞大量聚集、支气

管上皮的损害,进而导致肺实质炎症、组织坏死和肺泡出血。

呼吸系统 MRSA 感染主要有社区获得性 MRSA 肺炎(community-acquired MRSA pneumonia,CA-MRSA)和医院获得性 MRSA 肺炎(hospital-acquired MRSA pneumonia,HA-MRSA)。CA-MRSA 肺炎是指肺炎病人在门诊或入院 48h 内分离出 MRSA 菌株,并且在 1 年内无住院或与医疗机构接触史,无 MRSA 感染或定植史,无留置导管和其他经皮医用装置使用史。HA-MRSA 肺炎是指病人入院时不存在、入院 48h 后发生的由 MRSA 引起的肺实质炎症,是我国 MRSA 肺炎的主要表现形式,通常发生在有严重合并症的老年病人。

CA-MRSA 具有 HA-MRSA 完全不同的遗传特征,包括对大部分抗生素(除 β-内酰胺类)敏感,携带更小的葡萄球菌染色体 *mec* 基因盒(SCC*mec*)和毒力更强。有关 CA-MRSA 和 HA-MRSA 肺炎的区分要点不是 PVL 基因存在与否,而是发病的场所。大约 2% 的 HA-MRSA 感染分离菌株和约 75% 的 CA-MRSA 感染分离菌株携带 PVL 基因。我国 CA-MRSA 较少,仅限于儿童和青少年少量报道。易感人群包括:<2 岁的婴儿、与 MRSA 病人或携带者密切接触者、流感病毒感染者、监狱服刑人员、参与身体密切接触体育运动项目(如橄榄球)的运动员、注射毒品者、男性同性恋者、近期服兵役者、以前有反复发生的疖或皮肤脓肿病史或家族史(在过去 6 个月内发生≥2 次)、蒸气浴使用者及在感染前使用过抗菌药物的人群。CA-MRSA 肺炎病情进展迅速,临床症状包括流感样前驱症状、畏寒高热、咳嗽、胸痛、胃肠道症状、皮疹等,严重者可出现咯血、精神萎靡甚至神志模糊、急性呼吸窘迫综合征(ARDS)、多器官衰竭、休克等重症肺炎等表现,某些病人甚至需要入住 ICU 接受通气和循环支持。

(二)影像学表现

金葡菌肺炎可发生于任何年龄,以儿童和老年人多见。原发性金葡菌肺炎早期表现为小灶性浸润,但可在数小时内迅速进展,呈大叶状分布或广泛的、融合性的细支气管肺炎。肺组织坏死多表现为实变区内液性低密度区,坏死物经支气管引流形成单个或多个形态大小不等的空洞影,后者可逐渐融合形成较大空洞。偶可有张力性肺气囊肿,尤多见于儿童、青少年,表现为薄壁囊状结构,可含有气-液平面。与肺脓肿不同的是肺气囊肿的内壁通常薄而光滑、规则,可在感染后数周或数月自行吸收。位于表浅的肺气囊肿若张力过高,可破入胸膜腔形成气胸、脓气胸。成人病人有 20%~30% 呈单发或多发性脓肿,内含大量的葡萄球菌、红细胞、白细胞及坏死组织。

血源性金葡菌肺炎常继发于金葡菌性败血症及脓毒血症,由细菌栓子经血液循环至肺而引起。多表现为肺外周和基底部分布为主的多发点片状影或类圆形结节影。菌栓引起多发性肺小动脉栓塞,导致双肺多发性化脓性炎症,进而组织坏死形成多发性肺脓肿,并可累及胸膜产生脓胸或脓气胸。少数病例则由血行播散直接引起脓胸。发生肺梗死则表现为楔形实变影。血源性金葡菌肺炎肺外表现如化脓性关节炎、骨髓炎、肝肾损害等更多见,预后更差。

与 HA-MRSA 相比,CA-MRSA 常具有 PVL,所以感染后肺部病变进展迅速,可出现多发性肺脓肿、空洞(图 4-4-1~图 4-4-3)、胸腔积液、气囊肿、气胸或脓气胸等,甚至表现为 ARDS 的改变。肺气囊为金葡菌肺炎的典型影像学表现,是支气管周围脓肿使终末细支气管和肺泡发生坏死,当与支气管相通后坏死物质排空形成的直径 1~2.5cm、壁厚 1~2mm、圆形或类圆形薄壁空腔,多发者似蜂窝肺。约 50% 的金葡菌肺炎可伴发胸腔积液,儿童较成人多见。脓胸可以使积液成分更为复杂。金葡菌肺炎影像学另一特点是病变变化较快(图 4-4-4),短时间内肺浸润范围、肺气囊/空洞数目和肺脓肿的出现均可有变化,常常一处炎性浸润消失而在另一处出现新的病灶或者由少数病灶迅速发展到全肺,即使已用敏感抗生素(图 4-4-5~图 4-4-8)。

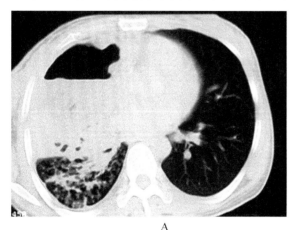
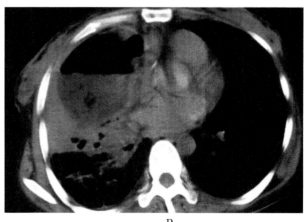

A   B

图 4-4-1 右肺巨大空洞,内壁尚光整,可见气-液平面

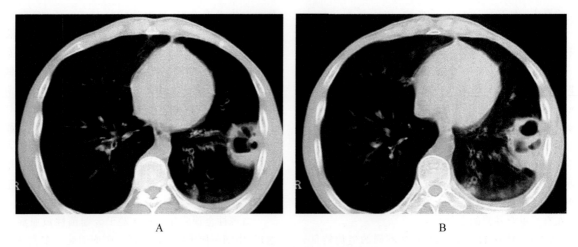

图 4-4-2　左肺不规则空洞,其内见粗大分隔

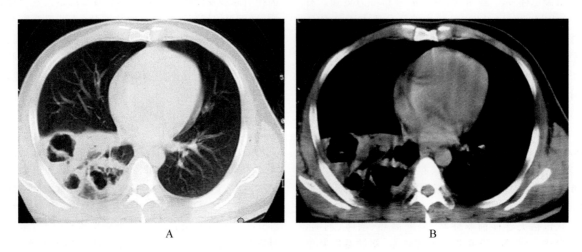

图 4-4-3　右肺大片实变内多发大小不等空洞,部分空洞内见分隔

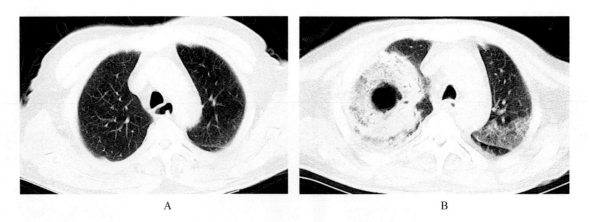

图 4-4-4　同一病人,相差 3 天。迅速进展为空洞、磨玻璃影

（西京医院呼吸科　韩新鹏　提供）

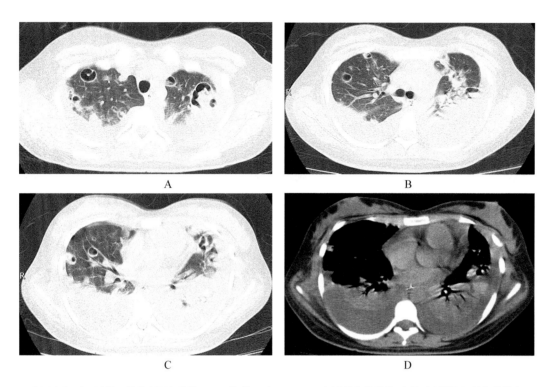

图 4-4-5 女,17 岁。确诊 MSSA 肺炎 3 天。胸部 CT(2016.03.17):双肺多发结节、空洞、气囊影,双侧胸腔积液

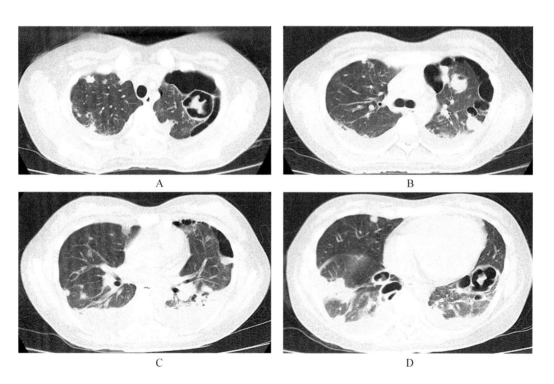

图 4-4-6 胸部 CT(2016.03.31):气囊影较前减少,结节、空洞影较前增多,双侧胸腔积液较前减少,左侧气胸

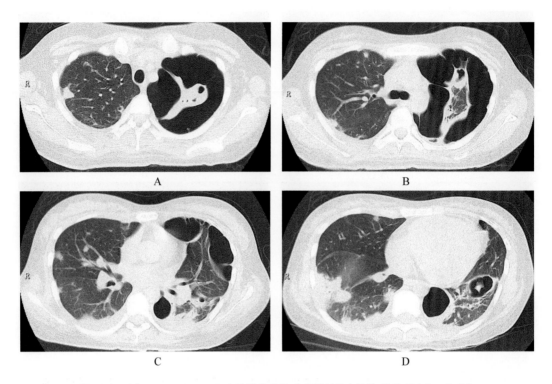

图 4-4-7　胸部 CT(2016.04.14):气胸较前明显,左下肺新发空洞影,胸腔积液进一步减少

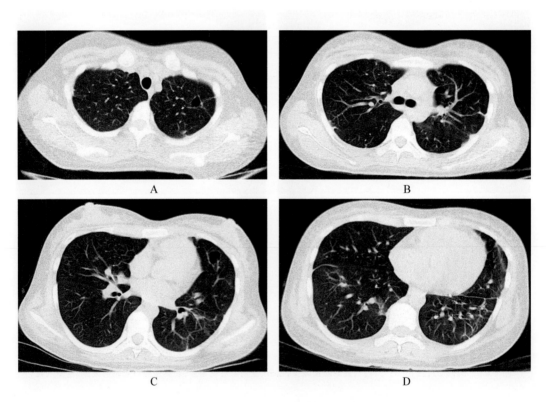

图 4-4-8　胸部 CT(2016.07.05):病变基本吸收,可见散在气囊影和纤维条索影

(北京安贞医院影像科　李　宇　提供)

(三)耐药机制

　　金葡菌肺炎的最终确诊依靠血、痰、胸腔积液的培养找到病原菌,为圆形、直径 0.5～1.5μm、单个、成对、四联、短链、不规则葡萄状或成簇排列,衰老、死亡或被白细胞吞噬后的菌体革兰染色可呈阴性(图 4-4-9、图 4-4-10)。及时诊断、尽早使用足量敏感抗生素是治疗成功的关键。对

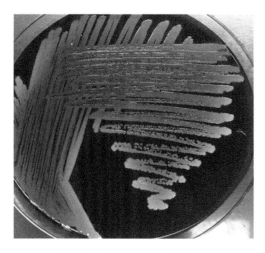

图 4-4-9 血平板,35℃,培养 24h

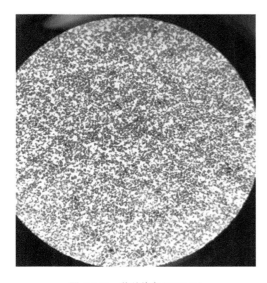

图 4-4-10 革兰染色(1000×)

分离出的细菌首先应根据药敏实验鉴别甲氧西林敏感的金黄色葡萄球菌(MSSA)与 MRSA,因为对于 MSSA 感染敏感的 β-内酰胺类抗生素的疗效可优于万古霉素等特异性抗 MRSA 药物。多数 HA-MRSA 不仅对甲氧西林和所有 β-内酰胺类耐药,且常为多重耐药,可选择的药物有限。而 CA-MRSA 通常仅对 β-内酰胺类耐药,对更多的非β-内酰胺类抗生素敏感。MRSA 由于获得编码低亲和力的青霉素结合蛋白 PBP2a 的 mec 基因,导致对 β-内酰胺类抗菌药耐药。几乎所有的 MRSA 分离株都携带 mecA 基因,HA-MRSA 菌株往往携带较大的属于 Ⅰ～Ⅲ 型的 SCCmec;大多数的 CA-MRSA 倾向于携带较小的属于 Ⅳ 型或 Ⅴ 型的 SCCmec。MRSA 对氨基糖苷类药物耐药的主要机制是细菌获得氨基糖苷类修饰酶基因,以修饰抗生素的氨基或羟基,使药物与核糖体的结合不紧密而不能发挥抗菌作用。金葡菌对大环内酯类抗生素的耐药性主要由 3 个机制产生:最重要的一个机制是由 erm 基因编码产生的核糖体甲基化酶对核糖体 23S rRNA 抗生素结合位点进行修饰,导致核糖体对大环内酯类抗生素的亲和力下降;另一个机制是外排泵将抗生素主动排出菌体外,如

Msr(A)泵和 Mef 泵;第三个机制是合成大环内酯类抗生素失活酶,如 mph 编码的磷酸化酶。MRSA 呈多重耐药的主要原因是该菌可同时携带多种耐药基因,大于 90% 的耐药菌株可同时携带三种以上耐药基因,近 50% 的菌株可同时携带五种耐药基因。

(四)治疗

对于 MRSA 肺炎,推荐静脉应用万古霉素、替考拉宁或利奈唑胺治疗,疗效相当。肾功能正常且确诊为 MRSA 感染的病人,应选万古霉素、利奈唑胺等一线药物治疗,必要时还可与其他药物联用。合并肾功能不全的 MRSA 感染者可选择利奈唑胺或者在严密监测肾功能、血药浓度的情况下应用万古霉素等。近年来,新的抗 MRSA 感染药物不断上市,包括达托霉素、替加环素、特拉万星、头孢洛林等,体外药敏试验均显示对 MRSA 具有很好的活性,但疗效和安全性尚需积累更多的临床资料证实。对于并发脓胸的 MRSA 肺炎病人,抗 MRSA 治疗的同时应进行胸腔引流。除抗感染治疗外,营养支持、对症处理等对于 MRSA 肺炎的治疗也非常重要。MR-SA 肺炎的抗感染疗程需根据感染的严重程度决定,通常为 7～21 天,一般不推荐短疗程,中重度肺炎疗程通常需要 2～3 周。如果同时有心内膜炎和(或)骨髓炎,疗程需要 4～6 周。

参 考 文 献

David MZ,Daum RS. 2010. Community-associated methicillin-resistant Staphylococcus aureus:epidemiology and clinical consequences of an emerging epidemic. Clinical microbiology reviews,23(3):616-687.

Plipat N,Spicknall IH,Koopman JS,et al. 2013. The dynamics of methicillin-resistant Staphylococcus aureus exposure in a hospital model and the potential for environmental intervention. BMC infectious diseases,13(1):595.

Ramirez P,Fernández-Barat L,Torres A. 2012. New therapy options for MRSA with respiratory infection/pneumonia. Curr Opin Infect Dis,25:159-165.

Shilo N,Quach C. 2011. Pulmonary infections and community associated methicillin resistant Staphylococcus aureus:a dangerous mix?. Paediatric respiratory reviews,12(3):182-189.

Skov R,Christiansen K,Dancer SJ,et al. 2012. Update on the prevention and control of community-acquired meticillin-resistant Staphylococcus aureus(CA-MRSA). International journal of antimicrobial agents,39(3):193-200.

(五)病例解析

1. **病例 1**:男,14 岁。发热、咳嗽、咳痰半月余。病人半月前受凉后出现发热,体温波动于 38.5～39.8℃,头晕,咳嗽,咳黄痰,黏稠不易咳出,给予阿奇霉素等抗感染治疗 4 天,仍发热。行胸部 CT 示双肺片状阴影,以左肺下叶为主。给予泰能、利奈唑胺、罗红霉素、丙种球蛋白等治疗,病情无好转而来我院。辅助检查:ESR 44mm/h;G、GM 试验阴性;支原体抗体阴性;血常规:WBC 3.35×10^9/L,N% 76.7%;肝功能受损,白蛋白 26.4g/L;肾功能

正常;电解质:钠 127mmol/ L。

胸部 CT:双肺片状阴影,以左肺下叶为主(图 4-4-11)。

【诊断】 金葡菌肺炎。

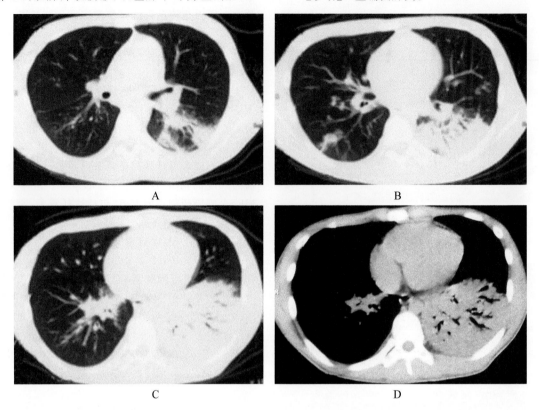

图 4-4-11　胸部 CT1

【诊断依据】 青少年男性,高热、咳嗽、咳黄痰,双肺病变,虽抗生素治疗疗效差,首先考虑社区获得性肺炎。病人左下肺实变明显,支原体抗体阴性,支原体肺炎不考虑;虽有低钠血症,但无中枢神经系统症状,暂不考虑军团菌肺炎。G、GM 试验阴性,真菌感染暂不考虑。病人肝功能受损,有低蛋白血症,提示病情较重,仍考虑球菌感染,虽然白细胞不高,但金葡菌感染不能除外,其次需除外结核和肺腺癌。入院后给予斯沃和倍能治疗,并急行气管镜检查,管腔通畅,刷检结果:可见较多泡沫状组织细胞,少量排列紊乱、核质比增大、染色质增多增

粗、核仁较明显的细胞,癌细胞不能完全排除;抗酸染色阴性。病人应用斯沃和倍能治疗 3 天后体温仍波动于39℃左右,病人虽不能除外结核,但鉴于病人高热,且痰中未查到结核菌,向家属交代病情后,加用甲泼尼龙40mg qd 静脉滴注 3 天,体温正常后停药。此时气管镜保护毛刷细菌培养见金葡菌,仅对红霉素、克林霉素、青霉素 G 耐药,对头孢西丁敏感,考虑为甲氧西林敏感的金葡菌(MSSA),诊断正确,继续治疗 7 天后复查胸部CT 示病变明显吸收(图 4-4-12),出院口服药物继续治疗,1月后电话随访病变完全吸收。

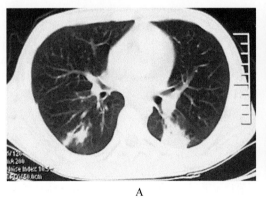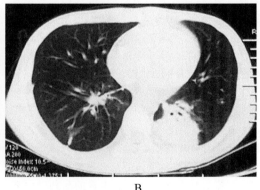

图 4-4-12　治疗 7 天后复查胸部 CT,病变明显吸收

【分析】　本病人为原发性金葡菌肺炎,病变以实变为主,呈大叶状分布,非金葡菌常见影像表现,外院治疗过程、住院时间的特殊性(春节前 2 天)给诊治带来了一些麻烦,但临床更多是常见病,充分认识疾病的本质是本例治疗成功的关键。另外,及时、短期应用激素减轻炎症反应也是治疗成功的重要因素。

2. 病例 2:女,14 岁。发热 20 天。病人 20 天前受凉后出现发热,体温最高达 39℃,抗感染治疗(具体药物不详)无效,偶干咳,气急明显。于当地医院就诊,查体:双肺呼吸音粗,左肺底可闻及少量湿啰音,胸骨左缘第 2 肋间可闻及连续性杂音。心脏超声示先天性心脏病,感染性心内膜炎,动脉导管未闭,肺动脉侧导管口赘生物,左心房、左心室增大,肺动脉增宽,肺动脉压增高,二尖瓣、三尖瓣少量反流。既往有多次发热病史,均抗感染治疗后好转。

胸部 CT:双肺多发结节、空洞影,分布以外周为主,左侧少量胸腔积液(图 4-4-13)。

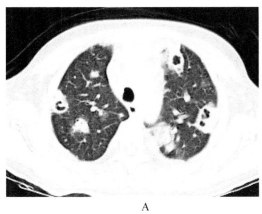
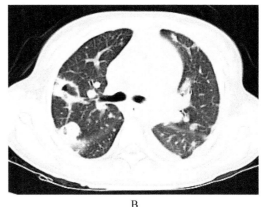

A　　　　　　　　　　　　　　　　B

图 4-4-13　胸部 CT2

【诊断】　金葡菌肺炎。

【诊断依据】　青少年女性,高热、干咳、气急,抗生素治疗无效。胸部 CT 示双肺多发结节、空洞影,主要分布在胸膜下,病变周围渗出明显,空洞壁厚,内壁较光滑,偶见液平,邻近胸膜增厚,左侧胸腔少量积液,符合血源性肺脓肿表现;心脏超声示肺动脉侧导管口赘生物,考虑为金葡菌肺炎。病人入院后即行血培养检查,给予哌拉西林他唑巴坦抗感染治疗。入院第二天夜晚病人突发气急,氧饱和度下降,给予紧急气管插管,呼吸机辅助呼吸,气道分泌物较多,为黄色脓痰,较难吸出,痰液送培养。插管后第 2 天病情平稳,拔管,仍有发热。入院第 4 天再次出现气急,氧饱和度下降,再次插管,呼吸机辅助呼吸。血培养结果示多重耐药金葡菌,对哌拉西林他唑巴坦中介,泰能、万古霉素、利奈唑胺敏感,明确诊断为 CA-MRSA 肺炎,病人拒绝应用万古霉素和利奈唑胺,给予泰能、哌拉西林他唑巴坦联合抗感染治疗。入院第 5 天痰培养亦为多重耐药金葡菌。入院第 6 天下午 17 时,病人心搏骤停,腹部膨隆,给予腹腔诊断性穿刺,抽出新鲜血,可凝固,半小时后抢救无效,家属放弃抢救,宣布临床死亡。

【分析】　CA-MRSA 可引起严重的侵袭性感染或综合征,最终诱发致死性感染,病死率较高,死亡多发生在入院后的 72h 内。国内外有关 CA-MRSA 的报道以皮肤、软组织感染居多,肺部感染病例极少。CA-MRSA 肺炎常见于年轻、健康的成年人和儿童,多数为散发病例,尚无暴发报道。CA-MRSA 肺炎有流感样前驱症状,病情进展迅速,可出现咳嗽、咯血、进行性加重的呼吸困难、高热、血压下降、白细胞下降等表现。这些症状的出现均与金葡菌分泌的 20 多种毒性蛋白质有关,如溶血毒素、杀白细胞素、肠毒素、中毒性休克综合征毒素-1(TSST-1)等。CA-MRSA 肺炎主要表现为出血或坏死,常有多肺叶浸润或空洞形成,易并发脓肿。本例病人既往有多次抗生素应用史,有先天性心脏病,为 CA-MRSA 易感因素。该例死亡原因可能为肺动脉侧赘生物所含细菌随血液至腹腔动脉,侵袭血管内膜,导致腹腔出血,进一步导致感染性休克和失血性休克,导致病人死亡。CA-MRSA 肺炎早期 4h 内合理应用抗生素治疗可显著降低病死率,应及早发现和应用敏感抗生素如万古霉素、利奈唑胺等药物,必要时进行机械通气呼吸支持。

3. 病例 3:男,15 岁。发热 7 天,咳嗽、咳痰 5 天。病人 7 天前受凉后出现高热、寒战、全身酸痛,5 天前出现咳嗽、咳黄痰。胸部 CT(2016.04.26):左肺多发斑片、实变影(图 4-4-14A、B)。辅助检查:血常规示 WBC $10.8 \times 10^9/L$,N% 85.0%;CRP 80mg/L。给予头孢呋辛 2.25 iv bid 治疗 4 天,仍发热。4 天后(2016.04.30)复查血常规:WBC $15.8 \times 10^9/L$,N% 88.0%;CRP 120mg/L。复查胸部 CT(2016.05.01)示病变较前进展,出现左侧胸腔积液(图 4-4-14C~F)。辅助检查:血常规 WBC $19.4 \times 10^9/L$,N% 90.0%;CRP >160mg/L;降钙素原 0.29ng/ml;血气分析:pH7.45,$PaCO_2$ 35mmHg,PaO_2 68mmHg,SaO_2 95%;胸腔积液检查:胸腔积液黄色稍浑浊,李凡他(+),有核细胞计数 $1200 \times 10^6/ml$,N% 85%,淋巴细胞百分比 10%,间皮细胞百分比 5%,白蛋白 27.8g/L,LDH 342U/L,葡萄糖 2.55mol/L,pH 7.28。

【诊断】　金葡菌肺炎。

【诊断依据】　青少年男性,病史较短,有发热、咳嗽、咳黄痰等感染症状,胸部 CT 示左肺多发斑片、实变影,首

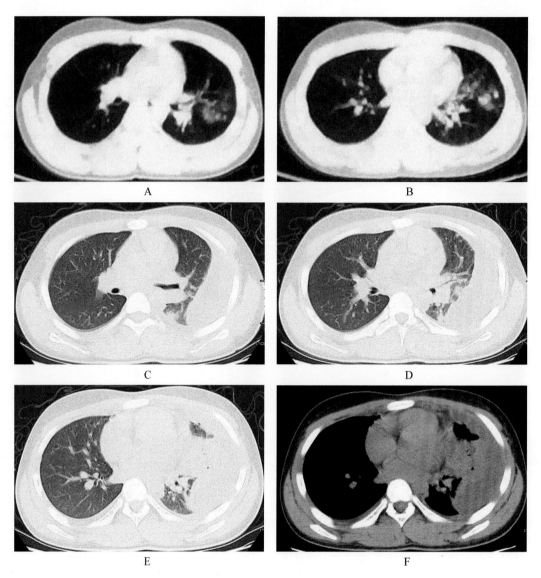

图 4-4-14 胸部 CT3

先考虑社区获得性肺炎。辅助检查血常规白细胞计数、中性粒细胞比例和 CRP 渐次升高,病变迅速进展为脓胸,血气分析示低氧血症,需考虑金葡菌肺炎可能。病人痰培养示 MRSA(图 4-4-15、图 4-4-16),考虑为 CA-MRSA,给予利奈唑胺和舒普深抗感染治疗 10 天后,病变明显吸收(图 4-4-17)。辅助检查(2016.05.12):血常规示 WBC 8.1×10^9/L,N% 64.6%;CRP 6mg/L;多次痰培养阴性。

CA-MRSA相关基因产物电泳图

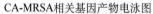

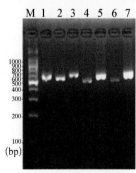

金黄色葡萄球菌管家基因PCR产物电泳结果(多位点序列分析)

M:M 1000(标记物)1-7:分别是管家基因*arcc*、*aroe*、*qlof*、*qmk*、*pta*、*tpi*、*yqil*产物

图 4-4-15 多位点基因序列分型为 ST59

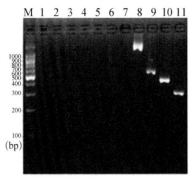

金黄色葡萄球菌SCC*mec*分型及其他基因产物电泳结果

M：M 1000（标记物）1-8：分别是8对TPYEⅠ(613bp)、TPYEⅡ(398bp)、TPYEⅢ(280bp)、TPYEⅣa(776bp)、TPYEⅣb(493bp)、TPYEⅣc(200bp)、TPYEⅣd(881bp)、TPYEⅤ(325bp)、引物的结果；9为*mec*A(533bp)；10为pvl(433bp)；11为spa(bp)

图 4-4-16　该菌株 SCC*mec* 分型为 TPYEⅢ 及复合不典型 TPYEⅤ

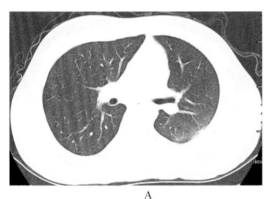 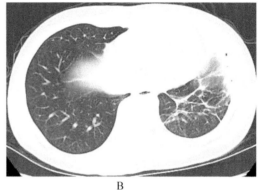

图 4-4-17　抗感染治疗后病变明显吸收(2016.05.12)

【分析】　机体免疫力低下时,吸入含有大量的定植于鼻咽部或气道的葡萄球菌,使细菌在肺部繁殖,产生化脓性病变。原发性(吸入性)葡萄球菌肺炎常呈大叶性分布或广泛的、融合的细支气管炎、张力性肺气囊肿,尤其多见于儿童、青少年,位于表浅者可破入胸膜腔形成气胸、脓气胸。金葡菌肺炎常见影像学征象包括肺浸润、肺脓肿、肺气囊肿、脓胸或脓气胸,早期临床与 CT 表现不一致,即临床症状重,CT 表现轻,但发展极快。本例社区发病,病史较短,影像由斑片实变影迅速进展为脓胸,符合金葡菌肺炎特点。第 1 例 CA-MRSA 感染 1980 年在美国首先报道,2011 年美国感染病学会(IDSA)关于 MRSA 临床实践指南中还提出了严重的 CAP 的定义,肺炎伴如下情况之一:①需进入重症监护室;②有坏死或空洞浸润;③伴有脓胸。有报道 CA-MRSA 的重症肺炎病例发生在流感季节,并认为流感是这种感染的高危因素,有较高的发病率和病死率。

多位点序列分型(MLST)是一种基于核酸序列测定的细菌分型方法。这种方法通过 PCR 扩增多个管家基因内部片段并测定其序列,分析菌株的变异。MRSA 的耐药基因主要位于菌体盒式染色体 *mec* 上,其药敏谱与 *mec* 的结构有一定的相关性。从痰液中分离的金黄色葡萄球菌多包含 MRSA 多药耐药基因产物,所以痰标本中 MR-SA 检出率较高。SCC*mec* 分型可有效区分 CA-MRSA 和 HA-MRSA。CA-MRSA 多为 SCC*mec* Ⅳ型、Ⅴ 型菌株,其特点是携带较少耐药基因,多药耐药菌株的发生率很低。HA-MRSA 常携带 Ⅱ型或 Ⅲ 型 SCC*mec*,包含编码 MRSA 多药耐药基因。因此,CA-MRSA 对多种非 β-内酰胺类抗菌药的敏感性显著高于 HA-MRSA,多重耐药菌株的发生率较低。有研究表明,MRSA-ST59-SCC*mec* Ⅳ 是引起儿童感染的主要克隆株。SCC*mec* Ⅱ、Ⅲ 型菌株的 ST 分型呈现高度克隆一致性,而 SCC*mec* Ⅳ、Ⅴ 型菌株中存在多种 ST 分型,并且分子量越小的 SCC*mec*,相关的 ST 分型类别越多。本例为 MRSA-ST59-SCC*mec* Ⅲ、Ⅴ,药敏试验仅对苯唑西林、红霉素、克林霉素耐药,符合 CA-MRSA 特点,故临床疗效较好。

(杭州市第一人民医院呼吸科　叶　健　提供)

4. 病例 4:男,51 岁。发热 3 天、声嘶伴憋气 1 天。喉镜检查未见异常,既往有 2 型糖尿病病史。查体:双下肺可闻及中等量湿啰音,双肺可闻及散在哮鸣音。辅助检查:血常规示 WBC 6.5×10^9/L,N% 91%;血糖 22.6mmol/L。

胸部 CT(2012.03.06):两肺渗出性病变,以左下肺为著,合并左肺下叶部分膨胀不良(图 4-4-18A、B)。给予左氧氟沙星 0.3g 静脉滴注,1 次/日;头孢哌酮舒巴坦 1.5g

静脉滴注,2次/日治疗。治疗3天病人仍发热,体温波动于38.4～39.4℃。咳嗽、咽痛明显,咳暗红色血痰,质黏,不易咳出。给予甲泼尼龙对症治疗6天后体温降至正常,咳嗽、咽痛较前缓解。2012.03.13停用头孢哌酮舒巴坦,改用去甲万古霉素治疗,复查胸部CT（2012.03.19)示左下肺病变吸收明显,两中下肺野见多发囊性透光区,部分可见液平面(图4-4-18C、D)。

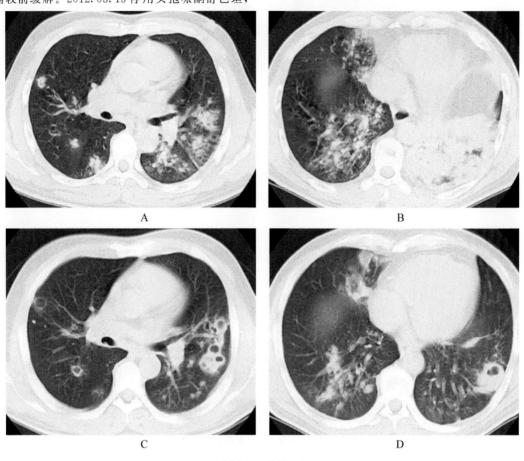

图4-4-18 胸部CT4

【诊断】 金葡菌肺炎。

【诊断依据】 中年男性,急性起病,病史较短,两肺弥漫性病变且沿肺小叶分布,左下肺实变明显,考虑社区获得性肺炎。随着时间进展,病灶明显液化坏死并形成多发囊性、空洞样改变,影像改变支持金葡菌肺炎诊断。本例病变变化较快,需与真菌感染相鉴别。该例未抗真菌治疗,左下肺实变吸收明显,可除外该诊断。病人入院后痰培养示金黄色葡萄球菌(2012.03.12),仅对克林霉素、红霉素和青霉素耐药,对头孢西丁敏感,考虑为MSSA,改用去甲万古霉素联合左氧氟沙星治疗后效果明显,复查胸部CT(2012.03.28)病变进一步吸收(图4-4-19),停用左氧氟沙星,继续治疗14天后病情稳定,出院。

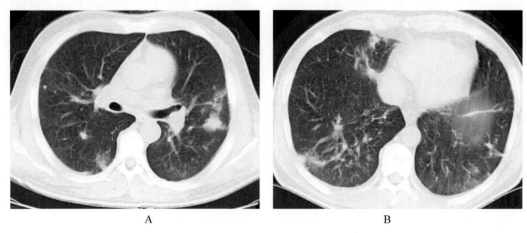

图4-4-19 复查胸部CT示病变进一步吸收

【分析】　金葡菌肺炎病人以 50～60 岁多见,多发生于体弱、免疫缺陷、糖尿病、应用激素、抗癌药物及其他免疫抑制剂治疗者。肺气囊是金葡菌肺炎常见且典型的影像表现,为肺实质感染并炎性细小支气管黏膜肿胀和分泌物形成活瓣阻塞引起。终末细支气管和肺泡发生坏死,当与支气管相通后坏死物质排空形成的含气空腔,表现为圆形或类圆形的薄壁空腔或空洞。血源性金葡菌肺炎病人肺毛细血管床被细菌栓子栓塞,病菌栓子多停留在血流速度较慢的支气管末端周围血管,故肺气囊/空洞多位于肺野外带。肺表面气囊破裂可形成气胸、脓气胸。随着病情的发展,气囊/空洞可不断地吸收和出现新的肺气囊,随着炎症的吸收,多在 6 周内消失,也可持续存在长达 1 年。

（甘肃省金昌市中心医院呼吸内科　张建华　提供）

5. 病例 5:男,12 岁。发热、咳嗽、胸闷 4 天,抽搐 1 次。入院时(2016.01.29)神志模糊,烦躁不安,对疼痛刺激敏感。查体:T 38.8℃,颈软,无神经系统阳性体征。双肺底可闻及湿啰音。入院后静脉滴注头孢曲松、阿奇霉素联合抗感染治疗,呋塞米利尿、去乙酰毛花苷 C 强心、甘露醇降低颅内压等治疗。辅助检查:血常规示 WBC 5.9×10^9/L,N% 85.1%;CRP 64.3mg/L;ESR23mm/h;PCT 60ng/ml;甲型流感病毒检查阴性;咽拭子肺炎支原体 RNA 检测阴性;心脏彩超:肺动脉压升高(轻度),三尖瓣关闭不全(轻度),二尖瓣关闭不全(轻度)。

胸部 CT(2016.01.28):双肺多发实变、斑片状密度影;可见多发结节影,部分结节内可见空洞;纵隔可见气肿(图 4-4-20)。

胸部 X 线(2016.01.30):双肺多发实变影(图 4-4-21A)。

胸部 X 线(2016.02.03):双肺多发气囊影(图 4-4-21B)。

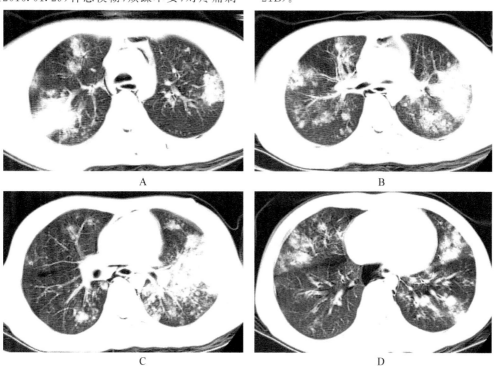

图 4-4-20　胸部 CT5

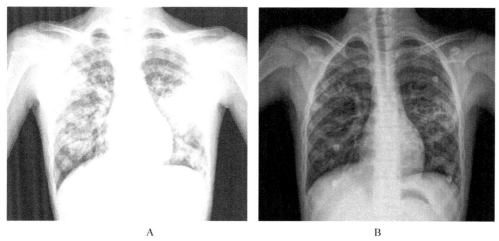

图 4-4-21　胸部 X 线

【诊断】 金葡菌肺炎。

【诊断依据】 男性患儿，急性起病，双肺多发实变、空洞影，首先考虑社区获得性肺炎，纵隔气肿考虑咳嗽所致。病变1周内发展成气囊，提示金葡菌肺炎可能。脑脊液培养2天无细菌生长；血培养回报示金黄色葡萄球菌，对所

有抗生素敏感。停用阿奇霉素，加用万古霉素0.5g q6h静脉滴注，1周后痰培养示正常菌群生长；血培养示培养5天无细菌，厌氧菌生长；红细胞沉降率13mm/h；PCT 0.845ng/ml。病人病情好转后出院。复查胸部CT（2016.02.19）双肺散在气囊影（图4-4-22）。

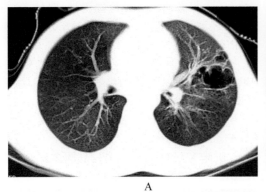 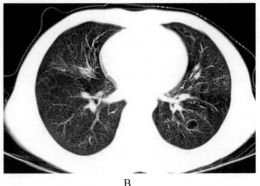

A   B

图 4-4-22 复查胸部 CT 示双肺散在气囊影

【分析】 自发性纵隔气肿是一种少见的临床综合征，其发生的常见诱因是用力咳嗽、呕吐或深吸气后屏住呼吸（Valsalva动作）等。在这些情况下肺泡内气压骤然增高导致肺泡破裂，破裂后游离气体沿支气管和肺血管周围鞘向肺门和纵隔扩散，游离气体积聚在纵隔形成纵隔气肿。病人多以剧烈咳嗽为主要诱因，用力咳嗽时胸膜腔内压可高达300mmHg以上。支气管哮喘、细菌性肺炎（尤其是金葡菌肺炎）、慢性支气管炎、肺结核等均可并发纵隔气肿。病人纵隔气肿发生在肺气囊形成之前且较快吸收，故不考虑肺气囊破裂所致。文献报道约50％儿童金葡菌肺炎病人出现肺气囊，而成人仅约15％出现。肺气囊早期出现是金葡菌肺炎的特征，亦可在发病1周后出现。肺气囊数目、大小短期内可发生变化，边缘清晰或模糊，内可见液平。金葡菌肺炎肺气囊与肺脓肿的鉴别：金葡菌肺炎肺气囊发病早期即出现，肺脓肿出现时间相对较晚。另外，金葡菌肺炎肺气囊相对壁薄，其大小、位置及数目变化较大；肺脓肿病灶壁厚，位置变化不大，周围常有明显炎性浸润病灶。与克雷伯菌肺炎鉴别要点为后者咳黏稠砖红色胶冻样痰，可见叶间裂下坠征象。肺气囊并不是金葡菌肺炎独有，其他感染性疾病如肺孢子菌肺炎、肺炎链球菌肺炎等均可出现。

（永康市人民医院放射科 李 挺 提供）

6. 病例6：女，21岁。呼吸困难、心悸半月。病人妊娠5个月，有静脉注射冰毒史。

胸部CT：双肺多发大小不等结节、空洞和楔形实变影，沿肺外带和胸膜下分布，空洞内无液平面。双上肺多发旁间隔肺气囊，右肺局限性气胸（图4-4-23）。

【诊断】 脓毒性肺栓塞。

【诊断依据】 年轻女性，有静脉药瘾史，符合脓毒性肺栓塞常见于静脉药瘾者的特点。症状仅仅表现为呼吸困难和心悸，没有明显感染中毒症状，符合脓毒性肺栓塞起病隐匿特点。胸部CT可见双肺多发、边界模糊、伴有

空洞形成的结节影和基底贴近胸膜、边界模糊、密度不均匀楔形实变影，分布均以肺外周、肺下野为主，双肺多发气囊影和局限性气胸。以上特点符合脓毒性肺栓塞诊断，病人血培养查到金黄色葡萄球菌，诊断明确。

【分析】 脓毒性肺栓塞（septic pulmonary embolism, SPE）是肺栓塞中的一种少见类型，是指含有病原体的栓子脱落后栓塞肺动脉，导致肺栓塞（或梗死）和局灶性肺脓肿。SPE的临床表现多种多样，既有肺栓塞的典型呼吸道症状如呼吸困难、胸痛、咯血；同时又表现出感染中毒症状，如发热、乏力等；此外，部分病人还可有原发病的表现。其中，发热最常见，其次可有咳嗽、胸痛，咯血相对少见。由于就诊时临床表现和影像学征象多为非特异性，因此常延误诊断。

引起SPE的原因很多，包括三尖瓣感染性心内膜炎、外周脓毒性血栓静脉炎、中心静脉置管感染、Lemierre综合征、肝脓肿、肾周脓肿、牙源性感染、静脉应用毒品成瘾者、骨髓炎及免疫功能受损者，如艾滋病、器官移植、白血病、淋巴瘤病人等。脓毒性肺栓子可源于原发深部组织感染，如骨髓炎、脓毒性关节炎、蜂窝织炎及罕见的脓性肌炎。以往SPE几乎都见于静脉应用毒品成瘾者。在美国，1978年，MacMillan等描述了5年期间诊治的60例SPE病人，其中78％为药物成瘾者，其栓子主要来源于右房室心内膜炎或赘生物。1988年及1992～1993年该比例为23.5％（12/51）和1.3％（1/75）。2005年Rachel等发表了14例SPE病人的回顾性临床分析，大多数病例与血管内器件或置管感染及软组织感染有关。以上特点说明，随着医学发展及卫生条件的改善，SPE发病率降低，病因也由以吸毒为主转变为各种类型的肺外感染，如肺外器官感染、免疫抑制剂应用后感染、血管内置管或心脏内器件应用诱发的感染等，流行病学特点较前发生了变化。SPE已经成为静脉药物成瘾者的一种不常见的并发症，与毒品教育及对注射器卫生有了更多认识有关。

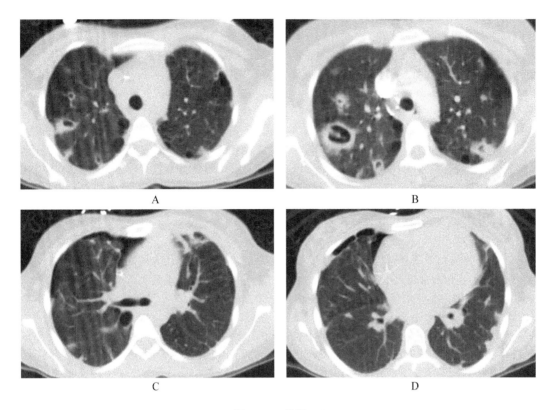

图 4-4-23　胸部 CT6

国内 SPE 病人基础病因以感染性心内膜炎最常见。SPE 最常见的病原菌是葡萄球菌,其次为杆菌属,还包括条件致病菌,如真菌等。根据其原发灶的不同,病原菌也不同。如皮肤软组织感染容易出现金黄色葡萄球菌、链球菌感染,亚急性感染性心内膜炎易出现草绿色链球菌感染,Lemierre 综合征则主要为厌氧菌,有静脉留置装置则易出现包括葡萄球菌、真菌、革兰阴性菌感染。肝脓肿无论有无脓毒性转移,最常见的病原体为肺炎克雷伯菌。90%以上白血病或淋巴瘤的 SPE 病人发现真菌栓子,曲霉菌最多见。

早期临床诊断不可能迅速确诊 SPE,胸部影像学是本病诊断依据。金黄色葡萄球菌等致病菌可向肺内血行播散(脓毒性栓子),数日后表现为多发边界不清的空洞、结节。这些结节常位于肺组织外带,以胸膜下区为主,主要见于下叶。这是因为肺外感染灶的感染性栓子反复脱落,进入肺动脉系统后,间断、反复栓塞不同节段的细小动脉分支,并以末梢动脉分支为主,造成病灶的多发、迁延不愈。双肺病灶除结节影外,尚可表现为楔形影、斑片影,多 2 种以上形态共存,可伴有空洞、气囊、滋养血管征。病灶内空洞为炎性坏死形成,气管内黏液活瓣可形成肺气囊。当肺静脉延伸入病灶内部或环绕其周围时形成滋养血管征,是血行播散到肺内的典型表现,部分病例滋养血管为肺动脉分支。SPE 病人的微脓肿及楔形梗死灶是由肺小动脉分支栓塞引起。实变、磨玻璃影为感染或栓塞所致,胸膜改变为感染影响胸膜或反应性胸腔积液。脓毒性栓子侵及或穿破胸膜则可形成脓胸或脓气胸,病变消散可形成肺气囊。SPE 病人病情进展较快,病灶不易融合成片,

常散在、局灶分布。病灶的多少、大小短时间内可发生改变,早期抗感染治疗难以有效控制,这是因为栓塞区血供障碍,病灶内血药浓度较难达到治疗标准,且肺内病灶数目随感染性栓子的脱落而增多,短期复查肺内病灶多进展。增强扫描轻度强化,这与病灶区的血供状况相关。

SPE 的影像诊断需与以下疾病相鉴别:

(1)肺炎:表现为肺内片状、团片状、球形阴影,无肺外感染灶及胸膜下楔形灶,无肺野外周带分布为主的特点,有效治疗后短期好转。

(2)血源性肺部感染:病灶以肺外周或胸膜下区分布为主,尤其是金黄色葡萄球菌菌血症引发的肺脓肿,但其 MSCT 征象中无楔形病灶,亦无滋养血管征,有助于鉴别。

(3)肉芽肿性多血管炎:胸膜下多发结节、楔形影,可见空洞和滋养血管征,可有毛刺和胸膜凹陷征,ANCA 阳性提示该诊断。

(4)血源性肺栓塞:CTPA 示双肺动脉主干和(或)分支动脉内见充盈缺损,通常不伴有肺内结节,坏死空洞出现较晚,不伴有肺外感染灶。

(5)转移瘤:常有原发肿瘤病史,感染症状不显著,可资鉴别。

SPE 病人动脉血气检查大多数存在 PaO_2 下降(<80mmHg),$PaCO_2$ 下降(<35mmHg),可检测到血浆 D-二聚体升高;血常规检测大多数病人存在白细胞总数(>10×10^9/L)及中性粒细胞百分比升高。目前尚无成熟的 SPE 诊断标准,应用较多的 SPE 的标准:①局灶或多灶性肺内渗出,且符合脓毒性肺栓塞;②存在可作为脓毒性栓子来源肺外活动性感染灶;③除外其他原因的肺内渗出;

④经恰当的抗感染治疗肺部病变吸收。另外，Iwasaki等提出 SPE 诊断基于多发胸膜下外周结节、<3cm 的楔形影和滋养血管征 CT 表现合并以下 1 个或数个标准：血培养阳性、超声心动图证实三尖瓣赘生物存在、与临床过程一致的细菌性心内膜炎存在或其他脓毒性栓塞征象（脾大、瘀斑或两者兼有）。

恰当的抗菌药物治疗是成功的关键。由于病原菌检查阳性率低，故多数为经验性治疗。文献报道，SPE 需坚持有效抗感染治疗至少持续 4 周以上才能显示出治疗效果。除了抗生素及外科引流治疗外周脓肿，其他外科手术还包括肺切除（楔形）、胸腔镜剥脱术、下腔静脉阻断、静脉切除，如切除由于 Lemierre 综合征所致栓塞的颈静脉。如果原发感染是感染性心内膜炎，少数病患可能有心内膜炎手术的适应证，如心瓣膜功能不全造成心力衰竭、人工心瓣膜受感染或持续存在菌血症或是少数病患并发的脓肿无法单纯以胸管引流治疗时，仍可能需要手术治疗感染性心内膜炎或脓胸。

SPE 临床少见但病情严重，对有静脉吸毒史、体内留置导管或器件、免疫抑制治疗、感染性心内膜炎等高危因素的病人，出现发热、咳嗽、胸痛、呼吸困难等症状，完善CTPA、磁共振成像等检查诊断为肺栓塞后，一方面应排除其他因素尤其是肺血栓所致肺栓塞，另一方面应追踪血培养或其他标本培养结果，如培养结果阳性，尤其培养出金黄色葡萄球菌，经抗感染治疗后感染中毒症状改善且肺动脉栓子及肺浸润影吸收，即可临床诊断为 SPE。早期正确的诊断、及时适当的抗菌药物治疗、有效控制原发感染灶及原发疾病，对改善病人预后具有重要意义。

7. 病例 7：男，49 岁。20 余天前出现发热、咳嗽症状，体温波动于 38～39℃，咳嗽、咳黄脓痰，按感冒治疗 2 天后突然出现昏迷，进一步检查后诊断：糖尿病酮症酸中毒。经抢救病人意识恢复，病情缓解，但咳嗽、咳痰症状进行性加重，胸部 CT 检查提示肺内感染，先后应用哌拉西林、氯唑西林、头孢哌酮舒巴坦、洛美沙星等药物治疗，体温降至正常，症状有所减轻。3 天前病人咳嗽、咳黄脓痰症状加重，并出现喘憋、呼吸困难。此次加重体温正常，甚至偏低，波动于 35～36℃。查体：慢性消瘦病容，喘息貌，不能平卧，双肺可闻及大量哮鸣音及中小水泡音，双下肺呼吸音明显减低，双下肢膝关节以下中度凹陷性水肿。实验室检查：血常规示 WBC $19.5×10^9/L$，N％ 89.8％；即时血糖 15.5mmol/L，晨空腹血糖 13.6mmol/L；血清白蛋白 19g/L；血氧饱和度：不吸氧 85％左右；吸氧后 88％～96％。B 超示双侧胸腔积液；肝脓肿。胸腔抽液，为血性胸腔积液。

胸部 CT：双肺多发气囊影，双侧胸腔积液（图 4-4-24）。

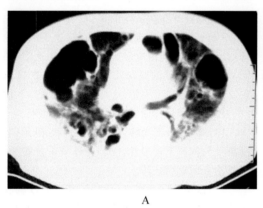
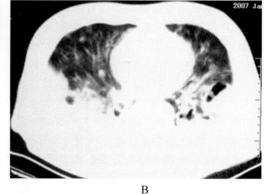

A   B

图 4-4-24 胸部 CT7

【诊断】 葡萄球菌肺炎。

【诊断依据】 中年男性，有糖尿病史，发热、咳嗽、咳黄色脓痰，抗生素治疗一度有效，后病情反复，并出现喘憋、呼吸困难，病情进展迅速，查体肺部可闻及干、湿啰音，血常规检查白细胞升高明显，胸部 CT 提示双肺气囊影及感染征象，首先考虑社区获得性肺炎。病人有低蛋白血症，双侧胸腔积液，病灶有化脓倾向，同时有肝脓肿，致病菌首先考虑葡萄球菌可能。给予万古霉素、加替沙星和替硝唑联合抗感染治疗，治疗 3 天后病情较前明显缓解，复查胸部 CT 示气囊肿进一步加重，左侧液气胸（图 4-4-25）。痰培养：木糖葡萄球菌，药敏试验仅对万古霉素和新生霉素敏感。给予左侧胸腔闭式引流，肝脓肿穿刺引流，继续抗感染治疗 1 周后，感染控制，咳白黏痰，偶有少量黄脓痰。休息无喘憋，可下床活动，但不能平卧，右肺啰音消失，左肺仍闻及少量哮鸣音。病人自动要求出院。

【分析】 近年来随着第三代广谱、强效头孢菌素广泛用于临床以来，感染病人分离的细菌中以革兰阳性球菌居多，其中凝固酶阴性葡萄球菌（CNS）比例日趋升高，并已成为较难控制的致病菌。木糖葡萄球菌作为 CNS 中的一种，广泛分布于自然界，其致病性较弱，以往认为是非致病菌，现作为条件致病菌引起的各类感染常有报道。有报道木糖葡萄球菌对甲氧西林耐药率高达 80％，若被检菌株对苯唑西林耐药，提示所有 β-内酰胺类抗生素耐药。本例病人有糖尿病酮症酸中毒病史，自身抵抗力低下，且院外多次应用抗生素，致使该菌对除万古霉素以外的所有抗生素耐药，使得感染得不到控制，引起肺和肝的化脓性炎症。肺部病变迅速进展气囊肿和液气胸亦符合葡萄球菌感染的演变过程。

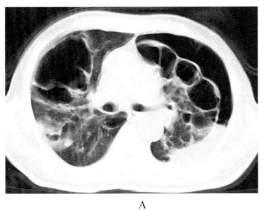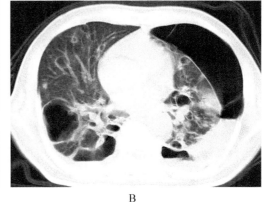

A　　　　　　　　　　　　　　　　B

图 4-4-25　复查胸部 CT 示气囊肿进一步加重，左侧液气胸

（解放军 88 医院呼吸二科　田　磊　提供）

第五节　肺炎克雷伯菌肺炎

克雷伯菌是一类广泛存在于自然界中的条件致病菌，近年来，克雷伯菌感染的发病率正逐年升高。

（一）病原学

克雷伯菌是德国病理学家 E. 弗里德兰德（E·Friedlande）于 1882 年首先描述，故旧称弗里德兰德杆菌，属肠杆菌科，为革兰染色阴性的粗短杆菌。单个或呈短链，不运动，有明显荚膜。在健康人的呼吸道和肠道正常菌丛中、自然界水和谷物中均能分离到克雷伯菌。克雷伯菌对外界抵抗力强，对多数抗生素易产生耐药性。与肠杆菌科其他细菌一样，具有 O 抗原和 K 抗原（即菌体抗原和荚膜抗原），根据 K 抗原可以分为 82 种血清型。克雷伯菌共有 7 个种，其中肺炎克雷伯菌（又称肺炎杆菌）（图 4-5-1～图 4-5-4）与人的关系最为密切，致病性较强，是重要的条件致病菌和医源性感染菌之一，其所致

疾病占克雷伯菌属感染的 95％ 以上。臭鼻克雷伯菌和鼻硬结克雷伯菌是另外 2 种与人关系密切的克雷伯菌菌种。臭鼻克雷伯菌可引起慢性萎缩性鼻炎并伴有恶臭。鼻硬结克雷伯菌可引起慢性肉芽肿性病变，病程自数月至数年不等，多侵犯鼻咽部，会引起组织坏死，还可导致鼻通气功能障碍。另一种新型的耐多药克雷伯菌菌种——高毒力的肺炎克雷伯菌（hypervirulent variant of *Klebsiella pneumoniae*，hvKP）自被发现以来，由其引起的感染发病率逐年升高，其所致感染性疾病主要发生于亚裔居民，表现为肝脓肿及伴随的肝外部位感染。与传统的肺炎克雷伯菌相比，hvKP 感染不仅发生在免疫缺陷人群，还可影响免疫正常人群，特别是年轻人，且感染多发生于社区，可表现为肝脓肿、肺炎、脑膜炎和眼内炎等，临床症状严重，病死率高。

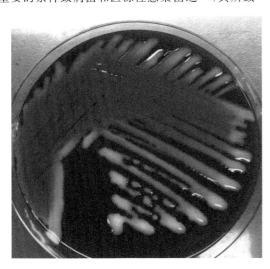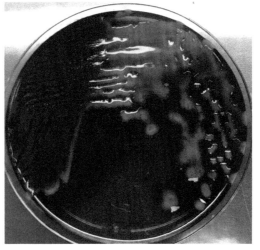

图 4-5-1　血平板，35℃，培养 24h　　　　　　图 4-5-2　中国蓝，35℃，培养 24h

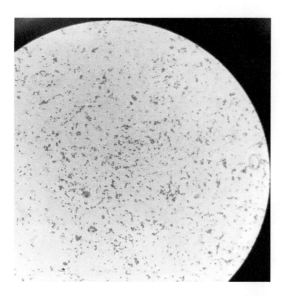

图 4-5-3　革兰染色×1000,正常形态,单个、成对或短链状排列

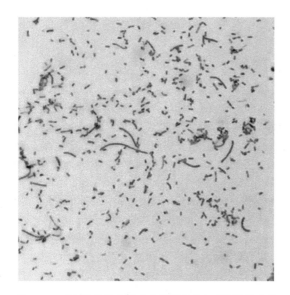

图 4-5-4　替加环素敏感,菌体变形不明显,仅个别菌体变长

(二)流行病学

克雷伯菌广泛存在于人体和自然界中,属条件致病菌,一般情况下并不致病,发病与寄主防御功能缺陷及诱发因素有关。克雷伯菌感染多发生于医院内,可因静脉用输液受到污染而造成血流感染暴发,也可通过病人间的密切接触或经人工呼吸器等医疗用具而传染。易感人群主要为各种免疫功能降低的慢性病病人(如慢性阻塞性肺病、肝硬化、糖尿病和恶性肿瘤等)、肾上腺皮质激素和其他免疫抑制剂的应用者、广谱抗生素使用病人、应用各种器械操作和创伤性诊疗技术(如各种导管、气管切开等)的病人及老年人和婴幼儿。其中,新生儿因免疫力低下而有更高的危险性,菌源可以是产道,也可以是外源性的。

(三)发病机制

克雷伯菌属条件致病菌,存在于 5%～35% 的健康人肠道和 1%～5% 的健康人口咽部。克雷伯菌感染的发病机制尚未完全阐明,可能与细菌产生胞外毒性复合物有

关。该复合物的主要成分为荚膜多糖和脂多糖,还含有少量蛋白质。荚膜多糖可抑制宿主巨噬细胞的趋化、吞噬作用;脂多糖可刺激机体产生炎症反应。有些克雷伯菌菌株还可产生耐热和不耐热的肠毒素。肺炎克雷伯菌耐药机制包括产 β-内酰胺酶;外膜蛋白的缺失和靶位的改变;生物膜形成;外排泵机制;整合子机制等。β-内酰胺酶的产生在肺炎克雷伯菌耐药机制中占重要地位。部分肺炎克雷伯菌可产生超广谱 β-内酰胺酶(extended-spectrum β-lactamase,ESBLs)。产 ESBLs 菌株存在着由质粒介导的耐头孢噻肟基因,并可同时携带 AmpC 酶、氨基糖苷类抗生素钝化酶和耐喹诺酮类药物基因等,表现为多重耐药。AmpC 酶是革兰阴性杆菌产生的又一类重要的 β-内酰胺酶,编码 AmpC 酶的基因常发现在肠杆菌科,包括肠杆菌属、志贺菌属、普罗威登斯菌属和大肠埃希菌属的染色体上。质粒介导 AmpC 酶是肺炎克雷伯菌产生头孢菌素类及碳青霉烯类多药耐药的重要原因。产酶株可以对多种抗生素产生耐药,耐药菌株的质粒携带耐药基因能够在菌株间迅速传播扩散,使得产 ESBLs 菌株的感染率逐年升高。长期使用广谱抗生素会诱导克雷伯菌产 ESBLs 菌株的产生。肺炎克雷伯菌对碳青霉烯类抗生素敏感性下降的最主要原因是产碳青霉烯酶。抗碳青霉烯克雷伯菌(carbapenem-resistant *Klebsiella pneumoniae*,CRKP)感染的发病率近年来逐渐升高。CRKP 可产生金属 β-内酰胺酶、肺炎克雷伯菌碳青霉烯酶(*Klebsiella pneumoniae* carbapenemases,KPCs)和苯唑西林酶-48 型细菌(OXA-48)等碳青霉烯酶及孔蛋白、ESBLs 或 AmpC 酶,其耐药性也可通过质粒传播给其他非耐药菌株。KPCs 亦属 β-内酰胺酶,可水解青霉素及所有的头孢菌素类、单环 β-内酰胺类、碳青霉烯类抗生素和 β-内酰胺酶抑制剂,从而使菌株对这些药物耐药,但对多黏菌素、替加环素和某些氨基糖苷类抗生素仍敏感。

(四)诊断

典型的克雷伯菌肺炎有较典型的临床和影像学表现,再结合细菌学检查结果,诊断不难。急性肺炎伴严重中毒症状和棕红色胶冻痰,痰涂片发现大量带荚膜的革兰阴性杆菌或 2 次以上痰培养结果阳性或胸腔积液、血培养结果阳性可以确诊。败血症的确诊有赖于血液中检出克雷伯菌,多数病人有白细胞数升高、中性粒细胞比例增加的现象。其他部位的感染虽可见相应的临床表现,但确诊依赖于自受累组织或器官的脓液或分泌物中培养出克雷伯菌。

(五)治疗

进行积极、有效的抗生素治疗是治疗克雷伯菌感染的关键。但克雷伯菌易产生耐药性,且不同菌株对抗生素的敏感性差异悬殊,故应根据药敏试验结果选用合适的抗生素。克雷伯菌对氨苄西林和替卡西林天然耐药且对呋喃妥因的敏感性不高,对其感染进行经验性治疗时应避免使用这些抗生素。在我国,克雷伯菌对亚胺培南、美罗培南和厄他培南最为敏感,其次是哌拉西林他唑巴坦和头孢哌酮舒巴坦。对克雷伯菌感染病人不恰当地给予青霉素类、头孢菌素类抗生素和氟喹诺酮类药物治疗可诱导产 ES-

BLs 菌株的产生。对克雷伯菌感染的经验性治疗应选用阿米卡星或碳青霉烯类抗生素。此外，有研究显示，阿莫西林克拉维酸钾对克雷伯菌尿路感染治疗有较好的疗效且对妊娠期妇女具有较好的安全性，可用于治疗妊娠妇女的克雷伯菌尿路感染。

对肝脓肿病人，需在抗生素治疗的基础上施行经皮肝穿刺引流术以排出脓液。对脾脓肿病人，可在抗生素治疗的基础上施行脾切除术。也有研究表明，施行经皮脾穿刺引流术也可达到脾切除术的效果，且对病人的创伤小、操作方便。

参 考 文 献

Bialek-Davenet S，Lavigne JP，Guyot K，et al. 2015. Differential contribution of AcrAB and OqxAB efflux pumps to multidrug resistance and virulence in Klebsiella pneumonia. J Antimicrob Chemother，70(1)：81-88.

Doorduijn DJ，Rooijakkers SH，van Schaik W，et al. 2016. Complement resistance mechanisms of Klebsiella pneumonia Dennis. Immunobiology，221(10)：1102-1109.

Lee CR，Lee JH，Park KS，et al. 2016. Global Dissemination of Carbapenemase-Producing Klebsiella pneumoniae：Epidemiology，Genetic Context，Treatment Options，and Detection Methods. Front Microbiol，7：895.

Ouedraogo AS，Sanou M，Kissou A，et al. 2016. High prevalence of extended-spectrumβ-lactamase producing enterobacteriaceaeamong clinical isolates in Burkina Faso. BMC Infectious Dis，16：326.

Shaikh S，Rizvi S，Anis R，et al. 2016. Prevalence of CTX-M resistance marker and integrons among Escherichia coli and Klebsiella pneumoniae isolates of clinical origin. Lett Appl Microbiol，62(5)：419-427.

(六)病例解析

1. **病例 1：**男，85 岁。反复咳嗽、咳痰、气促 40 年，再发伴高热 14 天。家属持片门诊就诊。

胸部 CT：右肺上叶可见片状实变影，叶间裂下坠，支气管充气征明显，内见空洞，纵隔淋巴结钙化，右侧少量胸腔积液(图 4-5-5)。

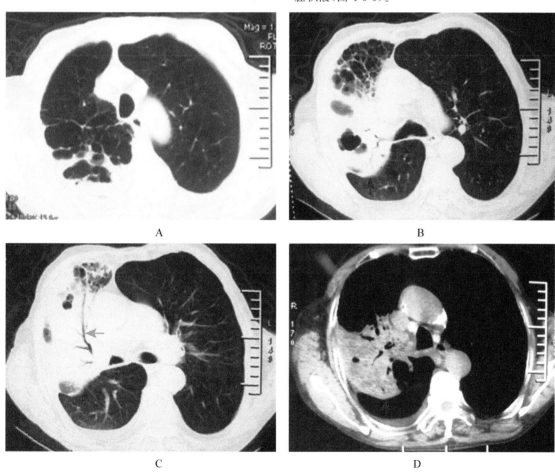

A　　　　　　　　　　B

C　　　　　　　　　　D

图 4-5-5　胸部 CT1

【诊断】　肺炎克雷伯菌肺炎。

【诊断依据】　老年男性，胸部 CT 示肺气肿表现，结合病史，符合 COPD 诊断。病人右肺上叶大片实变影，内见支气管充气征(图 4-5-5 绿箭)和大小不等的空腔影，叶间裂膨隆、下坠(图 4-5-5 红箭)，符合肺炎克雷伯菌肺炎表现。追问检查情况，病人 3 次痰培养均查到产超广谱 β-内酰胺酶的肺炎克雷伯菌，仅对亚胺培南敏感。

【分析】　肺炎克雷伯菌为革兰阴性菌，属于肠杆菌科克雷伯菌属，为兼性厌氧菌，是重要的条件致病菌，主要存在于人和动物的泌尿、肠道、呼吸道、生殖道，可在全身各部位发生感染,但尿路和呼吸道感染最常见,是医院获得性感染和社区获得性感染的常见病原菌,在 CAP 和 HAP 发病率约为 5% 和 30%,可导致肺炎、尿路感染、腹腔感染等,在免疫缺陷病人中较易导致血流感染及转移性脓肿。诱发因素包括长期酗酒、糖尿病、大量吸烟或其他慢性病等基础疾病。长期住院可使病人口咽部的肺炎克雷伯菌检出率升高,而寄生的细菌下行可导致支气管及肺部感染。机械通气是引起肺炎克雷伯菌感染的另一个重要危险因素。

克雷伯菌肺炎的临床表现与大多数革兰阴性菌感染引起的肺炎相似,包括急性起病并常有高热、寒战和胸痛等,部分病人可有呼吸困难、发绀甚至休克,特征性表现为有砖红色或深棕色黏稠痰液且不易咳出,有时也可有血丝痰和铁锈色痰。病变中渗出液黏稠而重,致使叶间隙下坠。细菌具有荚膜,在肺泡内生长繁殖时,引起组织坏死、液化,形成单个或多发性脓肿。病变累及胸膜、心包时,可引起渗出性或脓性积液。病灶纤维组织增生活跃,易于机化;纤维素性胸腔积液可早期出现粘连。克雷伯菌肺部感染也可表现为慢性感染或由急性感染迁延为慢性,主要临床表现为支气管扩张、肺脓肿和肺纤维化。早期识别克雷伯菌肺炎非常重要,因为它具有较高的并发症发生率和死亡率,主要并发症包括肺脓肿形成和脓胸。

及早使用有效抗生素是治愈的关键。随着肺炎克雷伯菌对抗生素耐药的日趋严重,尤其是对碳青霉烯类的耐药给临床治疗带来了极大的困难。统计显示,耐多药克雷伯菌血流感染病人抗生素治疗 30 日的平均病死率为 42%,其中使用单药治疗的病死率为 54%,使用多药联合治疗方案治疗的病死率为 34%,联合使用碳青霉烯类抗生素、多黏菌素和替加环素治疗的病死率最低(12.5%)。对耐多药菌株感染最好的治疗方案是联合使用碳青霉烯类抗生素和对革兰阴性菌敏感的二线抗生素,以通过多种抗生素的协同作用来减少各抗生素的用药剂量和减少细菌产生耐药的概率。部分并发症如肺脓肿形成可能需要手术干预或经皮导管引流。

2. 病例 2:女,78 岁。咳嗽、咳痰、右侧胸痛半个月。病人半个月前无明显诱因出现咳嗽,咳少量白色黏液痰,右侧胸痛,为持续性钝痛,稍活动后即喘憋。既往有高血压、糖尿病 10 余年,不规律服用降压、降糖药治疗。辅助检查示血常规:WBC 18.46×10^9/L,Hb 108g/L,N% 93.3%;ESR 67mm/h。

胸部 CT(2015.08.17):右肺上、中叶实变影,内见支气管充气征和大小不等透亮影,呈蜂窝样改变,右侧胸腔积液(图 4-5-6A~D)。

胸部 CT(2015.08.28):右肺化脓性病变,见多个脓腔,内见液平(图 4-5-6E~H)。

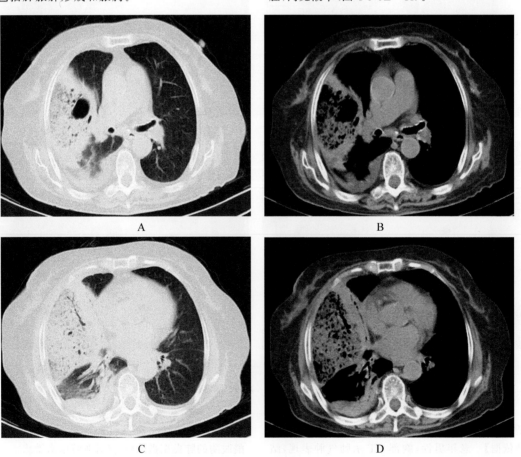

A

B

C

D

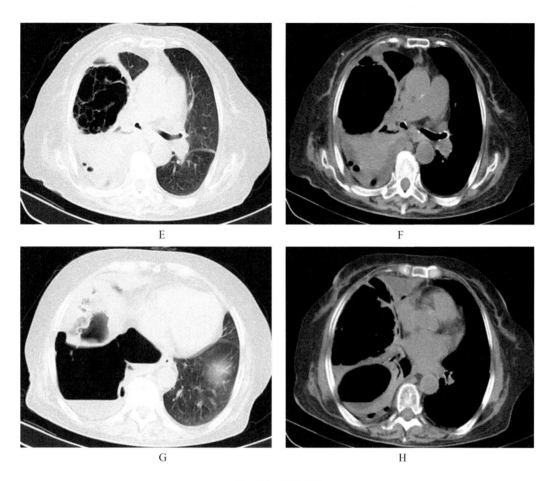

图 4-5-6　胸部 CT2

【诊断】　肺炎克雷伯菌肺炎。

【诊断依据】　老年女性,胸部 CT 示病人右肺上中叶实变影,内见支气管充气征和大小不等气囊样影,同侧胸腔积液。11 天后病变较前明显进展,呈化脓性改变,内见网格状影和大小不等脓腔,影像改变符合肺炎克雷伯菌肺炎表现。病人多次痰培养查到肺炎克雷伯菌,仅对碳青霉烯类和头孢哌酮舒巴坦敏感。

【分析】　肺炎克雷伯菌肺炎通常起自邻近脏胸膜的肺外周,早期可呈小叶性改变,延肺泡间隔和小气道向中心扩散,很快由小叶融合成大叶性实变,早期可见中心区

含气腔,可迅速形成均质性实变,病灶容易发生坏死,早期即可形成脓肿(图 4-5-7)。单发或多发的较其他肺炎清晰的大片状、蜂窝状、团片状实变影或伴有液化坏死是较典型的影像特点。大叶实变密度均匀或有透亮区,病灶肺叶体积增大,常可出现叶间裂弧形下坠。右肺上叶是最常见的发病部位。有学者认为,克雷伯菌肺炎大叶实变中的透亮区是大小不等的空腔,其实质是大小不等脓腔,因坏死组织和痰液黏稠不易咳出,坏死组织和黏稠脓液的重力作用导致大片状均质实性密度影。虽然裂隙的膨出(叶间裂膨出征)常用于肺炎克雷伯菌肺炎的描述,但不是克

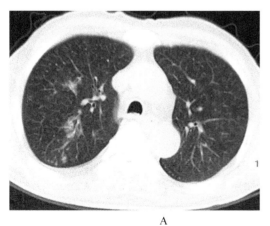

A

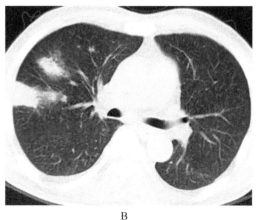

B

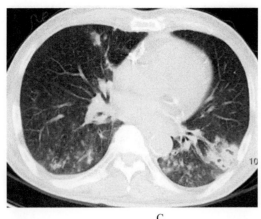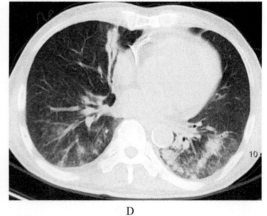

C   D

图 4-5-7　男,68 岁。头晕、恶心 1 月。查体发现血细胞三系减少 4 天。肺炎克雷伯菌肺炎。胸部 CT 示双肺多发斑片、实变影,左肺下叶可见多发空洞影,双下肺树芽征明显

雷伯菌的特异性病征,也可以出现在其他病原体引起的肺炎,如肺炎链球菌、流感嗜血杆菌、金黄色葡萄球菌,也可以在原发性肺恶性肿瘤里见到。虽然实变是感染的最常见的特征表现,但其他表现如磨玻璃影、小叶间隔增厚、小叶中心结节,以及相关的特征性表现,如淋巴结肿大、胸腔积液等也能进行诊断。克雷伯菌肺炎早期即可使病人出现全身器官衰竭,预后较差,病死率高。病人还可出现空洞形成和脓胸等,若发生广泛坏疽,预后更差。

3. 病例 3:男,52 岁。发热 4 天,胸闷、气促半天。病人 4 天前无明显诱因出现发热,最高体温 40℃,伴咳嗽,干咳为主,乏力,畏寒、寒战,食欲差。外院抗生素(具体不详)治疗 2 天,疗效差。行胸部 CT 检查示双肺多发结节影,肝内低密度影。给予左氧氟沙星治疗,效果欠佳。半天前出现胸闷、气促,氧饱和度 85%~90%,为进一步诊治而入院。既往无糖尿病病史。查体:T 38℃,口唇发绀,双肺呼吸音粗,双肺可闻及湿啰音。辅助检查:血常规示 WBC 18.46×10⁹/L,N% 93%,PLT 13×10⁹/L;G 试验、GM 试验均正常;肿瘤指标:Cyfra 21-1、CEA、NSE、AFP 均正常;免疫系统指标均正常;结核抗体、梅毒检测及病毒系列均阴性;肝功能:谷草转氨酶 258U/L,谷丙转氨酶 353U/L,白蛋白 20.5g/L;葡萄糖 10.06mmol/L;CRP 105.46mg/L。超声检查提示病灶低回声,呈蜂窝状。

胸腹部 CT(2016.06.24):双肺多发炎症,部分内见空洞,局部胸膜增厚,双侧胸腔少量积液;肝右叶低密度灶(图 4-5-8)。

【诊断】　肺炎克雷伯菌所致肝脓肿并发血行播散性肺脓肿。

【诊断依据】　中年男性,急性起病,肝右叶可见低密度灶,考虑为肝脓肿,病人血糖偏高,而糖尿病合并肝脓肿多由肺炎克雷伯菌所致,结合双肺近胸膜多发斑片、实变影,内有空洞,考虑血源性播散所致,故考虑该诊断。病人入院呼吸机辅助通气,给予亚胺培南 1.0g ivdrip q8h 抗感染治疗,输注血小板等对症支持治疗。治疗 5 天后病人仍发热,行 B 超引导下肝右叶病变穿刺,引流出

土黄色脓液 150ml,置管持续引流。引流液常规:WBC 密布,RBC 稀布,脓性、浑浊黏稠,李凡他试验阳性;引流液生化:ADA 331.70U/L、葡萄糖 0.60mmol/L、氯 99mmol/L、LDH 16 682U/L、蛋白定量 15.42g/L。病理诊断为肝组织变性坏死,伴有急慢性炎细胞浸润,符合肝脓肿改变。脓液培养为肺炎克雷伯菌肺炎亚种;敏感菌株;痰培养和血培养结果亦为肺炎克雷伯菌。加用头孢哌酮舒巴坦联合抗感染治疗,体温逐渐降至正常,多次复查胸部 CT 示病变由实变演变为空洞性病变并逐渐吸收(图 4-5-9~图 4-5-11),病人病情好转自动出院,院外继续口服抗生素治疗。

【分析】　细菌性肝脓肿是由于细菌经肝动脉、门静脉和胆道等各种途径进入肝,肝实质发生炎症坏死,形成脓肿,是一种继发性感染性疾病。胆源性疾病是主要致病因素,在西方国家,常由大肠埃希菌、链球菌和厌氧菌混合感染。近年来随着有效抗生素的广泛应用和人们生活水平的变化,细菌性肝脓肿的病因和致病菌都发生了变化。从病因学来说,糖尿病病人已成为细菌性肝脓肿的高发人群;从致病菌方面来看,肺炎克雷伯菌性肝脓肿发生率逐年升高,已取代大肠埃希菌成为细菌性肝脓肿的主要致病菌。20 世纪 90 年代,我国台湾第一次报道了肺炎克雷伯菌所导致的化脓性肝脓肿,由肺炎克雷伯菌导致的肝脓肿占 50%~88%,常见于糖尿病病人,且易形成迁徙性感染,部分病例通过血源引起肺、眼内、脑和筋膜感染。随后,新加坡、我国香港和韩国等亚洲地区报道了由该细菌导致的肝脓肿,并逐渐成为亚洲地区引起肝脓肿的主要病原菌。其机制可能与糖尿病病人通常存在免疫缺陷,高血糖利于革兰阴性菌生长繁殖,并抑制白细胞趋化和吞噬能力进而极易发生感染有关。糖尿病已成为细菌性肝脓肿重要的独立易感因素。肺炎克雷伯菌肝脓肿多单发,脓肿壁薄;脓肿内可见坏死碎片;有肝外的转移性感染或有基础胆道疾病。以上 4 项中出现任意 3 项为早期诊断肺炎克雷伯菌肝脓肿提供了有用的帮助。

呼吸道感染与细菌性肝脓肿的关系不容忽视。本例为中年男性,伴畏寒、寒战、胸闷、气短,肺 CT 示双肺弥漫

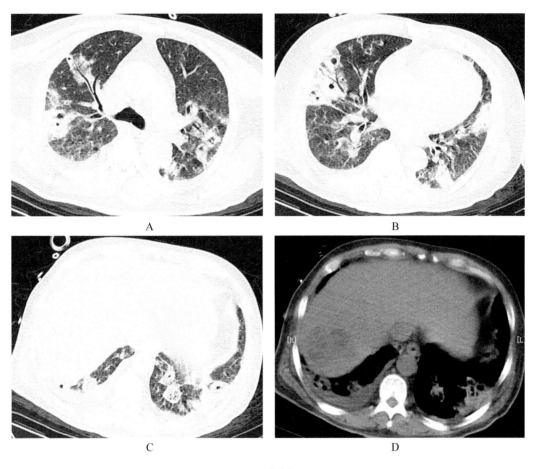

图 4-5-8　胸腹部 CT1

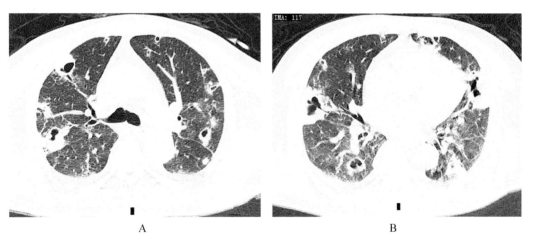

图 4-5-9　胸部 CT(2016.06.30):病变略有吸收,表现为多发空洞

性、多发性小片状密度增高影,以双肺外野为主,迅速进展为空洞影,影像学改变符合血源性播散特征。血源性肺部播散性病变是败血症、脓毒菌栓经血行播散到肺,引起小血管栓塞、炎性反应、坏死,致病菌以金黄色葡萄球菌常见。本例辅助检查血糖升高,肝可见不均匀低密度影,虽然病人否认糖尿病病史,但仍考虑血糖异常导致肝脓肿,且致病菌经血源播散至肺导致双肺弥漫性改变。病人单纯抗感染疗效差,经肝穿刺引流后病情明显缓解,提示肺内炎性病变抗感染效果差时需积极寻找其他部分感染灶,做到早诊断、早治疗,减少误诊。

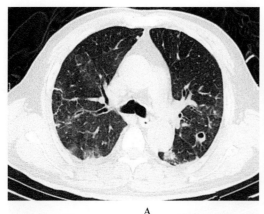 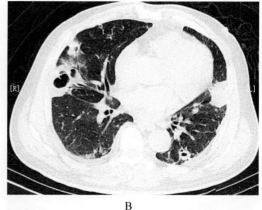

A　　　　　　　　　　　　B

图 4-5-10　胸部 CT(2016.07.09)：病变较前吸收明显

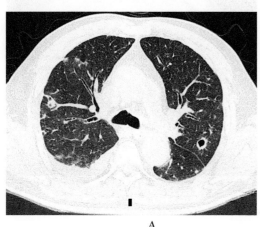 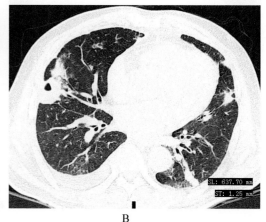

A　　　　　　　　　　　　B

图 4-5-11　胸部 CT(2016.07.16)：部分病变较前进一步吸收，局部略有进展

（郑州市中心医院影像科　赵湘红　提供）

4. 病例 4：男，58 岁。发热、乏力、食欲缺乏 10 余天。查体：T 38.6℃，神志清楚，构音不清，定向力、计算力、理解力减退，双肺呼吸音粗，左肺可闻及胸膜摩擦音，项强两横指。颅脑 MRI 示颅内多发病灶，脑沟内可见异常信号。既往有高血压病史 10 余年，血压最高达 200/100mmHg，间断口服卡托普利片控制血压，未规律监测；脑梗死病史 10 余年，遗留反应迟钝、构音不清；发现血糖高 1 年余，未规律服药。

胸腹部 CT(2017.02.23)：双肺多发结节、空洞影，双侧胸腔积液；肝 SⅧ段低密度影(图 4-5-12)。

【诊断】　肺炎克雷伯菌所致肝脓肿并发血行播散性肺脓肿、脑脓肿。

【诊断依据】　中年男性，急性起病，双肺结节、空洞样改变，外周和胸膜下为主，肝 SⅧ段低密度影，颅脑 MRI 示颅内多发病灶，病人血糖偏高，故考虑该诊断。入院后辅助检查：空腹血糖 12.93mmol/L，诊断为 2 型糖尿病；白蛋白 24.4g/L。住院期间，反复出现高热、寒战，予以退热治疗后，体温可缓解，血培养示肺炎克雷伯菌(2017.02.27)，诊断明确。给予美罗培南 1.0 ivdrip q8h

抗感染治疗；行胸腔及肝脓肿穿刺置管术，积液明显减少，脓腔缩小，炎症较前明显控制，体温正常。复查 MRI 示：颅内多发占位性，双侧多发脑梗死、软化灶及缺血灶；脑白质脱髓鞘变性；老年性脑改变。头颅增强 CT 示：颅内多发占位性病变，结合病史，考虑脓肿可能性大，转入神经内科给予头孢曲松静脉滴注治疗脑脓肿。复查胸部 CT(2017.03.14)病变有所好转(图 4-5-13)。

【分析】　肺炎克雷伯菌肝脓肿伴随有肝外感染并发症，尤其是中枢神经系统感染、肺部感染、眼内感染和坏死性筋膜炎时，由于具有很强的侵袭性，临床可诊断为肺炎克雷伯菌肝脓肿侵袭性综合征，大多数由 hvKP 引起。脑膜炎、眼内炎、脓胸和脓毒性肺梗死是主要的血源性转移感染病变；脑膜炎病死率最高；并发脑脓肿及肺栓塞者也预后不佳；眼内感染常见于糖尿病病人且症状常在肝脓肿症状出现前；骨髓炎、皮下和肌肉脓肿较坏死性筋膜炎常见。粪-口途径摄入、肠道定植菌异位和外界环境暴露均可能是肺炎克雷伯菌感染途径，而侵袭途径最多的是肠道定植菌异位。

糖尿病合并肺炎克雷伯菌败血症病人男性多于女性，

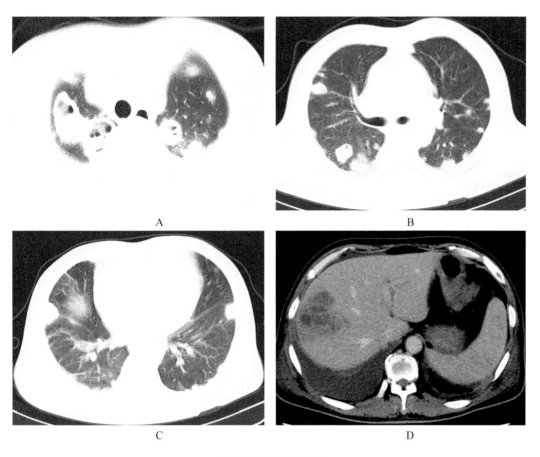

图 4-5-12 胸腹部 CT2

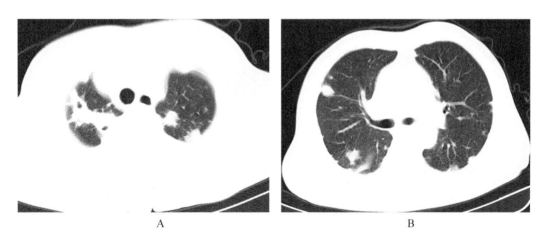

图 4-5-13 病变较前吸收

社区获得性感染多于院内感染,临床表现为寒战、高热、咳嗽、腹痛、恶心等,阳性体征不明显,早期脓肿未形成,感染灶不易发现,多表现为持续发热,抗感染治疗效果差,血糖不易控制。肺炎克雷伯菌肝脓肿病人易出现胸腔积液、胸膜增厚、肺部感染等并发症,病人诉腹痛的比例较低,而非肺炎克雷伯菌肝脓肿多有胆道疾病、腹部手术史及腹腔内肿瘤史。辅助检查表现为白细胞升高或减低,血小板减低,白蛋白减低,肝功能受损,感染相关蛋白 CRP 高,血糖升高,本例符合。糖尿病病人白蛋白减低更明显,可能和长期糖尿病消耗及合并多发脓肿重症感染有关。

传统肺炎克雷伯菌易产生耐药性,耐药肺炎克雷伯菌感染已成为抗感染治疗的严重问题,但大多数 hvKP 菌株对常用抗菌药物(氨苄西林除外)仍敏感,可能与 hvKP 感染多为社区获得性有关。

（邢台医专第二附属医院影像科　崔　刚　提供）

第六节　伯克霍尔德菌肺炎

伯克霍尔德菌是一种广泛存在于水、土壤、植物和人体中的革兰阴性细菌,该菌属已确认的有 25 个种,其中洋葱伯克霍尔德菌和类鼻疽伯克霍尔德菌为常见人类病原菌。

一、洋葱伯克霍尔德菌

洋葱伯克霍尔德菌(burkholderia cepacia,BC)原名为洋葱假单胞菌,为非发酵型革兰阴性杆菌(图 4-6-1、图 4-6-2),1950 年,Walter Burkholderia 首次自洋葱根部分离,因引起洋葱球茎腐烂而得名,1971 年首次有引起人类感染的报道,1992 年归为伯克霍尔德菌属。既往该菌主要从肺囊性纤维化和慢性肉芽肿病病人中分离。近年来,由于各种侵袭性操作及免疫功能低下病人的增多,该菌在非肺囊性纤维化病人中的分离日益增多。

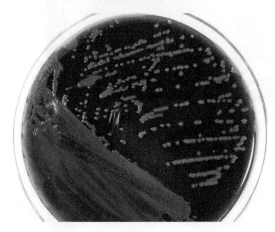

图 4-6-1　血平板,35℃,培养 24h

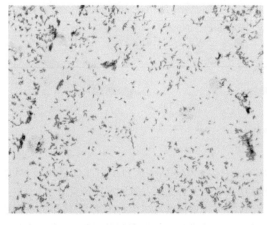

图 4-6-2　革兰染色(1000×)

(一)易感人群

洋葱伯克霍尔德菌在医院环境中常可通过污染的自来水、喷雾器、体温表、导管、湿化瓶、介入性治疗、呼吸道等途径感染,是引起医院感染较重要的条件致病菌,主要引起菌血症(特别是有内置导管的病人)、尿路感染、化脓性关节炎、腹膜炎等。其细胞膜的不通透性使其对大多数抗生素产生耐药,在医院易引起暴发流行。该菌除可引起医院获得性感染外,也可导致社区获得性感染,包括肺炎和皮肤软组织感染,甚至继发败血症和急性肾衰竭。往往需抗感染、血透、免疫增强等综合治疗才能治愈。近几年来,洋葱伯克霍尔德菌院内感染率呈现出逐年上升的趋势,是非发酵菌所致感染常见菌种之一,已经成为继铜绿假单胞菌、嗜麦芽窄食单胞菌及鲍曼不动杆菌后,医院的第四大感染菌。

由于呼吸道与外界相通,病人往往易从呼吸道感染。近年来介入性检查和治疗、气管插管、机械通气治疗、纤维支气管镜诊断和治疗等措施导致感染不断增加,尤其是频繁使用侵入性操作(如导管插管、使用呼吸机等)已成为该菌感染的重要诱因,且感染与病人免疫力低下、基础疾病、医疗器械侵入、住院时间长、大量使用抗生素及皮质激素等有关。再者免疫功能低下、中性粒细胞功能低下也是洋葱伯克霍尔德菌感染的主要危险因素,感染后死亡率高,治疗难度极大。ICU 病人是洋葱伯克霍尔德菌的易感人群,在机械通气时间长的病人中,由于频繁吸痰、纤维支气管镜操作可将细菌带入下呼吸道,气管套管气囊周围分泌物淤积下漏,更易引起下呼吸道感染导致住院时间延长及反复感染,是感染率较高的一个重要原因。

(二)耐药机制

洋葱伯克霍尔德菌是天然的多重耐药菌,基础是其外膜低渗透性。外膜上的膜孔蛋白能阻止亲水性抗菌药物通过,因此天然耐多黏菌素、β-内酰胺类和氨基糖苷类抗菌药物。其他的耐药机制如产生诱导型头孢菌素酶或主动外排泵系统等,则更有助于形成低外膜渗透性。洋葱伯克霍尔德菌可产生青霉素酶,其特性与其他革兰阴性菌不同,不仅能水解青霉素,并可利用 β-内酰胺类抗菌药物作为碳源,因而表现为对青霉素耐药。洋葱伯克霍尔德菌亦可产生金属 β-内酰胺酶,对 β-内酰胺酶抑制剂的敏感性较差,可水解包括亚胺培南在内的一大类 β-内酰胺类抗生素。该酶对美罗培南和头孢他啶等水解作用较弱。该菌也可由于特异性膜孔蛋白通道 OprD 缺失导致亚胺培南无法扩散进入细菌而造成对亚胺培南耐药。洋葱伯克霍尔德菌对喹诺酮类抗菌药物的耐药是由于其具有与铜绿假单胞菌泵出系统相同的外膜脂蛋白有关。该菌的多重耐药还包括后天获得性耐药,如通过整合等方式从其他细菌中获得耐药,通过抗菌药物选择性产生的耐药等。

(三)治疗

洋葱伯克霍尔德菌感染治疗首选复方新诺明、米诺环素、头孢他啶、美洛培南等药物。不同的耐药表型可能与不同地理分布和用药情况习惯有关。由于洋葱伯克霍尔德菌的本身耐药机制较复杂,不同抗菌药物的耐药表型不同,经验性用药困难,感染后预后较差,病死率高,医生应及时根据药敏试验选取合适的抗菌药物,对其防控与治疗应足够的重视。

(四)预防

洋葱伯克霍尔德菌可在原有基础疾病及使用大剂量抗生素的病人中产生细菌移生。医院内洋葱伯克霍尔德菌暴发流行屡有报道。应加强隔离、手卫生、环境清洁消毒、做好导管相关性感染的防控工作。侵入性操作前应严格消毒,及时引流痰液,可疑深静脉导管及时拔除,勤换呼吸机管路,提高病人自身免疫能力,努力减少医源性感染。临床上一旦发现洋葱伯克霍尔德菌感染,应尽早监测其耐药性,及时选择敏感的抗菌药物进行治疗,这是减少其院内感染、减少耐药菌株产生的关键。

参 考 文 献

Coenye T,Vandamme P,Govan JR,et al. 2001. Taxonomy and identification of the Burkhokderia cepacia complex. J Clin Microbiol,39(10):3427-3436.

Kaitwatcharachai C,Silpapojakul K,Jitsurong S,et al. 2000. Anoutbreak of Burkhokderia cepacia bactercmia in hemodialysis patients:an epidemiologic and molecular study. Am J Kidney Dis,36(1):199-204.

Mahenthiralingam E,Baldwin A,Dowson CG. 2008. Burkholderia cepacia complex bacteria:opportunistic pathogens with important natural biology. J Appl Microbiol,104(6):1539-1551.

Murray PR,Baron EJ,Pfaller MA,et al. 1999. Manual of clinical microbiology 7th edition. Washington Dc:American Society for Microbiology,526-538.

(五)病例解析

病例:男,42 岁。发热伴咳嗽、气促 5 天。病人畏寒、高热,体温波动于 39～40℃,咳嗽、咳黄脓痰,气促明显。既往有糖尿病史 2 年,未规范治疗。2 年前患急性胰腺炎,治愈。查体:T 39℃ P 160 次/分 R 34 次/分 BP 105/65mmHg,危重病容,口唇及肢端发绀、冰冷,双肺满布湿啰音。辅助检查:血常规示 WBC 1.95×10^9/L,N% 80.9%;血生化:GLU 19.5mmol/L;肌酐 140.9μmol/L,肝功能轻度损害,ALB 24.1g/L。血气分析:pH 7.325,PaO_2 7.24Kp $PaCO_2$ 2.06Kp,AB 9.9mmol。心电图示窦速。

胸部 CT:双肺多发结节影,右肺中叶实变影,内见支气管充气征(图 4-6-3)。

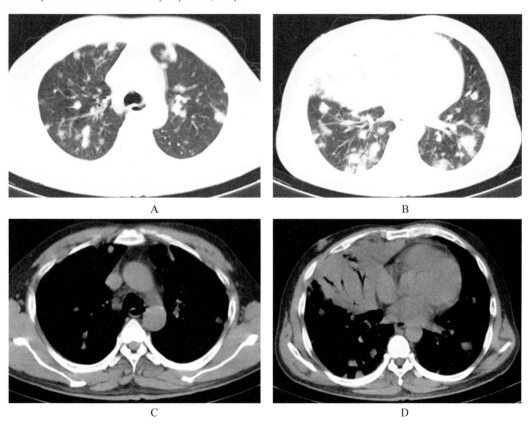

A

B

C

D

图 4-6-3 胸部 CT

【诊断】 重症肺炎。

【诊断依据】 病人有糖尿病病史和急性胰腺炎病史,提示免疫力低下。胸部 CT 示右肺中叶实变影,内见支气管充气征,双肺沿支气管分布多发类圆形结节,考虑血源性肺脓肿可能性大。结合病人发热、咳嗽、咳黄痰症状,双肺满布湿啰音体征及白细胞明显降低,中性粒细胞比例增高,肝、肾功能损害,低蛋白血症,Ⅰ型呼吸衰竭等,首先考虑细菌感染所致重症肺炎。病人于 2013.07.12 19:00 入院。给予抗感染(美罗培南)、补液、控制血糖、无创通气等处理。病情迅速恶化,血氧下降,酸中毒加重,血压下降,给予气管插管、机械通气、升压处理。出现心搏骤停 3 次,前 2 次心肺复苏有效,第三次抢救无效,于 2013.07.13 06:00 宣告死亡。血培养:洋葱伯克霍尔德菌,仅对头孢他啶、哌拉西林他唑巴坦敏感。

【分析】 洋葱伯克霍尔德菌广泛分布于自然界的水、土壤和植物中，在植物及动物组织中有定植能力。在医院环境中常污染吸氧管、雾化器、各种侵袭性导管及医务人员的手等。呼吸道是主要受累部位，年老体弱、接受侵袭性操作和免疫功能低下者易感。该菌目前已成为一种重要的医院内感染致病菌，呼吸系统最易受侵，其次是血液系统、泌尿系统。长期静脉置管、留置尿管、气管内插管已成为公认的获得性洋葱伯克霍尔德菌感染的危险因素。呼吸道中的洋葱伯克霍尔德菌高分离率可能与病人已存在较严重的呼吸系统基础疾病及频繁使用呼吸机、导管插管、气管镜检查等侵入性操作及广泛使用高效广谱抗菌药物，从而导致呼吸道分泌功能减退，使得耐药性较强的该菌定植生长有关；还与洋葱伯克霍尔德菌菌株有非常特殊的黏附素有关，该黏附素为电缆菌毛蛋白，一旦感染很难清除。

洋葱伯克霍尔德菌肺炎常为重症肺炎，病情变化快。治疗不及时，病情常迅速恶化，引起多器官功能衰竭而死亡。因此临床实践中要求早期诊断、早期治疗。洋葱伯克霍尔德菌引起的呼吸道感染早期的炎症反应较弱，临床表现不典型，容易漏诊，延误治疗。高度怀疑洋葱伯克霍尔德菌肺炎时，应尽早使用复方新诺明、头孢他啶、美罗培南联合治疗，可提高治愈率。

二、类鼻疽伯克霍尔德菌

类鼻疽(melioidosis)是由类鼻疽伯克霍尔德菌(又称类鼻疽假单胞菌)感染所致全身各器官均可累及的热带、亚热带地方性人畜共患疾病，主要流行于东南亚和澳大利亚。

(一)流行病学

早在1911年，类鼻疽作为一种新的疾病在缅甸仰光发现，但因难以诊断，一直认为是少见病。直到20世纪70年代初，美国越南战争的士兵不仅在战争期间，甚至在战后回到美国仍频繁受到该病的袭扰而受到重视。我国类鼻疽伯克霍尔德菌的疫源地主要分布于海南、广东、广西、福建、香港、台湾等地。随着我国旅游人群及"候鸟人群"(北方居民到海南过冬)的增加，南方染病北方发病已有发生，了解病人居住史，有助于临床诊断。该菌对马、牛、羊、猪、犬、猫、鸟类等动物感染均有病例报道，在疫区的水和土壤常有该菌，特别多见于稻田。台风和水患易导致该菌流行。台风卷起的尘埃及由其带来的洪涝，加剧了水源污染和气溶胶形成，可能是其散发甚至暴发流行的重要原因。人类通过破损的皮肤接触带菌的土壤或水源引起感染，也可通过吸入或食入污染物而导致感染，蚤类、蚊子叮咬人后也可传播此病。类鼻疽病人中农民占多数，可能与农民经常接触到受病菌污染的土壤或水有关。由于该菌也存在于水中，故经常与水接触的海事人员或渔民也是类鼻疽的高危职业。

该菌常感染免疫功能损伤的病人，如糖尿病、酗酒、慢性肾病、恶性肿瘤、结核感染等都是类鼻疽的高危因素。类鼻疽的病人中37%~60%为糖尿病，主要是2型糖尿病。

(二)临床表现

类鼻疽伯克霍尔德菌以气溶胶或带菌液体的形式通过黏膜黏附和创伤面直接感染机体。细菌进入机体后虽可被天然免疫细胞(如巨噬细胞、中性粒细胞)吞噬，却能通过一系列的逃逸机制(如形成肌动蛋白尾结构)阻止内吞体与溶酶体融合，降低胞质免疫压力，从而将巨噬细胞、中性粒细胞等宿主细胞作为复制、生存的生态环境和营养来源。类鼻疽菌是条件致病菌，感染后潜伏期的长短不同，如果一次感染机体的菌量足够大(或以气溶胶形式感染)，潜伏期一般为3~4日，可能导致急性或暴发性类鼻疽；如感染量少，病人免疫力强，病菌也可长期无症状潜伏体内，抵抗力下降时可突然发病，慢性类鼻疽潜伏期3个月至15年或更长。在越南战争美军中有9%的亚临床型病例，回国后相继发病，其中最长的潜伏期为26年，故类鼻疽菌有"定时炸弹"之称。由于类鼻疽伯克霍尔德菌的高致病性、强抵抗力、易传播(可经气溶胶传播)、易培养等特性，美国疾病预防控制中心和WHO将其列为B类生物恐怖制剂。

(三)临床表现

类鼻疽伯克霍尔德菌可感染和播散到人体多个器官，主要感染肺部，也感染皮肤或皮下组织、骨骼等组织。临床分为急性败血症型、亚急性型、慢性型和亚临床型，主要有两种临床表现形式：脓肿和败血症。肺类鼻疽的急性期主要表现为化脓性感染、急性肺炎或急性败血症伴高热。慢性期与肺结核症状相似，出现浸润性改变、空洞及肺门淋巴结肿大。上述临床表现与其他细菌引起的肺炎临床症状很难区别，导致误诊、漏诊可能性增大。该病病死率高，高达30%~50%，其中急性败血症型病死率高达90%以上，而且该病易复发和重感，复发率达5%~25%。类鼻疽病人死亡的最主要原因是严重败血症及由此导致的器官功能衰竭。

(四)诊断

类鼻疽的诊断金标准为各种临床标本培养出类鼻疽伯克霍尔德菌，因为该菌不是人体定植菌。类鼻疽菌菌落形态独特，为两端钝圆、两极浓染、无芽胞的革兰阴性杆菌。该菌生长营养要求不高，在血平板上生长24~48h后菌落湿润，24h内通常呈小而光滑菌落，48h后逐渐变成表面褶皱、粗糙型菌落(图4-6-4~图4-6-8)，有灰白或银白色金属光泽，前24h溶血不明显，48h后菌落开始干燥，呈车轮状，溶血明显，纯培养菌落有强烈的霉臭味。目前，类鼻疽血清学诊断方法主要有间接血凝、胶乳凝集、免疫荧光、酶联免疫吸附和免疫层析试验等。临床上最常用的血清学方法仍然是间接血凝，可作为流行病学调查或大规模样本筛选的工具。但该法敏感性与特异性较低，特别是在疫区由于人群血清抗体阳性率较高，容易产生假阳性，而且容易与鼻疽产生交叉反应。类鼻疽菌分子生物学检测鉴定技术主要是基于PCR的方法，特别是实时定量PCR的出现为其提供了一种快速准确、高度敏感特异的检测方法。原位荧光杂交技术(FISH)可从培养和病理组织中快速鉴定鼻疽和类鼻疽伯克霍尔德菌。

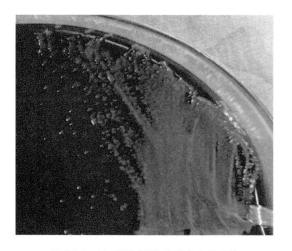

图 4-6-4　24h 菌落,湿润,有银色金属光泽

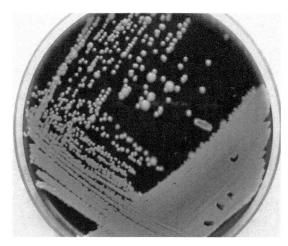

图 4-6-5　48h 菌落,菌落变干,银白色更明显

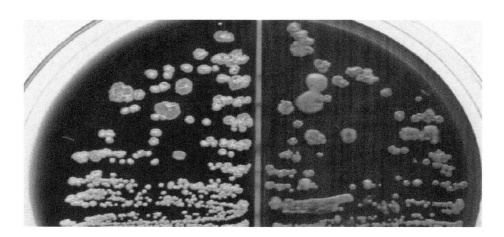

图 4-6-6　干燥形态菌落

（海口市第三人民医院检验科　麦文慧　提供）

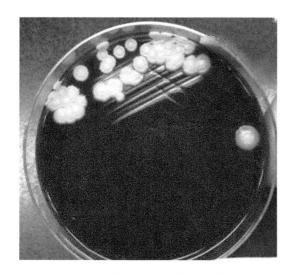

图 4-6-7　血平板,37℃,培养 48h,车轮状

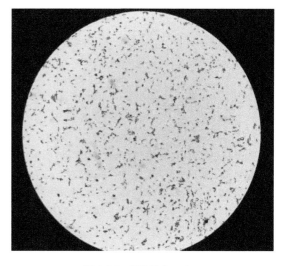

图 4-6-8　革兰染色×1000

（厦门大学附属第一医院检验科　徐和平　提供）

(五)耐药机制

细菌的耐药机制一般分为 5 种:第 1 种是产生灭活酶,破坏抗菌药物结构或活性成分,如 β-内酰胺酶;第 2 种是抗菌药物作用靶位改变,使抗生素不能与作用位点结合,导致抗菌的失败,如肠球菌;第 3 种是改变细菌外膜通透性,主要使抗菌药物不能进入菌体内,故产生天然耐药,如铜绿假单胞菌;第 4 种是影响主动外排泵系统,某些细菌能将进入菌体的药物泵出体外使药物无法起作用,如金黄色葡萄球菌;第 5 种是形成细菌生物被膜,使得抗生素不能有效清除菌体,如大肠埃希菌。类鼻疽的耐药谱广泛,其耐药机制可能与上述 5 种方式都有关。类鼻疽菌的耐药包含两类,天然耐药和获得性耐药。类鼻疽天然耐药包括对低浓度的头孢类、青霉素类、利福霉素类、氨基糖苷类抗生素的抗性。对喹诺酮类、大环内酯类的相对抗性也妨碍了这些抗生素的临床应用。获得性耐药也是类鼻疽菌获得抗生素抗性的重要手段,类鼻疽菌通过基因选择性丢失、水平转移和其他抗性质粒介导的方式获得或增强对多种抗生素的抗性。研究表明,类鼻疽菌的细胞膜可导致类鼻疽耐药,可能是其形成的生物膜能抑制抗生素的侵入。同时,类鼻疽菌也存在外排泵等相关蛋白与其抗性有关。也有研究表明,类鼻疽菌的糖被结构可能与抗生素对菌体的渗透有关,但具体机制还不清楚。类鼻疽临床耐药可能还与类鼻疽菌的几种基因有关,分别是 *bpe*B、*amr*B、BPSS1119 和 *pen*A。基于对类鼻疽菌基因组高通量芯片分析发现,其对头孢他啶的抗性可能与类鼻疽菌在机体内的适应性变异有关,类鼻疽菌能够通过基因缺失(或丢失)的方式实现原有的青霉素结合蛋白的功能缺失,介导其对头孢类抗生素的耐药。

(六)治疗

类鼻疽伯克霍尔德菌通常对青霉素类、氨基糖苷类、大环内酯类天然耐药。但对头孢他啶、亚胺培南、美罗培南、复方新诺明、阿莫西林克拉维酸、多西环素、氯霉素敏感。类鼻疽治疗抗生素用药应早期、大剂量、长疗程。类鼻疽治疗方案分为初期强化治疗和后期病原菌清除治疗。初期强化治疗的一线药物至少包含头孢他啶(或亚胺培南、美罗培南等),而 β-内酰胺酶抑制剂(阿莫西林克拉维酸盐)则作为二线药物,静脉用药 1~2 周。如果有化脓性感染并发症,则延长至 6 周。病原菌清除治疗可采用口服方案,包括甲氧苄啶-磺胺甲唑和阿莫西林/棒酸,治疗周期一般为 3~6 个月。也有尝试在治疗中辅助应用细胞因子如 γ-干扰素,被证明有一定效果。即使进行了规范化的抗生素治疗,类鼻疽的复发率仍在 20% 左右,这可能与类鼻疽伯克霍尔德菌的耐药性有关。已有研究表明,类鼻疽伯克霍尔德菌慢性感染者能持续向环境中排放病菌,机体的免疫压力促使病菌发生遗传变异,使环境中的病菌拥有更强的适应力和毒力。随着全球变暖的趋势和国际交往的增加,类鼻疽伯克霍尔德菌的播散范围会越来越广,影响也会越来越大。因此,规范化的临床治疗方案和切实的临床研究亟待解决。

(七)预防

目前尚无可用的疫苗,灭活的类鼻疽菌不能使动物产生免疫力。研究显示抗类鼻疽菌鞭毛蛋白抗体可明显降低菌体活力并能提供被动免疫保护作用,LPS 或荚膜多糖亚单位疫苗在小鼠模型中可起部分免疫保护作用。预防本病主要是防止病菌扩散和切断传播途径。发现类鼻疽病人应立即进行隔离治疗,对可疑感染者应进行医学观察;潜在的带菌动物可将病菌从流行区带至新的环境造成污染,因此疫源地进口的动物应进行严格检疫,发现传染源应立即做焚烧或深埋处理;接触病人和病畜时应注意个人防护,对其排泄物和脓性分泌物应彻底消毒;在疫区,伤口要立即做消毒处理,并避免与土壤或死水接触,接触前要做好个人防护,注意个人卫生;加强疫情的监测与报告,一旦发现异常情况,应立即上报。实验室生物安全问题也不容忽视。类鼻疽菌操作应在生物安全 3 级实验室进行,生物实验室必须建立监管体系,健全监督机制,实验人员必须严格落实制度,提高自身应急处置能力,确保实验室生物安全,防止类鼻疽菌的泄露和逃逸事件发生。此外,应建立类鼻疽疫情监测、流行病学调查、防治方面的应急储备,包括类鼻疽菌快速检测试剂、疫苗、抗生素药品等,以应对可能发生的类鼻疽疫情或生物恐怖事件。

参 考 文 献

Cruz-Migoni A,Hautbergue GM,Artymiuk PJ,et al. 2011. A Burkholderia pseudomallei toxnhibits helicase activity of translation factor eIF4A. Science,334(6057):821-824.

Dance DA,Davong V,Soeng S,et al. 2014. Trimethoprim/sulfamethoxazole resistance in Burkholderia pseudomallei. Int J Antimicrob Agents,44(4):368-369.

Mongkolrob R,Taweechaisupapong S,Tungpradabkul S. 2015. Correlation between biofilm production,antibiotic susceptibility and exopolysaccharide composition in Burkholderia pseudomallei bpsI,ppk,and rpoS mutant strains. Microbiol Immunol,59(11):653-663.

Saravu K,Mukhopadhyay C,Vishwanath S,et al. 2010. Meliodosis in southern India:epidemiological and clinical profile. Southeast Asian J Trop Med Public Health,41(2):401-409.

Su HP,Yang HW,Chen YL,et al. 2007. Prevalence of melioidosis in the Er-Ren River Basin,Taiwan:implications for transmission. J Clin Microbiol,45(8):2599-2603.

(八)病例解析

1. 病例 1:男,43 岁。海南人,农民。咳嗽、发热 10 天,气促 5 天。病人 10 天前无明显诱因开始出现咳嗽,初为阵发性干咳,后咳黄色黏稠样痰,伴发热,最高体温达 40℃,午后为主,热型不定,于当地医院给予输液治疗 2 次(具体药名不详),症状无好转。5 天前开始出现气促,夜间高枕卧位,伴胸闷,呈持续性憋闷感。胸部 CT 示:双肺内多发大小不等结节灶。2014.10.08 给予万古霉素、2014.10.10 给予美罗培南、2014.10.12 予伏立康唑等治疗后症状无好转,仍有发热,气促进行性加重,于 2014.10.13 入院诊治。患病以来,精神疲倦,食欲、睡眠差,大便正常,留置尿管入院。既往史:4 月前有铁钉划伤史,现已愈合结痂,大小约 3cm,未行任何治疗。吸烟 17 年,每日 20 支。查体:T 40℃,R 43 次/

分,P 136 次/分,BP 105/56mmHg,精神疲倦,急性病容。双肺呼吸音粗,可闻及大量湿啰音。心电监护示:心率波动在140～150 次/分,血氧波动在 90%～92%(面罩吸氧 5L/min),呼吸 35～45 次/分。辅助检查:CRP 137.6mg/L;降钙素原>25ng/ml;血糖 22.76mmol/L;血生化示:AST 61U/L,ALB 21.1g/L,LDH 362U/L;血常规:WBC 12.86×10⁹/L,N%82.2%,RBC 3.55×10¹²/L,HGB 94g/L,PLT 28×10⁹/L;血培养示:革兰阴性杆菌;入院查随机血糖 23.8mmol/L。

胸部及上腹部 CT(2014.10.17):双肺弥漫性病变,夹杂大量结节灶,伴厚壁空洞形成,纵隔多发肿大淋巴结,左侧胸腔少量积液,脾大伴脾异常密度灶(图 4-6-9)。

【诊断】　类鼻疽。

【诊断依据】　青年男性,社区发病,咳嗽、发热、气促,进行性加重,查体可闻及湿啰音,白细胞升高,降钙素原>25ng/ml,胸部 CT 初为多发结节影,迅速进展为结节、空

洞影,伴有胸腔积液,符合社区获得性肺炎诊断。病人有糖尿病病史,真菌感染需考虑,但胸部影像学无晕征、空气新月征等曲霉感染征象,不支持该诊断。病人为海南人、农民,有铁钉划伤史和糖尿病病史,临床为肺部多发脓肿、脾脓肿(图 4-6-9 红箭),有低氧血症、低蛋白血症、肝功能损害,起病急,进展快,万古霉素、美罗培南、伏立康唑等治疗无效,需考虑类鼻疽可能。病人 2 次血培养证实为类鼻疽伯克霍尔德菌,选用敏感药物亚胺培南西司他汀联合头孢他啶抗感染治疗,病情明显缓解,体温逐渐下降,1 周后降至正常。辅助检查(2014.10.30):生化:ALB 32.0g/L;C 反应蛋白 17.79mg/L;降钙素原正常;血培养无致病菌生长。复查胸部 CT:双肺多发结节较前减少、缩小,空洞呈薄壁改变,部分空洞已闭合;纵隔淋巴结较前缩小;左侧胸腔积液基本吸收;脾低密度灶较前缩小(图 4-6-10)。鉴于病人症状好转,病变较前吸收,各项炎症指标明显下降,

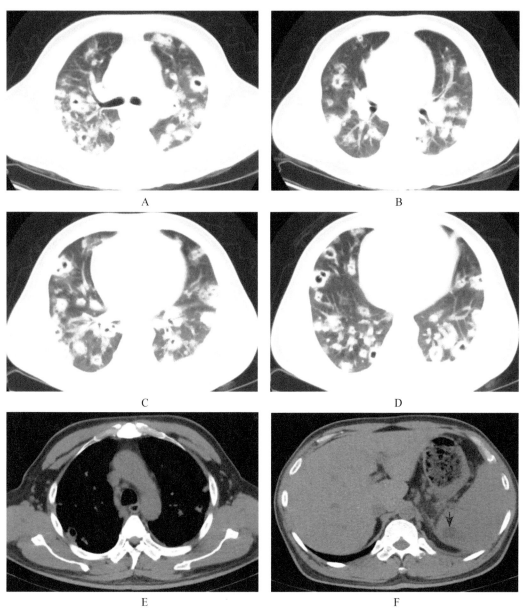

图 4-6-9　胸部 CT1 及上腹部 CT

治疗有效,将亚胺培南西司他汀针减少剂量继续抗感染治疗。2014.11.04解除接触隔离和停用亚胺培南西司他汀。2014.11.10复查胸部CT示:双肺多发结节较前稍减少、缩小,大部分空洞已闭合(图4-6-11)。病人病情明显好转,出院,继续服用复方新诺明片治疗。1个月后复查胸部CT(2014.12.11)病变进一步吸收(图4-6-12)。

【分析】 类鼻疽呈地方流行性,分布于南北纬20°之间的热带地区。我国主要是海南、广西、广东、福建,尤其是沼泽、农田、坡地、橡胶林和丛林地区。该病一般为散发,也可呈暴发流行。人类、家畜通过污染的水或泥土经皮肤外伤、偶尔经呼吸道或消化道感染,病人和病畜之间并不直接传播。糖尿病、地中海贫血、慢性肾功能不全及酗酒病人是感染的高危因素。急性肺部感染是类鼻疽最

常见的感染类型,除有高热、寒战外,尚有咳嗽、胸痛、呼吸急促等,且症状与胸部体征不成比例。肺部炎症多呈斑片状浸润、实变、结节和空洞影,斑片状浸润影可以融合成大片状实变影,进展后可出现空洞(图4-6-13)。多发小结节和空洞与类鼻疽菌血症血源性传播有关。少数病人并发胸腔积液、胸膜粘连及肺门淋巴结肿大。类鼻疽可表现为菌血症、类鼻疽肺炎、皮肤软组织感染或脓肿、泌尿系统感染,甚至出现肝、脾、肾等深部脏器脓肿(图4-6-14)。本例主要表现为类鼻疽肺炎和脾脓肿。糖尿病病人由于营养不良、低蛋白血症、血糖波动易损伤防御机制,免疫功能减退等原因,容易感染本病,常伴肝、脾等组织器官脓肿形成,病情凶险,预后差,可迅速出现感染性休克、ARDS、多器官功能衰竭等严重并发症而死亡。

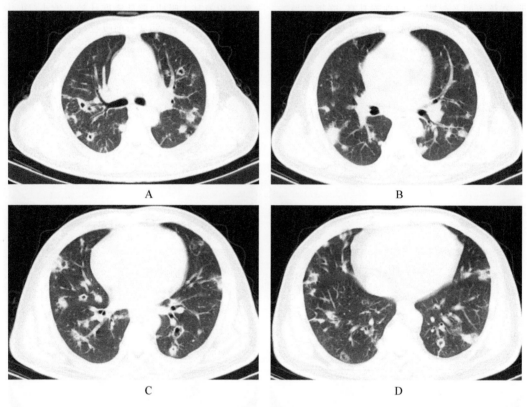

图4-6-10 2014.10.30复查胸部CT

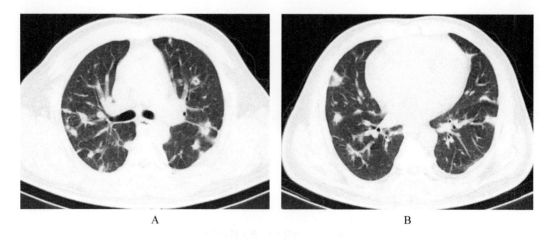

图4-6-11 2014.11.10复查胸部CT

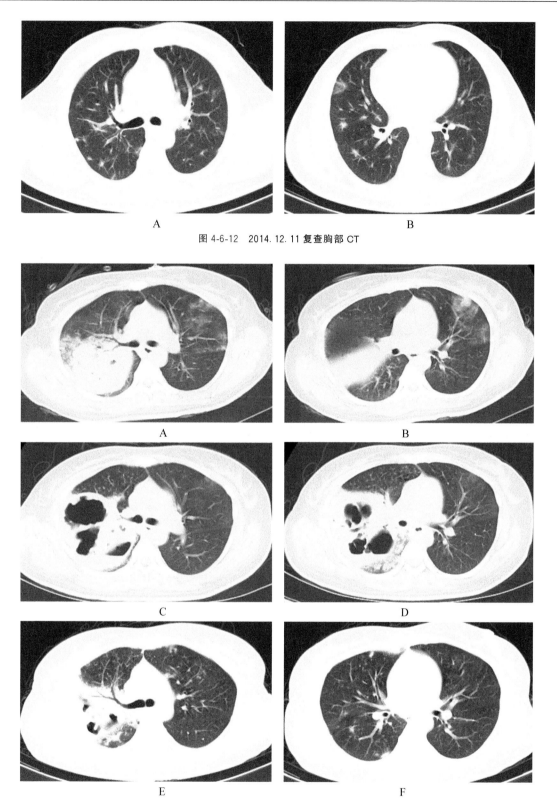

图 4-6-12　2014.12.11 复查胸部 CT

图 4-6-13　女,37 岁。2 型糖尿病并糖尿病酮症酸中毒

A、B. 胸部 CT(2014.11.15)示双肺病变,右肺上叶实变影。血培养:类鼻疽伯克霍尔德菌;C、D. 病人先后应用亚胺培南西司他汀(1 周)、哌拉西林他唑巴坦(3 天)治疗 10 天,复查胸部 CT (2014.11.25)左肺病变吸收,右肺病变较前进展,出现坏死、空洞,液平明显;E、F. 继续应用亚胺培西司他汀(1 周)、莫西沙星针及头孢他啶(1 周)治疗 2 周,复查胸部 CT (2014.12.08)病变较前吸收,自动出院

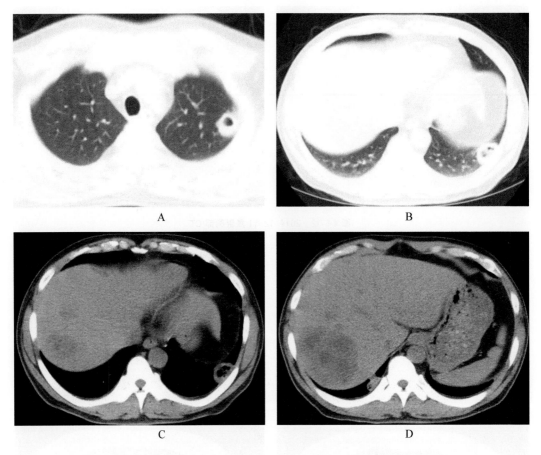

图 4-6-14　男,48 岁。2 型糖尿病 10 年。胸腹部 CT 示肺、肝多发脓肿

（海南医学院第一附院放射科　陈　红　提供）

2. 病例 2:男,38 岁。反复头痛、发热 4 月余,加重 1 月。既往史:1 年前到海南打工,有糖尿病病史,血糖控制一般。查体:头部多发包块。辅助检查:血常规:白细胞 $11.17×10^9/L$、中性粒细胞百分比 96.33%、嗜酸粒细胞百分比 0.18%(正常)、血红蛋白 93.0g/L;C 反应蛋白 148.0mg/L;ESR 75.0mm/h;肝功能:丙氨酸转氨酶 166U/L、谷草转氨酶 97U/L、碱性磷酸酶 269U/L、胆碱酯酶 1843U/L、总胆红素 45.9μmol/L;肾功能正常。HIV、抗核抗体、癌胚抗原阴性。

胸部和颅脑 CT:双肺多发结节,大小不等,部分形态不规则,部分密度不均匀,部分有小空洞;纵隔未见淋巴结肿大;头颅右侧顶部皮下结节影;右侧筛窦黏膜肥厚。右眼球后脂肪间隙密度增高(图 4-6-15)。

【诊断】 类鼻疽。

【诊断依据】 青年男性,头痛、发热 4 个月,白细胞计数及粒细胞百分比高、C 反应蛋白高、红细胞沉降率快,肝功能异常,提示感染性疾病。嗜酸粒细胞百分比正常,可排除寄生虫感染。病人有糖尿病,血糖控制不理想,肺部有结节空洞影,抗生素治疗无效,隐球菌及结核感染需除外。肺部病灶以双肺胸膜下明显,周围无明显渗出,不符

合结核发病特点。隐球菌主要易侵犯中枢神经系统,也可侵犯肺、皮肤、皮下、颅骨、脊柱,该病人右颞皮下肿物,肺部结节空洞影,轻度贫血,隐球菌感染需考虑,但隐球菌结节周围多有晕征、神经系统症状明显,本例不符合。病人有热带地区工作史,结合有糖尿病病史,多脏器受累,首先考虑类鼻疽。病人多次血培养见类鼻疽伯克霍尔德菌,头部脓肿穿刺液培养亦见类鼻疽伯克霍尔德菌,诊断明确。

【分析】 类鼻疽病临床表现多样,各系统均可能累及,极易误诊。有学者认为凡生活在疫区(热带、亚热带),有糖尿病等基础疾病者,患有原因不明发热或抗结核治疗无效的"肺结核"病或化脓性疾病,均应考虑类鼻疽菌感染,应及时做病原学检查,包括渗出物、脓液等做涂片、培养和免疫学试验,尽快确诊。本例病人有疫区居住和糖尿病病史,头部和肺内病变为典型脓肿,强烈提示类鼻疽伯克霍尔德菌感染。流行区遇有临床上有持续高热等中毒表现病人,应行胸部 CT 扫描,根据 CT 结果决定快速细菌学检查,力求达到早期诊断、早期治疗,尽可能减少死亡率。

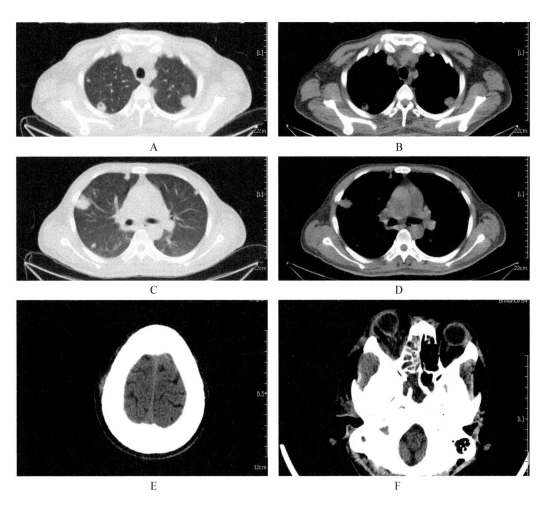

图 4-6-15　胸部 CT2(A～D)和颅脑 CT(E、F)

第七节　球形肺炎

球形肺炎是肺部急性炎症的一种特殊类型,最常见的致病菌为肺炎链球菌,常发生在年龄较小的儿童中,若发生在成人,常被误诊为肺癌。主要病理特征是炎性渗出及水肿,并通过肺泡间孔向四周扩散,形成各径线大致相等的炎性病灶。多数病人有急性炎症的表现,如发热、咳嗽、咳痰、白细胞升高、红细胞沉降率加快等,少数病人有少量血痰,诊断主要依靠影像学检查。球形肺炎各肺叶均可以发生,病灶为单发椭圆形、圆形、楔形或方形阴影;大多位于肺叶背部,靠近或贴近胸膜,多引起邻近胸膜增厚,紧贴胸膜者病灶与胸壁成直角,即方形征或刀切征;病灶密度较均匀,周围密度较淡,可有晕征,呈急性渗出改变,部分病灶内可见空泡征、支气管充气征;一般无纵隔、肺门淋巴结肿大及胸腔积液;增强扫描可见强化,病变中央可有清楚、规则的低密度区,反映其内有炎性坏死;连续多次复查可见病变位置、形态随炎症吸收而发生变化,大部分病变抗感染治疗后常可完全吸收,少数病人因肺泡内的纤维蛋白吸收不完全,可出现大量的纤维组织增生,进而导致其发生机化性肺炎。

球形肺炎影像鉴别诊断:

(1)周围型肺癌:球形肺炎边缘毛糙,可见粗长毛刺和锯齿状改变;肺癌毛刺细短,边缘一般清楚,表现为肿瘤浸润性生长。球形肺炎与胸膜接触面广泛,胸膜外脂肪层清晰或邻近胸膜增厚;肺癌贴近胸膜面时,往往侵犯胸壁而无胸膜外透亮线,胸膜凹陷征常见。球形肺炎多有方形征或刀切征,提示病变非膨胀性生长;而肿瘤性病变多呈膨胀性生长,少有此征。部分球形肺炎肺门侧有炎性渗出及局部充血征,后者指肺门与病灶之间有增粗、柔和的血管影,但无僵直、牵拉现象,绕过病灶或仅达病灶边缘;周围型肺癌血管集束征中的血管增粗僵直,且向病灶牵拉聚拢,伸入病灶内或穿过病灶。球形肺炎肺门及纵隔淋巴结无肿大;肺癌有棘状突起、血管集束征及占位效应,部分伴有肺门纵隔淋巴结肿大。动态随访观察是球形肺炎重要的诊断依据,抗感染治疗2～4周结节多有明显缩小,形态发生变化可视为本病的一个特征;肺癌抗感染治疗无效,伴阻塞性炎症时,经抗感染治疗炎症吸收后,肿瘤特征显示更清晰。

(2)结核球:呈圆形或椭圆形,其内常可见钙化灶,邻近肺野有卫星灶或纤维索条影,抗结核治疗有效。

(3)肺良性肿瘤:病灶形态规则,边缘光滑,密度均匀,无分叶、毛刺征,邻近肺野及胸膜无异常改变有利于鉴别。

(4)支气管肺囊肿:边缘清晰光滑,密度均匀,CT值多为0～20HU,增强扫描无强化有助于鉴别。

(5)肺梗死:肺梗死病变宽基底与胸膜接触,无强化,抗感染治疗后复查无变化,易与本病相鉴别。

病例解析

病例:男,62岁,咳嗽、右侧胸痛5天。

胸部CT:右肺中叶外侧段胸膜下类圆形肿块,边界不规则,可见长毛刺,邻近胸膜增厚、粘连,内见小空泡,增强扫描轻度强化(图4-7-1)。

【诊断】 球形肺炎。

【诊断依据】 老年男性,有咳嗽、胸痛症状,右肺中叶外侧段类圆形病变,病变周围略有渗出,有长短不一毛刺,邻近胸膜增厚、粘连,纵隔窗见病变下缘垂直于胸膜,为典型刀切征(图4-7-1红箭),病变向心侧可见尖角棘突样改变,两侧边缘向心性凹陷(图4-7-1蓝箭),提示病变非膨胀性生长,结合增强扫描略强化,肺门、纵隔淋巴结不大,首先考虑球形肺炎。病人抗感染治疗2月后病变明显吸收(图4-7-2),诊断明确。

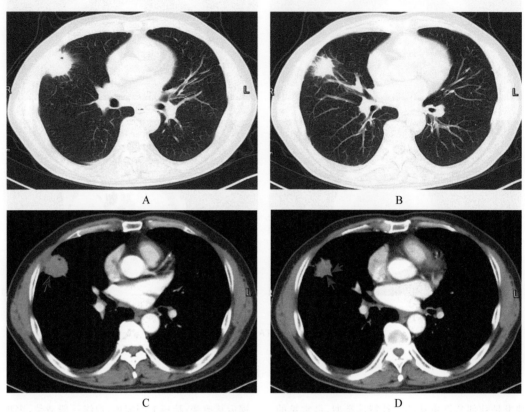

图 4-7-1 胸部 CT

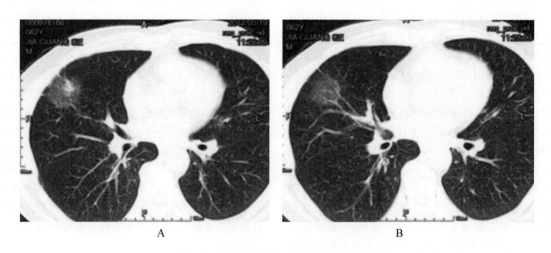

图 4-7-2 抗感染治疗 2 月后病变明显吸收

(淄博市淄川区中医院CT室 高顺生 提供)

第八节　吸入性肺炎

吸入性肺炎(aspiration pneumonia，AP)是指食物、口咽部分泌物、胃内容物，或刺激性液体、咽部寄殖菌等吸入喉部和下呼吸道引起的肺部化学性或细菌性炎症。广义的吸入性肺炎还包括吸入胃酸导致的急性肺损伤(Medelson 综合征)、溺水及外源性异物吸入引起的气道阻塞、肺脓肿、慢性肺间质纤维化、外源性类脂性肺炎等，常统称为吸入综合征。严重者可发生呼吸衰竭或急性呼吸窘迫综合征。

(一)危险因素

AP 的危险因素包括深睡及意识水平下降、吞咽困难(常有神经系统疾病)、气道防御机制受损、胃食管反流、上消化道结构异常、复发性呕吐、气管插管、留置胃管(包括洗胃)、胃排空延迟等。约 50% 的正常人在睡眠过程中会误吸少量的口咽部分泌物，但一方面咽部定植菌的毒力较低，另一方面人体存在天然的呼吸道免疫防御机制，包括咳嗽反射、黏液-纤毛清除系统、健全的细胞及体液免疫机制等，所以正常情况下人体能够有效清除误吸入下呼吸道的病原微生物。但是，如果上述免疫防御机制不健全，或者误吸量较大，发生 AP 将难以避免。误吸分为显性误吸和隐性误吸两种，显性误吸仅占 10%，隐性误吸在液体进入气管后才出现吞咽反射，且不会触发咳嗽反射，常由于咽喉部的感觉神经功能受损及肌肉功能障碍所致。老年人大多为隐性误吸，由于生理性及病理性原因，导致吞咽功能障碍易于发生误吸，引起化学性肺炎合并细菌性肺炎患病率高。总之，吞咽困难和误吸是 AP 最主要的危险因素。

50% 以上的脑卒中病人急性期伴有吞咽困难，并发昏迷、嗜睡、意识障碍，咳嗽反射和吞咽反射消失或减弱，呼吸系统清除功能减弱，对气道内的分泌物和误吸入气管内的食物或异物不能及时咳出，导致肺炎的发生。而稳定期脑卒中伴吞咽障碍的病人口腔自净能力下降，长期卧床、卧位不当、未及时翻身导致口咽部分泌物误吸而又不能及时排除，也易造成 AP。不能进食而长期留置鼻饲管的老年病人(如老年痴呆)，由于食管环状括约肌功能损伤、咽声门内收反射敏感性降低，也易发生 AP。卒中病人发生 AP 的风险随着误吸量的增加、口咽部定植微生物的致病性增高及定植数量的增多而升高。卒中后病人 2 周内感染肺炎的概率是 7%～22%。非机械通气的卒中病人在发病 7 日内新出现的肺炎可统称为卒中相关性肺炎(stroke-associated pneumonia，SAP)。住院的卒中病人在发病 7 日后新出现的肺炎应归于 HAP 的范畴。接受机械通气的病人新出现的肺炎，可采用现有的 VAP 诊断标准。患有 SAP 的病人预后较差，死亡率高达 25%。

AP 的病原菌与其发生地点，即是社区还是医院有关。CAP 的主要致病菌是肺炎链球菌、金黄色葡萄球菌、流感嗜血杆菌和肠杆菌；而 HAP 的致病菌为革兰阴性肠杆菌，包括肺炎克雷伯菌、沙雷菌属和铜绿假单胞菌，较少分离出厌氧菌。国外推荐经验性选择抗革兰阴性菌的抗菌药物，除非病人有严重的牙周疾病及坏死性肺炎，或出现 CT 可见的肺脓肿，否则无须常规覆盖厌氧菌。但国内学者更倾向于覆盖厌氧菌的治疗。病人的功能状态越差，厌氧菌感染的比例越大，在合并肺脓肿、坏死性肺炎中，厌氧菌占 62%～100%。

(二)临床表现

AP 是老年肺炎的常见原因，也是临床常见的危重症之一。AP 在 CAP 中占 5%～15%，在 HAP 中达 30%。30 日内死亡率 CAP 约达 21%，HAP 达 20%～65%。在养老院，AP 死亡率高于任何其他的院内感染，1 年内总死亡率为 40%，是院内感染死亡的首要原因。老年 AP 以细菌性肺炎常见，因合并有多种基础疾病，机体免疫力降低，多有延迟吸收及反复发作的特点，其症状复杂，临床表现多样化，较典型症状包括发热、寒战、咳嗽、咳黄脓痰、胸痛等，听诊双肺可闻及干、湿啰音。50% 的老年病人缺乏上述典型表现，代之以谵妄、意识状态下降、嗜睡、食欲不振、恶心、腹痛、腹泻、尿失禁、淡漠及虚弱等神经系统和消化系统的非特异症状。并存的慢性阻塞性肺疾病、慢性心力衰竭亦掩盖了病人肺炎症状，常导致误诊和漏诊。此时，呼吸急促(>25 次/分)可作为诊断老年 AP 的早期线索。辅助检查外周血白细胞常升高，部分病人白细胞计数无明显升高，仅表现为核左移或中性粒细胞内出现中毒颗粒，核左移为老年人感染的重要指征；血气分析可有低氧血症或伴有 CO_2 潴留。

(三)影像学表现

AP 好发于肺的坠积部位，在卧位病人好发于上叶后段或下叶背段，在半卧位或立位病人好发于下叶基底段，右上叶实变则常见于酗酒者俯卧位误吸时。与普通的 CAP 相比，AP 更容易合并空洞或脓肿。AP 影像学主要为多发散在斑片影、结节影、纤维条索影、磨玻璃影，斑片影最多见，与普通肺炎影像学改变相似。双肺病变多见，绝大部分病人有下叶 AP，且以胸膜下为主，这与老年人长期平卧有关。少数病人可有胸腔积液、肺不张，胸腔积液多为漏出液，与营养不良、低蛋白血症有关，纤维支气管镜检查发现肺不张产生的原因绝大多数是痰栓堵塞。

(四)异物吸入特点

成人异物吸入并不常见，吸入异物可没有任何症状，也可表现为严重的咯血，甚至危及生命。部分无症状病人无法回忆起明确的异物吸入史，常常引起诊断的困难，观察到气道内异物阻塞者为直接征象。吸入固体异物引起的临床和 CT 表现与吸入固体异物的大小、吸入位置、吸入相关气道阻塞的缓急有关。最常见的吸入固体异物史是食物和牙齿的碎片。最常见症状是突然发生的窒息和顽固性的咳嗽，伴或不伴有呕吐，其他的症状有咳嗽、发热、气促等。与固体异物吸入有关的影像学表现有阻塞性肺叶或肺段的过度膨胀或不张。支气管腔内的分泌物可通过其可流动性及 CT 值特征与吸入的固体异物相鉴别。吸入较大异物常常会由于阻塞主支气管而引起突然发生的窒息和死亡。当阻塞物阻塞在主支气管内时,病人常表现为一侧肺完全不张、空气潴留或无任何异常(不完全性阻塞),当吸入物阻塞在叶支气管时,可表现为肺叶不张、空气潴留或阻塞部位以下的肺炎(图4-8-1)。吸入较小的异物时阻塞段或段以下支气管时,常表现为局部支气管内壁的损伤、局灶性复发性肺炎或段或亚段以下的肺不张。液体误吸引起的临床和影像学表现与吸入液体的体积、pH和急慢性,以及病人食管或气管支气管树的固有异常有关。有持续性食管功能障碍,如食管贲门失弛缓症、食

管气管瘘、食管憩室、食管裂孔疝、胃食管反流和食管狭窄或者恶性肿瘤会导致反复吸入胃酸、食物或者脂性物质。若长时间得不到确诊或治疗,反复的吸入可能导致慢性或者反复发作的肺炎、肺纤维化,有时可导致肺损毁。与吸入异物相关的晚期并发症包括牵拉性支气管扩张、支气管狭窄、大量咯血、阻塞局部的炎症肉芽组织或肿块形成或者反复发作的肺炎。诊断需要依据影像学资料并结合临床相关数据。

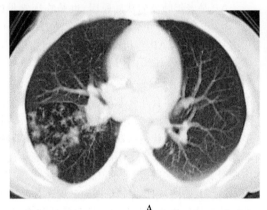 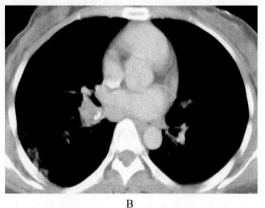

A   B

图4-8-1 鱼骨致右下叶支气管阻塞性肺炎、空气潴留

(五)治疗

AP以预防为主:使用增强咳嗽及吞咽反射的药物(如辣椒素、多巴胺和金刚烷胺、血管紧张素转化酶抑制剂,中药等);调整饮食与短期管饲,正确的鼻饲是治疗吸入性肺炎和减少鼻饲引起误吸发生的重要治疗方法之一;积极口腔护理;治疗原发病,如治疗胃食管反流等。早期胃酸引起的化学性炎症反应不必使用抗生素;细菌性肺炎应考虑使用抗生素,由于吸入性肺炎常为混合性感染,起始经验性治疗以广谱、同时覆盖厌氧菌的抗生素为好。早期常规使用气管镜检查能够及时清除误吸物,减少支气管阻塞及酸碱化学因素对支气管黏膜的损伤,大大降低炎症反应;常规、早期进行肺泡灌洗,可加速病情恢复。外科干预用于导致威胁生命事件、重度胃食管反流且药物治疗失败者。

参 考 文 献

Almirall J,Rofes L,serra-Prat M,et al. 2013. Oropharyneal dysphagia is a risk factor for community-acquired pneumonia in the elderly. Eur Respir J,41(4):923-928.

Komiya K,Ishii H,Kadota J. 2014. Healthcare-associated pneumonia and aspiration pneumonia. Aging Dis,6(1):27-37.

Komiya K,Ishii H,umeki K,et al. 2013. Impact of aspiration pneumonia in patients with community-acquired pneumonia and healthcare-associated pneumonia:A multicenter retrospective cohon study. Respirology,18(3):514-521.

Liao YM. Tsai JR,Chou FH. 2015. The effectiveness of an oral health care program for prventing ventilator-associated pneumoni-
a. Nurs crit Care,20(2):89-97.

Maeda K,Akaqi J. 2014. Oral care may reduce pneumonia in the tube-fed elderly:A preliminary study. Dysphaqia,29(5):616-621.

Sara L,Madhavan A,Carnaby G,et al. 2012. Dysphagia in the ddedy: management and nutritional considemtions. clin Interv Aging,7: 287-298.

(六)病例解析

1.**病例1**:男,61岁。发热、咳嗽、咳痰3月。病人3月前无明显诱因出现发热,体温最高达39.5℃,伴咳嗽、咳大量白痰,声音嘶哑,无明显饮食呛咳。自服抗感冒药物,症状无缓解。于当地医院行胸部CT检查示双肺炎症,痰培养见真菌,诊断为肺部感染。给予左氧氟沙星、伏立康唑等药物治疗,病人症状较前好转。之后病人反复出现发热及咳嗽、咳痰,先后给予青霉素、左氧氟沙星等药物抗感染治疗,疗效欠佳。病人自发病以来,饮食极差、睡眠欠佳,体重减低约10kg。查体:消瘦体形,扁桃体可见大量痰痂附着。双肺呼吸音低,可闻及散在湿啰音。病人20年前因鼻咽癌行放化疗治疗。颈部CT检查未见明显异常。

胸部CT(2015.07.23):双肺弥漫性小结节影,纵隔淋巴结肿大(图4-8-2)。

上消化道钡剂:下咽部钡剂漏入气管及支气管(图4-8-3)。

【诊断】 吸入性细气管炎。

【诊断依据】 老年男性,发热、咳嗽、咳痰,抗生素治疗疗效差。胸部CT示双肺弥漫性小结节影和树芽征,双下肺多见,首先考虑细气管炎诊断。该影像右肺中叶可见支气管扩张,但病人为男性,无鼻窦炎病史,可除外弥漫性

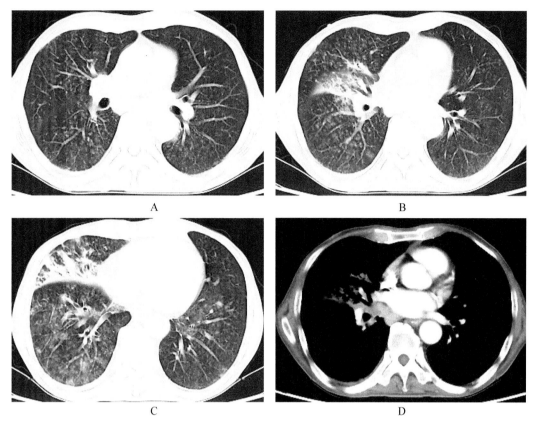

图 4-8-2　胸部 CT1

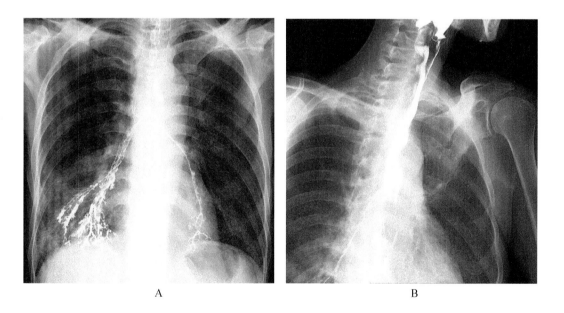

图 4-8-3　上消化道钡剂

泛细支气管炎诊断,结合上消化道钡剂检查示下咽部钡剂漏入气管及支气管,首先考虑吸入性细气管炎。病人随即行胃镜及支气管镜检查,均未见明显食管气管瘘,但可见明显双侧声带麻痹、闭合不良,对支气管镜刺激反应性差(图 4-8-4)。气管镜镜下见中叶支气管黏膜充血水肿,散在黏性分泌物,余无异常,肺盲检病理示肺组织慢性炎并间质纤维组织增生(图 4-8-5)。综

上所述,诊断考虑为声带麻痹导致的吸入性细支气管炎,而声带麻痹的原因不除外 20 年前的放化疗所致。诊断明确后给予胃管置入、鼻饲饮食、抗感染、营养支持等治疗,病人发热、咳嗽缓解。复查胸部 CT(2015.09.30)示病变较前明显吸收(图 4-8-6)。随访 2 月,病人一般情况较好,声音嘶哑较前好转,体重较入院时增加 6kg。

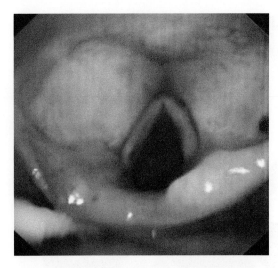

图 4-8-4　支气管镜检查示声带麻痹

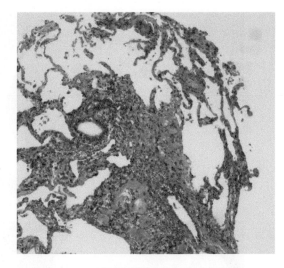

图 4-8-5　肺组织慢性炎并间质纤维组织增生

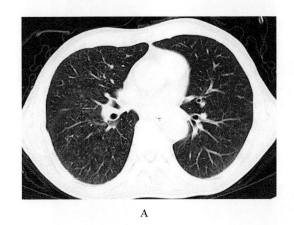

A

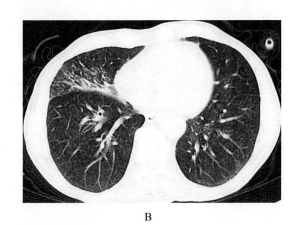

B

图 4-8-6　复查胸部 CT 示病变较前明显吸收

【分析】　吸入性细支气管炎(diffuse aspiration bron-chiolitis,DAB)是由反复误吸所致,最早由 Matsuse 等于 1966 年通过尸检发现此病,DAB 多见于老年病人,但存在误吸风险的中青年病人也可患病。DAB 的误吸原因主要包括:胃食管反流、药物过量、吞咽困难、麻醉、声带麻痹等。本例发病原因为鼻咽癌放化疗后,唾液分泌减少,咽部及食管的肌肉纤维化,导致声带麻痹、声门关闭不全或不闭,咽部分泌物长期反复误吸导致细支气管炎症。误吸和吸入性肺炎是头颈部肿瘤放化疗后的远期并发症之一,这种影响可能在多年以后才出现相应的临床症状。DAB 常见的症状是咳嗽、咳痰,部分病人会出现发热、呼吸困难,少数病人会出现咯血。约 50% 的 DAB 病人存在无症状吸入,这也是此病早期不易诊断的原因之一。病人可反复发生肺炎,此时临床医生应想到此病。实验室检查无特异性表现,合并肺部感染时可出现白细胞和(或)中性粒细胞比例增高。DAB 的影像学主要表现为双肺弥漫性小结节或树芽征,呈小叶中心性分布,患病较长病人可出现小叶间隔增宽等间质改变,影像表现为网格样。此病人影像表现较为典型,除上述典型表现之外,中叶存在慢性炎症表现。DAB 的组织病理学主要表现为肺组织慢性炎症,

病程较长可出现炎性肉芽肿,部分病人可检出异物成分。DAB 的治疗首先应解除或减轻误吸的数量和频率,短时间内不能缓解者,可置入胃管鼻饲。其他治疗包括吞咽康复训练、口腔护理、促胃肠动力药等。有感染征象者,需抗感染治疗。糖皮质激素在本病的治疗尚无定论,有研究表明,糖皮质激素并不能使 DAB 病人的影像学表现在短时间内得到改善。

2. 病例 2:男,40 岁。咳嗽、咳痰伴呼吸困难 1 天。病人 1 天前不慎接触浓硝酸挥发气体 5min 后出现咳嗽、咳痰伴呼吸困难,咳嗽呈阵发性,偶咳少许白黏痰,稍活动即呼吸困难,静息可缓解,头痛、头晕,自觉右胸近剑突处隐痛,咳嗽、深呼吸时明显。查体:急性面容,呼吸浅快,双肺可闻及湿啰音。辅助检查:血常规示 WBC 9.85×10^9/L,N% 80.9%;CRP > 5.0mg/L。电解质和血糖:钾 3.23mmol/L,空腹血糖 12.10mmol/L;餐后 2h 血糖 16.42mmol/L;肝功能:ALT 55U/L,GGT 82U/L。

胸部 CT:双肺多发结节、斑片、磨玻璃影(图 4-8-7)。

【诊断】　化学性肺炎。

【诊断依据】　青年男性,既往体健,突发咳嗽、呼吸困难,双肺可闻及湿啰音,有浓硝酸挥发气体接触史,胸部

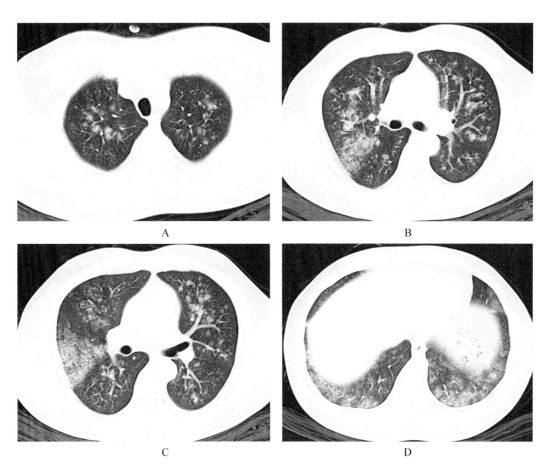

图 4-8-7　胸部 CT2

CT 符合急性肺损伤表现,化学性肺炎诊断成立。给予甲泼尼龙 120mg 静脉滴注,病人症状明显改善,6 天后复查胸部 CT 病变完全吸收(图 4-8-8)。

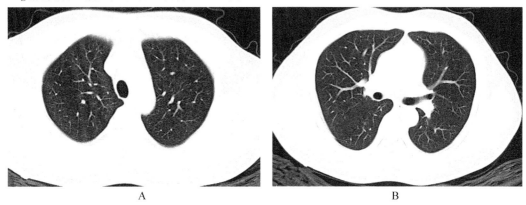

图 4-8-8　6 天后复查胸部 CT 病变完全吸收

【分析】　该例病人吸入浓硝酸气体后出现咳嗽、呼吸困难,胸部 CT 示双肺弥漫分布结节、斑片、磨玻璃影,经激素治疗后症状缓解,胸部 CT 示肺部阴影消失,诊断化学性肺炎成立。毒物气体的吸入可直接刺激支气管树,呼吸道黏膜损伤引起炎症反应,并可诱发支气管平滑肌痉挛,气道阻力增加,气道高反应性,由于体位等因素下肺损害更严重。严重者可产生通气不足、通气/血流比例失调和静动脉血分流增加,导致肺水肿、难治性低氧血症,甚至引起 ARDS。临床上可表现为上呼吸道刺激症状、喉痉挛或水肿、胸闷、气急等,发生肺炎时肺部可闻及湿啰音。影像学多表现为两肺弥漫性细小结节状和小斑片状密度增高影,部分病灶可融合成团片状,其间可有支气管充气征,亦可有小叶间隔增厚和条索状高密度影等间质性肺水肿征象,一般无纵隔淋巴结增大、胸腔积液改变。一般治疗包括休息、氧疗、缓解支气管痉挛、化痰、防治细菌感染等,糖皮质激素的应用非常重要,可以降低毛细血管的通透性,改善肺微循环,应早期、足量、短程应用。

(广东省顺德区第一人民医院呼吸内科　刘　斌　提供)

3. **病例3**:男,36岁。污水井淹溺2h。外院伏立康唑联用泰能治疗5天,病人仍发热,体温波动于38℃左右,咳嗽,咳黄脓痰。血常规:WBC $11.34×10^9/L$,N% 57.5%,HGB 154g/L,PLT $126×10^9/L$;血气分析(吸氧4L/min);pH 7.46、$PaCO_2$ 34.0mmHg、PaO_2 59.0mmHg。

胸部CT:双肺多发斑片、结节、团块影,边界模糊,部分病灶内可见空洞和支气管充气征。双侧少量胸腔积液(图4-8-9)。

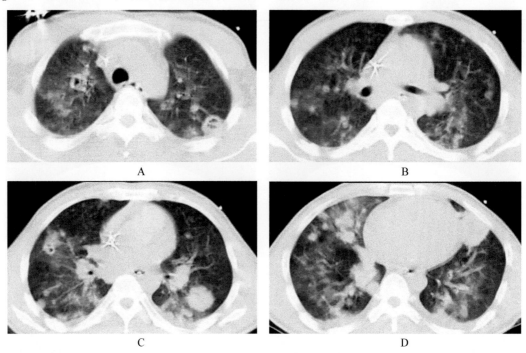

图4-8-9　胸部CT3

【诊断】 溺水致吸入性肺炎和ARDS。

【诊断依据】 青年男性,有溺水史,气管插管,血气分析示Ⅰ型呼吸衰竭,病程5天时胸部CT示双肺多发病变,病变边缘模糊,实变影内见支气管充气征,结节、团块影内可见空洞,支持吸入性肺炎和ARDS诊断。鉴于病人有污水误吸史,细菌或真菌感染均有可能,实变和多发小脓肿更支持金黄色葡萄球菌感染。病人入院后血培养和痰培养均查到金黄色葡萄球菌,加用利奈唑胺抗感染治疗无效,临床死亡。

【分析】 溺水又称淹溺,是指人淹没于水或其他液体介质中,液体进入呼吸道和肺部而导致窒息、缺氧,继而呼吸停止和(或)心搏停止的临床急症。其临床特点是发生突然,抢救困难,病死率高,但可以预防。常见于游泳、船只沉没、潜水、意外及自杀等情况下发生。淹溺可分为淹没和浸泡。淹没指面部位于水平面以下或受到水的覆盖,此时数分钟后即可出现窒息与心搏骤停。浸泡是指头部露出于水平面之上,大多数情况下是借助于救生衣时的表现。尽管水花溅在脸上或者在失去意识状况下脸部下垂沉入水中会造成水的误吸,但大多数情况气道是开放的。两类病人都经常会出现低体温。一般溺水者所淹溺的水质均较差,污物较多,细菌种类及数量无固定规律,污水进入呼吸道和肺泡后,可短时间内对呼吸系统造成严重损伤,引起肺出血、肺水肿、吸入性肺炎甚至ARDS。溺水是ARDS常见病因之一,ARDS的早期病变为急性肺损伤,其基本病理生理改变与吸入性肺炎一致,均为微血管损伤性肺水肿。影像学表现为双肺广泛性分布的云絮状、结节状及斑片状融合大片状的模糊阴影,病灶大小不等,呈多形性混合存在。分布下肺多于上肺,以外带病变较重;亦可表现一侧重一侧轻,考虑与吸入有关,心影多不大。

第九节　脂质性肺炎

脂质性肺炎或类脂性肺炎(lipoid pneumonia),是一种以肺泡内含有大量胆固醇和胆固醇酯微粒细胞并继而发生肺纤维化为特征的疾病,偶见肺泡内含有大量胆固醇结晶。其本质是肺对一些脂类物质的一种慢性炎症反应,这些油脂类物质进入气管和支气管后,抑制支气管壁的纤毛运动系统,使纤毛失去运动能力,损伤假复层纤毛柱状上皮,脂类物质进入肺泡腔后迅速乳化,被肺泡内的巨噬细胞吞噬,进入胞质内的脂类物质却不能被巨噬细胞溶解掉,最后巨噬细胞重新释放脂类物质进入肺泡腔内,脂类物质的存在激发局部细胞调控的炎症反应,引起局灶性肺炎,并形成异物性肉芽肿和肺纤维化。

(一)分类

脂质性肺炎分外源性和内源性两种。外源性脂质性肺炎(exogenous lipoid pneumonia)1925年由Laughlen首次报道,为吸入或误吸动物性、植物性及矿物性油脂所致,常见者为液状石蜡、鱼肝油、汽油、牛奶等。少见的有滥用药物(如可卡因),发生率在有误吸危险因素的人群中更高。解剖结构缺陷(如腭裂)、麻醉手术后、肠胃功能失调(食管反流综合征)、脑性瘫痪等亦可导致外源性脂质性肺炎。外源性脂质性肺炎有慢性与急性之分,慢性外源性脂质性肺炎是在较长时间内反复吸入动物性、植物性或矿物性脂质所引起,如长期应用油性滴鼻剂、成人油性通便剂等。通常起病隐匿,尤其是经常睡前或卧位使用此类物质时易发生。急性外源性脂质性肺炎主要与误吸有关,常见误吸物为含烃化合物,常见为汽油、柴油等。

内源性脂质性肺炎又被称为胆固醇肺炎(cholesterol pneumonia),其脂类物质来自肺本身,最常见的是胆固醇和酯类。病因和发病机制不明,可为原发性,也可继发于肺部慢性炎症、肺结核、肺脓肿、肺肿瘤、寄生虫、纤维化、胸部放疗后等多种疾病,或与粉尘刺激、重度吸烟、慢性酒精中毒、全身胆固醇代谢紊乱有关。

(二)临床表现

该病可发生于任何年龄,但以 40~60 岁多见,男性多于女性。病人可无症状,或有咳嗽、胸痛、咳痰、咯血和发热等症状,缺乏特异性。体征一般不明显,或有实变体征。动脉血气分析可正常,活动后可出现低氧血症。重症病人可有低氧血症、低碳酸血症和轻度呼吸性碱中毒。大量吸

入者可导致病人立即气道梗阻、痉挛而迅速死亡。肺功能测验为限制性通气功能障碍、肺顺应性下降。痰液检查巨噬细胞内可见直径 5~50mm 的空泡,集合成团,苏丹Ⅲ染色时呈深橘黄色,并有相同染色的细胞外小油滴。病理组织学检查可见肺泡内和肺泡壁含有胆固醇的巨噬细胞及充盈和扩张的肺泡壁和间质,还可见类脂堆积、炎性反应细胞浸润和不同数量的纤维化及肺组织结构破坏,其胞质经苏丹Ⅲ染色呈鲜红色,有助于确诊。

(三)影像学表现

影像学 X 线和 CT 检查缺乏特异性,可见单侧或双侧磨玻璃样密度阴影、实变、小结节影及铺路石征,局限性或弥散性分布,双下肺多见,支气管充气征可见,发生纤维化时,肺容量减少,有线性和结节状浸润影。铺路石征曾被认为是肺泡蛋白沉积症的特征性表现,但浸润性肺腺癌和脂质性肺炎中亦可见到。亦有呈局限性块影,类似于肺癌,边界不清,有分叶征、毛刺征,肿块密度不均匀,脂质物质进入淋巴结可同时伴有纵隔、肺门淋巴结肿大,与肺癌很难鉴别。-150HU 和-30HU 之间提示肺内脂肪。伴有低密度改变的肺内实变或肿块影是脂质性肺炎最有特点的 CT 表现,尤其是 CT 或 MRI 发现病灶内含有近似脂肪的密度或信号有助于诊断(图 4-9-1)。

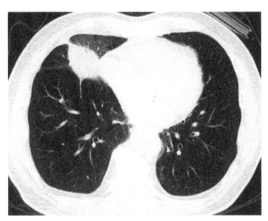
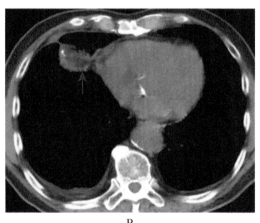

A   B

图 4-9-1 男,86 岁。体检胸部 CT 发现肺内病变,内见脂肪密度,病理示外源性脂质性肺炎,追问病史,病人有过敏性鼻炎史,长期应用油剂类润鼻剂

(四)治疗

脂质性肺炎经单纯抗生素治疗效果不明显,除避免外源性脂质继续作用于机体外,需对症支持等综合治疗。一般支持治疗包括氧疗、化痰、解除气道痉挛,合并ARDS 时使用呼吸机辅助通气,合并脏器功能不全时,加强脏器功能支持治疗。合并细菌感染时,应早期完善病原学检查,选择敏感抗生素。糖皮质激素被认为是有效的治疗方法。糖皮质激素可保持细胞微粒体膜的稳定性、减轻炎性反应、减轻组织水肿、稳定肺泡表面活性物质,但激素应用的剂量及疗程尚无定论。外源性脂质性肺炎以预防为主,勿用液状石蜡滴鼻和导泻,急性误吸所致脂质性肺炎的主要治疗措施包括保持气道通畅、维持足够的组织氧合、取出异物,支气管肺泡灌洗术对清除支气管中脂类物质是一种有效的方法。内源性脂

质性肺炎以手术切除为主,尤其是难与肺癌鉴别的病人。外源性脂质性肺炎经长期内科治疗无效者,必要时也应手术治疗。

参 考 文 献

Aibar A,Laborda EK,Conget LF. 2007. Lipoid pneumonia related to an accidental aspiration of gas-oil. Anales De Medicina Interna,24(4):187-189.

Baron SE,Haramati LB,Rivera VT. 2003. Radiological and clinical findings in acute and chronic exogenous lipoid pneumonia. J Thorac Imaging,18(4):217-224.

Boutou AK,Trigonis I,Pigadas A,et al. 2009. Exogenous lipoid pneumonia complicated with mycobacterium infection in a subject with Zenker diverticulum. Ann Acad Med Singapore,38(2):177-178.

Lee KH, Kim WS. 2005. Squalene aspiration pneumonia in children: radiographic and CT findings as the first clue to diagnosis. Pediatr Radiol, 35(6): 619-23.

Weinberg I, Fridlender ZG. 2010. Exogenous lipoid pneumonia caused by paraffin in an amateur fire breather. Occupational Medicine, 60 (3): 234-235.

(五)病例解析

1. 病例1: 男, 57 岁。2014 年 12 月 12 日因"间断发热 1 周"入院。最高体温 39.5℃, 伴畏寒、寒战、咳嗽、咳痰, 轻微憋喘。1 月前曾因"肠梗阻"院外药物保守治疗 1 周(具体不详), 好转出院。辅助检查: 支原体抗体阴性; EB 病毒抗体阴性; 血常规: WBC 6.30×10⁹/L, N% 81.10%; ESR 78mm/h; 衣原体抗体 IgM、呼吸道合胞病毒 IgM、腺病毒 IgM、嗜肺军团菌抗体 IgM 均阴性; 降钙素原 0.223ng/ml (0~0.05ng/ml); D-二聚体 0.72mg/L(0~0.55mg/L)。

胸部 CT(2014.12.12): 右肺斑片、实变、磨玻璃影(图 4-9-2A~D)。入院后予哌拉西林舒巴坦钠 3.75g 静脉滴注 q8h×16 天、甲磺酸左氧氟沙星 0.5g 静脉滴注 qd×14 天、甲泼尼龙琥珀酸钠×8 天(80mg 逐渐减量至停用)行电子支气管镜检查管腔通畅, 右肺下叶肺泡灌洗液未查见异型细胞、未找到抗酸杆菌、真菌。复查胸部 CT (2014.12.25)病变较前进展, 双侧胸腔少量积液(图 4-9-2E~H)。2014 年 12 月 28 日病人未再发热, 咳嗽、咳痰较前减轻, 出院。院外继续静脉滴注头孢哌酮舒巴坦钠 7 天, 静脉滴注过程中无发热, 2015 年 1 月 4 日再次出现发热, 最高体温达 40.0℃, 伴咳嗽、咳痰, 多为白色黏痰, 不易咳出。复查胸部 CT(2015.01.07)病变较前无明显吸收(图 4-9-2I, J)。再次入院后辅助检查(2015.01.09): G 实验、GM 试验阴性; 痰液真菌涂片检查: 未找到真菌; 痰液抗酸杆菌涂片检查: 未找到抗酸杆菌; 肝功能: 白蛋白 31.8g/L; 降钙素原 2.72ng/ml; 血常规: 白细胞 5.76× 10⁹/L, N% 84.01%; C 反应蛋白 147.8mg/L; 血培养阴性。再次行电子支气管镜检查, 右下外后基底段活检病理: 送检少量肺组织伴慢性炎症细胞浸润, 并少量软骨组织和出血。给予头孢哌酮舒巴坦钠(进口)2.0g 静脉滴注 q8h×14 天、复方磺胺甲噁唑片 0.96g 口服 q12h×16 天、盐酸莫西沙星片 400mg 口服 qd×5 天、醋酸泼尼松片 5mg 口服 bid×9 天, 复查胸部 CT(2015.01.22)病变略有吸收(图 4-9-2K, L)。

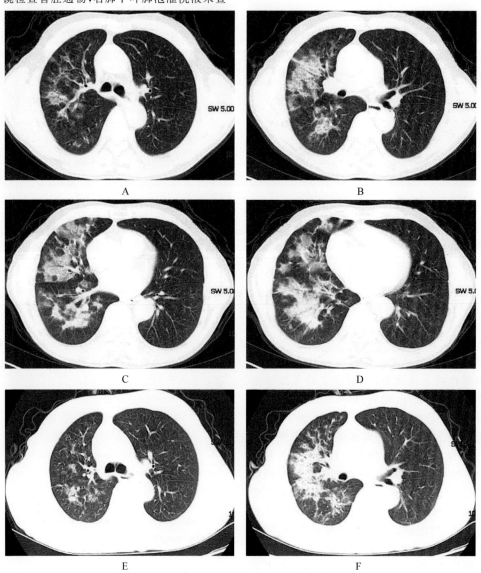

A   B

C   D

E   F

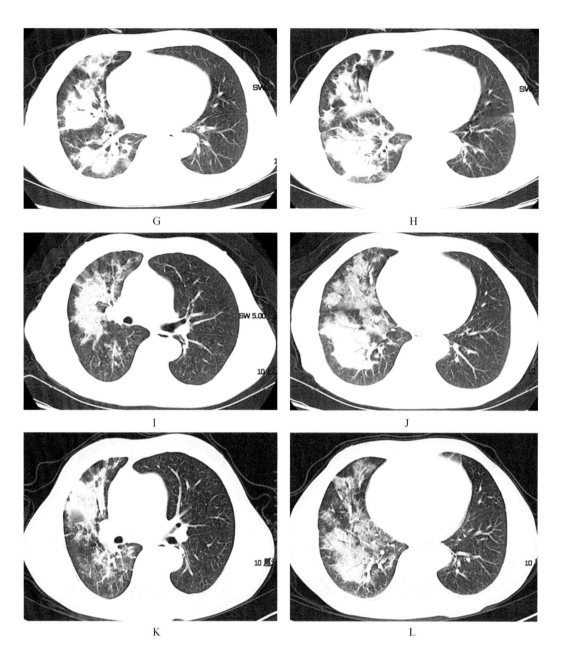

图 4-9-2　胸部 CT1

【诊断】　外源性脂质性肺炎。

【诊断依据】　中年男性,右肺病变,病变边缘呈收缩趋势,病变内可见支气管充气征,无局部结节、树芽征,整体符合炎性疾病,不支持肺炎型肺腺癌诊断。多次抗生素治疗无效,细菌性肺炎不支持。病史较长,病变进展较慢,变化不大,结核和真菌感染不支持。血常规嗜酸粒细胞不高,嗜酸粒细胞性肺病不支持。病变激素治疗略有效果,病变无明显游走性,隐源性机化性肺炎不支持。该例以斑片、实变、铺路石征为主,1月前有肠梗阻病史,再次询问病史,病人因肠梗阻口服液状石蜡油治疗,服用时曾有呛咳误吸,结合病变以中下肺为主,故考虑为外源性脂质性肺炎。病人行 CT 引导下肺穿刺活检,病理示:肺泡壁及肺泡腔见大量脂质性物质沉积,伴组织细胞增生,轻度慢性炎伴局部肺组织塌陷,瘢痕形成,考虑为外源性脂质性

肺炎。病人行 CT 引导下肺穿刺活检,病理示:肺泡壁及物质吸入所致。诊断明确后院外口服激素治疗,病情平稳,未再发热,咳嗽、咳痰减轻,无憋喘,复查胸部 CT(2015.09.16)病变明显吸收(图 4-9-3)。

【分析】　外源性脂质性肺炎多因摄入脂类物质所致,获取病人摄入或吸入油脂性物质的病史显得尤其重要。外源性脂质性肺炎发病人群年龄不限,在儿童中可见到因吸入鱼肝油和牛奶导致本病者;成人中,这种少见肺部疾病的最常见原因为用矿物油类物质治疗便秘及经常卧床时用油剂类润鼻剂治疗慢性鼻炎或者长期卧床病人服用导泻药误吸入呼吸道。矿物油(机油、柴油、汽油等)导致的吸入性肺炎近年来报道日渐增多,这些矿物油的主要成分为烃类化合物,主要特征是高挥发性、低黏性、表面张力低,少量即可导致肺部广泛弥散。矿物油以液状石蜡最常见,液状石蜡滴鼻剂,常流入肺下垂部;用液状石蜡作缓

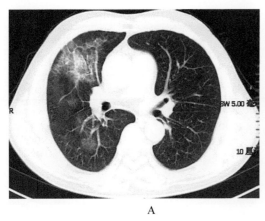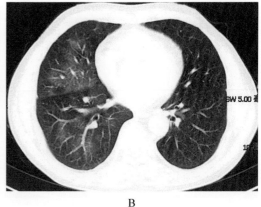

图 4-9-3　复查胸部 CT 示病变明显吸收

泻药,误吸时可吸入两肺。矿物油刺激性小,经咽部进入支气管树而不引起咳嗽反射,也能阻碍气道上皮的纤毛运动对吸入油类的排出。矿物油为惰性物质,在体内不被水解,吸入肺脏迅速乳化,被巨噬细胞所吞噬,通过淋巴管运走;若留下残留物,可引起肺纤维化。植物油如橄榄油,可被乳化,但不能为肺内脂肪酶所水解,故不会损伤肺,大部分被咳出,少数形成异物性肉芽肿。动物油如鱼肝油可被肺酯酶所水解,释放脂肪酸,引起显著的炎症反应。在同一病变中能同时存在早期炎症和晚期纤维化。幼儿、衰弱和老年病人,有吞咽障碍的神经系统疾病和食管疾病的病人,易发生吸入性脂质性肺炎。矿物油引起的脂质性肺炎镜下可见肺泡间隔增厚和水肿,含有淋巴细胞和充满脂质的巨噬细胞。在肺淋巴管和肺门淋巴结中可见小油滴。可见大量纤维化,正常肺结构消失。如是结节状,病变很像肿瘤,称石蜡瘤。外源性脂质性肺炎病人痰中发现含脂滴的巨噬细胞可以协助诊断。

（济宁医学附属医院呼吸内科　梁志俊　提供）

2. 病例 2:男,27 岁,杂耍演员。1 天前表演喷火时误吸入煤油 10ml,半天前出现咯血,感头晕、乏力,畏寒、发热。血常规:WBC $15.3 \times 10^9/L$,N% 89.7%,CRP 118.45mg/L;血气分析:pH 7.48,$PaCO_2$ 29mmHg,PaO_2 73mmHg。查体:T 37.9℃,左下肺可闻及湿啰音。

胸部 CT(2014.06.14):右肺可见多发片状模糊影,左下肺明显实变影,病变边缘模糊,内可见支气管充气征(图 4-9-4)。

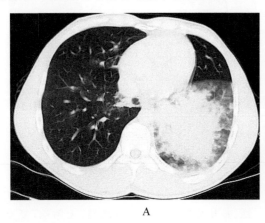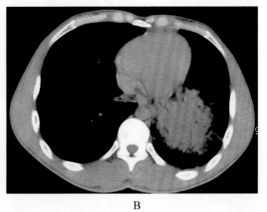

图 4-9-4　胸部 CT2

【诊断】　外源性脂质性肺炎。

【诊断依据】　病人为杂耍演员,表演节目时误吸煤油并引起发热、咯血等症状,查体左下肺可闻及湿啰音,实验室检查白细胞升高,有呼吸性碱中毒,氧分压较低,胸部 CT 示双肺炎表现,诊断明确。病人行支气管镜检查见左下叶背段较多黄色分泌物,左主支气管及左上叶各段支气管黏膜充血,于左下叶背段、基底段处行生理盐水肺泡灌洗 350ml,灌洗液黄色混浊。给予抗生素和激素对症治疗。2014.08.25 胸部 CT 复查病变较前明显吸收(图 4-9-

5),2015.04.10 胸部 CT 病变无复发(图 4-9-6)。

【分析】　外源性脂质性肺炎国外的报道多见于用液状石蜡治疗便秘和蛔虫引起的肠梗阻病人,或用植物油如橄榄油缓解鼻塞症状的病人及喷火表演等职业病例。在我国,多为成人往油箱注油时误吸所致。本例即为喷火表演误吸所致,加强职业防护及减少医源性因素误吸,可减少本病的发生。误吸病人除肺部影像学改变外,可无任何临床表现,血常规正常。有症状者多以发热为主要表现,多于误吸发生后 4～8h 出现,并伴有外周血白细胞或 C

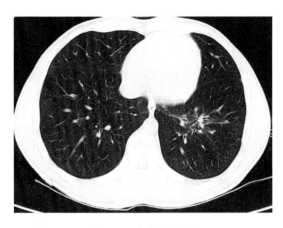

图 4-9-5　病变较前吸收

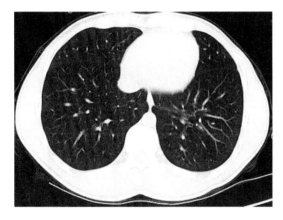

图 4-9-6　病变无复发

反应蛋白升高,咳嗽程度不剧烈,肺部啰音可以不明显,很容易误诊为急性上呼吸道感染或败血症。急性外源性脂质性肺炎在误吸或吸入脂类物质后 30min 内有影像学上的改变,大多数病人在 24h 内会出现肺部阴影,表现为位于双侧中下肺野,肺段或肺叶分布的磨玻璃影或(和)实变

影,其他表现包括边缘模糊的结节影、肺大疱、纵隔气肿、气胸和胸腔积液。气胸和纵隔气肿少见,但出现后预后不良。油脂吸入性肺炎无论病情轻重,均需常规采用激素治疗,逐渐减停直至肺部影像学吸收。积极进行肺泡灌洗的病例在短期内即表现出肺部影像学显著改变。理论上肺泡灌洗与激素的联合治疗能缩短治疗时间,减少长期服用激素带来的不良反应。本例治疗后肺部病变基本或完全吸收,随访半年未出现病情反复。

（浙江宁波二院呼吸内科　邹俊勇　提供）

3. 病例 3:女,57 岁。间断咳嗽、咳痰 10 月,加重伴活动后气短 4 月。10 个月前(2014 年 7 月),病人无明显诱因出现咳嗽、咳痰,痰为白色黏痰。

胸部 CT(2014.07.11):右肺渗出性病变,考虑结核可能性大。给予抗感染(具体药物不详)和抗结核治疗 1 月余(异烟肼＋利福平＋乙胺丁醇),上述症状未见明显好转,复查胸部 CT(2014.08.18)病变无明显吸收,自行停用抗结核药。就诊于上级医院,继续抗炎治疗 1 月,症状较前缓解,复查胸部 CT(2014.10.16)右肺阴影较前明显吸收,停用抗炎药物。4 月前(2014 年 12 月)病人再次出现咳嗽、咳痰症状,未处理。2 月前(2015 年 2 月)上述症状逐渐加重,伴气短,活动后明显,平地行走 500m 或爬 2 层楼即需休息。复查胸部 CT(2015.03.03)肺内阴影范围较前明显扩大,给予美洛西林舒巴坦抗炎治疗半个月,未见明显好转,于北京朝阳医院住院治疗(图 4-9-7)。既往有冠心病病史 3 年。查体:右下肺可闻及少许细湿啰音。辅助检查:血气分析示 pH 7.442,$PaCO_2$ 29.9mmHg,PaO_2 54.5mmHg;肺功能:肺通气功能正常,弥散量减少,上气道阻力增高;血常规正常;病原学检查阴性;自身免疫系列阴性。气管镜检查所有管腔通畅,右肺下叶管腔见黄色分泌物,有时为块状,肺泡灌洗液颜色为黄色,活检病理示慢性炎症。

| 2014.07.11 | 2014.08.18 | 2014.09.30 | 2014.10.16 | 2015.03.03 | 2015.04.27 |

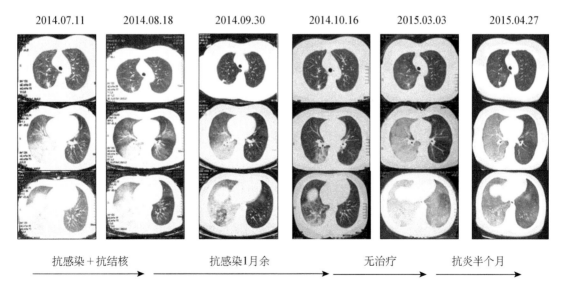

抗感染＋抗结核　　　　　抗感染 1 月余　　　　　无治疗　　　　抗炎半个月

图 4-9-7　胸部 CT3

【诊断】 脂质性肺炎。

【诊断依据】 中年女性,病史较长,咳嗽、咳痰为主。初为右下肺为主的实变影和磨玻璃影,右上和左肺淡薄磨玻璃影,抗结核治疗无效,病变较前进展,右下实变影及双肺磨玻璃影较前加重。抗感染治疗1月后症状缓解,病变有所吸收,提示病变性质为慢性炎症。数月后病人症状复发,出现活动后气短,病变较前加重,以磨玻璃影为主,右肺明显,抗感染治疗吸收不明显。病人入院后血气分析示Ⅰ型呼吸衰竭,肺功能弥散量减少,影像学以磨玻璃影为主,有铺路样改变。磨玻璃影-铺路石征多见于肺孢子菌肺炎、吸入性肺炎、肺泡蛋白沉积症、肺出血、浸润性肺腺癌和脂质性肺炎等。病人病原学检查阴性,可除外肺孢子菌肺炎诊断;无咯血病史可除外肺出血;影像学不支持肺泡蛋白沉积症和浸润性肺腺癌诊断;无明显误吸史可除外吸入性肺炎和外源性脂质性肺炎。病人气管镜检查右肺下叶管腔见黄色分泌物,肺泡灌洗液颜色为黄色,需考虑内源性脂质性肺炎诊断。病人行外科胸腔镜,楔形切除肺组织3块,切面灰黄油腻,病理示肺泡结构存在,肺泡腔见较多渗出液,并见大小不等空泡形成,较多泡沫样组织细胞聚集,部分肺泡呈肺气肿样改变。免疫组化:ELAS-TIC(＋),GMSⅡ(－),PAS(－),PATH(－)。结合临床考虑脂质性肺炎。

【分析】 内源性脂质性肺炎亦称胆固醇肺炎,常继发于肺炎、肺脓肿、支气管扩张、肺癌、放射治疗及继发于硬皮症或尘肺的纤维化等的并发症,也可以发生于脂肪栓塞、肺泡蛋白沉积症和脂质累积症等疾病时,也可为原发性。临床症状以咳嗽、胸痛、咳痰、咯血和发热等表现为主,抗感染治疗效果不明显,症状容易反复。血清总胆固醇水平一般不高,亦可超出正常。好发于右中、下肺叶,多累及肺段或肺叶,胸膜常可见增厚钙化。内源性脂质性肺炎CT缺乏特异性,主要表现包括磨玻璃样阴影、实变、界线不清的中央小叶结节及铺路石征。该病大体标本切面多呈黄色,故有"金色肺炎"之称。本例症状、治疗效果、影像学部位和特点完全符合该诊断,并最终经病理证实。

(北京朝阳医院呼吸与危重症医学科 王 臻 提供)

4.病例4:男,54岁。体检发现右上肺占位。既往有多年吸烟史,其余无特殊。

胸部CT:右肺上叶团块影,有长毛刺和胸膜凹陷征,周围有较多的点片状、结节样病灶,增强扫描病变强化,内有低密度区(图4-9-8)。

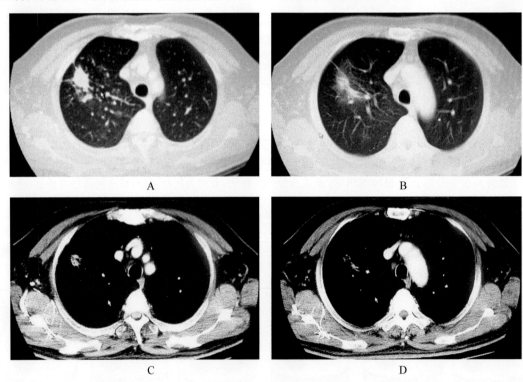

图 4-9-8 胸部 CT4

【最初诊断】 右肺上叶慢性炎症。

【诊断依据】 中年男性,右肺上叶团块影,病变形态变化较大,周围可见纤维条索影和斑片、结节影,虽有胸膜凹陷征和邻近血管增粗,但不符合肺癌诊断。病人既往体健,无结核中毒症状,不考虑肺结核诊断。真菌有长毛刺和胸膜凹陷者少见,亦不支持。故考虑慢性炎症可能。纵隔窗可见病变内多发低密度影,需考虑脂质性肺炎诊断。

【最后诊断】 胆固醇肺炎。

【诊断依据】 病人手术切除该病变,边缘见一结节状病灶,切面灰黄,质中,大小2cm×2cm。镜下:送检肺组织内可见境界清楚的结节性病灶,其内可见部分肺泡上皮增生,肺泡腔内多量泡沫细胞聚集,肺泡间隔增宽,肺间质内弥漫炎性细胞浸润,以淋巴细胞和浆细胞为主,未见上皮细胞异型增生。病变符合间质性肺炎,胆固醇性肺炎可能性大。支气管残端见一纤维结节,内含多量尘细胞。免疫组化:纤维性细胞CD68(强＋),Vimentin(＋),Actin

（少量细胞＋），CK（－）。病变符合尘细胞引起的巨细胞反应性结节，未见癌。送检肺门、隆突下、气管旁、气管前淋巴结均呈慢性炎症改变，均未见结核，未见肿瘤。

【分析】 胆固醇肺炎（内源性脂质性肺炎）是类脂质在肺内沉积所致。肺组织内出现的各种代谢性或过敏性的炎症、肿瘤或中毒性反应过程都可能导致肺泡上皮细胞的大量破坏并析出类脂质且被单核细胞吞噬从而演变成含胆固醇脂质的泡沫细胞，并大量沉积在肺泡腔内或肺泡壁上，最终可导致肺纤维化。病变区肺泡上皮往往转化成立方上皮，显示腺样肺泡结构，在肺泡上皮的标志物中特别明显；部分病例可伴肺纤维化，嗜银纤维染色肺泡间隔保存良好。免疫组化组织细胞标记 CD68 阳性，上皮性标记阴性。本病为慢性间质性炎症，胸部 CT 多表现为实变或肿块影。实变影为受累肺叶实变或部分不张，主要为肺组织纤维化所致。与外源性脂质性肺炎不同，尽管其富含脂质的细胞碎片堆积，但在影像上并无明显的脂质性低密度影。肿块影与周围型肺癌表现相似，影像学上与肺癌的鉴别诊断要点在于：与肿瘤的短细毛刺相比，其毛刺较粗，长短不一；病灶进展缓慢，周围肺野存在斑片状和（或）索条状阴影。胆固醇肺炎胸膜粘连征象常见，纤维的收缩牵拉作用导致周围出现肺大疱。该病多有肺门或纵隔淋巴结肿大，密度均匀，轻度强化，手术后病理证实为反应性增生。胆固醇肺炎以手术切除为主，尤其是局限肿块型，术后病人预后良好，无须进一步辅助治疗。

第十节　机化性肺炎

坏死物不能完全溶解吸收或分离排出，由新生的肉芽组织吸收取代坏死物的过程称为机化。机化性肺炎（organizing pneumonia，OP）指肺部的炎症由于多种原因未得到彻底治疗，而导致病变不吸收或吸收延迟，是多原因导致的肺组织损伤后的一种非特异性的病理反应。其病理学以炎性细胞浸润、间质纤维组织及纤维母细胞增生，呼吸性细支气管、终末细支气管、肺泡管、肺泡内广泛的肉芽组织填充，可见 Masson 小体（图 4-10-1）。

1. 病因　该病可以为特发性、病因不明，也可有很多病因，如感染（病毒、细菌、寄生虫等）、有毒烟雾、药物反应、过敏反应、肺梗死、胸膜病变、肿瘤放化疗、结缔组织病、骨髓移植及器官移植等，前者称为隐源性机化性肺炎（cryptogenic organizing pneumonia，COP），后者称为继发性机化性肺炎（secondary organizing pneumonia，SOP）。感染后 OP 主要指经抗感染治疗后，病原微生物得到清除，但持续的炎症反应导致肺泡腔内纤维蛋白渗出。药物引起的 OP，停用相关可疑药物后肺部病灶吸收好转是确诊的最佳手段。放疗后 OP 在乳腺癌病人放疗后多见，对糖皮质激素敏感，但容易复发，与一般的放射性肺炎的显著差别在于肺部浸润发生于或移行到照射野之外。SOP 预后相对不如 COP，SOP 除用糖皮质激素治疗，同时还要进行病因治疗。

2. 临床表现　OP 通常亚急性起病，可表现为发热、咳嗽、咳痰、痰中带血、胸背痛等呼吸系统症状，严重者伴有胸闷、气短、呼吸困难，极少数病人出现盗汗及关节痛等症状；亦可以无临床症状而由常规体检发现。该病一般好发于中老年人，年龄多在 50～60 岁，男女无明显差异，大多数病人都是非吸烟者，儿童发病罕见。老年人体质弱，抗病力差，易患肺炎且易机化。因此，对老年体弱病人感染后长期不消散的阴影应考虑 OP 的可能。

3. 影像学表现　OP 的 CT 表现多样，有学者将 OP 分成 3 种类型。

（1）典型 OP：表现为双肺斑片影，以外周带及支气管血管束周围分布为主，这种表现见于超过 50％ 的病例，病变大小可以为几厘米或占据整个肺叶，两下肺是最常见的受累部位，在实变影（图 4-10-2）中可见到支气管充气征及轻度支气管扩张，磨玻璃样改变也是常见，间或可以成为 OP 的主要表现。

（2）孤立性或局灶性致密阴影：此种类型特征性不强，临床上常被怀疑为肺癌而行病灶切除手术，常发生于肺上叶，可伴有空洞。该类型病人可以没有临床症状而由体检发现，有些病人可以追溯到肺炎病史。

（3）渗出性 OP：影像上常呈间质性炎症和肺纤维化，病变可呈不规则多边形，位于小叶周边部。

也有学者将 OP 分为实变影、磨玻璃影、结节影、各类线带状影等 4 大类型。OP 病例可表现为肺结节。约 50％ 的病例可见小结节（＜10mm），通常沿支气管血管束分布。多发大结节（＞10mm）较少见，约可出现在 15％ 的病例。肺结节可表现为边缘清晰，或毛刺状且边缘不规则，与肺癌相似。支气管充气征、胸膜凹陷、胸膜增厚及肺实变等表现可与结节合并出现，结节内可出现空洞。OP 也可表现为铺路石征，由磨玻璃影和间隔增厚影重叠而成。胸膜下异常改变（小叶周围密度增高影和胸膜下线状影）亦是 OP 影像学表现。小叶周围密度增高影在一些病例是唯一的影像改变，它们表现为边界不清、弯曲或多角形的高密度影，主要分布在胸膜下区，累及二级小叶分隔结构，即所谓的小叶周围区域。小叶周围密度增高影比小叶间隔增厚影更厚和更不规则。胸膜下线状影在 OP 是较少见的影像表现，多位于两下肺，表示肺出现纤维化改变。根据是否多发又通常分为弥漫性和局灶性。

局灶性机化性肺炎（focal oranizing pneumonia，FOP）的 CT 征象有一定特征：病灶形态多样，可为表现团块结节、斑片和楔形实变，大的病变（＞3cm）常呈多边形，边缘常不规则，小的病变（＜3cm）常呈圆形和椭圆形；病变多位于肺野外带（外 1/3）、胸膜旁，病变长轴与胸膜相贴，常可见胸膜增厚粘连，胸膜增厚常见于大病灶；病灶边缘多不规则，可有长短不一毛刺或周围多有渗出；病灶内常可见支气管充气征和小泡征等征象，空洞少见；大多数病变见血管集束征，该征象以前常认为多见于肺癌；部分病变内见血管穿行病灶，无血管截断征；40％病变周围见磨玻璃密度影；大部分病变均匀或不均匀强化。强化区域常位于病灶外周部位，在病理上对应炎性肉芽组织及较多炎细胞浸润部分。而病灶中央出现灶状、片状无强化区，形态较规则,在病理上对应为脓肿形成区域,这也反映了炎性坏死的特点。

4. 病理　OP的诊断依赖于典型的病理学和临床放射学特征,病理学改变表现为肺泡腔内肉芽组织形成,肉芽组织由纤维母细胞、肌纤维母细胞和疏松结缔组织构成。肉芽组织中可存在炎症细胞,尤其在疾病早期。肉芽组织可通过肺泡间孔从一个肺泡延伸到另一个肺泡。在空的肺泡腔内有大量的泡沫巨噬细胞。间质淋巴细胞、浆细胞轻到中度浸润。细支气管受累时,管腔内有相似的肉芽组织栓,并与肺泡的肉芽组织相连,细支气管壁炎症反应轻微。低倍镜下,病变呈斑片状分布,形态一致,以细支气管为中心延伸到邻近的肺实质,无明显纤维化或肺泡重构,缺乏肉芽肿、坏死、透明膜或明显气腔内纤维素性渗出、中

性粒细胞浸润和明显的嗜酸粒细胞浸润,无血管炎,具备OP特征性病理改变>10%(或20%)。COP与SOP在病理上有一定的差异。COP病变性质较SOP单一,SOP容易出现其他病理改变。一旦主要病理表现为OP,同时又有肉芽肿或坏死,则首先考虑为SOP,需积极寻找病因。

5. 鉴别　发现上述典型病变,结合临床表现,一般可做出正确诊断。对于呈结节状且有短毛刺及胸膜凹陷征、边缘较清楚的病灶与周围型肺癌难以鉴别,而表现为大片实变者需与肺炎型肺癌相鉴别。FOP与胸膜广基底相连,邻近胸膜增厚,这是由于炎症使邻近胸膜受累,胸膜炎性反应,纤维素渗出及纤维化,以致胸膜增厚,其与肺癌的鉴别点在于前者胸膜下脂肪间隙清晰,后者则胸膜下脂肪间隙消失,有时还可见胸壁受侵。

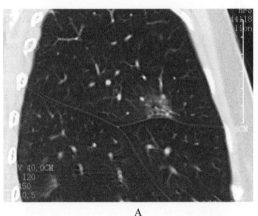
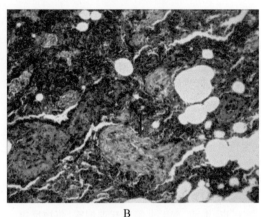

A　　　　　　　　　　　　　　B

图 4-10-1　女,57 岁。病理示机化性肺炎,可见 Masson 小体(蓝箭)

(舟山市肺癌研究中心　王兆宇　提供)

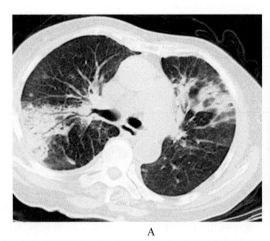
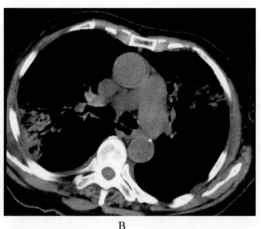

A　　　　　　　　　　　　　　B

图 4-10-2　女,86 岁。发热、喘憋半月,加重 5 天。胸部 CT 示双肺散在多发斑片状实变影,沿支气管走行分布,内见支气管充气征

参考文献

Cottin Vj Cordier JF. 2012. Cryptogenic organizing pneumonia. Semin Respir Crit Care Med,33(5):462-475.

Kohno N,Ikezoe J,Johkoh T,et al. 1993. Focal organizing pneumoni-

a:CT appearance. Radiology,189(1):119-123.

Leef JL 3rd,Klein JS. 2002. The solitary pulmonary nodule. Radiol Clin North Am,40(1):123-143.

Maldonado F,Daniels CE,Hoffman EA,et al. 2007. Focal organizing pneumonia on surgical lung biopsy: causes, clinicoradiologic features,and outcomes. Chest,132(5):1579-1583.

Pipavath SN,Chung JH,Chien JW,et al. 2012. Organizing pneumonia in recipients of hematopoietic stem cell transplantation:CT features in 16 patients. J Comput Assist Tomogr,36(4):431-436.

6.病例解析

(1)**病例1**:男,61岁。咳嗽伴痰中带血2天。

胸部CT:左肺上叶前段实变影,紧贴纵隔胸膜、肋胸膜,有空泡征、支气管充气征、偏心性空洞,周围见大片磨玻璃影,增强扫描中等程度强化,有血管造影征。纵隔多发肿大淋巴结(图4-10-3)。

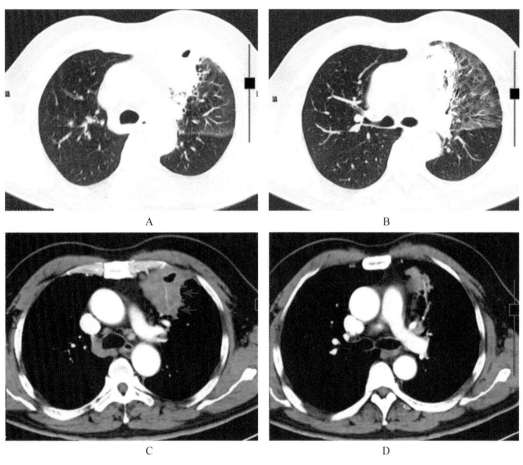

图 4-10-3　胸部 CT1

【诊断】　慢性炎症。

【诊断依据】　病变以实变为主,有空泡征、支气管充气征、偏心性空洞和血管造影征等,需首先考虑肺癌并阻塞性肺炎诊断。该例肺门区未见明显肿块影,与纵隔边界清楚,邻近胸膜增厚,左侧边缘向心性弓形凹陷(图4-10-3红箭),空洞内壁光滑,总体不支持肺癌诊断,倾向良性病变。病变可见偏心空洞,无液平面,不支持肺脓肿诊断,考虑慢性炎症特别是机化性肺炎可能。最终穿刺病理示机化性肺炎。

【分析】　OP是肺组织对各种损伤所产生的非特异性反应,可表现为肺野周边的团块影,病灶呈楔形或不规则形,多以宽基底和胸膜接触,可伴有邻近胸膜增厚。OP病灶边缘可呈特征性的向心性弓形凹陷(弓形凹陷征),考虑是由于病灶本身的机化纤维化收缩过程所造成。部分病灶内可见含气支气管征,其病理基础为病灶内机化纤维化导致小支气管扩张所致,不同于一般肺癌含气支气管征是由于支气管被癌组织侵犯所致。FOP是肺野局限性纤维素炎症,炎性渗出多波及周边肺野,因此在CT图像上有病变周边的淡薄絮状影。OP需与周围型肺癌相鉴别。病灶贴近胸膜、胸膜增厚多倾向于OP;边缘毛刺粗且长、

支气管充气征明显提示OP,而分叶明显的则倾向周围型肺癌;OP抗炎治疗后病灶可有缩小倾向,而周围型肺癌则多无改变,时间较长甚至术前进展。

(2)**病例2**:女,65岁。咳嗽、痰中带血20余天。

胸部CT:右肺上叶后段不规则团块影,边缘较清晰,病变周围见明显的长毛刺,有支气管充气征、空泡征、胸膜牵拉,增强扫描病灶不均匀强化,内见低密度无强化区(图4-10-4)。

【诊断】　机化性肺炎伴脓肿形成。

【诊断依据】　老年女性,有痰中带血症状,周围型肺癌需首先考虑。病变有明显长毛刺,具有向心性弓形凹陷和平直征等收缩形态特征,矢状位更加明显,增强扫描未见血管影,虽有空泡征和胸膜牵拉,整体更符合炎性病变表现。病人无发热,无咳脓痰病史,病变周围渗出不明显,内见低密度坏死区域,不符合急性肺脓肿特征,首先考虑机化性肺炎伴脓肿可能。病人穿刺病理示病变肺泡组织间大量淋巴细胞、浆细胞浸润,间质纤维组织增生,部分肺泡腔内见有纤维母细胞灶,病变内多灶性脓肿形成,考虑为机化性肺炎伴慢性肺脓肿形成。

【分析】　OP和脓肿均是大叶性肺炎转归过程中的状

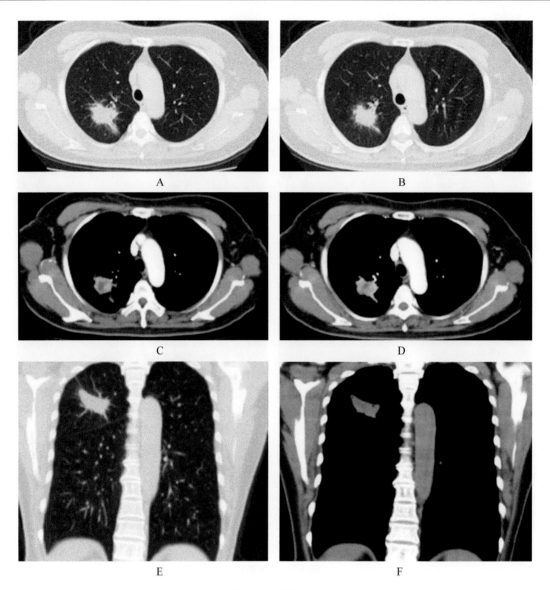

图 4-10-4　胸部 CT2

态,OP 伴脓肿的影像学特点是实变内出现空洞或空腔。由于病变发生机化,病灶和周围纤维组织增生,瘢痕收缩,边缘往往呈不规则、锯齿样或长短毛刺状,可累及胸膜导致胸膜粘连、牵拉(图 4-10-5)。炎性细胞的浸润则导致病灶边缘模糊。OP 伴脓肿需要与肺脓肿、空洞型肺结核及肺癌等相鉴别。OP 伴脓肿与单纯脓肿的不同之处在于前者边缘多不规则,有条索、长短毛刺等慢性机化的征象,空洞内液气平面也较少。空洞型肺结核病变周围易出现条索、长短毛刺,但其病变多发,病灶内易出现钙化,病变周围可见卫星灶;OP 伴脓肿多以小圆形或类圆形小空洞为主,钙化和卫星灶少见。OP 伴脓肿与肺癌的好发人群均为中老年人,均可出现痰中带血症状或抗感染治疗病变吸收不明显,病灶均可有分叶、毛刺、胸膜牵拉等特征。肺癌空洞内壁多不规则,可有壁结节,OP 伴脓肿的空洞形态多规则,呈圆形或类圆形,内壁光滑,无壁结节,肺门、纵隔多无淋巴结肿大,有助于鉴别。

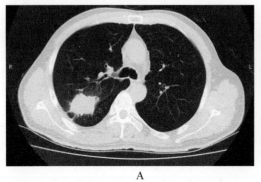

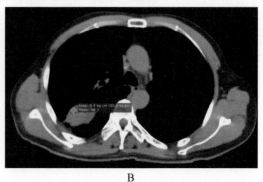

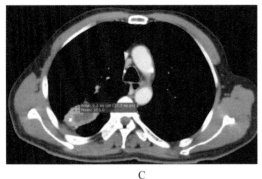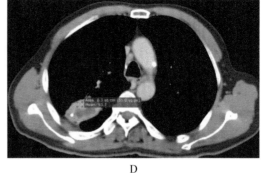

C　　　　　　　　　　　　　D

图 4-10-5　男,58 岁。干咳、发热(38℃左右)。病变边缘平直、内凹,有长短毛刺和胸膜牵拉,增强扫描强化明显,低密度区边界清楚,支持炎症特别是 OP 伴脓肿诊断,并经病理证实

(山西晋城市人民医院放射科　范　卡　提供)

一、急性纤维素性机化性肺炎

2002 年 Beasley 等在急性肺损伤病人病理研究中发现,部分急性肺损伤病人的主要病理表现为肺泡腔内纤维素形成及机化的疏松结缔组织,无弥漫性肺泡损伤(DAD)常见的典型透明膜形成,不伴明显的嗜酸粒细胞浸润,无肉芽肿形成,病变呈片状分布,不能归入已知的急性肺损伤病理类型,称其为急性纤维素性机化性肺炎(acute fibrinous and organizing pneumonia,AFOP)。2013 年美国胸科协会发布了关于特发性间质性肺炎的最新分类,其中 AFOP 被确认为特发性间质性肺炎的罕见病理类型。AFOP 可以是特发的,也可继发于结缔组织病、细菌感染、病毒感染、慢性肾功能不全、长期使用药物的不良反应、淋巴瘤、糖尿病、器官移植等,也可能与环境暴露有关。

(一)临床特点

AFOP 的发病年龄跨度较大,婴儿、老年人均可患病。临床主要表现为发热、咳嗽、呼吸困难、气喘、胸闷等呼吸系统症状,呈急性或亚急性起病。多数病例对类固醇及免疫抑制剂反应良好,但治疗尚未形成统一方案。急性起病的 AFOP 病人临床表现与 DAD 类似,主要为进行性加重的呼吸困难。但两者组织病理学完全不同,DAD 为弥漫性的肺泡壁充血水肿伴有透明膜形成,正因为肺泡表面透明膜的存在,影响了肺的弥散功能,可迅速出现呼吸衰竭。几乎所有 DAD 病人都需要机械通气,死亡率在 50% 以上。而 AFOP 病理为肺泡腔内可见大量纤维素性渗出物,周围有机化的疏松结缔组织,与前者不同的是肺泡表面无透明膜形成,病情进展稍缓慢,约 1/3 病人需机械通气,死亡率也较高。亚急性起病者病程较长,可达 2 个月,类似于 OP,对类固醇治疗敏感,多可治愈。影像学显示AFOP 主要表现为两肺弥漫性分布且多位于靠两肺基底部的磨玻璃影、斑片状实变影、网格状影,少数可伴有晕轮的结节影,最后进展为大片实变影,伴有支气管充气征。胸腔积液、单发结节、铺路石征、反晕征等少见。

(二)病理

AFOP 的组织学特征为肺泡腔内多量纤维素沉积并形成均质嗜酸性的纤维素球,部分纤维素球内或周边有新生的纤维组织,类似于 OP 改变。受累肺泡的肺泡间隔内可见急、慢性炎症细胞或少量嗜酸粒细胞浸润,肺泡间隔可增宽,伴Ⅱ型肺泡上皮增生。病变之间的肺组织基本正常。AFOP 的均质嗜酸性纤维素球镜下较易识别,但其诊断不能仅依靠镜下表现。AFOP 中纤维素球形成的机制尚不明确,可能与肺泡壁毛细血管的损伤及出血有关。肺泡损伤后,毛细血管内的蛋白浆液渗入肺泡腔内,水分吸收后纤维蛋白沉积在肺泡腔,形成纤维素球。自身免疫性疾病、感染、肾功能不全、血栓形成等均可引起肺泡毛细血管的损伤、出血、血浆外渗,导致气腔内纤维素球形成,这种变化可能是这些疾病某一阶段在肺部病理改变的特点之一。Beasley 等强调:AFOP 的诊断依赖于大块肺组织活检标本,镜下见大面积分布的典型纤维素球,且不伴透明膜、Masson 小体形成或多量嗜酸粒细胞浸润,结合临床及影像表现充分排除 DAD、OP、嗜酸粒细胞性肺炎(EP)等其他急性肺损伤病变后,可考虑诊断为 AFOP。DAD 的特征性病理表现为肺泡壁出血、水肿伴透明膜形成,尤其透明膜的形成是临床出现 ARDS 的关键原因;OP 的病理特征为肺泡和细支气管管腔内的肉芽组织,由增生的纤维母细胞和肌纤维母细胞组成,有典型的 Masson 小体;EP 镜下可见肺泡壁和肺泡腔内大量嗜酸粒细胞、巨噬细胞、浆细胞和少量淋巴细胞浸润,有时可见多核巨细胞、组织细胞,间质及肺泡壁水肿,可有嗜酸粒细胞性肉芽肿、可形成夏科-莱登晶体,少数合并闭塞性细支气管炎和机化性肺炎。

(三)治疗

AFOP 目前尚无统一的治疗方法,糖皮质激素是主要治疗措施,但其剂量和疗程尚未统一。对药物的治疗反应可能与疾病的起病方式相关,急性起病病人多数死亡,亚急性起病的病人对糖皮质激素/免疫抑制剂反应良好,预后佳,但与 OP 一样,在激素减量的过程中容易复发。

参 考 文 献

Alici IO,Yekeler E,Yazicioglu A,et al. 2015. A case of acute fibrinous and organizing pneumonia during early postoperative period after lung transplantation. Transplant Proc,47(3):836-840.

Beasley MB, Franks TJ, Galvin JR, et al. 2002. Acute fibrinous and organizing pneumonia: a histological pattern of lung injury and possible variant of diffuse alveolar damage. Arch Pathol Lab Med, 126 (9): 1064-1070.

Garcia BA, Goede T, Mohammed TL. 2015. Acute fibrinous organizing pneumonia: a case report and literature review. Curr Probl Diagn Radiol, 44(5): 469-471.

Hara Y, Shinkai M, Kanoh S, et al. 2015. Clinico-pathological analysis referring hemeoxygenase-1 in acute fibrinous and organizing pneumonia patients. Respir Med Case Rep, 14: 53-56.

Renaud-Picard B, Degot T, Biondini D, et al. 2015. Successful lung retransplantation in a patient with acute fibrinous and organizing pneumonia: a case report. Transplant Proc, 47(1): 182-185.

（四）病例解析

病例：男，73岁。发热、咳嗽、气短3天。病人3天前无明显诱因出现发热，最高体温为38.1℃，伴有咳嗽，咳白色黏痰。自服阿奇霉素及感冒清热颗粒无明显疗效。查体：双肺底可闻及爆裂音。辅助检查：血常规示白细胞 $11.3 \times 10^9/L$，中性粒细胞百分比0.58%，嗜酸粒细胞百分比0.03%，淋巴细胞百分比0.23%，血红蛋白127g/L；ESR 42mm/h；D-二聚体259ng/ml；血气分析：pH 7.47，PaO_2 62.1 mmHg，$PaCO_2$ 32.7mmHg。

胸部CT：双肺多发结节、斑片影，外周和胸膜下为主（图4-10-6）。

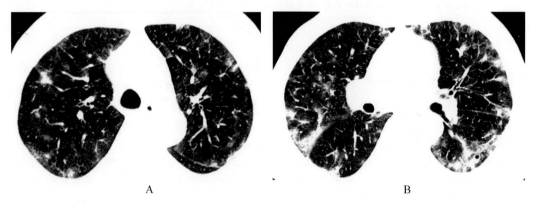

A   B

图4-10-6 胸部CT

【诊断】 急性纤维素性机化性肺炎。

【诊断依据】 病人行超声引导下肺组织活检，病理组织学检查表现为肺泡间隔略增宽，散在淋巴细胞、浆细胞浸润，肺泡腔内见纤维母细胞呈息肉状延伸（机化）伴纤维素样红染物质，未见中性粒细胞及嗜酸粒细胞浸润，病理符合AFOP。给予甲泼尼龙80mg/d治疗3日，病人呼吸困难逐渐好转，体温降至正常，血气分析恢复正常，肺部爆裂音减少。糖皮质激素减量为40mg/d，5日后改为口服甲泼尼龙24mg/d，应用糖皮质激素后10日复查胸部CT，病变较前明显好转。病人出院后1月复查胸部CT示肺部病变几乎完全吸收。

【分析】 AFOP是一种非常罕见的描述性病理分型，在绝大多数情况下标志着急性肺损伤的一种特殊病理形态，但也可见于少数类似于OP的病例。该种组织学变化也可在以下不同的疾病中观察到，如过敏性肺炎、感染、肺部药物毒性、血液系统恶性肿瘤及结缔组织病等。AFOP常见的临床症状为呼吸困难、咳嗽和发热。影像表现类似社区获得性肺炎及隐源性机化性肺炎，多数病例为双肺多叶实变影，以下叶和靠近胸膜的病变为主。AFOP的临床和影像表现易误诊为感染性疾病，病人应用抗菌药物治疗效果差，病情迅速进展，若未能及时明确诊断并给予针对性治疗可能会危及生命。激素是目前主要的治疗药物，多采用静脉激素冲击治疗及口服激素序贯治疗，总疗程一般为12～24个月，疗效显著。约30%的AFOP病人需要机械通气治疗，应用机械通气治疗者预后差。与OP相比，AFOP复发率增高。AFOP复发均与糖皮质激素减量有

关，复发后治疗难度增加，提示AFOP应用激素治疗可能需要更长的疗程。

（北京世纪坛医院呼吸科 张 捷 方秋红 提供）

二、隐源性机化性肺炎

隐源性机化性肺炎（cryptogenic organizing pneumonia, COP）最早在1835年Re'ynaud就对其组织学改变进行了描述。1901年Lange首先以闭塞性细支气管炎命名描述，但一直没有深入地研究。1983年Davison等首先提出COP是一种临床病理综合征，1985年Epler等在描述相同病理改变时将其定义为闭塞性细支气管炎伴机化性肺炎（bronchiolitis obliterans organizing pneumonia, BOOP），原因不明者定义为特发性闭塞性细支气管炎伴机化性肺炎（iBOOP）。COP与iBOOP描述的是同一疾病，欧洲倾向使用COP，而北美多采用iBOOP。2002年美国胸科协会（ATS）和欧洲呼吸协会（ERS）发布的特发性间质性肺炎（ⅡP）分类共识，将iBOOP更名为COP，为无明确病因（如感染、药物、放射损伤）或其他临床伴随疾病（如结缔组织病、肿瘤、器官移植），病理表现以机化性肺炎为特征的ⅡP的一个亚型，并指出COP比BOOP更符合疾病的本质，因为机化性肺炎是主要的组织学特征，闭塞性细支气管炎是次要的，某些病例可能不存在，故以COP代替BOOP至今。

（一）临床表现

COP平均发病年龄为50～60岁，男女比例相当，青少年发病者少见，与吸烟无明显相关性，甚至有报道，无吸烟史或者已戒烟人群的发病率是吸烟人群的2倍。临床

表现缺乏特异性,常为亚急性起病,病程较短(中位病期<3月),常见临床症状有不同程度的咳嗽(干咳或伴咳痰)、发热(低热多见)、乏力及呼吸困难,伴体重下降、厌食及胸闷、胸痛等不适,咯血、夜间盗汗、气胸、纵隔气肿及关节肌肉疼痛少见,伴有关节及肌肉疼痛时应首先排除结缔组织病所致。也有文献报道 COP 病人起病可呈暴发性,病情很快进展为呼吸衰竭,甚至需要机械通气治疗。听诊可闻及局限性或广泛性湿性啰音和(或)Velcro 啰音,多位于两肺中下部,部分病人亦可无任何体征,杵状指少见。

(二)影像学表现

典型胸部 CT 表现:

1. **斑片实变影**　Lynch 等指出约 90% 的病人表现为单侧或双侧实变影(图 4-10-7),50% 以上分布于胸膜下或支气管血管束周围,一般不超过肺段范围,且多发生于下肺,病灶内常可见支气管充气征或轻度的细支气管扩张表现(病变内纤维牵拉所致),实变影相应病理改变为远端气道腔内的肉芽组织,约 50% 的斑片实变影具有明显游走性。

2. **磨玻璃影**　Polverosi 等总结约 60% 的病人有双肺多发或单发磨玻璃样改变,病灶大小不等,边缘和形态不规则,随机分布,多出现在实变病灶周围(图 4-10-8),磨玻璃密度影相应病理改变为肺泡间隔的炎性细胞浸润及远端气道腔内的少量肉芽组织。

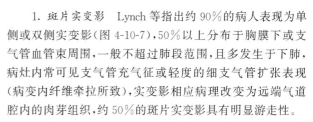

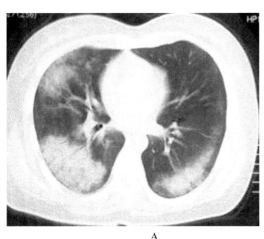

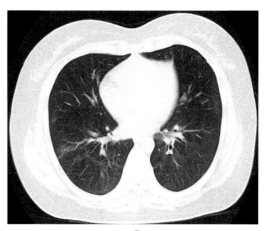

图 4-10-7　女,32 岁。双肺多发斑片、实变影,内见支气管充气征,激素治疗半年后病变完全吸收

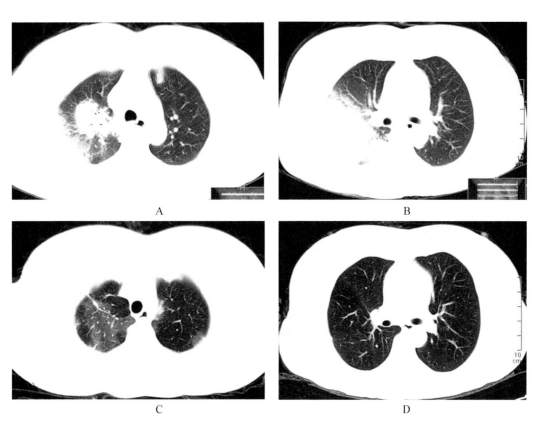

图 4-10-8　女,50 岁,咳嗽、气喘 5 天

A、B. 右肺多发实变影,边缘可见磨玻璃影;C、D. 激素治疗 2 月后病变明显吸收,磨玻璃样改变为主,残存纤维条索影

3. 结节影 包括粟粒结节(直径≤0.5cm)、小结节(直径≤1cm)和大结节(直径>1cm)3种。约30%的COP病人出现小结节影沿支气管血管束走行分布(图4-10-9);约15%的COP病人可见多发大结节影及块状影,边缘不规则,可出现胸膜牵拉征、毛刺征,部分结节内可见支气管充气征,极少为孤立性结节影改变(图4-10-10),一部分孤立局灶病变可进展为典型的双肺病变。

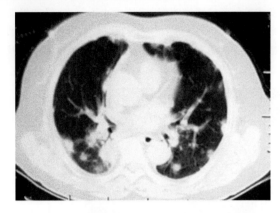

图 4-10-9 多发结节影

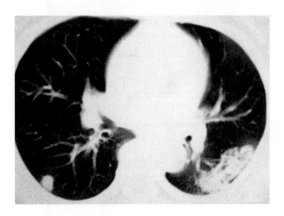

图 4-10-10 右肺单发结节影

4. 各类线带状影 包括由 Murphy 等提出的线带状阴影,表现为起于支气管沿支气管放射状与胸膜相连的线带状影,或位于胸膜下与支气管无关的线带状影(平行于胸膜的线状影)和 Ujita 等提出的小叶周围型线状影,表现为位于次级小叶旁弧形或不规则形的稍高密度影,类似小叶间隔增厚的曲线形的线状影。越来越多的研究表明出现此征象有利于 COP 的诊断(图 4-10-11)。

其他不常见的影像学表现:反晕征(中央为磨玻璃样影,周围为实变影,中央磨玻璃影为肺泡间隔的炎性细胞浸润和细胞碎屑造成,周边的新月形或环形影为肺泡管内的机化性肺炎)(图 4-10-12);胸腔积液通常不常见;极少数病例可类似于中央型肺癌表现的肺门肿块;可有支气管壁的增厚和扩张及纵隔淋巴结的增大。

李惠萍等总结 COP 影像学改变具有五多一少的特点,具体描述如下。①多态性:可呈斑片状、肺实变状、团块状、条索状、地图状、结节状、粟粒状、网织状、蜂窝状等各种形态,以前 4 种比例较高。每例病人多同时具有 2 种

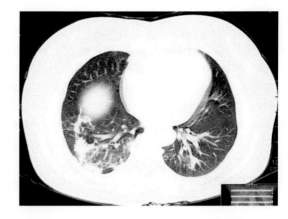

图 4-10-11 右肺下叶实变、磨玻璃、线带状影

以上的形态。②多发性:COP 多为两肺多发性病灶,少则 2~3 处,多则全肺满布。③多变性:病灶有明显游走性(图 4-10-13),包括大小和形态的变化,具有此起彼伏的特点,多数病例在 1 周内可观察到病灶的明显变化,抗感染治疗基本不影响病灶的变化,其病理基础是肉芽组织通过肺泡间孔从一个肺泡到邻近肺泡的过程。④多复发性:复发率为 13%~58%。⑤多双肺受累:两侧中下肺分布为主,占 88%,沿着胸膜分布占 96%,累及胸膜占 40%。⑥蜂窝肺少见:仅有少数晚期重症 COP 出现蜂窝肺,发生率为 4%。

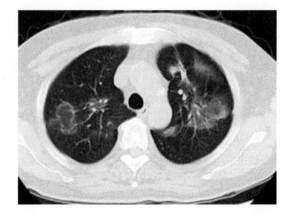

图 4-10-12 反晕征

(三)辅助检查

COP 实验室检查缺乏特异性,血常规显示白细胞总数正常或中度增多伴中性粒细胞比例增加,但也有白细胞减少的报道,此外一些病人表现为轻至中度的嗜酸粒细胞增加、血小板增多。红细胞沉降率和 C 反应蛋白可增高。抗核抗体和类风湿因子偶尔出现阳性,但滴度不高。γ-谷氨酰转移酶和碱性磷酸酶可升高,尤其多次复发的病人升高明显。肺功能多表现为轻度或中度限制性通气功能障碍和弥散功能降低,部分病人可出现轻度的低氧血症,也有肺功能正常的报道。血清 IL-6、IL-8 及 TGF-β$_1$ 明显升高,这些细胞因子在其病理发展过程中起重要作用。肺泡灌洗液中细胞成分的变化对 COP 的诊断有一定的预测价值。典型的 COP 肺泡灌洗液中淋巴细胞>25%,CD4/CD8<0.9;如果再结合至少以下两项以上指标:巨噬细胞

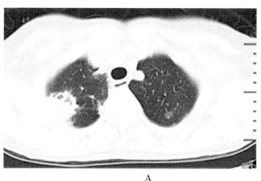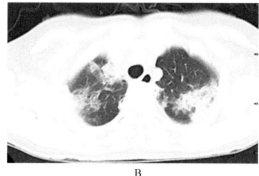

图 4-10-13　女,62 岁。两次 CT 间隔 11 天,病变具有明显游走性

>20%,或中性粒细胞>5%,或嗜酸粒细胞>2%,但<25%,对 COP 诊断的阳性预测值可达到 85%。值得注意的是,若灌洗液中嗜酸粒细胞显著增加(>25%),需考虑慢性嗜酸粒细胞性肺炎。

(四)病理

COP 的病理学改变表现为肺泡腔内肉芽组织形成,并可延伸到细支气管。肉芽组织由纤维母细胞、肌纤维母细胞和疏松结缔组织构成,可通过肺泡间孔从一个肺泡延伸到另一个肺泡,形成典型的"蝴蝶影"。肉芽组织中可存在炎症细胞,尤其在疾病早期,可见单核细胞、巨噬细胞及少量的肥大细胞、嗜酸粒细胞、中性粒细胞。在空的肺泡腔内可见肺泡巨噬细胞,部分肺泡巨噬细胞呈泡沫状,伴有 II 型肺泡上皮细胞增生。受累的肺泡间隔有少量淋巴细胞和浆细胞浸润为主的轻度炎性渗出,肺泡间隔稍增厚。细支气管受累时,细支气管腔内有相似的肉芽组织栓,并与肺泡的肉芽组织相连,细支气管壁炎症反应轻微。低倍镜下,病变呈斑片状分布,形态一致,以细支气管为中心延伸到邻近的肺实质,无明显纤维化或肺泡重构(图 4-10-14)。

一般认为 COP 病理改变经历以下四个过程。①损伤期:炎症破坏肺泡上皮使血浆蛋白及炎性细胞渗漏到肺泡腔内;②增生期:肺泡腔内凝血和纤溶过程失衡并以凝血为主,凝血级联反应的启动促使纤维沉积,纤维性炎性结缔组织栓形成;③机化期:肺泡腔内结缔组织中见炎症肉芽组织和肌纤维母细胞;④消散期:肺泡腔内炎症消退(前提是肺泡基膜保留相对完整),结缔组织吸收。COP 的诊断依赖于典型的病理学和临床放射学特征,并除外任何已知的或相关的疾病。

(五)治疗

COP 偶尔可自发缓解,也有报道某些病人在接受长期大环内酯类药物治疗后疾病缓慢改善,然而,糖皮质激素仍是目前 COP 的标准治疗方法。治疗原则是早期、足量、足疗程,以减少并发症,降低复发率和病死率。临床表现通常在 48h 内改善,影像学上的完全吸收通常需要数周,大部分病人在治疗 1 周后有显著改善,但最佳的剂量和疗程尚未确定,推荐起始剂量为泼尼松 0.5～0.75mg/(kg·d),2～4 周减量为 30～40mg/d,并逐渐减量维持,总的疗程通常至少 12 个月。也有文献报道推荐小剂量或

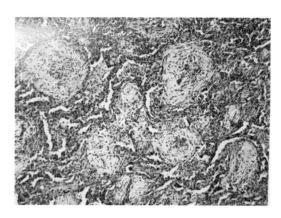

图 4-10-14　低倍镜下规则的淡染区域,呈圆形、椭圆形,分枝,葡萄状,呈息肉或栓子填塞肺泡腔或细支气管

短程治疗,旨在减轻激素副作用,效果同样良好。激素治疗后约 20% 的病人双肺病灶完全吸收,约 75% 的病人残留少许短纤维条索状影,约 5% 的病人对糖皮质激素治疗无效。激素减量或疗程小于 1 年时疾病常复发,一些病人经历数次复发,常需延长疗程,但 COP 的复发并不影响发病率和死亡率。细胞毒药物环磷酰胺、硫唑嘌呤、环孢素偶尔用于 COP 的治疗,但疗效难以评估。严重病例接受糖皮质激素治疗数天内症状无改善或延长糖皮质激素治疗病情仍无改善及糖皮质激素减量后复发的病人可以考虑使用环磷酰胺。

(六)预后

70%～80% 的 COP 病人接受糖皮质激素治疗后临床和放射学改变可以完全消失,以斑片状实变影为表现的 COP 预后尤佳,接受治疗的 COP 病人 5 年生存率可达 100%。继发性机化性肺炎的预后通常不如 COP。与 COP 预后不良相关的因素有影像学上显著的间质改变、支气管肺泡灌洗液中缺乏细胞、组织学上有瘢痕形成和肺实质的重构。

参 考 文 献

American Thoracic Society,European Respiratory Society. 2002. American Thoracic Society(ATS)/European Respiratory Society

(ERS) international multidisciplinary consensus classification of the idiopathic interstitial pneumonias. Am J Respir Crit Care Med, 165:277-304.

Barroso E, Hemandez L, Gil J, et al. 2007. Idiopathic organizing pneumonia: a relapsing disease. 19 years of experience in a hospital setting. Respiration, 74:624-631.

Cottin V, Cordier JF. 2012. Cryptogenic organising pneumonia. Semin Respir Crit Care Med, 33:462-475.

Davison AG, Heard BE, McAllister WA, et al. 1983. Cryptogenic organizing pneumonitis. QJM, 207:382-394.

Epler GR, Colby TV, McLoud TG, et al. 1985. Bronchilitis obliterans organizing pneumonia. N Engl J Med, 312:152-158.

Travis WD, Costabel U, Hansell DM, et al. 2013. An official American thoracic society/European respiratory society statement: update of the international multidisciplinary classification of the idiopathic interstitial pneumonias. American Journal of Respiratory & Critical Care Medicine, 188(6):733-748.

（七）病例解析

1. **病例 1**：男，73 岁。咳嗽、咳痰 1 月余。病人 1 月前咳嗽、咳黄白黏痰，无发热及胸痛。就诊于泰安第四人民医院，查血常规正常，胸部 CT（2015.09.11）提示左肺炎，经左氧氟沙星及头孢唑肟（2.0g，2 次/d，静脉滴注）治疗 12 天后症状无缓解。

胸部 CT（2015.09.11）：左肺炎表现（图 4-10-15A、B）。

胸部 CT（2015.09.23）：抗感染治疗 12 天后部分病变吸收，出现新发病变（图 4-10-15C～F）。

胸部 CT（2015.10.09）：继续治疗半月，病变游走性明显（图 4-10-15G～J）。

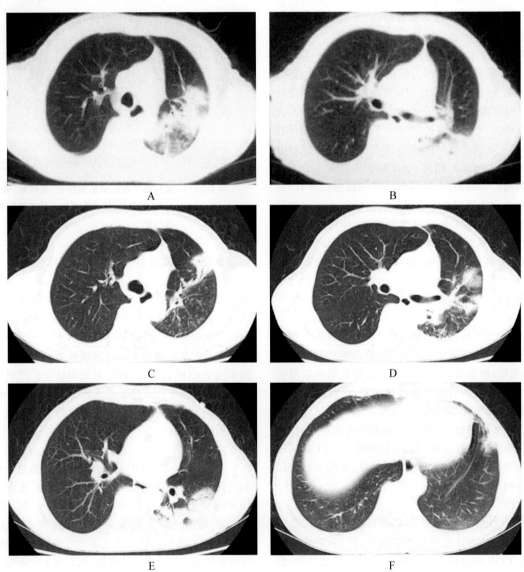

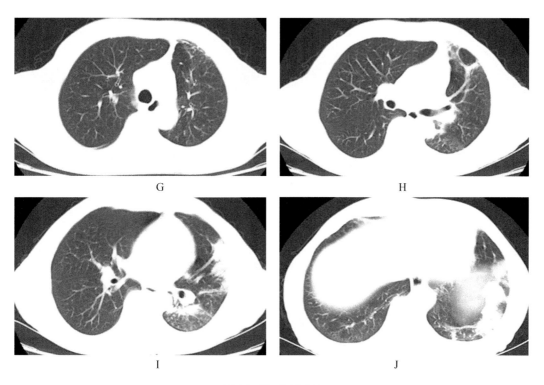

图 4-10-15 胸部 CT1

【诊断】 隐源性机化性肺炎。

【诊断依据】 老年男性,左肺实变、渗出影,病人无发热,血白细胞计数正常,经抗感染治疗症状无明显缓解,病变较前略有吸收,但出现新发病变,提示病变具有游走性,继续抗炎治疗半个月后,游走性更加明显,病情发展与细菌性肺炎不符,亦无结核与真菌感染的证据,首先考虑COP可能。病人肺穿刺病理为肺组织急慢性炎,肺泡大小不等,多数肺泡腔内充填肉芽组织栓,部分肺泡内泡沫样组织细胞聚集、淋巴细胞、中性粒细胞及少数嗜酸粒细胞浸润,肺泡上皮细胞增生,受累肺泡间隔增宽(图4-10-16、图4-10-17)。组织化学染色:Masson(一),网织红细胞(+),PAS(一),抗酸染色(一)。肺功能检查提示限制性通气功能障碍。最终诊断为COP。停用抗生素,加用泼尼松30mg/d,2周后(2015.11.06)病变明显吸收(图4-10-18),45天后(2015.12.04)病变进一步吸收(图4-10-19)。

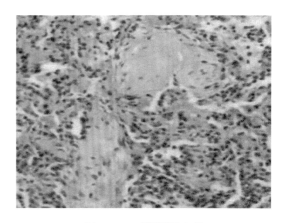

图 4-10-17 蝴蝶影样表现

【分析】 COP的病理特征为肺泡腔内、肺泡管内息肉样肉芽组织形成,并可延伸到细支气管。COP的诊断首先是基于病理组织学上的机化性肺炎,并通过多种辅助检查结合临床资料,排除结核、真菌感染、外源性过敏性肺泡炎、结节病、放射性肺损伤、结缔组织病等继发性因素,并结合临床特点如亚急性起病,抗感染治疗无效,以及胸部影像学特点方可诊断,故COP是结合了临床、影像、病理诊断之后的临床诊断名称。对于临床上遇到咳嗽、咳痰、发热等症状,胸部影像学示多发斑片、实变或磨玻璃影,病变具有多变性和游走性,且抗感染疗效差的病人,要考虑COP可能,及早进行CT引导下经皮肺穿刺或支气管镜活检取得病理,有助于减少误诊,避免不合理使用抗生素。早期诊断、早期治疗、合理应用激素治疗及避免激素不良反应的发生,是影响病人预后的重要因素。

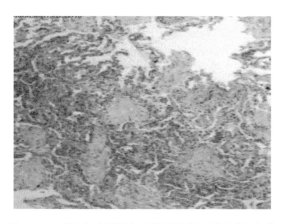

图 4-10-16 肺组织急慢性炎,多数肺泡腔内充填肉芽组织栓

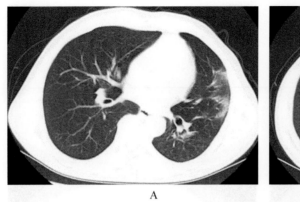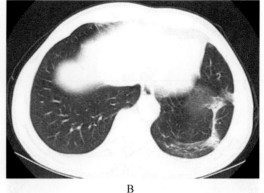

A   B

图 4-10-18   激素治疗 2 周,病变明显吸收

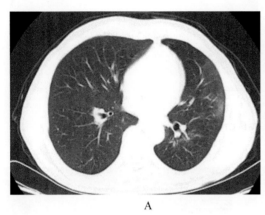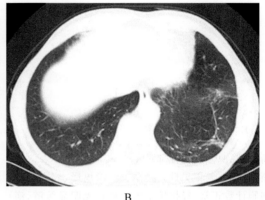

A   B

图 4-10-19   激素治疗 45 天,病变基本吸收

(泰安八十八医院 呼吸内科 田 磊 提供)

2. 病例 2:女,39 岁。干咳、气短 1 月余。查体双肺底可闻及散在湿啰音。辅助检查:白细胞、红细胞沉降率、肿瘤标志物、免疫系列均未见明显异常。气管镜检查未见异常。

胸部 CT(2016.07.10):双肺多发斑片、实变及大小不等结节影,病灶沿支气管血管束周围和胸膜下分布,支气管充气征明显(图 4-10-20A～D)。

胸部 CT(2016.07.19):抗感染治疗 9 天后,部分病变吸收,部分病变进展(图 4-10-20E～H)。

【诊断】 隐源性机化性肺炎。

【诊断依据】 青年女性,病史较长,无明显发热症状,可除外细菌、真菌、结核等感染性疾病。病变沿支气管血管周围分布,以斑片、实变影为主,需考虑 MALT 淋巴瘤、COP 和外源性过敏性肺泡炎可能。MALT 淋巴瘤临床常无症状,查体一般无明显阳性体征,且病灶较少,如此弥漫散在分布,不支持该诊断。病人无明显过敏史和环境、职业接触史,外源性过敏性肺泡炎不考虑。该例抗感染治疗无效,病变边缘收缩内凹,且具有游走性,综合年龄、症状、影像方面特点更符合 COP 诊断。病人肺穿刺病理示肺组织结构破坏,主要由增生的纤维组织构成,肺泡间隙明显增宽,肺泡腔内可见肉芽组织,间质淋巴细胞、浆细胞及组

织细胞散在浸润,未见明显异型细胞,未见肉芽肿病变,未见明确嗜酸粒细胞浸润。结合病人症状、影像学和病理,最终考虑为 COP,给予口服泼尼松 40mg/d,4 天后咳嗽、气短症状明显缓解,逐渐减少激素剂量,2 个月后(2016.09.28)复查胸部 CT 病变较前吸收(图 4-10-21)。病人自行停药,半年后复查(2016.01.18)病变复发(图 4-10-22),较前略有进展。继续激素治疗,复查胸部 CT(2016.02.07),病变有所吸收(图 4-10-23)。

【分析】 以双肺多发斑片、实变影为主要表现的 COP 需与细菌性肺炎、慢性嗜酸粒细胞性肺炎(CEP)、外源性过敏性肺泡炎、肺炎型肺癌和 MALT 淋巴瘤相鉴别。细菌性肺炎 CT 表现为多发斑片影或含气实变影,易误诊为该病,但 COP 病变以双下肺为主,病变有多态性、多发性、易游走等特点,肺部影像学表现较重,但临床表现较轻。在无法获得病原学依据,经抗感染无效时,需积极行肺穿取得病理明确诊断。CEP 与 COP 临床表现相似,影像学均可见到斑片影,但 CEP 病人的斑片影无游走性,复发时在原来部位出现,BALF 以嗜酸粒细胞增加为主,嗜酸粒细胞占细胞总数的 25% 以上,而 COP 以淋巴细胞增加为主,嗜酸粒细胞一般不超过 25%,病理学检查 CEP 病人肺泡、肺间质以嗜酸粒细胞浸润为主,无机化性渗出物

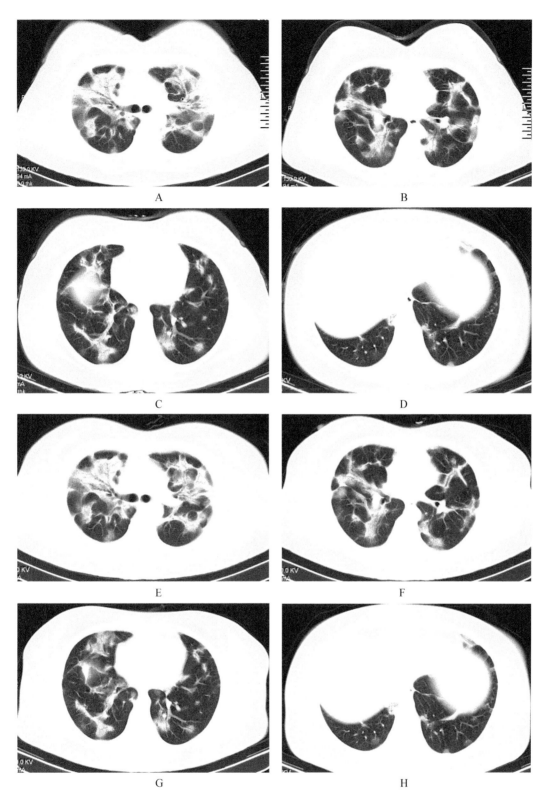

图 4-10-20　胸部 CT2

和肉芽组织增生,病理学差异是两者鉴别的主要依据。外源性过敏性肺泡炎急性期大量炎性细胞浸润,表现为细支气管和肺泡壁水肿,亚急性期和慢性期可表现为肉芽肿和肺间质纤维化改变。外源性过敏性肺泡炎可出现局灶性机化性改变,其病变不但累及肺泡腔和细支气管,同时还累及肺间质和肺血管。肺炎型肺癌影像学上表现为局部

或弥漫浸润、实变影,病变区空气支气管征多呈枯树枝状,表现为僵直、扭曲、串珠样改变,有不规则狭窄。临床上病人常有大量泡沫痰,痰中可查到癌细胞。MALT 淋巴瘤常隐匿起病,病史较长,BALF 中淋巴细胞增多,影像学表现为结节、肿块、单侧或双侧肺泡实变伴支气管充气征等。MALT 淋巴瘤病理常见支气管、血管周围、小叶间隔淋巴

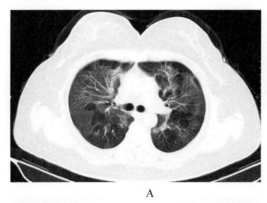
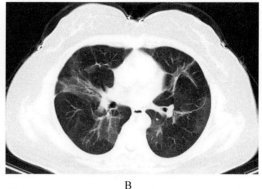

A   B

图 4-10-21 病变较前吸收

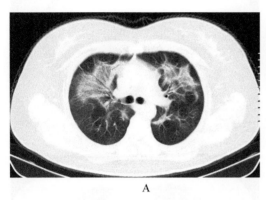
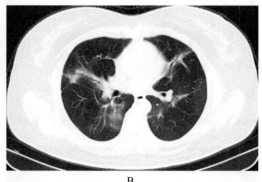

A   B

图 4-10-22 病变复发

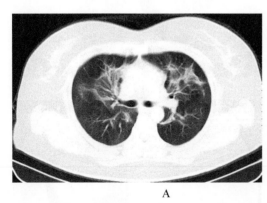
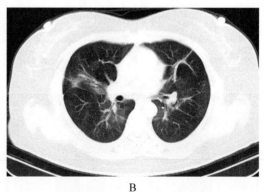

A   B

图 4-10-23 病变吸收

瘤细胞浸润,病变常沿淋巴管播散,淋巴上皮受损是其特征,此外还可见生发中心和巨大层状体。MALT 淋巴瘤的细胞类型为 B 细胞型,在 B 细胞的背景中可见或多或少的反应性 T 细胞群。

（河南省中医院放射科 梁拥辉 提供）

3. **病例 3**：女,54 岁。咳嗽、胸闷、胸痛 1 月。血常规、红细胞沉降率、风湿系列正常。

胸部 CT：双肺散在多发斑片、实变影,沿胸膜下和支气管周围分布,部分见支气管充气征,反晕征明显（图 4-10-24）。

【诊断】 隐源性机化性肺炎。

【诊断依据】 中年女性,双肺多发病变,以斑片实变影和反晕征（图 4-10-24 红箭）为主,实变部分可见支气管充气征,局部区域可见条索影,影像符合 COP 诊断。行肺功能检查示限制性通气障碍,行经皮肺活检术,镜检见多量淋巴细胞及少量嗜酸粒细胞聚集伴纤维组织增生,并见 Masson 小体形成,符合机化性肺炎改变。病人既往无粉尘等职业暴露史,否认结缔组织疾病史且相关检查阴性,发病前无明确感染、无特殊化学品接触等诱因,故临床诊断为 COP,给予激素治疗 2 个月后病变明显吸收（图 4-10-25）,诊断成立。

【分析】 反晕征表现主要相对于晕征而言,即周围密

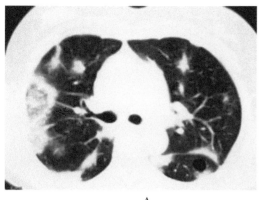
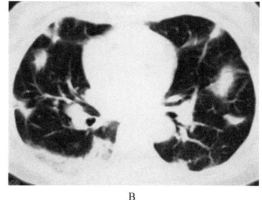

图 4-10-24　胸部 CT3

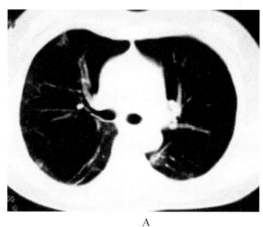
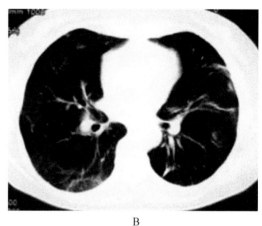

图 4-10-25　病变明显吸收

度高而中央密度低,如新月形或环状,Voloudaki 等首次在 COP 病例中发现。Zompatori 等描述同样的征象为环珊瑚岛征,因为它像热带被浅水环绕的环礁湖。反晕征之前被认为是 COP 的特异性表现,后来发现在许多疾病中都有该征象,包括感染性疾病和非感染性疾病。相对常见的是结核和真菌,COP 和血管炎相对少见,若影像学表现同时出现反晕征与其他条索状、斑片状实变影阴影,对 COP 影像学的诊断有较大把握。本例病史较长,症状轻,影像重,有限制性肺功能障碍,激素治疗有效,支持 COP 诊断。

4. **病例 4**:女,50 岁。胸闷 10 天。

胸部 CT:双肺沿支气管周围弥漫性分布斑片、磨玻璃样、实变混合影,实变为主,边缘欠清,内有支气管充气征,纵隔多发肿大淋巴结(图 4-10-26)。

【诊断】　隐源性机化性肺炎。

【诊断依据】　中年女性,以肺门为中心沿支气管血管束分布的实变及磨玻璃病变,以中下肺为主,边缘凹陷、收缩,以线带状影与胸膜相连(图 4-10-26 红箭),实变影内可见支气管充气征,走行自然,首先考虑为 OP。病人行支气管镜肺活检显示左肺上叶肺泡上皮增生,肺泡间隔纤维母细胞略增生伴较多炎性细胞浸润,肺泡腔内可见较多泡沫细胞,呈慢性炎性改变。结合病人既往体健,此次就诊症

状轻微,无长期服药史、风湿免疫系统疾病史及粉尘接触史,血常规正常,诊断为 COP,给予泼尼松 40mg/d 口服,治疗 3 日后,病人胸闷明显改善,10 日后复查胸部 CT 显示两肺病灶明显吸收,3 个月后糖皮质激素逐渐减量,总疗程 12 个月。停药后随访病变未复发。

【分析】　以双肺弥漫性间质改变为主的 COP 需与下列疾病相鉴别。①非特异间质性肺炎:主要表现为以淋巴细胞和浆细胞为主的慢性炎症细胞浸润肺泡间隔,随着疾病的进一步发展而进展为肺纤维化。②普通间质性肺炎(UIP):病人肺容积减少,常有蜂窝肺。COP 病人 75% 肺容积正常,在间质阴影上可叠加有肺泡影,蜂窝肺罕见。病理上,UIP 病人肺纤维化导致肺结构破坏和蜂窝肺形成,病变呈斑片状分布,常累及胸膜下和间隔旁,可见散在纤维母细胞灶。低倍镜下病变具异质性,即正常肺、间质炎症、纤维化、蜂窝肺交替共存,肉芽组织不明显或无。COP 病人肺结构相对完整,病变时相一致,常以小气道为中心分布,病理表现肺泡和细支气管腔内肉芽组织明显,间质内纤维母细胞灶相对较少,临床上对激素敏感且预后好。③急性间质性肺炎:在渗出期表现为间质急性炎症以及弥漫性肺泡损伤,机化期表现为肺泡间隔成纤维母细胞弥漫性增生。病人较多出现急性呼吸窘迫综合征,病情迅速发展,预后较差。

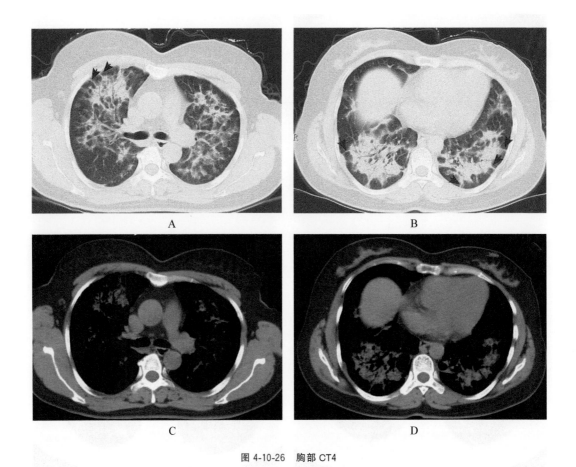

图 4-10-26　胸部 CT4

（山东省青岛市黄岛区人民医院放射科　刘红光　提供）

第 5 章

肺真菌性疾病

近年来,由于造血干细胞移植、各种实体器官移植的广泛开展,各种导管的体内介入、留置及呼吸机等侵入性操作的增多,以及高强度免疫抑制药、大剂量化疗药物和广谱抗生素的应用,侵袭性肺真菌病(invasive pulmonary fungal disease,IPFD)的发病率逐年上升,也成为上述病人死亡的重要原因。

(一)定义

IPFD是指真菌直接侵犯气管、支气管和肺部,引起气道黏膜炎症和肺部炎症肉芽肿,严重者引起坏死性肺炎,甚至血行播散至其他部位。需注意的是,IPFD不包括真菌寄生和过敏所引起的肺部改变。真菌寄生是指临床上患有慢性肺部疾病的免疫功能正常者,痰液真菌培养阳性,大多为真菌在呼吸道寄生,或称为定植;后者是指真菌作为过敏原引起支气管哮喘发作,如变应性支气管肺曲霉病。IPFD分为原发性和继发性两种类型,前者指免疫功能正常、有或无临床症状的肺部真菌感染,多见于社区获得性感染,宿主可以没有真菌感染的危险因素,临床过程相对缓和,凶险程度较低。致病性真菌主要有组织胞浆菌、球孢子菌、副球孢子菌、皮炎芽生菌、足癣菌和孢子丝菌等。后者指伴有宿主因素和(或)免疫功能受损的肺部真菌感染,大多为医院获得性感染,宿主存在比较明确的真菌感染高危因素,在临床上较为常见。条件致病性真菌或称机会性致病真菌主要有念珠菌、曲霉、隐球菌、毛霉、青霉和肺孢子菌等。目前认为,引起IPFD常见的真菌主要是曲霉、念珠菌、隐球菌及接合菌(主要是毛霉)和肺孢子菌等。

(二)临床和影像学表现

IPFD常继发于严重的基础疾病,临床症状和体征多与支气管炎、肺炎、肺结核甚至肺部肿瘤相似,缺乏特异性。胸部影像学表现多种多样,可为支气管肺炎、大叶性肺炎、单发或多发结节,乃至肿块状阴影和空洞。当真菌侵及胸膜时可引起胸腔积液、胸膜增厚粘连。真菌感染经淋巴管蔓延时,可见肺门及纵隔淋巴结肿大。

(三)形态学

念珠菌的菌丝常常是假菌丝,而丝状真菌的菌丝是真菌丝。假菌丝指酵母菌菌种进行一连串的芽殖后,长大的子细胞仍不脱落分离,并继续出芽,产生单个、链状或小的松散成簇的圆形、卵圆形的芽生酵母细胞(芽生孢子,直径3～6μm)。细胞成串排列,在分隔处缢缩,这种菌丝状的细胞串就称为假菌丝。假菌丝的各细胞间仅以狭小的面积相连,呈藕节状,假菌丝分枝仅发生在分隔处。酵母菌也可以有真菌丝,但假菌丝更常见(图5-0-1)。

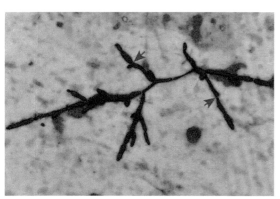
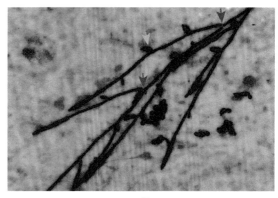

A

B

图 5-0-1　酵母菌假菌丝,痰涂片,革兰染色(1000×),假菌丝呈藕节状,分隔处缢缩(A蓝箭),分枝仅发生在分隔处(B蓝箭),可见芽生酵母细胞(绿箭)

真菌丝指菌丝顶端连续生长产生隔膜形成的菌丝,隔膜处不缢缩。即相连细胞间的横隔面积与细胞直径一致,呈竹节状的细胞串。菌丝有隔或无隔,两边平行(图 5-0-2)。形成假菌丝的念珠菌是单细胞真菌,孢子和菌丝细胞壁更接近细菌,所以革兰染色效果更好。真菌丝,如曲霉和毛霉等,染色效果差,多为红色。

接合菌为宽菌丝(直径 5～25μm,平均 12μm),菌丝壁两侧不平行;菌丝几乎无分隔(薄壁且缺乏规则的分隔,降低了宽菌丝内部的支撑,而使其呈现特征性的扭曲、塌陷或折叠成带状);分枝间隔不规则,非双叉分枝,与母体菌丝可呈各种角度分枝,通常为直角(图 5-0-3、图 5-0-4)。

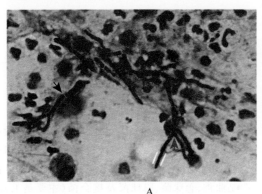
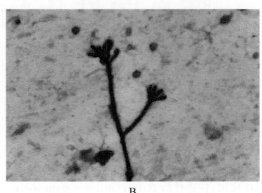

图 5-0-2 烟曲霉,痰涂片,革兰染色(1000×),有隔菌丝(黑箭),成 45°(蓝箭),双叉分枝,菌丝两侧平行(白杠),呈放射状生长(绿箭)

(南方医科大学珠江医院检验科　付　亮　提供)

(四)诊断

IPFD 诊断必须综合考虑宿主危险因素、临床表现、影像学改变和实验室检查。诊断分为确诊、临床诊断及拟诊 3 个级别。确诊 IPFD 主要依靠肺组织活检的病理学检查,有真菌侵袭和相应炎症反应与肺损害的证据(如 HE、PAS、嗜银染色等),以及正常无菌腔液(如血液、胸腔积液、肺穿刺抽吸液等)真菌培养阳性。不同的真菌种类、病人机体状况及病期,其病理变化不尽相同。出现以下病理变化,提示可能有真菌感染:①中性粒细胞浸润和化脓性炎,常表现为小脓肿形成。②肉芽肿形成,其内常伴中性粒细胞、单核细胞和淋巴细胞浸润。构成肉芽肿的巨噬细胞和多核巨细胞胞质内、外可见真菌,多核巨细胞体积大、多为异物型,间质纤维化,多见于呈慢性经过的真菌病。③出血坏死性炎,可不伴有明显的炎症反应,可能是由于真菌侵犯血管致使血栓形成及局灶性梗死。少数情况下真菌病呈无反应性病变,多见于严重免疫抑制病人,如器官移植感染肺孢子菌。以上病理变化应结合临床信息,加做特殊染色以减少误诊。

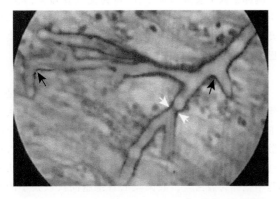

图 5-0-3 毛霉,肺泡灌洗液,革兰染色。宽菌丝,菌丝壁两侧不平行(白箭),菌丝几乎无分隔,分枝间隔不规则,有时成直角(黑箭)

合格的呼吸道分泌物标本的微生物学检查是临床诊断 IPFD 的重要依据之一。但临床最常用的痰液真菌培养阳性并不能区分真菌污染、定植和感染,所以不能作为确诊的依据。即使作为临床诊断依据,也应多次培养为阳性才有参考价值。合格痰液或支气管肺泡灌洗液直接镜检,或培养新生隐球菌阳性,或发现肺孢子菌包囊、滋养体及囊内小体则有临床意义,因为在气道内很少有隐球菌和肺孢子菌的定植。

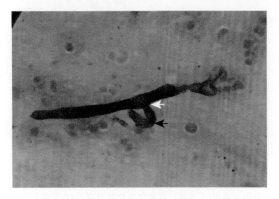

图 5-0-4 毛霉,肺泡灌洗液,六胺银染色。宽菌丝,直角分枝(白箭),菌丝扭曲折叠(黑箭)

(江西省人民医院检验科　陈　会　提供)

血清学检测常用的包括 G 试验、GM 试验和隐球菌荚膜多糖抗原检测。β-葡聚糖为广泛分布于除了毛霉和隐球菌之外多种真菌细胞壁中的多糖,为真菌的特有成分,

分为 β-(1,3)-D-葡聚糖和 β-(1,6)-D-葡聚糖两种,其中前者占了 80% 左右。当真菌进入人体血液或深部组织后,经吞噬细胞吞噬、消化后,β-(1,3)-D 葡聚糖可从胞壁中释放,使其在血液或其他体液中含量增高,从而使血清 β-(1,3)-D-葡聚糖抗原检测(G 试验)得到阳性结果。由于其普遍存在于多种真菌的细胞壁上,故其结果只能考虑存在真菌感染的可能性,对于真菌种类的鉴别缺乏特异性。血清半乳甘露聚糖抗原测定,临床称为 GM 试验,是曲霉丝细胞壁多聚糖成分,它是主要表达在曲霉和青霉细胞壁表面的一种多糖成分,感染曲霉时,在菌丝生长过程中,这种抗原成分会释放出来,在血液、脑脊液和支气管肺泡灌洗液中能够检测到,因此 GM 试验可作为曲霉感染的一项特异性检查,其敏感性因采用的试剂不同而有所差异。隐球菌荚膜多糖抗原检测应用包被着隐球菌荚膜抗体的乳胶颗粒进行乳胶凝集试验,以检测隐球菌抗原。目前仍然缺乏一种在早期敏感性、特异性均较高且对于临床用药有一定指导意义的诊断方法。

(五)治疗

IPFD 诊断极为困难,病死率高,能否得到及时恰当的治疗,是决定病人预后的关键。目前真菌感染的治疗药物有以下几个种类。

1. **多烯类药物**　目前已批准 3 种以类脂为基础的两性霉素 B 剂型:两性霉素 B 脂质复合物、两性霉素 B 胶体分散物、两性霉素 B 脂质体。主要作用机制为影响细胞膜的通透性来抑制真菌的生长,对念珠菌、曲霉、接合菌、镰刀菌都有活性。适应证:念珠菌眼内炎、心内膜炎、中枢神经系统感染的一线治疗;隐球菌脑膜炎的一线治疗;接合菌的一线治疗;伏立康唑或泊沙康唑预防性使用导致的中性粒细胞减少性发热;侵袭性曲霉病的替代治疗;念珠菌血症、念珠菌腹膜炎的替代治疗。两性霉素 B 由于副作用较多,在临床上治疗真菌感染一般不作为首选,两性霉素 B 脂质体对于肾功能的副作用相对小而被临床应用。

2. **三唑类**　三唑类抗真菌药物主要通过抑制真菌细胞色素 P-450 去甲基酶而引起羊毛固醇的积聚及麦角固醇的缺乏,从而导致细胞膜功能障碍而发挥抗真菌作用。主要有氟康唑、伊曲康唑、伏立康唑及泊沙康唑。氟康唑为白色念珠菌的首选药物,对热带念珠菌、近平滑念珠菌、葡萄念珠菌等有极好的抗菌活性。对克柔念珠菌与光滑念珠菌则几乎没有抗菌作用。伊曲康唑抗菌谱包括念珠菌属、曲霉、隐球菌和组织胞浆菌等致病真菌,对镰刀霉活性较低,对毛霉感染无效。其胶囊制剂生物利用度低并受饮食等因素影响较大。伏立康唑具有广谱抗真菌活性,对多种曲霉和所有念珠菌,以及耐氟康唑的白色念珠菌均具有较强的抗菌活性。泊沙康唑是广谱唑类抗真菌药,对念珠菌、曲霉、接合菌、镰刀菌体外具有活性。适应证:联合两性霉素 B 治疗侵袭性接合菌,联用 7 天后单独使用;血液系统恶性肿瘤病人的预防;伏立康唑耐药的曲霉感染。不建议:念珠菌血症;粒细胞减少性发热;曲霉的一线治疗。

3. **棘白菌素类药物**　这类药物作用于真菌细胞壁,非竞争性抑制 β-(1,3)-D-葡聚糖合成酶,它可以破坏真菌细胞壁的葡聚糖合成,产生杀菌活性。主要包括卡泊芬净、米卡芬净、阿尼芬净。卡泊芬净对念珠菌和曲霉有较好的抑菌作用,米卡芬净主要对念珠菌有较好的抑制作用,阿尼芬净对绝大部分的念珠菌及真菌有强大的抗菌作用,包括对氟康唑耐药的念珠菌。棘白菌素类药物在抗真菌治疗中有着较广的抗菌谱,比其他药物相对较小的药物副作用。

对确诊的侵袭性肺曲霉病病人治疗时首选伏立康唑,如果是经验性治疗,伏立康唑、伊曲康唑、两性霉素 B 脂质体、卡泊芬净及米卡芬净均有效。两性霉素 B 及其脂质衍生物是曲霉感染初始治疗及伏立康唑无法给药时补救治疗的适宜选择。对于长期中性粒细胞减少病人及肺移植接受者,可考虑使用两性霉素 B 雾化吸入制剂进行预防性治疗。棘白菌素是补救治疗的有效药物(单用或联合用药),但不建议作为常规单药治疗用药。重症病人可以考虑联合治疗,通常推荐多烯类或唑类药物与棘白菌素联合用药,可发挥药物协同或加强作用。侵袭性肺曲霉病至少需持续治疗 6~12 周,治疗时间很大程度上取决于免疫抑制程度及持续时间、病灶部位和病情改善的证据。对于成功治疗侵袭性肺曲霉病且后续仍需维持免疫抑制状态者,应当进行二级预防治疗用来防止复发。

对侵袭性念珠菌病,如果病人不存在粒细胞缺乏则以氟康唑治疗为主,如果存在则以棘白菌素类及两性霉素 B 为主,疗程尚无定论,以病情是否改善为依据。国外学者报道肺白色念珠菌感染(尤其是耐药的白色念珠菌)在增多,而我国肺念珠菌病目前仍然以对普通唑类抗真菌药敏感的白色念珠菌及热带念珠菌引起者为多,先天耐唑类抗真菌药者如克柔念珠菌并不多见,所以氟康唑在我国念珠菌感染的治疗中依然占据重要地位。

无症状孤立性隐球菌肺炎,病人免疫功能健全者可密切观察,也可给予氟康唑,疗程 3~6 个月。手术治疗适用于需明确诊断或影像学持续异常且抗真菌治疗无效的病人。轻度-重度肺隐球菌病病人,无论免疫功能状态如何,均推荐使用氟康唑治疗,疗程 6~12 个月。重症肺隐球菌病例(表现类似 ARDS)或合并播散性隐球菌病或脑膜炎,标准疗法为两性霉素 B(普通或脂质复合体)联合氟胞嘧啶或氟康唑诱导治疗 2 周,之后用氟康唑巩固和维持治疗 6~12 个月。伊曲康唑、伏立康唑或泊沙康唑可作为氟康唑的替代药物。

肺毛霉病目前最有效的治疗是两性霉素 B 联合氟胞嘧啶。对于肺部局限性病变者,如能承受手术,可行外科手术治疗。

肺孢子菌肺炎首选药物有磺胺甲噁唑/甲氧苄啶(SMZ-TMP),其他药物有喷他脒、克林霉素、伯氨喹和氨苯砜等,依据病情轻重采用静脉或口服治疗。卡泊芬净用于其他药物不能耐受或无效者。

参 考 文 献

De Pauw B,Walsh TJ,Donnelly JP,et al. 2008. Revised definitions of invasive fungal disease from the European organization for research and treatment of cancer/invasive fungal infections cooperative group and the national institute of allergy and infectious diseases mycoses study group (EORTC/MSG)consensus group. Clin Infect Dis,46:1813-1821.

Limper AH,Knox KS,Sarosi GA,et al. 2011. American thoracic society fungal working group. An official American thoracic society statement:treatment of fungal infections in adult pulmonary and critical care patients. Am J Respir Crit Care Med,183:96-128.

Rogers TR. Morton CO,Springer J,et al. 2013. Combined real time PCR and galactomannan surveillance improves diagnosis of invasive aspergillosis in high risk patients with haematological malignaneies. Br J Haematol,161(4):517-524.

Walsh TJ,Anaissie EJ,Denning DW,et al. 2008. Treatment of aspergillosis:clinical practice guidelines of the Infectious Diseases Society of America. Clin Infect Dis,46:327-360.

第一节　肺曲霉病

曲霉属丝状真菌,是条件致病菌,广泛存在于自然界中,可寄生于正常人的皮肤和上呼吸道,常见的有烟曲霉、黑曲霉、黄曲霉及土曲霉、棒曲霉、杂色曲霉等。曲霉所产生的分生孢子主要通过呼吸道进入病人体内暂时黏附和寄居,如果吸入量大或人体免疫功能受到损害则萌发菌丝,引起发病。因此曲霉的感染部位主要集中在肺部,约占全身曲霉感染的90%。曲霉在肺部主要有两种感染途径:血管途径和气道途径。肺曲霉病是在一系列不同生理条件下由曲霉引起的肺内改变构成,可由多种病菌引起,最常见为烟曲霉(图5-1-1、图5-1-2),占80%~90%,少数为黄曲霉(图5-1-3、图5-1-4)和黑曲霉(图5-1-5、图5-1-6)。临床表现有咳嗽、咯血、胸痛、低热等,无特征性。较突出的是咯血,有时量大,甚至危及生命。2016年美国感染病学会新版《曲霉病诊治指南》(简称《指南》)在2008年《指南》基础上修订了证据的分级评价标准,并对流行病学易感因素、曲霉病的诊断和治疗、慢性肺曲霉病的管理4个方面内容进行了更新。

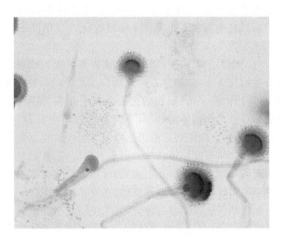

图 5-1-1　烟曲霉,棉兰染色×1000

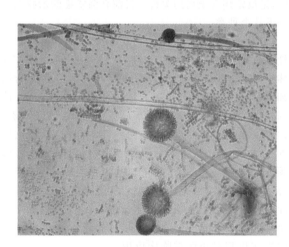

图 5-1-3　黄曲霉,棉兰染色×1000

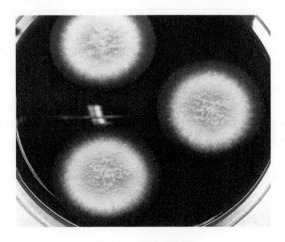

图 5-1-2　烟曲霉菌落

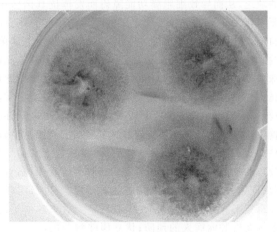

图 5-1-4　黄曲霉菌落

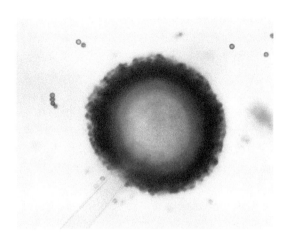

图 5-1-5　黑曲霉,棉兰染色(1000×)

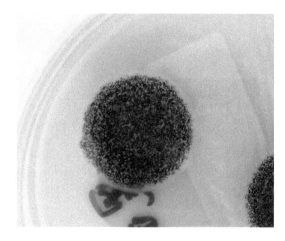

图 5-1-6　黑曲霉菌落

(青岛大学附属医院崂山院区检验科　贾红岩　提供)

1. 分类

(1)曲菌球(aspergilloma):多发生于原有肺内的空洞/空腔性病变内。

(2)变应性支气管肺曲霉病(allergic bronchopulmonary aspergillosis,ABPA):是对曲霉抗原的超敏反应,典型者见于长期哮喘或囊性纤维化病人。

(3)侵袭性肺曲霉病(invasive pulmonary aspergillosis,IPA):绝大多数的 IPA 存在于免疫缺陷病人中,此类感染称为潜在致死性机遇性感染,其发病率逐年增加。IPA 极少数情况下也可在无明显免疫缺陷的个体发生。

(4)慢性肺曲霉病:免疫轻度缺陷。

不同类型肺曲霉病可合并存在,在免疫状态变化时又可从某种类型发展为另一类型。

肺曲霉病需与由曲霉引起的外源性过敏性肺泡炎(EAA)鉴别,后者因接触了发霉的干草、麦芽和挖井后导致 EAA 的发生。不同的个体处于相同的暴露中会导致不同的转归:EAA 或 IPA 的发生。暴露于大量真菌孢子环境中更可能导致感染的发生,而不是过敏反应;或者感染和过敏同时出现。

另外,从无曲霉感染迹象病人的下呼吸道中分离出曲

霉可以被认为是曲霉定植。是定植还是感染往往通过临床症状来进行判断,虽然也可以通过定量 PCR 来判断。从定植进展为临床疾病的风险取决于宿主的免疫损害/抑制程度。

2. 曲霉易感人群及易感人群的预防　常见的侵袭性曲霉病(invasive aspergillosis,IA)发病危险因素包括:持续的中性粒细胞减少状态、进展期 HIV 感染、原发免疫缺陷、异体造血干细胞移植和肺移植。2016 年版《指南》的推荐意见主要是根据流行病学调查、临床经验、案例报道等证据获得,虽然证据级别较低,但有重要参考意义。其中,主要推荐意见包括:应将住院的异体造血干细胞移植(HSCT)接受者安置在受保护的环境中,以减少霉菌暴露机会;给予其他严重免疫功能低下的、易发生 IA 的高危病人相应防护措施,如急性白血病正在接受诱导或再诱导化疗方案治疗者;若住院无法提供防护病房的条件,推荐此类病人入住单独病房,且病房远离施工场地,也不允许将绿植或鲜花带入病房;建议对 IA 高危门诊病人采取合理防护措施,以减少霉菌暴露机会,包括避免园艺、施肥劳作或密切接触装修或施工场地;白血病诊疗中心与移植中心应当定期监测 IA 感染,若发现霉菌感染率超过基线水平,或者非高危人群发生 IA,应立即对医源性感染情况进行评估。

3. 诊断　组织病理学和无菌部位的真菌培养结果是确诊曲霉病的标准。2016 年版《指南》对 GM 试验给出更详细的推荐意见:对于血液系统恶性肿瘤及造血干细胞移植病人,建议血清和肺泡灌洗液中的 GM 作为 IA 的精确诊断标志物;不建议对接受抗真菌治疗或预防性治疗的病人常规筛查血液 GM,但可对这类病人的支气管镜样本检测 GM;不建议对实体器官移植接受者或慢性肉芽肿病(CGD)病人筛查 GM。此外,临床上使用的另一个血清检验学方法 G 试验推荐对于高危病人诊断 IA,但不具有曲霉菌特异性,阳性结果可能由其他类型真菌感染导致。

IA 的影像学诊断方面,2016 年版《指南》中,高证据等级的研究否定了胸部 X 线摄影的诊断价值,将胸部 CT 扫描检查明确为主要的影像学诊断依据。对于治疗后疗效的反应,2016 年版《指南》中依旧不推荐 2 周内常规使用胸部 CT 扫描检查评估疗效,建议在治疗至少 2 周以后行胸部 CT 扫描检查,以评估 IA 对治疗的反应;如果病人临床病情恶化,可以考虑早期进行胸部 CT 扫描检查评估。

4. 治疗　2016 年版《指南》在高等级证据的基础上,确立了伏立康唑作为 IPA 首选治疗药物的地位,对于联合治疗、替代治疗、补救治疗及经验性治疗有了更详细的推荐意见,更新了对疗程的建议。此外,增加了对于抗真菌药物的药物敏感性试验的管理意见。

目前,推荐用于 IA 治疗和预防的药物包括三唑类(伊曲康唑、伏立康唑、泊沙康唑、艾沙康唑)、两性霉素 B 及脂质体和棘白菌素类(米卡芬净或卡泊芬净)。多数病人可优选三唑类药物防治 IA,推荐进行治疗药物监测(TDM)。需要注意的是,唑类抗真菌药物与其他药物的相互作用相对较多,使用前需经有治疗经验的临床医生充分考虑药物相互作用及相关不良反应。两性霉素 B 脱氧胆酸盐及其脂质衍生物是曲霉感染初始治疗及伏立康唑无法给药时补救治

疗的适宜选择。对于长期中性粒细胞减少病人及肺移植接受者,可考虑使用两性霉素 B 雾化吸入制剂进行预防性治疗。棘白菌素是补救治疗 IA 的有效药物,但不建议作为 IA 常规单药治疗用药。多烯类或唑类药物与棘白菌素联合用药可发挥药物协同或加强作用,然而目前试验研究尚未得到确切结论。不建议在初始感染阶段对分离菌株进行常规抗真菌药敏试验,而应作为疑似唑类耐药、抗真菌药治疗无反应者,或用于流行病学研究时的参考方法。

对于 IA 治疗疗程,目前研究证据均不足以最终确定 IA 的疗程,根据现有资料推荐 IPA 治疗疗程至少为 6～12周;对于有明确免疫异常的病人,疗程很大程度上取决于免疫抑制程度及持续时间、病灶部位和病情改善的证据。对于成功治疗 IPA 且后续仍需维持免疫抑制状态者,应当进行二级预防治疗来防止复发。在可行的情况下,建议在抗曲霉感染治疗过程中减少免疫抑制剂用量或不用药。对于确诊或疑似 IA 的病人,出现中性粒细胞减少可考虑给予细胞集落刺激因子。若中性粒细胞减少的 IA 病人行标准治疗无效,或预计该状态可能会持续超过 1 周,可考虑行粒细胞输血治疗。对于 CGD 病人,推荐使用重组 γ-干扰素作为预防治疗用药。对于病灶易于清除的病人,应当考虑手术治疗曲霉病,如侵袭性真菌性鼻窦炎或局部皮肤病。IA 并非是欲行化疗或 HSCT 者的绝对禁忌证。确诊为曲霉病后,在决策何时进行辅助化疗或 HSCT 时,应当综合考虑感染病专家、血液病专家和肿瘤学专家的意见。如果延迟治疗,必须权衡考虑抗肿瘤治疗期间曲霉病进展风险与恶性肿瘤死亡风险孰轻孰重。

5. 预防性治疗 2016 年版《指南》根据现有证据确认了预防性治疗的适应人群:中性粒细胞功能障碍的血液系统疾病、急性白血病伴反复或长期中性粒细胞减少;2008年版《指南》对于 IA 预防性治疗的推荐用药为泊沙康唑,2016 年版《指南》根据现有的临床研究推荐预防性药物包括泊沙康唑、伏立康唑和(或)米卡芬净。HSCT 接受者患移植物抗宿主病(GVHD)时具有发生 IA 的高风险,推荐采用泊沙康唑进行预防治疗。对于慢性免疫抑制的GVHD 病人,推荐在整个免疫功能低下期间持续进行抗真菌治疗。2016 年版《指南》中增加了预防性用药的可选种类,将伏立康唑的预防性治疗地位显著提高;值得注意的是,尽管这些研究中都发现伏立康唑预防性治疗可以降低 IA 的发病率,但临床结局的改变并不明显。目前受到高质量研究证据支持的预防性药物仅有泊沙康唑。

突破曲霉感染(breakthrough aspergillosis)主要是指在预防性抗真菌治疗时出现的曲霉感染。如原预防性药物并不能覆盖曲霉,那么曲霉突破感染很容易解释,治疗上依旧按照 IA 的治疗原则来处理;如在覆盖了曲霉的预防性治疗方案上出现了突破性感染,则属于一种特殊的感染情况,虽然其发生率不超过 3%,但目前对此类情况的处理经验不足。2016 年版《指南》建议在这种情况下进行积极的临床检查,包括使用侵入性检查,来建立明确的诊断;有条件情况下可进行药物浓度监测和药敏检测;建议经验性地换成其他类型的抗曲霉药物(低级别证据表明采用泊沙康唑预防突破曲霉感染时,可考虑应

用艾沙康唑或伏立康唑补救;采用伏立康唑预防治疗突破曲霉感染时可考虑应用泊沙康唑补救);如果有可能,建议减少免疫抑制剂的用量。总之,突破感染应该以个体化治疗为主,治疗策略应建立在经验丰富的临床医生对病情的判断上。

6. 经验性治疗 IPA 经验性治疗适用于:① 对于长期合并中性粒细胞减少的高危病人,若在应用广谱抗菌药物治疗的情况下仍然发热,推荐进行经验性抗真菌治疗。可选择抗真菌药物包括两性霉素 B 脂质制剂、棘白菌素类(卡泊芬净或米卡芬净)或伏立康唑。② 对于预计短期中性粒细胞减少者(持续时间<10 天),不建议进行经验性抗真菌治疗,除非存在提示侵袭性真菌感染的指征。③ 检测血清或 BALF 中的真菌标志物如 G 或 GM,有助于减少无症状或发热的高危病人接受不必要的抗真菌治疗比例。④ 对于强烈怀疑 IPA 的病人,有必要在进行诊断性评估的同时尽早开始抗真菌治疗。⑤ 对于没有进行抗霉菌预防治疗的肺移植接受者,在术后 6 个月内或接受免疫抑制强化治疗避免排异反应的 3 个月内,若出现呼吸道曲霉无症状定植,建议先行抗曲霉治疗。

参 考 文 献

Agarwal R,Khan A,Aggarwal AN,et al. 2011. Role of inhaled corticosteroids in the management of serological allergic bronchopulmonary asperillosis (ABPA). Intern Med,50(8):855-860.

Gaillot RE,Schlamm HT,Oestmann JW,et al. 2010. Computer tomography in pulmonary invasive aspergillosis in hematological patients with neutropenia:an useful tool for diagnosis and assessment of outcome in clinic trials. Eur J Radiol,74(3):e172-175.

Hinson KF,Mood AJ,Plummer NS. 1952. Broncho-pulmonary aspergillosis:a review and a report of eight new cases. Thorax,7(4):317-333.

Lehmann S,Pfannenstiel C,Friedrichs F,et al. 2014. Omalizumab:A new treatment option for allergic bronchopulmonary aspergillosis in patients with cystic fibrosis. Ther Adv Respir Dis,8(5):141-149.

一、曲菌球

当人体免疫力低下时,曲霉可进入肺内并在空洞(腔)内寄生繁殖,曲菌丝、菌体、黏液、细胞碎片及纤维蛋白聚集成的球形团块即曲菌球。虽然其他的真菌也可以形成真菌球(如接合菌和廉孢菌属),但曲霉属(特别是烟曲霉)更加常见。根据空洞(腔)来源分为原发性和继发性,继发者多见,常继发于结核性空洞、先天性肺囊肿、慢性肺脓肿、癌性空洞和支气管扩张等慢性空洞或空腔性疾病,以结核性空洞多见。原发者为曲霉直接造成肺组织的梗死并形成空洞。曲菌球通常是曲霉在肺内的良性腐物寄生状态,但可在此基础上发展为 IPA。引流不畅可促进曲霉在空洞内的生长,通常不会侵犯周围肺实质或血管。

(一)临床表现

曲菌球可以不引起临床症状而存在多年,大部分病人会经历轻微的咯血,严重咯血多见于有结核病基础的病

人。咯血原因包括曲霉局部侵犯空洞壁上的血管、曲霉释放有溶血性质的内毒素和蛋白溶解酶导致组织溶解及曲菌球与空洞壁血管的机械摩擦，咯血引起的病死率为 2%～14%。其他症状与基础肺疾病有关，包括慢性咳嗽、胸痛和呼吸困难等，除非继发细菌感染，发热少见。

免疫功能正常宿主肺曲菌球主要病变部位是在支气管或细支气管，空洞内可见曲霉丝组成的致密物质，空洞壁多为上皮组织或慢性炎性肉芽组织，周围肺组织可表现为间质纤维化或机化性肺炎，可没有菌丝侵犯。免疫功能轻度降低的宿主，可能进展为慢性坏死性肺曲霉病。

（二）影像学表现

影像学上，曲菌球多呈圆形或椭圆形，部分形态不规则，大多边缘光滑、大小不一，多为单发，并可随体位改变而活动（滚珠征）（图 5-1-7），也可多发（图 5-1-8），上缘弧形，因其不侵及洞/腔壁，其体积多小于洞/腔内壁，在重力作用下常位于洞/腔底部，并与周围形成空气新月征。部分球体与空洞（腔）壁完全分离，残存间隙较少则呈环状，称为气环征（图 5-1-9）。图 5-1-9 病例尚有球中含气征，为

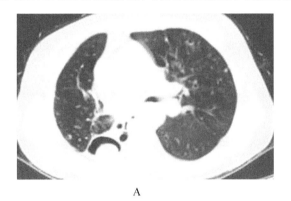

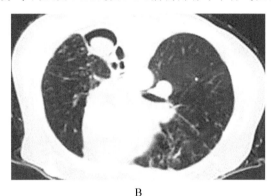

图 5-1-7　空洞型肺结核并曲菌球，改变体位时曲菌球移动

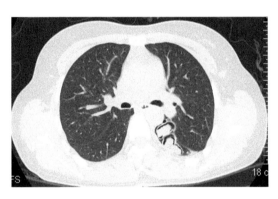

图 5-1-8　支气管扩张并多个曲菌球

者，常有胸膜增厚。病变好发于两肺上叶尖后段或下叶背段，以上叶尤著（图 5-1-11），这是由于曲菌球多寄生在结核性空洞，而且肺尖部的通气灌注比例不平衡为曲菌球提供了适宜的生长环境。曲菌球内无血管结构，增强扫描无明显强化（图 5-1-12）。

曲菌丝生长的早中期尚未能与纤维、黏液、细胞碎片及蛋白混成密实团块，中间尚留有部分残余气体所致。少数可见空洞（腔）有多个曲菌球形成（图 5-1-10）。若曲霉生长旺盛，曲菌球可缓慢地增大，如曲霉生长衰退或死亡，曲菌球可长期不变或渐趋缩小，并可出现钙化。位于肺外带

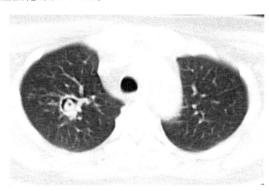

图 5-1-9　肺囊肿并曲菌球，气环征和球中含气征

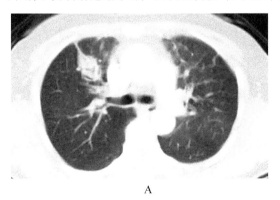

A

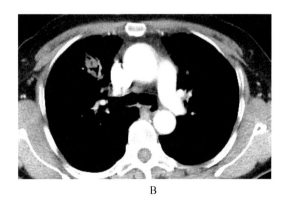

B

图 5-1-10　肺囊肿并肺曲菌球

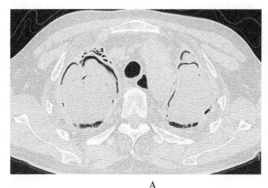
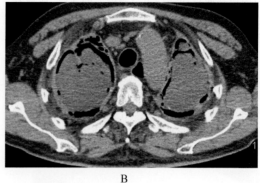

A   B

图 5-1-11　男,78 岁。双肺上叶巨大曲菌球

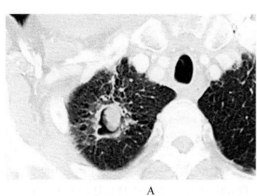
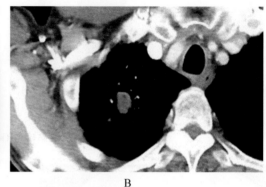

A   B

图 5-1-12　男,40 岁。右肺上叶曲菌球,增强扫描无强化

(三)治疗

肺曲菌球多继发于肺部慢性空洞性疾病,抗真菌药物很难透过较厚的空洞壁达到药物浓度,且多数病人长期使用抗结核药物、抗生素或激素,故药物治疗效果差。肺曲菌球无论咯血症状轻重,只要无手术禁忌证,外科手术应为首选。手术指征:病变经抗真菌药物正规治疗无明显好转者;危及生命的咯血或较严重的反复咯血,经药物治疗无效者;孤立性病灶与肿瘤不能鉴别者;影像学显示曲菌球增大或数量增多;病人心肺功能能耐受手术者等。手术方式主要是肺叶切除术、肺段或肺楔形切除术。随着胸腔

镜技术日渐成熟,其创伤小,美观,减少对肺组织的挤压而避免了肿块的破裂,减少了术后并发症的发生,为术式提供了新的选择。支气管动脉栓塞术疗效差或只有短暂的止血效果,仅作为抢救危及生命的大咯血的临时措施。

(四)病例解析

1. 病例 1:男,64 岁。咳嗽、咳痰、痰中带血 1 月。入院前 2 天出现咯血,量约 20ml。吸烟 30 年,约 30 支/天;饮酒 30 年,约 250ml/d。

胸部 CT:右肺上叶薄壁空腔,内见球形影,随体位改变而移动(图 5-1-13)。

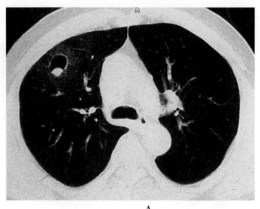
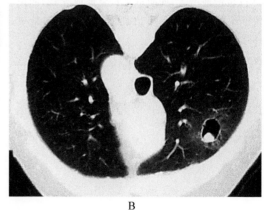

A   B

图 5-1-13　胸部 CT1

— 342 —

【诊断】　肺囊肿并曲菌球。

【诊断依据】　老年男性,有烟酒史,咳嗽、痰中带血、咯血,右上肺可见薄壁囊腔,考虑为肺囊肿可能。囊肿外周可见磨玻璃影,考虑为出血所致。肺囊肿内见球形影,上方冠以半月形透光区,新月征明显,球形病变表面光滑,可随体位滚动,首先考虑曲菌球诊断。病人曲霉抗原测定:0.86,入院后予以伏立康唑 0.2g 静脉滴注 q12h(首日剂量加倍),治疗 12 天后复查胸部 CT 示病变完全吸收(图 5-1-14),出院继续口服伏立康唑 0.2g q12h,随访良好。

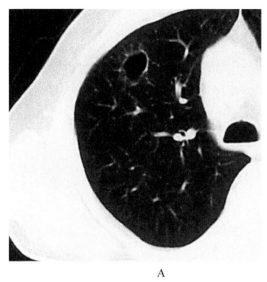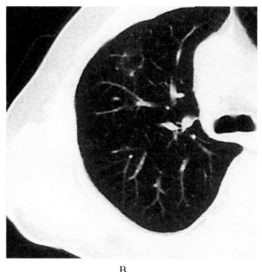

A　　　　　　　　　　　　　　　B

图 5-1-14　病变完全吸收

【分析】　肺曲菌球是肺内常见的球形真菌感染性疾病,常需与其他类型肺曲霉病、肺内球形病变及空洞/腔病变相鉴别。诊断肺曲菌球应紧密结合病史、临床表现和影像学征象。老年病人,有肺部基础疾病或有脏器移植病史,有咯血或血痰,胸部 CT 显示肺部空洞(腔)内结节影,边缘光滑,伴有空气新月征、气环征、滚珠征、球中含气征等征象,增强扫描结节无强化,应首先考虑肺曲菌球。由于抗真菌药物在空洞内很难达到有效药物浓度,药物治疗效果差,故手术治疗为首选。本例抗真菌治疗疗效较好可能与病人无明显基础疾病,肺囊肿壁较薄,抗真菌药药物易穿透囊肿壁而达到有效药物浓度有关。

2.**病例 2**:男,45 岁。咳嗽、咯血、消瘦 1 年余。3 年前患肺结核,痰涂(＋),抗结核治疗好转,残留空洞。既往有糖尿病史 1 年。

胸部 CT:左肺上叶多发空洞,空洞周边可见纤维条索和结节影,空洞下方见光滑结节,上方见空气新月征(图 5-1-15)。

【诊断】　空洞型肺结核并多发曲菌球。

【诊断依据】　中年男性,既往有空洞型肺结核和糖尿病病史,空洞下方边缘光滑结节影,上缘可见空气新月征,无明显壁结节,结合咯血症状,支持该诊断。病人行俯卧位检查,可见病变滚动(图 5-1-16),诊断明确。手术切除病变(图 5-1-17),病理示曲霉感染。

【分析】　曲菌球的手术切除标本肉眼检查可见灰黄糟脆易脱落的曲霉菌球。镜下,扩张的支气管腔内可见曲霉菌菌丝密集生长,有极向,像逐级分叉的树枝,菌丝粗细均匀一,直径 3~6μm,成锐角分支(约 45°),菌丝有许多分隔,可见孢子。常见菌团边缘坏死、退变,菌丝变得粗大,应与毛霉相鉴别,其鉴别点是菌丝保存极向,侵袭性弱。

肺曲菌球需与其他空洞性病变相鉴别。结核空洞因引流良好,空洞多位于近肺门侧,其透亮区一般为半月形,很少为环形或新月形,且干酪坏死物密度不均,边缘不规则,空洞周围有较多的卫星灶、纤维灶、钙化灶及继发性牵引性支气管扩张等征象。肺内其他部位往往可见结核播散灶,纵隔、肺门淋巴结常见钙化。空洞内容物不随体位改变而移动。癌性空洞多有壁结节,空洞壁厚薄不均,增强扫描可见强化,洞内病变边缘多不光滑。肺脓肿空洞周围常有斑片或片状渗出性炎症,其内坏死物常伴液平面,临床表现常有发热、中性粒细胞及白细胞增高等。空气新月征是肺曲菌球较特异的影像学表现,表现为肺部结节或实变灶内出现新月形或环形气体密度影。其形成原因为肺部曲霉感染引起肺出血、小动脉栓塞及肺梗死,随着中央坏死区的收缩,边缘坏死区被白细胞吞噬吸收,两者之间逐渐形成新月形的含气间隙。空气新月征的出现代表曲霉感染处于恢复期,一般提示预后较好。空气新月征需与硬化性肺细胞瘤和肺包虫囊肿相鉴别。硬化性肺细胞瘤多表现为肺部孤立性结节或肿块,表面光整,边界清晰,增强扫描明显强化,除空气新月征外,尚有贴边血管征、动脉为主征、晕征等典型表现,较易鉴别。肺包虫囊肿可单囊或多囊,典型者有水上浮莲征。囊肿仅外囊破裂,内囊完整且有少量空气进入内外囊之间时,在囊肿上方可见新月状或条带状透明带,并随体位改变,气体环行于内外囊壁之间,此时囊肿仍保持较完整的圆形及类圆形高密度影。根据牧区生活史及接触史,以及典型影像学表现,多数病例可做出正确诊断。

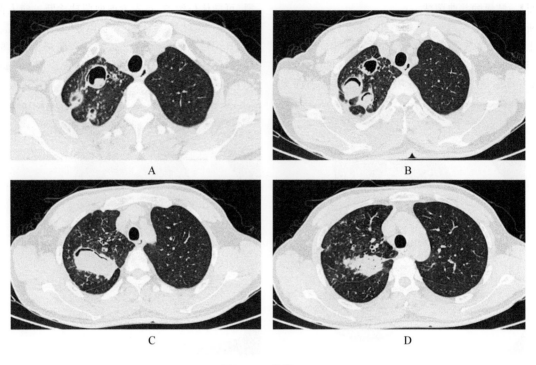

图 5-1-15　胸部 CT2

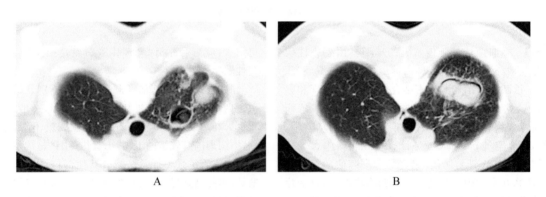

图 5-1-16　俯卧位检查可见病变滚动

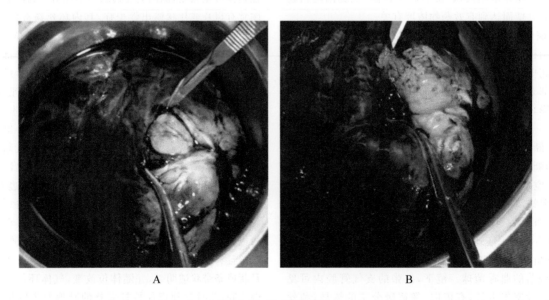

图 5-1-17　手术切除病变

（萍乡市人民医院呼吸科　李为洲　提供）

3. **病例** 3：女，56 岁。反复咯血 7 年。2 年前曾行支气管动脉栓塞，近来又出现少量咯血。

胸部 CT：左上肺多发大小不等囊状影，部分病灶可见新月征，左侧肺门见钙化（图 5-1-18）。

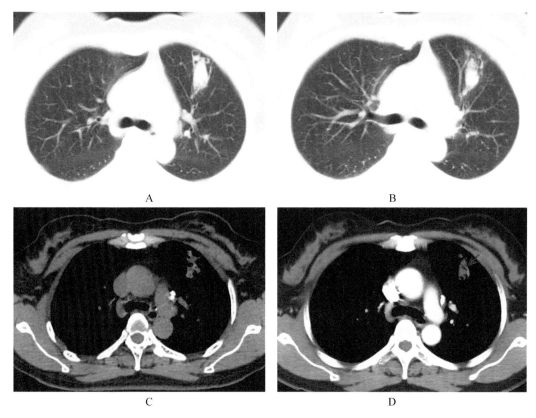

A

B

C

D

图 5-1-18　胸部 CT3

【诊断】　支气管扩张并曲霉肿。

【诊断依据】　中年女性，反复咯血，病变沿支气管纵向分布，远端见多发空洞，部分层面见液平面，提示为支气管扩张。支扩内可见球形影，外周可见弧形影，考虑为空气新月征（图 5-1-18 红箭）。空气新月征是腐生性肺曲霉特征性 CT 表现，故诊断考虑支气管扩张并曲霉感染。病人手术病理示肺组织部分肺腔扩张，腔内可见淤血及炎性渗出，间质纤维组织增生伴炎性细胞浸润，小支气管管腔部分扩张，灶区上皮脱落；一小支气管腔内可见真菌菌落（曲霉），其管壁及周边未见明确肉芽肿形成及间质性炎性反应。

【分析】　近年来由于抗生素的广泛、大量使用，继发于结核或支气管扩张的曲霉病明显增加。肺曲菌球临床表现没有特异性，最常见症状为咳嗽、咯血，少见症状如胸痛、气急，部分可伴有全身症状，如体重减轻、乏力等。咯血大部分来自支气管动脉破裂出血，常有自限性、间歇性，但是当病变范围增大，累及胸膜时，可腐蚀肋间动脉，出现大出血，出血难以控制，有时可以致命。支气管动脉栓塞术能够治疗并稳定大咯血的病情，但由于曲菌球、支气管扩张等出血来源主要是呼吸道，同时亦有多部位出血的可能，同时出血部位周围由于代偿作用建立侧支血管，多支动脉供血，一旦术中待栓塞的血管遗漏可导致咯血的术后复发。对于反复咯血，并伴有容易寄生曲霉感染基础疾病的病人，临床医生应提高病人可能合并曲霉感染的警惕

性，必要时可手术切除。

（江苏省兴化市人民医院呼吸内科　李　军　提供）

4. **病例** 4：男，74 岁。咳嗽 4 月余，间断发热 20 余天。

胸部 CT（仰、俯位，2013.12.13）：左肺下叶空洞并活动性结节（图 5-1-19）。

【诊断】　空洞型肺癌合并曲菌球。

【诊断依据】　老年男性，左肺下叶偏心性空洞，空洞内见结节影，随体位移动，提示曲菌球可能。洞壁厚薄不均，并见壁结节，邻近胸膜广泛增厚（图 5-1-19 红箭），肺门淋巴结肿大（图 5-1-19 蓝箭），增强扫描空洞壁明显强化，空洞内结节未见明显强化，需考虑洞型肺癌合并曲菌球诊断。给予伏立康唑治疗 2 周，症状明显缓解，复查胸部 CT（2013.12.26）示空洞较前略有增大（4.5cm×3.4cm）（图 5-1-20）。4 个半月后复查胸部 CT（2014.04.02）示空洞较前明显增大（6.4cm×4.4cm），空洞壁增厚，厚薄不均，肺门、纵隔见多发肿大淋巴结，较前增大增多（图 5-1-21）。以上演变过程支持空洞型肺癌合并曲菌球。最终穿刺病理证实为肺腺癌并曲菌球。

【分析】　曲菌球通常发生在已经存在的肺空洞病变内，如肺结核空洞、支气管扩张、肺囊肿、癌性空洞、强直性脊柱炎和结节病等所致肺纤维空洞等，偶见于胸膜腔和支气管残端。本例空洞内病变的活动性和无强化支持曲菌球诊断，抗真菌治疗有效易造成对空洞本身性质的忽略，洞壁厚薄不均、空洞本身与胸膜关系密切及肺门淋巴结肿大为诊断提供了线索。

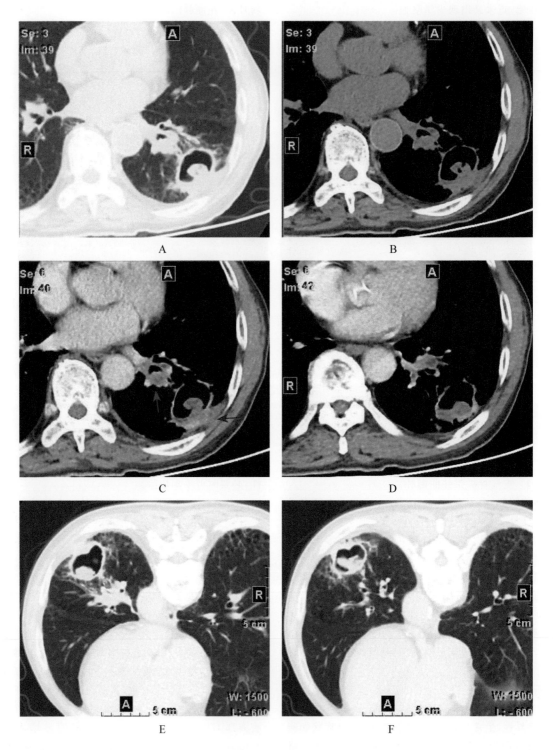

图 5-1-19　胸部 CT4

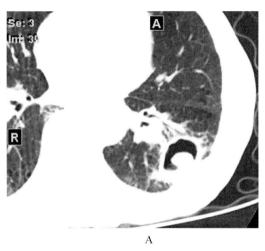
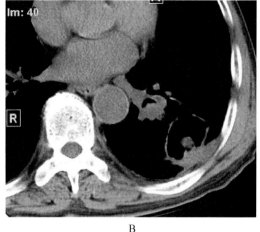

A　　　　　　　　　　　　　　B

图 5-1-20　空洞较前略有增大

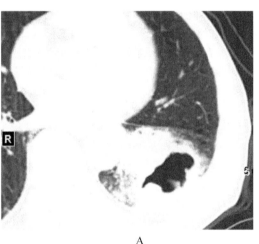
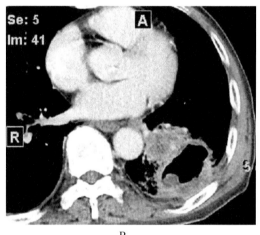

A　　　　　　　　　　　　　　B

图 5-1-21　空洞较前明显增大,洞壁较前增厚,肺门、纵隔见淋巴结较前增大增多

(山东省立医院东院影像科　花倩倩　提供)

二、变应性支气管肺曲霉病

变应性支气管肺曲霉病(ABPA)是一种由曲霉引起的变态反应性、非感染性肺部疾病,是最常见的过敏性霉菌病,典型者见于长期哮喘或囊性纤维化病人。本病最早于 1952 年由英国学者 Hinson 等首先在哮喘病人中发现并命名。ABPA 在支气管哮喘病人中发病率大约为 2%,在激素依赖性哮喘病人中发病率为 7%～14%,在肺囊性纤维化病人中发病率为 1%～15%。ABPA 也可发生于其他基础疾病病人,如慢性阻塞性肺疾病、结节病、高 IgE 综合征、支气管中心性肉芽肿病、慢性肉芽肿性疾病及以往患肺结核的个体。ABPA 的变应原主要为曲菌属,其中烟曲霉最常见,偶尔可见黄曲霉、黑曲霉、棒曲霉等其他曲霉。除曲霉外,其他霉菌或酵母菌也可引起和 ABPA 相似的临床症状,称为变应性支气管肺真菌病,与 ABPA 相比,其发病率很低。

(一)发病机制

ABPA 的发病机制尚不完全清楚,与遗传因素和机体对曲霉的过敏反应有关。曲霉广泛分布于自然界中,特别是潮湿的环境适合曲霉生长,对于过敏体质和免疫低下的人吸入曲霉孢子后,孢子会定植在支气管壁,在合适的环境下增殖生长为菌丝,释放出抗原激活免疫反应和炎症反应。曲霉抗原主要诱发 Th2 型免疫反应,继而产生 IL-4、IL-5、IL-1 等细胞因子,这些细胞因子促进中性粒细胞浸润、嗜酸粒细胞增多、曲霉特异性 IgE 增加。ABPA 与 I 型和Ⅲ型变态反应密切相关。曲霉特异性 IgE 介导的 I 型变态反应可引起支气管痉挛,腺体分泌增加,嗜酸粒细胞升高,血清 IgE 和烟曲霉特异性 IgE 增高;特异性 IgG 介导的Ⅲ型变态反应则引起气道损伤,导致中心性支气管扩张和肺纤维化。同时曲霉能释放各种蛋白,促进各种促炎因子的释放,这些蛋白能直接损伤气道内皮,造成细胞膜损伤和细胞死亡。后期肉芽肿的形成提示了Ⅳ型变态反应在 ABPA 发生机制中的作用。

ABPA 的发生也与某些基因有关。携带 HLA-DR2 和 HLA-DR5 基因的个体比不携带者患 ABPA 的风险更高，但 HLA-DQ2 等位基因又可作为保护基因，尤其携带 DQB1×0201 基因患 ABPA 的风险会较低。此外，有研究表明 IL-4α 受体基因多态性，表面活性蛋白 A2 基因多态性也与 ABPA 的发病存在密切关系。

（二）临床表现

本病 20～40 岁多见，性别无明显差异。湿润、温暖气候或冬季室内条件下高发。多数病人有特异性体质，对多种食物及药物过敏。本病缺乏特征性临床表现，常见症状有喘息、咳嗽、咳痰、咯血、胸痛、低热及消瘦等，部分病人可咳出褐色或黑色黏液痰栓，这种痰栓中易查见真菌菌丝，故对诊断该病临床意义较大。发作时病人双肺可闻及散在或广泛哮鸣音，肺局部浸润可闻及细湿啰音。病程较长者可出现肺气肿体征和杵状指（趾）。

实验室检查可有外周血嗜酸粒细胞增多，通常 >1.0×10⁹/L，血清总 IgE 水平大于 1000U/ml 是 ABPA 的标志，糖皮质激素治疗可减轻变态反应，因此全身糖皮质激素治疗的 ABPA 病人嗜酸粒细胞和血清总 IgE 水平可能正常。血清总 IgE 可作为随访的指标，激素治疗后降低 35%～50% 是缓解的标准，在治疗随访期间若血清总 IgE 水平较治疗后稳定的基线水平增加 1 倍及以上提示 ABPA 复发。ABPA 病人烟曲霉特异性血清 IgE 与 IgG 抗体、血清沉淀抗体均可以升高。曲霉抗原皮肤试验和皮内试验对于诊断 ABPA 的敏感性较高。此外，痰培养示曲霉生长，可支持 ABPA 的诊断，但痰培养阳性率较低。气管镜检查对诊断 ABPA 有重要价值，通过支气管镜可直观地了解黏液栓的黏稠度及颜色，收集下呼吸道分泌物可发现病原体。

（三）影像学表现

胸部 CT 表现有游走性的肺部浸润影、均匀实变影、支气管壁增厚、局限肺不张及中心型支气管扩张（图 5-1-22）等。近端支气管呈柱状或囊性扩张，远端支气管可无病变为中心型支气管扩张的特征性表现。中央型支气管扩张是 ABPA 的重要特征，表现为扩张的支气管内充满指套样（图 5-1-22）、牙膏样（图 5-1-23）、树芽样的黏液栓，特别是褐色痰栓可作为 ABPA 次要诊断标准。部分病例

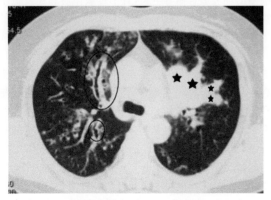

图 5-1-22　支气管壁增厚（红圈）、支气管扩张合并指套样
黏液栓形成（黑星）

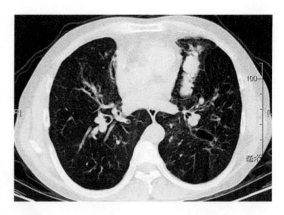

图 5-1-23　中央型支气管扩张合并牙膏样黏液栓形成

黏液栓消失后扩张的支气管可逐渐恢复（图 5-1-24），这与通常的支气管扩张症有所不同。28%～36% 的 ABPA 病例，其黏液栓的密度较软组织高；这些栓子可以十分稠密，测量 CT 值可超过 70～100HU，支气管腔内可见包含铁和锰元素的真菌碎片，这一表现显著提示 ABPA（图 5-1-25）。有研究表明，高密度黏液栓与外周血嗜酸粒细胞计数及烟曲霉特异血总 IgE 相关，更容易发生支气管的嵌顿，局部炎症更为严重，且容易复发。因为黏液充填支气管，远端小叶中心性结节呈树芽征表现（图 5-1-26），但是绝大多数的 ABPA 病人周围气道表现正常。

肺功能检查表现为一定程度上可逆的阻塞性通气功能障碍。ABPA 病人晚期出现肺纤维化时可表现为限制性通气功能障碍、弥散障碍和固定的气流受限。

（四）病理

ABPA 的病理特征：可见支气管黏液嵌塞，管腔及管壁嗜酸粒细胞等炎症细胞浸润，可见较多的夏科-莱登晶体及以支气管为中心的坏死性肉芽肿等，最常见的表现为中心性支气管扩张和管壁破坏。早期病理改变多为单核细胞和嗜酸粒细胞浸润，随着疾病进展，形成支气管管腔黏液嵌塞和中心型支气管扩张，随后可见到闭塞性细支气管炎、肉芽肿性支气管炎和肺间质纤维化等病理改变。

（五）诊断标准

ABPA 目前无统一的诊断标准，诊断需结合临床表现、影像学及血清学检查等方面，2008 年美国感染学会制定的曲霉病临床实用指南中提出的 ABPA 的诊断标准，主要标准：①阵发性支气管阻塞（哮喘）；②外周血嗜酸粒细胞增多；③曲霉抗原皮试呈速发型阳性反应；④血清曲霉变应原沉淀抗体阳性；⑤血清总 IgE 水平升高；⑥游走性或固定性肺部浸润影；⑦中心型支气管扩张。次要标准：①多次痰涂片或痰培养曲霉阳性；②咳褐色痰栓；③特异性针对曲霉抗原的 IgE 水平升高；④曲霉变应原迟发型皮肤反应阳性。

根据 ABPA 有无合并中心性支气管扩张，可以分为 ABPA 血清阳性型（ABPA-S）和 ABPA 中心性支气管扩张型（ABPA-CB）。

2013 年国际人类和动物真菌学学会修订了 ABPA 的诊断标准，将支气管哮喘和囊性纤维化作为 ABPA 的易

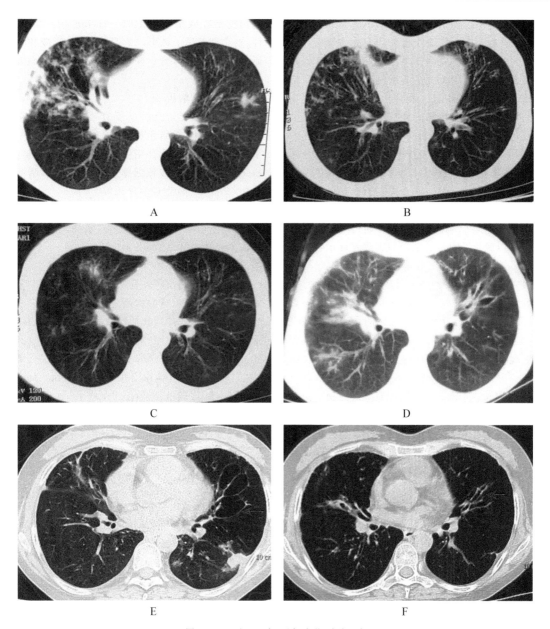

图 5-1-24　女,34 岁,反复咳嗽、咳痰 7 年

A. 右肺中叶、左肺舌叶支气管扩张并感染(2008.10);B. 左肺病变较前吸收,右肺增多(2009.04);C. 病变较前吸收(2010.04);D. 右肺中叶实变,左舌叶支气管扩张(2015.10);E. 伏立康唑和泼尼松治疗 3 个月,右肺病变吸收,左舌叶支气管扩张明显;F. 伏立康唑和泼尼松治疗 6 个月,左舌叶扩张支气管较前恢复

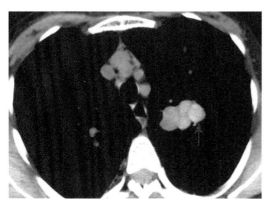

图 5-1-25　黏液栓(箭头)密度高于软组织

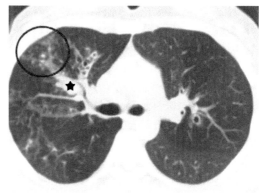

图 5-1-26　中央型支气管扩张合并黏液栓形成(黑星),远端呈树芽征表现(红圈)

患疾病。诊断的两条必需的条件:针对曲霉抗原的速发型皮肤超敏反应阳性,或针对烟曲霉的IgE水平升高;总IgE水平大于1000U/ml。还需至少符合以下三条其他条件中的2条:血清中存在针对烟曲霉的沉淀抗体或IgG抗体;影像学检查显示与ABPA一致的分布阴影;在未使用糖皮质激素的病人血嗜酸粒细胞计数>0.5×10⁹/L。如果病人满足其他所有的诊断标准,而血清总IgE值<1000U/ml亦可诊断为ABPA。这一标准旨在帮助临床医师能够做出早期诊断,但工作组提出这一新的标准仍需要验证和进一步修订。

（六）分期

ABPA临床可分为Ⅴ期。Ⅰ期(急性期):主要特点为哮喘急性发作,影像学可出现肺部浸润影或表现正常。血清总IgE常>1000U/ml,血清曲霉特异性IgG/IgE抗体或者沉淀抗体升高,激素治疗敏感;Ⅱ期(缓解期):治疗后病情缓解,通常无症状,影像学正常或者肺部浸润影显著吸收;Ⅲ期(复发加重期):有25%～50%的病人可出现复发,可表现为急性发作的症状,伴有新的肺部游走性或固定的浸润影,血清IgE水平升高到基线值的2倍以上,激素治疗反应仍良好;Ⅳ期(激素依赖期):除常有的症状及肺部浸润影外,病人必须依靠口服糖皮质激素控制哮喘症状或ABPA的活动性;Ⅴ期(终末期):发展为肺纤维化和支气管扩张,引起不可逆的肺损害。这个阶段病人可能会出现呼吸困难、发绀、啰音和肺源性心脏病、杵状指,血清IgE水平和嗜酸粒细胞计数降低或升高,该期病人预后较差。临床发现ABPA的5个阶段并非该病的必然过程,提示我们在具体工作中要采用个体化的原则。

（七）治疗

ABPA治疗的主要目的是保护气道和肺组织的正常结构及功能,包括控制急性症状、抑制机体对曲霉抗原的变态反应、在烟曲霉定植于气道内之前将其清除。糖皮质激素可以抑制炎症反应和机体对烟曲霉抗原的免疫反应。抗真菌治疗可以清除气道内定植的曲霉,抑制烟曲霉抗原引起的变态反应,减轻气道的损伤,降低激素的用量及改善肺功能。鉴于此,目前ABPA的治疗常为口服糖皮质激素联合抗真菌药物。对传统治疗反应差的病人可短期内静脉使用甲泼尼松龙。为减少口服激素的全身不良反应,并达到同等疗效,许多学者尝试吸入中到大剂量的激素,但研究未能证明吸入糖皮质激素能预防ABPA的肺损伤。单一吸入糖皮质激素不应作为ABPA的一线治疗方案,其主要用于泼尼松口服剂量减量至<10mg/d时哮喘的控制。对于合并囊性纤维化的ABPA病人,如果囊性纤维化频繁发病和(或)一秒用力呼气容积下降者,建议在治疗药物监测下采用口服伊曲康唑治疗,并尽量减少使用糖皮质激素。如果血药浓度不能达到治疗水平,要考虑使用其他抗霉菌唑类药物。另外,雾化吸入两性霉素B已应用于该病治疗。抗真菌治疗可以提高病人的整体疗效,降低血清IgE水平,但仍需要更多高质量的随机对照研究选择最适治疗方式。近年来,抗IgE单克隆抗体奥马珠单抗受到许多学者广泛关注,已经成功地运用在部分ABPA合并囊性纤维化病人中。目前主要局限于病情严重或其

他药物治疗效果不满意时。抗IgE治疗ABPA的有效性、安全性及适应证仍缺乏足够证据,需要更多随机对照研究证实。此外,奥马珠单抗价格较昂贵,限制其在临床上推广应用。

（八）病例解析

1.病例1: 男,21岁。反复咳嗽、咳痰伴喘息1年,发热2周。咳嗽,咳黄色脓痰,偶痰带血丝,发热,体温波动于38.0℃左右。既往有"哮喘"病史。血常规:白细胞11.02×10⁹/L,嗜酸粒细胞0.94×10⁹/L,嗜酸粒细胞百分比12.3%。抗生素治疗无效。

胸部CT:两肺均可见中心型支气管扩张,并见黏液嵌塞,部分呈指套征,以左肺为主,病变周围树芽征明显,纵隔内未见肿大淋巴结(图5-1-27)。

【诊断】 变应性支气管肺曲霉病。

【诊断依据】 病人有哮喘病史,有咳嗽、咳痰、痰中带血症状,血常规示嗜酸粒细胞增多,胸部CT示双肺中心型支气管扩张合并指套样黏液栓(图5-1-27黑星),部分扩张支气管内无黏液栓(图5-1-27绿箭),病变远端可见树芽征(图5-1-27红圈),纵隔窗示黏液栓密度高于周围软组织(图5-1-27红箭),影像支持ABPA诊断。病人入院后肺部查体双肺可闻及哮鸣音和湿啰音,实验室检查血清总IgE水平升高,痰检发现曲霉。气管镜活检病理镜下见小灶支气管壁组织,其内见大量嗜酸粒细胞浸润及小血管增生,另见凝固性坏死灶,未见明确真菌菌团。特殊染色:PAS(—),六胺银(—)。给予伏立康唑和激素治疗后症状明显缓解。

【分析】 ABPA在临床上并非罕见,尤其是在反复发作性哮喘的病人中更为常见。该病例特点:①青年男性;②症状以发热、咳嗽、咳痰为主;③查体双肺可闻及较多哮鸣音和湿啰音;④CT示中央型支气管扩张;⑤血清总IgE水平升高;⑥痰标本检查发现曲霉;⑦一般抗生素治疗无效,抗真菌药物加用激素治疗有效。ABPA诊断明确。ABPA需与支气管哮喘和其他原因引起的支气管过敏性疾病相鉴别,如外源性过敏性肺泡炎、嗜酸粒细胞肺炎等。ABPA除了与支气管哮喘关系密切,亦常与肺囊性纤维化合并存在,并随年龄增长比例升高。在这类病人中合并此类真菌感染的临床意义还不清楚,ABPA可使囊性纤维化病人的病情复杂化,诊断需要临床和免疫学资料的证实。

目前认为治疗ABPA最有效的药物是糖皮质激素,在急性期通常给予泼尼松0.5mg/kg,每日1次口服,症状与放射学表现改善后,以同样的剂量隔日1次口服。共2～3个月,随后减量至能控制症状的最小维持量。皮质类固醇能够抑制嗜酸粒细胞增多、减少肺渗出和痰液生成及降低总IgE水平。有学者根据ABPA的5个临床分期提出在不同阶段的治疗策略:在急性期需用糖皮质激素治疗至病情改善;缓解期无须特殊处理,但要仔细随访;加重期应该重新使用激素直至缓解;激素依赖期可长期激素治疗以控制症状并保持IgE在基线水平;纤维化期则长期激素治疗。血清IgE水平和X线胸片可作为判断病情的指标,应定期测定。另外,尽可能地清除过敏原亦很重要。

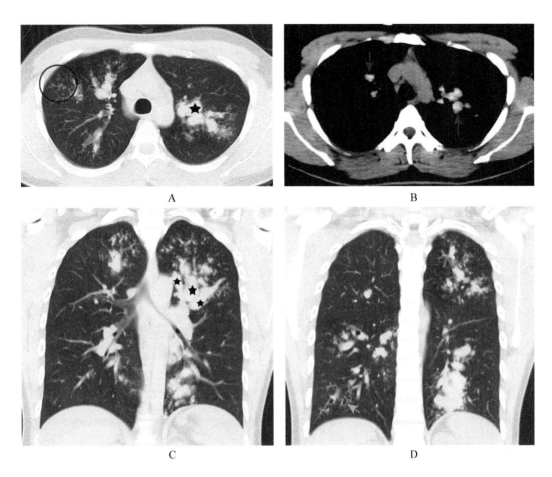

图 5-1-27　胸部 CT1

临床中由于 ABPA 常被误诊为细菌性肺炎、肺结核、外源性过敏性肺泡炎，而错过治疗良机。对可疑病人及早进行痰涂片、痰霉菌培养、周围血嗜酸粒细胞计数、血清 IgE 检测、曲霉皮肤试验及血清曲霉沉淀抗体等检查，是提高 ABPA 诊断的关键。

（广东陆丰市人民医院放射科　陈华文　提供）

2. 病例 2：男，35 岁。发热、咳嗽、憋闷 3 天。平素制酒厂工作，长期接触酒糟。既往有哮喘病史 1 年。查体：T 37.3℃，双肺广布哮鸣音。辅助检查（2016.10.19）：血常规示 WBC 15×10^9/L，嗜酸粒细胞 0.84×10^9/L；IgE 2256U/ml；自身抗体、ANCA、风湿免疫指标均阴性；血气分析：pH 7.42，$PaCO_2$ 38mmHg，PaO_2 75mmHg。

胸部 CT（2016.10.17）：双肺沿支气管走行向心性分布斑片状条索影（图 5-1-28A～D）。

胸部 CT（2016.10.21）：病变较前进展（图 5-1-28E～H）。

【诊断】　血清阳性型 ABPA。

【诊断依据】　青年男性，有哮喘病史，长期接触酒糟，有曲霉接触史，血清 IgE 和嗜酸粒细胞均升高，胸部 CT 示双肺沿支气管走行向心性分布斑片状条索影，4 天后进展明显，首先考虑该诊断。病人入院后予甲泼尼龙 80mg，bid 静脉滴注，症状仍日益恶化，呼吸困难明显加重，甲泼尼龙 160mg，bid 静脉滴注，症状稍缓解。复查血清 IgE 6270U/ml（2016.10.20），烟曲霉速发试验阳性，血清阳性

型 ABPA 诊断明确。加用伏立康唑治疗后喘憋症状迅速缓解，2 周后复查胸部 CT 病变明显吸收（图 5-1-29），血清 IgE 366U/ml（2016.11.06）。

【分析】　ABPA 是机体对寄生在支气管内曲霉发生的超敏反应，20～40 岁人群多发，多数病人具有特异性体质和哮喘病史。ABPA 病人主要临床表现为反复发作性喘息、咳嗽、咳痰、胸闷、发热等，肺浸润部位可闻及干湿啰音。早期主要表现为支气管壁大量单核细胞和嗜酸粒细胞浸润等血清指标阳性，为可逆性病变，随着病情发展，可出现黏液嵌塞、中心性支气管扩张，晚期出现广泛肺纤维化。其作用机制：曲霉抗原刺激人体产生大量 IgE 和 IgG 抗体，进而引起超敏反应，造成致敏肥大细胞释放炎性递质而导致支气管痉挛及嗜酸粒细胞大量堆积，继而形成的免疫复合物与补体反应性结合并进一步促进机体释放炎性递质，而炎性递质诱导的炎性反应可进一步破坏支气管并引起支气管扩张，最终导致肺间质炎性反应和肺纤维化。

ABPA 主要分为血清阳性型（ABPA-S）和中心性支气管扩张型（ABPA-CB）两种类型，ABPA-S 为疾病的早期阶段，治疗的主要目的是控制急性症状，在曲霉定植于气道之前将其清除，降低抗原负荷，减轻气道炎症反应，抑制机体对曲霉抗原的变态反应，减少支气管和肺炎性渗出，缓解气道高反应性，保护气道和肺组织的正常结构和功能。血清总 IgE 是 ABPA 诊断和随访过程中较有价值的

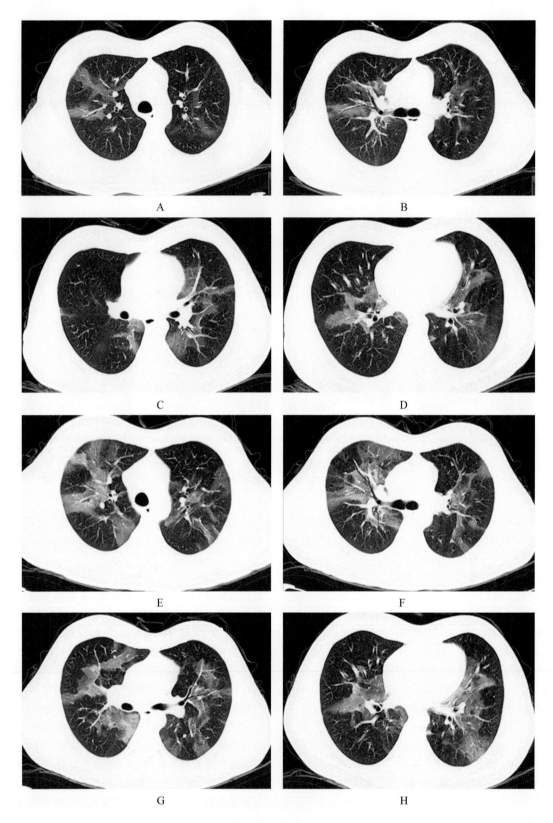

图 5-1-28　胸部 CT2

检查,如 IgE 水平正常基本可除外 ABPA,急性期 ABPA 病例经激素治疗后,IgE 水平下降 25%～50% 可判定为 ABPA 缓解,但相当多的 ABPA 病人很难降至正常范围,

因此对于这部分病人,当其病情稳定之后,要寻找一个相对稳定的基础值,如果 IgE 水平较基础水平有 2 倍以上升高,需警惕 ABPA 复发可能。

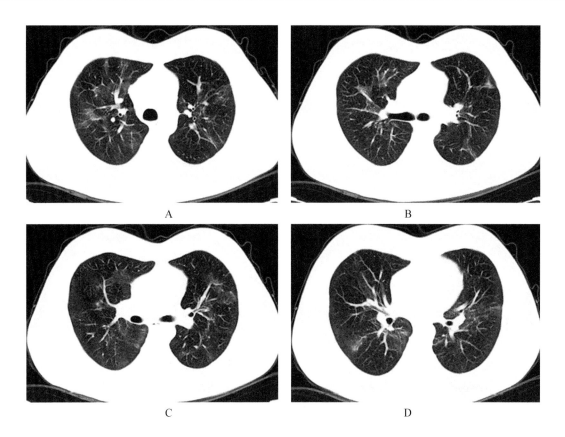

图 5-1-29　2 周后复查胸部 CT 示病变明显吸收

（临沂市中心医院呼吸科　邢士刚　提供）

3. 病例 3：女，67 岁。咳嗽、咳痰、气促 1 月。

胸部 CT（2007.01.24）：左肺上叶尖后段可见不规则形软组织密度影，密度不均匀，有指套征，周围见片状晕征，病灶紧贴斜裂，未见胸膜凹陷征。腔静脉后及主动脉弓旁见多发肿大淋巴结。段以上支气管通畅，段支气管壁稍增厚。余肺野未见明显渗出性及实变影（图 5-1-30）。

【诊断】　变应性支气管肺曲霉病。

【诊断依据】　老年女性，左肺上叶病变，沿支气管走行，部分层面显示多结节融合或指套征表现，考虑为支气管扩张；纵隔窗可见病变密度不均，散在密度增高影，考虑

为黏液栓嵌塞、钙盐沉着，以上特点符合 ABPA 影像特点。病人血常规嗜酸粒细胞升高明显（20%），血清总 IgE 1100U/ml，支持 ABPA 诊断。病人行气管镜检查，管腔内见大量黏稠凝集物，活检结果：左上叶纤维支气管镜活检见较多量黏膜慢性炎症及炎性凝集物，另见多量曲霉菌丝与孢子。ABPA 为曲霉抗原所致的超敏反应，该例气管镜病理见多量曲霉菌丝和孢子，符合 ABPA 合并气道侵袭性肺曲霉病诊断。该病人抗真菌治疗后定期复查：

胸部 CT（2007.02.06）：左肺上叶后段实变影，内见支气管充气征（图 5-1-31）。

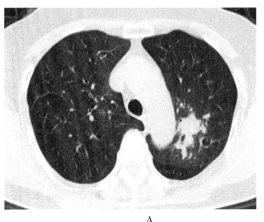

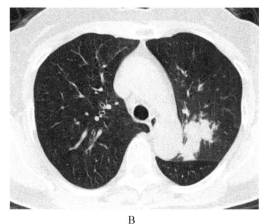

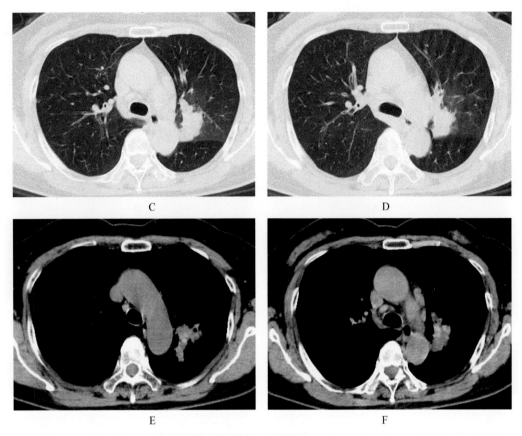

C   D

E   F

图 5-1-30 胸部 CT3

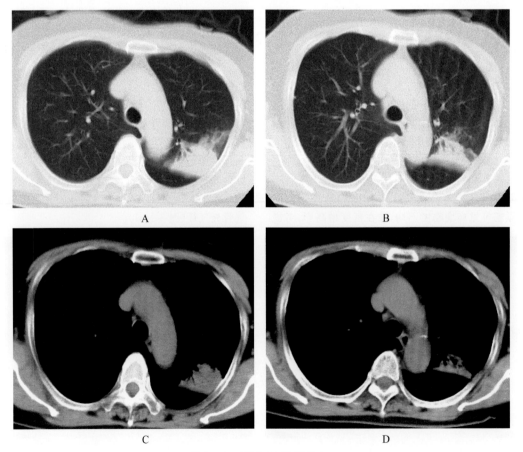

A   B

C   D

图 5-1-31 2007.02.06 胸部 CT

胸部 CT(2008.08.09)：左肺上叶舌段实变影,周围渗出明显,右肺上叶支气管扩张(图 5-1-32)。

胸部 CT(2009.08.14)：左肺上叶舌段实变影完全吸收(图 5-1-33)。

胸部 CT(2009.09.25)：右肺上叶后段实变影(图 5-1-34)。

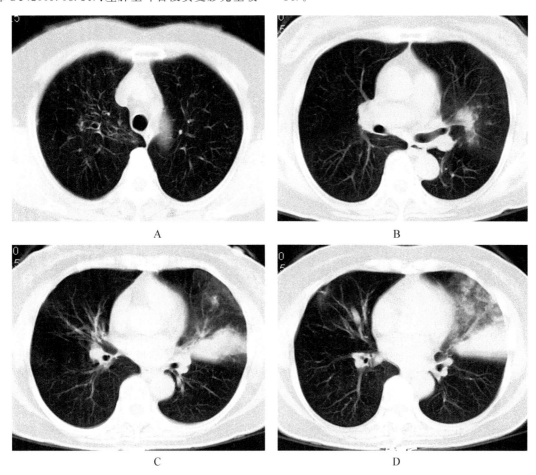

图 5-1-32　2008.08.09 胸部 CT

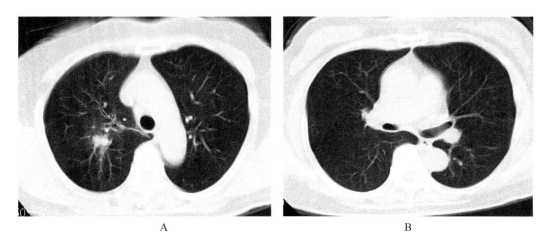

图 5-1-33　2009.08.14 胸部 CT

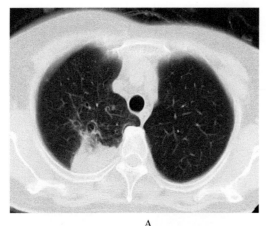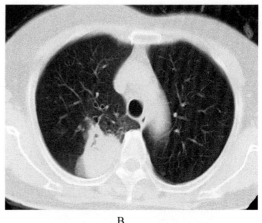

A   B

图 5-1-34　2009.09.25 胸部 CT

【分析】　病人抗真菌治疗后左肺上叶黏液栓消失,但2年内先后出现左肺上叶实变影(2007.02.06)、右肺上叶支气管扩张和左舌叶实变影(2008.08.09)和右肺上叶后段实变影(2009.09.25),病变游走行明显,肺部均匀实变影,黏液栓消失后扩张的支气管逐渐恢复,左肺新发支气管扩张,支持 ABPA 合并气道侵袭性肺曲霉病诊断。不同类型肺曲霉病可合并存在,在免疫状态变化时又可从某种类型发展为另一类型,本例既是证明。

三、侵袭性肺曲霉病

侵袭性肺曲霉病(IPA)是肺曲霉病中较为严重的类型,为曲霉经呼吸道吸入或经血行播散至肺所致,多继发于慢性消耗性疾病、免疫功能低下、菌群失调、长期大剂量应用激素或抗生素等人群,亦继发于肺部已有的疾病,如支气管囊肿、支气管扩张、支气管哮喘、肺炎及肺脓肿等,还多见于急性白血病、淋巴瘤、艾滋病、器官移植术后、恶性肿瘤化学治疗后,属机会性感染,死亡率较高。IPA 主要由烟曲霉引起;黄曲霉常见于过敏性鼻窦炎、术后曲霉病和真菌性角膜炎;土曲霉是 IPA 的一个常见病因,对两性霉素 B 耐药;黑曲霉是 IPA 的条件致病菌,也经常会定植在呼吸道中。IPA 在组织学上表现为肺组织中有曲霉菌菌丝的浸润,临床进展相对较快,从数天到数周不等。IPA 可分为血管侵袭性曲霉病(angioinvasive aspergillosis,AGIA)和气道侵袭性曲霉病。AGIA 病理改变主要为局部肺血管被菌丝堵塞,造成局部肺梗死,导致肺实质受累。气道侵袭性曲霉病为曲菌孢子的大量吸入,菌丝在支气管黏膜上生长,引起急性气管-支气管炎及肺炎,根据累及的部位可分为气管支气管炎、支气管肺炎和细支气管炎型。

(一)临床表现

IPA 临床症状、体征缺乏特异性,病人常见症状与支气管肺炎相似,表现为发热、咳嗽、咳痰及呼吸困难等。由于曲霉有血管侵袭性倾向,IPA 通常导致原发器官(通常是肺)的胸膜炎性胸痛(由于血管受侵而继发小的肺梗死)和咯血(通常轻微,但也可大量),有助于提示 IPA 的临床

诊断。曲霉还可以通过血源性传播至其他器官,最常见于脑(导致癫痫、环样强化病灶、脑梗死、颅内出血、脑膜炎和硬膜外脓肿),较少见于皮肤、肾脏、胸膜、心脏、食管、肝脏或其他部位。

(二)诊断

IPA 的诊断按确定程度为确诊、临床诊断和拟诊,但应尽量减少拟诊。确诊只需要具备组织学或无菌体液检测确定的微生物学证据,因此不涉及宿主因素;临床诊断由宿主因素、临床依据(症状、体征和影像学特征)及微生物学标准 3 部分构成;拟诊指仅符合宿主因素和临床依据而缺少微生物学证据者。IPA 诊断困难,痰涂片(图 5-1-35)、BALF 真菌涂片(图 5-1-36)、真菌培养阳性率低,既往认为连续 3 次及以上深部痰真菌培养为同一真菌可诊断真菌感染,现认为曲霉为条件致病菌,痰标本中检出曲霉只能证明其在气道的存在,多次痰曲霉培养阳性亦不能确诊。然而,免疫缺陷病人的痰培养阳性可能是仅有的 IPA 指征。白细胞减少症和骨髓移植的病人,其曲霉痰培养阳性,患 IPA 的阳性预测值为 80%～90%。另一方面,痰培养阴性也不能除外 IPA 诊断,因为 70% 的痰标本阴性的病人被证实患了 IPA。血曲霉培养阳性率亦低,曲霉多不存在于血液中,即使阳性仍需除外污染可能。BAL 有助于诊断 IPA,尤其适用于弥漫性肺病变者,其阳性结果特异性可达 97%,但敏感性仅为 30%～50%。血清曲霉抗原检测方法主要是(1,3)-β-D-葡聚糖(G)试验和血清

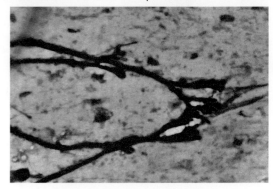

图 5-1-35　痰涂片,烟曲霉,鹿角样

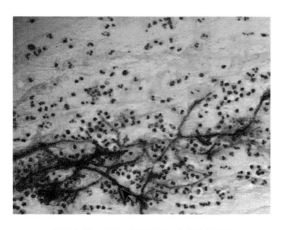

图 5-1-36　BAL,曲霉菌丝,成 45°(黑箭)

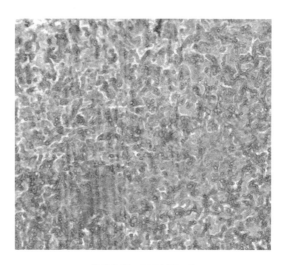

图 5-1-38　PAS(400×)

半乳甘露聚糖(GM)试验,GM 试验可用于 IPA 诊断,但有假阳性结果的存在。

肺部病灶组织行病理检查找到曲霉是诊断 IPA 的金标准。IPA 的病理特征是曲菌属在支气管、肺组织中侵袭性生长,破坏正常的组织结构,导致急性炎症反应、坏死性血管炎、菌栓性出血及肺梗死,伴有坏死或脓肿形成,慢性期为非特异性肉芽肿。曲霉的内毒素可致组织坏死,病灶为浸润性、实变、支气管周围炎或粟粒状弥漫性病变。病理检查表现还有实质结节性损害、支气管肉芽性损害及侵入性气管、支气管炎。组织病理学检查可在坏死组织中找到真菌的菌丝、孢子或菌体,HE 染色可辨认(图 5-1-37),PAS 染色清晰(图 5-1-38)。曲霉需与毛霉相鉴别:曲霉菌丝较细,成锐角分枝,定向排列,有分隔,似甘蔗样,可有小圆形孢子;毛霉菌丝较宽大,成直角分枝,杂乱排列,无分隔。

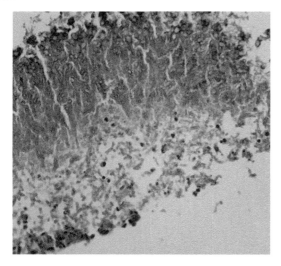

图 5-1-37　HE(400×)

(三)影像学表现

提示 IPA 特别是 AGIA 的影像学特征包括单发或多发类圆形结节影(图 5-1-39A)、段或亚段实变、弥漫磨玻璃影(晕征)、胸膜为基底的片状浸润(提示肺梗死)(图 5-1-39B)以及空洞形成(图 5-1-39C、D)、胸腔积液不常见(图 5-1-39C)。结节或肿块影的病理基础为真菌菌丝浸润和阻塞小-中等大小的肺动脉,导致肺组织梗死。病变常多发,且常为不同类型的结节混合存在。实变代表着肺叶、肺段或亚段范围的梗死。结节病变在初次检查后 7～14 日随访时,无论是大小和数目均有增加的趋势,即使在大剂量抗真菌治疗的过程中也表现出相似的变化。

在病变早期,结节或实变周围常伴晕征,病理基础为曲霉侵犯血管导致出血性梗死,周围肺泡内出血。晕征高峰期为病变的第 5 天(1～30 天),被认为是肺曲霉病重要的早期表现形式,在免疫缺陷病人中强烈提示肺曲霉感染。晕征不仅作为早期诊断曲霉感染的提示,也是活性曲霉存在的标志。虽然晕征对早期诊断曲霉感染较敏感,但特异性不是很高,还可见于结核、恶性肿瘤特别是肉瘤、肉芽肿性多血管炎等疾病。

随着病情的进展,10～15 天后肺病灶实变区或肿块局部开始出现液化坏死,出现空气新月征。空气新月征病理学基础是由于白细胞释放蛋白分解酶使坏死物质再吸收,因此在坏死物质与周围结构之间出现新月形或近似环形的透亮环。空洞则是 IPA 发展更晚期的典型表现(图 5-1-40)。空气新月征和空洞的出现往往被认为是白细胞数量和功能恢复的标志(图 5-1-41),代表感染消退期的开始,是恶性血液肿瘤病人骨髓恢复的标志,提示预后较好及免疫功能恢复,它们的缺乏通常提示难治性恶性肿瘤或移植衰竭的粒细胞恢复不足。

IPA 的另一个特征性表现是反晕征(图 5-1-42),即中央磨玻璃影,外周环以实变。非粒细胞缺乏病人晕征和空气新月征相对少见,而以多发性结节和空洞更常见,有时呈斑片渗出、实变等改变,缺乏特异性。个别少见的胸部 CT 表现为双肺磨玻璃阴影,较早期出现,抗真菌治疗后病灶可演变成单发或多发结节影。胸部 CT 在评价抗真菌治疗疗效方面具有较为重要的意义,Gailot 等发现,IPA 病人在抗真菌治疗 1 周后病灶往往会轻度增大,继续治疗 1 周后和结束治疗时(平均 17 日),病灶明显缩小。因此,在对疗效进行判断时,应考虑到胸部 CT 的改变存在延迟效应,而不应该粗略地认为无效或效果不佳。

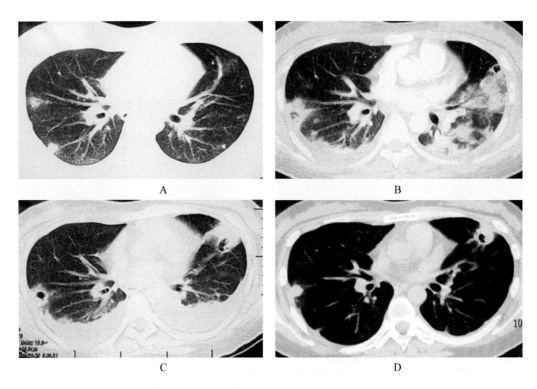

图 5-1-39　女,26 岁。IPA,从发病第 4 天开始,给予伏立康唑 200mg,静脉滴注,q12h

A. 发病第 4 天,多发结节影;B. 第 7 天,胸膜为基底的片状浸润影,双侧胸腔积液;C. 第 15 天,实变、空洞,胸腔积液较前增多;D. 第 65 天,结节、空洞影

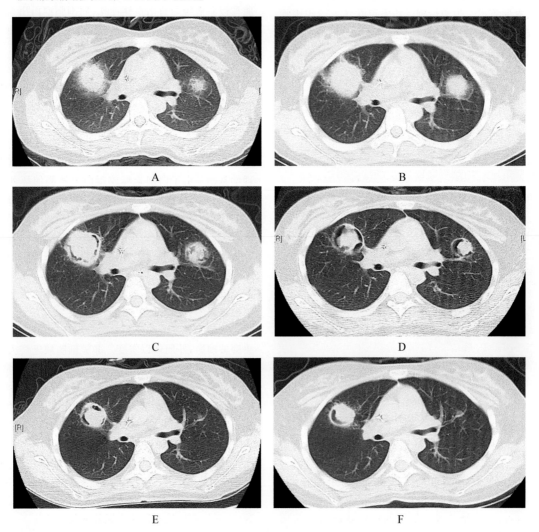

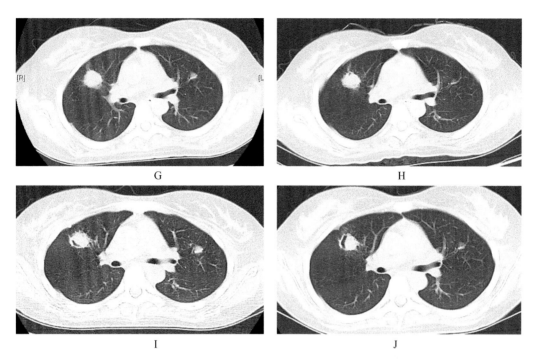

图 5-1-40　女,14 岁。确诊急性髓系白血病 M4(高危组)3 月。于 2015.10.13 行异基因单倍型造血干细胞移植术

　　A. 2015.10.23 双肺结节伴晕征;B. 2015.11.02 结节较前增大,晕征缩小;C. 2015.11.12 病变出现空气新月征;D. 2015.11.26 病变进一步液化坏死;E. 2015.12. 8 病变较前吸收;F. 2015.12.22 病变进一步吸收;G. 2016.02.04 空气新月征消失,右侧病变呈结节影;H. 2016.04.21 外周再次出现小空洞;I. 2016. 5.26 再次出现空气新月征;J. 2016. 08.27 空气新月征明显,形状与前不同

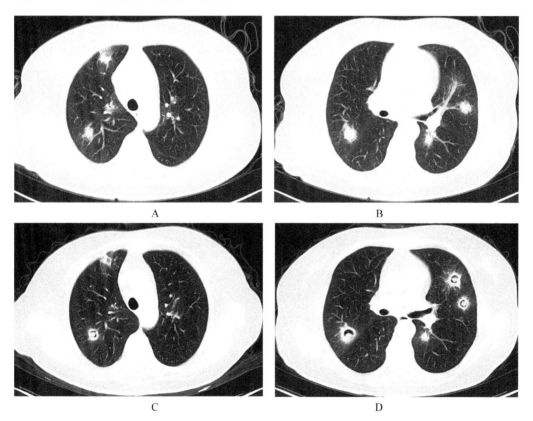

5-1-41　女,78 岁。发热 4 天。既往有糖尿病、冠心病、脑梗死、甲亢、带状疱疹等病史。3 次血常规分别为:WBC 1. 3×10^9/L,N% 8. 4%(2017. 07. 23);WBC 17. 3×10^9/L,N% 71. 6. 2%(2017. 07. 31);WBC 12. 2×10^9/L,N% 62. 5%(2017.08.05)。随着白细胞数量的恢复,影像学由多发结节影转化为多发空洞影

　　胸部 CT:A、B. 双肺多发结节影(2017.07.27);C、D. 双肺多发空洞影(2017.08.07)

　　　　　　　　　　　　　　　　　　　　　(河南科技大学第三附属医院影像科　武　君　提供)

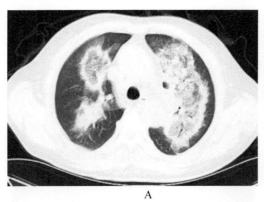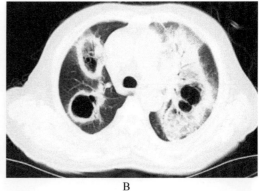

A   B

图 5-1-42　胸部 CT:A. 反晕征;B.6 天后演变为空洞

气道侵袭性曲霉病被定义为完全或几乎完全局限于支气管树的感染,主要发生于免疫功能受损相对较轻的病人,部分见于免疫功能正常者。文献报道最常见的基础疾病是实体器官移植(44%,尤其是肺移植)、血液系统恶性肿瘤(21%)、中性粒细胞减少症(18%)和慢性阻塞性肺疾病(15%),许多发展成气道侵袭性曲霉菌病的病人长期接受皮质类固醇或化疗。心肺移植后的免疫抑制和肺移植后的黏液纤毛清除功能缺乏,可以导致气道侵袭性曲霉菌病。与那些更具侵袭性、且以分隔分枝菌丝直接侵犯肺实质为基本特征的曲霉病相比较,其组织浸润仅限于气道的浅表黏膜层,一般不累及肺实质,没有或很少出现血管浸润和凝固性坏死。

影像学表现早期可以正常,或仅存在气道扩张、气道

壁增厚,部分病人病情变化迅速,影像学随着病情进展可迅速发生变化,可见肺实质内结节和空洞形成,紧邻支气管(图 5-1-43)。

气道侵袭性曲霉病的确诊主要依靠组织活检的病理学检查,曲霉浸润至气管、支气管黏膜基层是诊断的病理依据。因此经纤维支气管镜行气管、支气管黏膜活检是诊断此病的主要方法,也是早期诊断的最佳途径。镜下主要有 2 种表现。①炎性改变:受累支气管黏膜呈充血、水肿、糜烂、溃疡和假膜形成等炎性改变。表面覆盖黄白(褐)色脓苔、白色丝状物,经治疗后黏膜表面黄白坏死组织清除,取而代之是气管、支气管黏膜增厚。②气道内肿块或结节:新生的肉芽肿样组织阻塞支气管腔,外观呈菜花样、息肉状或胶冻状;病理学检查在慢性肉芽肿性炎症

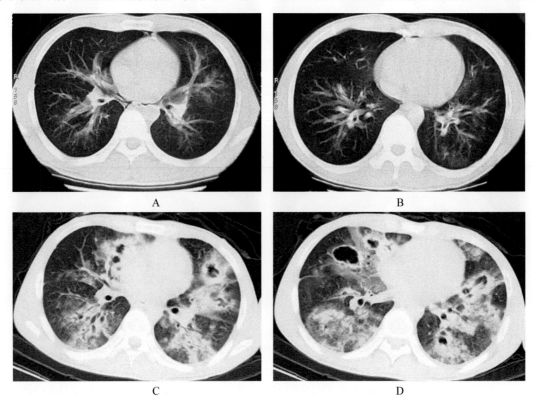

A   B

C   D

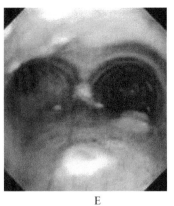
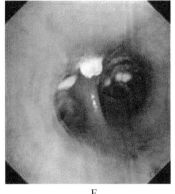
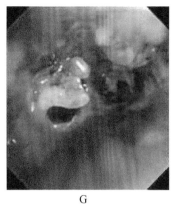

E　　　　　　　　　　F　　　　　　　　　　G

图 5-1-43　气道侵袭性曲霉病演变过程

胸部 CT：A、B. 病程第 3 天，气道扩张、气道壁增厚；C、D. 病程第 10 天，病变迅速进展为实变、空洞影；E～G. 病程第 10 天，气管镜检查见隆突（E）、段（F）、亚段（G）层面曲霉侵袭

（解放军 301 医院呼吸科　佘丹阳　提供）

组织中发现曲霉菌丝，有文献称这种类型的气道曲霉病为"气道曲菌球"，是曲霉侵袭程度较轻的一种表现形式。治疗后新生物可完全消除，黏膜可恢复正常。支气管肺泡灌洗液培养对诊断也有意义，但支气管灌洗液曲霉培养阳性无法排除曲霉污染或定植。

气道侵袭性曲霉病累及部位不同，临床表现也不同，可分为气管支气管炎型、细支气管炎型、支气管肺炎型。气管支气管炎型病人表现为发热和呼吸困难，胸部 CT 无异常，偶见管壁增厚或阻塞性肺炎和肺不张，气管镜下可见管腔内肿物，表面不光滑，可见坏死或分泌物，管腔不同程度阻塞。细支气管炎型高分辨率 CT 可见呈斑片状分布的小叶中央小结节和树芽征（图 5-1-44），病灶内常见坏死和空洞，支气管镜下管腔内充满炎症物质。支气管肺炎型主要表现为肺周边的融合性炎性病变（图 5-1-45），也可因气道阻塞而出现阻塞性肺炎，呈肺叶分布，小叶中心型结节密度较细支气管炎型高，偶见大叶分布的实变。

IPA 还可以表现为急性肺间质炎症，主要病理改变是炎性渗出、增殖，晚期可发生纤维性硬化。如曲霉同时沿肺血管和气道侵袭（图 5-1-46），上述两种病变共存，病情常复杂严重。

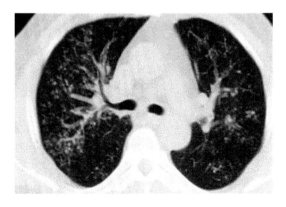

图 5-1-44　树芽征

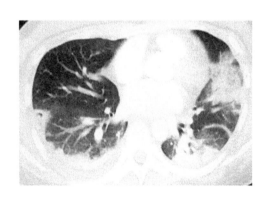

图 5-1-45　磨玻璃、实变影

（四）治疗

IPA 的病死率高，早期干预是降低病死率的唯一方法，为此提出预防性治疗、经验性治疗、抢先治疗和确诊治疗等分级治疗策略以促进早期诊断、早期治疗。对于粒细胞缺乏等易感人群，预防性抗真菌治疗依然是重要的防治手段。预防治疗的人群主要为高强度免疫抑制治疗的骨髓移植病人、急性淋巴细胞白血病诱导阶段、粒细胞缺乏的同时接受大剂量糖皮质激素的病人、粒细胞及淋巴细胞双重减少的病人、重症再生障碍性贫血病人及肺移植病人等。中性粒细胞减少症病人若出现广谱抗细菌药物治疗无效的持续发热，可给予经验性抗真菌治疗。在高危病人中如果连续监测血、GM 试验、PCR 呈阳性和（或）动态变化，则应在诊断评价的同时及早进行抗真菌治疗，即抢先治疗。IPA 的最短疗程为 6～12 周，应该根据治疗反应决定。停止抗真菌治疗的前提是影像学吸收、曲霉清除及免疫功能恢复。值得指出的是，血清 GM 试验结果降至正常，并不足以作为停止抗真菌治疗的唯一标准。对于免疫缺陷病人，应在免疫缺陷时期持续治疗直至病灶消散。对于已治疗成功的 IPA 病人，若预期将发生免疫抑制，重新应用抗真菌治疗能预防感染复发。

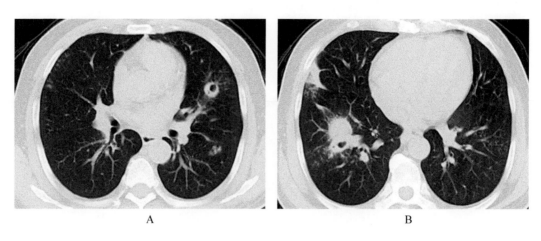

图 5-1-46 血管侵袭性和气道侵袭性同时存在(楔形影、空洞、树芽征)

(五)病例解析

1. **病例 1**：女,48 岁。白血病化疗期间出现午后发热、盗汗。

胸部 CT:双肺散在多发大小不等结节、团块影,边缘模糊,部分病变内可见空洞(图 5-1-47)。

【诊断】 侵袭性肺曲霉病。

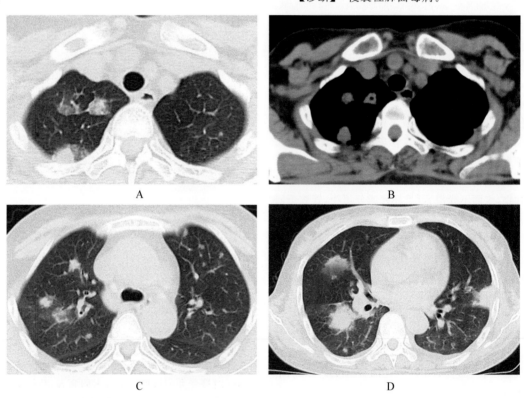

图 5-1-47 胸部 CT1

【诊断依据】 中年女性,双肺多发结节、团块影,大小不等;病变周围可见磨玻璃影,符合晕征表现;近胸膜病变多呈楔形实变影,考虑由于菌丝反复侵犯肺部小血管,造成小血管堵塞,根据肺部血管分布特点,造成肺部楔形缺血梗死灶。结节、晕征和楔形实变影是肺部真菌感染较特征性的早期 CT 表现,结合个别病变内见空洞,临床拟诊 IPA。肺部真菌感染常继发于急性白血病病人化疗后,化疗使中性粒细胞减少严重,骨髓重度抑制,是诱发机会性真菌感染的重要因素。化疗过程中使用免疫抑制药,使机体免疫功能进一步下降,加之广谱抗生素的应用,改变了

体内菌群平衡,更增加真菌增殖的机会,易导致继发性肺部真菌感染。该病人经过抗真菌治疗,病变明显吸收(图 5-1-48),证实该诊断。

【分析】 血液病病人多存在免疫力低下,较易继发真菌感染。血液肿瘤与非血液疾病发生 IPA 的根本机制不同。血液肿瘤病人化疗后触发骨髓抑制、中性粒细胞减少,导致曲霉菌丝不能破坏,这些菌丝侵袭肺血管,造成肺泡出血和组织梗死,但较少产生炎症细胞反应。在非血液疾病,激素、免疫抑制药等危险因素通过抑制 T 细胞和肺吞噬细胞功能,造成免疫抑制,但大量菌丝仍可被中性粒

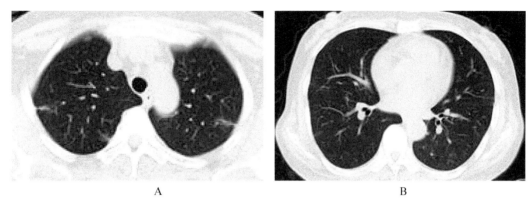

图 5-1-48　病变明显吸收

细胞破坏,组织学表现为中央液化性坏死,在病变周边有极少菌丝,却有明显的中性粒细胞渗出,造成急性肺损伤的病理改变。血液肿瘤继发的 IPA,其 CT 多表现为大结节及晕征,而非血液疾病继发的 IPA 常表现为磨玻璃影、实变/团块影等支气管肺炎影像。因此,血液肿瘤病人化疗后肺部出现大结节、晕征,诊断为 IPA 的可能性较大。鉴别首先除外结核和白血病肺浸润。白血病合并肺结核常有典型的好发部位,病灶多态性、空洞亦为其特点,但空洞周围常合并肺实变、纤维化、钙化。白血病肺浸润主要为肺间质改变,表现为支气管血管束的增多、增粗,相互交错呈网织阴影,夹杂多发分布的粟粒样或小结节样阴影,常伴有肺门、纵隔淋巴结肿大。白血病合并肺出血表现为斑片状及结节状阴影。病变范围取决于出血量,出血较多时 CT 表现为斑片状融合阴影,密度较高,常合并全身皮肤、黏膜及其他部位出血。当白血病病人化疗后出现高热、咳嗽、咳痰、胸痛、气喘等症状时,抗生素治疗效果不明显,CT 检查肺部病变呈多灶性、多态性,多肺段、叶分布时,高度提示急性白血病化疗后继发肺部真菌感染可能,需要进一步进行真菌培养和组织学检查。

（山西省晋城市人民医院放射科　范　卡　提供）

2.病例 2:男,72 岁。咳嗽、咳痰、发热半月。病人半月前无明显诱因出现咳嗽、咳黄色黏痰,发热,最高体温达 39℃,静脉滴注青霉素 1 周,症状无缓解。辅助检查:血常规 WBC $11.3×10^9/L$,N% 80%;ESR 88mm/h;PPD 10mm,结核蛋白芯片 LAM(＋)、16KD(－)、38KD(－);血肿瘤标志物正常;乙肝、丙肝、HIV 阴性;痰中未查到抗酸杆菌及瘤细胞,痰细菌真菌培养阴性;腹部超声正常;风湿免疫系列正常。

胸部 CT:右肺上叶后段椭圆形实变影,广基底与胸膜相连,内有厚壁空洞(图 5-1-49)。

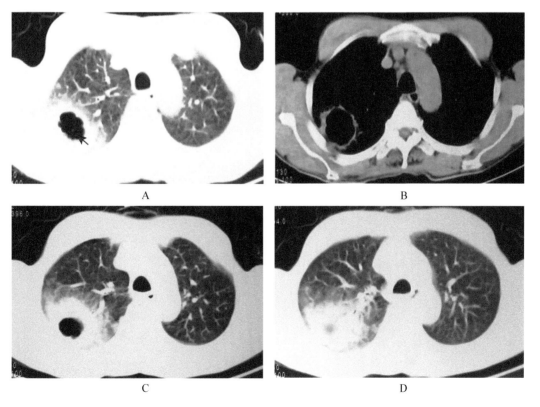

图 5-1-49　胸部 CT2

【诊断】 侵袭性肺曲霉病。

【诊断依据】 老年男性,急性起病,白细胞及中性粒细胞比例升高,红细胞沉降率增快,提示为感染性疾病。病变内空洞为厚壁空洞,内壁光滑,无壁结节,肿瘤不支持。同一层面纵隔窗显示为薄壁空洞,肺窗、纵隔窗相差较大,提示病变以渗出而非实变为主,亦不支持肿瘤诊断。抗生素治疗无效,空洞内无液平,社区获得性肺炎和肺脓肿诊断可除外。病变周围无卫星灶,树芽征不明显,不支持结核诊断。病变周围可见明显磨玻璃影,考虑为晕征,空洞内可见网状分隔,考虑为真菌菌丝,以上特征支持IPA诊断。病人行肺穿刺证实该诊断。

【分析】 晕征是AGIA较具特征性的早期CT征象,表现为结节或肿块周围围绕的磨玻璃密度影,因曲霉侵犯肺部小血管,形成病变周围肺泡腔内少量积血,且积血量不足以使肺泡腔完全充盈所致。晕征的特异性在重度中性粒细胞减少和非广谱抗生素应用导致的持续发热的血液系统疾病病人中较高,而在应用免疫抑制剂的肺部感染的非骨髓抑制病人中不高,此差异在组织学上可能是因为在无骨髓抑制的免疫抑制病人中,中心的液化坏死区周围有较少的菌丝围绕,也即对血管的侵袭力较弱。IPA的空气新月征或空洞(图5-1-50)的形成是因为凝固性坏死物质部分经支气管排出,以及梗死中央部、黏液、菌丝的收缩,CT表现为结节或肿块内出现新月形或类圆形的透亮影。此征象是成人IPA好转的影像学表现。IPA空洞需和结核、金黄色葡萄球菌空洞相鉴别。IPA空洞多无液平面,菌丝与周围坏死细胞缠绕,可形成游离结节或壁结节,内可见纤细菌丝。空洞内有丝状结构及悬浮结节时,要想到真菌感染的可能(图5-1-51)。结核空洞初起壁较

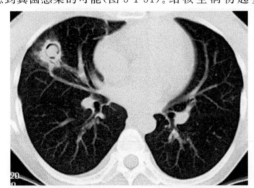

图5-1-50 晕征、空气新月征和空洞

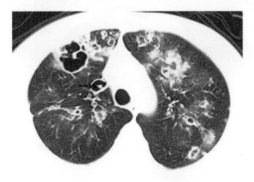

图5-1-51 丝状结构(绿箭)和悬浮结节(红箭)

厚,因凝固性坏死物排出,壁多较薄,光滑,壁结节少见,引流支气管可见,周围多有纤维化和卫星灶。金葡菌空洞多有气液平面,内可见粗大分隔,病灶多发,形态易变。

(太原市第四人民医院结核内科 段慧萍 提供)

3. 病例3:男,57岁。因发热1个月于2011.09.15入院。有类风湿关节炎病变20余年。长期口服激素,2年前诊断为糖尿病。

胸部CT(2011.07.08):双肺胸膜下多发网状影,间质性肺炎表现(图5-1-52A、B)。

胸部CT(2011.09.15):左肺上叶前段密度不均匀片状影,内见小空洞形成,洞壁光滑。右肺下叶背段可见一结节影(图5-1-52C、D)。

胸部CT(2011.10.29):左肺上叶和右肺下叶背段空洞样病变(图5-1-52E、F)。

【诊断】 侵袭性肺曲霉病并曲菌球。

【诊断依据】 中年男性,既往有类风湿关节炎和糖尿病病史,长期服用激素,有发热症状,左肺上叶和右肺下叶同一层面不同时间的影像改变支持侵袭性肺曲霉病并曲菌球形成诊断。病人入院后多次痰培养示曲霉感染,入院后给予卡泊芬净治疗,体温逐渐正常后自动出院。

【分析】 中年男性,有类风湿关节炎病史,继发肺间质纤维化,因长期服用激素,诱发糖尿病,进一步造成免疫力下降,最终导致侵袭性肺曲霉病并曲菌球形成。感染是类风湿关节炎等结缔组织病治疗过程中不可忽视的合并症,感染的严重程度与自身免疫受损、疾病的活动、器官受累程度及免疫抑制治疗的强度相关。侵袭性肺曲霉病影像学特征为早期出现胸膜下密度增高的结节、实变影,数天后病灶周围可出现晕轮征,10～15天后实变区液化、坏死,出现空气新月征或空洞。晕征-空气新月征-空洞的动态演变过程对本病有重要提示意义。空气新月征或空洞发生在肿块的近肺门侧,可能是因为病灶内坏死物质更易经肺门侧支气管排出。本例影像学变化相对典型,为诊断提供了影像依据。

4. 病例4:男,70岁。反复咳嗽、咳痰、憋喘10年,加重伴发热11天。病人10年前受凉后出现咳嗽、咳痰,为白色黏痰,活动后憋喘,经抗炎、止咳化痰等治疗后好转。此后多于受凉、感冒后出现咳嗽、咳痰、憋喘,以冬春季发作为主,持续2～3个月,天气转暖后好转。近1年病人活动耐量下降,爬坡、快走后即出现憋喘。11天前受凉后病人出现咳嗽、咳痰加重,痰量增多,为黄白色黏痰,憋喘加重,室内轻微活动即憋喘,伴发热,体温最高39℃。行胸部CT检查示肺气肿、支气管扩张并双肺感染,痰培养有曲霉菌生长,给予哌拉西林他唑巴坦、左氧氟沙星联合抗感染治疗7天,憋喘较前减轻,仍发热,咳嗽,咳黄白色黏痰,为进一步诊治而入院。

胸部CT(2016.12.28):双肺多发结节、空洞影(图5-1-53)。

【诊断】 慢性阻塞性肺疾病急性加重并侵袭性肺曲霉病。

【诊断依据】 老年男性,既往有慢性阻塞性肺疾病急性加重(AECOPD)病史,现咳嗽、咳黄痰,抗生素治疗无

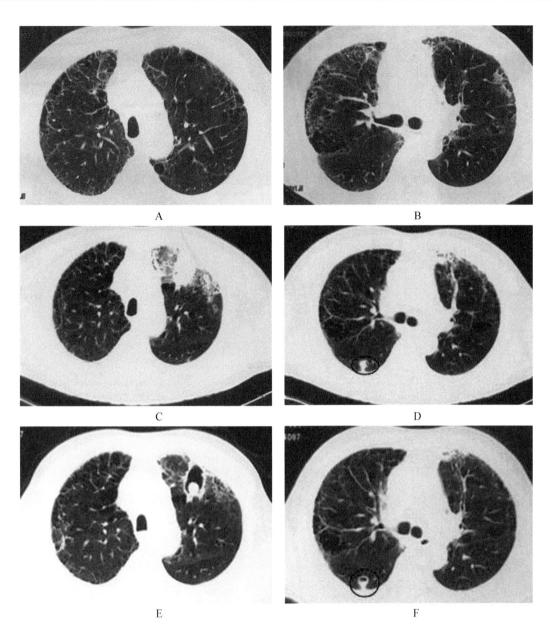

图 5-1-52　胸部 CT3

效。胸部 CT 示双肺多发结节、空洞影,沿支气管血管束分布,病变周围晕征明显,可见树芽征,符合侵袭性肺曲霉病特点。入院查体:憋喘貌,口唇发绀,桶状胸,双肺呼吸音减低,可闻及哮鸣音及湿性啰音。辅助检查:血气分析示 pH 7.46、PaO$_2$ 54mmHg、PaCO$_2$ 45mmHg;ESR 59mm/h;白蛋白 29g/L。曲霉抗原定量(GM 试验):1.01μg/L(0～0.85μg/L)、真菌 D-葡聚糖抗原(G 试验):100.37ng/ml(0～95ng/ml)。痰培养 2 次查到烟曲霉生长。病人有明显宿主因素、临床特征和微生物学证据,故临床诊断为 IPA,予伏立康唑 0.2g 静脉滴注 q12h,复查胸部 CT(2017.02.20)病变明显好转(图 5-1-54)。

【分析】　目前,我国的肺部真菌病有逐年增加趋势。美国 1000 多家医疗机构对 1 1881 例侵袭性肺真菌病(IPFD)病人的统计结果显示,最易发生 IPFD 的基础疾病患病群体中,COPD 占第 1 位(22.2%),其次是糖尿病

(21.7%),第 3 位才是恶性血液病(9.6%),这提示临床医生应警惕 COPD 和糖尿病病人并发 IPFD,特别是肺曲霉菌病的风险。肺部真菌病已成为 COPD 病人病情加重、死亡的重要原因。COPD 病人合并 IPFD 的危险因素包括:COPD 病人多为高龄,常伴发多种严重的基础疾病;抗生素使用时间过长,种类过多,剂量过大,尤其是广谱抗生素的应用更加大了真菌感染的概率;病人常因反复发作长期使用糖皮质激素,降低了免疫系统功能,有利于真菌入侵和繁殖;COPD 病人随着病情发展,气道结构受到不同程度的破坏,使呼吸道防御功能衰退;低蛋白血症亦是肺部真菌感染的危险因素,可导致免疫功能低下,从而更易继发真菌感染;各种侵入性诊疗技术(深静脉置管、留置尿管、留置胃管、气管插管机械通气、导管介入等)的开展,破坏了机体的天然屏障,在实施治疗的同时也能增加感染风险。COPD 病人出现 IPA 的主要特征是伴有喘息加重的

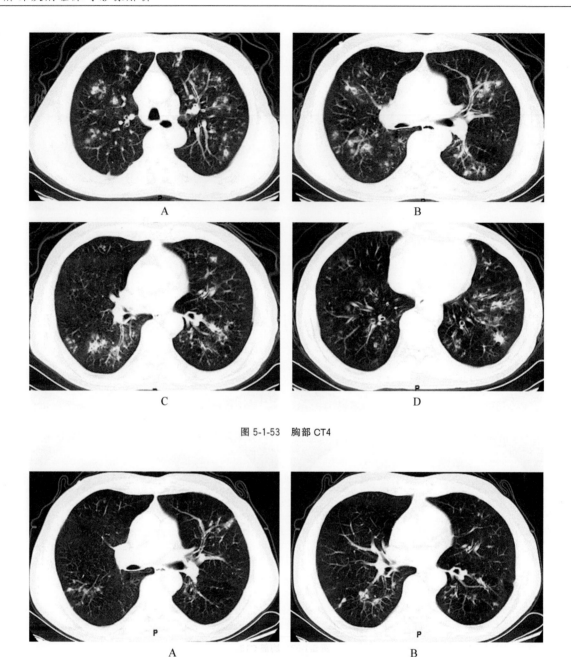

图 5-1-53　胸部 CT4

图 5-1-54　抗真菌治疗后病变明显吸收

抗生素抵抗性肺炎；多次发作的气喘通常发生在呼吸道症状有初步改善后；原有发热经抗生素治疗好转后再次出现发热、持续性发热，更换抗生素后无好转；也可有胸痛和咯血症状。实验室检查白细胞升高，CRP、纤维蛋白原、LDH均升高，病程晚期可出现血小板减少。对于长期应用抗生素、激素，营养状况差、病史长的 COPD 病人，如出现肺部感染表现或原有感染加重且经抗菌治疗无效时，需考虑真菌感染可能，应及时、反复多次做痰涂片及真菌培养，以便早期诊断和治疗。痰培养阳性不能确诊为 IPA，但可提高疑诊可能，尤其对于接受类固醇治疗又对抗生素无反应的病人。

（解放军 88 医院呼吸二科　魏彩云　提供）

5. **病例 5**：女，55 岁。咳嗽 1 月余，胸闷 10 天。辅助检查：血糖 22.3mmol/L，尿糖（＋＋＋＋），尿酮体

（＋＋）。胸部 CT（2014.05.24）示：左肺门大小约 3.0cm×3.5cm 软组织肿块，有强化，左肺门血管被包绕，左肺上叶支气管狭窄，左肺上、下叶均见多发斑片状高密度影，边缘模糊，密度不均，隆突下见肿大淋巴结，心包及左侧胸腔少量积液。提示：左肺占位并阻塞性肺炎，纵隔淋巴结肿大，心包及左侧少量胸腔积液。咳出血块病理：（左肺咳出物）送检为血块组织伴急、慢性炎细胞浸润。纤维支气管镜检查示：左主支气管外压性狭窄，进镜后可见大量白苔样坏死物，活检病理：支气管黏膜慢性炎，局部纤维组织增生伴大量慢性炎细胞浸润，表面查见真菌（曲霉）菌丝及孢子，符合真菌感染。免疫组化：CK（－）、CD68（－）、p63（－）；特染：PAS（＋）、六胺银（－）。应用伊曲康唑 0.2g 静脉滴注 q12h，2 天后改为 0.2g 静脉滴注 qd，14 天后改为口服伊曲康唑，治疗 2 月。

胸部 CT(2014.07.15)：左主支气管管腔不规则变窄，左肺上叶支气管未见显影，左肺下叶支气管变窄；左肺上叶体积明显缩小，大部分密实，仅见少量含气肺组织，其内及左下肺见多发片絮状及斑点状高密度灶，边界不清；纵隔内见多发淋巴结，较大者约 1.8cm× 0.9cm；双侧胸膜局限增厚，左侧胸腔及心包内见弧形液体密度影；左锁骨下及所见双侧腋窝见多发淋巴结(图 5-1-55A～D)。

胸部 CT(2017.01.12)：左肺支气管完全闭塞，左肺完全塌陷(图 5-1-55E,F)。

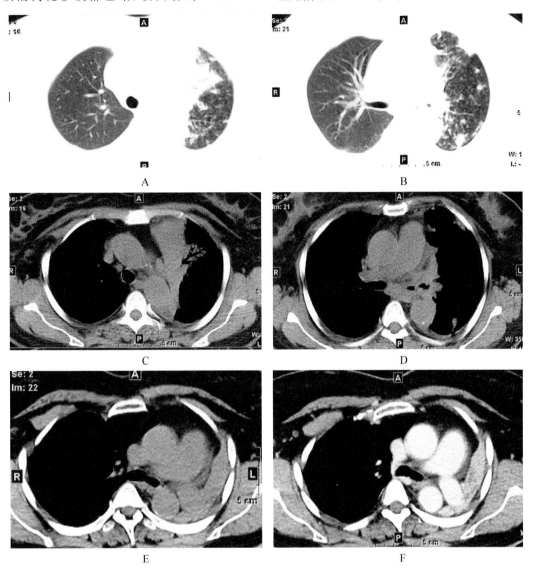

图 5-1-55　胸部 CT5

【诊断】　阻塞性曲霉性气管支气管炎。

【诊断依据】　中年女性，有糖尿病病史，初起左主支气管狭窄，气管内见异常密度灶，左肺阻塞性肺不张，虽纤维支气管镜检查确诊为气道侵袭性曲霉病，抗真菌治疗 2 个月后左主支气管管腔仍不规则狭窄，肺癌诊断无法排除；仔细观察可见左肺纹理增多、增粗，多发斑片、结节灶，树芽征明显，这些表现并不支持肿瘤所致的阻塞性肺炎或癌性淋巴管炎诊断。2 年半后复查左肺支气管完全闭塞，左肺完全塌陷，可除外肿瘤诊断，考虑为阻塞性曲霉性气管支气管炎。

【分析】　气管支气管炎型气道侵袭性曲霉病亦称曲霉性气管支气管炎(aspergillus tracheobronchitis，ATB)，是侵袭性曲霉病的一种独特形式，其感染局限于气管支气管树。ATB 可以引起气道溃疡或假膜形成；罕见情况下，也可表现为支气管内阻塞性肿物或阻塞性曲霉性气管支气管炎 (obstructive aspergillus tracheobronchitis，OATB)。OATB 起病多隐匿，通常表现为咳嗽、发热、呼吸困难等，病人可咳出真菌菌栓，或表现为严重的低氧血症；也可无症状，因偶然的影像学检查而发现。影像学上，OATB 通常表现为大叶性肺不张或全肺萎陷。积极采用支气管镜清除黏液栓，并配合抗真菌药物治疗，如伏立康唑和两性霉素(在病情较重的病人)等是最合适的治疗选项。对全身性抗真菌治疗无响应的病人，可考虑将吸入疗法(如两性霉素)作为其辅助治疗。由于药物进入黏液的穿透力差，抗真菌治疗疗效差，ATB 病人(特别是出现假膜形成者)的死亡率高达 40%。免疫抑制病人出现肺不张或肺叶塌陷时,应怀疑 OATB 可能,并尽早行纤维支气管镜检查,以确诊并积极治疗。

(山东省立医院东院影像科　花倩倩　提供)

6. 病例 6:男,48 岁。咳嗽 9 月余,加重伴憋喘半月。病人 9 月前无明显诱因出现刺激性干咳,行气管镜检查

示:右肺中间支气管阻塞,病理示高-中分化鳞癌。先后行放疗 13 次,多西他赛和顺铂方案化疗 6 周期,40 天前结束。病人半月前咳嗽较前加重,咳黄痰,活动后憋喘。

胸部 CT:右主支气管狭窄、阻塞,纵隔淋巴结肿大(图 5-1-56)。

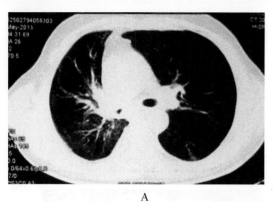

A

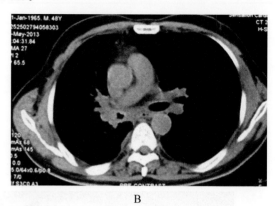

B

图 5-1-56　胸部 CT6

【诊断】　右肺中央型鳞癌并阻塞性肺炎。

【诊断依据】　病人既往有鳞癌放化疗病史,现咳嗽、咳黄痰、活动后憋喘,考虑合并感染。行气管镜检查见自气管下段及右主支气管可见明显的坏死性白苔,累及隆突,于右主支气管活检,送检组织大部分为坏死及炎性渗出物,边缘少许上皮细胞,未见明显异型(图 5-1-57)。于坏死组织内见真菌(曲霉菌)及少许细菌菌落(图 5-1-58)。最终诊断为中央型肺癌并发气道侵袭性曲霉病。

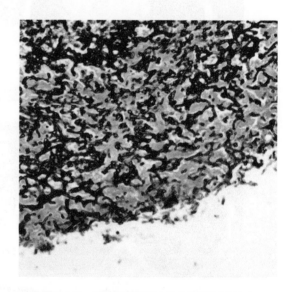

图 5-1-58　六胺银染色见大量曲霉菌丝(400×)

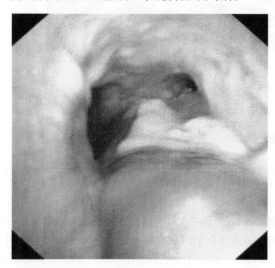

图 5-1-57　气管表面可见坏死性白苔

【分析】　肺癌病人由于长期应用放、化疗药物,其免疫能力降低,导致肺部真菌感染日渐增多,也是肺癌病人放化疗后最常见的合并症和主要死亡原因之一。中央型肺癌病人局部病灶处气道结构被破坏,气道黏膜清除能力下降及肿瘤迅速生长导致局部低氧血症致使气道局部抵抗力下降,可能是曲霉容易在病灶处定植,甚至感染的原因。中央型肺癌并发气道侵袭性曲霉病的临床表现缺乏特异性,首诊常单纯诊断为中央型肺癌,而延误了后者的

诊断。同时中央型肺癌常合并阻塞性肺炎,也可以表现为发热、胸闷、气急,白细胞计数及 C 反应蛋白升高等,这些因素往往掩盖了并发曲霉菌病的诊断线索而忽略了该诊断。

由于病变主要在支气管腔内,气道侵袭性曲霉感染的诊断主要依靠支气管镜检查,痰检的阳性率不高。纤维支气管镜检查及时取得病理组织学或微生物学的诊断依据,对病人的早期诊断和及时治疗至关重要。气管支气管炎型气道侵袭性曲霉病镜下主要包括侵袭性曲霉菌型、溃疡性曲霉菌型、假膜坏死性曲霉菌型和气管支气管腔内曲菌栓型 4 种类型。2009 年,国内学者根据管腔内病变的支气管形态分为 4 种类型:浅表浸润型(炎性浸润,表浅性溃疡和假膜形成轻度斑块,无明显的气道闭塞),全层参与型(更深溃疡性),闭塞型(气道阻塞所涉及支气管原口径的≥50%)和混合型(病人有两个或多个特性)。两种分类主

要根据疾病的支气管镜外观及气道狭窄程度,这些形态学改变代表着疾病不同的阶段,同时也代表着疾病的动态演变过程。

中央型肺癌并发气道侵袭性曲霉病支气管镜下表现并无特异性,可以表现为受累黏膜呈充血、水肿、糜烂等炎性改变、管腔内息肉样新生物、管腔不规则狭窄等。中央型肺癌并发气道侵袭性曲霉病比单纯肺癌病人生存期短、治疗费用高、病死率较高。对于喘息、呼吸困难明显、痰培养找到曲霉及影像学表现有空洞的中央型肺癌病人,须考虑中央型肺癌并发气道曲霉病的可能,应积极行支气管镜检查,外周血清或 BALF 的 G 试验和 GM 测定有助于疾病的筛选。

7. 病例 7:女,56 岁。咳嗽、憋喘、间断咯血 2 月余。病人 2 月前无明显诱因出现憋喘、咳嗽,多为刺激性干咳,偶咳少量白痰,间断咯血,多为痰中带血,均为鲜红色。胸部 CT(2013.07.14):左肺占位性病变,行电子气管镜检查示:左舌叶管壁黏膜充血、见条索状坏死物,病理检查示:送检物大部分为坏死组织。肺泡灌洗液培养提示:烟曲霉。静脉滴注伏立康唑治疗半月余,因肝功受损停药。2013.08.27 复查胸部 CT 提示病变较前无明显变化(图 5-1-59)。8 月 28 日行气管镜检查,镜卜左古叶管腔内见鱼肉样物阻塞管腔,左肺舌叶上支(B4b)管腔亦被阻塞,钳夹后管腔通畅,活检病理结果示:(左肺舌叶)送检组织广泛坏死,其中查见大量曲霉菌丝,未见肿瘤细胞(图 5-1-60)。9 月 1 日给予卡铂芬净治疗,9 月 4 日再次行气管镜检查,镜下示左肺舌叶气管开口处原位再次长出鱼肉样新生物,阻塞管腔,B4a 管腔亦被阻塞,病理结果:(左肺舌叶)送检物大部分为坏死组织,其中可见少许异型细胞团,结合免疫组化结果考虑为神经内分泌肿瘤。9 月 15 日在全身麻醉下行电视胸腔镜下左肺上叶根治性切除术,镜下见肿瘤位于左肺上叶舌段,约 3cm×3cm×2cm 大小,质韧,主肺窗、下肺静脉旁、肺门见多发肿大淋巴结。术后病理示:(左肺上叶舌段)神经内分泌癌伴大片坏死,肿物大小 2cm×0.5cm×0.5cm,肿物位于管腔内;支气管切缘未见癌,送检淋巴结未发现转移。

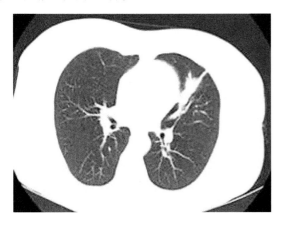

图 5-1-59　胸部 CT7:左舌叶不张

【最终诊断】　神经内分泌癌伴气管支气管曲霉病。
【分析】　气管支气管型气道侵袭性曲霉病临床表现

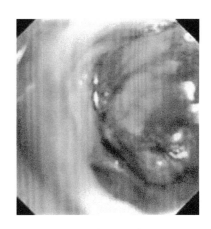

图 5-1-60　左肺舌叶气管开口处管腔内鱼肉样新生物

呈多样化,绝大多数继发于肺移植、肺结核、恶性肿瘤、免疫抑制药或抗肿瘤药等引起机体细胞免疫功能降低的病人。相对于严重粒细胞缺乏状态等侵袭性肺曲霉病的严重免疫妥协状态,气管支气管曲霉病的宿主免疫妥协的状态并没有那么严重,而局部的免疫防御功能的改变及纤毛清除系统功能异常是非常重要的致病因素,如局部肿瘤、血供欠佳的手术吻合切口、瘢痕、长期气管插管压迫等。本例即为局部肿瘤所致的气道局部免疫妥协引起。国外文献显示在气管支气管曲霉病的致病因素中肺移植及心肺联合移植是最为重要的致病因素,国内研究显示局部肿瘤是气管支气管曲霉病的重要致病因素。

本例整个诊治过程中,三次行气管镜检查,镜下均见鱼肉样新生物,初次肺泡灌洗液培养出烟曲霉,第二次活检组织病理切片中查见曲霉菌丝,末次活检组织病理诊断为肺神经内分泌肿瘤。因病人既往体健、机体免疫力正常,考虑肺癌发病在前,曲霉感染在后。肺癌病人处于免疫功能抑制状态,主要表现为 T 细胞功能受损、NK 细胞杀伤作用减弱、巨噬细胞功能障碍、血清免疫球蛋白分泌异常、细胞因子分泌异常、红细胞免疫抑制等。此时病人吸入的曲霉所产生的分生孢子可停留在支气管内肿瘤表面,因病人免疫功能受损,孢子可萌发菌丝,引起局部组织坏死及肉芽肿形成,后者覆盖在肿瘤表面,可导致肺癌的漏诊。当抗真菌治疗无效、肺内病变无吸收甚至增大时一定要警惕是否合并肺部肿瘤。

(济宁医学院附属医院呼吸科　郭茂清　提供)

8. 病例 8:女,19 岁。发热 10 天。因流产后侵袭性葡萄胎行 4 次化疗入住妇产科。实验室检查示粒细胞缺乏,胸部 X 线片示右肺上叶病变,转我科继续治疗。

胸部 CT:两肺多发小结节影,沿支气管分布,部分结节可见空洞征,以右肺上叶为主,树芽征明显(图 5-1-61)。

【诊断】　侵袭性肺曲霉病

【诊断依据】　青年女性,发热,双肺多发病变,沿支气管分布,树芽征明显,可见结节、空洞,局部可见轻度支气管扩张,支持该诊断。鉴别诊断如下。①侵袭性葡萄胎肺转移:病人侵袭性葡萄胎化疗后,需考虑该诊断;②肺结核:病人有化疗史,粒细胞缺乏,有发热症状,需考虑结核可能。但病人病变以树芽征和结节为主,如此小的结节

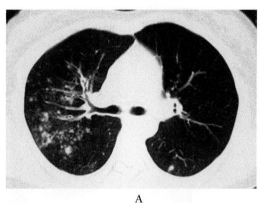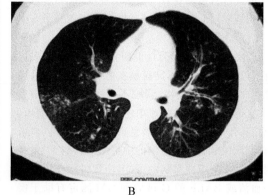

图 5-1-61　胸部 CT8

内可见空洞,更符合侵袭性肺曲霉菌病表现。病人行气管镜检查,声门、气管及支气管黏膜充血、水肿,表面覆盖较多坏死物质,管腔通畅,于右肺上叶行保护毛刷和活检。病理示支气管黏膜急慢性炎表现,炎性渗出物中可见真菌菌团。刷检未见抗酸杆菌,培养示烟曲霉生长。最后诊断为气道侵袭性肺曲霉病。予以伊曲康唑治疗 14 天后复查气管镜和胸部 CT,病变完全消失。

【分析】　病人有侵袭性葡萄胎病史,化疗后粒细胞缺乏,属机遇性感染,为侵袭性肺真菌病常见诱因。侵袭性肺真菌病死亡率高,存活率取决于早期诊断和适当治疗。气道侵袭性曲霉病为侵袭性肺曲霉病的特殊类型,与血管侵袭性肺曲霉病不同的是组织学上表现为曲霉浸润到气道黏膜的基底层,不浸润肺实质,主要引起支气管炎并可引起支气管阻塞。气道侵袭性曲霉病常合并有基础疾病,多数感染发生于异基因骨髓干细胞移植病人使用免疫抑制剂治疗后的粒细胞恢复期。此外,气道曲霉感染还见于支气管结核、气道狭窄行支架置入病人。也有报道见于慢性阻塞性肺疾病急性加重者。免疫功能正常的报道也不少见。临床可表现为气管支气管炎、细支气管炎和支气管肺炎 3 种类型,病原菌以烟曲霉为主,其次是黄曲霉、黑曲霉、土曲霉等。以小气道的病理改变为主的细支气管炎型高分辨率 CT 征象包括沿细支气管分布的渗出阴影、分散的小结节影、粟粒影、树芽征、网状磨玻璃样改变等,病灶内常见坏死和空洞,支气管镜下管腔内充满炎症物质,本例树芽征明显,完全符合该类型。树芽征反映多种细支气管腔内和细支气管周围疾病,包括黏液嵌塞、炎症和(或)纤维化。树芽征可见于所有炎症早期,该病人处于病变早期,且早诊断、早治疗,故预后良好,随诊未复发。

9. 病例 9:男,51 岁。咳嗽、发热伴胸闷 1 月余。病人 1 月前无明显诱因出现刺激性干咳,发热,体温波动于 38℃左右,胸闷,活动后明显。外院抗感染治疗 7 天,仍发热,体温最高达 39.8℃。痰真菌涂片查到真菌孢子,痰培养见丝状真菌,静脉滴注比阿培南 0.3g q8h 5 天,依替米星 0.1g bid 4 天,氟康唑 0.2 qd 3 天,复查胸部 CT 无明显改善,仍发热,给予米卡芬净 150mg qd 5 天,体温可降至

正常,咳嗽症状好转,复查胸部 CT 无明显改善而入我院。

胸部 CT(2015.01.25):双肺多发斑片、实变、条索状密度增高影,树芽征明显(图 5-1-62)。

【诊断】　侵袭性肺曲霉病。

【诊断依据】　中年男性,既往体健,病史较长,不符合社区获得性肺炎诊断。胸部 CT 示双肺多发炎性改变,树芽征明显(图 5-1-62 红圈),需考虑结核或真菌可能。病变沿气管、支气管走行,以大叶性肺炎为主,分布随机,无明显空洞形成,部分病变边缘模糊,考虑晕征可能(图 5-1-62D 黑箭),影像更符合真菌而非结核诊断。病人痰真菌涂片查到真菌孢子,痰培养见丝状真菌,提示无宿主因素的侵袭性肺真菌病可能。病人抗真菌药物治疗后,症状缓解,影像学无明显改善,可能与病变仍然进展、抗真菌药物应用时间较短有关。入院后辅助检查:白细胞 14.63×10^9/L,中性粒细胞绝对值 10.80×10^9/L;白蛋白 29.2g/L。2015.02.06 行 B 超引导下肺穿刺结果:左肺组织炎性病变,肺泡上皮轻度增生,部分肺泡腔闭塞伴纤维组织增生,呈机化性肺炎改变。2015.02.09 气管镜检查左肺上叶查见大量真菌菌丝(曲菌)及孢子,支气管黏膜及肺组织呈慢性化脓性改变。病人诊断明确,给予伏立康唑、卡泊芬净联合抗真菌治疗 2 周后复查胸部 CT(2015.02.23),病变明显吸收(图 5-1-63)。

【分析】　免疫功能正常宿主并发急性侵袭性肺曲霉病也称原发性侵袭性肺曲霉病,其病因常与所处环境中大量曲霉孢子的暴露有密切关系。临床表现除曲霉菌丝直接侵犯肺组织而出现的症状外,还可能出现因吸入大量曲霉孢子后曲霉在气道内定植和侵袭性生长,机体对其抗原产生超敏和毒性反应,而出现明显的喘息症状,因此,临床上常表现为混合型,既有肺部感染的毒血症又有气道痉挛的症状。无宿主因素的侵袭性肺曲霉病临床表现不典型,可有发热、咳嗽、咳痰、胸闷、进行性呼吸困难、咯血等症状,双肺可闻及干、湿啰音。实验室检查无特异性,可见白细胞、中性粒细胞百分比、红细胞沉降率等升高,痰检真菌阳性。影像学表现不典型,胸部 CT 示两肺多发性浸润性病变和(或)实变影、多发性结节影以及孤立性结节影等,病变部位无典型的晕征、空气新月征。本例为免疫功

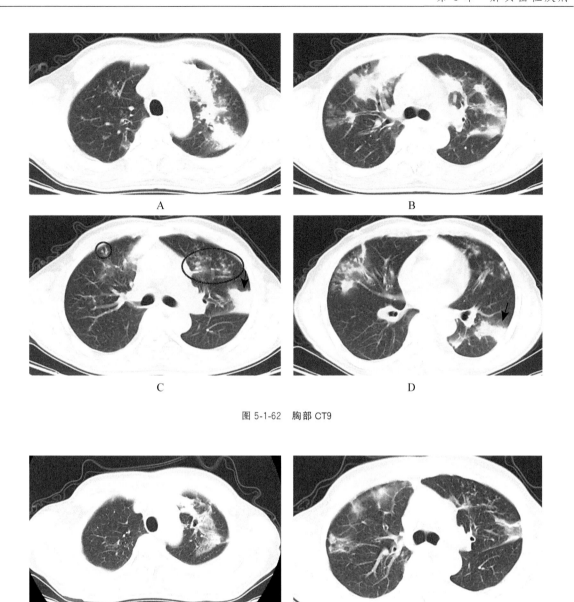

图 5-1-62　胸部 CT9

图 5-1-63　病变明显吸收

能正常的宿主并发气道侵袭性肺曲霉病,影像学表现为大叶性实变,双上肺病变为主,树芽征明显,为支气管肺炎型为主并混合细支气管炎型的气道侵袭性肺曲霉病。另外,该病人胸膜下可见多发楔形病变(图 5-1-63 黑箭),考虑不除外合并血管侵袭性肺曲霉病可能。病变的预后主要依赖于基础疾病、机体免疫状况和诊断时机等因素,不完全取决于胸部 CT 的严重程度。对免疫功能正常的宿主,临床上出现不典型的肺部感染症状或不典型的支气管哮喘样症状,如肺部影像学表现为进展迅速的实变、结节或空洞,且沿支气管分布时,要高度警惕气道侵袭性肺曲霉病可能,应及时行支气管镜检查,尽早确诊。

四、慢性肺曲霉病

　　慢性肺曲霉病(chronic pulmonary aspergillosis, CPA)是一种逐渐破坏肺部组织的感染性疾病,往往发生

在没有明显免疫缺陷但合并潜在肺部疾病的病人中,全世界约有 300 万人罹患该病,其中 24 万为欧洲人口。除非疾病晚期形成曲菌球,常规肺部检查可能无法发现 CPA。一旦未能及时诊断并接受长期抗真菌治疗,CPA 病人 5 年死亡率高达 80% 左右。全球范围内,既往结核感染治疗后是 CPA 最常见的危险因素,其他相关危险因素包括:非典型分枝杆菌感染、COPD、支气管扩张、结节病、既往肺癌病史、ABPA 和气胸。许多病人往往同时存在数个危险因素。2015 年 12 月 23 日欧洲呼吸学会(ERS)和欧洲临床微生物与感染学会(ECCMID)发布首个 CPA 联合指南,在线发表于《欧洲呼吸杂志》。

(一)定义

　　因临床、影像学和病理生理学的不同,CPA 具有独特的分类,Denning 等曾将有全身症状的 CPA 划分为慢性坏死性肺曲霉病(CNPA)、慢性空洞性肺曲霉病(CCPA)

和慢性纤维化性肺曲霉病(CFPA)。该指南将单纯的曲霉肿、CCPA 和 CFPA 统称为 CPA,而 CNPA 则被认为是 IPA 的亚急性表现,即亚急性侵袭性肺曲霉病(SAIA)。根据该指南,CPA 可具体分为单纯曲霉肿、CCPA、CFPA、曲霉结节和 SAIA。

单纯曲霉肿定义为非免疫受损的病人,有较少或没有症状,含有曲菌球的单发空洞,具有曲霉血清学和微生物学依据,至少观察 3 个月没有放射影像学的进展。

CCPA(以往称为复杂性曲霉肿)为单发或多发的肺空洞(薄壁或厚壁),空洞内可能包含一个或多个曲菌球或

不规则的腔内物质,具有曲霉血清学和微生物学依据,有明显的肺部和全身症状,至少 3 个多月。曲霉 IgG 抗体检测是最灵敏的微生物学试验,PCR 法检测痰液中曲霉比培养法更敏感。CCPA 发展缓慢,可持续数月,即使手术切除后也易出现复发。若不进行治疗,随着时间的推移,这些空洞会逐渐变大、融合,会出现曲菌球(图 5-1-64),也可能原有的曲菌球消失。若此时仍不治疗曲霉病,肺部形成慢性瘢痕和肺纤维化范围扩大,CCPA 最终出现纤维化,就变为 CFPA,此时才进行治疗并不能使病情得到改善。

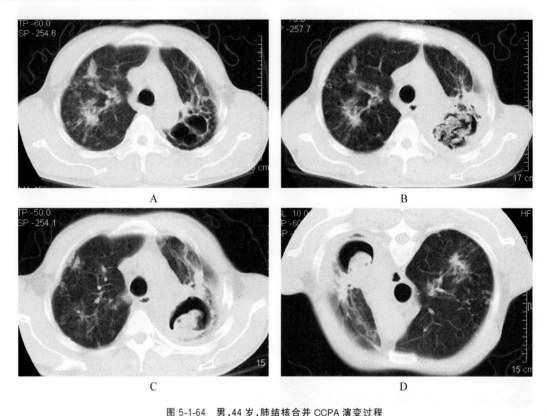

图 5-1-64　男,44 岁,肺结核合并 CCPA 演变过程
A.2007.06.11 空洞型肺结核;B.2007.11.09 空洞融合,内见新生物;C、D.2007.12.29 曲菌球形成

CCPA 病人若无以下情形,可不进行抗真菌治疗,而是每 3～6 个月随访 1 次,即未合并肺部症状、无体重减轻或明显疲劳、肺功能无重大损伤或渐进性减弱。具有全身症状或肺部症状者、肺功能进行性减弱或影像学检查病变进展者,应当至少进行 6 个月的抗真菌治疗。

CFPA 定义为合并 CCPA 并至少有两个肺叶的严重纤维化破坏,导致主要肺功能丧失(图 5-1-65)。单发空洞并一个肺叶的严重纤维化破坏,被简称为 CCPA 影响的肺叶。纤维化通常主要表现为肺实变,但可能看到周围纤维化的大空洞。

曲霉结节(图 5-1-66)为单个或多个结节,可有或没有空洞,是 CPA 不常见类型。这些结节影可能与结核、肺癌、肺球孢子菌病及其他疾病相似,只能用组织学才能明确诊断。尽管常出现坏死,但不表现为组织侵袭。

SAIA/CNPA 见于轻度免疫缺陷的侵袭性肺曲霉病病人,发生在 1～3 个月,具有可变的影像学特征,包括空

洞、结节、有脓肿形成的进展性实变。活检发现受侵肺组织中的菌丝,微生物学检查表现侵袭性肺曲霉病的特征,血液曲霉半乳聚糖抗原试验强阳性。病理特点为局部肺组织的曲菌侵袭,组织坏死,肉芽肿形成或纤维包裹的出血坏死。临床上需与曲菌球相鉴别,组织病理检查是鉴别的金标准。曲菌球的特点是空腔内曲霉生长,但不侵袭肺组织。

(二)临床和影像学表现

CPA 好发于中年男性,有全身症状(体重减轻、全身乏力、盗汗和食欲下降)及慢性咳痰、呼吸困难、胸部不适和偶尔咯血。后者提示有曲菌球的存在。影像学表现包括:肺部空洞伴或不伴曲霉肿、浸润、结节和各种程度的肺或胸膜纤维化。CPA 随着病情的严重程度、病程的早晚,会出现不同的临床表现。同时 CPA 的临床表现也会受到病人本身情况的影响,包括:各种可能的遗传因素和正在进行的免疫抑制治疗等。当病人存在免疫抑制/缺陷(如

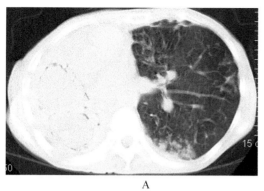
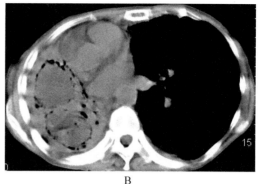

图 5-1-65　女,59 岁。CFPA,右肺完全毁损

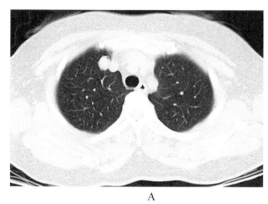
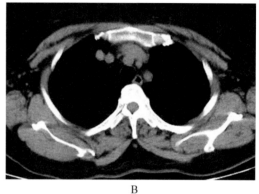

图 5-1-66　女,59 岁。右肺上叶曲霉结节

AIDS、激素使用、糖尿病、酒精中毒等)时,可能会使疾病的进展更为迅速(如病程从数个月缩短为数周)。影像学表现为结节、实变伴或不伴薄壁空洞,疾病进展更迅速。更常见 CPA 的临床特点表现为病情进展缓慢、有单个或多个厚壁空洞、伴或不伴真菌球(曲霉肿)、合并胸膜纤维化。一种 CPA 可以随着病情的进展而演变为另一种。比如:当接受免疫抑制治疗(如大剂量激素)时,CCPA 可以进展为 SAIA。而 SAIA 随着抗真菌治疗的应用,可最终演化为 CCPA。

(三)指南具体建议

①诊断需满足:病程至少 3 个月,胸部影像学可见一个或多个空腔内具有或不具有真菌球或真菌结节,显微镜、活检培养或曲霉株免疫应答发现曲霉感染的直接证据,并排除其他可能诊断;②90% 以上病人抗曲霉抗体(即沉淀素)滴度升高;③在技术允许的前提下,可行外科手术切除单纯性曲菌球,且最好采用电视胸腔镜手术;④为改善整体健康状态和呼吸道症状、控制咯血和预防进展,CCPA 病人推荐长期口服抗真菌药物治疗,需要严密监测唑类血药浓度、药物相互作用和潜在不良反应;⑤咯血可能是治疗失败和(或)存在真菌耐药性的表现,氨甲环酸和支气管动脉栓塞术治疗可能有效,但很少需要手术切除;⑥抗真菌药物治疗单发曲霉结节仅在结节未完全切除的情况下;⑦多发曲霉结节的病人可能受益于抗真菌治疗,并需严格监测。

(四)治疗

目前,全身应用抗真菌药物为 CPA 治疗的基石,对未接受手术治疗的病人而言更是如此。多种抗真菌药物中,三唑类抗真菌药物几乎对所有类型的 CPA 均有较好的疗效。病人较能够耐受三唑类抗真菌药物的副作用。因 CPA 常为慢性或亚急性过程,大多数病人并不需要静脉用药。静脉用药常需要病人住院治疗,从而带来较高的治疗费用。棘白菌素类抗真菌药因其安全性得到改善,被认为是伏立康唑的替代药物。静脉应用棘白菌素类抗真菌药的疗效并不优于伏立康唑,且棘白菌素类药物仅能静脉用药,这一缺点使得该药物的长期使用变得困难。伏立康唑既可口服也可静脉应用,口服更利于吸收。有研究认为,静脉注射两性霉素 B 治疗 CPA 的有效率为 80%。但是,这一疗效的维持期短,且两性霉素 B 具有多种毒性,长期治疗的疗效不甚理想。尽管两性霉脂质复合物的安全性得到了改善,但尚无证据证明其疗效有所增强。口服三唑类(伊曲康唑、伏立康唑和泊沙康唑)治疗 CCPA 现在被认为是标准治疗。口服伊曲康唑治疗在稳定 CCPA 病人临床和影像学表现优于保守治疗。伏立康唑的结构不同于伊曲康唑,从而具有不同的特性,包括抗菌谱更广,涵盖少见的真菌菌种,不同的药动学特性、不同的药物相互作用和不良反应,可用于 CCPA 的原发治疗以及伊曲康唑治疗无效或不耐受伊曲康唑治疗病人的替代治疗药物。大多数 CPA 病人都需要长期用药治疗,副作用可能会成为限制治疗的一个关键因素。伊曲康唑可引起外周水肿、高血压和心力衰竭。肝毒性使得伏立康唑的应用受到限制,用药期间应定期行肝功能检测。药物的光毒性和可能的致癌作用(鳞状细胞癌)均已报道。出现光毒性的病人应停止用药,并定期行皮肤病相关检测。泊沙康唑是对于不能耐受或对伊曲康唑和伏立康唑治疗失败的又一个选择。长期使用抗真菌药物往往导致耐药的发生。对于使用唑类药物失败或不能耐受唑类药物的病人,可考虑使用棘白菌素或两性霉素 B 治疗。棘白菌素或两性霉素 B 治疗疗程一般为 3~4 周,可以根据临床症状和反应来决定是否需要重复疗程。两个疗程中可以使用唑类药物进行维持治疗。吸入两性霉素 B 并不推荐使用,因为尚无研究证实其治疗有效,使用两性霉素 B 可能导致支气管痉挛的发生。对于那些干扰素介导免疫缺陷/受损病人,当使用唑类药物无效时,可考虑给予干扰素治疗。

CCPA 病人初始抗真菌疗程推荐最低 4~6 个月的口服三唑类治疗。若初始治疗无效或病人无法耐受,则应停止治疗,考虑其他治疗手段。有轻微疗效的病人应当使初始疗程延长到 9 个月;几乎所有被认为有疗效的病人将在这个疗程内完成治疗。CPA 抗真菌静脉治疗主要用于病情进展的病人和治疗失败、不能忍受三唑类药物或对三唑类药物耐药的病人。此外,一些研究对通过静脉治疗再随后口服维持治疗来控制感染的策略加以肯定。

大部分的 CPA 病人都会出现咯血,26% 的病人死于咯血。曲霉感染引起的咯血可能的原因之一为真菌球和空洞壁血管间的机械性摩擦。轻中度咯血通常对氨甲环酸(500mg,每天 3 次)有疗效。对于中重度咯血,支气管动脉栓塞术作为一种术前暂时性措施或作为一种确定性治疗非常必要。支气管动脉栓塞术能够阻断向出血部位供血的血管。3 年以上病人再咯血发生率为 30%~50%,这可能与仅对部分血管进行栓塞、CPA 进展和弥漫性的肺部病变相关。成功的长期抗真菌治疗能够减少咯血复

发。局部的抗真菌疗效已经得到证实,对于没有咯血倾向的病人可在曲菌球空洞内灌注抗真菌药。两性霉素 B 是首选药物(5% 葡萄糖溶液 20ml 含 50mg 两性霉素),灌注量取决于空洞的可用空间。

无症状单一曲霉肿病人,以及空洞大小在既往 6~24 个月无进展者,应当继续进行病情观察。有症状者特别是严重咯血者,合并单一曲霉肿时,应当在没有禁忌证的情况下将其切除,手术成功取决于能否完全切除曲菌球而没有把真菌物质溢露在胸膜腔。单纯曲菌球很少出现疾病和咯血复发,而 CCPA 成功率则较低。对于严重咯血的病人都应该考虑手术治疗。当不能完全切除曲菌球时,应抗真菌治疗以预防曲霉菌脓胸或避免疾病复发。被切除的单纯曲菌球且没有真菌物质溢出不需要辅助抗真菌治疗。如果因为手术操作复杂可能会导致真菌物质溢出而造成感染,则术前应用抗真菌治疗数周。

停用抗真菌治疗后,CPA 复发很常见,尤其是那些不止一叶受累的病人,很可能是由于潜在的肺部疾病及遗传易感性联合作用所导致。因此,CPA 的治疗目标不是治愈,而是达到长期控制。

(五)病例解析

病例:男,51 岁。反复咳嗽、咳黄脓痰伴咯血 6 年,发热 4 天。病人 6 年前反复咳嗽、咳黄脓痰,多次诊断为"支气管扩张、2 型糖尿病、肺曲菌球病",近两年病情逐渐加重,发作次数频繁,多次因支气管扩张咯血反复住院治疗,一直拒绝抗真菌治疗。4 天前受凉后出现发热,最高体温 37.8℃,咳嗽、咳痰较前加重,痰中带血,入院治疗。

胸部 CT(2011.12.07):支气管扩张并左肺上叶曲菌球表现(图 5-1-67A、B);胸部 CT(2011.12.21):曲菌球较前增大(图 5-1-67C、D);胸部 CT(2014.02.28):曲菌球较前增多,邻近胸膜增厚(图 5-1-67E、F)。

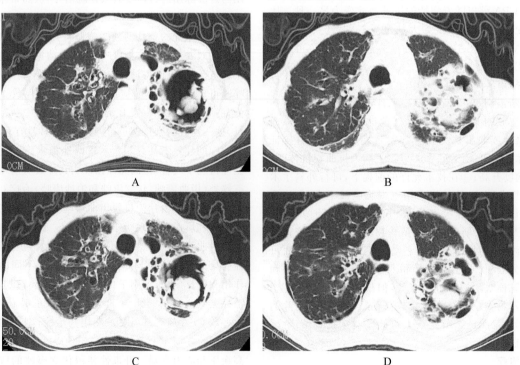

A

B

C

D

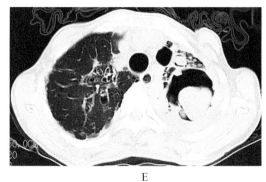

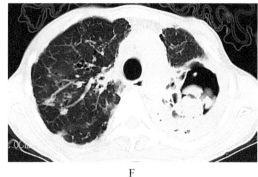

E　　　　　　　　　　　　　　F

图 5-1-67　胸部 CT

胸部 X 线片:双肺纤维条索影,左肺上叶曲菌球逐渐缩小,肺纤维化逐渐加重(图 5-1-68)。

胸部 CT(2016.03.08):左肺上叶巨大空洞,内有液平面(图 5-1-69)。

【诊断】　慢性肺曲霉病。

【诊断依据】　中年男性,病史 6 年,反复感染,支气管扩张合并左肺上叶曲菌球,曲菌球由小到大,由少到多,双肺纤维化明显,体现了慢性空洞性肺曲霉病和慢性纤维化性肺曲霉病的演变过程。病人拒绝抗真菌治疗,1 年前曲菌球由大变小,纤维化程度却逐渐加重,临床症状亦相应加重。此次再次出现发热、咯血,左肺上叶空洞较前增大,出现液平面,考虑合并感染,给予亚胺培南西司他丁联合头孢哌酮舒巴坦钠积极抗感染治疗 14 天,病人无发热,症状好转,复查胸部 CT(2016.03.22)液平面消失(图 5-1-70)。3 个月后(2016.06.14)复查胸部 CT 曲菌球较前明显增大(图 5-1-71)。2016.11.12 病人症状突然加重,行胸片检查示双肺斑片实变影(图 5-1-72),当天死亡。

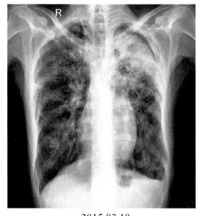

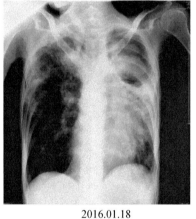

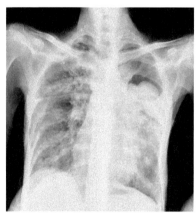

2015.03.10　　　　　　　　2016.01.18　　　　　　　　2016.01.30

A　　　　　　　　　　B　　　　　　　　　　C

图 5-1-68　胸部 X 线片

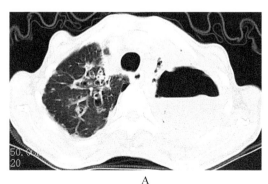

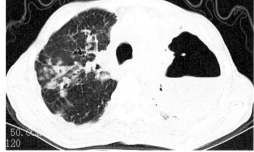

A　　　　　　　　　　　　　　B

图 5-1-69　左肺上叶巨大空洞,内有液平面

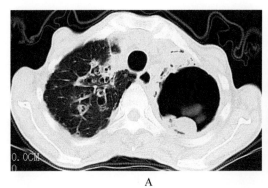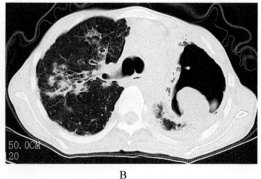

| A | B |

图 5-1-70　液平面消失

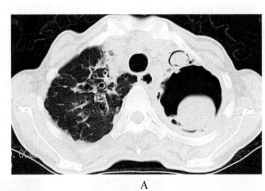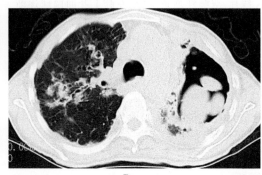

| A | B |

图 5-1-71　曲菌球较前明显增大

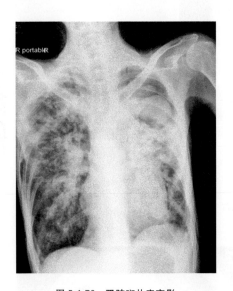

图 5-1-72　双肺斑片实变影

【分析】　CPA 发生于已有基础肺部疾病的病人中，胸部 CT 影像学及动态变化对病程大于 3 个月的 CPA 有重要提示意义。影像学特征性改变为肺内/近胸膜空洞内或扩张的支气管内的真菌球，其他重要胸部影像改变为：不同程度的实变或磨玻璃样变，多出现于空洞周围；新出现或原有空洞影扩大、胸膜增厚、结节影、局灶性纤维化。这些特征常为单侧且不对称出现，肺上叶常常受累。确诊 CPA 还需要病原学证据：直接涂片镜检、真菌培养和鉴定、组织病理、痰或支气管肺泡灌洗液曲霉 PCR、曲霉 IgG 抗体、支气管肺泡灌洗液和血清 GM 试验等。CPA 患病率和死亡率均高，常需要长期的抗真菌治疗，抗真菌治疗能够改变疾病的预后。本例病人拒绝抗真菌治疗，病情反复，逐渐进展，直至死亡。

（南通市第三人民医院呼吸科　朱立成　提供）

第二节　肺毛霉病

毛霉是一种条件致病真菌，主要分布于土壤及腐败的食物中。毛霉的特点是菌丝粗大、短小、壁厚，菌丝壁的厚度及形状不规则，菌丝内少隔膜，分枝间隔不规则，非双叉分枝，成直角或钝角（图 5-2-1、图 5-2-2）。毛霉病又称接合菌病，1855 年由 Kurchenmeister 首次报告。毛霉现属真菌界、毛霉亚门、毛霉目、毛霉科、毛霉属。肺毛霉病常见致病菌有毛霉目中的毛霉属、根霉属、犁头菌属和小克银汉霉属等。

（一）发病机制

毛霉对人类感染的途径可以是经鼻道吸入、经口腔摄入或者真菌孢子经破损的伤口植入。其发病机制主要为吸入真菌孢子引起，孢子进入机体后可以停留在

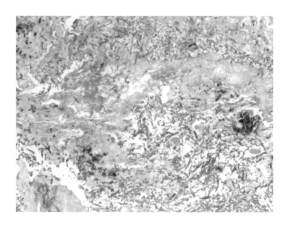

图 5-2-1　HE×4

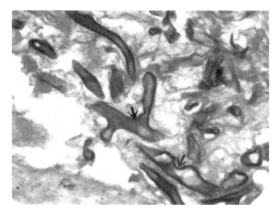

图 5-2-2　HE×40,宽菌丝,菌丝壁两侧不平行(蓝箭),分枝直角(红箭)

鼻窦或上呼吸道,也可以直接进入肺泡内。毛霉的毒力较弱,机体对其有很强的免疫力,正常情况下人体肺泡巨噬细胞可以有效阻止孢子发芽形成菌丝,并且可有效杀死活动的孢子,但肺泡巨噬细胞和中性粒细胞却不易杀死休眠的孢子。当机体免疫功能下降或功能紊乱时,吸入的孢子或体内休眠的孢子会发芽生长繁殖,然后形成菌丝,导致发病。毛霉是一种嗜血管性真菌,进入血管后可以沿血液播散感染,其侵犯血管后导致血栓形成,血管栓塞可以引起局部组织酸中毒,导致远端肺组织缺血、缺氧、坏死,又有利于毛霉的繁殖、扩散,形成恶性循环。

肺毛霉病好发于有基础疾病和免疫功能低下的病人,常见于糖尿病或合并酮症酸中毒、长期应用糖皮质激素、中性粒细胞减少、接受实体器官或造血干细胞移植后、创伤、艾滋病等人群。在发达国家,毛霉感染主要发生于化疗中的血液系统恶性疾病、实体器官或骨髓移植的病人,而在发展中国家,糖尿病病人(尤其是未经控制的糖尿病、酮症酸中毒)则是毛霉感染的高发人群。临床上以毛霉和根霉菌较为常见,前者主要侵犯肺,后者多累及鼻窦、眼、脑及消化道,并可血行播散到全身。

(二)临床表现

毛霉病分为肺脏型、脑鼻型、胃肠型、皮肤型、混合型

和播散型,其中肺脏型最常见,在血液恶性疾病中列首位,在糖尿病病人中仅次于脑鼻型位居第二位。毛霉具有极强的组织穿透能力,释放的弹力酶样蛋白水解酶极易侵犯血管,浸润、血栓形成和坏死是毛霉病特征性的改变,当肺实质受到毛霉侵蚀后可在局部形成空洞并产生咯血症状,当大血管受侵蚀后可能发生危及生命的大咯血。发热、咳嗽、咳痰、呼吸困难和胸痛等症状也较常见,但无诊断特异性。实验室检查无特异性,多数病人外周血白细胞计数升高。

(三)影像学表现

肺毛霉病影像学可表现为肺叶或肺段实变影、单个或多发性结节或肿块、空洞或楔形梗死样阴影(图 5-2-3)等,也可出现晕征或反晕征(图 5-2-4)、肺气囊、胸腔积液和纵隔淋巴结肿大。增强扫描可见边缘强化,短期内发展为空洞型病变为肺毛霉感染共同特点。病变以双上肺多见,大气道闭塞可致肺实变不张,少数可有假性动脉瘤。肺毛霉病影像缺乏特异性,应与下列病变相鉴别。①结核空洞:好发于上叶尖后段或下叶背段,多为薄壁空洞,进展相对缓慢,常伴有卫星灶;肺毛霉病空洞无好发位置,多为厚壁,进展快,易有肺动脉栓塞形成。②癌性空洞:多为偏心空洞,常有壁结节,外壁分叶明显和短毛刺多,易伴肺门、纵隔淋巴结肿大;肺毛霉病空洞易多发,内壁多数光滑,且外壁可有长毛刺,短毛刺极少见。③肺曲霉病:多为薄壁空洞,伴有曲菌球者易鉴别。

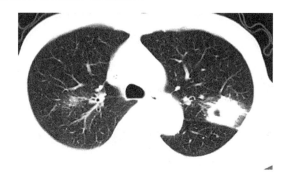

图 5-2-3　男,70 岁。楔形影伴空洞

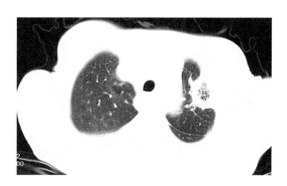

图 5-2-4　女,84 岁。反晕征、胸腔积液

(四)诊断

肺毛霉病诊断困难,因为环境中的毛霉有可能会污染送检标本或在口腔、气管等黏膜表面定植,所以通过痰或支

气管肺泡灌洗液来诊断肺毛霉病特异性较差,G 试验、GM 试验在肺毛霉感染时也多为阴性。通过取自无菌部位的标本进行病原学和组织病理学检查是确诊肺毛霉病的金标准。镜下显示病变呈急性炎症过程,组织坏死、化脓,其中可见较多巨噬细胞、中性粒细胞和嗜酸粒细胞浸润,间质纤维组织增生,毛细血管壁增厚。病变区域内包括坏死区、血管壁、血管腔和血栓内均可见大量菌丝,但极少见到肉芽肿,这是本病的特征性改变。部分病例表现为肉芽肿形成,其中可见多核巨细胞包裹菌丝,并侵犯血管壁。菌丝侵入组织致坏死,可侵入支气管壁软骨内,有时菌丝周围没有任何炎症改变。显微镜下毛霉主要与曲霉相鉴别,镜下毛霉菌丝分枝呈直角分叉,而曲霉成 45°。

(五)治疗

肺毛霉病治疗困难,其预后主要取决于四个方面:早期快速诊断,去除易感因素,适当的外科手术切除病变组织及恰当的抗真菌药物治疗。早期快速诊断可以使小的或局限的病变在进展或远处播散之前得到有效的控制。去除危险因素是治疗成功的基础。合并肺毛霉病的糖尿病酮症酸中毒病人,应尽快将血糖控制在正常范围内,快速补液达到酸碱平衡。接受免疫抑制剂尤其是糖皮质激素治疗的病人,在内科医师对病情充分评估的基础上,可考虑减药甚至停药。由于肺毛霉病能够使肺血管内血栓形成及组织坏死,极易阻塞局部血管和支气管,从而导致抗真菌药物在病变部位的通透性降低,单用药物往往效果不佳,现多主张在病人身体状况允许的情况下尽可能切除病变肺组织并联合药物治疗,可以明显提高病人的生存率。目前针对肺毛霉病有确切疗效的抗真菌药物是两性霉素 B,可与 5-氟胞嘧啶联合应用。两性霉素 B 及早应用会显著降低肺毛霉病的病死率,推荐总量为 75mg/kg(3~5g),疗程至少 8~10 周,当尿素氮>40mg/dl 或血肌酐超过 3mg/dl 需停药或隔日给药。由于两性霉素 B 肝肾功能毒性较大,临床现常用两性霉素 B 脂质体。泊沙康唑对肺毛霉病也有一定疗效,可作为两性霉素 B 无效或不能耐受时的替代药物,或作为两性霉素 B 的降级治疗。尽管肺毛霉病较肺曲霉病和肺念珠菌病等其他机会性真菌感染少见,但肺毛霉病病情凶险,其导致的病死率可以达到 50% 以上甚至更高,明显高于其他肺真菌病。

参 考 文 献

Erami M,Shams-Ghahfarokhi M,Jahanshiri Z,et al. 2013. Rhinoce-rebral mucormycosis due to Rhizopus oryzae in a diabetic patient:a case report. J Mycol Med,23(2):123-129.

Gen R,Horasan ES,Vaysoglu Y,et al. 2013. Rhino-orbito-cerebral mucormycosis in patients with diabetic ketoacidosis. J Craniofac Surg,24(2):144-147.

Rammaert B,Lanternier F,Poiree S,et al. 2012. Diabetes and mu-cormycosis:a complex interplay. Diabetes Metab,38:193-204.

Vijayabala GS,Annigeri RG,Sudarshan R. 2013. Mucormycosis in a diabetic ketoacidosis patient. Asian Pac J Trop Biomed,3(10):830-833.

(六)病例解析

1. 病例 1:女,63 岁。鼻腔出血、双耳听力下降 2 月,咯血半月。病人 2 月前无明显诱因晨起出现鼻腔出血,自行填塞后停止,之后出现双侧耳鸣、听力下降,右侧鼻腔鼻塞、脓涕,右侧眼球溢泪,并逐渐加重,鼻咽部 CT 示:右侧上颌窦占位并突向鼻腔。头颅 MRI 增强扫描示右侧鼻腔、双侧上颌窦黏膜明显结节状增厚,强化明显,右侧上颌窦中心呈低信号。双侧鼻咽隆起、强化。胸部 CT 示左肺多发斑片影。病人于 2007.12.03 行鼻内镜下上颌窦开放+鼻腔鼻窦冲洗术,术后病理示:病人右侧鼻腔活检标本示大量毛霉集落伴炎性坏死;右上颌窦肿物活检标本示大量毛霉集落伴炎性坏死,炎性肉芽肿增生,其中散在少量轻-中度异型淋巴细胞。术后对症给予抗真菌、鼻腔冲洗、补液、营养等对症治疗,症状改善后出院。近半月来病人出现咳嗽,痰中带血,量少,色鲜红,一天 1~2 次。眼球充血肿痛,食欲较差,只能进食少量流质,伴全身乏力。入院查体(2008.02.17):T 36.5℃,双侧眼球外凸,角膜充血,听力较差,双侧腮腺肿大明显,压痛。辅助检查:血常规示 WBC 13.27×10⁹/L,N% 86.04%,Hb 82.0g/L,PLT 721×10⁹/L;血生化:白蛋白 20g/L、CD4 27.9%、CD8 44.7%;ESR 134mm/h。

胸部 CT(2007.12.06):左肺结节、斑片影,密度尚均匀,未见明显空洞、液化,肺门纵隔淋巴结无肿大(图 5-2-5)。

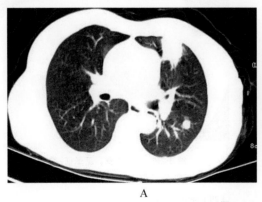
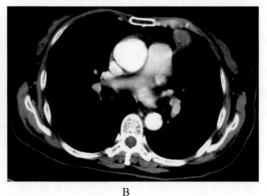

A   B

图 5-2-5　胸部 CT1

【诊断】　鼻部、肺部混合型毛霉病。

【诊断依据】　病人有中度贫血,血生化示白蛋白较低,免疫指标 CD4 较低,提示机体免疫力较差,感染真菌机会较多。鼻咽部毛霉感染诊断明确,肺部阴影考虑为鼻腔病菌下行感染。病人眼球充血肿胀,运动受限,腮腺肿痛,听力下降均考虑毛霉侵袭所致。病人左肺经皮穿刺肺部活检标本示炎性肉芽肿增生、肺泡上皮增生,其中见较多泡沫细胞;特殊染色结果:PAS、PAM 及抗酸染色未见特异性病原体。复查该病人右上颌窦及鼻腔活检发现除

了毛霉感染外,未坏死的组织中都存在较多泡沫状细胞,与肺穿组织中的泡沫细胞相似,故鼻窦与肺部病变均为同一种病变,肺部病变考虑为毛霉反应性增生。明确诊断后,给予两性霉素 B 脂质体治疗,病人治疗 3 个月后眼球及腮腺症状较前明显改善,2008.04.09 加用氟胞嘧啶 1.0g 口服 4 次/日,以增强两性霉素 B 脂质体抗毛霉作用,治疗 6 个月后复查胸部 CT(2008.07.09)病变明显吸收(图 5-2-6)。

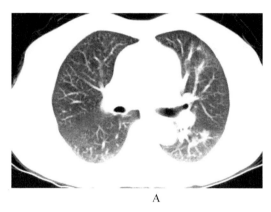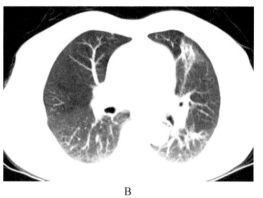

A　　　　　　　　　　　　　　B

图 5-2-6　病变明显吸收

【分析】　毛霉病主要表现为急性化脓性炎症,临床表现无特异性,主要因感染部位不同而呈现不同症状。孢子是毛霉目生物在环境中传播和进入气道(鼻窦和肺)或者损伤皮肤的最好途径,上颌窦为鼻窦中最易受感染的部位,也是发病率最高的部位,其次是筛窦、蝶窦。一旦进入有机体,孢子就生长、萌芽、产生菌丝,菌丝侵犯周围的血管(特别是小动脉),通过血管扩散到鼻窦、眼部或大脑,所到之处,都会迅速形成黑色坏死性病灶,对宿主造成致命的损害。菌丝侵入小动脉,导致血管栓塞,进一步加重了组织的缺氧和酸中毒,也加速了毛霉的繁殖和感染的扩散,并使得药物不能到达病变组织而导致治疗失败。较常出现的病变部位有鼻腔、脑、眼眶、消化道及呼吸道等部位,发病初期不易诊断且预后较差。原发于鼻窦的毛霉病临床少见,且多发生在机体衰弱、免疫力低下等慢性消耗性病变个体。毛霉病病程复杂,进展迅速,死亡率高,治疗毛霉应首选两性霉素 B 及外科清创术。两性霉素 B 主要通过结合真菌细胞膜上的麦角固醇,改变膜通透性,使细胞内的物质外流致真菌死亡。同样,两性霉素 B 也可与人类细胞膜上的固醇结合而损伤人体正常细胞。临床上两性霉素 B 常见不良反应:寒战、高热、恶心、呕吐、顽固性低钾血症、肝肾功能损害等。目前,临床多用两性霉素 B 脂质体,因其更集中分布于单核-吞噬系统,如肝、脾及肺组织,减少了在肾脏的组织浓度,故肾毒性减低,可减少不良反应。外科清创可尽量清除坏死组织,使两性霉素 B 容易到达病灶,有鼻旁窦炎时亦应清洗引流。本例具有病程长、肺部受累、预后好等特点,可能与病人无免疫功能异常及基础疾病有关。

2. 病例 2:男,66 岁。咳嗽、咳痰、胸闷、心悸 20 天,加

重 6 天。病人入院前 20 天劳累及受凉后出现咳嗽、咳少量白痰,活动后感胸闷、心悸、气促,并出现双下肢水肿。11 天前受凉后出现畏寒、发热(具体体温不详)、胸闷、心悸、气促加重,行胸部 CT 示:右上肺炎。查血常规:WBC $10.1×10^9$/L,PLT $98.0×10^9$/L。双下肢彩超:双下肢动脉粥样硬化伴斑块形成、右下肢深静脉血栓形成、左下肢静脉未见明显异常。监测血糖最高达 13.8mmol/L。抗生素治疗无明显缓解。6 天前病人因用力解大便后突发胸闷、心悸、气促、气喘、呼吸困难,平卧时症状仍明显,考虑右下肢深静脉血栓脱落引起肺栓塞可能,行胸部 CT:右上肺炎症较前加重、同时出现双侧胸腔积液。辅助检查:D-二聚体 3.1ng/ml;C 反应蛋白 252.0mg/L;ESR 104.0mm/h;血生化:尿素 2.7mmol/L、肌酐 38μmol/L、葡萄糖 5.8mmol/L、总蛋白 60g/L、白蛋白 25g/L、丙氨酸转氨酶 94U/L、碱性磷酸酶 294U/L、谷草转氨酶 283U/L、胆碱酯酶 2290U/L。心脏彩超提示冠心病、三尖瓣反流、肺动脉压增高、左心室舒张功能降低。既往高血压病史 2 年,未规律服药,有"皮肤病"史数十年,外院按"牛皮癣"治疗,平时不规律服用激素治疗。

胸部 CT(2008.08.27):双肺多发空洞影,增强扫描可见持续强化,双侧肺动脉主干及其分支内多发充盈缺损影,双侧胸腔积液(图 5-2-7)。

【诊断】　肺毛霉病;肺栓塞。

【诊断依据】　病人既往有口服激素史,血糖高,呼吸系统症状明显,抗生素治疗无效。胸部 CT 示双肺多发空洞影,右肺上叶磨玻璃样密度影。左、右肺动脉可见明显"骑跨"的充盈缺损,支持肺栓塞诊断。空洞多发,内壁形态不一,多数内壁光滑,大空洞内可见坏死后残留物。结

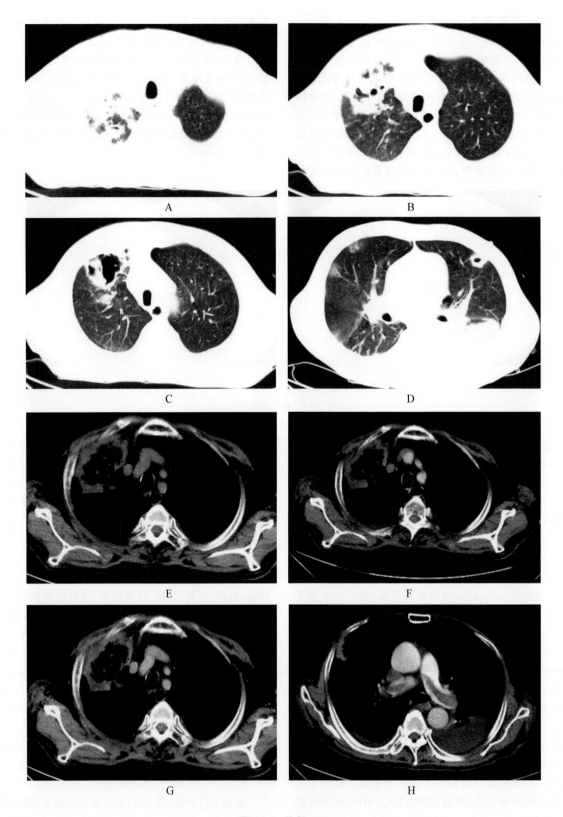

图 5-2-7　胸部 CT2

E. 平扫；F. 动脉期；G. 延迟期

核和隐球菌空洞多光滑，粗大分隔少见，影像不支持；空洞内无明显液平面，可除外金黄色葡萄球菌感染。侵袭性肺曲霉病可见细小丝状物，本例病变内可见粗大分隔，可除外曲霉感染。结合病人栓塞明显，首先考虑肺毛霉病诊断。病人右肺穿刺活检标本示：送检为坏死渗出组织，PAS、PAM 染色可见大小不等真菌菌丝，抗酸染色阴性，符合毛霉感染（图 5-2-8）。给予两性霉素 B 脂质体治疗（总用量 1366mg），1 个月后复查胸部 CT（2008.10.10）动脉血栓消失，病变较前明显吸收（图 5-2-9）。

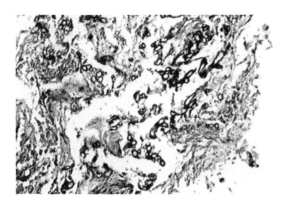

图 5-2-8　PAM 特染显示菌体外膜被染成黑色(400×)

【分析】　免疫功能低下、肺部多发不规则团块影或多发厚壁空洞影病人,除考虑肺结核、肺隐球菌病、肺曲霉菌病外,肺毛霉病也应作为诊断与鉴别诊断疾病之一。肺毛霉病空洞多发,多为厚壁,空洞外壁可不规整,内壁多光滑,增强扫描,病灶内部易出现坏死液化,出现不均匀强化或欠规则环形强化,实性部分通常强化明显,且以延迟强化为主。肺毛霉病诊断困难,对血管具有特殊的亲和力,大多直接侵犯动脉,破坏了血管内膜的完整性,利于血小板黏附、聚集,促进了血栓的形成,引起组织梗死出血和炎症,或者由于快速生长的霉菌本身堵塞小动脉,引起组织循环障碍。肺内磨玻璃样密度影也是肺毛霉菌病较常见的表现之一,有肾移植、糖尿病等基础疾病病人磨玻璃影

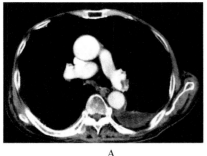

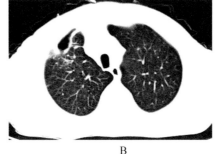

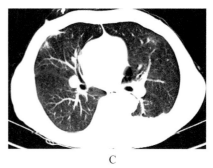

A　　　　　　　　　　　　B　　　　　　　　　　　　C

图 5-2-9　1 个月后复查胸部 CT 示病变较前明显吸收

更为常见,双肺纹理增多、增粗明显,小叶间隔线增厚通常较明显。毛霉容易侵袭肺外组织,如横膈、胸壁和胸膜,可伴有双侧或单侧少量胸腔积液。毛霉的危险因素很多,如糖尿病、尿毒症、器官移植、血液病、癌症、COPD、类固醇激素、免疫抑制药或大量抗生素等均能诱发。毛霉侵犯支气管,可出现声嘶;当毛霉侵犯血管时,可形成肺动脉栓塞、肺梗死、肺动脉瘤及假性血管瘤,病变进展迅速,如不治疗,多数死于大咯血。毛霉病预后与基础病变密切相关,恶性血液病、粒细胞缺乏病人肺毛霉病进展快,预后差,病死率高达 75%;而糖尿病病人合并肺毛霉病则症状相对较轻,预后相对较好。糖尿病及抗生素的广泛应用等因素,使得肺毛霉病已不再罕见,积极控制血糖,合理规范应用抗菌药物,早期诊断、早期应用两性霉素 B 治疗是提高糖尿病合并肺毛霉菌病治愈率的关键。

3. **病例 3**:男,64 岁。咳嗽、咳痰伴气短 10 年,加重伴喘憋 1 月余。病人 10 年前出现咳嗽、咳痰,上述症状间断出现,感冒后及秋冬季节加重,天气转暖后好转,曾于当地医院诊断"慢性支气管炎"。1 月前病人出现咳嗽、咳痰增多,为黄色黏痰,偶有痰中带血,伴喘憋,无发热、胸痛及夜间阵发性呼吸困难等。经当地诊所抗感染治疗后症状无减轻。既往糖尿病病史 4 年,未规律服药。血常规:WBC $20.07×10^9/L$,N% 82.8%;尿常规:酮体(+),尿糖(++)。血气分析:pH 7.46,$PaCO_2$ 39.5mmHg,PaO_2 35mmHg,SpO_2 70%。

胸部 CT:双肺多发小结节影、斑片状影及实变影,部分病变周围伴晕征,树芽征明显。部分伴中心小空洞或厚壁空洞,内壁光滑无液平面(图 5-2-10)。

【诊断】　侵袭性肺真菌病;Ⅰ型呼吸衰竭;糖尿病,糖尿病酮症酸中毒。

【诊断依据】　老年男性,有慢性阻塞性肺疾病和糖尿病病史,胸部 CT 两肺多发病变,可见空洞和树芽征,诊断主要集中于结核或真菌的鉴别。糖尿病易合并肺结核病,上叶尖后段、下叶背段均为结核好发部位,病变表现多部位、多形态,符合结核影像特征,且老年结核症状可不典型,以上支持结核诊断。但病人无结核中毒症状,缺少肺结核卫星病灶及支气管播散表现,且双肺晕征较为典型,不支持结核诊断,符合侵袭性肺真菌病诊断。病人入院后给予伏立康唑、哌拉西林他唑巴坦静脉滴注,入院第 3 天查 G 试验示 187pg/ml↑,GM 试验 0.550↑;复查血常规,白细胞计数及中性粒细胞的比均降至正常,但病人症状减轻不明显,多次痰培养:曲霉阴性、丝状真菌生长、考虑毛霉,经分子鉴定确诊为毛霉。给予两性霉素 B 脂质体起始剂量 5mg 逐渐增加至 30mg/d 维持剂量静脉滴注,治疗 2 周后病变有所吸收。治疗 9 周,病人呼吸道症状缓解,肺部病变逐渐吸收(图 5-2-11),复查痰菌阴性,未出现明显肝肾损害。病情好转出院。

【分析】　毛霉为一种条件致病菌,在正常人群中很少致病。当机体处于免疫功能低下的情况时,可以通过感染鼻窦中或吸入空气中的孢子,或经血行、淋巴播散等途径致病。高糖及酸性环境有利于毛霉的生长繁殖,其机制为:①病人免疫功能下降,导致吞噬细胞无法吞噬病原菌,T 细胞杀伤靶细胞的能力下降,使毛霉定植于肺部,引起

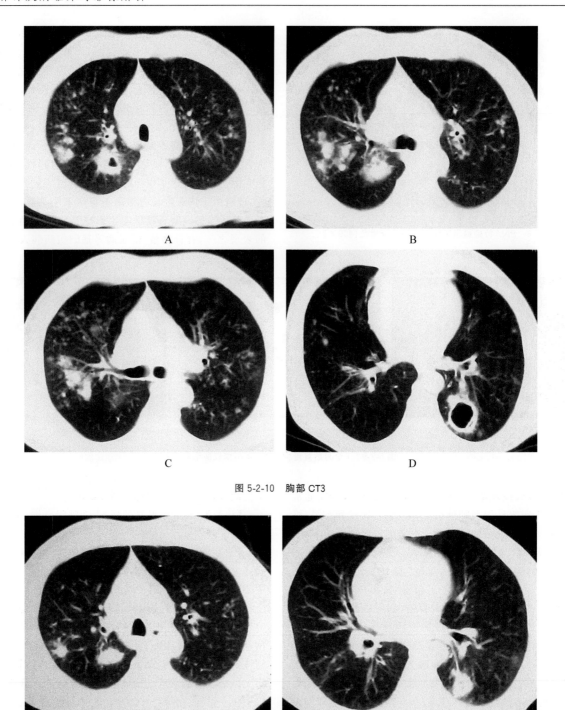

图 5-2-10　胸部 CT3

图 5-2-11　肺部病变逐渐吸收

炎症；②对于糖尿病、酸中毒病人，血清 pH 下降，运铁蛋白转运铁的能力抑制，使血清游离铁增多，铁离子是毛霉生长所必需的，有利于毛霉生长；③真菌体内的酮还原酶还能使毛霉在新陈代谢过程中利用宿主体内的酮体，从而增加了宿主对真菌的易感性；④高血糖和血清 pH 低下减弱了中性粒细胞对菌丝的趋化性和黏附性，也减弱了肺泡巨噬细胞对芽胞和菌丝的抑制作用。所以，糖尿病病人吸入毛霉孢子很容易进展为肺毛霉病。该病人有慢性阻塞性肺疾病和糖尿病病史，为感染毛霉创造了条件。肺毛霉病的影像学表现缺乏特异性，多表现为斑片状、团块状或结节状阴影，短期内发展成空洞型病变，上叶病变多见，其次为下叶。毛霉所致的空洞无特定好发部位，空洞壁厚薄不一，较严重的病人两肺可以发生大面积的肺实变。糖尿病病人毛霉性肺炎更倾向于支气管的管腔内病变，表现为黏膜红肿溃疡或者有黏液性、脓性或凝胶状分泌物，甚至可造成气道阻塞进而引起肺不张。肺毛霉病发病率低，早期诊断困难，病情进展迅速，病死率高，对具有高危因素的可疑肺毛霉病病人应引起重视。

（河北省保定市第一医院呼吸内科　戎雪冰　提供）

4. 病例 4： 男，39 岁。肾移植术后 6 月，发热、咳嗽伴气促 4 天。病人 2009 年 2 月因"慢性肾小球肾炎，尿毒症"行肾移植术。术后应用他克莫司＋吗替麦考酚酯＋泼尼松预防排斥反应，肾功能恢复良好。4 天前无明显诱因出现发热，最高体温为 39.8℃，阵发性干咳伴活动后气促，抗生素（具体不详）效果不佳，于 2009 年 8 月 5 日入院。查体：T 39.1℃，双肺呼吸音粗，双肺底可闻及少许湿啰音，移植肾无肿大及压痛。辅助检查：血常规、肾功正常。

胸部 CT（2009.08.05）：双肺多发斑片、磨玻璃样影，边界模糊，以双下肺为著（图 5-2-12A、B）。给予美罗培南、利奈唑胺抗炎、更昔洛韦抗病毒、卡泊芬净抗真菌治疗；停用吗替麦考酚酯，继续口服他克莫司（2.5mg/d），静脉滴注甲泼尼龙（40mg 2 次/天）抗排斥反应。病人仍持续高热，气促加重。EB 病毒、巨细胞病毒（－）；痰找结核菌 2 次、痰真菌培养 6 次均阴性。12 天后病人体温正常，2 天后复查胸部 CT（2009.08.20）病变有所吸收（图 5-2-12C、D）。先后停用美罗培南、卡泊芬净、更昔洛韦和利奈唑胺，改为头孢降阶梯治疗。胸部 CT（2009.8.29）提示双

肺多发高密度影，内含空洞及结节（图 5-2-12E、F）。考虑真菌感染，给予伊曲康唑口服抗真菌治疗。2009.09.08 行 CT 引导下经皮肺穿刺术，病理诊断为毛霉感染。建议两性霉素 B 脂质体治疗，病人及其家属拒绝并自动出院，院外口服伊曲康唑治疗。2009.09.16 胸部 CT 示双肺弥漫性浸润影基本吸收，双肺可见多发性薄壁空洞（图 5-2-12G、H）。2009.09.18 无明显诱因出现无尿伴有移植肾区轻度疼痛，血肌酐 430μmol/L。移植肾彩超提示移植肾肿大，输尿管轻度扩张，肾盂积水，血流 2～3 级，阻力指数明显升高，弓形动脉舒张期血流中断。行移植肾穿刺术，病理诊断为急性排斥反应，静脉滴注环孢素 A（300mg/d，5 日）及甲泼尼龙（500mg/d，3 日），加强抗排斥反应治疗，并停用伊曲康唑。病人仍持续无尿，2 日后血肌酐升至 723μmol/L，血钾为 6.5mmol/L，给予血液透析及连续肾脏替代治疗。2009.09.22 再次出现发热，痰中带血丝伴胸痛。2009.09.24 胸部 CT 提示双肺多发空洞有所增大，周围渗出性病变较前明显增多（图5-2-12I、J）。给予伊曲

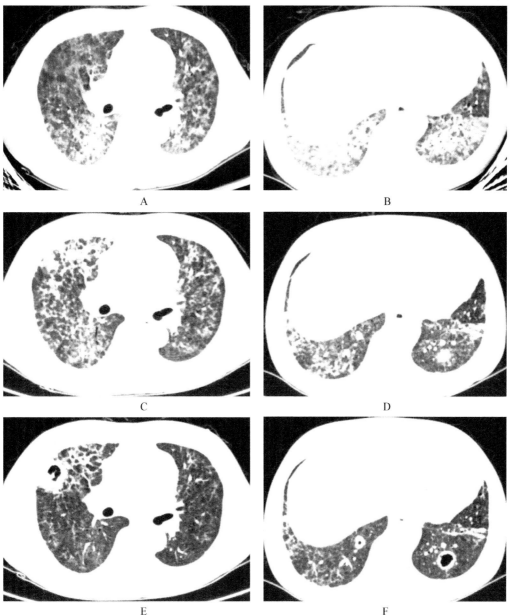

A

B

C

D

E

F

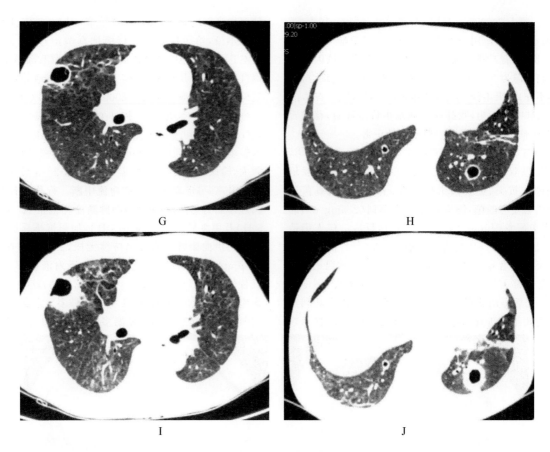

图 5-2-12　胸部 CT4

康唑(400mg/d)静脉滴注治疗,并规律血液透析治疗,仍持续无尿。移植肾彩色超声检查提示血流 0 级。2009.09.26 行移植肾切除术,术后病理提示移植肾广泛血栓形成,发现肾组织内较多毛霉菌丝。病人持续高热、气促,无尿。于 2009.10.01 日死亡。

【分析】　肺部真菌感染好发于移植术后 6 个月以内,常见致病菌种有念珠菌、曲霉、新型隐球菌等。肾移植病人并发肺毛霉病与长期应用免疫抑制剂使机体免疫功能低下,同时较多合并肾性贫血长期应用铁螯合剂治疗等有关。肾移植者由于免疫抑制药的长期应用使肺部感染的临床表现不典型,致病菌复杂,诊断困难。肾移植者并发肺毛发霉病进展相对缓慢,易被误诊、漏诊。移植肾功能的维持需长期免疫抑制,而毛霉为条件致病菌,治疗应增强免疫,抗真菌药与免疫抑制药之间的相互作用使得免疫抑制药的浓度难以调控。本例即因免疫抑制诱发毛霉感染,经伊曲康唑治疗后肺部病灶明显吸收,强化免疫抑制治疗后肺部病灶再次进展并最终导致病人死亡。超声对真菌感染导致移植肾组织坏死的敏感性较差,行 MR 检查可直观反映移植肾感染坏死的范围和程度。毛霉感染易侵及血管,本例即侵犯移植肾血管,形成血栓导致组织大片坏死,使抗真菌药很难渗透到感染部位,此时应立即行移植肾切除术,术后行抗真菌治疗。

5. 病例 5:男,36 岁。咳嗽、咳痰伴胸痛、发热半月。应用"万古霉素、莫西沙星、伏立康唑"抗感染症状逐渐加重。4 月前诊断急性髓系白血病 M2b,HAD 方案化疗,第二次巩固化疗后 12 天出现发热。查体:T 38.6℃,呼吸急促,左下肺呼吸音低,未闻及干、湿啰音。辅助检查:C 反应蛋白 44mg/L↑;血常规:WBC6.48 × 10^9/L;Hb 93g/L↓;PLT 66×10^9/L↓;血生化:肌酐 129μmol/L↑;ESR 89mm/h↑。

胸部 CT:左肺上叶前联合旁厚壁病变,内见磨玻璃影,心包积液,双侧胸腔积液(图 5-2-13)。

【诊断】　肺毛霉病。

【诊断依据】　青年男性,有急性髓系白血病化疗病史。胸部 CT 示左肺上叶病变,病灶中心密度低,呈磨玻璃状,周围是新月形或环形高密度影,厚度至少 2mm,为典型反晕征,考虑真菌感染特别是毛霉感染可能。病人应用伏立康唑抗感染治疗症状仍逐渐加重,亦不支持曲霉感染诊断。病人手术切除病变,病理示毛霉感染,术后恢复良好。

【分析】　肺毛霉病(PM)是一种威胁生命的急性化脓性疾病,慢性感染者罕见,并且在急性白血病病人中的发病率越来越高。急性白血病病人合并 PM 时,几乎所有病人均有中性粒细胞减少。肺毛霉病的影像学表现包括浸润、渗出、实变、空洞和结节等,与其他的侵袭性肺部真菌感染很难鉴别,尤其是肺曲霉病。有学者认为,胸部 CT 若表现为多发结节(>10 个)、胸腔积液、反晕征,则更趋向于 PM 的诊断。本例有胸腔积液和反晕征,需考虑 PM 诊断。晕征和反晕征是毛霉血管侵袭导致出血和坏死的典型影像表现。毛霉反晕征的中心区域为肺泡

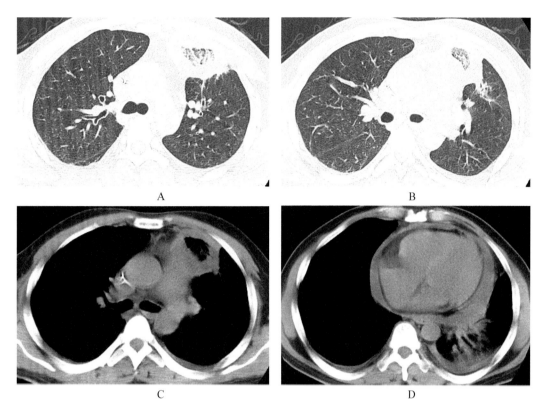

图 5-2-13 胸部 CT5

间隔的凝固性坏死或肺实质炎性浸润,同时肺泡腔仍然存在;周围环形高密度影从内到外组成三联体结构:液化、实变和机化,机化性肺炎是常见病理表现。毛霉的晕征和反晕征最终可进展为中心型空洞。在一项纳入 752 例因急性髓细胞或淋巴细胞白血病接受化疗的连续病人中,有 16 例确诊为 PM。在疾病的第 1 周,16 例病人中有 15 例(94%)观察到反晕征,1 周以后出现多发结节和胸腔积液机会较多(6% 和 12% vs. 64% 和 55%)。反晕征易发生在侵袭性真菌感染的早期阶段,相比于其他菌属更常见于毛霉菌感染。在严重免疫抑制病人的影像学检查中如果出现反晕征则高度提示毛霉菌感染。及早鉴别肺曲霉病和毛霉菌病十分重要,因为两者的治疗药物不同,早期正确治疗可显著改善其预后。

(航天中心医院呼吸科 兰学立 提供)

6. 病例6:男,31 岁。2013.03.29 确诊急性髓性白血病(AML-M2),IA 方案诱导 1 个疗程达 PR,MA 方案再诱导 1 个疗程达 CR,之后给予 MA、中剂量 Ara-C 方案巩固强化各 1 个疗程。2013.09.27 行异基因造血干细胞移植(HLA 全相合同胞姐姐)。本次因转氨酶升高、黄疸、乏力、干咳伴低热于 2014.05.28 入院(移植后 8 个月)。查体:巩膜皮肤轻度黄染,体温 37.2～37.4℃。辅助检查:血生化示 ALT 393U/L,AST 322U/L,TBIL 46.8μmol/L DBIL 29.3μmol/L;G 试验、GM 试验阴性;腹部超声未见异常;骨穿检查:MRD 阴性;胸部 CT 正常。入院诊断:肝脏慢性移植物抗宿主病(CGVHD),给予免疫抑制治疗(甲泼尼松龙琥珀酸钠、环孢素 A、硫唑嘌呤)和保肝退黄等治疗,治疗期间 ALT 1630U/L,TBIL 172μmol/L,DBIL 98.6μmol/L,6 月 16 日(免疫抑制治疗 2 周)病人仍偶有干咳,查体:未闻及干、湿啰音。辅助检查:血常规示 WBC 10.04×10⁹/L,HGB 129g/L,PLT 162×10⁹/L;血生化:ALT 313U/L,TBIL 55.8μmol/L,SCRP 4ng/L;痰培养:嗜麦芽寡养单胞菌、烟曲霉;TB-SPOT、G 试验、GM 试验检查阴性,给予口服伊曲康唑预防性抗真菌治疗。6 月 20 日晚(免疫治疗 3 周)病人再次发热,体温最高 38.2℃,咳铁锈色痰。

胸部 CT(2014.06.21):左肺上、下叶空洞样病变(图 5-2-14A～D),周围可见磨玻璃影。考虑肺部真菌感染,给予泊沙康唑(肝功能损伤)治疗。6 月 24 日病人咯血痰,给予泊沙康唑联合两性霉素 B 脂质体治疗。6 月 25 日晨起 7:10 较频繁咯血,急行胸部 CT 检查示病变进一步坏死(图 5-2-14E～H)。给予蛇毒血凝酶、酚磺乙胺、垂体后叶素等止血治疗,13:00 咯血停止,共咯鲜血和团块 500～600ml。14:00 查体:左肺呼吸音消失(考虑血块堵塞左支气管),生命体征尚平稳。

【诊断】 肺毛霉病。

【诊断依据】 青年男性,有急性髓系白血病化疗、干细胞移植和免疫抑制治疗病史。治疗期间出现发热、咳铁锈色痰症状,胸部 CT 示左肺上、下叶病变,病灶中心见间隔影,粗细不均,壁较厚,考虑为反晕征,病变周围见磨玻璃影,考虑为晕征,考虑出血可能,结合病史和影像学典型晕征和反晕征表现,首先考虑毛霉感染可能。病人应用泊沙康唑联合两性霉素 B 脂质体抗感染治疗症状仍逐渐加重,出现血痰和咯血,复查胸部CT见病变进一步坏死,

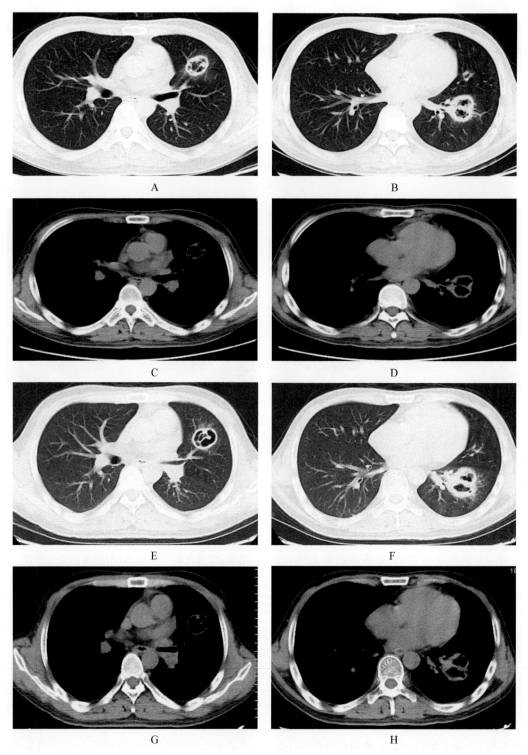

图 5-2-14 胸部 CT6

可见粗大分隔,符合毛霉菌病变易血管侵袭,进展迅速,并最终进展为空洞的特点。肺毛霉病能够使肺血管内血栓形成及组织坏死,极易阻塞局部血管和支气管,从而导致抗真菌药物在病变部位的通透性降低,单用药物往往效果不佳,本例即出现上述情况,故行胸腔镜下左肺上叶舌段(图 5-2-15)和下叶切除术(图 5-2-16),病理:(左肺上叶舌段及左肺下叶)均为肉芽肿性炎伴液化性坏死,空腔形成,坏死空腔开放性,大小分别为 2.5cm×2cm×1.8cm、4.0cm×3.0cm×2.5cm,与支气管腔相通,腔内含

炎性坏死物,可见较粗大的真菌菌丝(PAS 染色+),空腔外肉芽肿结节较小,异物巨细胞较多,有较多的淋巴单核细胞及中性粒细胞浸润,并可见少量嗜酸粒细胞,符合肺毛霉病(图 5-2-17～图 5-2-20)。标本培养:根霉菌。

【分析】 异基因造血干细胞移植(allo-HSCT)后的病人,由于移植后免疫力尚未重建,同时长期使用免疫抑制剂预防移植物抗宿主病,致使其成为侵袭性真菌病的高发人群。国外一项多中心研究报道,allo-HSCT 术后侵袭性念珠菌病病人诊断后 12 周内病死率高达 49%。侵袭性曲

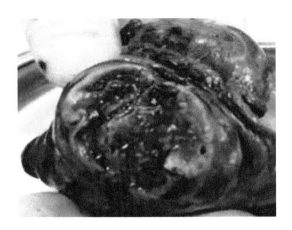

图 5-2-15　左肺上叶舌段

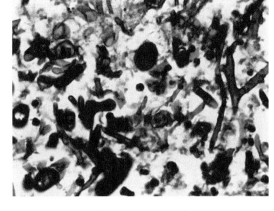

图 5-2-18　HE(40×)

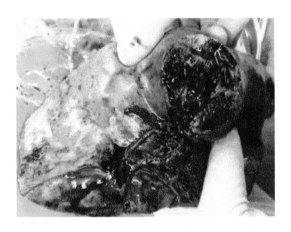

图 5-2-16　左肺下叶

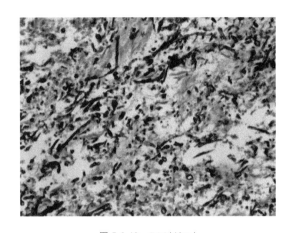

图 5-2-19　PAS(10×)

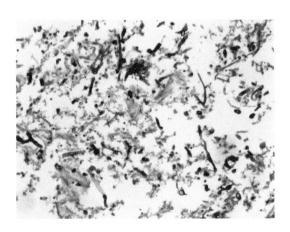

图 5-2-17　HE(10×)

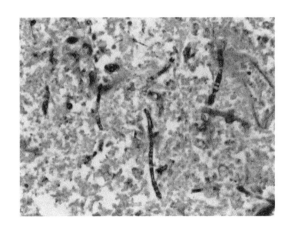

图 5-2-20　银染(20×)

霉病人病死率为 35%～67%。毛霉病是一种罕见的侵袭性真菌病,发病率约为曲霉感染的 1/10,假丝酵母(念珠菌)感染的 1/50。有报道指出,法国 48% 的 allo-HSCT 后的毛霉感染者伴有糖尿病,另有报道其致死率可达 78%～100%。糖尿病病人最常见鼻-脑型毛霉病,而血液病病人最常见肺型毛霉病,鼻-脑型毛霉病次之,本例符合。

早期诊断和及时治疗是减少毛霉病死亡率的关键。allo-HSCT 期间常使用的预防真菌感染的药物(伊曲康唑、伏立康唑)对毛霉感染无效。应加强毛霉病高危因素

的病人 allo-HSCT 的初级预防,减少移植过程中或移植后细胞重建期的毛霉感染风险。由于毛霉侵袭性生长、侵犯并破坏血管,形成血栓致血管阻塞,导致组织坏死,使药物难以渗入病灶。及时尽早地手术清创治疗是控制病灶扩散、减少死亡率的关键,CT、MRI 等影像学表现可为手术切除范围提供参考。术中需尽可能地清除坏死病灶,必要时需要反复地手术清除,以减少毛霉向邻近组织扩散,术后必须长期联合抗真菌药物治疗。

有研究表明,高压氧、细胞因子、铁螯合剂等治疗可增

加中性粒细胞、巨噬细胞对毛霉的吞噬或减少毛霉生长所需的铁元素而抑制毛霉生长,从而有助于改善毛霉病预后,但目前缺乏足够的数据支持。

(解放军 307 医院放射科　乔鹏岗　提供)

7. 病例 7:男,62 岁。胸闷、乏力 10 月余,发热 1 天。病人 10 月前出现胸闷、乏力,症状逐渐加重,5 月前血常规检查发现幼稚细胞,骨穿诊断为 MDS 转急性髓细胞白血病,给予地西他滨、阿柔比星、阿糖胞苷等化疗,1 天前无明显诱因下出现发热而入院。查体:T 38.3 ℃,双肺呼吸音粗,右上呼吸音偏低。辅助检查:血常规:WBC 1.00×10^9/L,N% 34.1 %,

Hb65.0g/L,PLT 22×10^9/L;CRP>160mg/L;ESR 60mm/h;血气分析:pH 7.44,PaO_2 77.1mmHg,$PaCO_2$ 35.7mmHg,SaO_2 96.4%;血 D-二聚体 1060μg/L;PCT 0.35ng/ml;血肺炎支原体、衣原体抗体、结核抗体阴性;多次痰培养阴性,痰找抗酸杆菌阴性;血隐球菌荚膜抗原阴性。

胸部 CT(2016.08.05):右肺中叶外侧段胸膜下楔形影,右肺中叶内侧段斑片、实变影,内见支气管充气征(图 5-2-21A～D)。

胸部 CT(2016.08.11):右肺上叶多发团块影,中叶内侧段病变较前增大,呈反晕征表现(图 5-2-21E～J)。

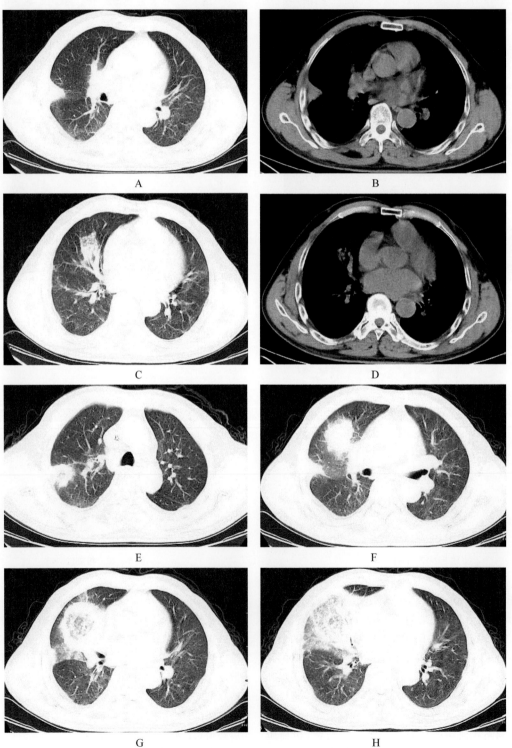

A

B

C

D

E

F

G

H

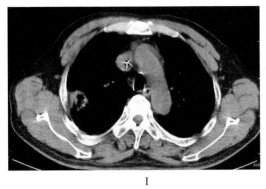
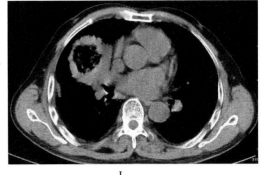

I　　　　　　　　　　　　　　　J

图 5-2-21　胸部 CT7

【诊断】　肺毛霉病。

【诊断依据】　老年男性，有急性髓系白血病化疗病史。1 天前出现发热，胸部 CT 示右肺中叶外侧段胸膜下楔形影，尖端指向肺门，右肺中叶内侧段斑片、实变影。6 天后右肺上叶出现新发病变，为多发团块、空洞影，周围可见晕征，楔形影变化不大，不除外肺梗死可能，中叶内侧段病变呈反晕征表现，结合病史和影像学典型表现，首先考虑毛霉感染可能。病人行纤维支气管镜检查，右肺中叶内侧段内支（B5b）活检和刷检，ROSE 细胞学染色示毛霉（图 5-2-22），病理见少量退变的真菌菌丝，考虑毛霉可能（图 5-2-23）。特染：PAS（＋），PASM（＋）。组织培养亦为毛霉（图 5-2-24～图 5-2-26）。泊沙康唑联合两性霉素 B 脂质体治疗 8 周后病变吸收明显（图 5-2-27）。

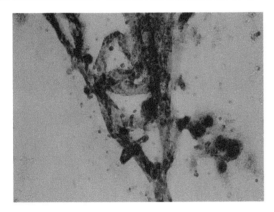

图 5-2-22　迪夫染色（200×）

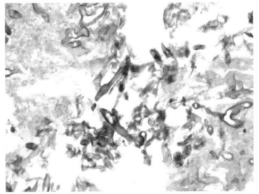

图 5-2-23　坏死物内见大量粗大、中空、无分隔、直角分枝的毛霉菌丝

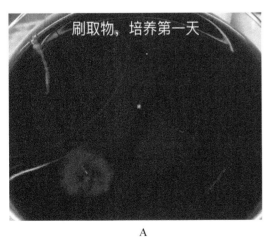
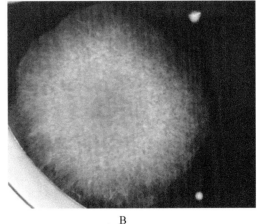

A　　　　　　　　　　　　　　　B

图 5-2-24　组织培养
A. 培养第 1 天；B. 培养第 3 天，生长迅速，棉花糖样菌落

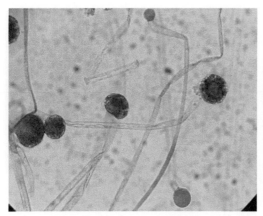
图 5-2-25　棉兰染色。孢子囊结构

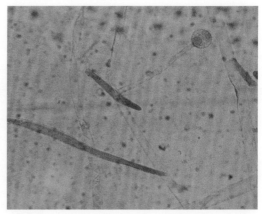
图 5-2-26　棉兰染色。无假根,孢子囊梗发自匍匐菌丝,孢子囊球形,囊轴圆形、扁圆形

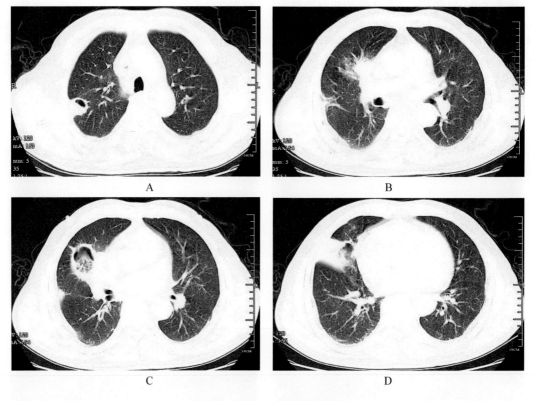
图 5-2-27　治疗 8 周后病变较前吸收

（杭州市第一人民医院呼吸科　叶　健　提供）

第三节　肺隐球菌病

隐球菌由意大利学者 Sanfelice 于 1894 年首次从桃汁中分离出,是一种广泛存在于自然界的无菌丝的单细胞芽生的酵母型真菌,孢子无子囊,位于细胞内和间质中,菌体被宽厚的荚膜包裹,在组织中呈圆形或卵圆形,常存在于鸟粪、土壤、空气、水果、蔬菜中,也可以从健康人的皮肤、黏膜和粪便中分离出来。1894 年,从 1 名 31 岁患有播散性疾病妇女的胫骨中分离出了隐球菌,从而确定隐球菌可在人类中致病。隐球菌病由隐球菌属的厚荚膜酵母菌感染引起,未带有厚荚膜的隐球菌无致病性,长期居住潮湿环境或接触鸽子及其排泄物为隐球菌病的高危因素。吸入含隐球菌的气溶胶是人体最重要的感染途径,由于该病原体具有亲中枢神经系统的特性,所以隐球菌脑膜炎为其最常见的感染类型,肺部感染次之,也可表现为骨髓、皮肤黏膜、泌尿系统和其他脏器受侵犯。

(一)病原学

隐球菌种类多达 70 种,新型隐球菌(*Cryptococcus neoformans*)和格特隐球菌(*Cryptococcus gattii*)是人隐球菌病的主要致病原,可引发 90％以上的隐球菌病。新型隐球菌全球分布,根据荚膜抗原不同,分为新生变种(血清型 D)、格鲁比变种(血清型 A)及混合变种(血清型 A/D),格鲁比变种最常见。格特隐球菌(以前新型隐球菌变种血清型 B 和 C)主要分布在热带和亚热带气候地区,仅 20％病人是由格特隐球菌感染,且大部分免疫功能正常。依据分子生物学方法分类,新型隐球菌和格特隐球菌各分为 VNI-VNⅣ 和 VGI-VGIV 基因型。国内外研究显示,隐球菌临床分离株主要为新型隐球菌格鲁比变种,A 血清型,VNI 基因型,a 配型,在艾滋病病人中该型分离率高于 99％。其他类型的隐球菌,如浅白隐球菌(*Cryptococcus albidus*)、弯曲隐球菌(*Cryptococcus curvatus*)、土生隐球菌(*Cryptococcus terreus*)和罗伦特隐球菌(*Cryptococcus laurentii*)等较少在人类中致病。肺隐球菌病(*pulmonary Cryptococcosis*,PC)在整个肺部真菌病变中,仅次于肺曲霉菌病,占 20％左右,由 Sheppe 于 1924 年首先报道,国内首例于 1981 年报道。

(二)病理生理

环境中的新型隐球菌直径小于 $10\mu m$,易随空气吸入呼吸道,当其沉积在呼吸道中,在较高浓度的二氧化碳诱导下,形成荚膜多糖;荚膜多糖是主要致病物质,是确定血清型特异性的抗原基础,并与其毒力、致病性及免疫性密切相关;有抑制吞噬、诱使宿主免疫无反应性、降低机体抵抗力作用。正常人吸入新型隐球菌孢子后,孢子常很快被消灭,如吸入孢子较多,则可发病,或者病原体在肺内存活较长时间而不致病,当机体免疫力低下时才引起感染。免疫功能受损者,隐球菌能够快速繁殖,易引起严重肺部感染甚至全身血行播散。最初吸入人体肺部的隐球菌,是马上被清除或被肉芽肿包裹作为潜伏感染或发病致全身播散,取决于宿主免疫反应、病原体的数量和毒力。其中,宿主免疫因素对发病与否起到重要作用。细胞介导的免疫反应对于募集和激活巨噬细胞、控制疾病十分重要,可清除潜伏感染。Th1 细胞免疫应答及其产物 γ-干扰素、肿瘤坏死因子-α、白介素-12、白细胞介素-18 对降低真菌感染、防止疾病播散有着重要的作用;但 Th2 细胞免疫应答与疾病播散有关。对于免疫功能不全的宿主,潜伏感染的重新激活是继发性隐球菌病的机制。艾滋病病人,CD4$^+$ T 细胞的减少殆尽,损害了原本可控制隐球菌感染的免疫应答功能。HIV 感染可导致 Th1 细胞因子表型转变为以 Th2 表型为主,加剧了隐球菌病的播散。此外,HIV 可侵袭肺泡巨噬细胞,削弱了它们控制隐球菌感染的能力。

隐球菌感染除了与宿主免疫因素、病原体的数量等有关外,不断改变的隐球菌的毒力亦起到了重要的作用。相关基因研究显示隐球菌有极强的可塑性和微进化能力。有研究报道,把从同一病人脑脊液分离出的隐球菌分为两组,一组行即时检测隐球菌基因表达,另一组将隐球菌放在不同环境中培育,然后将两组隐球菌的基因表达进行对比,结果发现两组隐球菌在不同的环境中的基因表达不同,表明隐球菌的毒力组成可能是多基因和复杂多变的。

(三)易感人群

隐球菌感染多见于免疫功能受损的病人。艾滋病的流行,导致了隐球菌病的病例迅速增长。在美国,HAART(高效抗反转录病毒疗法)治疗时代以前,86％的隐球菌病见于 HIV 感染病人;每年 HIV 病人的隐球菌发病率(66/1000)显著高于非 HIV 感染病人(0.9/10万)。对于非 HIV 感染病人来说,发生隐球菌病最大的风险因素包括恶性肿瘤、糖尿病、实质器官移植和患有肝、肾衰竭等慢性疾病。近年来由于广谱抗生素、糖皮质激素及化学治疗药物使用增多,同时疾病诊断方法及治疗方法的进步,肺部隐球菌病的发病率呈上升趋势。隐球菌虽属于条件致病菌,但在没有基础疾病的免疫功能正常病人发病的概率亦不在少数,也可能发生播散型感染。研究报道,50％肺隐球菌病病人为免疫功能正常的宿主,且多数病人肺为单一受累器官。我国 1998～2007 年大规模回顾性调查显示 34％肺隐球菌病病人无基础疾病。与免疫抑制病人相比,免疫功能正常的肺隐球菌病病人以男性、中青年多见。

(四)临床表现

由于宿主的免疫功能状态不同,吸入隐球菌孢子导致隐球菌感染可以仅局限于肺部,也可以向肺外播散,可以表现为无症状肺隐球菌病,也可表现为危及生命的隐球菌脑膜炎。偶尔还可导致局灶性颅内肉芽肿,称为隐球菌瘤。肺隐球菌病临床表现上无特异性,可以分为下列三种情况:①无症状,常见于免疫健全病人,大多数病例是在体检时偶然发现的。部分病人不经过治疗可以自愈。②慢性型,常为隐匿性起病,表现为咳嗽、咳痰、胸痛、发热、夜间盗汗、气急、体重减轻、全身乏力和咯血等,查体一般无阳性发现。③急性型,表现为急性严重下呼吸道感染,可导致急性呼吸衰竭,这种情况尤其多见于艾滋病病人,临床上表现为高热、显著的气促和低氧血症。艾滋病病人在接受 HAART 后,免疫功能恢复或抗原滴度下降时可出现临床症状恶化的现象,称为免疫重建炎症综合征,表现包括脑膜炎相关症状的出现、纵隔淋巴结肿大及呈空洞坏死样进展的肺炎。免疫正常病人也有出现急性呼吸衰竭的报道。在温哥华地区格特隐球菌流行时,免疫正常成人可发生严重肺部感染并导致呼吸功能衰竭。相对于免疫抑制者,免疫健全者肺隐球菌病治疗后的住院时间更短,侵袭中枢神经系统更少,病死率极低。

(五)影像学表现

肺隐球菌病多分布在肺野外带或胸膜下区域,下叶多见,可能与隐球菌孢子更容易在胸膜下腺泡中定植或蔓延有关。主要 CT 表现:①结节或肿块影,可为单个或多个,以胸膜下孤立性结节(图 5-3-1)或多发结节伴肿块(图 5-3-2)多见,边界多较清楚,可见分叶和毛刺,结节或肿块部分呈融合趋势(图 5-3-3),部分病灶周围有晕征(图 5-3-4)或空洞形成(图 5-3-5),易发生胸膜反应,但发生胸膜凹陷征者少见(图 5-3-6),易误诊为肺结核及肺癌,多见于免疫功能正常者。②斑片实变影,呈大叶或节段性排列,边界模糊,密度不均,可见支气管充气征或空泡征(图 5-3-7),

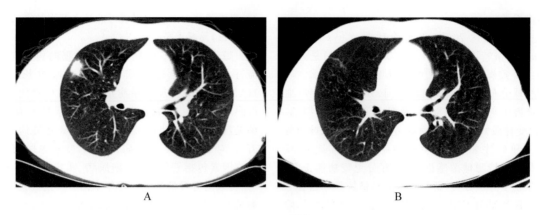

图 5-3-1　男,43 岁。A. 右肺上叶结节影,周围晕征明显;B. 治疗 3 个月后病变吸收

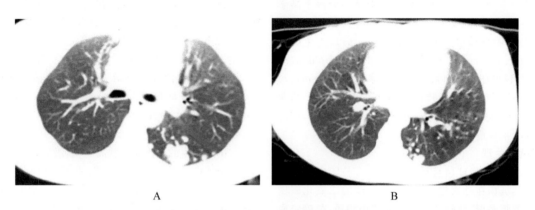

图 5-3-2　女,30 岁。左肺下叶多发结节伴肿块影

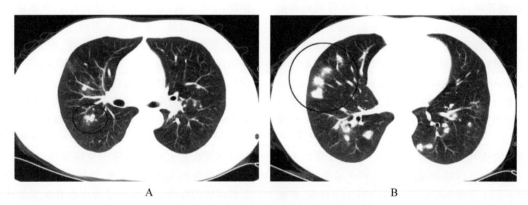

图 5-3-3　男,44 岁。双肺多发病变,部分呈融合趋势

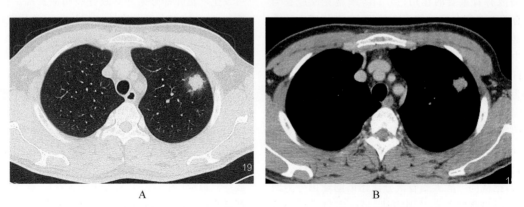

图 5-3-4　男,27 岁。左肺上叶结节影,有分叶、毛刺、空泡征,晕征明显

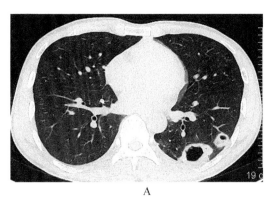
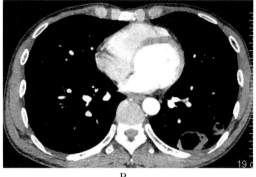

图 5-3-5　男,37 岁。多发厚壁空洞,内、外壁均光滑

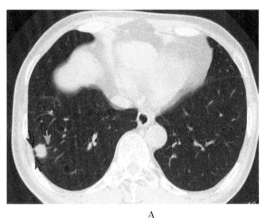
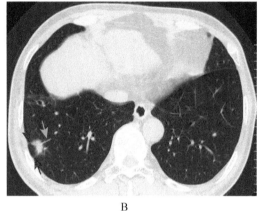

图 5-3-6　男,62 岁。右肺下叶胸膜下结节影,有胸膜凹陷征(红箭)和血管集束征(绿箭),易误诊为肺癌

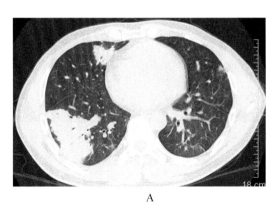
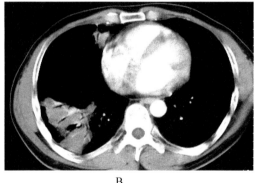

图 5-3-7　男,35 岁。双肺多发实变影,可见支气管充气征(近端为主)和空泡征

空泡征为充气的支气管轴位像或未受累及的残留正常肺组织,近端支气管充气征对肺隐球菌病的诊断具有特征性。病变与胸膜广基底相连,部分实变病灶在吸收过程中可形成坏死空洞(图 5-3-8),该类病人大多见于免疫功能低下的宿主。③弥漫性粟粒影,表现为弥漫多发的腺泡结节影(图 5-3-9),直径 3~5mm,边界较模糊,肺尖多不受累,短期内变化快,可以融合成片状,儿童或青年女性多出现此型改变。④间质性肺炎型,表现磨玻璃样改变和微小结节性损害,临床较罕见,艾滋病病人多见。⑤混合型,表

现为多发结节、团块、实变及斑片状阴影多种病灶共存(图 5-3-10)。少见的 CT 表现包括胸腔积液(参见图 5-3-8),更易见于免疫抑制宿主;纵隔或肺门淋巴结肿大(图 5-3-11),一般无钙化;弥漫性网格样改变,支气管腔内结节阻塞气道导致肺不张等。增强扫描结节、团块或片状实变均匀或不均匀中度强化,部分结节或肿块可见坏死,空洞壁可强化(图 5-3-12)。不均匀强化可能与其后期病理改变呈慢性肉芽肿、以凝固性坏死为主有关。空洞型病变多为厚壁空洞,一般为局灶性,内壁较光滑。部分空洞壁薄,洞

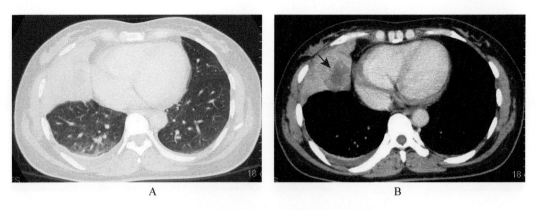

图 5-3-8　女,46 岁。右肺中叶实变、不张,内见坏死,同侧少量胸腔积液

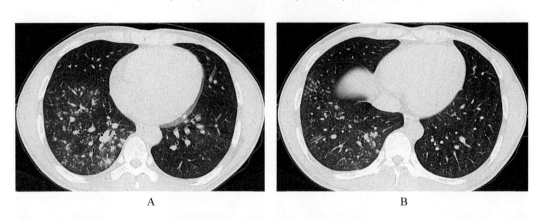

图 5-3-9　男,19 岁。右肺下叶粟粒样结节影

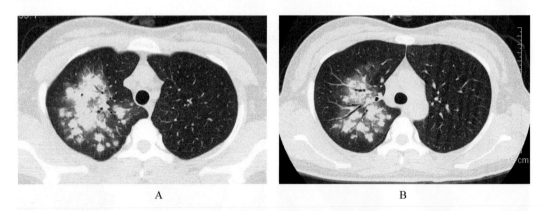

图 5-3-10　女,34 岁。右肺上叶斑片、实变、结节影,可见支气管充气征,周围渗出明显

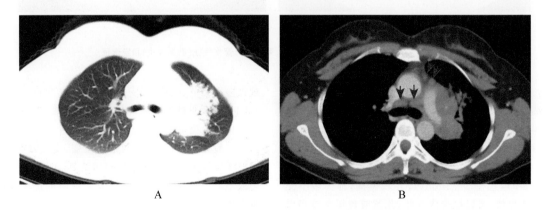

图 5-3-11　女,29 岁。左肺上叶肿块影,外缘见支气管充气征和空泡征,纵隔内多发肿大淋巴结(红箭)

壁不规则(图 5-3-13),内见分隔带(图 5-3-14)。所有病人钙化和干酪样坏死少见。儿童病人多伴有胸腹部淋巴结肿大,这是与免疫正常成人隐球菌病较为重要的鉴别,可能与儿童免疫机制尚未发育完善,病原体易沿淋巴结播散,引起淋巴结肿大有关。肺隐球菌病影像学的多样性与病程及机体的免疫状况相关。急性早期病变以炎性渗出、脓肿形成及凝固性坏死为主,CT 表现为片状、斑片状或大片实变影,可伴空洞。随着病程的迁延,其炎性渗出及凝固性坏死病灶部分胶样变并逐步发展为非干酪性肉芽肿,在 CT 上表现为结节和(或)肿块影。免疫功能健全者在影像学上表现为边界清楚的结节或肿块,病变的大小与病人就诊时间有关。而免疫缺陷者,病变在中晚期胶样变后不易形成肉芽肿,多为肺内播散的渗出性病灶。实变和结节影经治疗后可演变为空洞影、纤维化病灶或支气管扩张,这种特殊的影像学变化反映了肺隐球菌病病灶从炎性渗出、肉芽肿性增生到坏死液化的病理演变过程。

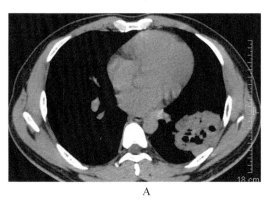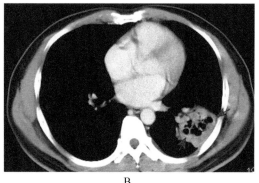

A   B

图 5-3-12　男,34 岁。左下肺肿块影,不均匀强化,内有多发空洞,空洞边缘可见强化(红箭)

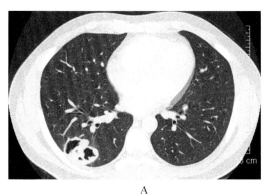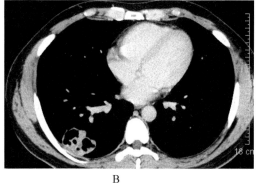

A   B

图 5-3-13　男,40 岁。右肺下叶薄壁空洞,空洞壁不规则,邻近胸膜增厚

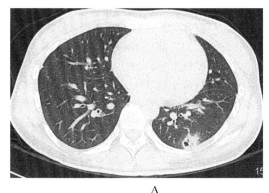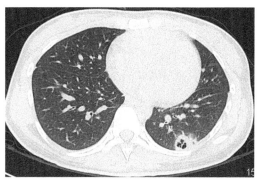

A   B

图 5-3-14　女,24 岁。左肺下叶空洞影,周围见晕征,空洞内见分隔

（六）病理

本病病理改变取决于机体免疫状况,常见的病理改变类型有3种:孤立性肉芽肿型、粟粒性肉芽肿型及肺炎型。免疫健全者常形成孤立性肉芽肿,即非干酪性肉芽肿性病变,初期病灶内可见聚集成堆的大量隐球菌菌体,晚期可见巨噬细胞和多核巨细胞胞质内含有大量被吞噬的隐球菌。隐球菌被巨噬细胞吞噬后,引起炎症反应,形成上皮样肉芽肿,环以淋巴细胞。免疫缺陷者粟粒性肉芽肿型及肺炎型多见,在病原体周围发生炎症反应、肺泡实变,在肺泡腔内充满隐球菌孢子,不易见到肉芽肿。病菌侵入肺内早期病理变化主要是菌落的积聚并形成凝胶样物质,周围肺组织炎症反应轻,后期病理改变以形成肉芽肿为主。在肉芽肿或胶冻样病灶见到典型的有荚膜、窄颈、芽生但无菌丝的酵母型菌有确诊意义。HE染色下见巨细胞胞质、小血管及细支气管壁内有明显圆形或椭圆形隐球菌体,周围可见因甲醛固定致使菌体荚膜收缩而形成空晕,病灶内墨汁(图5-3-15)、PAS、六胺银染色阳性,并找到隐球菌菌体为确诊依据。HE染色不能染荚膜,因此隐球菌只为弱染(图5-3-16);姬姆萨染色仅能染到部分生物体,因此并非常用;PAS染色见菌体、荚膜均呈红色,胞质浅红(图5-3-17);六胺银染色可与真菌菌壁上的醛基结合,可见黑色圆形或卵圆形隐球菌菌体,荚膜不染色(图5-3-18)。隐球

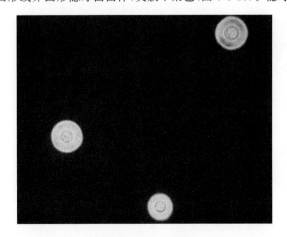

图 5-3-15　墨汁染色

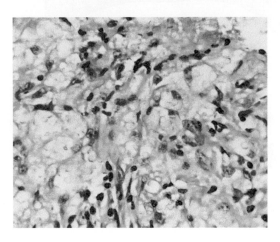

图 5-3-16　HE 染色

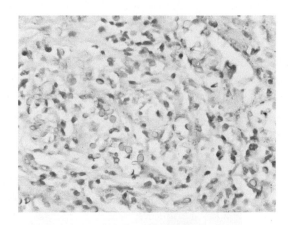

图 5-3-17　PAS 染色

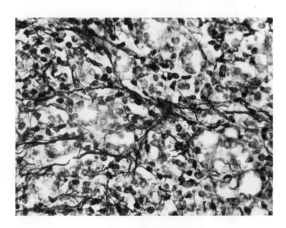

图 5-3-18　六胺银染色

菌有一层厚膜,黏液卡红或阿辛蓝染色可将含黏多糖的荚膜分别染成红色或蓝色,而其他真菌无黏多糖膜,因此具有特征性诊断意义。

（七）诊断

现有多种检测方法用于诊断肺隐球菌病。通过痰液(图5-3-19～图5-3-24)或支气管肺泡灌洗液分离出隐球菌有助于诊断,但是由于隐球菌可以寄居于正常人群,因此临床医师需要结合病人的病史、症状及影像学特点等情况综合判断病人是否感染隐球菌。隐球菌的致病物质为菌体外包裹的荚膜,荚膜的主要成分荚膜多糖是确定血清型特异性的抗原基础,并与其毒力、致病性及免疫性密切相关。非致病性隐球菌无荚膜。隐球菌乳胶凝集试验检测标本中的隐球菌荚膜多糖抗原,可辅助诊断深部隐球菌病,对判断药物疗效、检测病情转归和预后有提示作用。研究显示,免疫功能低下者的抗原检测阳性率和滴度均高于免疫功能正常者。起病初期,病人抗原滴度越高提示菌量负荷越大,是重要的死亡风险预测因子。当治疗有效时,抗原滴度会随着病情改善而下降,因而可用于疗效评价和院外随访。由于免疫功能正常肺隐球菌病病人血清荚膜多糖抗原的阳性率并不高,故检测结果阴性并不能作为排除隐球菌病诊断的依据。隐球菌荚膜多糖抗原在人体内的代谢机制至今尚未阐明,因而单纯通过抗原滴度变

化指导临床治疗仍应慎重,须与临床实际相结合。支气管肺泡灌洗液的隐球菌抗原检测意义更为重大,滴度>1:8即为阳性。组织学活检或者血液及无菌腔液(胸腔积液、脑脊液)隐球菌直接镜检和培养阳性是诊断肺隐球菌病的金标准。对于疑似病例,应尽可能得多次、多途径采集病

变标本。对于免疫功能正常的病人如果血清隐球菌抗原阳性则提示有肺外播散的可能,需要高度重视。隐球菌细胞壁中含有的1,3-β-D 葡聚糖较念珠菌和曲霉菌少,且其外面包裹厚荚膜,很难将1,3-β-D 葡聚糖释放到血液中,所以 G 试验阳性率低。

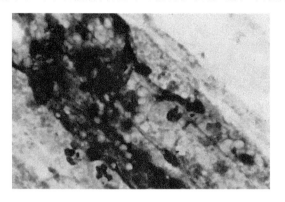

图 5-3-19 革兰染色(1000×),不着色的圆形空泡为隐球菌,类似于"肥皂泡"样

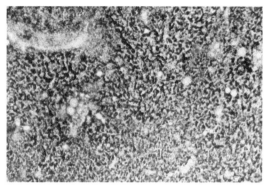

图 5-3-22 墨汁染色(400×)

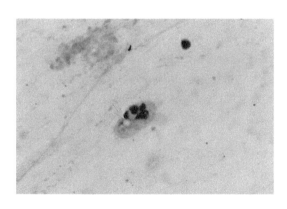

图 5-3-20 革兰染色(1000×),中性粒细胞内圆形空泡为吞噬的隐球菌(绿箭)

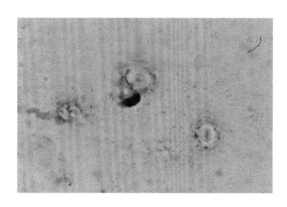

图 5-3-23 瑞-姬染色(1000×)

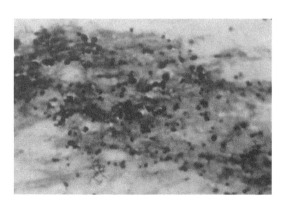

图 5-3-21 六胺银染色(400×)

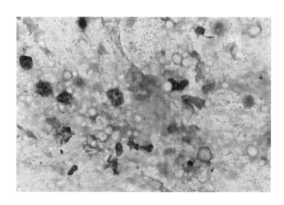

图 5-3-24 弱抗酸染色(1000×)

(南方医科大学珠江医院检验科 付 亮 提供)

(八)治疗

隐球菌感染的治疗方案包括药物和手术治疗,需要根据宿主免疫状况及病变累及范围来制订。即使在免疫功能正常的病人中,肺部隐球菌病情仍可以很严重而且进展迅速,因

此需要系统性抗真菌治疗。2010 年美国感染病学会制定了肺隐球菌病治疗指南:①免疫功能正常、无症状,肺组织隐球菌培养阳性者,可不用药,密切观察;或氟康唑 200～400mg/d治疗 3～6 个月。②免疫功能正常、症状轻到中度,可使用氟

康唑或伊曲康唑200～400mg/d治疗6～12个月；免疫缺陷病人，无症状或症状轻至中度病人，首选氟康唑至少400mg/d治疗6～12个月。③无论免疫功能正常与否，对于重症或合并中枢神经系统感染的肺隐球菌病病人，采用隐球菌性脑膜炎的治疗方案，首选药物则为两性霉素B联合5-氟胞嘧啶，病变好转后，使用氟康唑序贯治疗。④无论病人免疫功能正常与否，若肺部病灶经内科规范抗真菌治疗3～6个月后，症状、影像学表现无改善或进行性增大者，有必要行手术治疗。术后仍需辅以抗真菌药治疗，以免出现术后播散。近年亦有研究将伏立康唑或泊沙康唑作为替代药物。此外，糖皮质激素仅推荐用于免疫重建炎症综合征（IRIS）或格特隐球菌所致的脑膜炎。IRIS应和病情未得到控制（耐药或并发症）仔细鉴别。IRIS时的糖皮质激素用量为40～60mg/d或0.5～1.0mg/(kg·d)，1～2周，也有主张用到6周。对于内科疗效不确切的隐球菌病灶可考虑采取外科手术切除的方法，迅速、彻底解决病灶。

隐球菌耐药问题同样引起临床关注，在体内高浓度氟康唑血药浓度的环境下，隐球菌可通过基因变异改变麦角固醇作用位点或外排泵机制对氟康唑产生耐药，但当临床株分离到体外环境下培养，能恢复对氟康唑的敏感性，因而在体外药敏试验中无法确定唑类药物耐药的准确折点。

综上所述，免疫功能正常肺隐球菌病病人的临床诊治与免疫抑制者有一定差别，不能因免疫功能正常或血清隐球菌荚膜多糖抗原阴性而放松对肺隐球菌病的警惕，导致误诊或延迟诊断，影响治疗效果。早期积极开展经皮肺穿刺活检是此类病人及时诊断的重要方法。同时，抗真菌治疗中给予充分的剂量和足够的疗程对提高治愈率、降低复发率极为重要。

参 考 文 献

Guimaraes MD，Marchiori E，de Souza Portes Meirelles G，et al. 2013. Fungal infection mimicking pulmonary malignancy：clinical and radiological characteristics. Lung，191(6)：655-662.

Gullo FP，Rossi SA，Sardi Jde C，et al. 2013. Cryptococcosis：epidemiology，fungal resistance，and new alternatives for treatment. Eur J Clin Microbiol Infect Dis，32(11)：1377-1391.

McMullan BJ，Sorrell TC，Chen SC. 2013. Cryptococcus gattii infections：contemporary aspects of epidemiology，clinical manifestations and management of infection. Future Microbiol，8(12)：1613-1631.

Perfect JR，Dismukes WE，Dromer F，et al. 2010. Clinical practice guidelines for the management of cryptococcal disease：2010 update by the infectious diseases society of America. Clin Infect Dis，50(3)：291-322.

Suwatanapongched T，Sangsatra W，Boonsarngsuk V，et al. 2013. Clnical and radiologic manifestations of pulmonary cryptococcosis in immunocompetent patients and their outcomes after treatment. Diagn Interv Radiol，19(6)：438-446.

（九）病例解析

1. 病例1：男，54岁。间断咳嗽、咳痰6月余。

胸部CT：左肺下叶斜裂旁类圆形肿块，最大径约3.5cm，

密度均匀，边缘清楚，邻近胸膜增厚，斜裂增厚且向后移位，肿块有空泡征、浅分叶、刀切征、长毛刺、胸膜牵拉，肺门侧见片状磨玻璃影，增强扫描示轻度强化(图5-3-25)。

【诊断】 肺隐球菌病。

【诊断依据】 本例为孤立型团块影，首先是炎症和肺癌的鉴别。肺癌常见分叶、短毛刺、血管集束征、胸膜凹陷征、血管造影征等，本例病变表面光滑，以长毛刺为主，虽有胸膜牵拉(图5-3-25绿箭)，但多条并行，重建影像示病灶上缘斜裂增厚、移位明显(图5-3-25E红箭)，考虑为病灶引起的纤维结缔组织增生牵拉所致。本例缺乏肺癌常见特征，增强扫描强化不明显，胸膜增厚(图5-3-25红箭)，胸膜外脂肪间隙清晰(图5-3-25白箭)，近肺门侧可见磨玻璃影(晕征)，以上特点均支持炎症，不支持肺癌诊断。良性孤立性结节或肿块包括结核、真菌、机化性肺炎、球形肺炎等。病人病史较长，无结核中毒症状，病变较大，但坏死空洞不明显，病变周围亦无卫星灶，不符合结核球诊断。球形肺炎抗感染治疗多能吸收，本例亦不考虑。病变密度均匀，边缘清楚、平直(图5-3-25蓝箭)，邻近胸膜增厚，无典型胸膜凹陷征，无明显坏死空洞，以上特征符合机化性肺炎，但该例边缘无明显收缩，强化不明显，内有空泡征，不符合机化性肺炎诊断。该例影像学特点需考虑真菌性肉芽肿。真菌性肉芽肿以曲霉菌和隐球菌多见。病人病史较长，无发热、咯血症状，病变内可见坏死但无明显空洞，不符合慢性肺曲霉菌病演变过程。肺隐球菌病可表现为亚急性或慢性过程，进展较慢，胸膜下多见，且大多数病人肺为单一受累器官，约50%发生于免疫功能正常的健康人，且结节/团块型为最常见类型，病理特点为胶样病变或非干酪性肉芽肿，可见凝固性坏死和小脓肿，故首先考虑为肺隐球菌病。病人手术病理示坏死组织为主，坏死周围纤维结缔组织增生伴多核巨细胞反应，并散在较多肉芽肿结节，坏死组织及肉芽肿结节内见多量真菌孢子，考虑为隐球菌。特染：PAS(＋)，抗酸染色(－)。

【分析】 免疫功能正常肺隐球菌病病人常见的影像学表现是肺内孤立性/多发结节及肿块(70%以上)。孤立结节/肿块型肺隐球菌病需与肺癌相鉴别，两者在临床上都可表现为咳嗽、咳痰、痰中带血、发热等非特异性症状，影像学都可表现分叶、毛刺、支气管充气征、晕征和空洞等征象，增强扫描均可强化。肺隐球菌病边界多较清楚，形态较规整，多有浅分叶，深分叶少见。毛刺征多见于恶性肿瘤，亦可见于纤维化和肉芽肿性病变，肺癌多为短细毛刺，而肺隐球菌病的毛刺多为长毛刺，较柔软。肿瘤组织中支气管充气征是由于肿瘤细胞沿肺泡壁和肺泡间隔贴壁生长，肺支架结构如肺泡、扩张的细支气管未受肿瘤侵犯，肺泡及细支气管中尚存少许含气空隙造成。当病变中的实性成分增加时，很难再发现支气管充气征。病灶较大的肺隐球菌病灶内可见支气管充气征，走行自然，轮廓光滑柔软，可穿过结节且管腔通畅，明显狭窄、扩张、扭曲及中断的支气管充气征少见。晕征是肺结节或肿块周围的磨玻璃影，由多种因素造成，多为出血或病变直接浸润引起的一种非特异性症状，可见于肺部感染性疾病及肿瘤。由于基础疾病的不同，可能由不同的病理机制引起，包括

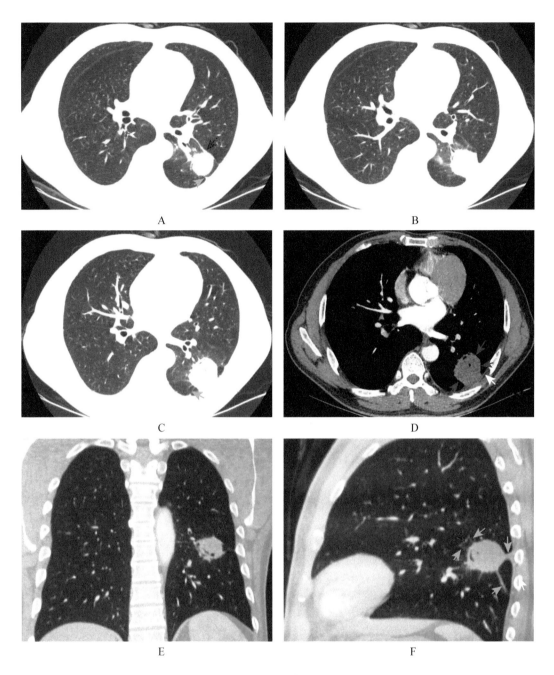

图 5-3-25　胸部 CT1

血管炎、新生血管脆性增加、出血性肺梗死或坏死、支气管动脉瘘等。晕征对于肺隐球菌病和肺癌的鉴别亦可提供参考意义,其病理基础是肉芽肿周围炎或病灶出血。胸膜下肺隐球菌病易发生胸膜反应,但发生胸膜凹陷征者少见。

(华中科技大学同济医院　张新平　提供)

2. 病例 2: 男,63 岁。1 年前无明显诱因出现右胸背部疼痛,呈阵发性,无放散。

胸部 CT:右肺下叶结节影,边缘浅分叶,可见毛刺,其内密度尚均匀,纵隔未见淋巴结肿大(图 5-3-26)。全身 PET-CT 扫描检查:右肺下叶肿块影,呈高代谢,考虑周围型肺癌(IA 期,T1N0M0)。

【诊断】　肺隐球菌病。

【诊断依据】　老年男性,既往体健,CT 示右肺下叶孤

立性结节影,晕征明显,肺窗明显大于纵隔窗,首先考虑真菌感染。病人病史较长,病变局限,病变内无空洞形成,不符合曲霉菌病演变过程,故首先考虑隐球菌感染,并经手术病理证实。

【分析】　肺隐球菌病胸部 CT 的多样性与病程及机体的免疫状况相关。当机体的免疫状态良好时,隐球菌感染肺部以后可以诱导较强的迟发型超敏反应,形成肉芽肿性结节。同时,良好的机体免疫通过促进巨噬细胞吞噬免疫复合物,最终激活 CD8$^+$ T 细胞杀死靶细胞,使肺隐球菌感染范围局限,防止在肺内大范围播散及中枢神经系统累及,故单发结节或肿块常见。机体免疫不同程度受损时,有利于隐球菌在肺内不同程度的播散,病灶肉芽肿形成能力下降,最终导致肺部的病灶增多,表现结节或肿块

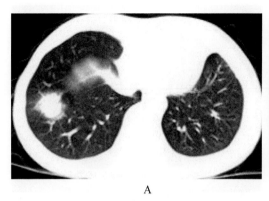
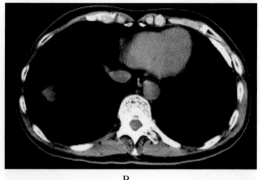

A   B

图 5-3-26　胸部 CT2

型的病灶减少,多为肺内播散的渗出性病灶。本例病人无免疫缺陷,影像以结节样改变为主,符合隐球菌感染演变过程。

肺隐球菌病表现多样,需与肺部多种疾病相鉴别。单发结节或团块需与肺癌相鉴别:肺隐球菌病病灶相邻的胸膜可以增厚,但无肋骨破坏,少有胸腔积液和胸膜凹陷征,通常无纵隔及肺门淋巴结肿大,可见晕征,有助于和肺癌相鉴别。多发斑片、结节需与肺结核相鉴别:结核好发于两上肺,而肺隐球菌病好发于两下肺;结核多为薄壁空洞,肺隐球菌病多为厚壁空洞;结核球内多伴有钙化,肺隐球菌病病灶内钙化较少见。多发结节需与转移瘤相鉴别:两者多分布于肺叶外周,结节大小不一,边缘较光滑,但转移瘤多可以追溯到原发恶性肿瘤病史,而肺隐球菌病多表现为结节和实变影共存,部分病灶周围可见晕征。单发或多发斑片影与细菌性、病毒性肺炎很难区别。前者多表现为片状实变阴影,基底常紧贴胸膜,其内见支气管充气征并有部分病例伴有不规则的小局灶坏死区阴影。肺炎的实变影中出现的支气管充气

征少见合并不规则小局灶坏死区,且肺炎临床症状明显,血象改变、抗炎治疗有效等也有助于鉴别。另外单发或多发斑片影也要和浸润型肺腺癌相鉴别:肺隐球菌病病程长,临床症状轻,而 CT 表现重,可资鉴别。

3. 病例 3:男,39 岁。胸闷、咳嗽、咳痰 25 天。病人 25 天前无明显诱因出现胸闷、咳嗽、咳少量黄痰,于当地诊所静滴左氧氟沙星等药物半月,仍胸闷、咳嗽,咳痰略减轻,胸部 X 线检查考虑双下肺炎,当地医院住院治疗 3 天(具体药物及剂量不详),效果欠佳,并出现左侧胸痛,行胸部 CT 检查示双下肺团块状影,给予莫西沙星抗感染治疗 7 天,左侧胸痛消失,仍感胸闷、咳嗽,晨起咳少量白黏痰,为进一步诊治而入我院。辅助检查:血常规、ESR 正常;肺炎支原体 IgM 抗体、腺病毒 IgM 抗体、呼吸道合胞病毒 IgM 抗体均阴性;浓缩集菌抗酸杆菌检查未找到抗酸杆菌;降钙素原小于 0.02;真菌 D-葡聚糖定量<10pg/ml。

胸部 CT:两肺多发病变,以结节、团块为主,纵隔未见明显肿大淋巴结(图 5-3-27)。

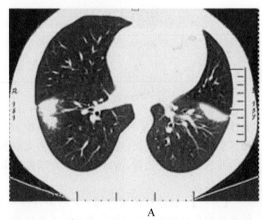
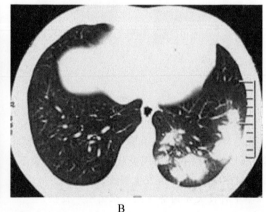

A   B

图 5-3-27　胸部 CT3

【诊断】　肺隐球菌病。

【诊断依据】　青年男性,双肺可见多发结节、团块影,病变有明显融合趋势,周边可见少许渗出影(晕征),有分叶,无毛刺、血管集束征,主要分布于双肺外带及胸膜下,无明显胸膜凹陷征,整体符合炎症表现。病人抗感染治

疗效差,可除外社区获得性肺炎;症状、体征轻,影像学表现重,结合肺门、纵隔未见肿大淋巴结,首先考虑隐球菌感染。肺结核也可表现为结节、团块及渗出浸润影,但肺结核多有结核中毒症状,以上叶尖后段、下叶背段多见,树芽征、空洞、纤维化、钙化及纵隔、肺门淋巴结肿大多见,本例

不符。病人穿刺病理为隐球菌感染,特染:PAS(+),六胺银(+),腰椎穿刺示墨汁染色阴性。给予氟康唑静脉滴注,之后续贯口服,治疗3个月后明显吸收(图5-3-28),口服至6月,仅存纤维条索。

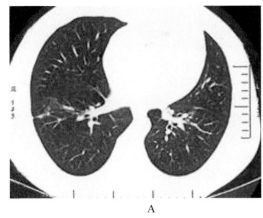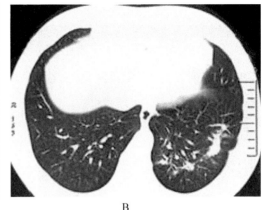

A　　　　　　　　　　　B

图 5-3-28　治疗3月后病变明显吸收

【分析】　肺部隐球菌病可单独存在,或与其他部位的隐球菌病同时发生。多数病人可有轻度咳嗽、咳少量黏痰或血痰、胸痛、低热、乏力及体重减轻等。少数病例呈急性肺炎表现,偶有胸痛或肺实变和胸腔积液的体征。本例病人既往体健,追问病史发病前1月曾接触黑心棉。该例影像以肺内多发结节或肿块样病变为主,其病理大多与结节肉芽肿型相对应,表现为大量肉芽肿的形成,由吞噬了隐球菌体的巨噬细胞和组织细胞,以及纤维细胞、淋巴细胞组成。常见结节或者肿块影周围有边界模糊的磨玻璃影,即晕征。本例临床表现轻,影像重,多个病灶有集中趋势,结节与斑片并存,边缘有晕征等特点均支持肺隐球菌病诊断。CT引导下经皮肺穿刺活检是简便、有效的诊断方法。另外,肺隐球菌病病灶主要分布在胸膜下区、形态多样、大小不一等特点有一定的鉴别意义。总之,对于多发性结节或肿块型肺隐球菌病诊断和鉴别诊断的关键在于提高对该病的警惕:中青年尤其男性,临床症状轻微与较重的影像学表现不符者;CT提示结节或肿块位于下肺,近胸膜下者;结节或肿块边缘清楚或毛糙,无典型分叶、毛刺、胸膜凹陷征但伴有胸膜反应者;结节或肿块出现晕征者,在病变的鉴别诊断方面应考虑到肺隐球菌感染可能。

4. 病例4:女,33岁。1月前无明显诱因出现背痛,钝痛,持续性,深呼吸时疼痛加剧,无放射。血常规:WBC $11.3×10^9/L$,N％ 73.9％。ESR、CRP正常。支气管镜检查肺泡灌洗液培养无细菌生长,痰找抗酸杆菌2次未检出,左肺下叶外基底段支气管黏膜标本病理示:支气管黏膜炎症,分子病理示结核分枝杆菌、非结核分枝杆菌均阴性,PPD试验阴性。病人在外院诊断为"肺结核",给予HERZ方案治疗2周,因无法耐受自行停药。经抗感染治疗1周复查胸部CT肺部病灶无吸收。

胸部CT(2011.08.20):左肺下叶外基底段胸膜下大片状阴影,境界清楚,内见多发空洞,可见支气管充气征,病灶宽基底与胸膜相连,局部胸膜增厚(图5-3-29)。

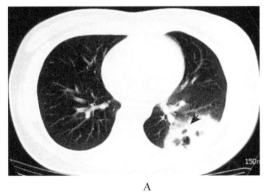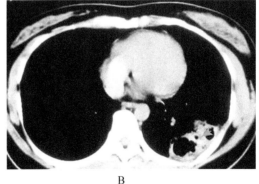

A　　　　　　　　　　　B

图 5-3-29　胸部 CT4

【诊断】　肺隐球菌病。

【诊断依据】　青年女性,既往体健,症状轻,胸部CT示左肺下叶实变影,胸膜下脂肪间隙清晰可见,不符合恶性肿瘤表现。病变内见多发空洞和支气管充气征(图5-3-29红箭),首先考虑炎性改变。病变周围渗出不明显,无卫星灶,结核可除外。病变空洞明显,但病变局限,形态规整,大叶性肺炎或机化性肺炎不考虑。结合年龄、症状,首先考虑隐球菌感染。病人经皮穿刺肺活检病理提示隐球菌感染。给予氟康唑静脉滴注2周后改为口服,3个月后复查示病灶明显吸收,继续治疗6个月病变基本吸收(图

5-3-30、图 5-3-31)。追问病史病人邻居饲养鸽子。鸽并非带菌者,但鸽粪含大量肌酐的胍类,是支持新型隐球菌生长的重要营养物质。

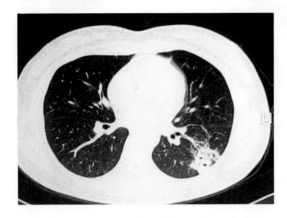

图 5-3-30　抗真菌治疗 3 月

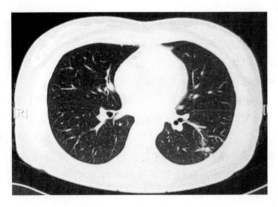

图 5-3-31　抗真菌治疗 9 月

【分析】　肺隐球菌对免疫功能低下者或正常人均可致病。免疫力正常机体可通过促进巨噬细胞吞噬作用,同时形成免疫复合物,进而激活 CD8+ T 细胞杀死病原体,使肺隐球菌病范围局限,在肺内形成肉芽肿,影像学上表现为结节或肿块影,由于支气管结构未被破坏,因此 CT 表现易伴发支气管充气征,病灶内可有坏死(参见图 5-3-29 绿箭),并形成小空洞,且病变多分布于下肺靠近胸膜下,故易波及胸膜导致胸膜增厚。免疫功能低下者,多为肺内播散病灶,表现为广泛肺泡实变浸润影。两者的主要 CT 征象均包括支气管充气征、晕征和空洞。本例以实变和多发空洞影为主,空洞考虑液化坏死所致。病人发热症状不明显,血常规正常,ESR、CRP 等炎症指标变化不明显,与 CT 所示肺部表现不相符;隐球菌感染在年轻人免疫健全者中可形成空洞,且多数合并有支气管充气征,此病例比较明显,以上两点支持隐球菌感染诊断。

5. **病例 5:**男,60 岁。干咳 1 月。病人 1 月前感冒后出现咳嗽,持续性干咳,症状逐渐加重,发病 1 周后胸部 CT 检查提示右中下肺炎,给予抗感染、化痰、平喘等治疗,治疗 2 周后复查胸部 CT 病变未见明显吸收。既往有糖尿病史多年,自服二甲双胍、格列齐特,血糖控制差。查体:双肺呼吸音粗,右肺可闻及少许湿啰音。辅助检查:血常规示 WBC 5.36×10^9/L、N% 73.11%;尿常规:尿葡萄糖(+++);生化:葡萄糖 18.8mmol/L;ESR 63mm/h。

胸部 CT:右肺下叶实变影,增强扫描可见强化和延迟强化(图 5-3-32)。

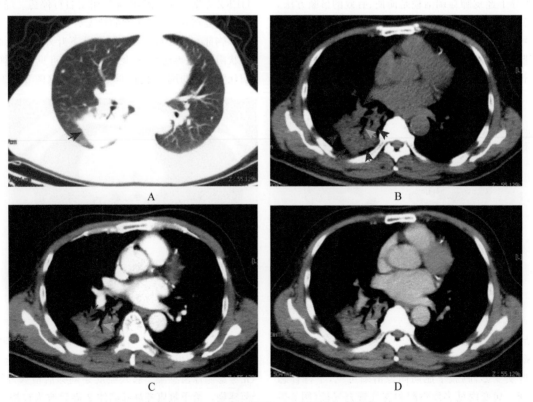

图 5-3-32　A. 肺窗;B. 平扫;C. 动脉期;D. 静脉期

【诊断】　肺隐球菌病。

【诊断依据】　老年男性,右下肺实变影,周围略有渗出,边缘平直内收(图 5-3-32 红箭),邻近胸膜略增厚,首先考虑感染性疾病。病人干咳 1 个月,抗生素治疗无效,社区获得性肺炎可除外。病人无结核中毒症状,病变周围无卫星灶,病变均匀强化,不符合肺结核诊断。病变内可见支气管充气征,支气管走行自然,位于近端,局部可见扩张的支气管(图 5-3-32 绿箭);增强扫描可见强化和延迟强化;病灶内可见空洞影,边缘可见局灶坏死(图 5-3-32 蓝箭);结合病人有糖尿病病史,免疫力低下,症状轻,影像学表现较重,首先考虑隐球菌感染。病人经皮穿刺活检,病理示:肺肉芽肿性病变,特殊染色找到隐球菌,符合肺隐球菌感染。于全身麻醉下行右下肺叶切除术,肺与胸壁无明显粘连,肺斜裂发育较差,水平裂基本未见;上下肺叶粘连紧密,于右下肺叶基底段触及一大小约 5cm×6cm×7cm 肿块,质硬,与周围界线不清,不易移动(图 5-3-33)。病理检查:肺上皮样肉芽肿伴机化性肺炎,结合上次病理及镜下特点,符合肺隐球菌病(图 5-3-34);支气管旁淋巴结(9 个)、第 10 组淋巴结(1 个)呈淋巴组织增生。

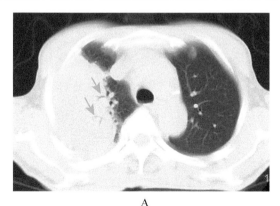

图 5-3-33　大体标本

【分析】　肺隐球菌病表现为斑片、实变影大多见于免疫功能低下的宿主。隐球菌感染血常规基本正常,少数中性比例可稍高,亦可出现反应性白细胞减少。红细胞沉降率绝大部分正常,少数轻度升高,此点可与大叶性肺炎等感染性疾病相鉴别。实变型隐球菌病易与普通细菌大叶性肺炎相混淆,但其临床表现明显轻于大叶性肺炎,与肺部病变不相符。

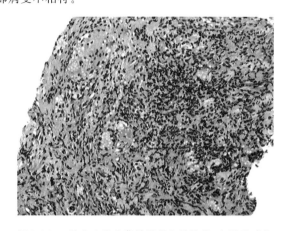

图 5-3-34　肺上皮样肉芽肿伴机化性肺炎,内见隐球菌(空泡样)

同一病灶内出现支气管充气征和散在局灶坏死区并存的现象(图 5-3-35)可能是肺隐球菌病的特征表现。肺隐球菌病为感染性疾病,出现支气管充气征的病理基础和大叶性肺炎类似,是在病原体周围发生炎症反应,表现为肺泡实变,肺支架结构完整,含气支气管走行自然、管壁光滑,且多表现为近端支气管充气征,表现为近肺门侧可见支气管深入病灶,与肿瘤的支气管截断征象不同,可资鉴别。与大叶性肺炎支气管充气征贯穿于实变肺也有明显不同。肺隐球菌病出现局灶坏死区的病理基础可能是其在肺内形成肉芽肿,内有凝固性坏死,在影像上呈现低密度灶,坏死物咳出后可出现厚壁空洞表现。多发结节病灶、无症状的实变影病灶出现空洞将有利于肺隐球菌病与转移瘤、肺炎的鉴别诊断。另一方面,胸膜凹陷、病灶内钙化、同侧胸腔积液、淋巴结肿大等伴随征象,较肿瘤、炎症、结核出现较少。

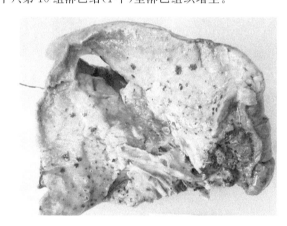

A

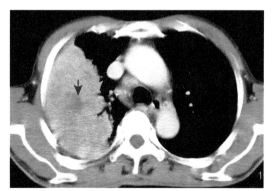

B

图 5-3-35　男,62 岁。右肺上叶实变影,内见支气管充气征(绿箭)和多发局灶坏死(红箭)

6. 病例6：女,48岁。体检发现右下肺占位10余天。胸部CT：右肺下叶外基底段空洞样病变,增强扫描可

见强化和延时强化(图5-3-36)。

【诊断】 肺隐球菌病。

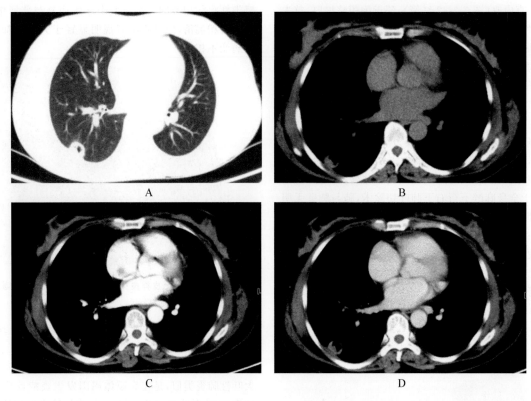

图5-3-36 胸部CT5

【诊断依据】 中年女性,既往体健。右肺下叶外基底段椭圆形空洞样病变,内外壁均光滑,邻近胸膜增厚,首先考虑炎性病变,肿瘤不支持。病变孤立,增强扫描可见强化和延时强化,因结核多无强化或有环形强化,结核可除外,肺隐球菌感染可能性大。病人行胸腔镜下肺叶楔形切除术,术中见右下肺大小约2cm×2cm×2cm肿物,质硬,边界较清,纵隔淋巴结无肿大。术后病理为肉芽肿,符合肺隐球菌感染伴坏死(图5-3-37、图5-3-38)。

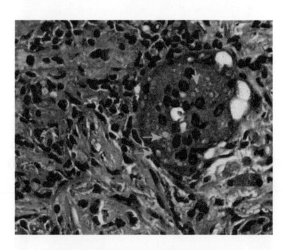

图5-3-38 多核巨噬细胞内见吞噬的隐球菌

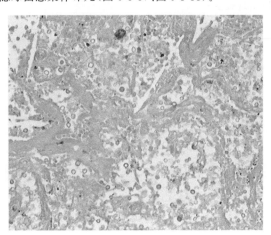

图5-3-37 肉芽肿改变,见大量隐球菌

【分析】 肺隐球菌病近年来其发病率有逐年增高趋势。分析其原因可能包括：①医疗诊断技术(胸部CT、B

超或CT引导下肺穿刺、气管镜等)的发展及医务人员对该病的认识提高,导致诊断率提高；②免疫抑制剂、糖皮质激素、抗癌药及广谱抗生素的广泛应用,破坏了机体的防御系统,易诱发隐球菌感染。但由于该病临床特点不典型,给早期诊断及治疗带来了困难,易造成误诊、漏诊。中青年是发病的主要人群,青年男性多见,可能与男性吸烟、酗酒等不良生活习惯有关。临床表现相对轻微,发热相对少见,故临床上鉴别无发热的感染性病变,应排除隐球菌感染的可能。空洞型肺隐球菌病多见于免疫缺陷病人,亦可见于免疫正常者。隐球菌空洞多位于胸膜下,空洞内壁

一般较光滑,多为厚壁空洞,增强扫描呈均匀强化,局灶性空洞可能是隐球菌性肺炎的放射学特征之一。结核影像学特点与肺部隐球菌感染相似,但肺结核好发于肺上叶尖后段和下叶背段,结核杆菌沿支气管播散引起的小叶中心结节、树芽征、单发或多发空洞为其典型影像表现。

7. 病例 7: 男,48 岁。咳嗽、发热 1 月余。病人 1 月前劳累后出现咳嗽,咳少量白黏痰,发热,体温最高达 38.9℃,

胸部 CT 示右肺下叶大片炎症,抗炎治疗后症状好转,无发热。复查胸部 CT 病变无明显吸收而入院。实验室检查未见明显异常。

胸部 CT:右肺下叶大片状高密度影,其内见支气管充气征及多个小空洞影,空洞内见条索影,增强扫描强化明显(图 5-3-39)。

【诊断】　肺隐球菌病。

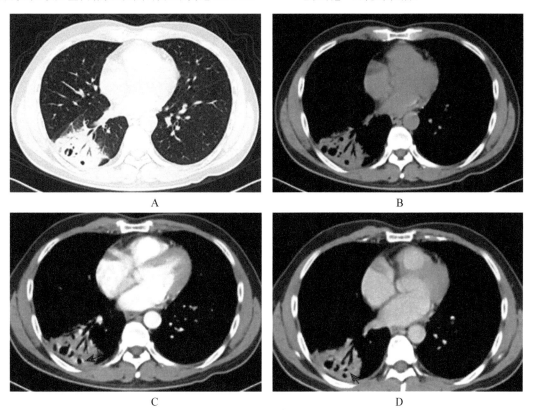

图 5-3-39　胸部 CT6

【诊断依据】　中年男性,有咳嗽、发热症状,病史较长,抗炎治疗后症状好转,但病变无明显吸收,不支持社区获得性肺炎诊断。病变位于胸膜下,宽基底与胸膜相邻,胸膜外脂肪间隙清晰,部分区域略增厚;病变近端可见磨玻璃影,边缘可见平直征、“U”形凹陷;病变内可见近端支气管充气征和局灶坏死,支气管走行自然,远端略扩张;增强扫描实变部分强化明显;空洞内壁光滑,周围可见环形强化(图 5-3-39 红箭),提示病变为炎性肉芽肿可能;以上特征均支持病变为炎性。病变周围无明显树芽征和卫星灶,病变内空洞壁光滑,非虫蚀样空洞,不支持结核诊断,更符合真菌性肉芽肿诊断,病人症状不明显,病史较长,首先考虑肺隐球菌病。穿刺病理示肉芽肿性炎,PAS 及 PASM 染色见真菌孢子,考虑肺隐球菌病。

(浙江大学医学院附属第二医院放射科　张敏鸣　余日胜　提供)

8. 病例 8: 女,53 岁。咳嗽、咳痰 14 天。病人 14 天前受凉后出现咳嗽、咳白痰,伴有咽部不适,至社区门诊就诊,给予头孢地尼及中成药口服 2 天,咳嗽症状好转。5 天前病人咳嗽、咳痰症状加重,初为白色黏痰,后转为黄色

稀黏痰,自服阿奇霉素及头孢地尼 2 天,症状无缓解而入院治疗。

胸部 CT(2016.05.20)示右下肺多发球形团片影图 5-3-40A、B。辅助检查:尿肺炎链球菌抗原阴性;PCT 正常;血常规示 WBC $9.35×10^9$/L,N% 71.5%;ESR 37 mm/h;痰涂片找到革兰染色阳性球菌。入院后给予阿奇霉素联合美洛西林舒巴坦抗炎治疗,病人咳嗽、咳痰症状无减轻,行支气管镜检查,示右下叶支气管腔内见较多泡沫样痰,各管腔黏膜轻度充血水肿。右肺下叶后基底段 TBLB 病理结果:黏膜组织慢性炎,BALF 培养无细菌生长。2016 年 5 月 26 日复查胸部 CT,病变较前进展(图 5-3-40C、D)。

【诊断】　肺隐球菌病。

【诊断依据】　中年女性,既往体健。病史较长,无发热症状,胸部 CT 示右下肺多发球形实变影,抗生素治疗无效,不支持社区获得性肺炎诊断。病变以胸膜下分布为主,晕征明显,病变有融合趋势,可见支气管充气征和空泡征,综合考虑符合肺隐球菌病诊断。因病人及其家属暂不同意经皮肺穿刺,遂调整治疗方案为莫西沙星联合比阿培

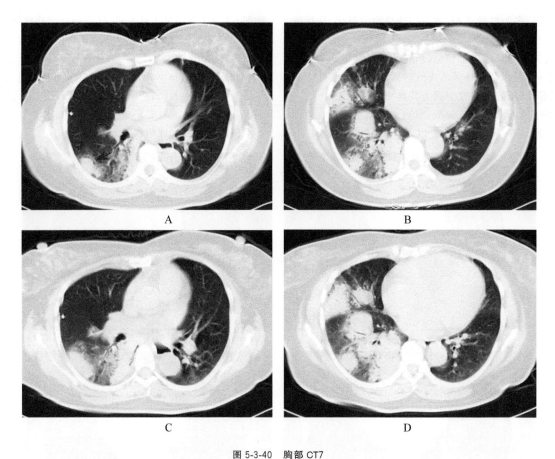

图 5-3-40　胸部 CT7

　　A、B. 右下肺多发斑片状高密度影,以胸膜下为主,边缘有渗出,可见支气管充气征和空泡征;C、D. 病变较前进展,部分病灶有融合

南治疗,治疗 4 天后病人自觉咳嗽症状明显减轻,但仍咳浆液性痰液,上层覆有泡沫。6 月 2 日复查胸部 CT,病情依然进展。再次与其家属沟通,6 月 2 日当天行经皮肺穿刺活检,6 月 4 日病理回报:肉芽肿性炎,巨噬细胞内见大量透亮孢子,PAS 染色阳性,考虑隐球菌肺炎。再次追问病史,病人在办公室里曾使用过鸽粪水浇花。诊断明确后调整治疗为氟康唑 400mg 静脉滴注 1 次/日,1 周后序贯口服氟康唑 400mg 出院。半个月后门诊复查胸部 CT

(2016.07.01)病变较前明显好转(图 5-3-41)。2016.11.15 继续口服氟康唑,定期随访(图 5-3-42)。

　　【分析】　隐球菌病的发病率正逐年增高,鸽粪是新型隐球菌的自然宿主,是重要的传染源,干燥鸽粪形成的气溶胶颗粒的直径<2μm,易到达肺泡。本例未见明确的免疫损害疾病,提示免疫正常者肺隐球菌病也常可表现为肺炎型,需要引起注意。肺炎型肺隐球菌病主要与一般的细菌性肺炎和 MALT 淋巴瘤相鉴别,细菌性肺炎在成人中

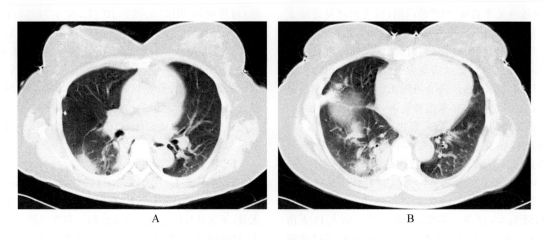

图 5-3-41　病变较前吸收

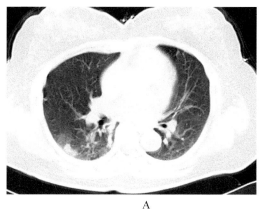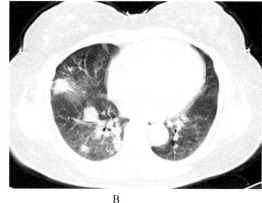

A　　　　　　　　　　　　　　　B

图 5-3-42　病变较前进一步吸收

很少形成团块,即所谓球形肺炎,且多数为单发,双肺多个团块表现者少见;多发团块伴典型支气管充气征和血管造影征需考虑 MALT 淋巴瘤的可能性,其支气管充气征多贯穿病变且有支气管牵拉扩张,可资鉴别。

(青岛市立医院呼吸科　刘学东　提供)

9. 病例 9:女,40 岁。干咳 2 月。胸部 X 线诊断肺结核,PPD 试验强阳性,抗结核治疗 2 月未见好转。胸部 X 线(2008.07.18):右上肺大片高密度影,中下肺见多发结节影(图 5-3-43),2008.10.06 胸部 X 线片病变较前进展(图 5-3-44)。

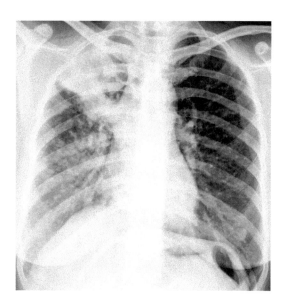

图 5-3-44　胸部 X 线示病变进展

【诊断】　侵袭性肺真菌病。

【诊断依据】　病人双肺多发病灶,主要位于右肺上叶、中叶及下叶背段。双肺多发播散小结节病灶,右肺上叶病变实变明显,下缘局部突出,影像学支持肺结核诊断,但病人无明确结核中毒症状,抗结核治疗 2 个月未见好转,不支持该诊断。增强扫描见血管影(图 5-3-45 红箭)、支气管充气征,浸润性肺腺癌需考虑,但肺炎型浸润性肺腺癌多有大量白色泡沫痰和进行性呼吸困难,本例以干咳为主,且病变以实变、渗出、腺泡样结节为主,实变区强化均匀,肺炎型肺癌实变区多有很多黏液成分,会有低密度、低强化区,本例不符合该诊断,首先考虑侵袭性肺真菌病。病变较前进展,但无发热等临床表现,且无空洞形成,不支持侵袭性肺曲霉菌病诊断;病变症状轻、影像学重,考虑隐球菌感染可能性大。病人肺穿刺活检证实为隐球菌感染。

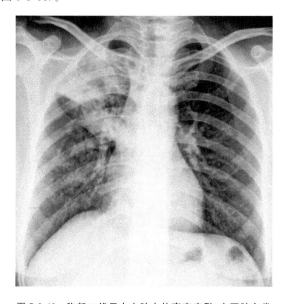

图 5-3-43　胸部 X 线示右上肺大片高密度影,中下肺多发结节影

胸部 CT(2008.10.09):右上肺大片高密度影,其内见支气管气像,右肺中、下叶和左肺舌叶内见多发结节影,边缘模糊,部分融合成团片状,增强扫描强化明显,见血管影,纵隔内未见肿大淋巴结(图 5-3-45)。

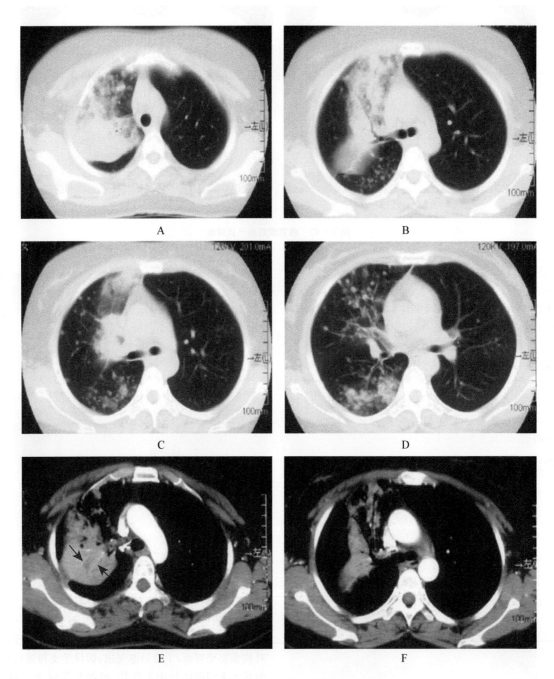

图 5-3-45　胸部 CT8

【分析】　本例很多表现酷似肺结核和浸润性肺腺癌，尤其是 PPD 强阳性和肺部病变的巧合，更易误诊为肺结核。肺隐球菌病临床和影像表现缺乏特异性，为诊断带来困难。肺隐球菌对免疫功能低下病人或正常人均可致病，免疫功能正常者，在肺内形成肉芽肿，病灶内可有干酪样坏死，并形成小空洞；免疫功能抑制者，在病原体周围发生炎症反应，肺泡实变；免疫功能低下病人，多为肺内播散病灶，表现为广泛肺泡结节、空洞、浸润实变影（图 5-3-46）。本例实变明显，应考虑病变的增殖性，多发肺泡结节影，又不得不考虑肺内的播散。出现这样复杂的病变，说明病人感染隐球菌时间较长，也反映了病变发展的必然。病人初始的免疫功能应正常，因此病变形成增殖灶；但是由于隐球菌的持续感染，使病人的免疫力不断下降，最后导致免疫抑制甚至降低，出现肺内播散、广泛的肺泡实变。

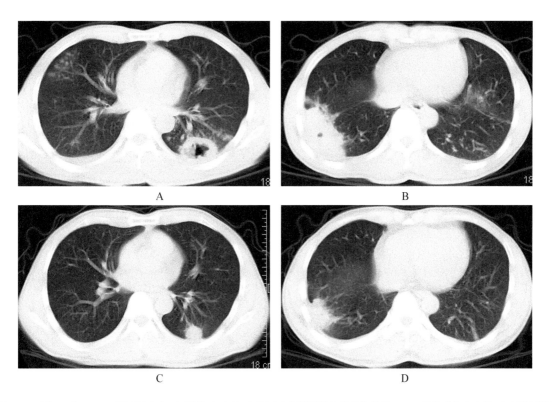

图 5-3-46　男,45 岁。A、B. 双下肺实变、空洞影,右中叶、左肺下叶空洞周围多发腺泡结节;C、D. 氟康唑治疗 2 月,病变明显吸收

(山西省晋城市人民医院放射科　范　卡　提供)

10. 病例 10:女,16 岁。咳嗽、发热 10 天。10 天前无明显诱因出现阵发性咳嗽,咳少量黄白痰,伴发热,体温波动于 38℃ 左右,就诊于当地医院,拍胸部 X 线片示"双肺斑片影,考虑双肺炎症",给予头孢哌酮舒巴坦抗感染治疗 1 周后仍反复低热而入院。5 年前因"卵黄囊瘤"行子宫、卵巢切除,化疗 4 个疗程。辅助检查:血常规示 WBC $13.67×10^9$/L,N％ 89.9％;痰找抗酸杆菌:阴性;支气管镜检查未见异常,灌洗液找抗酸杆菌:阴性;肿瘤标志物、自身免疫抗体、抗中性粒细胞胞质抗体、补体 C3 和 C4、抗"O"、类风湿因子均正常;C 反应蛋白:43.3mg/L↑。

胸部 CT:双肺弥漫分布结节、空洞影,纵隔淋巴结肿大(图 5-3-47)。

【诊断】　侵袭性肺真菌病。

【诊断依据】　青少年女性,有手术和化疗史。咳嗽、发热,抗生素治疗无效,双肺多发结节、空洞影,空洞内可见细小分隔,右肺门处可见较大坏死空洞,壁不光滑,内有结节样病变,部分层面分别可见空气新月征(图 5-3-47 红箭)和纤细网格影,纵隔淋巴结肿大(图 5-3-47 黑箭),结合实验室检查未找到抗酸杆菌,肿瘤标志物正常,支气管镜检查未见异常,首先考虑侵袭性肺真菌病,曲霉菌或隐球菌感染可能性大。脑脊液检查:WBC $32×10^6$/L,N％ 41％,L％ 44％,隐球菌计数 $5×10^6$/L,2％处于分裂状态。血培养、骨髓穿刺培养亦为隐球菌。最终诊断为隐球菌性脑膜炎、肺隐球菌病,抗真菌治疗 2 月后病变有所吸收(图 5-3-48)。

【分析】　隐球菌有强烈的嗜中枢特点,能利用多种方式侵袭血-脑屏障,逃脱和麻痹宿主免疫监视,进入中枢神经系统,引发严重和致命的隐球菌性脑膜脑炎。该病临床表现、脑脊液常规检查及影像学检查缺乏特异性,造成早期诊断比较困难,漏诊及误诊率高。隐球菌在侵入宿主的过程中,隐球菌和宿主两方面的多重因素参与了该过程的发生:隐球菌自身结构的荚膜多糖、尿素酶、透明质酸等其他毒力因子都能够共同促进隐球菌对中枢神经系统的感染;而"木马机制""跨细胞内皮途径""细胞旁途径"等都在隐球菌侵袭宿主过程中起重要作用。目前认为隐球菌的荚膜及黑色素是主要的致病因子。荚膜能够保护菌体免受巨噬细胞内活化氧的伤害。无荚膜的突变株不能在吞噬细胞中繁殖,隐球菌还能通过改变荚膜结构增强其扩散能力。荚膜对宿主体液免疫和细胞免疫产生多种破坏性影响,包括使抗体无反应,抑制白细胞趋化,导致脑水肿和干扰炎性反应等。黑色素存在于隐球菌细胞壁内表面,由漆酶(酚氧化酶)催化外源性底物 3,4-左旋多巴氧化聚合生成,其毒力主要来自于其抗氧化性质及抗吞噬作用,有利于隐球菌肺外扩散和脑部感染。大脑中丰富的儿茶酚胺可作为漆酶重要的作用底物,推测这是隐球菌易侵犯中枢神经系统的原因之一。

传统研究多认为隐球菌脑膜炎多累及免疫抑制人群,尤其是艾滋病病人。然而,近年来随着高效联合抗反转录病毒(HAART)治疗在艾滋病病人中的逐步普及,隐球菌脑膜炎在欧美国家艾滋病人群中的发病率已呈缓慢下降趋势。而我国及日本、韩国等东亚国家的流行病学研究显示,隐球菌脑膜炎在免疫正常人群中的发病情况不容忽视,且与其他部位隐球菌病相比,隐球菌脑膜炎更容易发生于无基础疾病的免疫正常人群。隐球菌性脑膜炎病人

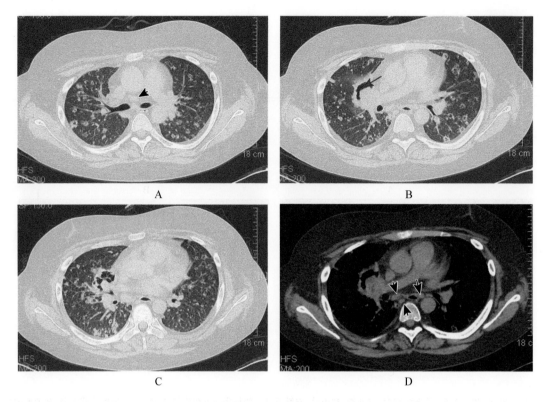

图 5-3-47　胸部 CT9

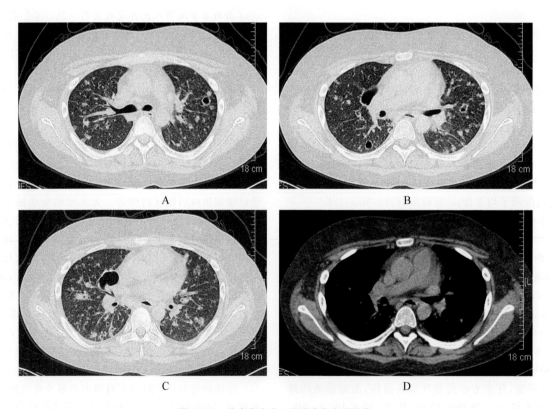

图 5-3-48　抗真菌治疗 2 月后病变有所吸收

的临床表现和免疫状态密切相关。免疫正常的病人其发病可能因为免疫功能暂时性降低,此类病人一般为无痛性的脑膜炎,但脑脊液检查炎症反应更明显,脑脊液白细胞计数相对较高。具有免疫缺陷疾病但 HIV 阴性如移植术

后、血液系统肿瘤的隐球菌性脑膜炎病人常表现为急性的脑膜炎症状和较轻的脑膜炎炎症反应,且中枢神经系统以外表现及菌血症更加常见,常预示较差的预后。本例表现为播散性隐球菌病,肺部表现较重,颅脑症状不明显,治疗

效果较差,符合上述观点。隐球菌性脑膜脑炎目前还没有非常好的特效药物治疗,死亡率很高。

11. 病例 11:男,11 岁。发热、头痛、咳嗽、咳痰 20 天。病人 20 天前无明显诱因出现发热,体温最高 39℃,咳嗽,咳少许白黏痰,并感头痛,于当地医院治疗 3 天症状无好转。查体:T 39.1℃,神志恍惚,精神差,面颊潮红,呼吸急促,颈部抵抗感。脑脊液检查:葡萄糖 2.2～2.8mmol/L,氯化物 119mmol/L,蛋白 374mg/L,N％ 80％。血常规:

WBC 26.63×10^9/L,N％ 90.2％。3 天后复查脑脊液:葡萄糖 1.66mmol/L,氯化物 110mmol/L,蛋白 201mg/L,多核 80％。颅压 300mmH$_2$O。考虑结核性脑膜炎合并血行播散型肺结核不能除外,给予抗结核治疗。效果不理想,病情逐渐加重,出现抽搐、昏迷、低氧血症。血气分析:PaO$_2$ 51mmHg,PaCO$_2$ 30mmHg,pH 7.49(FiO$_2$ 21％)。

胸部 CT(2009.11.03):双肺广泛结节样高密度灶,以中下肺野为著,纵隔内见肿大淋巴结(图 5-3-49)。

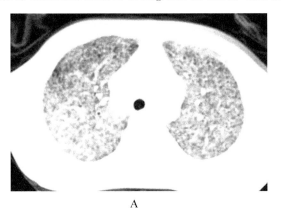
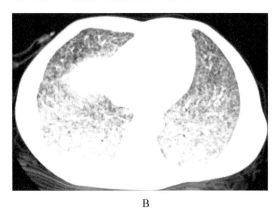

A　　　　　　　　　　　　　　B

图 5-3-49　胸部 CT10

【诊断】　播散性隐球菌病。

【诊断依据】　儿童,病史较短,有呼吸系统和颅脑症状。脑脊液检查葡萄糖和氯化物含量降低,可除外病毒性脑炎诊断;脑脊液压力增高,白细胞增多,蛋白质含量增高,符合结核性脑膜炎或隐球菌性脑膜炎诊断。病人肺部表现为粟粒样结节,亦需考虑两者感染可能。病人经验性抗结核治疗无效,而隐球菌肺部感染出现粟粒样改变多见于儿童,且极易播散至其他脏器,故该例肺、脑受累,需考虑隐球菌所致。病人脑脊液墨汁染色找到隐球菌(图 5-3-50)。追问病史,患儿家中近几个月曾饲养鸽子。给予氟康唑 0.2g 静脉滴注 qd,两性霉素 B 脂质体 100mg 微泵 qd,治疗 5 天后患儿清醒,血培养、痰培养、脑脊液培养均为隐球菌。治疗 13 天后复查胸部 CT(2009.11.16)病变有所吸收(图 5-3-51),但病人仍然高热、寒战,停用氟康唑和两性霉素 B 脂质体,改用伏立康唑 0.2g q12h 静脉滴注 1 天后,伏立康唑 0.1g q12h 静脉滴注。应用伏立康唑 14 天后脑脊液检查:糖 2.91mmol/L,氯化物 119mmol/L,蛋

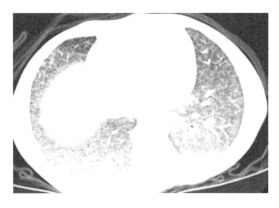

图 5-3-51　2009.11.16 胸部 CT

白 155mg/L,细胞分类以单核为主。颅压 150mmH$_2$O。多次脑脊液和痰培养均未找到隐球菌。静脉应用伏立康唑 20 天后,改为氟康唑 0.2g qd 口服出院。1 个月后复查(2010.01.08),病变明显吸收(图 5-3-52)。

【分析】　相对于成人,儿童隐球菌感染较少见,即使在 HIV 感染或艾滋病人群中,儿童隐球菌感染率仍＜1％,明显低于成人 5％～10％的感染率。儿童发生新型隐球菌感染大多为亚临床型感染或在未察觉的情况下发生了感染。有研究发现,2～5 岁免疫功能正常的儿童新型隐球菌荚膜多糖抗原抗体的阳性率＞56％,＞5 岁儿童抗体阳性率＞70％,表明在免疫功能正常儿童中,特别是＞2 岁的儿童中,大多数已经感染过新型隐球菌。免疫功能正常的儿童罹患隐球菌病时和成人有一定区别,多为长期发热,以肺内多发小结节伴胸腹部多组淋巴结肿大为主要 CT 特征,类似急性粟粒性肺结核,但密度、大小、分

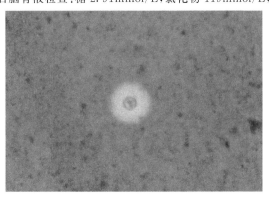

图 5-3-50　墨汁染色

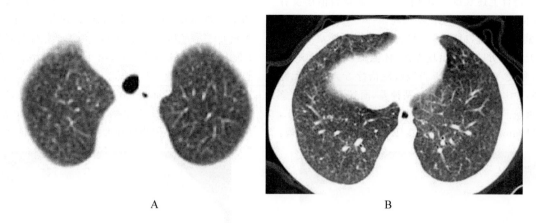

图 5-3-52　2010.01.08 胸部 CT

布不均,部分伴有网状影或支气管壁增厚,可伴有肺部小片状实变或伴有纵隔或肺门淋巴结轻度肿大,易合并肺外器官播散,以上特点可以和粟粒性肺结核相鉴别。隐球菌性脑膜炎需与结核性脑膜炎相鉴别。两者脑脊液检查均可表现为脑脊液压力增高,白细胞数轻、中度增多,蛋白质含量轻、中度增高,部分病人氯化物及葡萄糖含量降低。结核性脑膜炎病人脑脊液白细胞数增多较隐球菌性脑膜炎更显著,葡萄糖下降不如隐球菌性脑膜炎低,氯化物降低更明显。脑脊液糖含量明显降低往往是愈后不良的标志,可能与大量隐球菌造成糖大量酵解有关系。墨汁染色涂片检出隐球菌对明确诊断至关重要,对疑似病人应多次进行脑脊液墨汁染色检查以提高隐球菌的检出率。经有效治疗后,随着疾病的转归,脑脊液细胞学检查可以观察到中性粒细胞比例减少、淋巴细胞比例增多、白细胞对隐球菌的吞噬情况,以及象征慢性炎症反应的嗜酸粒细胞和隐球菌数目减少直至消失。

（山东省胸科医院 ICU　孙文青　提供）

12. 病例 12:男,4 岁。发热伴腹痛 18 天,咳嗽 12 天。患儿 18 天前无明显诱因出现发热,体温 37.5℃,伴腹痛,给予"复方锌布、尼美舒利、头孢克洛、磺胺敏"等药物治疗 3 天,给予"头孢哌酮舒巴坦、利巴韦林、维生素 C、维生素 B_6"等药物治疗 6 天,仍发热伴腹痛,12 天前出现咳嗽,咳白色痰。血常规(2016.03.28):WBC 33.62×10^9/L、L% 21.3%、N% 18.4%、E% 57.9%(0.4~8.0),嗜酸粒细胞 19.47×10^9/L(0.2~0.52),HB 121g/L,PLT 273×10^9/L;CRP 4.0mg/L。遂来我院,复查血常规(2016.04.01):WBC 60.5×10^9/L、L% 7.6%、N% 12.7%、E% 78.6%、嗜酸粒细胞 47.5×10^9/L、PLT 277×10^9/L;CRP 8.87mg/L;细胞形态:白细胞分布明显增高,嗜酸粒细胞比值明显增高,形态大致正常。腹部超声示胆囊泥沙样结石、肝脾大、肠系膜区多发淋巴结肿大;骨髓穿刺:嗜酸粒细胞增多。门诊给予"头孢唑肟、维生素 C、溴己新、阿沙吉尔、熊去氧胆酸片"等药物治疗,患儿仍发热,体温达 39.3℃。复查血常规(2016.04.03):WBC 53.51×10^9/L、L% 5.1%、N% 20%、E% 73.9%、嗜酸粒细胞 39.54×10^9/L,PLT 254×10^9/L,细胞形态示白细胞分布明显增

高,嗜酸粒细胞比值明显增高,部分嗜酸粒细胞胞质可见空泡变性;CRP 20.57mg/L;血清 IgE 1510U/ml(0~60U/ml)。患儿入我院治疗,体温可至 40.6℃,伴腹痛,为痉挛性疼痛,精神差,仍咳嗽,咳白痰,反复出现全身散在大片红色斑丘疹,高出皮面,痒感明显。G 试验和 GM 试验、结核杆菌 T 细胞检测阴性。

胸部、上腹部 CT:双肺弥漫粟粒结节;纵隔及腹腔内、腹膜后淋巴结肿大;肝脏、脾脏体积增大(图 5-3-53)。

【诊断】　播散性隐球菌病。

【诊断依据】　免疫正常儿童,发热、咳嗽、咳痰、腹痛,抗生素治疗无效;CT 示双肺弥漫分布磨玻璃样改变,可见树芽征、微小结节,纵隔、腹腔内、腹膜后多发肿大淋巴结;肝脾大;皮肤损害,首先考虑系统性、播散性疾病。患儿血嗜酸粒细胞和血清 IgE 升高明显。嗜酸粒细胞增多见于寄生虫病、过敏性疾病、皮肤病、血液病、某些恶性肿瘤、猩红热等疾病。患儿无上述疾病病史,且儿童播散性隐球菌病可伴血清 IgE 和外周血嗜酸粒细胞增多,故首先考虑该诊断。微生物学检查:血培养(2016.04.08)、脑脊液墨汁染色(2016.04.13)及隐球菌荚膜抗原凝集试验(2016.04.13)均示新型隐球菌感染,播散性隐球菌感染诊断成立。追问病史,患儿居住环境潮湿。诊断明确后给予两性霉素 B 及 5-氟胞嘧啶治疗。治疗 20 天后,血常规(2016.04.27):WBC 18.83×10^9/L、E% 0.2%、嗜酸粒细胞绝对值 0.04×10^9/L、PLT 495×10^9/L;血清 IgE 水平正常;脑脊液墨汁染色阴性;细菌培养少量隐球菌生长(2 个菌落);隐球菌荚膜抗体阳性。患儿病情明显好转,无不良主诉,皮肤散在少许皮疹破溃后结痂,颈软,浅表淋巴结无肿大,出院后继续口服伏立康唑联合氟胞嘧啶治疗。

【分析】　新型隐球菌在人类无症状感染常见,儿童发生新型隐球菌感染大多为亚临床型感染或在未察觉的情况下发生了感染。近年来不少隐球菌病个例报告提到外周血嗜酸粒细胞增多和血清 IgE 水平增高。该例血清寄生虫抗体检测阴性,可除外寄生虫感染,患儿无过敏性疾病、皮肤病、血液病、恶性肿瘤、猩红热等可导致外周血嗜酸粒细胞升高疾病病史和临床表现,在接受系统性抗真菌治疗后,随着临床症状的好转,外周血嗜酸粒细胞计数均

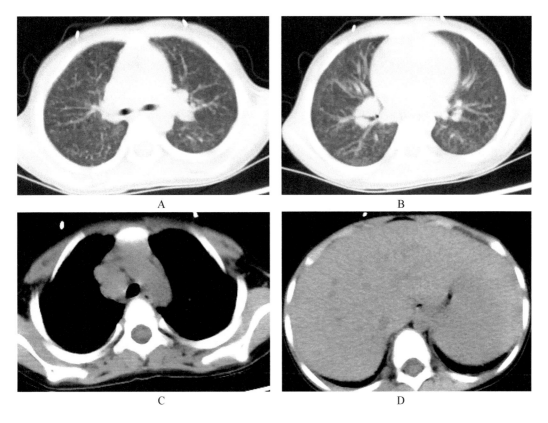

图 5-3-53　胸腹部 CT11

恢复正常,提示血嗜酸粒细胞增多和血清 IgE 水平增高由隐球菌感染所致。隐球菌病致嗜酸粒细胞升高的具体机制尚不清楚,可能与以下因素有关:新型隐球菌荚膜某些特定成分(如荚膜多糖、吡喃甘露糖等)引起变态反应,致使淋巴细胞产生嗜酸粒细胞集落形成因子、IL-5 使骨髓中嗜酸粒细胞分化增加,从而使外周嗜酸粒细胞增加;Th2 辅助性 T 细胞介导的免疫反应与隐球菌感染引起的嗜酸粒细胞增多、严重肺损伤、血清 IgE 水平升高及播散至中枢神经系统有关;嗜酸粒细胞可能是抵抗新型隐球菌的效应细胞;嗜酸粒细胞能增强机体对新型隐球菌感染的保护性免疫反应。血清高 IgE 水平和明显升高的外周血嗜酸粒细胞计数是播散性隐球菌病的显著特点。外周血嗜酸粒细胞增多可能是免疫功能正常宿主感染新型隐球菌病(儿童或全身播散者)的早期或急性期特点,且可作为隐球菌病好转与反复的一个提示。若临床上遇到发热、肝脾和(或)淋巴结肿大患儿同时伴有升高的外周血嗜酸粒细胞计数及高血清 IgE 水平时,应考虑可能存在隐球菌感染,应进行隐球菌相关检测协助诊断。

（山东省立医院微生物科　王月玲　提供）

13. 病例 13:男,40 岁。发热、头痛 3 天。3 天前无明显诱因出现发热,体温波动于 38.5℃ 左右,头痛明显,当地应用头孢类抗生素治疗无效而入院。

胸部 CT:左肺上叶不规则结节影,有分叶、毛刺、胸膜牵拉,周围可见磨玻璃影(图 5-3-54)。

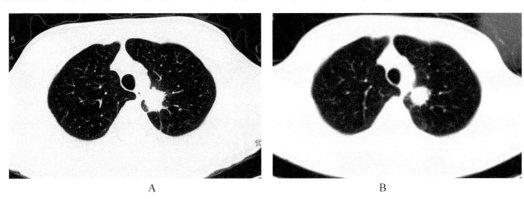

图 5-3-54　胸部 CT12

【诊断】 格特隐球菌病。

【诊断依据】 青年男性,既往体健,胸部 CT 示左肺上叶孤立性结节影,头痛明显,考虑肺隐球菌病、隐球菌脑膜炎可能。入院查体:颈项强直,克氏征阳性。脑脊液检查:WBC $377 \times 10^6/L$,葡萄糖 0.5mmol/L,氯化物 111mmol/L,蛋白 157mg/L,颅压 260mmH$_2$O,墨汁染色阳性,新型隐球菌抗原阳性(1:2)。血清 G 试验阴性,新型隐球菌抗原 1:1024。播散型隐球菌病诊断明确,给予氟康唑和两性霉素 B 治疗 84 天,脑脊液检查:WBC $30 \times 10^6/L$,葡萄糖 2.3mmol/L,氯化物 120mmol/L,蛋白 883mg/L,颅压 130mmH$_2$O,墨汁染色阴性,新型隐球菌抗原阳性(1:1);血清新型隐球菌抗原 1:512。复查胸部 CT 病变无明显吸收,行肺叶切除术,病变大小 3.3cm×2.6cm×3cm,切面灰粉、灰黑、实性、质硬,病理示肺组织呈慢性炎伴大片坏死,局灶肉芽肿形成,纤维组织增生,可见大量隐球菌(图 5-3-55);淋巴结慢性炎(肺门 0/4,支气管周 0/4)。特殊染色:PAS 染色(+),抗酸-TB(−),六胺银(+)(图 5-3-56)、黏液卡红(+)(图 5-3-57)。继续治疗 3 个月后血清和脑脊液抗原均阴性。菌株经 CGB 培养基培养变为蓝色(图 5-3-58),考虑为格特隐球菌,经免疫电泳和基因对比,证实为格特隐球菌 VGⅡ 基因型。

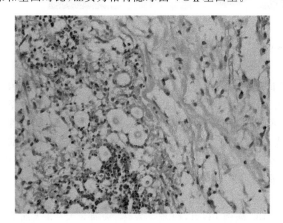

图 5-3-55 隐球菌病理

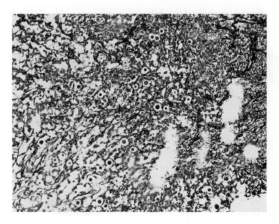

图 5-3-56 六胺银染色

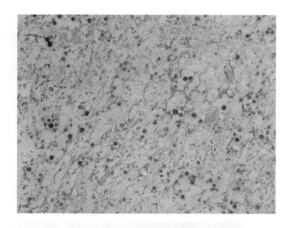

图 5-3-57 黏液卡红

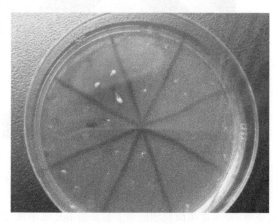

图 5-3-58 CGB 培养基培养

(北京世纪坛医院呼吸科 薛新颖 提供)

【分析】 格特隐球菌原名为新型隐球菌格特变种,现已上升至种的水平,其中较常见的是 VGI 和 VGⅡ 基因型,前者几乎呈全球分布,后者的分布范围在逐步扩大。既往一直认为格特隐球菌主要分布于热带和亚热带地区,多引起区域性感染。然而,1999 年至今在温带地区温哥华岛暴发的格特隐球菌病发病率是以往报道的 10 多倍;至 2007 年止,已报道感染病例 218 例,主要由 VGⅡ 基因型所致,包括 VGⅡa 和 VGⅡb 2 种亚型,且感染者大部分免疫力正常。目前,在欧洲、美国东部也出现格特隐球菌的确诊病例,2010 年日本也报道了 1 例与加拿大温哥华岛格特隐球菌暴发流行一致的高毒力 VGⅡa 型菌株基因型的病例,表明格特隐球菌感染正在扩大流行范围。相关原因可能与气候变化及易感人群暴露在格特隐球菌定植的环境增多有关。之前认为桉树是格特隐球菌的栖息处,格特隐球菌感染多与环境中的桉树有关。然而,至今已报道在除桉树以外的较多树种、树根周围的泥土、空气、水及鸟类粪便中分离到格特隐球菌,提示该菌的播散可能与人类活动介导传播有关。另外,从车轮、环境采样人员的鞋上亦分离到 VGⅡa 和 VGⅡb 亚型,甚至在与鞋接触过的物体表面分离到致病菌,说明致病菌能被动播散。

研究显示,为适应周围环境的变化,隐球菌基因组结构可发生变异,导致菌株毒力发生变化,并发现某些特定基因型菌株可能与临床预后关系密切。目前可通过 CGB 培养基区分新型隐球菌和格特隐球菌，并通过基因测序进行菌种和基因型的鉴定，现多采用多位点序列分型（MLST）对两者进行区分。

格特隐球菌在流行病学和所致感染的临床特点上都与新型隐球菌有明显差异。格特隐球菌多感染免疫力正常人群，所致感染多形成肉芽肿病变，需要较长的治疗周期，甚至手术清除病灶，病死率高于新型隐球菌所致感染，且格特隐球菌对多种抗真菌药物敏感性较新型隐球菌低。另外，格特隐球菌常与隐球菌病的暴发流行有关。

14. 病例 14：男，44 岁。咳嗽、咳痰 1 月，发热 2 周。

病人 1 月前无明显诱因出现咳嗽、咳白痰，自服抗炎、化痰药物后无明显缓解。2 周前出现发热，最高体温达 39.5℃，以午后为主，辅助检查：血常规示 WBC $12.1 \times 10^9/L$，N% 75.4%；超敏 C 反应蛋白 262.3mg；结核抗体：IgG 阳性，IgM 阴性。PET：右侧锁骨上窝、纵隔、右侧肺门区放射性摄取明显增高淋巴结，首先考虑淋巴瘤；两肺内多发结节伴放射性摄取轻度增高，左侧第 10 肋后缘局部放射性摄取增高，考虑淋巴瘤累及。查体：右侧锁骨上窝触及一肿大淋巴结。

胸部 CT：右肺门及纵隔内多发肿大淋巴结影，两肺气肿，肺内多发小结节（图 5-3-59）。

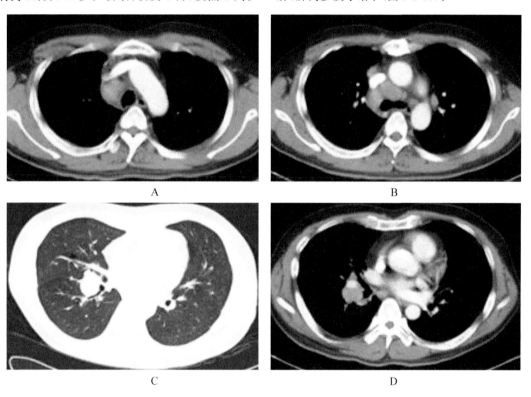

图 5-3-59 胸部 CT13

【最初诊断】 结节病。

【诊断依据】 青年男性，右肺门、纵隔淋巴结肿大，纵隔淋巴结无明显融合趋势，周围组织间隙无侵及，首先可除外淋巴瘤或纵隔肿瘤、淋巴结转移。淋巴结内未见坏死或环形强化，不符合结核诊断。该例影像首先考虑结节病可能，但其影像缺乏典型结节病淋巴结对称性分布特点，且右侧锁骨上窝触及肿大淋巴结，不除外其他感染可能。

【最后诊断】 淋巴结隐球菌病。

【诊断依据】 病人行右锁骨上淋巴结活检，常规送检灰黄灰红组织一块，3.5cm×2.5cm×1.5cm，剖面灰白灰黄质中，偏硬，镜下示肉芽肿性炎，肉芽肿由大量多核巨细胞及大量慢性炎细胞构成伴淋巴滤泡形成，部分肉芽肿内见坏死，多核巨细胞内见球形有荚膜菌体，大小不一。PAS 染色菌体荚膜阳性。抗酸染色（—），结核分枝杆菌 DNA（—），AF（—）。病理诊断淋巴结隐球菌病。

【分析】 隐球菌属于机会性致病菌，主要通过呼吸道感染，也可经皮肤或消化道侵入，引起局部感染，肺、脑、皮肤多见，以淋巴结受累为首发表现者较少见。本例无任何基础疾病，无免疫抑制剂使用史，属原发性感染，可能是免疫系统微缺陷导致机体对隐球菌易感，机体单核-巨噬细胞系统激活，淋巴系统反应强烈，同时隐球菌随血行、淋巴道播散，从而直接侵及淋巴结。病人临床多表现为不明原因发热，全身浅表或深部淋巴结肿大，中性粒细胞或嗜酸粒细胞可以升高。以不明原因发热并淋巴结肿大为首发症状时，易误诊为结核、结节病或恶性肿瘤等。隐球菌病可以出现组织细胞增生和肉芽肿形成，在组织细胞和多核巨细胞的胞质内、外可以检出隐球菌，HE 染色菌体胞壁呈淡蓝色，PAS、六胺银染色等阳性。胞壁外围有 3～5μm 厚的荚膜。组织经甲醛溶液固定后，荚膜收缩与相邻组织间出现空晕。本例经淋巴结活检、PAS 染色而确诊,抗酸染色和结核分枝杆菌 DNA 检查阴性除外了结核诊断。隐球菌需与其他可引起深部组织细胞内感染的真菌病相鉴别。①马尔尼菲青霉病:我国南方地区多见,其生长方式为分裂繁殖,PAS 染色示菌体呈腊肠状并形成横隔分裂为两部分。②组织胞浆菌病:病人常有北美地区旅居史,其生长方式为芽孢繁殖,PAS 染色示菌体为单个窄颈芽孢,病原菌培养阳性是诊断的金标准。③念珠菌病:HE 染色芽生孢子和假菌丝呈淡蓝色,PAS 染色呈品红色。④肺孢子菌肺炎:菌体六胺银染色呈棕黑色,囊壁厚,囊内可见直径 $1\sim2\mu m$ 的滋养体,在姬姆萨染色中容易见到。

(浙江大学附属邵逸夫医院　马国峰　提供)

15. **病例 15**:男,37 岁。反复咳嗽、咳痰、右胸痛 1 月余。病人 1 月前无明显诱因出现刺激性咳嗽,偶咳少许血丝痰,伴右胸痛,以呼吸时明显,无放射痛,未诊治,咳嗽、血痰自行改善,但右胸仍持续闷痛。3 年前患"乙型肝炎",近期抗病毒治疗。查体:右胸中部叩击痛,右中肺呼吸音稍减弱。辅助检查:血常规示 WBC 6.83×10^9/L,N％ 71.1％,L％ 18.4％;乙肝大三阳:HBsAg(＋)HBsAb(－)HBeAg(＋)HBeAb(－)HBcAb(＋);肝功能、生化正常。

胸部 CT:右肺斜裂下胸壁肿块影,边缘光滑,肋骨破坏,平扫、动脉期、实质期 CT 值分别为 $16\sim44$HU、$19\sim60$HU、$18\sim71$HU(图 5-3-60)。

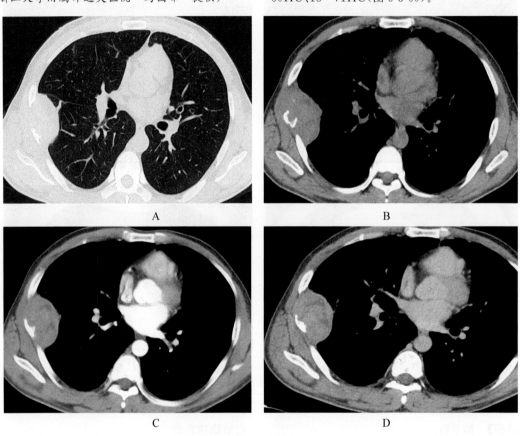

图 5-3-60　胸部 CT14

【诊断】　胸壁隐球菌病。

【诊断依据】　右胸壁肿块穿刺活检病理:隐球菌性肉芽肿。特染:抗酸(－),PAS(＋)。右胸壁病灶切除术中探查:右第 5 肋骨中段可见一肿块,大小约 4cm×4cm×4cm,肋骨破坏,上下肋间肌受累,切除部分肋骨及受累肋间肌,可见一脓腔,范围约 3cm×5cm×7cm,未破入胸膜腔,吸出淡黄色脓液约 10ml。病理:符合隐球菌性肉芽肿,侵犯肋骨组织。特染结果:抗酸(－),PAS(＋)。

【分析】　骨骼隐球菌病较少见,颅骨和脊椎骨相对多见,骨关节少见,常位于骨松质,主要是溶骨性损害,伴脓肿和肉芽肿形成。影像学检查提示骨质破坏及软组织占位,内见死骨而无明显骨质增生、硬化及骨膜反应,周围伴脓肿和肉芽肿形成,缺乏特征性,难以和结核、恶性肿瘤相

鉴别,确诊需要依靠病理检查。彻底清除坏死组织及引流是治愈隐球菌病的前提,术后根据病理结果及时、足量、足疗程地使用抗真菌药物是痊愈的基础。

16. **病例 16**:女,41 岁。颈部淋巴结肿大伴反复发热 1 月余,加重伴咳嗽、气促 20 天。发现抗-HIV 阳性 1 天。查体:T 40℃,血氧饱和度 93％。颈部可扪及多个肿大淋巴结,最大的约 3cm×4cm,质中,边界尚清,无触痛。双肺呼吸音稍粗,无干、湿啰音。辅助检查:血常规示白细胞 8.77×10^9/L,N％ 96.4％,血红蛋白 104g/L,凝血功能正常;ESR 71mm/h;血生化:钠 132.8mmol/L;白蛋白 33.1g/L。

胸部 CT:双肺多发空洞样病变,病变周围渗出明显(图 5-3-61)。

【诊断】　艾滋病合并肺隐球菌病。

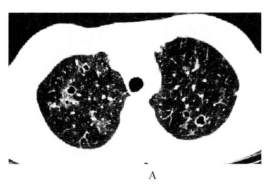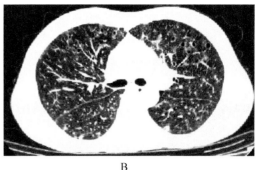

A

B

图 5-3-61　胸部 CT15

【诊断依据】　青年女性，HIV 阳性，双肺多发薄壁气囊样空洞影，内无液平面，周围晕征明显，病人症状轻，影像重，首先考虑肺隐球菌病可能。入院后给予氟康唑联合复方新诺明预防性治疗肺孢子菌肺炎，左氧氟沙星联用 HRZE 经验性抗结核治疗，效果不佳。血培养为表皮葡萄球菌，改用美罗培南联合万古霉素治疗，症状加重，体温达到 40℃。随后血培养为隐球菌，改用两性霉素 B 治疗 2 天后体温降至 38℃，4 天后体温正常。脑脊液培养未见异常。治疗 25 天后病变较前吸收（图 5-3-62），好转后出院。

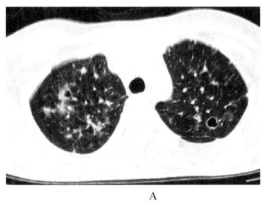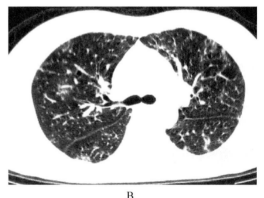

A

B

图 5-3-62　治疗 25 天后病变较前吸收

【分析】　由于艾滋病病人免疫功能低下，CD4$^+$ T 细胞减少殆尽，损害了原本可控制隐球菌感染的免疫应答功能。HIV 感染可导致 Th1 细胞因子表型转变为以 Th2 表型为主，加剧了隐球菌病的播散。此外，HIV 可侵袭肺泡巨噬细胞，削弱了它们控制隐球菌感染的能力。同时，隐球菌抗原减弱了细胞介导的免疫作用，使得隐球菌病在艾滋病病人中的发病率显著上升。隐球菌病已成为艾滋病病人的主要并发症和死亡原因之一。艾滋病病人并发隐球菌病时全身性症状较非艾滋病病人更明显，而呼吸道症状则相对较轻，更易出现肺外尤其是中枢神经系统感染，部分病人甚至无任何呼吸道症状。艾滋病合并肺隐球菌病时肺内结节为最常见 CT 表现，而结节内空洞病灶是肺隐球菌病常见的特征性影像学表现，空洞壁相对较薄，这种差别可能与艾滋病的免疫受损状态有关。艾滋病人群出现肺部气囊样空洞性结节时需高度警惕肺隐球菌病。纵隔淋巴结可肿大，少数病例可见胸腔积液或心包积液。需要注意的是，当艾滋病病人出现肺部空洞性结节和（或）胸腔积液，特别是肺空洞位于结核好发部位时，较容易被误诊为菌阴肺结核和（或）结核性胸膜炎。若同时合并肺外病变，如脑膜炎、淋巴结炎及心包炎则容易被误诊为播散性结核分枝杆菌感染。因此，对于合并空洞性结节和（或）胸腔积液的艾滋病病人，若未能找到抗酸杆菌，不可轻易诊断为菌阴肺结核，需要排除肺隐球菌病的可能。对于合并隐球菌感染的艾滋病病人，除了积极抗真菌治疗外，重建机体的免疫功能是降低艾滋病病人机会型真菌感染发生率的关键。艾滋病合并肺隐球菌病病人恶化、病死率高，早期诊断、早期治疗可改善预后。

17. 病例 17：女，32 岁。出疹 3 月余，发热 2 周。抗-HIV 阳性。查体：T 38.1℃，颜面部可见散在分布皮疹，部分疹尖结黑痂。口腔可见黏膜白斑，颈软，双肺呼吸音粗，无明显干、湿啰音。

胸部 CT（2015.06.04）：右肺上叶多发空洞影，纵隔淋巴结肿大（图 5-3-63）。

【诊断】　艾滋病合并播散性隐球菌病。

【诊断依据】　青年女性，HIV 阳性，颜面部皮疹，右肺上叶多发空洞影，内壁欠光滑，可见分隔，结合纵隔淋巴结肿大，首先考虑该诊断。病人入院后给予伊曲康唑、氟康唑预防性抗真菌治疗。6月8日神志清楚但出现颈抵抗，

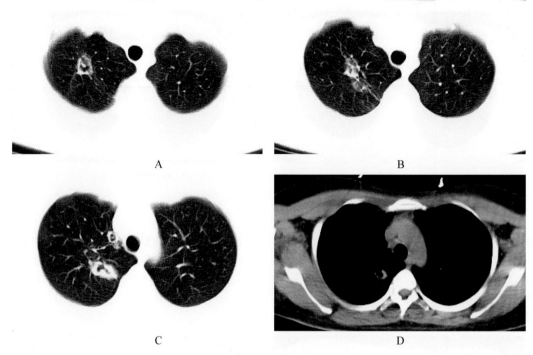

图 5-3-63　胸部 CT16

血培养:新型隐球菌(+),脑脊液培养发现隐球菌,诊断为艾滋病合并隐球菌性脑膜炎、肺隐球菌病,改用两性霉素 B 联合氟康唑治疗后症状好转,体温正常。6 月 21 日复查胸部 CT 未见明显好转(图 5-3-64),病人再次出现发热,体温波动于 37.3～38.5℃。7 月 2 日病人出现意识障碍、脑疝,血培养阴性,脑脊液培养仍见隐球菌,最终临床死亡。

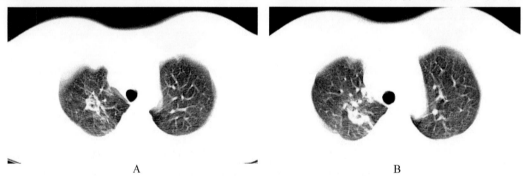

图 5-3-64　复查胸部 CT 未见明显好转

【分析】　1905 年,von Hansemann 首先描述了隐球菌所致脑膜脑炎的病例。在艾滋病流行之前,隐球菌较少引起严重的人类疾病。隐球菌性脑膜炎是艾滋病最常见的机会感染之一,起病隐匿,表现慢性或亚急性过程,隐球菌可沿着血管周围间隙侵入脑实质,形成胶状假囊、脑脓肿或炎性肉芽肿改变,头颅 MRI 显示明显脑膜强化,部分显示脑实质肉芽肿,表现为 T_1 等信号或略低信号,T_2 明显高信号。我国处于 HIV 感染增长期,HIV 特异性侵犯 $CD4^+$ T 淋巴细胞,导致细胞免疫功能缺陷,临床表现为各种机会感染和肿瘤。隐球菌感染是艾滋病常见的并发症之一,主要感染肺和脑。皮肤和肺是隐球菌进入机体的最可能的途径。感染隐球菌的艾滋病病人中约 60% 有皮肤损害,其中部分艾滋病病人的皮肤隐球菌感染发生在播散性隐球菌病之前 2～8 个月,本例即在皮疹后 3 个月出现肺部和颅脑症状。艾滋病病人并发隐球菌脑膜炎的病死率为 9%～55%,非 HIV 感染者病死率为 15%～44%。隐球菌性脑膜炎起病隐匿,主要临床表现为头痛、发热、呕吐、精神障碍、癫痫发作、脑膜刺激征等。体征方面以颈抵抗最为常见,为颅高压常见体征,较高的脑脊液开放压与较差的临床结局相关,急性颅内高压可导致脑疝,病人可因脑疝而死亡,本例即如此。其他局灶性神经功能缺损、肢体功能障碍、视力听力减退虽少见,但为艾滋病合并隐球菌性脑膜炎的重要体征,部分体征与预后密切相关。总之,隐球菌病仍然是资源有限地区 HIV 感染者发病或死亡的一个重要原因。表现脑膜炎、肺炎、皮肤病变的免疫缺陷病人,应想到隐球菌感染的可能,早期诊断、早期治疗可以降低死亡率。

18. 病例 18:男,50 岁。查体发现肺部病变。

胸部 CT:左肺下叶结节影,内见钙化和低密度区(图 5-3-65)。

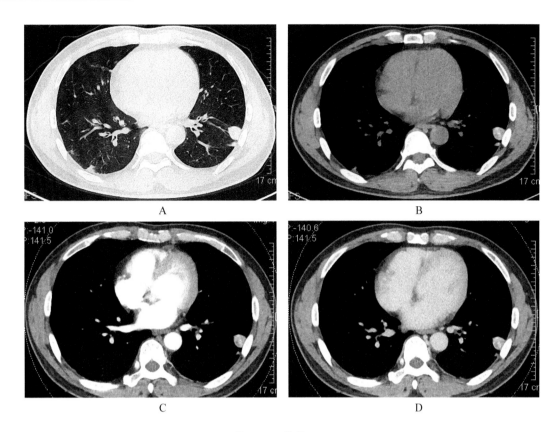

图 5-3-65　胸部 CT17

【诊断】　肺隐球菌病。

【诊断依据】　该例行左下肺穿刺活检,病理:见纤维组织及片状坏死,其内见较多量真菌,特染:PAS(＋)、抗酸(－)。结合形态学及特染结果符合隐球菌。

【分析】　该例为胸膜下单发结节影,边缘光滑,邻近胸膜未受累,病变内见钙化和低密度区,极易误诊为结核球或错构瘤。正常机体内只有骨和牙齿含有固态的钙盐,如在骨和牙齿之外的其他部位组织内有固态的钙盐沉积,则称为病理性钙化。沉积的钙盐主要是磷酸钙,其次为碳酸钙。病理性钙化分为营养不良性钙化和转移性钙化。转移性钙化是全身性钙、磷代谢障碍致血钙和(或)血磷升高,使钙盐在未受损的组织上沉积所致。营养不良性钙化常见,为变性坏死组织或异物的钙盐沉积,如结核坏死灶、脂肪坏死灶、动脉粥样硬化斑块内的变性坏死区,坏死的

寄生虫虫体、虫卵及其他异物等。此时,因无全身性钙磷代谢障碍,故血钙不升高。营养不良性钙化的机制尚未阐明,可能与局部碱性磷酸酶升高有关。碱性磷酸酶能水解有机磷酸酶,使局部磷酸增多,形成磷酸钙沉淀。此外,钙化与局部组织的 pH 变动有关。变性坏死组织的酸性环境可使局部钙盐溶解,钙离子浓度升高,而后由于组织液的缓冲作用,局部组织碱性化,钙盐析出沉积。

目前文献显示,隐球菌钙化罕见。隐球菌亦为肉芽肿病变,可有坏死,免疫功能正常者多为凝固性坏死,但程度较轻,与组织相容性好,故钙化少见。免疫功能低下者易发生大片坏死,治疗及时病变多吸收明显,亦不易形成钙化。隐球菌钙化虽然少见(图 5-3-66、图 5-3-67),但不能单独作为鉴别诊断的依据,其发病机制有待进一步研究。

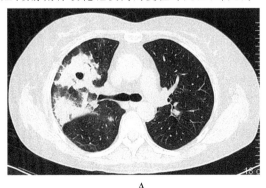
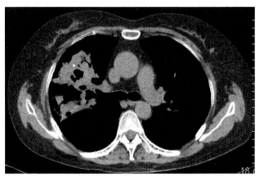

图 5-3-66　女,54 岁。右肺上叶实变影,内见钙化

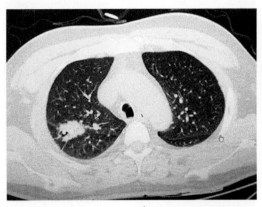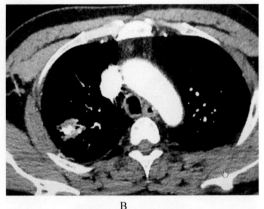

A   B

图 5-3-67　男,44 岁。右肺上叶团块影,内钙化明显

第四节　肺孢子菌肺炎

肺孢子菌于 1909 年和 1910 年分别由 Chagas 和 Carini 在感染锥虫的豚鼠和大鼠肺组织中发现。1912 年,Carinii 夫妇认为这些是寄生于鼠体的一种新寄生虫,命名为卡氏肺孢子虫(Pneumocystis Carinii)。1942 年,van der Meer 和 Brug 在英国儿童保健院首先在患浆细胞肺炎患儿肺组织中发现肺孢子菌。1952 年,病理学家 Vanck 和 Jirovec 报道这种浆细胞肺炎与早产和营养不良有关,证明该菌对人有致病力。1988 年以前,按其形态、超微结构、生物学某些特性及对抗菌药的敏感性等将其归属于一种致病力较弱的孢子虫纲原虫。1988 年,Edman 和 Stringer 发现肺孢子菌的核糖体 RNA 与真菌类似,因此将其归为真菌。起初认为引起肺孢子菌肺炎的病原菌是卡氏肺孢子菌,但在 2002 年通过对其 rRNA 基因序列进行研究后发现,耶氏肺孢子菌(Pneumocystis jirovecii)才是肺孢子菌肺炎(Pneumocystis pneumonia,PCP)真正的致病菌,而前者只能引起豚鼠发病。

(一)生活方式

耶氏肺孢子菌通常以包囊和滋养体的形式交替存在,滋养体为可变多形体,有细足和伪足形成,类似阿米巴。包囊呈圆形,直径 4～6μm,囊壁内含有囊内小体(或称子孢子),完全成熟的包囊内一般为 8 个,包囊是重要的诊断形态。肺孢子菌寄生于正常人的肺泡内,多通过吸入空气中包囊而感染,成熟包囊进入肺泡后破裂,囊内小体脱囊后发育为滋养体,滋养体紧贴肺泡上皮寄生、增殖,包囊多位于肺泡中央。正常人体可以通过细胞免疫将其清除,当免疫功能低下时,可在肺泡腔内和肺间质内大量繁殖,释放氧自由基及炎症介质,引起肺泡上皮细胞的变性脱落、抑制肺泡上皮细胞的增殖与修复,同时启动炎症反应途径,加重肺损伤。随着病变进展可出现肺间质的纤维组织增生、肺泡间隙增宽,导致氧弥散障碍,引起低氧血症甚至呼吸衰竭而死亡。

(二)流行病学

既往多用“潜伏感染”假说来解释肺孢子菌感染,其依据主要有两点:一是在许多健康儿童体内检测出肺孢子菌抗体;二是 PCP 与免疫抑制状态密切相关。现有观点认为:PCP 病人或者耶氏肺孢子菌携带者向环境中不断释放耶氏肺孢子菌,当免疫力低下人群,如癌症病人、器官移植病人、自身免疫性疾病病人,尤其是长期使用皮质类固醇药物或其他免疫抑制药物(如利妥昔单抗、依那西普、曲妥珠单抗、阿达木单抗等)病人接触到环境中耶氏肺孢子菌,由于存在免疫缺陷,个体免疫反应速度赶不上耶氏肺孢子菌表面抗原转换速度,免疫清除速度赶不上耶氏肺孢子菌繁殖速度,因而导致 PCP 的发生。耶氏肺孢子菌能否在环境中自主生存有争议,其基因组扫描发现,耶氏肺孢子菌缺少必要物质的生化合成途径,它必须从宿主肺环境中不断摄取氨基酸和胆固醇才能生存,因此推测耶氏肺孢子菌以包囊形式抵抗外界不利环境而不能繁殖,在适宜繁殖的人的肺环境中开始进行无性和有性繁殖,其中以增加基因变化多样性的有性繁殖为主要手段。目前认为 PCP 感染的唯一来源是人,因此对 PCP 住院病人进行隔离,对易感人群及医护人员做好呼吸道保护非常重要。

不同人群肺孢子菌的定植率不同。健康成年人定植率为 0～20%;HIV 病人中肺孢子菌定植率为 31%～68%。目前关于肺孢子菌定植的意义尚无定论。肺内定植的肺孢子菌即使数量较少,也可刺激机体免疫反应引起肺损伤,这可能在一些肺部疾病(如慢性阻塞性肺疾病)进展过程中起重要作用。不同人群 PCP 的发病率和病死率也不同。PCP 易感人群主要为:①早产新生儿和营养不良的虚弱婴儿;②HIV 病人;③先天免疫功能缺陷者;④器官移植后接受免疫抑制药治疗者;⑤恶性肿瘤,尤其是接受放、化疗的病人,放、化疗使机体免疫功能进一步降低;⑥长期应用广谱抗生素及糖皮质激素者。PCP 在上述各类病人中发病率不同。自有高效抗反转录病毒和对 PCP 预防治疗后，HIV 病人中 PCP 的发病率明显下降。有研究显示，HIV 病人中 PCP 的发病率已降至 9% 左右。在发展中国家 PCP 发病率较低，可能是由于其检测方法有限，或病人多死于其他疾病如结核等，如果 HIV 病人出现结核感染可使 HIV 的 RNA 增殖加快，加速病情发展。同时，由于器官移植、化疗药物及糖皮质激素的应用，PCP 在这些免疫缺陷宿主病人中发病率和病死率明显提高，甚至超过 HIV 病人。

(三)临床表现和实验室检查

PCP 的临床表现无特异性，最常见的症状是呼吸困难，其次为发热、干咳，少见症状有咳痰、咯血、盗汗和胸痛等，查体通常显示呼吸加快、心动过速、肺部啰音较少，部分病人可以是正常的肺部体征。肺部体征少与呼吸窘迫症状的严重不成比例为本病特点之一。肺外表现仅见于极少数病例，包括不明原因的淋巴结肿大、肝脾大、没有眼内炎症出现脉络膜损害等。非艾滋病的 PCP 病人病情往往起病急，进展更快，低氧血症更重，对这类病人需加强认识。PCP 病人往往因免疫功能损害可能还合并其他机会性感染，病人 CD4$^+$ T 淋巴细胞计数越低，发生机会性感染概率就越大。实验室检查白细胞计数多在正常范围或稍增高，约 50% 病例淋巴细胞减少，嗜酸粒细胞轻度增高。对长期应用免疫抑制药治疗者，白细胞计数常较低。血气分析示显著的低氧血症和肺泡动脉血氧分压差加大，肺功能测试可见进行性减退。血乳酸脱氢酶(LDH)能够反映 PCP 病人肺部炎症的严重程度，与病人氧合指数的下降呈正相关，但并非肺孢子菌感染的特异性标志物。肺孢子菌包囊的细胞壁主要由 β-1,3-D-葡聚糖构成，与假丝酵母菌属和曲霉菌属相同，因此检测血浆中 β-1,3-D-葡聚糖对 PCP 虽无特异性，但有助于诊断，与肺损伤程度及肺孢子菌的携带量密切相关。

(四)诊断

目前尚无肺孢子菌的体外培养技术，PCP 诊断方法大致分四类：病原学染色、血清学检测、影像学诊断及分子生物学诊断方法。由于绝大多数医院的检测水平有限，最常用的标本有痰、支气管肺泡灌洗液(BALF)、支气管刷检物及肺活检物。病原学染色主要是利用特殊染色将肺包囊及滋养体着色，以鉴别出病原体，常用方法：环六甲基四胺银染色、改良姬姆萨染色、甲苯胺蓝染色、瑞-姬染色法。目前 PCP 的病原学诊断仍较困难，在多数医院仍依据临床表现及影像学特点来诊断，影像学表现为双肺弥漫性渗出性病变可协助诊断。PCP 病人咳嗽多为干咳，深部痰液少，通过痰液查到肺孢子菌的概率低，采用 3% NaCl 溶液超声雾化诱导痰能提高检出率。BALF 或肺活检查到肺孢子菌的阳性率可高达 90%。但部分病人因其已经诊断艾滋病，病人往往拒绝行有创检查而不易得到 BALF。近年来采用 PCR 方法检测肺孢子菌 mRNA 或者 DNA 水平是敏感性和特异性均高于细胞学的无创性检测方法。肺孢子菌 mRNA 水平还可提示肺孢子菌感染是否处于活动期。

组织学上，PCP 常表现为肺泡间隔增宽、纤维组织增生甚至纤维化，有淋巴细胞、单核细胞或浆细胞浸润。肺泡腔扩张，部分肺泡上皮增生，肺泡腔内充满泡沫状、无定形的粉红色蛋白水肿液样物质(图 5-4-1)。在艾滋病病人中，这种泡沫状的渗出液是非常特征性的改变；在非艾滋病病人中，肺部病变很像弥漫性肺泡损伤伴透明膜形成。PCP 偶见有肉芽肿、巨细胞反应。HE 染色肺孢子菌包囊壁不着色，呈透明的晕圈状，囊内小体 4~8 个，呈蓝紫色。六胺银染色(图 5-4-2)示肺泡内有黑色圆形、椭圆形或呈杯(头盔)状的包囊，多呈塌陷形空壳或乒乓球样外观，囊内可见圆形的核状物。姬姆萨染色(图 5-4-3)包囊壁不着色，可见清楚的轮廓，囊内小体核蓝色，囊内容物紫红色，有时难与其他真菌相鉴别。此外，PAS 染色也显示泡沫状物质呈玫瑰红色。常规 HE 染色无法诊断肺孢子菌，姬姆萨染色最为简单迅速，且与周围组织对比性强，可用来筛选，用六胺银染色确证。

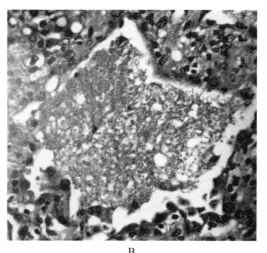

A　　　　　　　　　　　　　B

图 5-4-1　肺泡结构完整，腔内充填粉红色渗出物。渗出物包含水肿液、蛋白质、肺孢子菌及坏死的巨噬细胞

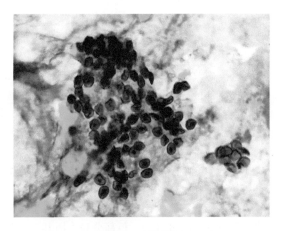

图 5-4-2　六胺银染色

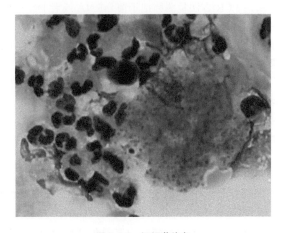

图 5-4-3　姬姆萨染色

（五）影像学表现

　　PCP 的影像学表现形式多样，主要以两肺间质性和肺泡性改变为主，肺尖及肺底少有累及。早期为渗出期，病变由肺门区向肺野辐射发展，表现为两肺多发对称性的弥漫斑点状、粟粒状阴影（图 5-4-4），边界清楚。病变进展，浸润融合，形成以肺门为中心双侧对称的弥漫性磨玻璃样改变（图 5-4-5），与肺水肿相似，但心脏大小正常，采用积极的对症治疗后，大多数病变可吸收消失。磨玻璃密度影的形成与肺泡腔内充填大量孢子菌菌体及泡沫样嗜酸性液体相一致。中晚期为实变期，可见明显的支气管充气征（图 5-4-6），病灶自肺门向两侧肺间质浸润，由中肺向下肺

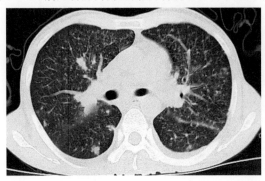

图 5-4-4　粟粒状阴影

发展，周围透亮度增加，两肺外周可呈典型的月弓征（图 5-4-7）。晚期为肺纤维化期，双肺小叶间隔明显增厚，肺叶呈纤维状、条索状、网格状改变（图 5-4-8），HRCT 病灶显示为碎石路征样改变（图 5-4-9），是 PCP 的特征表现之一，该征象出现表示肺泡、肺间质同时受累，是病变进展的重要表现。磨玻璃样影、网织结节影、斑片实变影、碎石路征和小叶间隔增厚是 PCP 常见的影像学改变，多表现为一种影像为主、多种影像并存的弥漫性肺浸润。部分肺组织代偿性肺气肿，甚至出现肺气囊（图 5-4-10），囊壁薄而清晰，内无气液平面。肺气囊是 PCP 较常见的影像学特征，多见于晚期，多分布于肺上叶或肺周边，也可发展到整个肺实质，其形成是由于肺实质的破坏。当咳嗽等引起肺内压增高时，肺气囊破裂引起自发性气胸，引起纵隔及皮下气肿。在肺内磨玻璃密度影中出现大小不等、数量不一的

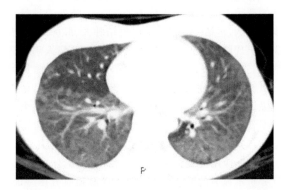

图 5-4-5　弥漫性磨玻璃影

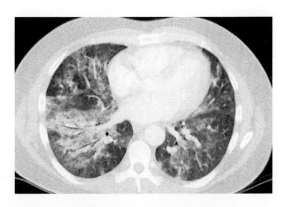

图 5-4-6　肺实变（支气管充气征）

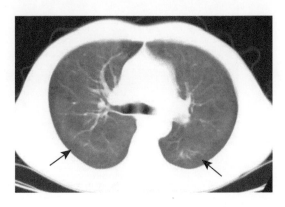

图 5-4-7　月弓征（外周未侵及，形似月弓）

肺气囊或气胸则强烈提示 PCP。部分病人可见单发或多发小结节(图 5-4-11)或空洞影;亦可有胸腔积液(图 5-4-12)及心包积液、肺门和纵隔淋巴结肿大等。

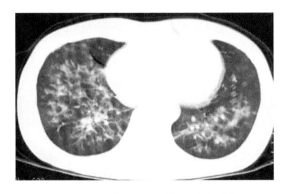

图 5-4-8　小叶间隔明显增厚,网格状改变

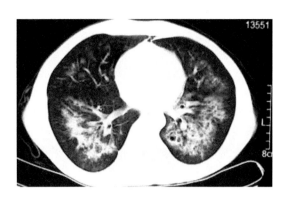

图 5-4-10　肺气囊影

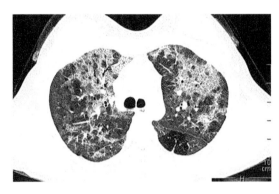

图 5-4-9　碎石路征

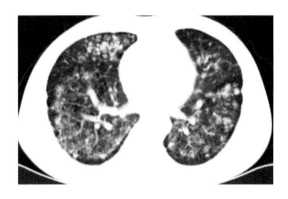

图 5-4-11　双肺弥漫磨玻璃影和结节影

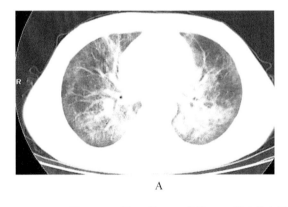

A

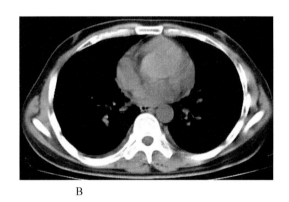

B

图 5-4-12　男,31 岁。HIV 阴性 PCP,肾病综合征病史 6 月,低蛋白血症。两肺磨玻璃影,两侧胸腔少量积液

综上所述,PCP 诊断依据包括:①起病隐匿或亚急性,干咳、气短和活动后加重,可有发热、发绀,严重者可发生呼吸窘迫;②肺部阳性体征少,或可闻及少量散在的干、湿啰音,体征与疾病症状的严重程度多不成比例;③胸部影像学检查可见双肺从肺门开始的弥漫性网状结节样间质浸润,有时呈磨玻璃样阴影;④血气分析示低氧血症,严重病例动脉血氧分压明显降低,常在60mmHg 以下;⑤血清乳酸脱氢酶常升高;⑥确诊依靠病原学检查,如痰或支气管肺泡灌洗、组织活检等发现肺孢子菌的包囊或滋养体。

(六)治疗

肺孢子菌独有的特征使其有别于其他真菌,其依赖宿主生存环境的共生形式是因其缺乏麦角固醇产物,但具有胆固醇生物合成的全部途径。羊毛甾醇是大多数常用抗真菌药物的靶点,由于肺孢子菌在常见唑类抑制结合部位有氨基酸突变因而产生抗性,因此,现有的唑类药物不能用于 PCP 治疗。复方新诺明(甲氧磺胺嘧啶-磺胺甲基异噁唑,TMP-SMZ)是目前临床预防和治疗 PCP 的首选药物,HIV 合并 PCP 疗程为 3 周,而非 HIV 感染病人为 2周。标准剂量为 15～20mg/(kg·d),分 3 次或 4 次静脉给药或口服给药,由于 TMP-SMZ 具有极好的生物利用度,所以对于所有胃肠道功能正常病人口服给药是恰当的。TMP 和 SMZ 分别作用于耶氏肺孢子菌的二氢叶酸还原酶和合成酶,双重阻断其叶酸合成,干扰蛋白质合成,

从而起到杀灭病原体作用。近年来随着二氢叶酸合成酶基因突变使得 TMP-SMZ 耐药的情况越来越多,但肺孢子菌对 TMP-SMZ 耐药与治疗失败是否有关尚存在争议。对 TMP-SMZ 耐药或过敏可选用戊烷脒、氨苯砜、阿托伐醌或伯氨喹联合克林霉素。氨苯砜作用于二氢叶酸合成酶,干扰叶酸代谢;其剂量为每日 50mg 口服,但葡萄糖-6-磷酸脱氢酶(G-6-PD)缺陷病人禁用。阿托伐醌作用于二氢乳清酸酯脱氢酶,干扰嘧啶合成;其剂量为 750mg,每日 2 次口服,适用于轻中度病人。伯氨喹每日 30mg 口服与克林霉素 600mg 每日静脉滴注 3 次联用可用于杀灭肺孢子菌。戊烷脒作用于胸苷酸合成酶,干扰核苷酸代谢;因其不良反应较严重且发生率高达 50%,因而临床应用受限。

HIV/AIDS 病人 CD4$^+$<200 个/μl 时预防性用药已成共识,PCP 预防性药物仍推荐使用低剂量 TMP-SMZ。也有学者认为预防性治疗可能导致肺孢子菌对磺胺耐药。在非 HIV/AIDS 的免疫功能抑制病人应用预防性磺胺治疗尚缺乏临床经验。对病情重,缺氧明显的病人可给予激素治疗,激素抑制 PCP 的炎症反应和由此造成的肺损伤可使中重度 PCP 的病死率降低近 50%。目前普遍推荐在 PaO$_2$<70mmHg,P$_{A-a}$O$_2$>35mmHg 或 BALF 中性粒细胞>10% 均应使用激素作为辅助治疗,并主张在 TMP-SMZ 前 15~30min 给药,在 PaO$_2$>70mmHg 的 PCP 病人应用激素亦可获益,但不主张常规使用。激素能改善症状,缓解缺氧,减轻磺胺药物的副反应,改善预后,在非艾滋病病人,不推荐常规使用激素治疗。对于合并严重呼吸衰竭,经磺胺及激素治疗症状无缓解需考虑呼吸支持治疗。棘白菌素类抗真菌药物抑制真菌细胞壁主要成分 β-

1,3-D-葡聚糖的合成,从而清除宿主肺内的病原体。由于肺孢子菌只有包囊表达 β-1,3-D-葡聚糖,而滋养体不表达,因此棘白菌素类只能抑制包囊,而不能根治 PCP,其应用受到了限制。棘白菌素类药物可与磺胺类药物联合应用治疗 PCP,两者作用机制不同,可起到协同作用,从而取得良好的治疗效果。

参 考 文 献

Bartlett MS,Smith JW. 1991. Pneumocystis carinii,an opportunist in immunocompromised patients. Clin Microbiol Rev,4(2):137-149.

Gupta R,Mirdha BR,Guleria R,et al. 2008. Use of different primer directed sequence amplification by polymerase chain reaction for identification of pneumocystis jirovecii in clinical samples. Indian J Chest Dis Allied Sci,50(4):321-327.

Morris A,Norris KA. 2012. Colonization by Pneumocystis jirovecii and its role in disease. Clin Microbiol Rev,25(2):297-317.

Roux A,Canet E,Valade S,et al. 2014. Pneumocystis jirovecii Pneumonia in Patients with or without AIDS,France. Emerg Infect Dis,20(9):1490-1497.

(七)病例解析

1. 病例 1:男,40 岁。咳嗽、咳痰 10 天,畏寒、发热 2 天。查体:T38.5℃,口唇及四肢末梢发绀。双下肺可闻及湿啰音。辅助检查:血气分析:pH 7.49、PaO$_2$ 75.5mmHg、PaCO$_2$ 27.4mmHg;流式细胞:CD3$^+$CD4$^+$ 1.9%↓、CD3$^+$CD8$^+$ 52.7%↑、CD3$^+$CD4$^+$/CD3$^+$CD8$^+$ 0.04↓、CD4$^+$ 细胞绝对计数 22 个/μl↓。

胸部 CT:双肺弥漫性向心性分布磨玻璃影,病变内可见空气潴留(图 5-4-13)。

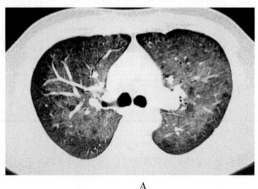

A   B

图 5-4-13 胸部 CT1

【诊断】 肺孢子菌肺炎。

【诊断依据】 青年男性,急性起病,有明显低氧血症,影像学示病变沿肺门向外周分布,以磨玻璃和实变影为主,内可见支气管充气征,胸膜下未见累及,月弓征明显,血管结构显示清楚,提示病变以渗出为主。病人症状轻,影像学改变明显,结合免疫细胞数量减少,首先考虑 PCP。病人有同性恋史,HIV 阳性,复方新诺明治疗 10 天后病变吸收(图 5-4-14)。

【分析】 PCP 缺乏特异性临床特征,病原学标本获取也较困难,而影像学诊断具有简单、快捷、实用等优势,已成为艾滋病合并 PCP 病人重要的筛查工具。当高危人群出现进行性呼吸困难、发热、干咳、Ⅰ型呼吸衰竭及胸部影像学提示肺间质性病变时,尤其 CD4$^+$T 淋巴细胞计数<200/μl 时,应高度怀疑 PCP 可能。PCP 影像学多表现为磨玻璃影、肺实变和肺间质改变。早期磨玻璃密度影呈薄纱样密度,分布均匀,反映了肺泡炎和肺间质纤维化处于

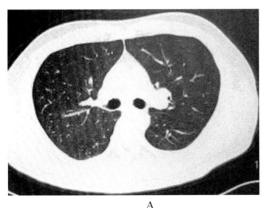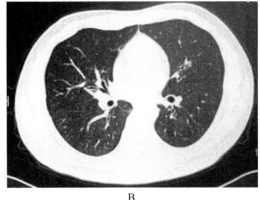

A　　　　　　　　　　　　　　　B

图 5-4-14　病变较前明显吸收

活动期,采取积极的对症治疗后,大多数病人磨玻璃影明显吸收、消失。持续时间较长的磨玻璃影可表现为密度较高的不透明磨砂样改变,这是肺组织结构破坏和广泛纤维化的表现。单纯肺实变出现在磨玻璃影中,常显示出一定的分布和表现特点,斑片状实变影常以肺小叶为单位分布,腺泡结节样实变影可散在分布或互相融合。这些实变影可能是炎性渗出的肺泡或增厚的肺间质融合而成,经抗PCP治疗后可逐渐消失。大量磨玻璃影的存在提示肺间质的明显受累。小叶间隔增厚、胸膜下弧线影、星芒结节影、网格影,以及增粗、紊乱的肺纹理,均反映了肺间质的炎性增生,病理基础是肺间质单核细胞浸润和水肿及淋巴系统肿胀所致。PCP较特征性的影像是在病变区域内能分辨肺血管,常合并肺气囊,易合并多发肺实变。肺气囊为大片磨玻璃影内出现的薄壁含气囊腔,其形成是机体对PCP感染的一种肺实质反应,表现为肺泡、肺间质的炎症和不同程度纤维化,导致肺组织结构重塑而形成囊状改变。随着对艾滋病认识的深入,胸部CT已成为艾滋病合并PCP重要筛查手段,更好地指导临床治疗。

2. 病例 2: 女,34 岁。咳嗽、咳痰 2 月,发热伴胸闷、气急 2 周。病人 2 月前受凉后出现咳嗽、咳少量白色黏痰,后转为黄色黏痰,抗生素治疗无效。2 周前出现发热、胸闷、全身乏力,气促,活动后明显。发病以来食欲减退、睡眠欠佳,有明显体重减轻。查体:T38.3℃,心率 120 次/分,两肺呼吸音粗,未闻及啰音。辅助检查:血常规:WBC 9.16×10^9/L,N% 81.4%,L% 8.8%;血 LDH:1183U/L;D-二聚体、血电解质、肾功能均正常。肝功能:白蛋白 22g/L、球蛋白 37g/L;抗"O"、RF、ANA、ANCA、IgG、IgM 正常,IgA 5.3g/L,IgE 1130.0U/ml;CRP 58.4μg/ml;ESR 68mm/h;血气分析:pH 7.362,PaCO₂ 34.1mmHg,PaO₂ 59.4mmHg,AB 18.9mmol/L,SaO₂ 90.1%(吸氧浓度 3L/min)。

胸部 CT:两肺弥漫间质性改变(图 5-4-15)。

【诊断】　肺孢子菌肺炎。

【诊断依据】　青年女性,病史较长,初以咳嗽、咳痰为主,可除外病毒性肺炎;抗生素治疗无效,可除外社区获得性肺炎;风湿系列及 ANCA 阴性,可除外结缔组织病和血

管炎类疾病。病人有发热、胸闷、呼吸困难、心动过速等症状;胸部 CT 示双肺弥漫性间质性改变,以肺门为中心向双肺外侧扩散,磨玻璃影和实变影共存,可见碎石路征和气囊影;辅助检查有低蛋白血症、LDH 明显升高,血气分析吸氧条件下仍有低氧血症。结合症状、体征、实验室检查和影像学特征,首先考虑 PCP 诊断。病人 HIV 检查阳性,追问病史既往有输血史,行纤维支气管镜下肺泡灌洗查到肺孢子菌(图 5-4-16)。诊断明确后给予复方新诺明和糖皮质激素治疗 10 天后病变完全吸收(图 5-4-17)。

【分析】　肺孢子菌经呼吸道吸入后寄生于健康人的肺泡内,正常机体通过细胞免疫和活化巨噬细胞的共同作用将其清除。艾滋病人由于 CD4⁺ T 细胞减少,不能完成正常的免疫防御功能,使得人体受到外界多种细菌和病毒的侵害,发生各种机会感染,其中肺孢子菌肺炎最为常见。肺孢子菌在肺泡内大量繁殖,其滋养体吸附在肺泡壁上,破坏 I 型肺泡上皮细胞的细胞膜,使细胞坏死及毛细血管通透性增加,液体渗出到肺泡腔内。随后肺孢子菌在肺泡腔内大量繁殖,引起炎性渗出及肺泡上皮增生,肺泡液内含有滋养体的嗜酸性渗出物及纤维蛋白和脱落的上皮细胞,呈泡沫状,CT 上表现为弥漫性分布磨玻璃密度影。同时,II 型肺泡上皮细胞增殖修复受损的肺泡毛细血管间膜,肺间质内巨噬细胞、浆细胞和淋巴细胞增殖导致间质性肺炎,这种修复最终导致间质纤维化,CT 上表现为条索、网格及结节样改变。PCP 以弥漫、对称性分布的磨玻璃密度影及网织结节影为特征,需与肺泡蛋白沉积症、肺水肿及特发性肺间质纤维化相鉴别。肺泡蛋白沉积症影像学特征为铺路石征和地图样改变,结合病史和肺泡灌洗液鉴别不难。肺水肿 CT 亦可表现为肺内磨玻璃密度影及肺间质、小叶间隔增厚,但磨玻璃密度影呈重力依赖性分布,肺后部较重,可实变,可有心影扩大及胸腔积液,常有心、肾疾病或其他相关病史。弥漫磨玻璃影为主型 PCP 心脏大小正常,少见胸腔积液。特发性肺间质纤维化 CT 表现为网格状、蜂窝状及磨玻璃样密度影,主要位于双肺基底部和胸膜下区,临床上一般无免疫功能低下或免疫功能缺陷病史。

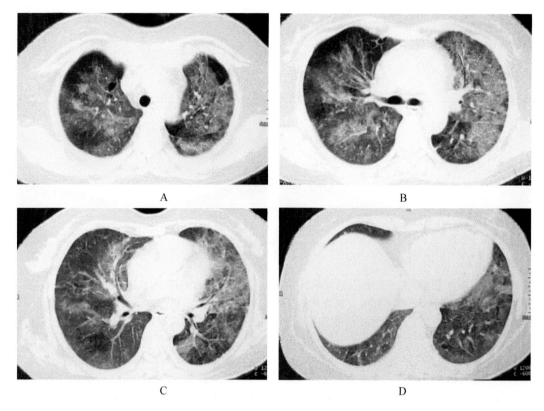

图 5-4-15　胸部 CT2

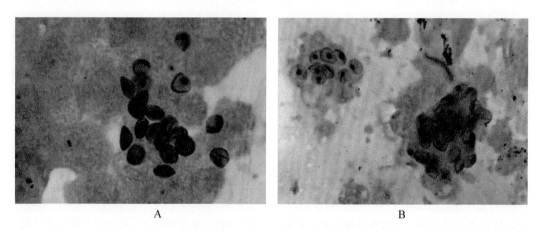

图 5-4-16　肺孢子菌(六胺银染色)

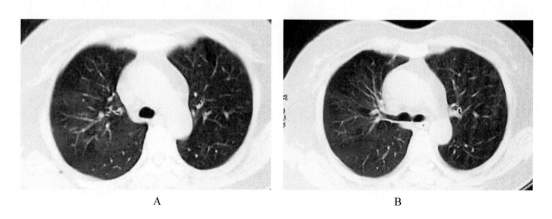

图 5-4-17　激素治疗 10 天后病变完全吸收

（温州医科大学附属乐清医院检验科　林雪峰　提供）

3. **病例** 3：男，42 岁。发热、胸闷、气短 10 天。病人 10 天前无明显诱因出现发热，体温 38.2℃，伴胸闷、气短，活动后加重，院外静脉滴注青霉素、左氧氟沙星、利巴韦林等药物治疗，体温有所下降，之后体温再次上升。1 年前因"肾炎"行肾移植手术，术后长期口服吗替麦考酚酯等抗排异药物。自肾移植后一直贫血。辅助检查：血常规示 WBC 10.93×10⁹/L，N％ 82.1％，L％ 8.2％，RBC 3.07×10¹²/L，Hb 83g/L，PLT 235×10⁹/L；肺炎支原体抗体：阴性；结核抗体：阳性；ESR 93mm/h；凝血四项：FIB 4.45g/L；血生化：白蛋白 31.8g/L，肌酐 132μmol/L；CRP 112.4mg/L；HIV（－）。胸部 CT 示双肺少许斑片、磨玻璃密度影，肺门、纵隔未见明显肿大淋巴结。静脉滴注哌拉西林他唑巴坦 4.5g 2 次/日，莫西沙星 0.4g 口服 1 次/日，氟康唑 0.4g 1 次/日，治疗 8 天后感胸闷、气短较前加重，复查胸部 CT，病变较前进展。查体：T 37.3℃，双肺呼吸音粗，可闻及散在湿啰音。

胸部 CT（2016.06.03）：双肺少许斑片、磨玻璃密度影（图 5-4-18A、B）。

胸部 CT（2016.06.11）：双肺弥漫分布斑片、磨玻璃密度影，月弓征明显（图 5-4-18C、D）。

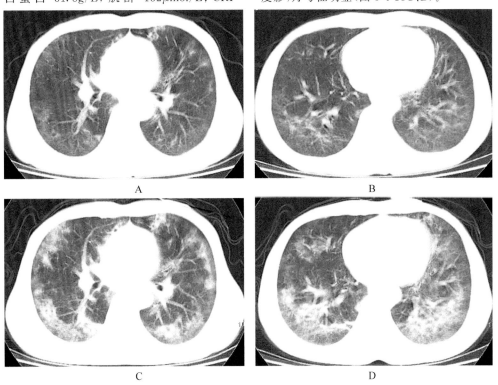

图 5-4-18　胸部 CT3

【诊断】　肺孢子菌肺炎。

【诊断依据】　青年男性，双肺斑片、磨玻璃密度影，进展较快，抗炎治疗无效，首先除外社区获得性肺炎诊断。病人有发热、胸闷、气短症状，胸部 CT 示双肺对称性分布间质改变，以实变和小叶间隔增厚为主，月弓征明显，结合有肾移植病史，长期口服抗排异药物，首先考虑 HIV 阴性 PCP 可能。病人支气管肺泡灌洗液中查到肺孢子菌（图 5-4-19），确诊该诊断，口服复方新诺明等药物治疗 2 周后病变吸收（图 5-4-20、图 5-4-21），复查无复发（图 5-4-22）。

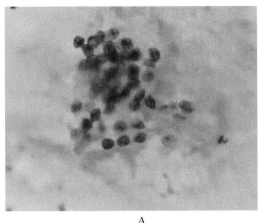

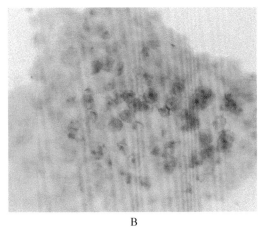

图 5-4-19　肺孢子菌（六胺银染色）

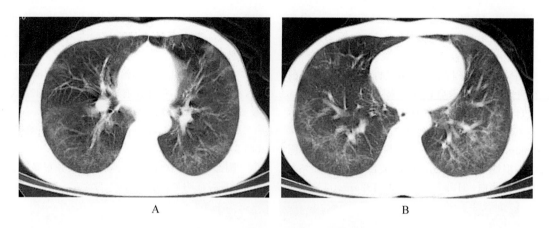

图 5-4-20　胸部 CT(2016.06.23)：病变较前吸收

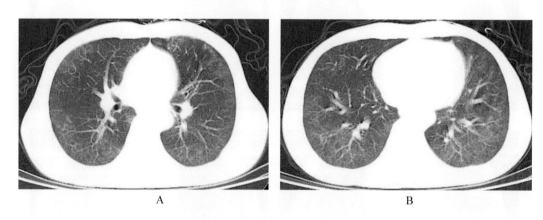

图 5-4-21　胸部 CT(2016.06.29)：治疗 2 周后病变进一步吸收

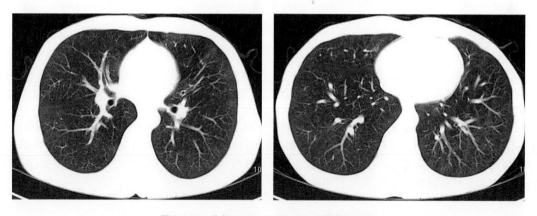

图 5-4-22　胸部 CT(2016.07.25)：病变基本吸收

【分析】　HIV 阴性 PCP 病人主要见于血液系统肿瘤、器官移植后和自身免疫病使用激素和细胞毒性药物治疗继发免疫功能受损者。与艾滋病病人比较，非艾滋病病人并发 PCP 的临床特点如下：①发病急骤、范围弥漫，以肺实变多见(图 5-4-23、图 5-4-24)，多合并其他感染；②常迅速进展为低氧血症甚至呼吸衰竭，病死率可高达 60%以上，是艾滋病病人 PCP 病死率的 2 倍，预后较差；③肺孢子菌携带量相对较少，但肺部中性粒细胞较多，肺部的炎症反应较重；④肺气囊影的发生率较低；⑤可见条带状实质病变、小叶中心结节和增厚的小叶间隔线。

器官移植包括肾脏移植、心脏移植、肝脏移植、肺移植和心肺联合移植等，其中国外以肺移植及心肺联合移植术后病人的 PCP 发病率较高，我国肾脏移植常见。实体器官移植术后 6 月内易于并发 PCP，发病率为 5%～15%，与移植的器官类型、移植中心及抗排斥药物方案有关。移植 1 年后 PCP 的发病率明显降低，但若病人需要继续应用较强的免疫抑制药，则仍处于肺孢子菌感染的高危状态。发生 PCP 的高危因素有中性粒细胞减少、发生移植物-宿主排斥反应和巨细胞病毒(CMV)感染。PCP 感染与抗排异药物有关，本例病人在肾移植术后长期服用吗替

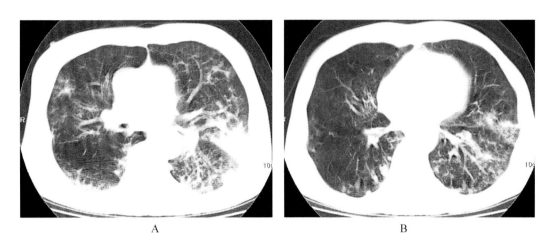

图 5-4-23　男,66 岁。COPD 病史 6 年,肺孢子菌和鲍曼不动杆菌感染。双肺磨玻璃影、条索影,胸膜增厚,左肺节段性实变

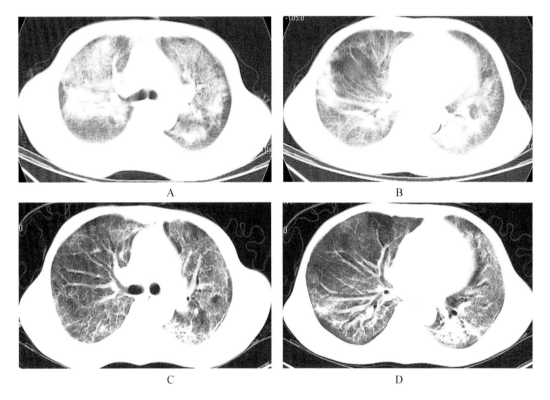

图 5-4-24　男,38 岁,肾移植术后 2 年,肺孢子菌和泛耐药肺炎克雷伯菌感染
A、B. 双肺实变、磨玻璃影;C、D. 复方新诺明、替加环素、泰能治疗 20 天后,病变较前吸收

麦考酚酯,麦考酚酸酯治疗后外周血淋巴细胞减少是发生 PCP 的危险因素,因此,应用麦考酚酸酯过程中应该动态监测淋巴细胞绝对值。肾移植后免疫抑制药的应用使病人免疫功能受到抑制,当出现发热、干咳、呼吸困难等症状,胸部 X 线片及 CT 呈间质性改变,应高度怀疑发生 PCP 可能。肾移植病人并发 PCP 的预后相对较好,恶性肿瘤与胶原性血管性疾病的预后则较差。PCP 并发呼吸衰竭的病人预后较差,而肺间质纤维化则是最终影响病人预后的重要因素。

（江西省人民医院检验科　陈　会　提供）

4. **病例 4**:男,44 岁。间断腹痛、腹泻 13 年,加重伴发热 1 月。病人 13 年前无明显诱因出现腹痛、腹泻。肠镜示回肠末端、结肠多发纵行溃疡,病理示非干酪性上皮样肉芽肿,诊断为克罗恩病,给予柳氮磺吡啶口服,症状好转。此后腹痛、腹泻每 1～2 年发作 1 次,5 月前腹痛、腹泻再次加重,给予甲基泼尼松龙 40mg/d 和硫唑嘌呤 75mg/d 口服,症状好转,激素渐减量至 16mg。1 月前腹痛再次加重,伴发热,体温最高 39.4℃。给予左氧氟沙星静脉滴注,效果欠佳。既往吸烟 30 年,15 支/日。查体:T 38℃,双下肺可闻及湿啰音。辅助检查:血常规示 WBC 1.47×10^9/L,N% 72.5%,Hb 88g/L;粪隐血阳性。住院后继续口服甲泼尼龙(16mg/d)和美沙拉嗪,并给予头孢哌酮/舒巴坦和甲硝唑抗感染,病人体温无下降,并出现呼吸困难,逐渐加重。未吸氧状态下血气分析:PaO$_2$ 61mmHg。

胸部 X 线和胸部 CT(2012.10.30):两肺弥漫分布磨玻璃影,双下肺胸膜下实变影,其间可见多发囊状低密度区(图 5-4-25)。辅助检查:血乳酸脱氢酶 374U/L;血 CD4$^+$T 淋巴细胞 0.2×10^9/L;HIV 抗体阴性;血清抗核抗体、抗中性粒细胞胞质抗体均阴性;支气管肺泡灌洗液(BALF)中细胞总数 9×10^4/ml,L% 47%,N% 28%,镜检可见耶氏肺孢子菌包囊,且 PCR 阳性,BALF 细菌和真菌培养阴性;血清和 BALF 中巨细胞病毒 PCR 均阴性。给予复方新诺明联合卡泊芬净治疗。2 天后病人体温降至正常,呼吸困难好转。但 5 天后病人再次出现呼吸困难加重,伴胸痛,按压颈肩部皮肤有握雪感。复查胸片和胸部 CT 示纵隔内和颈背部皮下积气,右侧少量气胸(图 5-4-26)。嘱病人卧床休息,高流量吸氧。14 天后复查胸片和胸部 CT 示肺内病变明显减轻(图 5-4-27)。

【诊断】 肺孢子菌肺炎并发纵隔气肿、气胸和皮下气肿;克罗恩病。

【分析】 病人有自身免疫性疾病,长期服用激素和免疫抑制药,导致机体免疫力低下,为 PCP 的发生创造了条件。本例影像学有以下 3 个特点:①影像学形态多样,磨玻璃影、实变影,以及肺气囊共存;②肺气囊分布于下肺野实变区域,而不是 PCP 常见的上肺野;③经治疗病情一度好转后,又并发纵隔气肿、气胸和皮下气肿,而且纵隔和皮

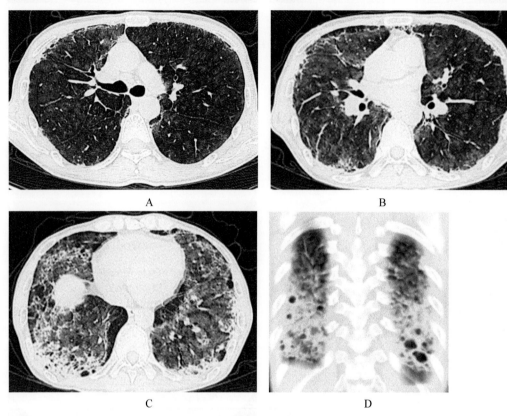

A   B

C   D

图 5-4-25　两肺弥漫磨玻璃影,双肺下叶实变影,其间可见多发囊状低密度区

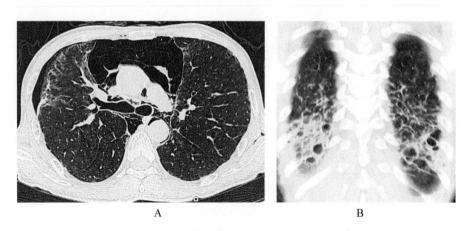

A   B

图 5-4-26　纵隔周边和颈部皮下可见低密度透亮带,右侧肺外带可见少许无肺纹理区。肺内磨玻璃影和实变影较前减少,其间仍可见多发囊状低密度区

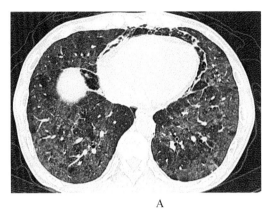
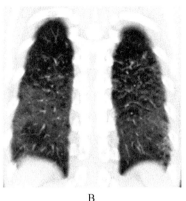

A　　　　　　　　　　　B

图 5-4-27　肺内磨玻璃影、实变影、气囊、纵隔气肿、气胸均明显吸收

下气肿较气胸程度严重。肺孢子菌的滋养体可黏附于并损伤宿主的 I 型肺泡上皮细胞,导致肺孢子菌的包囊和滋养体、纤维蛋白、细胞碎片等物质填充于肺泡腔内,因此,广泛分布的磨玻璃影是艾滋病相关 PCP 的最常见的影像表现。而在非艾滋病免疫抑制的 PCP 病人,肺部磨玻璃影分布则更加广泛和弥漫,肺实变更常见。约 1/3 以上的 PCP 病人胸部 HRCT 上可出现肺气囊,常分布于上肺磨玻璃影内,多发、薄壁,且多见于艾滋病病人。本例病人为非艾滋病免疫抑制,其肺气囊分布于下肺实变区域内,相对少见。PCP 肺气囊的形成机制可能与肺孢子菌直接对肺泡的破坏有关。与肺气肿和肺大疱不同,PCP 的肺气囊可随着感染清除后而缩小并完全消散。研究显示,自发性气胸是 PCP 常见的并发症,在活动性 PCP 病人中的发生率可达 35%。本例 PCP 病人同时并发气胸、纵隔气肿、皮下气肿,而且以纵隔气肿为著,并在经治疗后病情明显好转时发生,在临床上实属罕见。其发生可能与既往吸烟史,肺气囊形成,以及磺胺治疗后导致黏附于肺泡壁的肺孢子菌死亡,继而引发肺泡壁破裂等因素有关。研究表明,纵隔、皮下气肿及气胸是病人预后不良的独立危险因素。总之,当免疫抑制病人胸部影像出现双肺弥漫磨玻璃影,且并发肺气囊、气胸、纵隔气肿和皮下气肿时,需想到 PCP 可能。同时,非艾滋病免疫抑制病人发生 PCP 时,双肺磨玻璃影更加弥漫,并可伴有肺实变,临床病情进展迅速,死亡率高,临床应予以重视。

(北京大学第三医院呼吸内科　路　明　提供)

5. 病例 5：男,35 岁。因咳嗽、呼吸困难伴发热 20 余天就诊。

胸部 CT(2015.12.09):双肺弥漫分布磨玻璃影(图 5-4-28A、B)。抗炎治疗效果不佳,HIV 抗体阳性。考虑肺孢子菌肺炎,给予复方新诺明 2 片,3 次/天,泼尼松口服 20 天左右停用。病人病情明显好转,热退,咳嗽、憋喘减轻。复查胸部 CT(2015.12.23)病变较前吸收(图 5-4-28C、D)。继续口服复方新诺明,2016 年 3 月复查 CT 肺部病灶几乎完全吸收(图 5-4-28E、F),查 CD4$^+$ T 淋巴细胞绝对计数<200 个/μl。2016 年 5 月病人开始抗病毒治疗,用药后病人出现发热,体温在 39℃ 以上,血象明显升高,期间复查胸部 X 线片未见异常。就诊于北京佑安医院,复查胸部 CT 示左下肺斑片状影,纵隔和腹腔淋巴结肿大,痰查结核菌阳性,确诊为肺结核,给予异烟肼、利福平、乙胺丁醇治疗,病情平稳,复查胸部 CT 基本正常。2016 年 10 月病人自诉咳嗽、咳痰较前加重,轻度呼吸困难,复查胸部 CT(2016.11.03)示双肺磨玻璃样改变(图 5-4-28G、H),考虑肺孢子菌肺炎复发,加用复方新诺明 2 片,3 次/天,咳嗽、咳痰、呼吸困难症状明显减轻,复查 CT(2016.11.28)病灶明显吸收(图 5-4-28I、J)。继续抗病毒、抗结核、抗肺孢子菌肺炎治疗,随访。

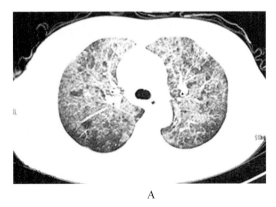
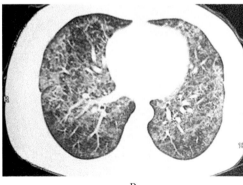

A　　　　　　　　　　　B

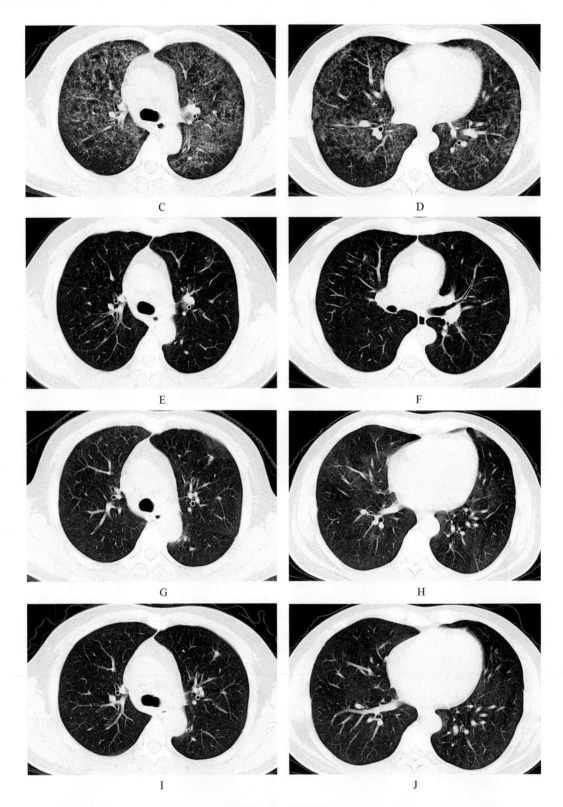

图 5-4-28　胸部 CT4

【诊断】　免疫重建炎症综合征。

【诊断依据】　青年男性,HIV 阳性,肺孢子菌肺炎诊断明确,治疗有效。抗病毒治疗时免疫低下,治疗后出现发热、肺部病变、纵隔和腹腔淋巴结肿大,痰查结核菌阳性,确诊为肺结核,抗结核治疗有效。之后出现肺孢子菌肺炎复发,考虑为结核感染进一步导致免疫受损所致,以

上过程符合免疫重建炎症综合征。

【分析】　高效抗反转录病毒疗法(HAART)的应用有效减少了 HIV 感染者机会感染的发生,延缓 AIDS 进程,降低总死亡率,是一种有效的预防治疗措施。AIDS 病人在接受 HAART 的过程中免疫系统逐渐恢复,机体对病原体的免疫功能逐步重建,对病原微生物的抵抗力不断

增强,但某些接受 HAART 的病人却在血浆 HIV 载量下降及 CD4⁺T 淋巴细胞计数上升的情况下,矛盾地出现病情反复、恶化,表现为发热、潜伏感染的出现或原有感染的加重,甚至死亡,且与新的机会性感染、HIV 相关肿瘤、药物毒副作用、耐药或治疗失败无关,这类现象被定义为免疫重建炎症综合征(IRIS)。IRIS 多发生在 HAART 后 3 个月内,与记忆 T 细胞的恢复有关,可累及全身各个组织器官,通常根据病因分为感染性和非感染性。其中感染性以分枝杆菌感染(结核分枝杆菌、鸟分枝杆菌等),病毒感染(带状疱疹病毒、单纯疱疹病毒等)和真菌感染(隐球病菌等)多见。

HAART 后 IRIS 发生率为 15%～25%,主要有 2 种表现形式。一种是矛盾性 IRIS,病人在开始 HAART 治疗之前被诊断存在机会性感染并进行针对治疗。随着 HAART 的应用,病人陈旧的或新的感染灶出现临床恶化(表现为淋巴结病恶化或者化脓,卡波西肉瘤损害扩大,脑膜炎症状和体征的重新出现等),并可伴有全身性炎症症状。一种是暴露性 IRIS,即在开始 HAART 之前并没有机会性感染,而在免疫重建过程中出现了 IRIS 的临床表现。

艾滋病合并肺结核是 HARRT 中 IRIS 最常见的临床类型之一。艾滋病和结核病相互影响,互为因果。HIV 病毒入侵人体后破坏 CD4⁺T 细胞,导致机体免疫力下降,继而感染结核分枝杆菌,大量结核杆菌繁殖导致 IRIS,结核杆菌及其部分代谢产物可促进 HIV 复制,从而加剧 HIV 感染的病程。HARRT 可以有效降低

HIV 复制,使 T 淋巴细胞数量和功能改善,控制 HIV 感染,但 HARRT 初期,随着 CD4⁺T 细胞数量的快速升高与被激活,HIV 病毒载量下降,机体出现异常的免疫应答,产生了针对体内潜伏病原体或已治疗的病原体抗原成分的过度免疫炎性反应,从而导致临床症状恶化。结核相关性 IRIS 通常在抗病毒治疗后数周内出现,临床表现为发热、新发的浆膜腔积液或原有积液增多和局部淋巴结炎,包括外周、纵隔和腹部的淋巴结肿大,特点是淋巴结疼痛。当艾滋病病人在 HAART 过程中出现发热、淋巴结肿大,伴或不伴有呼吸道症状,并且病情反复或加重时,应考虑病人体内存在结核分枝杆菌感染而出现结核相关性 IRIS 的可能。本例发生时间和临床表现完全符合该诊断。

IRIS 的发生并非抗 HIV 治疗失败,而是免疫功能得到重建的表现。因此合并结核病时,通常不需停止 HAART,需加用抗结核药物治疗,但要注意调整 HAART 药物以减轻对肝脏的毒性作用。糖皮质激素的使用在 IRIS 中仍存在争议,因其具有抗炎、抗毒素、抗休克、免疫抑制药作用等被广泛应用于临床,但由于其免疫抑制作用,在免疫缺陷的 AIDS 治疗中被视为禁忌。然而 IRIS 是由于恢复了的免疫功能对病原体的过度免疫反应而发生,使用糖皮质激素减轻免疫反应可使病人症状缓解。对于脑部及纵隔疾病有可能引起压迫症状而威胁生命者,可应用糖皮质激素进行治疗。

(日照结防所呼吸科　冯连彩　提供)

第五节　马尔尼菲青霉病

马尔尼菲青霉病(*Penicilliosis marneffei*,PSM)是由马尔尼菲青霉(penicillium marneffei,PM)引起的一种具有地域性流行特征的深部真菌病。2011 年 Samson 等根据分子生物学特性将菌种更名为马尔尼菲蓝状菌(talaromyces marneffei),并将其从青霉属中独立出来。

(一)流行病学

PM 由 Capponi 等于 1956 年在越南巴斯德研究所从竹鼠肝脏中首次分离,为纪念巴斯德研究所主任 Hubert Mameffe,于 1959 年而被正式命名。Disalvo 于 1973 年报道了人类首例自然感染,来源于一位曾居住于越南的 61 岁美国霍奇金合并脾局部感染的病人。我国 1985 年首次报道了发生在广西的该病。1988 年 Piehl 等在美国首次报道艾滋病合并 PM 感染。欧洲、美洲等地及澳大利亚的散发病例多并发于艾滋病,PSM 主要在东南亚,尤其是泰国流行,我国南方(包括香港、台湾地区)特别是广东、广西和湖南多发。本病可发生于健康者,但更多见于免疫缺陷或免疫功能抑制者,多继发于艾滋病、血液恶性肿瘤、糖尿病、结核、系统性红斑狼疮、器官移植受者或有糖皮质激素、细胞毒性药物用药史的病人,为艾滋病病人重要的死因之一。随着 HIV 感染者日见增多,PSM 病报道也逐年增加。在泰国艾滋病病人中,该病是继结核和隐球菌的第 3 位机会性感染性疾病;我国 HIV 感染者中,PSM 发病率

为 9%～25%,且呈增长趋势;在我国香港,发病率在肺孢子菌肺炎和结核之后,已被归为艾滋病的临床诊断指征之一。

(二)真菌培养

PM 是唯一一种双相型的青霉菌,在 25～28℃时呈现菌丝相,而在 37℃时呈现酵母相,只有在 37℃生长才有致病力。在 25℃沙保罗琼脂平板孵育 48～72h 后,可见灰白色菌落长出,菌落最初呈现绒毛状,培养 7 日后逐渐转变为浅黄色细绒毛状,菌落呈现为青霉菌相,可见菌落产生一定的色素,使培养基呈现为淡红色,随着培养时间逐渐推移,色素颜色由淡红色转变为深红色,且整个培养基中均扩散有深红色色素(图 5-5-1)。显微镜下可见有分枝、分隔无色透明的菌丝,可见帚状枝(图 5-5-2),双轮或单轮生,孢子梗向光滑,且呈现圆形或者卵圆形,可见孢子间存在明显的连体现象。37℃培养可见其表面出现灰白色、光滑的菌落,菌落呈圆形乳酪样,周围无色素,呈现酵母相。随着时间的推移,可见菌落逐渐变大,并呈现中心湿润、边缘褶皱呈脑回状沟纹的形态(图 5-5-3)。镜下可见菌体呈现圆形或卵圆形,为单细胞或双细胞形态,表面透明、光滑,部分菌体可呈现腊肠样,中部可见横隔,无色素生成。

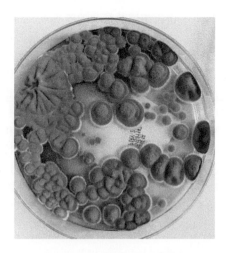

图 5-5-1　25℃培养 10 天,霉菌相

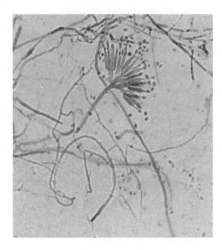

图 5-5-2　帚状枝

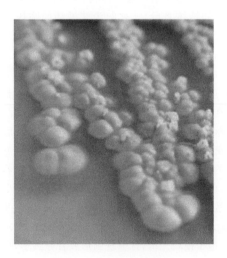

图 5-5-3　37℃培养,酵母相

（三）传播途径

PM 腐生,有亲土壤性,带菌竹鼠为本菌的自然宿主,最初以感染农业活动的男性为多。目前认为吸入 PM 的分生孢子可能是最主要的传播途径。菌丝相分生孢子是病原传播体,具有极强的抗非特异性吞噬杀灭作

用的功能,可经呼吸道吸入、消化道食入、皮肤破损侵入及血源播散等途径传播。酵母相细胞是致病体,为胞内寄生感染。马尔尼菲青霉分生孢子与支气管上皮细胞产生吸附是感染的重要步骤,分生孢子表面有一种凝集素,通过凝集素糖蛋白糖链上唾液酸残基末端与肺部基膜的糖蛋白连接,出现黏附,导致分生孢子与呼吸道组织紧密结合,不易被支气管黏液或纤毛系统排出。在泰国,人类感染呈季节性,尤其在雨季,可能与暴露于雨季疫源地的土壤,易于吸入 PM 分生孢子有关。直接接触竹鼠或竹鼠的排泄物、食用竹鼠污染甘蔗的传播方式有待进一步证实。

（四）临床表现

PSM 临床上可分为局限型和播散型 2 种。局限型多见于皮肤及皮下组织感染。病变局限于肺者,其临床表现似肺结核,极易误诊。播散型多见,主要是侵犯单核吞噬细胞系统,首先由上呼吸道侵入肺部引起肺部感染,然后通过淋巴和血液循环扩散到肝、脾、骨髓、淋巴结、皮肤等各个部位,导致多系统损害而出现相应临床症状。临床上可表现为发热、咳嗽、消瘦、皮疹、淋巴结和肝、脾大等。中枢神经系统损害鲜见报道,主要表现为脑水肿或微循环障碍,造成不可逆转脑损害。免疫功能正常的健康人群的巨噬细胞被 T 细胞产生的细胞因子激活而使 PM 感染得到控制,其播散型 PSM 临床表现有如下特点:①发热往往不是主要症状,多为间歇性低、中热,可自行缓解,与艾滋病合并 PSM 不同,后者多表现为持续发热,且以弛张热最突出。②全身淋巴结肿大较艾滋病合并 PSM 突出,可表现为多处浅表和（或）深部淋巴结肿大。③皮损常见（图 5-5-4、图 5-5-5）,多表现为局限性皮下结节或脓肿,多出现在颈部、腋窝、腿部及腰部等,蚕豆至鸡蛋大小,表面红肿,质硬,边界不清,活动度差,常破溃伴黄色或红色分泌物。与艾滋病病人播散性、中央脐凹状丘疹及脓疱的表现明显不同。④常见骨痛、溶骨性损害。⑤贫血及白细胞升高常见,而 HIV 感染合并 PSM 者白细胞常降低。

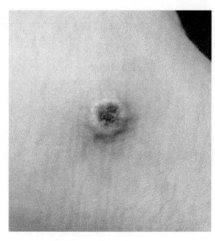

图 5-5-4　中央脐凹状丘疹

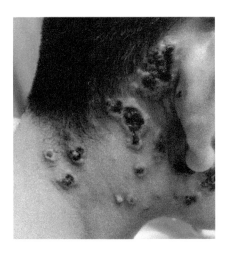

图 5-5-5　颈面部大小深浅不一的溃疡,部分
深达肌层,周边皮肤硬肿,部分溃疡
表面覆黑色痂皮,伴有脓性分泌物

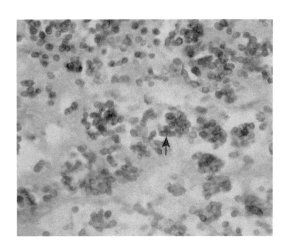

图 5-5-6　淋巴结(PAS 1000×)

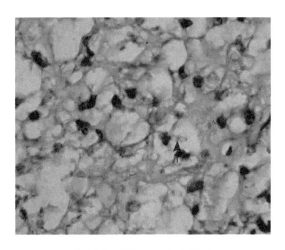

图 5-5-7　淋巴结(GMS 1000×)

(五)组织病理学

机体感染 PM 后,肺部为最先受感染器官,血液循环作用下,皮肤、淋巴结、小肠、肝脾等组织及脏器依次感染。肺部病变主要特征为镜下显示巨噬细胞充满 PM 孢子,病人多出现肺水肿。根据宿主免疫状况,皮肤、皮下软组织病变组织病理可表现肉芽肿病变、化脓性病变、坏死性病变。在肉芽肿病变中,可见巨噬细胞吞噬直径 $2\sim7\mu m$,形态一致的圆形或椭圆形酵母样孢子,周围绕以淋巴细胞及浆细胞。随肉芽肿病变扩大,其中可见坏死,中性粒细胞大量浸润,演变为化脓性病变。前 2 型常见于免疫功能正常的病人,而坏死性病变常见于免疫功能低下,主要是艾滋病病人播散型病变中,常见灶性坏死及吞噬大量酵母样真菌的巨噬细胞,无淋巴细胞、浆细胞及中性粒细胞浸润。淋巴结病变主要临床表现与皮肤、皮下组织病变相似。化脓型呈急性炎症改变,多量中性粒细胞浸润,同时可见含酵母样真菌的巨噬细胞。在免疫功能低下的病人,淋巴结内充满含真菌的巨噬细胞,淋巴细胞明显减少,有时可见合并其他真菌感染。脾病变多见于免疫功能低下病人,主要临床表现为白髓明显萎缩,不排除合并其他病原体感染可能。小肠病变主要临床表现为黏膜出现溃疡,溃疡表面出血及渗出,通过镜下观察,可见多量巨噬细胞。

(六)诊断

从临床标本分离培养出具有双相型的 PM 是诊断PSM 的金标准。标本常来自皮损、淋巴结(图 5-5-6～图5-5-8)、骨髓(图 5-5-9)、支气管肺泡灌洗液、尿液、痰液(图5-5-10、图 5-5-11)、血液(图 5-5-12～图 5-5-15)等,以骨髓培养最为敏感,其次是皮肤活检和血培养。最经典的方法是培养出双相性 PM,25℃时长成菌丝相,有帚状枝,并产生红色色素渗入培养基中;37℃时培养为酵母相,无色素产生,但其耗时长,不利于早期诊断治疗。另一种方法是组织切片或涂片,如血涂片、骨髓穿刺涂片及淋巴结、皮肤脓肿壁、肝脏等部位穿刺或活检切片。PM 的病理镜检为HE 染色淋巴细胞显著减少甚至消失,取而代之的是大量增生的巨噬细胞,胞质内见大量成堆聚集或弥漫分布的淡

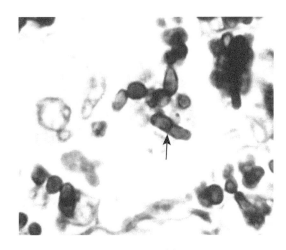

图 5-5-8　淋巴结(六胺银 1000×)

紫色圆形酵母状真菌及孢子,特染可以显示 PM 藏于巨噬细胞内。桑椹状细胞团、腊肠状细胞和横隔 3 大特点是 PM 的主要组织形态学改变。血涂片及骨髓穿刺涂片在常规染色下菌体颜色较 HE 染色清楚、明显、不易漏诊,该种方法耗时短,极有利于早期诊断,但应注意与在骨髓涂片中大小、形态较接近于PM 的荚膜组织胞浆

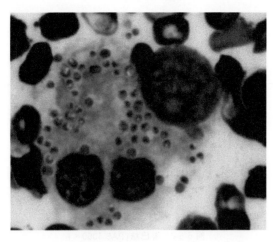

图 5-5-9　骨髓(PAS 1000×)

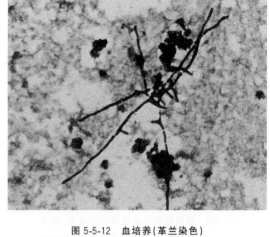

图 5-5-12　血培养(革兰染色)

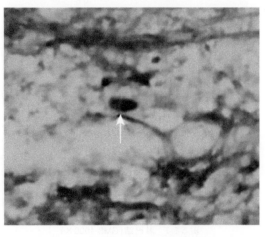

图 5-5-10　痰涂片(革兰染色 1000×)

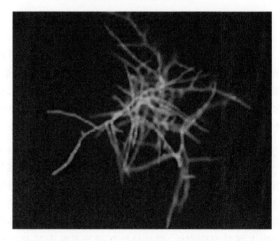

图 5-5-13　血培养(荧光染色)

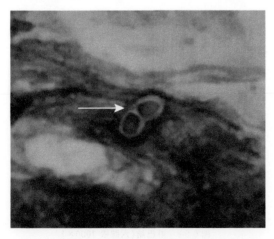

图 5-5-11　痰涂片(瑞-姬染色 1000×)

(南方医科大学珠江医院检验科　付　亮　提供)

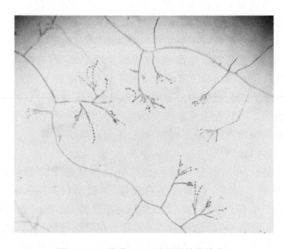

图 5-5-14　培养 5 天(乳酸酚棉蓝染色)

菌、黑热病杜利小体及弓形虫滋养体相鉴别。荚膜组织胞浆菌也呈双相性,25℃培养中不产生红色色素,为出芽繁殖,出芽时在菌体一端形成一膨大的芽胞,与母体相连处逐渐狭窄似瓶颈,之后脱落形成两个菌体,但芽胞与母体分离前胞壁未将两者分开,不会出现横隔,因此镜检只能见窄颈单芽胞,无典型的腊肠形分隔的孢子,且主要流行区在美洲。

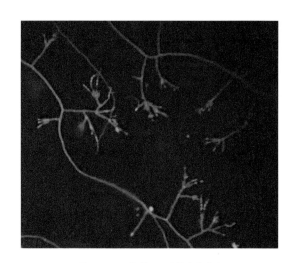

图 5-5-15　培养 5 天(荧光染色)

(温州医科大学附属乐清医院检验科　林雪峰　提供)

(七)治疗

PSM 主要侵犯单核-巨噬细胞系统,预后极差,如不及时治疗,病死率高。体外药敏试验证明多种抗真菌治疗对 PM 感染有效,包括两性霉素 B、伊曲康唑、酮康唑、伏立康唑,但 PM 对氟康唑敏感性低,甚至耐药。美国疾病预防控制中心推荐 HIV 阳性病人采用 2 周两性霉素 B [0.5～1mg/(kg·d)]诱导后序贯伊曲康唑(400mg/d)方案治疗 10 周。然后 200mg/d,维持至 CD4 细胞上升至 200cells/μl 持续 6 月停药。感染较轻时可直接应用伊曲康唑治疗。氟胞嘧啶与两性霉素 B 联用以取得协同作用,剂量是 50～150mg/kg,分 3～4 次口服。酮康唑也可与两性霉素 B 联用,疗效尚可。也可病情重时用两性霉素 B,病情缓解后应用酮康唑,口服量为 0.2g/d,直至痊愈后改为 0.2g/d 巩固治疗,疗程 6 个月可避免复发。

PM 感染起病隐匿,病情发展快,病死率高,不治疗死亡率可达 91.3%,治疗后死亡率仍可达 26.7%。死亡的病例多与发现较晚、病情重、合并症多、严重贫血和肝肾功能损害、未能有效治疗有关。由于 PM 侵犯巨噬细胞导致骨髓抑制,致血小板减少是艾滋病合并 PM 感染病人死亡的危险因素之一。诊治本病应重视培养结果,做到早诊断和早治疗。

参 考 文 献

Capponi M,Sureau P,Segretain G,et al. 1956. Penicillosis from rhizomys sinensis. Bull Soc Pathol EХot Filiales,49(3):418-421.

DiSalvo AF,Fickling AM,Ajello L,et al. 1973. Infectiong caused by Penicillium manrneffei: description of first natural infection in man. AM J Clin Pathol,59(2):259-263.

Li js,Pan LQ,Deng ZL,et al. 1985. A case report on Penicillium marneffei. J Clin Dermatol,14:24-26.

Piehl MR,Kaplan RL,Haber MH. 1988. Disseminated penicilliosis in a patient with acquired immunodeficiency syndrome. Arch Pathol Lab Med,112(10):1262-1264.

Samson RA,Yilmaz N,Houbraken J,et al. 2011. Phylogeny and nomenclature of the genus Talaromyces and taxa accommodated in Penicillium subgenus Biverticillium. Stud Mycol,70(1):159-183.

(八)病例解析

1. **病例 1**:男,64 岁。右侧胸痛 1 月。钝痛,可发散至同侧腋窝。无咳嗽、咳痰、呼吸困难、咯血、盗汗等。体重下降 5kg。查体:T 38.3℃,左侧腋窝可触及包块,2cm×3cm,有压痛。辅助检查:血常规示白细胞 $24×10^9$/L,血红蛋白 91g/L,血小板 $400×10^9$/L;尿常规:红细胞(++,正形红细胞为主);生化、白蛋白 29g/L;ESR 140mm/h。腋窝淋巴结活检:炎性改变,部分淋巴结有脓肿形成。先后给予阿奇霉素、头孢美唑、莫西沙星抗感染治疗,仍然中度发热。

胸部 CT:两肺上叶团块影及片状影,密度不均匀,左侧见多发空洞形成,右侧侵犯胸壁并见骨质破坏(图 5-5-16)。

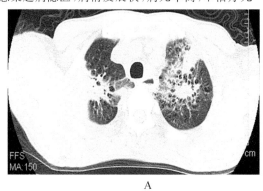

A

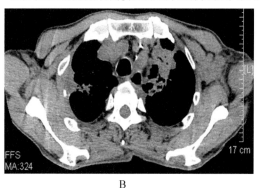

B

图 5-5-16　胸部 CT1

【诊断】　侵袭性肺真菌病。

【诊断依据】　老年男性,右侧胸痛。CT 示双上肺病变,可见空洞和溶骨性损害。抗生素治疗无效。溶骨性损害可见于肿瘤、结核、真菌感染等。该例双肺病变,形状不规则,整体更符合感染性疾病表现;病史较长,无结核中毒症状,肺内未见明显播散灶,不支持结核诊断。可以引起骨质破坏的疾病还包括放线菌(奴卡菌)和真菌(PM)。肺奴卡菌病的胸部影像学表现多样,下列特征可能有助于区分:肺部浸润影大小不等,多数以高密度、中等密度影多见;单个或多个结节较常见,有时会被误认为肿瘤;肺部浸润影及结节有形成空洞的趋势;1/3 病人合并有脓胸。奴卡菌感染亦可侵犯肌肉、肌腱、骨或关节,病程中可合并骨质破坏。奴卡菌感染多有低蛋白血症,本例不除外。播散型 PSM 的感染途径一般认为是因为孢子的吸入，所以肺通常是最早累及的器官，除肺以外还可累及肝、脾、肠、肾、皮肤、骨髓及脑膜等全身脏器。本例有发热、胸痛、白细胞升高、贫血、淋巴结肿大、体重减轻、溶骨性损害等表现，该诊断需重点考虑。病人经纤维支气管镜吸痰培养出 PM。给予两性霉素 B 治疗，病灶有所吸收。

【分析】 PM 是艾滋病病人常见的条件致病菌之一，而近年来非艾滋病病人感染 PM 的概率在逐年增加。PM 主要侵犯宿主的单核巨噬细胞系统，包括骨髓、淋巴系统、皮肤、肺、肝、脾等，常常表现为全身播散性感染，因此，无论宿主的免疫状态如何，骨髓是其侵犯的主要部位。宿主感染 PM 后，一方面引起全身严重炎症反应，表现为反复高热、持续的白细胞及中性粒细胞显著增高，伴红细胞沉降率、C 反应蛋白显著增高，导致严重进行性消耗如体重下降、贫血、严重低蛋白血症等；另一方面，增高的中性粒细胞在病变处聚集并释放大量蛋白溶酶，此酶既能溶解 PM，也可溶解周围组织，引起的局部症状，如皮下结节或脓肿、骨痛及溶骨性损害等。肺、肝、脾部位化脓性炎症可出现胸腔积液、腹水，其性质符合炎症性渗出液。本例病人细胞免疫功能正常，出现溶骨性损害与其局部强烈炎症反应有关。骨痛及溶骨性损害是健康宿主合并 PSM 的重要临床特征之一。PSM 的溶骨性损害的特点可概括为以下 6 点：①好发于 HIV 抗体阴性、免疫功能正常宿主。②有慢性化脓性感染的临床表现，全身炎症反应严重，有多器官功能损害，外周血白细胞、中性粒细胞显著增高，淋巴细胞的数量及功能基本正常为显著特点，也是其病理基础。③溶骨病变可发生全身任何部位骨骼，如颅骨、肋骨、锁骨、胸骨、长骨等，基本病理为化脓性变，病变部位有剧烈疼痛。④除溶骨性损害外，常同时有全身其他部位多发性脓肿。⑤血、骨髓病原学检查阳性率低，确诊依靠病变组织培养或病理。由于这些病变组织活菌浓度低，常需多次检查才能找到病原菌，这是临床上诊断困难的主要原因之一。⑥治疗以全身应用抗真菌药物为主，有骨折需要外固定，有效治疗可较快愈合，多数病人无须手术清除或引流。

（云南省第一人民医院呼吸内科 孙丹雄 提供）

2. 病例 2：男，52 岁，浙江农民。右颈部淋巴结肿大 1 月余，发热、咳嗽、咳痰 1 周。病人 1 月前无明显诱因发现右颈部淋巴结肿大，破溃流脓，蚕豆大小，边界清晰，不易滑动，无压痛。颈部淋巴结活检示：慢性肉芽肿性炎，结核首先考虑。胸部 CT 示双肺散在多发小结节影。1 周前病人出现咳嗽、咳痰，为少量黄白黏痰，发热，体温最高达 40℃ 左右，感头痛、头晕、乏力、食欲缺乏，给予头孢地嗪、亚胺培南抗感染治疗未见好转，于 2017.06.02 入院。既往有肝硬化病史 8 年，行脾切除术，长期服用拉米夫定 1♯ qd，阿德福韦 1♯ qd 抗病毒治疗。查体：T 38.3℃，左侧上唇、颌下、胸壁可见肿大淋巴结，部分结痂破溃（图 5-5-17）。辅助检查：血常规示白细胞 $18.06×10^9$/L，中性粒细胞百分比 75.2%，血红蛋白 90g/L，血小板 $695×10^9$/L；HIV（—）。颈部 CT 示

多发淋巴结肿大（图 5-5-18）。

胸部 CT（2017.06.06）：双肺多发结节影，部分可见空洞，腋窝、纵隔淋巴结肿大，双侧少量胸腔积液（图 5-5-19A～D）。

胸部 CT（2017.06.22）：病变较前进展，结节、空洞、胸腔积液较前增多，腋窝淋巴结较前增大（图 5-5-19E～H）。

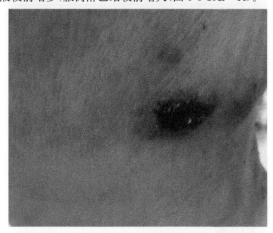

图 5-5-17 颈部溃疡

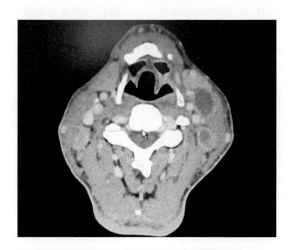

图 5-5-18 颈部多发淋巴结肿大

【诊断】 马尔尼菲青霉病。

【诊断依据】 中年男性，潮湿地区农民，既往有肝硬化病史，以颈部淋巴结肿大、破溃为首发症状，后出现咳嗽、咳痰、发热，双肺病变以结节、空洞为主，抗感染治疗病变较前进展，不支持社区获得性肺炎诊断。淋巴结活检示肉芽肿性炎，可除外肿瘤特别是淋巴瘤诊断；病人无结核中毒症状，肺部病变无明显树芽征，不支持结核诊断。该例以颈部、腋窝（图 5-5-19 红箭）、纵隔（图 5-5-19 蓝箭）淋巴结肿大，皮疹，双肺多发结节、空洞影为主要表现，血常规示白细胞、血小板增高，贫血，结合病人职业和居住环境，需考虑马尔尼菲青霉病可能。病人再次淋巴结活检，病理：左颈部慢性肉芽肿性炎伴大片坏死，内见大量嗜碱性小球，考虑特殊感染，PM 可能性大（图 5-5-20）。分泌物培养证实为 PM（图 5-5-21）。诊断明确后（2017.06.27）给予伏立康唑治疗，复查胸部 CT（2017.07.01）病变仍进展，继观（图 5-5-22）。

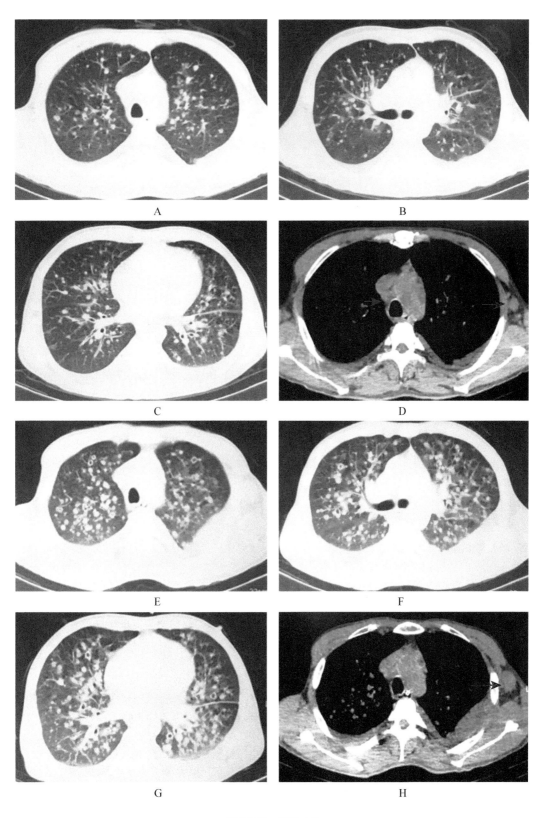

图 5-5-19　胸部 CT2

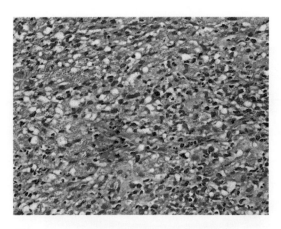

图 5-5-20　组织细胞大片状增生,片状坏死,胞质内、外均可见大量成团或散在的菌体,菌体大部分呈圆形、卵圆形、杆状或腊肠样,两端钝圆,横隔不明显。杂有少量浆细胞

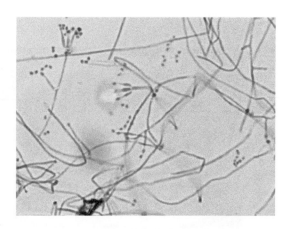

图 5-5-21　马尔尼菲青霉(乳酸酚棉蓝染色)

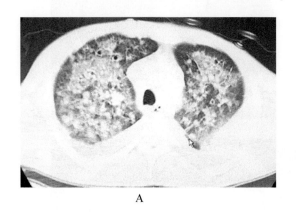

A

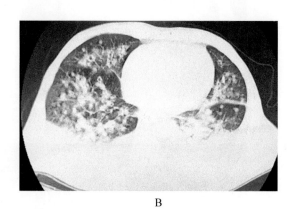

B

图 5-5-22　病变较前进展,以结节、斑片、磨玻璃影为主

【分析】　PM 是引起病人严重系统性真菌病的双相真菌之一。吸入大量 PM 的分生孢子是感染的主要原因。PM 孢子可通过上调其表面的 GAPDH 基因的表达介导与支气管上皮细胞的细胞外基质蛋白发生黏附,避免了孢子被气道清除。在病原菌刺激下可释放 IL-6、IL-8 等细胞因子,触发炎症反应。感染的发生常和环境中的湿度及温度有关。此病好发于我国长江以南温暖潮湿的地区及国外的东南亚,可能与该地区湿度有助于增加环境中真菌的蓄积、真菌生长或孢子释放入环境而增加 PM 的发生有关。在问诊时注意病人的流行病史对早期诊断 PSM 有一定帮助。

HIV 阴性病人发生的 PSM 并不少见,该类病人误诊率高,以误诊为肺结核最常见,本例即是如此。HIV 阴性的 PSM 病人可出现发热、消瘦、贫血等全身性症状,也可出现皮下脓肿结节、溶骨性损害、肝脾及淋巴结肿大等局限型体征。病人的白细胞往往升高,病理表现常为肉芽肿性炎及化脓性炎,这与 HIV 感染 PSM 者白细胞常降低不同。PSM 的胸部影像学表现主要为斑片状实变影(图 5-5-23)、结节状影、结节空洞形成、弥漫性粟粒小结节影、磨玻璃状改变、纵隔及肺淋巴结肿大、胸膜增厚、胸腔积液,多数为多种病变共同存在,病变广泛多样性,无明显特征性改变。

有报道显示,非 HIV 患者 PSM 的死亡率反而高于 HIV 感染者,可能与非 HIV 患者 PM 感染的临床表现复杂、容易误诊且常常是混合感染有关。临床上对于在流行地区生活,或曾短期旅游至流行区域,有长期野外劳作或生活史,免疫力低下伴有反复发热、肺部感染、贫血、皮疹、肝脾及淋巴结肿大等表现者,需警惕 PM 感染的可能,应尽早行组织病理检查及真菌培养以明确诊断,尽量减少漏诊、误诊,改善病人预后。

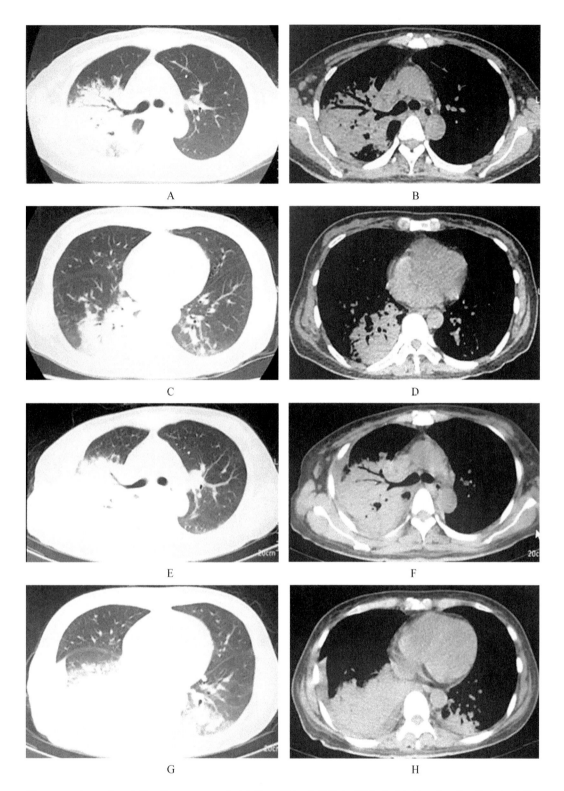

图 5-5-23　女,49 岁。咳嗽 6 月。PET-CT 示右肺占位,双颈部、左锁骨上、纵隔、右肺门及双腋下淋巴结肿大,胸骨、椎体多发病灶;脾脏 FDG 升高。颅脑 CT 示皮下多发病变伴颅骨侵犯及颅内生长。胸部 CT(2017.06.21)双肺炎,右侧为主(A～D);短期内(2017.07.02)明显进展(E～H)。查体:皮下(头颅)包块、腹壁脓肿。血培养示 PM

（杭州市二院结核科　全龙娟　提供）

3. 病例 3：男，35 岁。咳嗽 2 月，发热半月。病人 2 月前出现咳嗽，多为干咳，食欲欠佳。半月前发热，体温波动于 37～38℃，抗菌药物治疗未见明显疗效。病人有不安全性乱史，体重明显下降，抗 HIV 阳性。查体：T 37.2℃，皮肤巩膜无黄染，四肢可见陈旧色素沉着斑，面部及胸前可见红色丘疹，少数疹尖有坏死。颈部可见数枚蚕豆至红枣大小淋巴结，质中，表面光滑，活动度可，无明显触痛。口腔可见黏膜白斑，颈软，双肺无啰音。腹部无压痛，肝、脾肋下可触及。

胸部 CT：双肺多发粟粒样结节影，纵隔淋巴结肿大（图 5-5-24）。

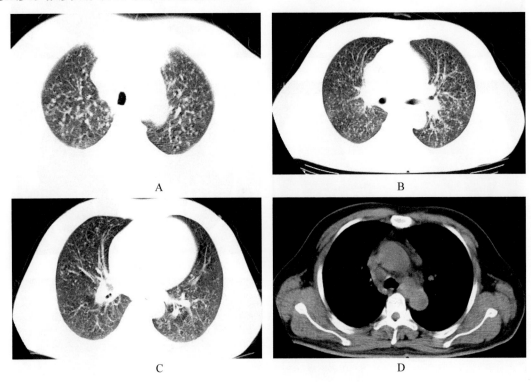

图 5-5-24　胸部 CT3

【诊断】　艾滋病并马尔尼菲青霉病。

【诊断依据】　青年男性，有艾滋病病史。有发热、咳嗽、体重减轻、脐凹样丘疹（图 5-5-25）、口腔黏膜白斑、颈部及纵隔淋巴结肿大、肝脾大、双肺多发粟粒样结节影等表现，首先考虑 PSM。颈部淋巴结活检：为霉菌性淋巴肉芽肿性炎症（图 5-5-26）。病人多次血培养：PM（图 5-5-27、图 5-5-28）。诊断明确后，用伊曲康唑治疗症状好转，

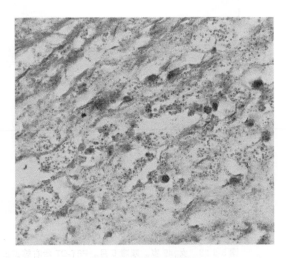

图 5-5-26　淋巴结银染

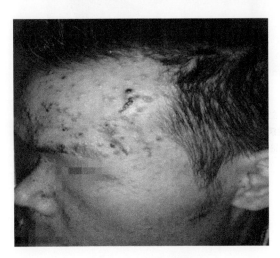

图 5-5-25　脐凹样丘疹

但血培养仍然阳性，改为两性霉素 B 后血培养变为阴性。皮疹消退 1 个月后复查胸部 CT 病变明显吸收（图 5-5-29）。

【分析】　PM 是一种少见的深部条件致病菌，主要侵犯肺、肝、脾、骨髓及淋巴结等单核巨噬细胞系统，并可以在单核吞噬细胞中繁殖蔓延，造成全身多器官功能损害。健康人感染常局限于某一器官，也可全身播散，而艾滋病

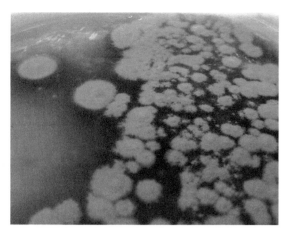

图 5-5-27　25℃培养,霉菌相

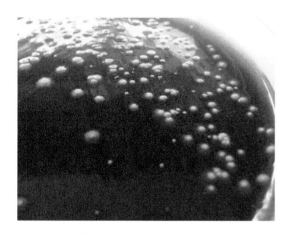

图 5-5-28　37℃培养,酵母相

病人感染则多器官受累及全身播散,且病程进展快,病死率极高。艾滋病病人感染 PM 临床表现复杂,可表现为:①发热、消瘦、乏力、体重下降等全身症状。②皮肤损害:多发生在头面部和躯干上部,起初为多发性斑丘疹,后发展为丘疹,伴中央坏死凹陷如脐凹状,为传染性软疣样皮疹,易破溃,破溃后溢出淡黄色分泌物,分泌物涂片镜检、培养可分离到致病菌。传染性软疣样坏死性丘疹是最特征性表现。③呼吸系统:表现为咳嗽、咳痰、咯血、胸痛、气促等。④消化系统:表现为腹痛、腹泻、稀便或脓血便,可有肝脾大,常表现为谷丙转氨酶、谷草转氨酶升高,且谷草转氨酶升高较谷丙转氨酶幅度为大。⑤骨关节系统:受累骨密度下降,可见虫蚀状溶骨性损害,也可有骨质增生、骨关节病变。⑥心血管系统:可出现心包炎、心包积液。⑦血液系统:贫血是主要表现,部分可出现淋巴结肿大。⑧中枢系统损害较为少见,可表现为头痛、意识改变、抽搐。与 HIV 阴性 PM 病人比较,HIV 阳性病人更容易出现发热、脾脏增大、白细胞下降、血小板降低、转氨酶异常、血培养阳性,也更可能出现传染性软疣样坏死性丘疹,并且常同时并发其他多个机会性感染,特别是肺结核。

艾滋病并发 PM 感染起病隐匿,全身均可受累,临床表现多样,病情发展快,为临床诊断带来困难。对临床上出现发热、咳嗽、淋巴结及肝脾肿大、消化道症状、贫血、皮疹及血小板减少的病人要高度怀疑 PSM,尽早完善相应病变部位的病理活检、培养以明确诊断。

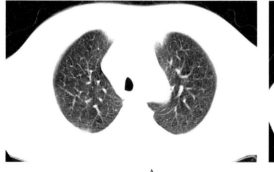

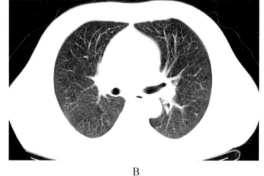

A　　　　　　　　　　　　　　　　B

图 5-5-29　皮疹消退 1 个月后复查胸部 CT 病变明显吸收

4. 病例 4:女,42 岁。食欲下降、消瘦 1 年,发现抗-HIV 阳性 12 天,发热 1 天。病人 1 年前无明显诱因出现食欲下降,体重下降 6kg,12 天前抗-HIV 初筛阳性,并经省疾控中心确诊。1 天前出现发热,体温最高达 39.4℃,伴有畏寒、寒战,为进一步诊治而入院。有不洁性生活史。查体:T 38.1℃,颜面部可见散在脐凹样坏死皮疹,口腔可见少量黏膜白斑,右颈部可扪及 5 个绿豆大小肿大淋巴结,质中,活动可。辅助检查:血常规示白细胞 2.17×10⁹/L,N％ 74.1％,血红蛋白 88g/L,血小板 65×10⁹/L;CD3⁺CD4⁺T 淋巴细胞绝对计数 13 个/μl,CD3⁺CD8⁺T 淋巴细胞绝对计数 82 个/μl;HIV-RNA 载量 2 500 000Copies/ml;血气分析正常;血生化:谷草转氨酶

86.8U/L,白蛋白 27.9g/L。

胸部 CT:双肺多发斑片、结节影,纵隔淋巴结肿大,双侧胸腔积液(图 5-5-30)。

【诊断】 艾滋病并马尔尼菲青霉病。

【诊断依据】 青年女性,有艾滋病病史。发热、体重减轻、颜面脐凹样丘疹、口腔黏膜白斑、右颈部及纵隔淋巴结肿大、双肺多发斑片、结节影、双侧胸腔积液,辅助检查血常规示三系减少、肝功能损害、低蛋白血症,首先考虑 PSM。病人多次血培养:PM。诊断明确后给予两性霉素 B 治疗,病人体温正常,皮疹消退,白蛋白升高,血培养变为阴性。2 周后复查胸部 CT 病变明显吸收(图 5-5-31)。

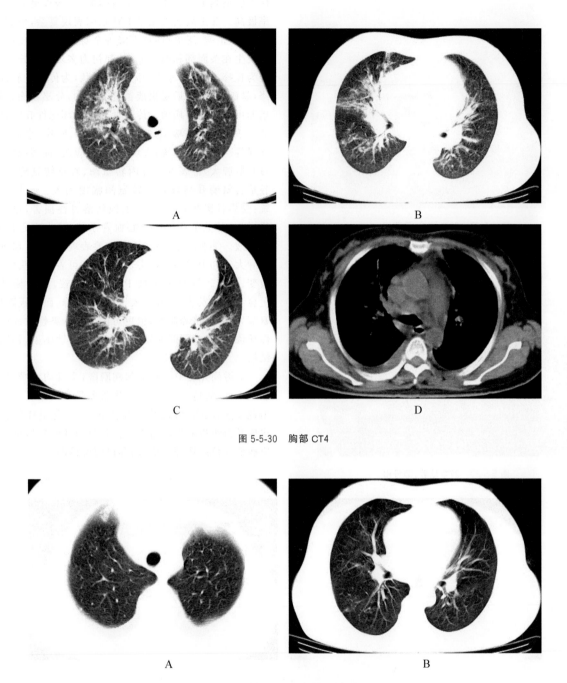

图 5-5-30 胸部 CT4

图 5-5-31 2 周后胸部 CT 示病变明显吸收

【分析】 艾滋病合并 PM 感染主要见于 CD4+T 淋巴细胞显著低下者,PM 通过刺激 HIV-1 病毒的播散特异性攻击 CD4+T 细胞,使病人免疫力显著降低,从而引起播散性 PM 感染,出现多系统损害表现,易漏诊、误诊,死亡率高。本例 CD4+T 淋巴细胞计数 13 个/μl,提示细胞免疫功能破坏严重,免疫功能极其低下,易于 PM 感染并播散繁殖。该病影像表现有以下几点:①发病部位,全肺均可发病,可单侧肺发病,也可双肺或胸膜腔发病,常见于两中下肺;②肺间质及肺内浸润性为主病变,以支气管肺纹理增多、增粗,网织状纹理,纹理间夹杂小片状、点片状病灶;③弥漫性点状、结节状为主病变,两肺弥漫性分布粟粒状、点状、结节状密度增高影,同时可见片状、小片状肺内浸润病灶,两中下肺病灶较密集;④弥漫性片状、磨玻璃状为主病灶,表现为两肺弥漫性分布片状、磨玻璃状病灶,其中网索状肺小叶间隔增厚影及散在点状结节状高密度影;⑤肺气囊病变,为肺内多发小环状透光区,在透光区周围可见小片状密度增高影,边缘模糊;⑥肺内团块状病灶,较少见,多为单侧肺发病,肺内肉芽肿形成所致,表现为肺内团块状密度增高影,边缘尚清楚,肿块状病灶周围见散在小片状病灶;⑦肺门、纵隔淋巴结肿大;⑧胸腔积液,主要表现为少量或中等量胸腔积液,多为单侧并与其他形态病灶同时出现;⑨自发性气胸,气胸常与胸腔积液同时出现,形成液气胸。

临床上一旦遇到艾滋病病人出现多系统损害表现,一般抗菌治疗效果不佳者,应考虑 PSM。发热、脐凹样皮疹、腹腔淋巴结肿大、血小板减少、转氨酶升高是 PM 感染常见征象。寻找典型脐凹样皮疹,及时行病原学检查是确诊关键,以便早期诊断治疗,改善预后。

5. 病例 5:男孩,6 岁半。发热 15 天,咳嗽 13 天。既往易患肺炎。查体:T 38.5℃,双锁骨上扪及成串肿大淋巴结,可移动,轻压痛,双下肢散在分布皮疹后遗留色素

斑。实验室检查:WBC 7.3×10⁹/L,N% 70%,L% 30%;ESR110mm/h;PPD(−);血培养(−);肺炎支原体、衣原体抗体(−);肥达反应(−),外斐反应(+);EBV-IgA、IgM(−);B 超检查肝脾肿大;骨髓穿刺示感染骨髓象;HIV(+)。

胸部 CT:左肺下叶近胸膜内结节影,肺门、纵隔淋巴结肿大,增强扫描淋巴结内可见坏死(图 5-5-32)。

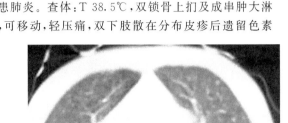
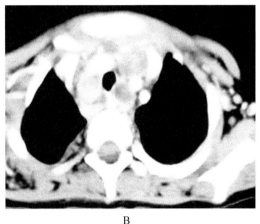

A   B

图 5-5-32 胸部 CT5

【诊断】 艾滋病并马尔尼菲青霉病。

【诊断依据】 男性幼儿,有发热、咳嗽症状,既往易患肺炎,提示机体免疫力低下。颈部、腋窝、纵隔多发淋巴结肿大、肝脾大、皮疹结节和肺部结节影,提示多脏器受累,结合 HIV 阳性,首先考虑该诊断并经血培养证实。鉴别诊断主要是淋巴瘤和结核。本例多部位淋巴结肿大,纵隔淋巴结有融合趋势,影像较符合淋巴瘤诊断,但淋巴瘤贫血者少见,骨髓穿刺结果亦不支持。纵隔淋巴结核多有环形强化,偏侧居多,以右侧气管旁淋巴结肿大为主,肿大淋巴结极少融合,结合病人无结核中毒症状,不考虑该诊断。

【分析】 儿童 PSM 与成人有所不同。儿童免疫屏障尚不成熟,缺乏 T 淋巴细胞,单核巨噬细胞虽明显增生,吞噬大量 PM,但缺乏杀灭能力,PM 在吞噬细胞内仍继续繁殖,在骨髓内的表现就更为突出,正常的造血组织为增生的单核巨噬细胞充斥,以致贫血明显;成人的 PM 繁殖受限制,炎性浸润比较局限,形成肉芽肿性病变,脓肿形成

和溶骨性病变远较儿童常见。儿童肝脾肿大较成人显著,成人的肝常发生真菌性亚急性重症肝炎病变,但局部 PM 的数量并不多,可能是一种变态反应。成人的肺部病变多有多发性脓肿发生,儿童肺脓肿形成少见,主要为间质性肺炎。相同的是淋巴结和肠道的病变,淋巴结肿大主要见于肺门及肠系膜,肠淋巴组织病变常形成表浅溃疡。儿童 HIV 感染主要通过母婴垂直传播、输血及血制品传播,儿童感染 HIV 后,加上 HIV 感染所致的发育障碍及营养不良,其进展为艾滋病较快,患儿发生机会性感染的种类往往更多,真菌感染可能是儿童艾滋病最常见的并发症。对不明原因的持续发热、肝脾及淋巴结肿大,临床很容易想到淋巴瘤、传染性单核细胞增多症等其他常见病、多发病,对 PM 引起的真菌性感染较陌生,往往容易漏诊、误诊以致耽误病情。血液、骨髓、尿液、脑脊液、肿大淋巴结和皮肤结节等标本进行涂片和真菌(细菌)的培养,有助于疾病的诊断。

第六节 组织胞浆菌病

组织胞浆菌病是由荚膜组织胞浆菌引起的以侵犯网状内皮细胞或肺为主的条件性深部真菌病,也是 HIV 阳性、糖尿病、肺结核、恶性肿瘤等免疫力低下病人的机会感染性病原菌之一。

(一)流行病学

组织胞浆菌是一种双相型真菌,在室温和泥土中呈菌丝型,在 37℃ 或侵犯宿主时则转变为酵母型,卵圆形,直径为 2～4μm,芽生孢子,一端较尖,一端较圆,有荚膜。它分布于全世界,但呈地区性流行,见于热带、亚热

带地区,主要流行于美洲(特别是北美大陆)、非洲及亚洲等地区,欧洲少见。通常存在于土壤或植物腐败物中,尤其是鸟类或蝙蝠排泄物中;也存在于家禽如鸡、鸭、鹅或迁徙性禽类的粪便中。禽类是本病的主要传染源,吸入被鸟类或蝙蝠粪便污染的泥土或尘埃中的真菌孢子可致本病发生,也可通过消化道、皮肤黏膜感染。基于上述自然栖息地性质,组织胞浆菌广泛流行于农村、森林或洞穴等地。一些特定职业者,如矿工、农民、地理学家、建筑工人,或是爱好野营、洞穴探险和爱好鸟

类者等更易感染。世界上第 1 例播散型荚膜组织胞浆菌病 1905 年由美国病理学家 Samul Taylor Darling 在巴拿马运河区研究内脏利什曼病（黑热病）时发现，并于 1934 年正式命名。我国 1955 年在广州发现首例输入性病例，系一从流行区归国的华侨。随着国内经济发展、人口流动性增加，我国发病率呈上升趋势。

（二）感染途径

呼吸道吸入是人类感染组织胞浆菌的主要途径。人为活动使表层土壤中真菌孢子形成气溶胶，继而被吸入体内引起感染。初次感染荚膜组织胞浆菌后引起的病症取决于暴露的强度和宿主的免疫状态。经呼吸道吸入的组织胞浆菌孢子多数被机体防御机制消灭，到达肺泡的孢子增殖并转化为酵母型，引起中性粒细胞、巨噬细胞聚集，酵母被巨噬细胞吞噬，但不被杀灭，仍能繁殖并通过肺门淋巴结到达血循环。孢子吸入 2～3 周后，随着细胞免疫的产生，巨噬细胞可杀灭真菌。免疫功能正常的健康人常可不治自愈，但免疫功能低下或缺损者吸入大量此菌孢子后，可形成肺部病灶，通过淋巴或血行播散到全身，在肺及其他组织器官形成上皮样肉芽肿、结核样结节、干酪样坏死、钙化，部分变为空洞，但很少化脓或纤维化。

（三）临床和影像学表现

组织胞浆菌病有 4 种不同形式：无症状型、急性型、慢性型及播散型。急性暴露会导致从无症状感染到重症肺炎等一系列病症，潜伏期一般为 3～21 天，约 95％的病人为无症状型，无须治疗即可在 1 个月内自愈。急性型的临床表现无特异性，可表现为发热、咳嗽、呼吸困难、胸痛等上呼吸道感染或流感样症状，临床易误诊为普通的病毒性或细菌性肺炎。许多小范围的急性暴发病例多由于工作或旅游原因在疫源地一次吸入大量组织胞浆菌所致。影像学可无异常，亦可表现为孤立或弥漫性结节状阴影（图 5-6-1），或表现为片状浸润阴影（图 5-6-2）、磨玻璃影（图 5-6-3，图 5-6-4）或肺实变表现，常伴同侧肺门和纵隔淋巴结肿大，偶有胸膜反应，此型病程约 1 周，大多可自愈，肺部阴影完全消失或遗留多发性圆形、卵圆形钙化是其愈合形式（图 5-6-5，图 5-6-6），少部分继续进展。存在肺部基础疾病或免疫缺陷的病人可能出现播散性感染或发展为慢性空洞型肺部感染。慢性空洞型主要发生于肺气肿、肺结核或肺结构破坏性病变的病人，因异常空洞有利于病原菌逃避人体免疫机制的干扰，更好地繁殖。组织胞浆菌病出现弥漫性粟粒性疾病或空洞称为组织胞浆菌瘤。临床表

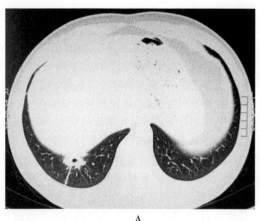
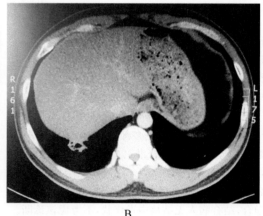

A
B

图 5-6-1　男，42 岁。右肺下叶结节影，内见多发空洞

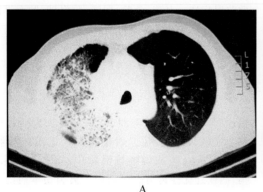
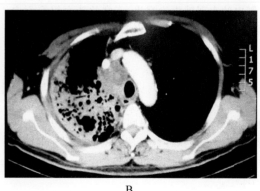

A
B

图 5-6-2　男，55 岁。肺癌放、化疗后。右肺多发网格状、斑片状浸润影，内见支气管充气征，纵隔淋巴结肿大

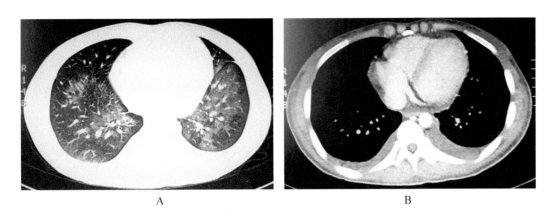

图 5-6-3　女，23 岁。双肺弥漫磨玻璃影，心包及双侧胸腔积液

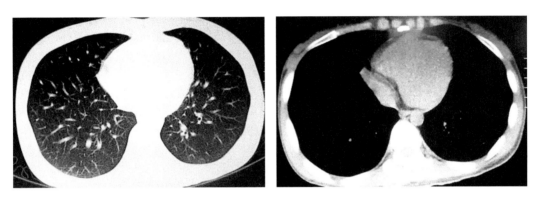

图 5-6-4　图 5-6-3 病人经两性霉素 B 和伏立康唑治疗后病变吸收

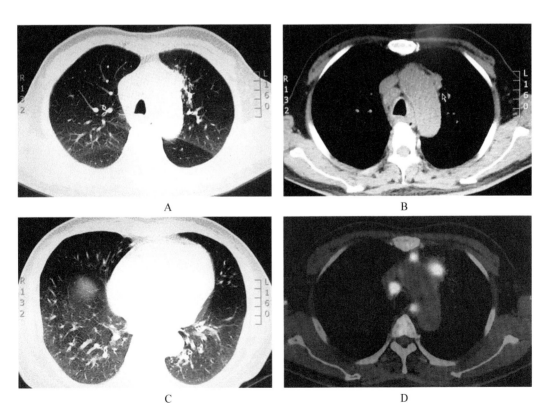

图 5-6-5　男，67 岁。左肺上叶前段肿块影，边界不清楚，双肺多发大小不等结节影和磨玻璃密度影。左锁骨上窝、双腋窝及纵隔内多发肿大淋巴结，PET-CT 示左肺上叶纵隔旁糖代谢增高软组织密度肿块影(D 红箭)，考虑恶性肿瘤(周围型肺癌可能性大)

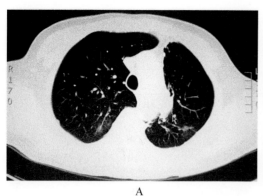
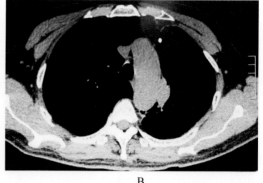

A　　　　　　　　　　　　　　　　　　B

图 5-6-6　图 5-6-5 病人经两性霉素 B 脂质体和伏立康唑治疗后,上述病变明显吸收,纵隔窗见钙化影

现与肺结核极为相似,低热、盗汗、体重下降、咳嗽、咳黏脓痰,逐渐出现呼吸困难。此型除少部分病人自愈,多数进展,最终导致肺纤维化,往往死于呼吸衰竭。另一种慢性但罕见的组织胞浆菌病是纤维增生性纵隔炎,最终可引起循环障碍。除了肺部表现,在肝脏和脾脏 CT 检查常显示大量钙化肉芽肿,这是血源性传播导致的。慢性病变有时可形成孤立性阴影,难与结核球相鉴别。生活在流行地区的病人胸部 X 线片显示多个边界清晰的钙化结节,小于1cm,强烈提示既往组织胞浆菌感染。全身性播散型病人常见症状包括发热、体重减轻、肝脾大、血象三系降低、淋巴结肿大、胃肠道症状、皮肤或黏膜累及等。合并 HIV/AIDS 的病人,90% 以上表现为播散型组织胞浆菌病,且皮肤或黏膜累及较多、血细胞减少比例较高、脾脏累及比例较少。

(四)诊断

该病确诊需病原学依据,目前可用的诊断方法包括直接镜检、培养、血清学及抗原检测。直接镜检是指通过显微镜直接发现荚膜型组织胞浆菌,常用标本包括血涂片、组织印片等。该方法速度快,发现阳性结果即可开始治疗,但敏感性差。荚膜组织胞浆菌与利什曼原虫及马尔尼菲青霉 3 种病原体均侵犯人体网状内皮系统,免疫力低下人群易感,特别是艾滋病病人,由其导致的内脏利什曼病、组织胞浆菌病和马尔尼菲青霉病具有相似的临床表现:长期不规则发热、消瘦、进行性淋巴结和肝脾肿大。这 3 种病原体都是细胞内寄生,镜下形态也非常相似,直接镜检时易产生混淆。

骨髓中糖原(PAS)染色能鉴别这 3 种病原体。PAS 染色后利什曼原虫不着色或着色浅或颗粒状而不连续。马尔尼菲青霉和荚膜组织胞浆菌菌体胞壁含有 β 链多糖,PAS 染色可使胞壁染红色且清楚,胞内容物不着色,轮廓明显而清楚。马尔尼菲青霉分裂繁殖,故可找到分裂期的横膈细胞,横膈染成深红色。荚膜组织胞浆菌为芽孢繁殖,不会出现腊肠状的细胞和横膈,镜检可见窄颈单芽孢繁殖。另一种方法是组织学检查,组织取样位置多样,可包括肺、淋巴结、肝、骨髓等。组织病理可显示慢性肉芽肿改变,很少化脓,有干酪样坏死,组织细胞、淋巴细胞浸润显著,还可见上皮样细胞、巨噬细胞和纤维母细胞,中性粒细胞很少。巨噬细胞内或外有特异性的、卵圆形、有荚膜、无动基体的酵母相菌(图 5-6-7)。HE、GMS、PAS 或革兰染色都有显示细胞内孢子,但必须与其他酵母、酵母样真菌和原虫相鉴别。病变最后发生纤维化及钙化而愈合。各钙化结节大小不等,但均呈圆形,最小的如针尖大小,密度极高,边缘光滑而清楚。培养阳性是诊断本病的金标准,且分离到菌株可以做菌株特性鉴定。组织或体液标本用沙氏培养基培养,在 25℃ 培养数周(有时需长达 6 周),能长出白色或淡黄褐色的棉花样霉菌菌落,35～37℃ 培养时可见光滑、乳酪样菌落,镜下可见直径 3～5μm 卵圆形芽生孢子(图 5-6-8)。联合直接镜检及培养可提高诊断的灵敏度。血清学检查抗体方法包括免疫扩散、补体结合及酶联免疫吸附法。抗原可以在早期即 24～48h 出现,且可在多种标本包括尿液、血清、脑脊液等中检出。

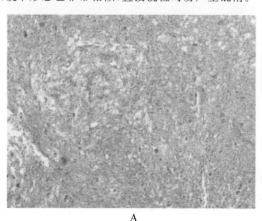
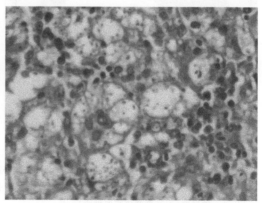

A　　　　　　　　　　　　　　　　　　B

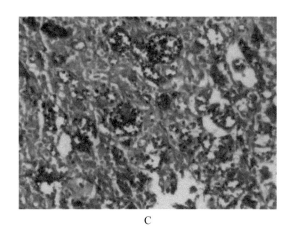
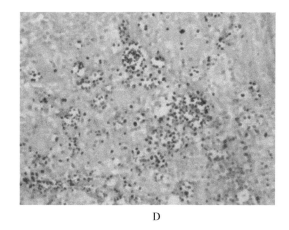

C　　　　　　　　　　　　　　　　　　　D

图 5-6-7　组织病理学示多核巨细胞与组织细胞内见较多圆形、卵圆形病原体,PAS 和六胺银染色阳性

A. HE(40×);B. HE(400×);C. PAS(+);D. 六胺银(+)

（中南大学湘雅二院呼吸科　欧阳若芸　提供）

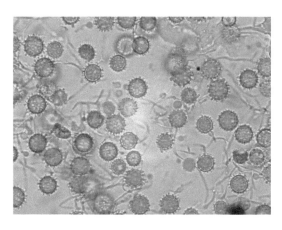

图 5-6-8　35℃ 30 天乳酸酚棉蓝染色(1000×),小分生孢子和厚壁带刺的齿轮状大分生孢子

（厦门大学附属第一医院检验科　徐和平　提供）

（五）治疗

组织胞浆菌病使用普通的抗生素治疗无效。对于无症状的组织胞浆菌病可不需要治疗。肺部局限性病损者可考虑手术切除。两性霉素 B 是治疗艾滋病合并播散型或重症组织胞浆菌病的首选药物,3~5mg/(kg·d),持续 1~2 周,临床显效后换用伊曲康唑,疗程 1 年以上。对于非艾滋病或轻、中度组织胞浆菌病患者可直接选用伊曲康唑、伏立康唑、泊沙康唑等药物治疗。

参 考 文 献

Hatakeyama S,Kashiyama T,Takechi A,et al. 2001. Cave-associated acute pulmonary histoplasmosis in two Japanese returning from Me×ico. Nihon Kokyuki Gakkai Zasshi,39(4):293-297.

Kajfasz P,Basiak W. 2012. Outbreak of pulmonary histoplasmosis involving a group of four Polish travellers returning from Ecuador. Int Marit Health,63(1):59-62.

Noel M,Levenes H,Duval P,et al. 1995. Epidemic of pulmonary histoplasmosis after visiting a cave in New Caledonia. Sanle,5(4):219-225.

Suzaki A,Kimura M,Kimura S,et al. 1995. An outbreak of acute pulmonary histoplasmosis among travelers to a bat-inhabited cave in Brazil. Kansenshogaku Zasshi,69(4):444-449.

Wheat LJ,Conces D,Allen SD,et al. 2004. Pulmonary histoplasmosis syndromes:recognition,diagnosis,and management. Semin Respir Grit Care Med,25(2):129-144.

（六）病例解析

1. 病例 1: 女,60 岁。反复咳嗽、咳痰 7 年,加重伴发热 1 周。病人 7 年前出现咳嗽、咳黄痰,多于感冒后加重,后出现活动后胸闷、憋气,抗感染治疗有效。本次受凉后出现咳嗽、咳黄痰、痰中带血,伴发热、声音嘶哑、活动后憋喘加重、左侧胸背痛。

胸部 CT(2015.03.19):双肺支气管扩张并感染,纵隔多发淋巴结肿大。

胸部 CT(2015.04.17):双肺支气管扩张并感染,较前加重,左肺上叶及右肺下叶片状密度增高影,边界欠清,双肺纤维、钙化灶;纵隔多发肿大淋巴结;双侧胸膜增厚(图 5-6-9)。查体:T 37.9℃,慢性病容,全身浅表淋巴结无肿大。双肺呼吸音粗,双肺可闻及干、湿啰音。实验室检查:WBC 17.49 × 10⁹/L,N% 94.01%;降钙素原 0.46ng/ml;G 试验、GM 试验、内毒素鲎定量正常。

【诊断】　侵袭性肺真菌病。

【诊断依据】　老年女性,既往有咳嗽、咳痰病史 7 年,查体双肺可闻及干、湿啰音,考虑病人有慢性阻塞性肺疾病。近 1 周病人症状加重,出现痰中带血、左侧胸背痛,提示有血管侵袭、胸膜受累,整体考虑感染性疾病。影像学以空洞为主,不符合社区获得性肺炎特征;外周光滑、渗出不明显,不符合肺脓肿诊断;病变周围无明显树芽征,无结核中毒症状,不符合肺结核诊断,故首先考虑侵袭性肺真菌病。病人左肺上叶穿刺病理示慢性化脓性炎,肺泡上

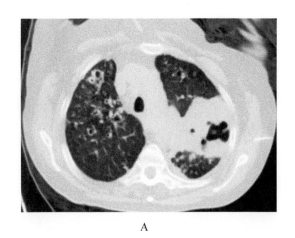

A

B

图 5-6-9　胸部 CT1

皮增生,肺泡腔内泡沫细胞聚集及纤维素样渗出。特染:
PAS(＋)、六胺银(＋)、抗酸(－),考虑为组织胞浆菌感染
(图 5-6-10～图 5-6-13)。给予两性霉素 B 脂质体 50mg/d
静脉滴注,治疗 1 月后口服伊曲康唑胶囊 400mg/d,复查
胸部 CT 示病变明显吸收(图 5-6-14,2015.06.12)。

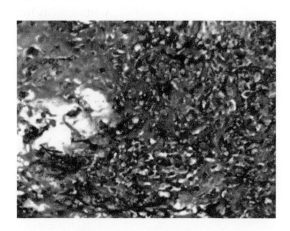

图 5-6-12　六胺银(200×)

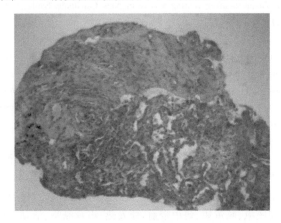

图 5-6-10　HE(40×)

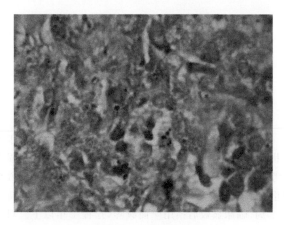

图 5-6-13　PAS(400×)

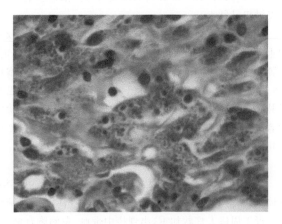

图 5-6-11　HE(400×)

【分析】　组织胞浆菌是一种条件致病真菌,免疫功能
正常及低下病人均可罹患该菌感染,该病呈地域性发病,
但不局限于温热带地区,故临床医师需高度警惕。本例为

老年女性,病史符合慢性阻塞性肺疾病,免疫力低下,为组
织胞浆菌的繁殖提供了条件,考虑为慢性肺组织胞浆菌
病。与急性感染病人不同,慢性感染病人多是由于体内潜
伏的组织胞浆菌再激活,虽然出现症状较前加重,但不易
发生播散,此点可与结核相鉴别。肺组织胞浆菌病影像缺
乏特异性,病史短者多表现为两肺多发性散在渗出性病
灶,大小不一,呈边缘模糊的肺炎改变;病史长者呈边缘较
清的结节状病灶,有时呈团块状的组织胞浆菌瘤,且两者

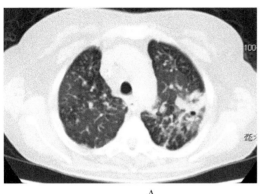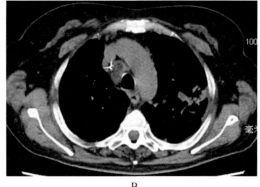

图 5-6-14　病变吸收

可同时存在。病灶可单发或多发,周围出现渗出影,强化不明显,可见胸膜增厚,胸膜牵拉少见,当肺部炎性改变痊愈后,最后发展为钙化,钙化结节呈圆形,大小不等。病变进展则形成空洞和纤维化。由于本病发病率低,临床表现无特异性,易被误诊为肺炎、肺癌、肺结核等。

（青岛大学医学院附属医院呼吸内科　程兆忠　提供）

2. 病例 2：女,50 岁。发热 1 月,咳嗽 2 周。病人 1 月前无明显诱因出现发热,体温不超过 38℃,2 周前出现咳嗽,多为干咳,偶感左侧背部及腋下疼痛。10 天前行胸部 CT 检查提示左肺炎伴胸腔积液,给予特治星 4.5 静脉滴注,q8h,复查胸部 CT 病灶无明显吸收(图 5-6-15)。

查体:双侧肩胛下区偶可闻及少许湿啰音。辅助检查:血常规示白细胞 7.2×10^9/L,中性粒细胞百分比 69.50%,淋巴细胞百分比 23.80%,单核细胞百分比 5.40%,血红蛋白 105g/L,血小板 314×10^9/L。胸部 B 超:左侧胸腔可见片状无回声区,最宽约 2.5cm,内见少许分隔。气管镜检查:各级支气管管腔通畅,黏膜光滑,未见新生物,左下叶基底段开口可见少许鲜红色血丝;支气管镜毛刷、灌洗液中未找到结核分枝杆菌。结核分枝杆菌 RNA、DNA 测定均阴性,T-SPOT 阴性,PPD 阴性。入院后给予头孢曲松钠 2.0g,静脉滴注,qd,14 天后复查胸部 CT 胸腔积液较前增多,空洞较前增大(图 5-6-16)。

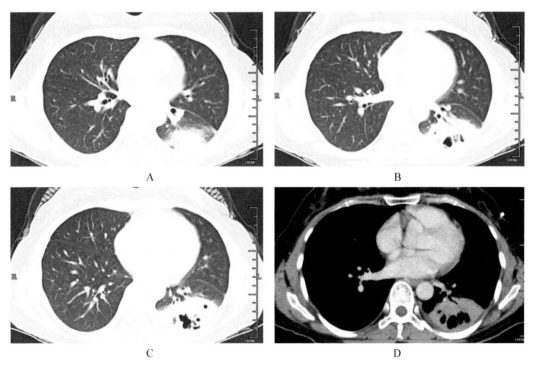

图 5-6-15　胸部 CT2

【诊断】　侵袭性肺真菌病。

【诊断依据】　中年女性,病史较长。胸部 CT 示左肺下叶实变影,内有坏死、空洞,病变边缘平直、内收,邻近胸膜无牵拉,不支持肺癌诊断。病变内可见支气管充气征,

但仅见于近端,病变局限,且抗生素治疗无效,不支持细菌性肺炎、肺脓肿诊断。病变内多发空洞,无明显液平面,需考虑结核的可能。但病变周围无树芽征和卫星灶,结核相关检查均阴性,不支持该诊断。病变周围可见晕征,需考

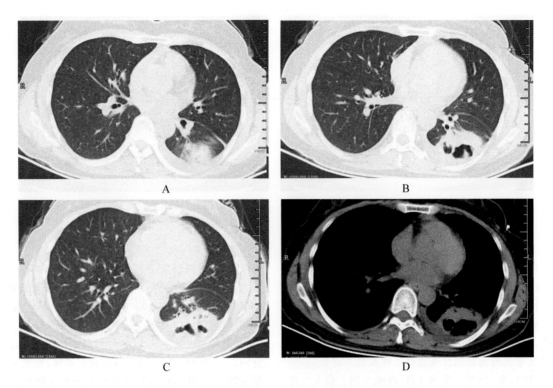

A

B

C

D

图 5-6-16　14 天后复查胸部 CT 示胸腔积液较前增多,空洞较前增大

虑侵袭性肺真菌病的可能。空洞内未见菌丝样线状影,不符合侵袭性肺曲霉菌病;空洞内无明显液平面,不符合毛霉菌化脓性空洞特点;病史较长,症状较轻,进展较慢,有近端支气管充气征和光滑空洞,需考虑条件致病菌特别是隐球菌或组织胞浆菌的可能。病人行 CT 引导下经皮肺穿刺活检示慢性肉芽肿性炎,坏死不明显,部分浆细胞胞质中见折光性球状体,考虑为组织胞浆菌感染。特殊染色:抗酸染色(一)、PAS(+)、PAM(±)。最终诊断为原发性肺组织胞浆菌病。

【分析】　初次感染荚膜组织胞浆菌后引起的病症取决于暴露的强度、宿主的免疫状态。本例属于慢性型,表现为流感样症状,影像学早期可呈肺炎样改变,后期为空洞形成,本例完全符合。原发性肺组织胞浆菌病临床少见,病人往往无明显症状,主要症状:咳嗽、咳痰、胸痛、气促、气喘、发热等,本例主要以发热、咳嗽、胸背部疼痛为主。胸部 CT 若呈肺炎样或结节状,病变周围出现晕征,即使是结节样病灶及钙化灶,其周围有时也可见晕征样改变,增强扫描强化不明显,常提示为组织胞浆菌病。临床症状及 CT 表现不典型为诊断带来困难。当 CT 示肺内病变严重而临床症状不明显;肺内病变类似结核,但经抗结核治疗后无效且痰结核菌检查为阴性时需考虑该病可能,合并肺外病变,如肝脾大、全血减少等对本病有提示意义。

(浙江省结核病诊疗中心　鲍志坚　朱　敏　提供)

3. 病例 3:男,52 岁。发热、咳嗽 1 周。病人 1 周前(2016.03.15)出现畏寒、发热,体温最高 39.0℃,咳嗽、咳痰,为少量白色黏痰,伴有头部持续性钝痛及关节疼痛,发热时明显,全身乏力,头晕、咽痛,恶心欲呕吐。院外曾给予头孢曲松、利巴韦林、奥美拉唑、阿奇霉素、地塞米松等

药物治疗,病情无明显好转,仍咳嗽,头痛、咽痛、关节疼痛。病人为云南省有色地质局 310 队矿工,发病前在景谷县凤山乡登海矿区工作,同事 8 人,其中 5 人于今年 3 月初先后进 7 个废弃矿洞(铜矿)勘探,其中 3 个洞为蝙蝠洞,有菊头蝠寄居,洞内潮湿、蝙蝠粪便多。进洞后 5 人于3 月 13 日开始先后出现发热、咳嗽,病情轻重与进矿洞时间长短、频次及病人年龄似有关,接触的家人、医务人员、同事均无类似症状出现,未发现人传染人情况。5 例病人去年均进行过健康体检,肺部均无异常。

胸片(2016.03.20):双肺多发结节影(图 5-6-17A、B)。

胸部 CT(2016.03.20):双肺多发结节影(图 5-6-17C、D)。

胸部 CT(2016.03.26):双肺多发结节影,较前进展(图 5-6-17E、F)。

【诊断】　播散型组织胞浆菌病。

【诊断依据】　中年男性,矿工,既往体健,有接触蝙蝠粪便史,群体发作。均有发热、咳嗽、头痛、活动后胸闷气促、关节疼痛、咽痛病史,查体均见咽部充血、浅表淋巴结无肿大、无皮疹、肝脾无肿大、双肺无啰音、1 例病人口腔上腭可见溃疡。腹部 B 超未见异常。5 位病人多次血常规结果均提示单核细胞百分比及绝对值偏高,其中 2 位病人白细胞总数升高。骨髓及外周血涂片结果均见粒细胞中毒性改变,1 例外周可见少量异型淋巴细胞。胸部 CT双肺粟粒样结节影,进展较快。综合分析考虑播散型组织胞浆菌病。病人肺穿刺活检示肉芽肿性炎伴纤维素样坏死,可见中性粒细胞、少量淋巴细胞浸润,局部可见真菌孢子,考虑组织胞浆菌病。诊断明确后给予氟康唑(大扶康)

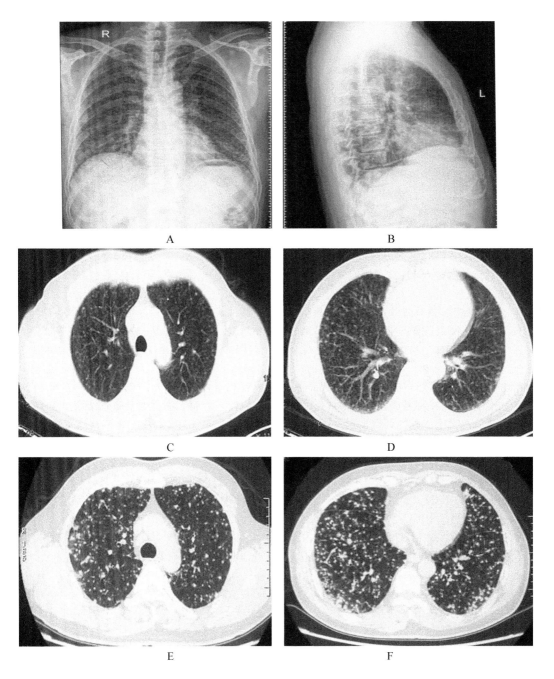

图 5-6-17　胸片和胸部 CT3

400mg/d 联合两性霉素 B 脂质体 5mg 开始逐渐加量至 30mg/d,维持 2 周,地塞米松 1mg 减轻两性霉素 B 不良反应及减轻炎症反应,3 月 28 日病人体温下降正常,咳嗽、胸闷症状逐渐减轻,4 月 21 日改用伊曲康唑 400mg/d,4 月 29 日 5 名病人好转出院,院外继续伊曲康唑 400mg/d 治疗 3 个月。5 月 10 日、6 月 3 日复查血常规、血生化无明显异常。6 月 17 日复查肺部 CT 肺部病灶明显吸收(图 5-6-18、图 5-6-19)。

【分析】　荚膜组织胞浆菌是一种双相真菌,现已发现荚膜变种、杜波变种和伪皮疽变种 3 个变种。引起人类疾病的主要是前 2 个变种。温暖、潮湿、含氮量高的土壤是该菌偏爱的生长环境。在流行区域含有蝙蝠及鸟类腐烂粪便的土壤中常可发现该菌,但新鲜粪便中很少分离出该

菌。组织胞浆菌病我国主要分布在温带地区,包括广东、云南、四川、重庆、湖北、湖南、江苏、上海、河北等省市。人吸入随尘土飞扬的大量孢子而引起感染,尤其进入蝙蝠洞穴、打扫鸡舍、拆除旧建筑等活动最易受到感染。急性或亚急性肺组织胞浆菌病的确诊包括组织病理、培养及血清学组织胞浆菌抗体、抗原和 PCR 测定。血、尿抗原检测和血清学检测敏感度较高,抗体出现通常在发病后 4～6 周达到高峰,持续数年。但目前国内尚缺乏血清学检测试剂,因此血清学检查在我国的应用有限。治疗首选两性霉素 B,对原发性病例,其总量应达 0.5g,对慢性病例应达 1～2g。对波及脑部的少见病例,可考虑鞘内注射。对心内膜炎病人,总量 1～2g 仍显不足,此时应与手术结合治疗。对慢性型治疗可使组织胞浆菌培养转阴,病程变慢或

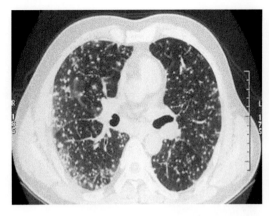

图 5-6-18　3 月 26 日 CT

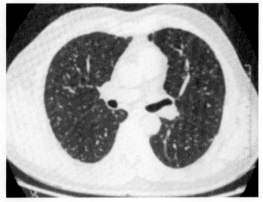

图 5-6-19　6 月 17 日 CT 较图 5-6-18 明显吸收

停止,但不能改善纤维化病变。两性霉素 B 或伊曲康唑对本病有效,但复发常见。

组织胞浆菌流行区应加强对高危人群的监测和职业防护,避免接触可能含蝙蝠或鸟禽类粪便及其粪便污染的土壤和尘埃,在有组织胞浆菌尘埃污染的场所工作,应戴口罩或在可能有真菌孢子的地区洒水。对于矿工、探险家、旅游爱好者进入蝙蝠洞等流行区需要进行职业防护,防止感染真菌。研究人员已找到组织胞浆菌的抗原决定簇,是在酵母细胞壁和内膜上表达的两种糖蛋白,其相对分子质量分别为 62 000 和 80 000,已在试验性感染小鼠上显示其具有较好的免疫保护作用。组织胞浆菌疫苗研制成功可主要用于免疫缺陷病毒感染者、常与土壤接触的职业人员和进入流行区的易感者。

（大理州人民医院 RICU　赵洪斌　提供）

4. 病例 4:男,29 岁。消瘦 3 月余,发热、盗汗、乏力半月余。病人 3 月前无明显诱因自觉消瘦,感乏力、纳差。

半月前出现发热,午后明显,体温最高可达 39℃ 以上,盗汗明显,感乏力、纳差加重,按感冒治疗,症状无明显好转,行胸部 X 线片检查后考虑为"支气管炎",应用头孢类药物(具体不详)、左氧氟沙星、克林霉素等抗炎治疗,症状仍无明显好转。近日出现咳嗽,以干咳为主,咳少许白色黏痰。行胸部 CT 检查后考虑为"粟粒性肺结核可能性大"而入院。发病以来,体重减轻 10kg 以上。查体:T 36.7℃,左颈部及左侧锁骨上窝可扪及多个肿大淋巴结,质柔韧,活动度可,无压痛,局部皮肤无红肿。辅助检查:痰涂片找抗酸杆菌(－),痰真菌培养(－);ESR 76mm/h;血常规示白细胞 $5.19×10^9/L$,红细胞 $3.69×10^{12}/L$,血红蛋白 105g/L,血小板 $89×10^9/L$;肝功能:白蛋白 26.8g/L,ALT 54.3U/L,AST 85.2U/L,HIV初筛阳性;ADA 35.1U/L;G 试验、GM 试验阴性;PPD 5mm×7mm。

胸部 CT(2015.03.25):双肺多发粟粒影,纵隔淋巴结肿大,双侧少量胸腔积液(图 5-6-20)。

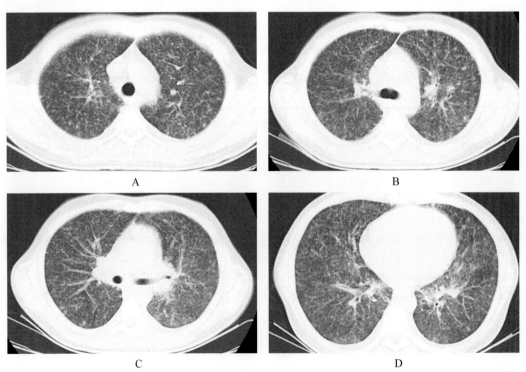

A

B

C

D

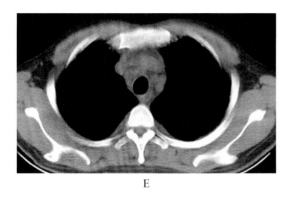

E

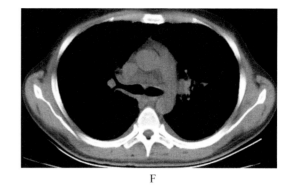

F

图 5-6-20　胸部 CT4

【诊断】　播散型组织胞浆菌病。

【诊断依据】　青年男性，HIV 阳性。有消瘦、乏力、发热病史，抗生素治疗无效。颈部、纵隔淋巴结肿大。胸部 CT 示双肺弥漫性粟粒样结节影，大小、密度、分布均较均匀。病人为免疫缺陷病人，易发生感染，其中机会致病菌更为常见，病人病史和影像学需考虑血行播散性肺结核、播散型组织胞浆菌病和马尔尼菲青霉菌病等。该病人临床症状、影像学表现均符合血行播散性肺结核，但结核相关检查阴性，故暂不考虑该诊断。播散型组织胞浆菌病和马尔尼菲青霉菌病在临床和组织学上均极为类似，HIV 阳性马尔尼菲青霉菌病多起病较急，持续发热，皮损较严重，白细胞降低明显，本例病情较缓，无明显皮损，倾向组织胞浆菌病诊断。病人行左锁骨上淋巴结活检，镜下见：淋巴结内见大范围坏死，坏死组织周围见残存的淋巴组织，坏死组织中见少许淋巴细胞。巨噬细胞内见圆形或卵圆形孢子，大小较一致，可见分裂生殖，PAS 染色阳性，较符合组织胞浆菌（图 5-6-21、图 5-6-22）。诊断明确后给予两性霉素 B 共计 1g，应用 40 天后改用伊曲康唑口服。治疗 2 周后复查胸部 CT（2015.04.14）病变较前吸收（图 5-6-23），继续治疗 1 月后复查胸部 CT（2015.05.14）病变完全吸收（图 5-6-24）。持续用药 1 年以上，随访未复发。

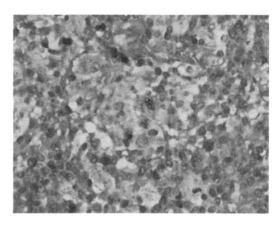

图 5-6-21　PAS(40×)

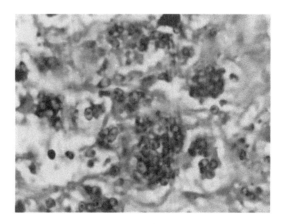

图 5-6-22　油镜(1000×)

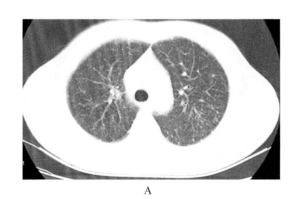

A

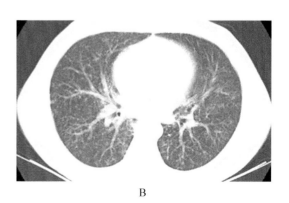

B

图 5-6-23　2 周后复查，病变较前吸收

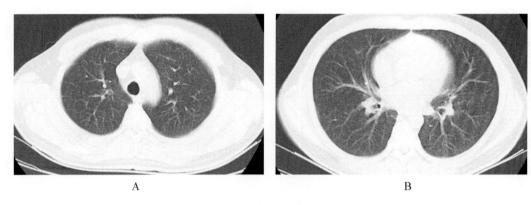

A   B

图 5-6-24　1 月后复查,病变完全吸收

【分析】　播散型组织胞浆菌病通常发生于免疫缺陷病人,其中约 1/3 为婴幼儿(图 5-6-25)。可侵犯全身,最常累及器官是肺。临床症状包括畏寒、发热、乏力、厌食、体重下降及呼吸困难,常伴肝、脾和淋巴结肿大,泛发至皮肤上可表现为以面部及颈部为主的溃疡、肉芽肿、结节、脓肿或坏死性丘疹等,也可波及口、鼻、咽喉、男性外生殖器及四肢等,局部淋巴结明显肿大,并有液化性坏死。血常规检查可见贫血、白细胞减少和血小板减少、肝功能异常

等。胸部影像学表现为多发散在肺浸润和肺门淋巴结增大,肺内病灶形态多种多样,可呈条索状、斑片状、大片状和结节状,亦可有空洞、胸腔积液。播散型组织胞浆菌病为少见病,症状、体征、影像学无特异性,临床对免疫力低下病人,如艾滋病、癌症、器官移植术后等,长期发热、多器官受损而抗生素治疗无效者,除外常见病、多发病,如播散性结核、结缔组织病及淋巴瘤等,需考虑该病可能。

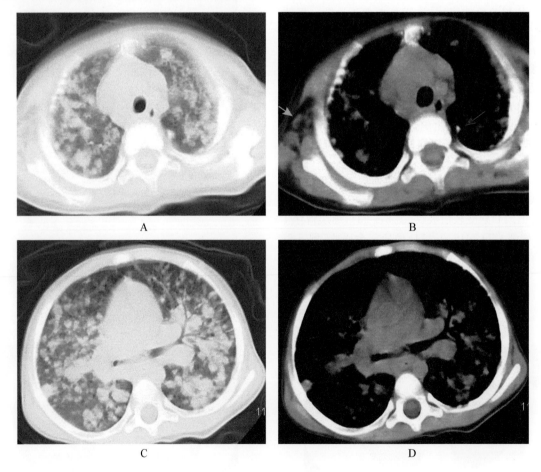

A   B

C   D

图 5-6-25　男,1 岁。发热伴咳嗽、气促 1 月余。双肺多发结节、实变影,可见钙化影(红箭),颈部、腋窝(绿箭)、纵隔淋巴结肿大,肝脾大

(荆州市胸科医院结核病科　屈世林　提供)

第七节　镰刀菌病

镰刀菌(*Fusarium*)是一种广泛分布于自然界中的丝状真菌,是条件致病菌,可以引起局限性或侵袭性感染。镰刀菌病(fusariosis)是一组由镰刀菌导致浅表性和侵袭播散性感染性疾病,现已归入透明丝孢霉病。目前为止已经鉴定出来的镰刀菌属包含 50 余种,仅 12 种可致病,其中茄病镰刀菌、尖孢镰刀菌和串珠镰刀菌与人类感染的相关性最高。宿主的免疫状态和镰刀菌的侵入部位决定了镰刀菌病的临床表现,浅表感染大多发生在免疫功能正常的病人,如角膜炎和甲癣病人,而播散性感染常见于免疫功能低下的病人,如器官和骨髓移植接受者、恶性造血系统疾病等粒细胞减少症病人和重度烧伤病人,且预后极差。

(一)感染途径

免疫功能正常个体发生镰刀菌感染可以通过以下 3 种途径:

(1)外伤或外来异物导致的软组织或黏膜的感染。镰刀菌感染最初局部的表现包括甲真菌病、甲沟炎、蜂窝织炎。镰刀菌足菌肿时有发生,最常见的致病菌为尖孢镰刀菌和茄病镰刀菌。镰刀菌是真菌性角膜炎最常见病原菌,曲霉菌和念珠菌分列第 2、3 位。镰刀菌性角膜炎的流行病学特征因地区而异,其中气候因素是影响主要致病菌种的关键因素。茄病镰刀菌是镰刀菌性角膜炎最主要的致病菌。镰刀菌可产生真菌毒素镰刀菌酸和串珠镰刀菌素,这些真菌毒素与镰刀菌的致病性有关。

(2)吸入镰刀菌孢子,也可导致真菌性鼻炎和肺炎。院内镰刀菌感染还与其在医院供水系统中的定植有关。

(3)镰刀菌引起的过敏性和免疫毒性疾病。在农作物的收获季节,空气烟尘中含有镰刀菌及其毒素,这些毒物被农业工人吸入后会引发支气管哮喘、过敏性鼻炎、肺泡炎、特异反应性结膜炎等。镰刀菌在免疫力严重受损病人可引起播散性感染。长期严重的中性粒细胞减少(<0.5×10⁹/L)和(或)严重 T 细胞免疫缺陷,糖皮质激素、广谱抗生素、免疫抑制剂和细胞毒类药物的使用,静脉导管留置等都是造成镰刀菌播散性感染的重要危险因素。

(二)治疗

镰刀菌对于两性霉素 B、那他霉素、伏立康唑敏感,对 5-氟胞嘧啶、氟康唑、制霉菌素、克霉唑、咪康唑不敏感。镰刀菌对棘白菌素天然耐药,在体外药敏试验中不如曲霉对多烯类敏感,并且有应用多烯类药物过程中暴发镰刀菌感染的病例。两性霉素 B 是最有效的抗镰刀菌药物,伏立康唑疗效有限,但是成功的治疗仍往往来自于应用伏立康唑的病例,伏立康唑单用或与多烯类联合应用已经越来越多地用于镰刀菌感染,泊沙康唑作为二线用药治疗难治性镰刀菌感染也有效。

参 考 文 献

Corrado G,Livio P,Laura C,et al. 2000. The epidemiology of Fusariosis in patient with haematological diseases. Br J Haematol,111(1):272-276.

Donnio A,Van Nuoi DN,Catanese M,et al. 2007. Outbreak of keratomycosis attributable to fusarium solani in the French West Indies. Am J Ophthalmol,143(2):356-358.

Gupta AK,Baran R,Summerbell RC. 2000. Fusarium infection of the skin. Curr Opin Infect Dis,13(2):121-128.

Oechsler RA,Feilmeier MR,Miller D,et al. 2013. Fusarium keratitis:gcnotyping,in vitro susceptibility and clinical outcomes. Cornea,32(5):667-673.

Oechsler RA,Yamanaka TM,Bispo PJ,et al. 2013. Fusarium keratitis in Brazil:genotyping,in vitro susceptibilities,and clinical outcomes. Clin Ophthalmol,7:1693-1701.

(三)病例解析

病例:男,45 岁。发热伴胸闷 6 天,咳嗽、咳痰 3 天。病人 6 天前无明显原因出现发热,体温最高达 40℃,胸闷明显。

胸部 CT(2013.04.18)提示左肺下叶炎症并双侧胸腔积液;第 9 胸椎体骨质破坏,符合转移瘤 CT 表现(图 5-7-1)。给予抗感染等治疗(具体药物名称、剂量等不详)1 天后复查:左肺炎症并双侧胸腔积液,较前明显加重(图 5-7-2)。为进一步诊治入院急诊,辅助检查:血常规(2013.04.19)示白细胞 1.18×10⁹/L,红细胞 3.65×10¹²/L,血红蛋白 124g/L,血小板 153×10⁹/L,淋巴细胞绝对值 0.16×10⁹/L,中性粒细胞绝对值 0.97×10⁹/L,中性粒细胞百分比 82.3%。血常规(2013.04.20)示白细胞 0.33×10⁹/L,红细胞 3.81×10⁹/L,血红蛋白 129g/L,血小板 101×10⁹/L,淋巴细胞绝对值 0.17×10⁹/L,中性粒细胞绝对值 0.14×10⁹/L,中性粒细胞百分比 42.5%。凝血:凝血酶原时间 16.9s,凝血酶原标准化比率 1.41,活化部分凝血活酶时间 39.1s。生化:血糖 9.9mmol/L,尿素氮 7.21mmol/L,Ca 1.86mmol/L,Na 129mmol/L。血气分析:pH 7.48,PaCO₂ 3.18kPa;PaO₂ 6.54kPa,SaO₂ 86%。肝功能:白蛋白 20.7g/L。降钙素原大于 100ng/ml。间断给予莫西沙星和头孢哌酮钠舒巴坦钠抗感染、瑞白、甲泼尼龙等治疗 5 天后,体温逐渐下降,近 3 天来体温波动于 37～38℃,出现咳嗽、咳痰症状,咳中等量黄白色黏痰,伴左侧胸痛,深呼吸、变换体位时加重,为求进一步诊治收入我科。既往有腰椎间盘突出病史 5 月。查体:左肺呼吸音低,左下肺闻及湿啰音。

【最初诊断】　重症肺炎。

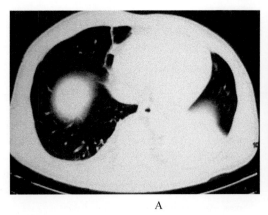
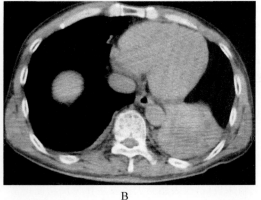

A　　　　　　　　　　　　B

图 5-7-1　胸部 CT

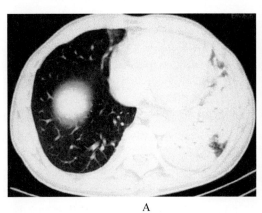
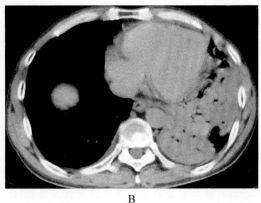

A　　　　　　　　　　　　B

图 5-7-2　1 天后复查胸部 CT

【最后诊断】　肺镰刀菌病。

【诊断依据】　中年男性,有发热、胸痛、咳嗽、咳黄痰等呼吸系统症状,降钙素原明显升高,提示感染性疾病。病人病史较短,病情进展较快,有明显白细胞减少和Ⅰ型呼吸衰竭,符合重症肺炎诊断。入院后给予美罗培南、万古霉素联合抗感染治疗,病情好转后行支气管镜检查见左主支气管被痰液阻塞,刷检及肺泡灌洗液培养结果均为串珠镰刀菌(现改名为轮枝镰刀菌)(图 5-7-3、图 5-7-4)。给予伏立康唑联合治疗 2 周后复查胸部 CT 示病变明显吸收(图 5-7-5)。行骨穿示多发性骨髓瘤。

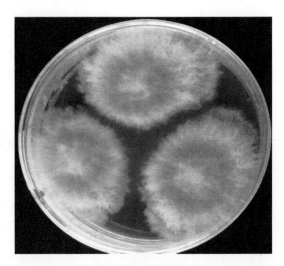

图 5-7-4　菌落图

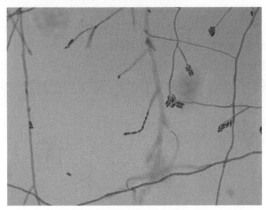

图 5-7-3　乳酸酚棉蓝染色 400×

【分析】　本例病人有多发性骨髓瘤病史,多发性骨髓瘤的特征是单克隆浆细胞恶性增殖并分泌大量单克隆免疫球蛋白。恶性浆细胞无节制地增生、广泛浸润和大量单克隆免疫球蛋白的出现及沉积,正常多克隆浆细胞增生和多克隆免疫球蛋白分泌受到抑制,从而引起广泛骨质破坏、反复感染、贫血、高钙血症、高黏滞综合征、肾功能不全等一系列临床表现并导致不良后果。多发性骨髓瘤可能是

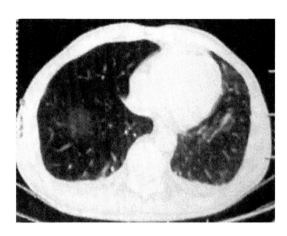

图 5-7-5　治疗后病变明显吸收

病人免疫力低下并进一步诱发肺镰刀菌病的原因。肺镰刀菌病十分罕见,该病的预后主要取决于病人免疫抑制的持久程度、感染的严重程度、合并症及基础情况。文献报道持续中性粒细胞减少的病人合并镰刀菌播散感染,其死亡率可达 90%。及时有效的诊断和治疗是本例病人疗效较好的关键。临床上对于多器官功能衰竭,基础免疫力低下或各种侵入性导管留置的病人,更应警惕一些少见的真菌感染,细菌培养的同时应常规行真菌培养及药敏,确定

致病真菌及体外药敏试验对临床用药有指导意义。串珠镰刀菌现称为轮枝镰刀菌,和其他镰刀菌的区别在于能看到呈长链状排列的小分生孢子(图 5-7-3),产生的小分生孢子在顶端被黏液黏成团状,为镰刀菌典型特征-假头状着生(图 5-7-6)。串珠镰刀菌毒素可致癌,可引起肺部感染、心内膜炎、脑脓肿和真菌血症。

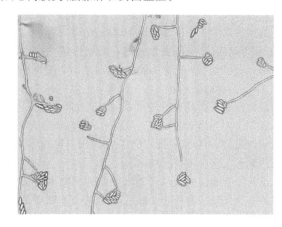

图 5-7-6　显微镜下直接观察(1000×)

(厦门大学附属第一医院检验科　徐和平　提供)

第八节　毛孢子菌病

毛孢子菌属于半知菌门、芽生菌纲、隐球酵母目、隐球酵母科的酵母样真菌,系统发生与隐球菌属相近。毛孢子菌病(trichosprosis)是由毛孢子菌感染引起的一种局部或系统播散性真菌病,多见于热带地区,某些温带地区,特别是美国的东南部也有较高的发病率。世界上首例毛孢子菌病报道于 1970 年,2001 年杨蓉娅等报道了国内首例由阿萨希毛孢子菌引起的全身系统性播散性感染并对该菌进行了鉴定。

(一)病原菌

毛孢子菌(Tichosporon)广泛存在于自然界中,特别是土壤和腐败的木材中,部分毛孢子菌参与皮肤及黏膜(呼吸道、胃肠道和阴道)定植。早期,白吉利(T. beigelli)曾被认为是唯一的毛孢子菌,根据最新的分子生物学分类方法,通过形态、在细胞壁中存在的木糖、超微结构、免疫学特性、生理生化、辅酶 Q 系统、DNA 杂交和部分 26S rRNA 序列分析,将本菌属重新划分为 17 个菌种和 5 个变种,其中可以引起人类感染的包括 6 种:阿萨希毛孢子菌(T. asahii)、星形毛孢子菌(T. asteroids)、皮毛孢子菌(T. cutaneum)、皮瘤毛孢子菌(T. inkin)、黏液毛孢子菌(T. mucoides)及卵形毛孢子菌(T. ovoides)。它们可以引起不同类型的感染,皮毛孢子菌和星形毛孢子菌与浅表感染有关,卵形毛孢子菌和皮瘤毛孢子菌与白色毛结节病及头皮、会阴部位的感染有关,阿萨希毛孢子菌和黏液毛孢子菌也可引起白色毛结节病,但他们主要与深部侵袭性感染有关。阿萨希毛孢子菌是毛孢子菌病最常见、最重要的致病菌,是播散性毛孢子菌病、非念珠菌性真菌菌血症

及夏季过敏性肺炎(仅限日本)的主要病原菌。

(二)临床表现

毛孢子菌感染可引起皮肤、毛发、指甲、肝、肺及全身播散性症状。皮肤感染好发于面部、前臂、股部、肛周等部位,皮疹表现为红斑、丘疹、结节及紫癜样损害,可出现坏死、溃疡、结痂。头发及胡须感染表现为柔软的白色小结节,称为白色毛结节病。

有报道本菌是夏季过敏性肺炎的病因之一。某些具有遗传素质的病人可与毛孢子菌的抗原发生反应而导致肺炎。通过从病人居住的环境中清除此菌可以降低本病的发生率。目前在日本以外地区尚无相关报道。

侵袭性毛孢子菌病主要见于免疫缺陷病人。约 90% 的病人见中性粒细胞减少,通常为恶性血液系统肿瘤。其他风险因素包括艾滋病、严重烧伤、静脉插管、皮质类固醇激素治疗及心瓣膜手术等。侵袭性感染可分为播散性和局限性。播散性最常见。播散性毛孢子菌感染的临床表现在许多方面与念珠菌病相似,呈急性或慢性感染过程。急性毛孢子菌病发病急骤,进展迅速,主要表现为真菌血症及皮肤、脏器的播散性感染。重者血压下降,出现昏迷、休克,在发病数天或 1 月左右死亡。慢性病人病程可长达数月至数年,出现间断或持续性发热、肝脾大、肝功能异常或进行性器官衰竭等表现。主要侵犯脏器为肝、肺、肾、脾、心脏及脑组织等。累及肾脏时,表现为血尿、尿中出现红细胞及管型,甚至引起肾衰竭,尿液培养可检出病原菌。累及肺部时,则有咳嗽、咳痰、痰中带血。累及消化道,可出现厌食、腹痛、腹胀、稀便、腹泻等。中枢神经系统很少

发生此类感染,这可能与血脑屏障的保护功能有关。感染后可有脑膜炎或脑炎症状,出现头痛、脑膜刺激症状、失语、偏瘫等。感染亦可局限于单个器官,包括心瓣膜、中枢神经系统、腹膜和外科伤口。绝大多数心内膜炎由人工瓣膜引起,也有因注射毒品而引起。通常表现为大且厚的瓣膜赘生物,易发生栓塞,特别是下肢。

(三)诊断

毛孢子菌病主要根据病原学、真菌培养、菌落形态、镜下形态、组织病理、生理生化特点及细胞壁多糖检测等进行诊断。随着分子生物学的发展,目前分子学诊断已经成为最主要、准确的诊断方法之一。分子生物学方法在毛孢子菌病的诊断方面具有灵敏度高、特异性强等特点,但易受实验室条件等因素的影响。目前常用 PCR、巢式 PCR、实时荧光定量 PCR 法检测 rRNA 的 IGS1、ITS、D1/D2 区基因序列对毛孢子菌病进行诊断。

毛孢子菌表达一种与新型隐球菌葡糖醛木甘聚糖荚膜抗原有交叉反应的细胞壁抗原,所以用于诊断新型隐球菌的乳胶凝集试验和酶联免疫分析试验有助于播散性毛孢子菌病的早期诊断。

组织病理学方面,肉眼观,感染组织可形成微结节,有时可见到周围红色边缘。病理改变主要表现为感染性肉芽肿,镜下可见一坏死中心,真菌成分在周围呈星状或更疏松的排列,可观察到真菌侵犯脉管系统。组织切片中看到关节孢子、芽生孢子、菌丝和假菌丝支持侵袭性毛孢子菌感染的诊断(图5-8-1)。真菌成分周围可有炎细胞浸润,伴出血。

形态学方面,感染组织中可见形态各异的菌丝及圆形或卵圆形真菌孢子堆积。毛孢子菌又称丝孢酵母菌,可产生丰富的假菌丝和真菌丝,25～37℃均可生长(图5-8-2),45℃不生长。有关节孢子和芽生孢子,芽生孢子单细胞,可多边芽生,形态可变,出芽细胞,无侧生分生孢子。本属典型特征是产生关节孢子,关节孢子单细胞,形态呈立方体或桶状,无附着孢子。有时可见厚壁孢子,应注意同酵母及类酵母菌相鉴别。在沙氏培养基(SDA)上27℃孵育3～7天,菌落似酵母样,奶油状或蜡状,乳白色、淡黄色至奶油色。菌落早期较湿润,后渐干燥、灰暗,表面皱褶更加明显。菌落有时呈脑回状(图5-8-3),表面附有粉末状物,边缘有宽而深的裂隙,菌落堆积很高。在科马嘉显色培养基上呈蓝色、突起、脑回状菌落(图5-8-4)。与同样具有关节孢子的地霉属和头状芽生裂殖菌的鉴别点:毛孢子菌尿素酶阳性,后两者阴性。地霉属不产生芽生孢子,毛孢子菌无环痕孢子可与同样产生芽生孢子的裂殖菌相鉴别。

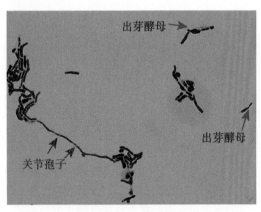
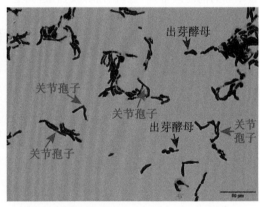

图5-8-1 可见菌丝、关节孢子和芽生孢子,菌丝分枝粗细不等,关节孢子长短不一

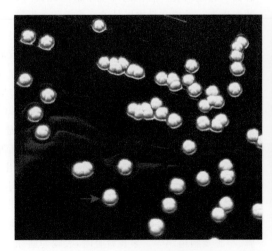
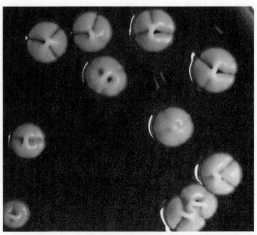

图5-8-2 血平板,35℃培养5天,表面可见气生菌丝(蓝箭,菌落表面的微绒毛)

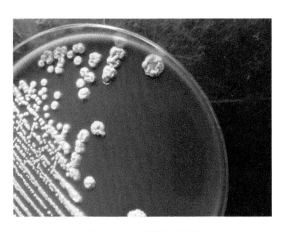

图 5-8-3　血平板(脑回状)

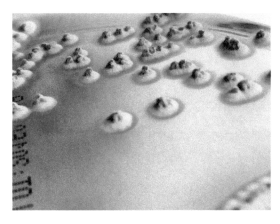

图 5-8-4　科马嘉显色培养基上呈蓝色、突起、脑回状菌落

(厦门大学附属第一医院检验科　徐和平　提供)

(四)治疗

由于毛孢子菌对很多常规抗真菌药物耐药,目前该病治疗困难,免疫受损病人感染的死亡率较高。目前主要以抗真菌药物、免疫因子及联合治疗等方法为主。抗真菌药物主要包括三唑类、两性霉素 B 等;免疫因子包括巨噬细胞集落刺激因子(M-CSF)、粒细胞集落刺激因子(G-CSF)、肿瘤坏死因子(TNF-α)等。药敏试验显示毛孢子菌对三唑类抗真菌药物的敏感性高于两性霉素 B,其中伏立康唑最敏感。棘白菌素类对毛孢子菌属的活性很低,不推荐用于治疗毛孢子菌病。另有报道显示,棘白菌素对毛孢子菌的活性有限,而且已有关于预防性应用棘白菌素类药物的病人出现突破性毛孢子菌病的报道。阿萨希毛孢子菌对唑类抗真菌药物的敏感性优于非阿萨希毛孢子菌,特别是伏立康唑和泊沙康唑。治疗中,结合药敏试验合理选择用药,早期、足量、联合用药及足够疗程可以达到理想的治疗效果。

参 考 文 献

杨蓉娅,敖俊红,王文岭,等. 2001. 阿萨希丝孢酵母引起播散性毛孢子菌病国内首例报告. 中华皮肤科杂志,34(5):329-332.

Abliz P,Fukushima K,Takizawa K,et al. 2002. Identification of the first

isolates of Trichosporon asahii var asahii from disseminated trichosporonosis in China. Diagn Microbiol Infect Dis,44(1):17-22.

Colombo AL,Padovan AC,Chaves GM. 2011. Current knowledge of Trichosporon spp. And Trichosporonosis. Clin Microbiol Rev,24(4):682-700.

Dua V,Yadav SP,Oberoi J,et al. 2013. Successful treatment of Trichosporon asahii infection with voriconazole after bone marrow transplant. J Pediatr Hematol Oncol,35(3):237-238.

Mays SR,Bogle MA,Bodey GP. 2006. Cutaneous fungal infections in the oncology patient:recognition and management. Am J Clin Dermatol,7(1):31-43.

Odero V,Galan-Sanchez F,Garcia-Agudo L,et al. 2015. Fungemia due to Trichosporon asahii in a patient with hematological malignancy. Rev Iberoam Micol,32(1):59-61.

Pulvirenti N,Dall'Oglio F,Greco AM,et al. 2006. Superficial cutaneous Trichosporon asahii infection in an immunocompetent host. Int J Dermatol,45(12):1428-1431.

Tamayo LL,Dominguez-Gil GM,Martin LA,et al. 2015. Nosocomial infection due to Trichosporon asahii in a critical burned patient. Rev Iberoam Micol,32(4):257-260.

(五)病例解析

病例:男,50 岁,从事石雕工作 20 余年,长期接触粉尘,合并 2 型糖尿病,以"反复咳嗽、咳痰、发热、气促 20 余天"为主诉于 2014.12.11 入院。病人 20 天前受凉后出现咳嗽,咳少量白黏痰,不易咳出,发热,体温最高时达40.5℃,伴畏寒、寒战、气促,气促进行性加重,休息时亦症状明显,胸痛,咳嗽和深呼吸时明显。

胸部 CT:双肺弥漫性磨玻璃、斑片、粟粒状密度增高影,小叶间隔增厚,纵隔淋巴结肿大并钙化,双侧胸腔少量积液。给予无创呼吸机辅助呼吸,先后予以拉氧头孢、哌拉西林他唑巴坦、米卡芬净、莫西沙星、美罗培南、奥司他韦抗感染及平喘、化痰、甲泼尼龙抗炎、胸腔闭式引流等治疗,症状无好转。4 天前气促再次加重,给予气管插管呼吸机辅助通气,气促好转,但仍反复发热,体温波动于37.5~39.5℃。复查胸部 CT(2014.12.08)示双肺病灶较前增多。病人行支气管镜检查(2014.12.10),右肺上中叶灌洗液呈均匀血性,双下肺灌洗液呈棕黄色奶状,静置分层。左肺下叶灌洗液涂片见嗜伊红蛋白样物过碘酸雪夫染色(PAS)染色呈红色,灌洗液中多量吞噬细胞(65%)、中量淋巴细胞(30%)、少量中性粒细胞(5%),未找到含铁血黄素细胞。痰和灌洗液培养均为毛孢子菌属。为进一步诊治转院。查体:T 37.4℃,SpO₂ 84%(呼吸机 FiO₂ 70%),双下肺闻及少许湿啰音。辅助检查:血气(FiO₂ 70%):pH 7.59、PaO₂ 116mmHg、PaCO₂ 24mmHg、BE 1.9mmol/L、氧合指数(PaO₂/FiO₂)166mmHg;降钙素原0.984ng/ml;ESR 17mm/h;尿常规:葡萄糖(+++)、隐血(++)、蛋白(+);生化:谷丙转氨酶 116U/L、谷草转氨酶 59U/L、血糖 13.63mmol/L、钠 124mmol/L;灌洗液GM 试验阳性;血 G 试验阴性;ANCA、ANA、dsDNA、抗肾小球基膜抗体阴性。胸部 CT(2014.12.12):双肺弥漫性磨玻璃状、小结节状密度增高影,小叶间隔明显增厚,纵隔淋巴结肿大并钙化,双侧胸腔少量积液,病灶较前增多(图 5-8-5)。

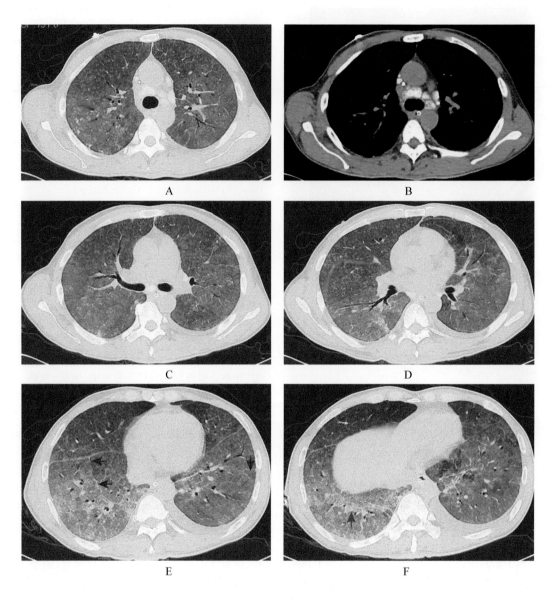

图 5-8-5 胸部 CT

【诊断】 尘肺并继发性肺泡蛋白沉积症、肺部侵袭性毛孢子菌病。

【诊断依据】 中年男性,从事石雕工作 20 余年,胸部 CT 示双肺弥漫分布腺泡结节影,中上肺野为主,纵隔淋巴结钙化明显,以上特征支持尘肺诊断。双肺弥漫性分布磨玻璃影,下肺明显,可见小叶间隔增厚(图 5-8-5 红箭)和铺路石征(图 5-8-5 蓝箭),双下肺灌洗液呈棕黄色奶状,静置分层,左肺下叶灌洗液涂片 PAS 染色阳性,肺泡蛋白沉积症诊断明确。结合痰和灌洗液培养均为毛孢子菌属,考虑尘肺并继发性肺泡蛋白沉积症、肺部侵袭性毛孢子菌病诊断。

病人右肺下叶基底段盲检见支气管黏膜下肺组织内多灶性尘结节形成,周围部分肺泡腔内较多量嗜伊红无定型物质沉积,PAS 染色阳性,考虑尘肺并肺泡蛋白沉积症(图 5-8-6、图 5-8-7)。右肺中叶送耶氏肺孢子菌 PCR 检测阴性。痰和所有部位灌洗液培养:阿萨希毛孢子菌(图 5-

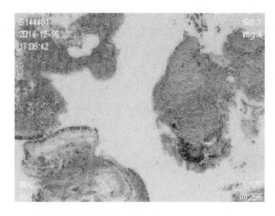

图 5-8-6 HE(50×)

8-8、图 5-8-9),对 5-氟胞嘧啶(MIC<4μg/ml)、伏立康唑(MIC<0.125μg/ml)、氟康唑(MIC<8μg/ml)、伊曲康唑(MIC<0.25μg/ml)、两性霉素 B(MIC<0.5μg/ml)敏感。

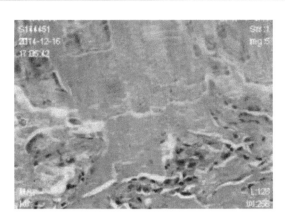

图 5-8-7　HE(200×)

诊断明确后将米卡芬净改为两性霉素 B 脂质体抗真菌治疗,继续有创呼吸机辅助通气,激素序贯治疗并缓慢减量,保肝、平喘、化痰、胸腺素免疫治疗等辅助治疗,入院后第 3 天病人体温下降,入院后第 6 天给予右肺下叶 1000ml 生理盐水局部肺泡灌洗,气促好转,氧合改善,复查血气(FiO₂ 30%):pH 7.49、PaO₂ 80mmHg、PaCO₂ 34mmHg、SaO₂ 97%、氧合指数 260mmHg;尿常规:葡萄糖(+)、隐血(++)、蛋白微量;PCT 0.335ng/ml。病情好转,入院后第 7 天拔除气管插管。复查胸部 CT(2014.12.25):双上肺磨玻璃影较前减少,小叶间隔增厚较前减轻,胸腔积液消失,中下肺野斑片、磨玻璃影较前增多(图 5-8-10)。28 天后再行纤维支气管镜检查,行右肺中叶及左舌叶灌洗,灌洗液呈白色浑浊状,培养结果均未发现致病菌。2015.01.17 病人再次出现发热,复查胸部 CT(2015.01.19)双肺多发实变影,双下肺磨玻璃影较前减少(图 5-8-11)。考虑院内感染,给予氟康唑抗真菌,头孢哌酮舒巴坦抗感染治疗,病情缓解。入院 50 天后复查胸部

CT(2015.01.31):双肺病灶较前吸收,停抗真菌药物和激素,好转出院。2015.03.02 复查 CT 示:病灶明显吸收(图 5-8-12),病人无明显不适,定期门诊随诊。

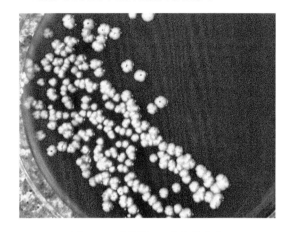

图 5-8-8　血平板 48h,奶白状菌落

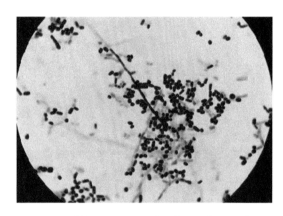

图 5-8-9　革兰染色(1000×),可见有隔菌丝、关节孢子和芽生孢子

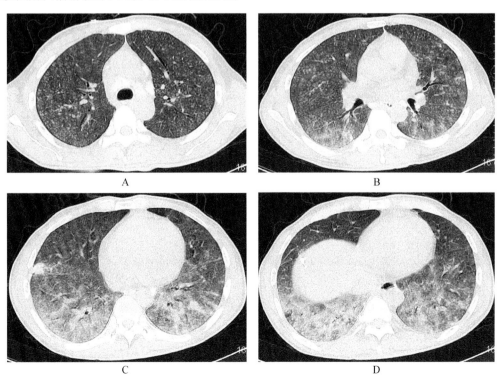

A

B

C

D

图 5-8-10　上肺磨玻璃影较前减轻,双下肺斑片、磨玻璃影较前增多

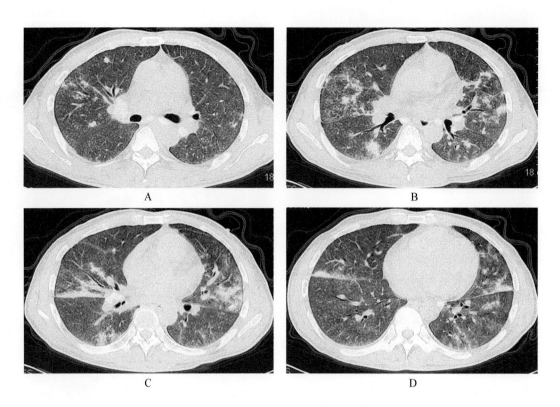

图 5-8-11　双肺多发实变影,双下肺病变较前好转

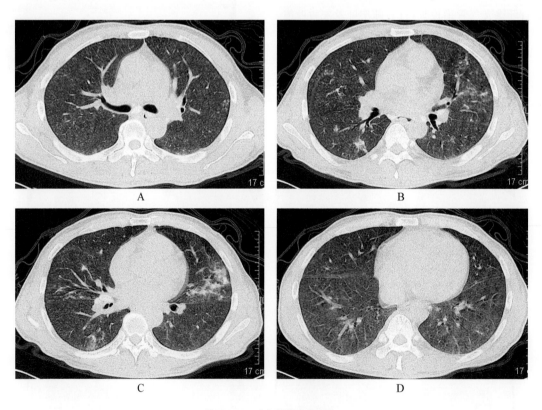

图 5-8-12　病变较前明显吸收

【分析】　近年来,毛孢子菌病的发病率呈明显上升趋势,国内外有关皮肤、毛发、指甲等局部感染及系统性感染的报道不断增多,这主要和恶性肿瘤的增加、器官移植的广泛开展、免疫抑制疗法、化学疗法、广谱抗生素、侵入性

医疗操作的大量应用及临床检测和诊断水平的提高等因素有关。系统性毛孢子菌病主要发生在各种原因造成的免疫功能低下的病人,如严重、持久的中性粒细胞减少症,恶性肿瘤,尤其是血液系统肿瘤、器官移植、艾滋病等,也

可见于非免疫功能低下的白内障摘除术者、人工心脏瓣膜、静脉药瘾者、长期腹膜透析及外用糖皮质激素治疗的病人。

阿萨希毛孢子菌系毛孢子菌属中的一种，镜下观察主要为大量关节菌丝，完全或不完全断裂后形成的关节孢子，多呈筒状。该菌具有多样性出芽方式，可形成芽孢、假菌丝或菌丝，偶见棒状大分生孢子、巨细胞、八叠球菌样结构，但无附属物。阿萨希毛孢子菌为条件致病菌，在宿主体内的传播及毒力与诸多因素有关，如细胞形态转换、耐热性、黏附力、细胞壁多糖、胞外蛋白酶等，是引起深部毛孢子菌感染的主要病原菌，易致慢性感染及恶性肿瘤等机体免疫力低下的病人发生感染，在免疫正常人群中也有感染该菌的报道。

该例病人有尘肺和糖尿病史，免疫力低下和粉尘均可诱发 PAP，PAP 也与机会性感染有关。典型的 PAP 胸部 CT 表现为弥漫性磨玻璃状、斑片状阴影，小叶间隔增厚，呈铺路石样改变，该例双下肺有此种表现，双上肺表现不典型，单纯抗真菌治疗后，双肺病灶明显吸收，不除外 PAP 继发于侵袭性阿萨希毛孢子菌感染的可能。

卡泊芬净是棘白菌素类抗真菌药物，对毛孢子菌属的

活性很低，不推荐用于治疗毛孢子菌病。虽然两性霉素 B 是经典的经验性治疗酵母感染的首选药物，但仍有报道毛孢子菌特别是阿萨希毛孢子菌对两性霉素 B 的敏感性较差。临床上经验使用两性霉素 B 治疗毛孢子菌感染失败的例子不在少数，特别是对于自身免疫缺陷的人群。由于真菌对两性霉素 B 敏感性可变，故很多学者提出将两性霉素 B 与其他抗真菌药物联用。与两性霉素 B 比较，三唑类药物在体外表现出更好的活性，单独应用三唑类或与其他药物联合治疗，可能是毛孢子菌病的最佳疗法。两性霉素 B 对阿萨希毛孢子菌的抗菌作用有浓度依赖性，其 MIC 为 $0.5 \sim 16.0 \text{mg/L}$。当血清中两性霉素 B 的浓度 $\leqslant 2.0 \text{mg/L}$ 时，76% 的菌株被抑制，但是浓度为 $1.0 \sim 32.0 \text{mg/L}$ 时，有 40% 的菌株未被杀死。当血清浓度 $\geqslant 2$ 倍 MIC 值时，两性霉素 B 表现出抗真菌活性。当大于 4 倍 MIC 值时，表现出最佳抗真菌活性。该例外院给予米卡芬净治疗失败，体外药敏试验显示对两性霉素 B 敏感（MIC$<0.5\mu\text{g/ml}$），选择两性霉素 B 脂质体治疗初期效果一般，病变有所进展，加用氟康唑联合治疗后病变明显吸收，治疗成功。

（福州市肺科医院呼吸内科　潘建光　李红艳　提供）

第九节　赛多孢感染

赛多孢属是 1919 年以尖端赛多孢（Scedosporium apiospermum）为模式种所建立，属于子囊菌门、粪壳菌纲、微囊菌目、小囊菌科。赛多孢广泛分布于世界范围内，可从温带和热带的土壤中分离出来。赛多孢是机会性真菌，可引起多种器官感染，在免疫正常个体，可引起局部感染，特别是白色颗粒型足菌肿、关节炎、骨髓炎、耳炎和角膜炎等。在免疫抑制病人，如器官移植受者，可引起系统或播散性感染。在溺水和雪崩受害者可引起致命性中枢感染，时常在事故后几周至几个月后出现症状。呼吸道囊性纤维化病人时常有赛多孢属的慢性定植，这些病人或者处于亚临床表现，或者表现为过敏性支气管肺炎症状，与曲霉菌种感染的临床表现相似，赛多孢属定植是肺移植禁忌证。

赛多孢属中引起人类致病的有尖端赛多孢（S. apiospermum）、波氏赛多孢（S. boydii）和桔黄赛多孢（S. aurantiacum），尖端赛多孢是主要感染人的菌种。而多育赛多孢（S. prolificans）经种系发生学和形态学分类划分到 Lomentospora 属（L. prolificans）。尖端赛多孢尤其是与其形态相似的 L. prolificans 对大多数抗真菌药物高度耐药，伏立康唑相对有效，其治疗通常十分困难。早期研究者曾认为尖端赛多孢是波氏假阿利什菌的无性型，但有研究发现它们聚为不同的群，属于不同的种，因此与波氏假阿利什菌聚在一起的是波氏假阿利什菌无性型的尖端赛多孢更名为新种波氏赛多孢。桔黄赛多孢菌于 2005 年由 Gilgado F 等首次报道，研究显示桔黄赛多孢菌具有与

L. prolificans 类似的耐药性及毒力，可引起肺部、中枢神经系统及骨髓感染，药物敏感性首选伏立康唑，其次为泊沙康唑。

（一）形态学

尖端赛多孢在 25℃ 生长迅速，最高生长温度为 40℃。棉花样至绒毛样，气生菌丝多，最初呈白色（图 5-9-1），背面呈灰黑色，后随着色素或褐色分生孢子的产生，使得菌落变灰，成熟后变为褐色甚至黑色（图 5-9-2），但其菌丝实质上是无色的。菌丝较粗、分枝、分隔，分生孢子梗可长可短，分生孢子单细胞呈卵圆形，壁光滑，着生于分生孢子梗顶端，为环痕产孢，环痕在光学显微镜下几乎不可见。有时可以产生数个孢子。还有一种产孢方式为黏束孢产孢，其特征是直立的、黄棕色菌丝成束，菌丝束末端是细长的产孢细胞丛。偶尔培养物发白变质，不产生分生孢子，菌丝细胞局部膨胀和不规则关节脱落像多细胞的关节孢子（图 5-9-3～图 5-9-5）。L. prolificans 缺乏气生菌丝，所以快长的丝状真菌可以掩盖多育赛多孢的生长。与尖端赛多孢相比，L. prolificans 可在 45℃ 下生长，菌丝有宽大和纤细两种形态；分生孢子梗基部膨大，有狭窄的颈部，有时存在二级分枝；分生孢子在梗端多聚积成小堆，或直接着生于菌丝上（侧生）；菌落颜色常较暗黑；L. prolificans 可在黑色酵母样菌落与白色短绒样丝状菌落之间转变，相应镜下形态可以从菌丝相向厚壁孢子型转变（图 5-9-6～图 5-9-8）。

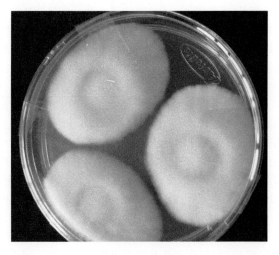

图 5-9-1 白色菌落

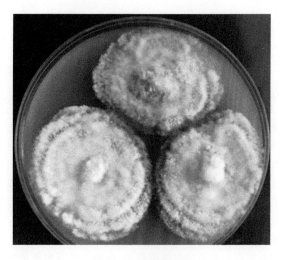

图 5-9-2 灰褐色菌落

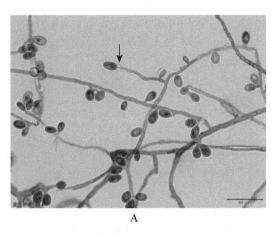

A

B

图 5-9-3 乳酸酚棉兰染色,菌丝分枝、分隔,分生孢子梗细长,分生孢子单细胞呈卵圆形,着生于分生孢子梗顶端(红箭),有时可以产生双生(绿箭)或数个孢子

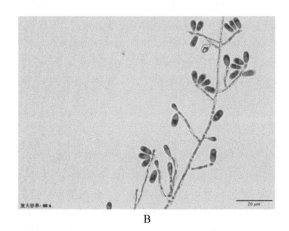

图 5-9-4 尖端赛多孢的闭囊壳

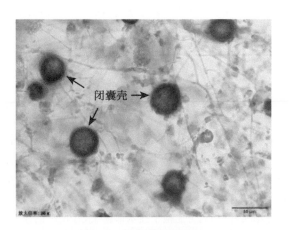

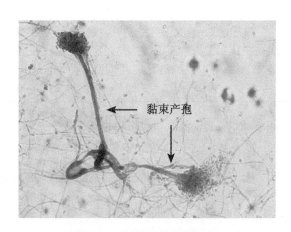

图 5-9-5 尖端赛多孢的黏束产孢

(厦门大学附属第一医院检验科　徐和平　提供)

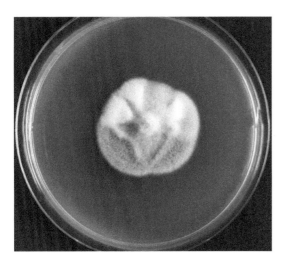

图 5-9-6　多育赛多孢,SDA 28℃培养 16 天

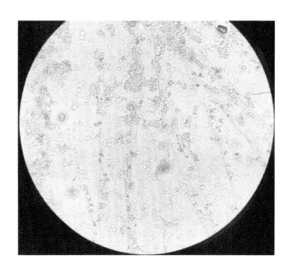

图 5-9-7　分生孢子在梗端聚积成小堆

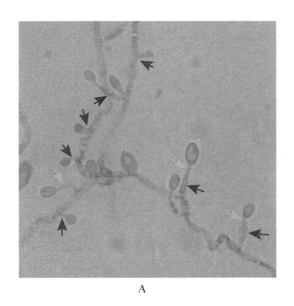

A

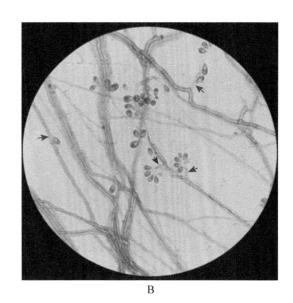

B

图 5-9-8　多育赛多孢,可见狭长的颈部(绿箭)、膨胀的分生孢子梗(红箭)、侧生的分生孢子(缺如分生孢子梗,蓝箭)

(二)临床表现

赛多孢引起的感染多发生于器官移植、淋巴瘤、白血病、长期应用糖皮质激素或免疫抑制剂等免疫功能缺陷的人群中,也可发生在免疫功能正常者,如创伤、污水淹溺等。赛多孢感染最常损害的部位是肺部、关节(其中膝关节最常受累)、颅内、眼部、窦、皮下组织等,可以出现肺炎、窦部感染、脑脓肿、关节炎、骨髓炎、椎间盘炎、心内膜炎、腹膜炎、脑膜脑炎、腮腺炎、甲状腺脓肿、耳真菌病、眼内炎、角膜炎、脉络膜视网膜炎、皮下组织感染、足菌肿等。

(三)治疗

赛多孢引起的感染在组织病理上难以与曲霉属和其他透明丝菌区别,致使临床诊断非常困难,加之赛多孢对两性霉素 B 耐药的特性,侵袭性赛多孢感染病死率非常高。在器官移植病人中,赛多孢感染引起的死亡率为58%。赛多孢对两性霉素 B、制霉菌素、伊曲康唑和酮康唑等抗真菌药物活性较低,伏立康唑具有较好的抗赛多孢

(宁波美康盛德医学检验所有限公司　冯长海　提供)

作用,泊沙康唑亦较敏感。Troke 等曾对 107 例使用伏立康唑治疗尖端赛多孢感染的病例进行分析,总体有效率为57%,骨感染的有效率为 79%。近年来,文献报道的尖端赛多孢引起的各种感染呈上升趋势,需要临床工作中深入研究并引起高度关注。

参 考 文 献

Fisher JF,Shadomy S,Teabeaut JR,et al. 1982. Near-drowning complicated by brain abcess due to Petrillidum boydii. Arch Neurol,39(8):511-513.

Gilgado F,Cano J,Gene J,et al. 2005. Molecular phylogeny of the Pseudallescheriaboydiispecies complex:proposal of two new species. Journal of Clinical Microbiology,43(10):4930-4942.

Gilgado F,Serena C,Cano J,et al. 2006. Antifungal susceptibilities ofthe species of the Pseudallescheriaboydii complex. Antimicrobial Agents &Chemotherapy,50(12):4211-4213.

Kooijman CM, Kampinga GA, de Hoog GS, et al. 2007. Successful treatment of Scedosporiumaurantiacum osteomyelitis in an immunocompetent patient. Surgical Infections, 8(6):605-610.

Nakamura Y, Suzuki N, Nakajima Y, Utsumi Y, et al. 2013. Scedosporiumaurantiacumbrain abscess after near-drowning in a survivor of a tsunami in Japan. Respiratory Investigation, 51(4):207-211.

(四)病例解析

病例:男,61岁。咳嗽、咳痰伴间断痰中带血11月。病人11月前无诱因出现咳嗽、咳痰,痰中带血。

胸部CT:右肺上叶空洞伴周围渗出灶,考虑继发性肺结核,给予异烟肼、利福平、乙胺丁醇治疗,咯血停止,期间定期复查肺部CT,空洞有增大趋势,空洞内可见半球形病变。1周前病人再次出现咯血,鲜血,量少,查胸部CT示:右肺上叶空洞伴两肺感染性病变(图5-9-9)。遂行电子气管镜检查,肺泡灌洗液培养提示尖端赛多孢(图5-9-10、图5-9-11),为求进一步诊治收住病房。既往体健,无免疫缺陷病、无服用免疫抑制药、激素及器官移植病史。辅助检查:血气分析为pH 7.410,$PaCO_2$ 35.0mmHg,PaO_2 71.0mmHg;G试验、GM试验阴性。

【诊断】 尖端赛多孢感染。

【治疗】 入院后予伏立康唑0.2g静脉滴注q12h抗感染治疗,病人咳嗽、咳痰减少,咯血症状逐渐消失,治疗1周后出院,改用伏立康唑片0.2g q12h)继续治疗3个月后复查肺部CT病人空洞内真菌球有所减小(图5-9-12),随访中未复发。

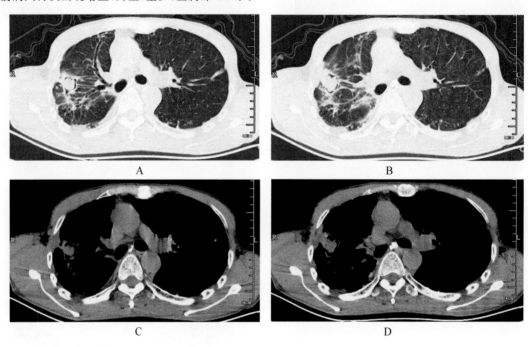

图 5-9-9　右肺上叶空洞,内见真菌球

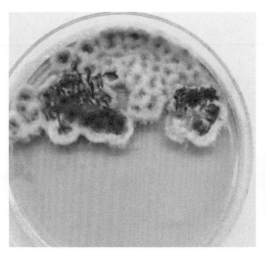

图 5-9-10　沙保培养基,灰绿色绒毛样菌落生长

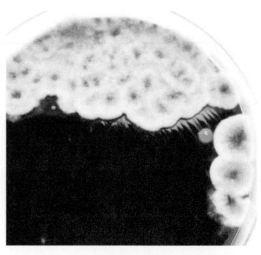

图 5-9-11　血琼脂培养基,白色绒毛样菌落生长

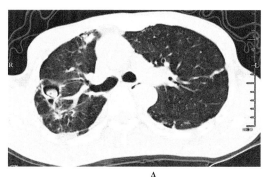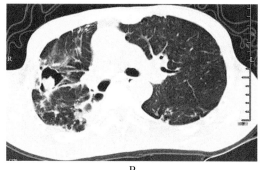

A　　　　　　　　　　　　B

图 5-9-12　抗真菌治疗 3 月,真菌球略有缩小

【分析】　尖端赛多孢是非常顽固的条件致病菌,在土壤、污水、腐物等受污染的环境中广泛存在,是引起免疫低下或免疫抑制病人感染的重要病原真菌,偶尔也能感染免疫功能正常的人群。既往研究尖端赛多孢主要引起外伤部位的感染、皮下感染和无症状的肺部定植。外伤以足菌肿多见。足菌肿病人大多数是下肢感染,其中 2/3 的病例是足部感染,其次是小腿、双手、头、颈、胸、肩等,其临床特征较为一致。尖端赛多孢亦可定植在已经存在的空腔或扩张的支气管中,定植的最终结果是形成真菌球,在真菌球的气体接触面常有分生孢子存在。真菌团块与空腔壁紧密相连,形成空气新月征,与曲菌球或侵袭性肺曲霉菌病的征象相似,两者的不同点是尖端赛多孢致死性的感染进展更快速。本例影像符合上述表现。1980 年后,溺水是尖端赛多孢感染的常见原因。溺水后的真菌感染几乎多与尖端赛多孢有关。其感染起源于肺,可蔓延到脑。中枢神经系统感染的潜伏期是 1~4 周,感染症状通常出现较晚,这与细菌感染有所不同。近年来发现尖端赛多孢引起的感染大多为深部感染,特别是在系统应用大量糖皮质激素、接受实体器官和骨髓移植及有基础肺病的病人,可侵犯人体的多种器官导致疾病,并常引起致死性感染。痰、支气管肺泡灌洗液、关节液、脑脓肿穿刺液、血液等送检培养,病变皮肤组织病理检查等均可确定诊断。一旦发现,应及早治疗,以免造成严重的后果。

（浙江省中西医结合医院呼吸科　何　飞　提供）

第6章

放线菌病

放线菌是革兰阳性的原核生物类群,以菌丝体呈放射状态著称,与人类的生产和生活关系极为密切,目前广泛应用的抗生素约70%是由各种放线菌产生。一些种类的放线菌还能产生各种酶制剂(蛋白酶、淀粉酶和纤维素酶等)、维生素(B_{12})和有机酸等。放线菌在自然界中分布很广,主要以孢子或菌丝状态存在于土壤、空气和水中,尤其是在含水量低、有机物丰富、呈中性或微碱性的土壤中数量最多。从生物进化的角度看,它是介于细菌与真菌之间的过渡类型。放线菌细胞构造和细胞壁的化学组成都与细菌十分相似,都具备细胞壁、细胞膜、细胞质、拟核等基本结构;个别种类的放线菌也具有细菌鞭毛样的丝状体;放线菌的孢子在某些方面与细菌的芽胞有相似之处,都属于内源性孢子,但细菌的芽胞仅是休眠体,不具有繁殖作用,而放线菌产生孢子则是一种繁殖方式。放线菌又有许多细菌所没有的特点,一般不形成荚膜、菌毛等特殊结构;具有一些真菌家族的特征,如菌体呈纤细的丝状,而且有分枝;与一般细菌一样,多为腐生,少数寄生,大多数不致病。

对人致病的放线菌可分含和不含分枝菌酸2类。含分枝菌酸的放线菌有奴卡菌属、分枝杆菌属和棒状杆菌属;不含分枝菌酸的有放线菌属。放线菌属和奴卡菌属因能形成有分枝的长丝,缠绕成团,且引起的疾病常呈慢性过程,酷似真菌感染,故以往曾将其列入真菌。两者同属原核微生物,细胞核无核膜,细胞壁由二氨基庚二酸和磷壁酸构成,菌丝横径比真菌细,对常用的抗细菌抗生素敏感,而对抗真菌药物不敏感。

第一节　肺放线菌病

放线菌为革兰阳性的非抗酸性丝状菌,厌氧或微需氧,常寄居在人体牙龈、扁桃体隐窝和口腔、上呼吸道、胃肠道和泌尿生殖道等与外界相通的腔道,属人体的正常菌群。放线菌病是由放线菌属中某些种属引起的一种慢性化脓性肉芽肿性疾病,致病的有衣氏(以色列)放线菌、戈氏放线菌、内氏放线菌、黏液放线菌、迈氏放线菌、丙酸放线菌和龋齿放线菌等,其中衣氏放线菌对人致病性较强,一般不在人与人及人与动物间传播。

(一)临床表现

放线菌病根据感染途径和涉及的器官临床分为面颈部、胸部、腹部、盆腔和中枢神经系统等感染。放线菌可分泌蛋白酶溶解、破坏邻近组织,因此病灶多以直接蔓延的方式扩散,且不受解剖学屏障限制。最常见的为面颈部感染,约占病人的60%。大多有近期口腔炎、拔牙史或下颌骨骨折后颈面肿胀,不断产生新结节、多发性脓肿和瘘管形成。病原体可沿导管进入涎腺和泪腺,或直接蔓延至眼眶和其他部位。若累及颅骨可引起脑膜炎和脑脓肿。胸部感染常有吸入史,也可由颈面部感染通过血行传播,损害大多广泛连续蔓延,可扩展到心包、心肌,并能穿破胸膜和胸壁,在体表形成多数瘘管,排出脓液。腹部感染常由吞咽含病原菌唾液或由于腹壁外伤或阑尾穿孔所致。盆腔感染大多继发于腹部感染。原发性皮肤放线菌病常由外伤或昆虫叮咬引起,先出现皮下结节,然后结节软化破溃形成瘘管。中枢神经系统感染常继发于其他病灶。

肺放线菌病男性青壮年多见,酗酒、口腔卫生不良、长期吸烟、有创操作、体内异物等是其危险因素,有基础肺部疾病病人的肺放线菌感染率也明显增加。该病起病隐匿,常呈慢性起病,当机体抵抗力下降,可因口腔分泌物吸入而侵入呼吸道,首先在支气管内引起病变,再侵入肺实质,亦可由于食管病变向纵隔蔓延,或腹部感染穿过膈肌波及胸膜和肺。放线菌病在肺内早期的病变为支气管肺炎,以后发展为肉芽肿,并有结缔组织增生,形成结节状病变,夹杂着软化的病灶及小脓肿。肺内的脓肿继续发展可引起化脓性肺炎,并经叶间隙、胸膜侵犯胸壁、肋骨,形成窦道,也可侵入血流循环,引起全身播散。常见的临床表现为咳嗽、咳痰及咯血,咯血多为痰中带血,但也有大咯血发生。当病变累及胸膜或胸壁时,则出现与病变部位相应的胸痛,并可出现胸腔积液、脓胸、胸壁脓肿及多发性瘘管的体征。

(二)影像学表现

肺放线菌病缺乏典型的影像学表现,难与化脓性病变(如肺脓肿)、渗出性病变(如肺炎)、肺结核及肺肿瘤性病变相鉴别。常见的胸部CT表现为单侧位于外周的局灶性或斑片状实变,可合并周围支气管扩张,累及下叶多见,多与胸膜粘连,伴有胸膜肥厚。大范围的实变可以跨过叶间裂并扩散进入邻近的肺叶,病灶内的空洞也可跨叶间裂沟通。感染也可累及纵隔、胸膜和胸壁,引起脓胸、软组织肿胀、骨质破坏等。另一常见影像表现为肿块影,有时伴空洞形成,可有空洞-悬浮气泡征象。慢性肺放线菌病可形成广泛的纤维化。胸腔积液有时是唯一的影像学表现,脓胸多见。可出现纵隔和心包受累,但不常见。

(三)诊断

肺放线菌病的确诊需要病理学或微生物学的依据,包括培养阳性、痰涂片存在硫磺颗粒、组织病理常规 HE 染色及六胺银染色证实(图 6-1-1～图 6-1-4)。在病人病灶组织和瘘管流出的脓样物质中,可找到肉眼可见的黄色硫磺状小颗粒,称为硫磺颗粒(sulfur granule),是放线菌在组织中形成的菌落。将硫磺颗粒制成压片或组织切片,在显微镜下可见颗粒呈菊花状,核心部分由分枝的菌丝交织组成;周围部分长丝排列成放线状,菌丝末端有胶质样物质组成鞘包围,且膨大成棒状体。部分呈革兰阴性。标本经苏木精伊红染色,中央部为紫色,末端膨大部为红色。放线菌培养较困难,显微镜观察可见菌落由长度不等的蛛网状菌丝所构成,称蛛网状菌落。该病的病理特征是多发

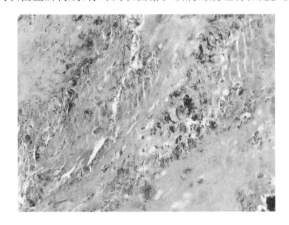

图 6-1-1 HE(40×)

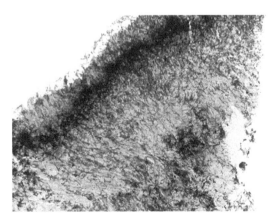

图 6-1-2 PASM(40×)

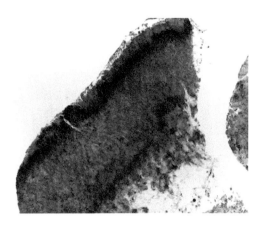

图 6-1-3 PAS(20×)

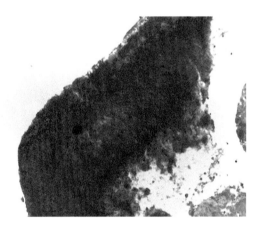

图 6-1-4 革兰染色(20×)

性脓肿、瘘管、肉芽增生和纤维性变。病原菌入侵后,在组织内最先引起白细胞浸润,形成多发性小脓肿,脓肿穿破形成多个窦道,在脓液和窦道分泌物中可以见到硫磺颗粒,病变晚期,慢性肉芽组织增生,病变邻近组织纤维性变。

(北京大学第三医院呼吸科 路 明 提供)

(四)治疗

放线菌与龋齿和牙周炎有关,由于放线菌对食物中糖类的分解产酸腐蚀釉质,形成龋齿。放线菌能进一步引起齿龈炎和牙周炎。注意口腔卫生、牙病早日修补是预防的主要方法。放线菌的治疗强调早期、合理用药,足够疗程。治疗上应个体化,具体治疗方案制订取决于病变初期情况、感染部位及治疗的临床和影像学反应。病人的脓肿和瘘管应进行外科清创处理,药物治疗首选大剂量青霉素,其他药物包括四环素类、磺胺类(TMP-SMZ)、大环内酯类及克林霉素等,但氟喹诺酮类、甲硝唑及氨基糖苷类疗效差,不宜使用。疗程一般推荐长周期治疗方案,轻中度疗程 6 月,重度需持续治疗 6～12 个月。也有学者提倡实施短疗程(<3 个月)治疗,疗效肯定。该病若能早诊断早治疗,预后较好,约 90% 可以治愈。

参 考 文 献

Bernatsky S,Boivin JF,Joseph L,et al. 2006. Mortality in systemic lupus erythematosus. Arthritis Rheum,54:2550-2557.

Mok MY,Wong SS,Chan TM,et al. 2007. Non-tuberculous mycobacterial infection in patients with systemic lupus erythematosus. Rheumatology,46:280-284.

Nielsen HL. 2015. First report of Actinomyces europaeus bacteraemia result from a breast abscess in a 53-year-old man. New Microbes New Infect,7(14):21-22.

Puri H,Narang V,Chawla J. 2015. Actinomycosis of submandibular gland:An unusual presentation of a rare entity. J Oral Maxillofac Pathol,19(1):106.

Song JU,Park HY,Jeon K,et al. 2010. Treatment of thoracic actinomycosis:a retrospective analysis of 40 patients. Ann Thorac Med, 5:80-85.

Sudhakar SS,Ross JJ. 2004. Short-term treatment of actinomycosis: two cases and a review. Clin Infect Dis,38(3):444-447.

(五)病例解析

1. 病例1:男,72岁。咳嗽、咳痰10天,胸痛、气促、发热4天。痰为黄褐色,偶有痰中带血丝,发热最高可达39.0℃。有长年大量吸烟史。

胸部CT:双肺多发大小不等结节、团片、小片状影,多沿胸膜下分布,右下肺多见(图6-1-5)。

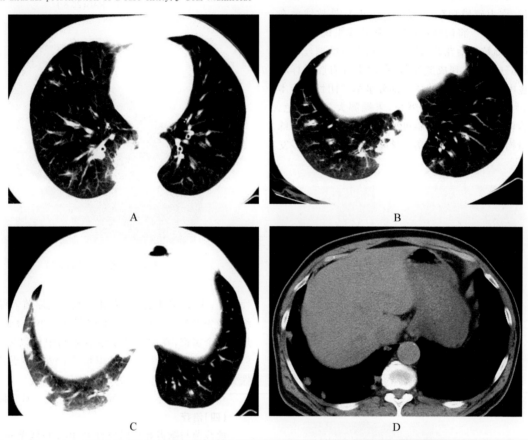

图 6-1-5 胸部 CT1

【诊断】 肺放线菌病。

【诊断依据】 老年男性,急性起病,发热、咳嗽、痰中带血,病变以结节、团块为主,主要位于右下肺胸膜下,病变周围可见晕征,部分病变可见空泡、空洞影,首先考虑隐球菌或放线菌可能。追问病史,发病前3天有拔牙史,口含麻药近20min,首先考虑肺放线菌病。病人痰中找到硫磺颗粒,证实该诊断,给予大量青霉素治疗,病情明显缓解。

【分析】 原发性放线菌病是由于口腔内寄生或胃肠道定植的放线菌吸入呼吸道而引起,以局部扩散、化脓或肉芽肿性炎症、多发脓肿和窦道瘘管为特征。不良的口腔卫生和牙齿疾病增加感染的风险。链球菌属、嗜血杆菌等伴生菌的存在有利于放线菌的增殖,伴生菌消耗氧气从而使环境更利于放线菌生长。肺放线菌病的临床表现无特异性,当病人咳痰中发现黄色颗粒(硫磺颗粒)时,对肺放线菌病诊断有重要意义。胸部CT早期表现为外周肺组织的不规则小结节灶,边缘模糊,周围可见磨玻璃影(晕征),有或无小叶间隔增厚。其病理基础为放线菌引起的支气管肺炎及早期的炎性肉芽肿,病灶周围的晕征可能与病变浸润或局部血管破坏并肺泡积血有关。其后进展为肿块或节段性实变,增强CT可见环形强化,内含低密度无增强的液化灶及大小不等的气泡影或空洞。病程晚期,病变可累及整个肺叶,亦可侵入胸膜发展为脓胸,累及胸壁而形成瘘管,并可造成特征性肋骨破坏。放线菌病病程长,临床表现多样,复发率高,预后较好,早期诊断并使用有效抗菌药物治疗治愈率可达90%。

2. 病例2：男，64岁。咳嗽、咳痰1月，痰中带血3天。病人1月前受凉后出现阵发性咳嗽，咳白黏痰，轻度胸闷、气短。在社区诊所输液及口服药物治疗（不详），疗效欠佳。近3天咳嗽加重，仍为白黏痰，晨起痰中带血2～3口/日，鲜红色。个人史：吸烟40余年，平均15支/日。饮酒40余年，1～2瓶啤酒/日。辅助检查：血常规正常；痰培养、痰找抗酸杆菌、痰真菌培养均阴性；血糖：7.2mmol/L，糖化血红蛋白：6.1%；血清肿瘤标志物均阴性；血HIV

（一）、梅毒螺旋体（一）。彩超：颈部、左锁骨上、双侧腋下均可见数个淋巴结，最大1.9cm×0.8cm，回声减低。双侧腹股沟可见数个淋巴结，最大2.3cm×0.8cm，回声正常；支气管镜：未见气道阻塞，肺泡灌洗未见肿瘤细胞。

胸部CT：左肺上叶团块状高密度影，边界清，局部与胸膜关系紧密，其内密度不均匀，纵隔内见多发肿大淋巴结影（图6-1-6）。

【诊断】 慢性炎症。

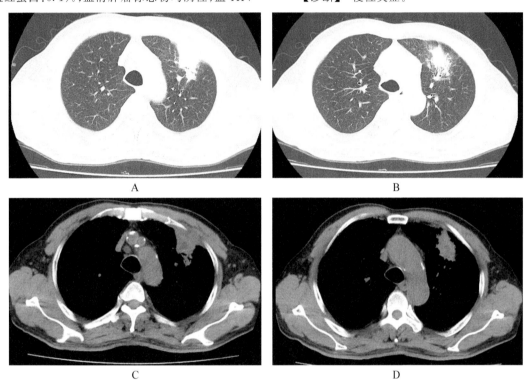

图 6-1-6 胸部 CT2

【诊断依据】 老年男性，有咳嗽、咳痰、痰中带血症状，病史较长，抗生素治疗疗效差，首先可除外社区获得性肺炎。病变位于左肺上叶前段，为不规则团块影，广基与胸膜相连，邻近胸膜增厚明显，病变周围略有渗出，边缘平直、内收，内见坏死，无明显毛刺，无胸腔积液，虽有颈部、腹股沟和纵隔淋巴结肿大，仍考虑慢性炎症可能。病变周围无树芽征和卫星灶，且病变位于上叶前段，非结核好发部位，肺结核不考虑。病人无发热、无咳脓臭痰病史，肺脓肿可除外。病变周围无纤维条索和长短毛刺等慢性机化的征象，机化性肺炎伴脓肿形成不考虑。病变进展较慢，需考虑真菌和放线菌感染可能。发生于单侧肺的包含有中心低密度区伴周边强化的气腔实变及邻近的胸膜增厚是肺放线菌病的特征性CT表现，该病人吸烟、长期饮酒、血糖偏高，为肺放线菌病常见诱因，结合病人临床症状，首先考虑肺放线菌病可能。病人行CT引导下经皮穿刺肺活检，病理示见凝血及脓性渗出物，并见大量菌团，考虑为放线菌（图6-1-7）。

【分析】 肺放线菌病属于临床少见病例，缺乏特征性的临床表现，极易误诊。肺放线菌病常累及有基础病变的同侧肺，双侧受累极为少见，其原因可能是有基础病变的

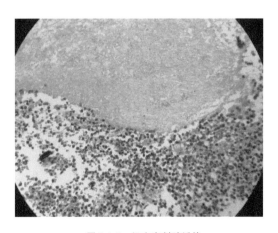

图 6-1-7 经皮穿刺肺活检

支气管肺组织含有部分坏死组织，通气不良且引流不畅，容易产生厌氧环境而更利于放线菌生长。本例表现为病灶内低密度区，空洞尚未形成，考虑可能与病人就诊较早、病程较短、病变未能充分液化坏死有关；病变发生于正常无基础病变的肺组织，局部血供及通气较好，不利于组织发生坏死有关。病理证实低密度区为慢性脓肿，病理上为

炎性组织及其内的坏死物和放线菌菌落。放线菌感染最常见于头颈部,因此除肺部症状以外,如果面颈部出现无痛性结节及肿块,临床医生应考虑该病的可能。肺放线菌病易合并咯血,提示对肺部有病变且咯血原因不明的病人应警惕肺放线菌病。

（解放军 210 医院呼吸内科　张齐武　提供）

3. 病例 3:男,48 岁。咳嗽、咳痰伴发热 2 月余。病人 2 月前无明显诱因出现咳嗽,咳白痰,偶有气促,发热,体温波动于 37.9～38.2℃,有夜间盗汗,感胸背部不适,当地医院就诊,给予克林霉素、阿奇霉素抗感染治疗,体温恢复正常,仍有咳嗽、咳痰,入院前 1 天出现痰中带血,有少许血凝块咳出。有青霉素、头孢类过敏史,吸烟 20 余年。查体:右肺呼吸音粗,可闻及少许湿啰音。辅助检查:血常规示 WBC $8.4×10^9$/L;CRP 23mg/L;ESR 21mm/h;肿瘤标志物(-);结核 RNA(-)、T-SPOT.TB(-)、痰找抗酸杆菌(-)。

胸部 CT:右肺中叶实变,内可见支气管充气征,管腔内见弧形钙化影(图 6-1-8)。

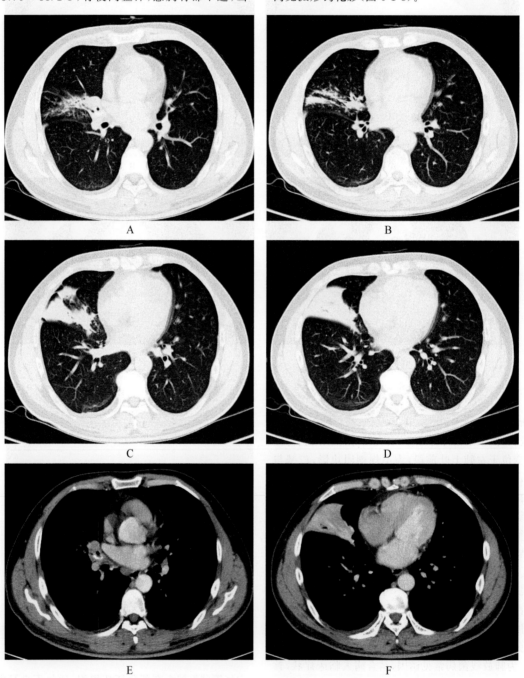

图 6-1-8　胸部 CT3

【诊断】　右肺中叶异物并阻塞性肺炎。

【诊断依据】　病人右肺中叶开口处见弧形钙化影,考虑为异物,并引起阻塞性肺炎,病人有发热、咯血病史,需考虑合并真菌或放线菌可能。病人应用克林霉素、阿奇霉素治疗后体温恢复正常,提示抗感染治疗有效,从疗效上更支持肺放线菌病诊断。病人行支气管镜检查见右中叶支气管狭窄,可见多个肉芽组织堵塞管口,肉芽表面可见白色坏死物,余支气管管腔通畅。活检病理示黏膜重度慢性炎伴鳞状上皮增生及见放线菌。免疫组化结果:CK5/6、CK7、p53、p63、TTF-1、SOX-2、p40、Ki-67 分布如常。

特殊染色:抗酸(一)、PAS(十)。病人因对青霉素、头孢类过敏,故给予复方新诺明、左氧氟沙星、克拉霉素联合抗感染治疗,症状明显好转。治疗后 3 个月复查胸部 CT,病变完全吸收(图 6-1-9)。

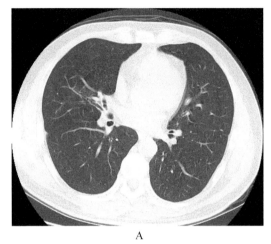
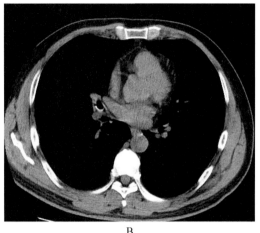

图 6-1-9 右肺病变基本吸收,气管内可见弧形钙化

【分析】 支气管异物合并肺放线菌感染的病例偶有报道,支气管异物等为放线菌创造了厌氧环境,也增加了放线菌感染的风险,中央型肺癌及其他导致支气管阻塞的疾病亦有可能增加放线菌感染的风险。当支气管异物附近存在大量肉芽组织时,需考虑其并发放线菌病的可能。本病的最终诊断主要依靠病理。纤维支气管镜检查对位于肺门附近区域的病灶有很大价值,可以清除支气管腔内坏死组织,必要时可进行药物灌注。纤维支气管镜下可见脓性分泌物或肉芽样组织阻塞管腔,组织学表现为非特异性炎症或增生,灌洗液中发现所谓硫磺颗粒,病理见放线

菌丝,革兰染色阳性、抗酸染色阴性即可确诊。对于合并放线菌病的此类病人,需要给予有效抗生素治疗。尽管此前有报告表明,随着异物的去除,与之相关的肉芽组织和支气管扩张也会消失,但这一结论并不适用于异物并发未经治疗的气道放线菌病病人。

(杭州市红会医院放射科 邱小伟 提供)

4. 病例 4:男,77 岁。咳嗽、咳痰 20 余年,再发伴气急 10 天。

胸部 CT:右肺中叶外侧段实变影,增强扫描强化明显(图 6-1-10)。

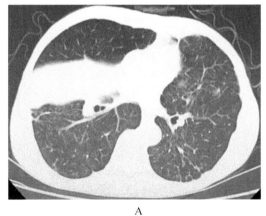
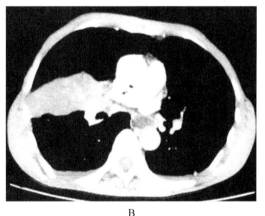

图 6-1-10 胸部 CT4

【诊断】 肺放线菌病。

【诊断依据】 病人行支气管镜检查见右肺中叶开口处白色新生物阻塞管腔,病理:黏膜组织伴肉芽组织增生、炎细胞浸润,见较多渗出、坏死组织和大量菌丝。PAS(十)、六胺银(十),诊断放线菌病(图 6-1-11、图 6-1-12)。

诊断明确后给予青霉素(400 万 U,q8h)和 TMP-SMZ 联合治疗 2 周后复查胸部 CT,病变明显吸收(图 6-1-13)。

【分析】 肺放线菌病 1878 年由 Israel 首先描述,男性多于女性,考虑与男性酗酒及口腔卫生不如女性有关,该病亦好发于肺部有基础疾病的病人,如慢性阻塞性肺疾

图 6-1-11 HE(100×)

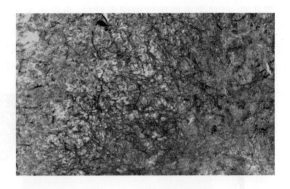
图 6-1-12 六胺银(100×)

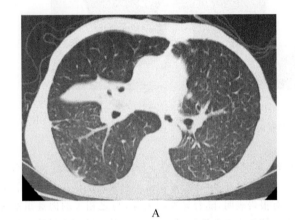
A

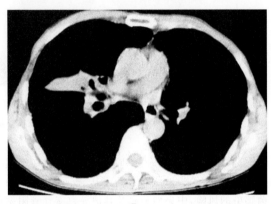
B

图 6-1-13 抗感染治疗 2 周后病变较前吸收

病、支气管扩张、肺囊肿、肺隔离症等。本例有慢性阻塞性肺病,诊断需考虑到该病。近年来,由于临床抗生素、激素、细胞毒性药物和免疫抑制药大量应用,肺放线菌病的报道有所增加。由于广谱抗生素的广泛使用,放线菌引起的肺部感染可能只表现为慢性纤维炎症及肉芽肿性增生,临床表现类似于呼吸道疾病,如肺结核、肺炎、支气管扩张及肺癌,而并不呈现脓肿、窦道和硫磺颗粒典型的临床感染症状,同时影像学缺乏特异性,因而早期诊断困难,容易为临床医生忽视。本例病灶实性部分呈明显强化,符合炎性肉芽肿病变的强化特点。放线菌的治疗强调早期、合理用药,足够疗程。保守治疗首选大剂量青霉素,但是当出现混合感染或对青霉素过敏或耐药时可选用磺胺类药物或选用红霉素、多西环素、头孢曲松、亚胺培南等抗生素,该病人使用青霉素 1200 万 U/d 和磺胺类药物抗感染治疗 2 周后病灶较前明显缩小,治疗有效。

(杭州余杭中医院呼吸科　陆　明　提供)

5. 病例 5:男,49 岁。咳嗽、咳痰伴胸痛 2 月。病人 2 月前受凉后出现咳嗽、咳黄白色痰,无发热,于当地医院胸部 CT 检查示:左下肺团片影。给予头孢替唑、阿奇霉素抗感染治疗,症状无明显好转而入院。辅助检查(2013.08.30):血常规示 WBC 13.83×10⁹/L,N% 77.00%,L% 15.30 %,PLT 359×10⁹/L;CRP 160.00mg/L;生化:Alb 32.10g/L,γ-GT 126.4U/L,ALP 193.3U/L;G 试验、GM 试验(一);尿常规:尿白细胞(+++),尿蛋白

(+),尿隐血(++),尿酮体(+)。

胸部 CT(2013.08.30):左下肺实变影,边缘模糊,内有空泡,邻近胸膜增厚(图 6-1-14A~D)。

胸部 CT(2013.09.17):病变较前进展,内见空洞和液平面,左侧胸腔积液(图 6-1-14E~J)。

【诊断】　肺放线菌病。

【诊断依据】　中年男性,左下肺实变影,病史较长,无发热症状,社区获得性肺炎和非典型肺炎可除外;无结核中毒症状,无卫星灶,结核可除外。半个月时间病变较前进展,内见坏死、空洞和液平面,有多发小气囊影,左侧胸腔积液,考虑为化脓性病变。病人白细胞升高,肝功能受损,尿路感染,结合影像考虑肺放线菌病可能。病人穿刺病理为肺组织实性变伴急慢性炎细胞浸润,可见放线菌团颗粒。

【分析】　肺放线菌病为临床少见呼吸系统疾病,放线菌可分泌蛋白酶溶解、破坏邻近组织,因此病灶多以直接蔓延的方式扩散,且不受解剖学屏障限制。肺放线菌病典型者胸部 CT 可见中心空洞并液体及小类圆形气体影,气体分布与重力无关,且悬浮存在,一般不形成气液平面,为空洞-悬浮气泡征象。放线菌病空洞的壁由含少量纤维的肉芽组织和含放线菌、硫磺颗粒及炎性细胞的组织组成,空洞内低密度无强化的物质为坏死组织和大量放线菌及硫磺颗粒,空洞内的气体密度影为含硫磺颗粒、放线菌的微脓肿或残存的扩张支气管,由于空洞内不是可以流动的

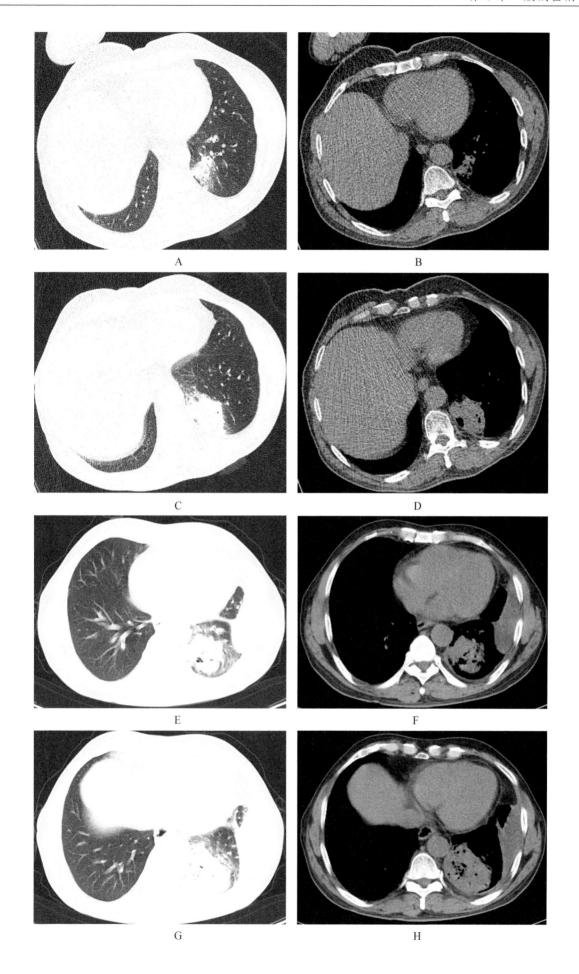

A

B

C

D

E

F

G

H

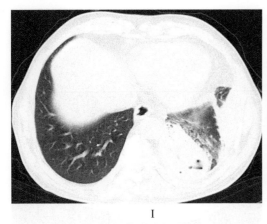

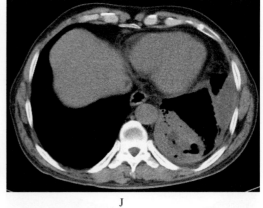

图 6-1-14　胸部 CT5

液体和气体,所以较少形成气液平面。本例有较典型的空洞-悬浮气泡征,但同时可见气液平面,考虑空洞-悬浮气泡征是本病特征性的表现,而不形成气液平面并非特征性表现。本病需与浸润型肺结核和肺脓肿相鉴别。肺结核常伴有钙化,病灶周围有卫星灶和树芽征,空洞壁较薄且有时可见气液平面。肺脓肿起病急、进展及吸收快,临床常有高热、寒战症状。肺脓肿典型影像学表现为厚壁空洞,可见液平,周围可见云絮样模糊影,病变可累及多个肺段,但跨叶间裂少见。有无空洞-悬浮气泡征象是本病与其他疾病的主要鉴别点。

(江苏省人民医院放射科　张　伟　提供)

6. 病例 6:女,42 岁。下腹痛 10 余天。病人 10 天前无明显诱因出现下腹痛,排便后略缓解,纳差、乏力。体重较前减轻约 5kg。3 月前宫腔镜检查并取环。查体:双肺呼吸音粗,未闻及干、湿啰音。腹平坦,下腹部压痛,无反跳痛,下腹部可扪及包块,质韧,活动欠佳。辅助检查:血常规示 WBC 13.75×10^9/L,N％ 84.35％,Hb 80g/L,PLT 356×10^9/L;肝肾功能:白蛋白 22.2g/L;D-二聚体 2213ng/ml;肿瘤系列未见异常。

腹部 CT(2017.04.30):大网膜增厚呈条索状、污秽样,邻近腹膜增厚呈线样强化,周围脂肪密度增高,邻近子宫浆膜面毛糙,相邻的乙状结肠壁受累显著增厚。右侧结肠旁沟及子宫直肠陷窝内见少许液性密度影(图 6-1-15)。

胸部 CT(2017.05.10):双肺多发结节、斑片影,胸膜下为主(图 6-1-16)。

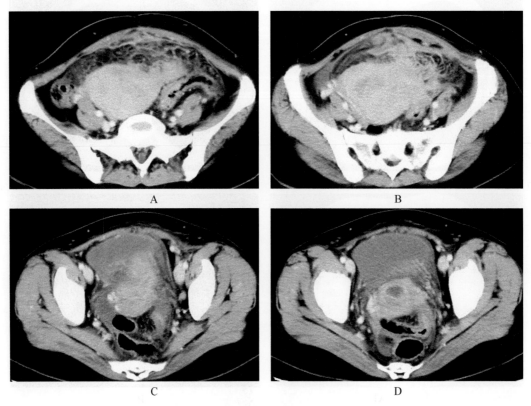

图 6-1-15　腹部 CT

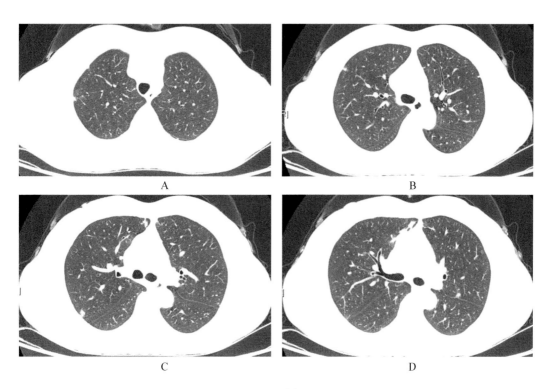

图 6-1-16　胸部 CT6

【诊断】　放线菌病。

【诊断依据】　病人腹部手术病理：（大网膜、左输卵管、右附件区）急慢性炎伴脓肿形成，可见较多淋巴细胞、浆细胞、中性粒细胞及泡沫细胞浸润，淋巴细胞及浆细胞较成熟，未见明显异型性，局部查见少量菌团，考虑放线菌感染（图 6-1-17）。经大剂量青霉素治疗 3 周后，双肺病变明显吸收（图 6-1-18）。

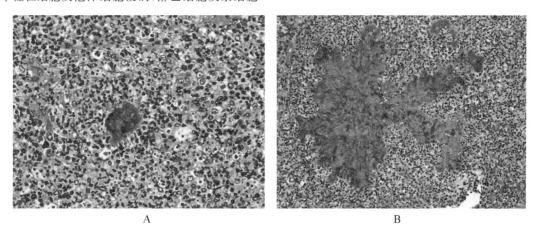

图 6-1-17　输卵管慢性炎，内见菊花状放线菌团

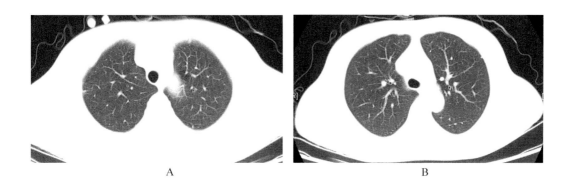

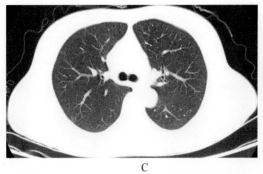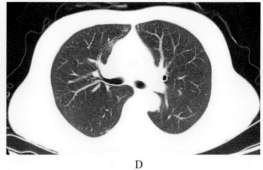

C   D

图 6-1-18　青霉素治疗 3 周后(2017.05.31),双肺病变明显吸收

【分析】　放线菌是人体的条件致病菌,主要发生在青壮年人群(20～50 岁),发病具有性别差异,除骨盆感染外,其他放线菌病男女比约为 3∶1,最常见受累部位是面颈部(50%～70%),其次是胸部(15%～20%),腹部及女性骨盆(10%～20%),部分可发生在中枢神经系统,一旦出现中枢神经系统感染,则病情较为凶险。放线菌的发展以直接浸润蔓延为主,淋巴或血行播散比较少见。本例以腹痛为首发症状,3 月前有宫腔镜检查并取环史,不除外

为腹部感染原因。双肺胸膜下多发结节影,考虑为腹部病变血行播散所致。继发性肺放线菌病比原发性少见,感染可来自身体其他部位的病变,经血行播散而在肺部引起粟粒性病变。腹部放线菌病亦可直接蔓延,穿过膈肌,进入肺部。临床工作中遇到胸腹联合病变,应积极寻找原发灶,及时诊治。

(山大二院呼吸科　马汉宸　提供)

第二节　肺奴卡菌病

奴卡菌属细菌域、放线菌纲、放线菌亚纲、放线菌目、棒杆菌亚目、奴卡菌科,1888 年由法国兽医 Edmond Nocard 首次分离,是革兰染色阳性需氧菌,细胞壁含分枝菌酸,易形成菌丝并且呈分枝状,其形态与衣氏(以色列)放线菌相似,但菌丝末端不呈现棍棒状膨胀,部分弱抗酸染色阳性,用不同浓度的脱色液进行抗酸染色,所用脱色液浓度越低,抗酸染色阳性率越高(图 6-2-1、图 6-2-2)。标准抗酸染色(3% 盐酸)阴性,而采用改良的弱抗酸染色(1% 硫酸)则为阳性,此点能与结核分枝杆菌区别(图 6-2-3～图 6-2-6)。菌丝可缠绕成团,形成类似放线菌的颗粒。在涂片染色检测时,菌丝顶端可形成分生孢子,菌丝也可断裂而呈球状或球杆状。在镜下容易忽略而被误为链

球菌。

(一)类型

现在已知的奴卡菌有 89 种,其中与医学有关的有星形奴卡菌、巴西奴卡菌(图 6-2-7)、豚鼠奴卡菌(图 6-2-8)、南非奴卡菌、新星奴卡菌(图 6-2-9)、鼻疽奴卡菌(图 6-2-10)6 种。奴卡菌主要致病菌包括星形奴卡菌、巴西奴卡菌、豚鼠奴卡菌等,星形奴卡菌占 80% 以上。我国以星形奴卡菌最常见,其次为巴西奴卡菌。美国最常见的致病奴卡菌为星形奴卡菌和巴西奴卡菌,德国最常见的菌种是鼻疽奴卡菌,我国台湾南部最常见的奴卡菌为盖尔辛基奴卡菌(图 6-2-11),日本最常见的奴卡菌种前 3 位分别是鼻疽奴卡菌、星形奴卡菌、巴西奴卡菌。

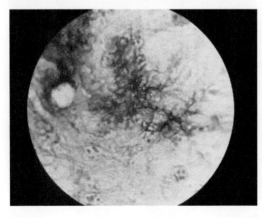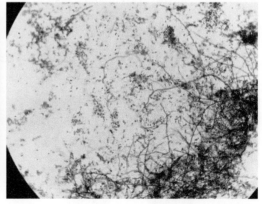

图 6-2-1　革兰染色　　　　　　　　　　图 6-2-2　弱抗酸染色(乱发样)

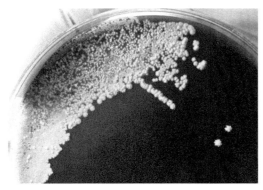

图 6-2-3　奴卡菌,血平板培养 6 天菌落

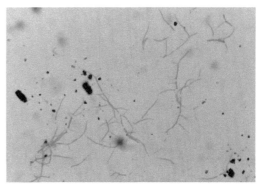

图 6-2-5　抗酸染色阴性

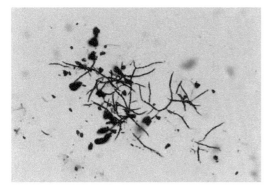

图 6-2-4　革兰染色阳性,着色斑驳

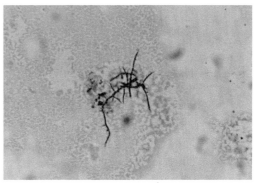

图 6-2-6　弱抗酸染色,阳性

（南方医科大学珠江医院检验科　付　亮　提供）

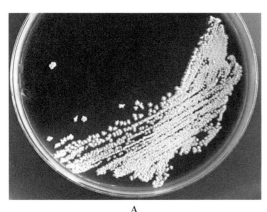

A

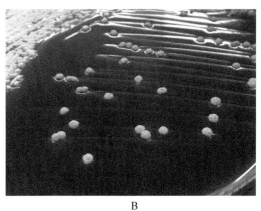

B

图 6-2-7　巴西奴卡菌。35℃,培养 5 天

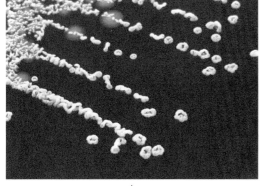

A

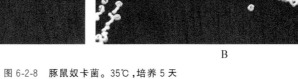

B

图 6-2-8　豚鼠奴卡菌。35℃,培养 5 天

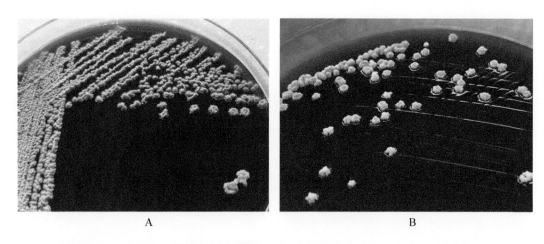

A   B

图 6-2-9 新星奴卡菌。35℃,培养 72h

（厦门大学附属第一医院检验科 徐和平 提供）

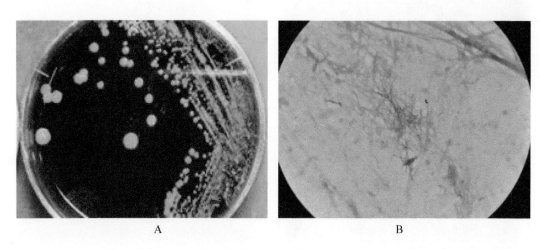

A   B

图 6-2-10 鼻疽奴卡菌菌落、菌丝图

（温州医科大学附属第三医院感染科 洪 亮 提供）

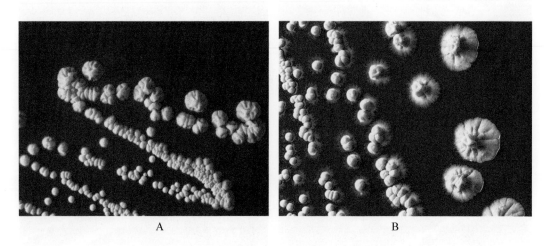

A   B

图 6-2-11 盖尔辛基奴卡菌。35℃,培养 7 天和 15 天

（温州医科大学附属乐清医院检验科 林雪峰 提供）

(二)菌落特点

该菌广泛分布于土壤、家畜和水中,多从呼吸道侵入人体,引起呼吸道、肺或胸腔感染,易引起血源播散。奴卡菌也可从皮肤或消化道侵入人体,肺为主要受害器官。奴卡菌是专性需氧菌,一般在 25～45℃均能生长,镜检见革兰染色阳性菌体,其周身附有直径 0.5～1pm 细丝,而后行需氧培养,奴卡菌生长缓慢,培养 2～3 日后才长出非常细小的菌落(图 6-2-12、图 6-2-13),5～10 日后,菌落呈淡黄色至橘红色,一般需培养 4～6 周。奴卡菌菌落多光滑而干燥(部分可湿润),过度延长培养时间,湿润菌落也会变得干燥有皱褶。奴卡菌易产生色素,菌落颜色各异,包括乳酪色、黄色、粉红色、珊瑚红色和橘红色等。

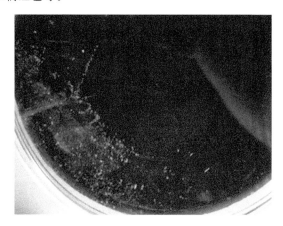

图 6-2-12　血平板培养 48h,生长缓慢,菌落细小干燥

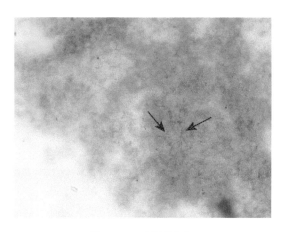

图 6-2-13　六胺银染色

(三)诊断

奴卡菌病的最终确诊需依据病原学结果,奴卡菌不是人体的正常菌群,痰、血液、脓液、胸腔积液、支气管镜下刷检及肺泡灌洗液、组织标本等标本中查见奴卡菌即可确诊奴卡菌病。若发现革兰染色阳性、弱抗酸染色阳性的串珠样、细长、弯曲分枝状菌丝,可初步疑似为奴卡菌感染,应延长培养时间进行菌落观察和鉴定。值得注意的是,奴卡菌在脓肿和脓液中常可见到黄色或黑色小颗粒,但在痰或脑脊液标本中见不到此种颗粒,只能观察到分叉或杆状的革兰阳性杆菌是其感染的特点之一。

组织病理学检查也可诊断奴卡菌病,其组织病理示组织液化坏死,伴脓肿形成,常有肉芽肿形成,病灶内以多核巨细胞为主,少有巨噬细胞和淋巴细胞,病原学检测可见奴卡菌。

目前奴卡菌种属鉴定的方法主要为 16S rRNA 基因测序分析。随着原核生物细菌界新菌种的发现与研究的深入,16S rRNA 基因也存在两个缺点:16S rRNA 基因存在多拷贝现象,降低了其鉴定的准确性与可靠性;较高的保守性和较低的进化速率使其在细菌新菌种的鉴定和分型能力方面受到限制。因此,越来越多的管家基因被用来进行原核生物的系统进化分析,如 secA1、hsp65、gyrB、rpoB 基因和 16S-23S rNA 内转录间隔区(ITS)等,可提高奴卡菌诊断的阳性率,尤其对种类鉴定有极大的帮助。

相对于皮下脓肿、脓液或胸腔积液的阳性率,奴卡菌较难自痰中培养出来,一方面是该菌涂片染色检测困难,往往被其他细菌所误导而造成假阳性;另一方面是因为痰培养时口腔菌群的迅速生长,常使奴卡菌受到抑制,加之培养基、培养条件选择不当,这些均造成了大量痰培养中的假阴性结果。另外,此菌生长缓慢,大部分实验室培养时间短,造成部分奴卡菌漏检。选择适当的培养基,延长培养时间和多次培养可提高培养阳性率。

(四)易感人群

Eppinger 于 1890 年率先报道人感染奴卡菌病。此后,关于人感染奴卡菌病在世界范围内被报道。机体对奴卡菌的抵抗力依赖于吞噬细胞的功能,因此奴卡菌感染常见于细胞免疫缺陷病人,但有 15%的感染病人免疫功能正常。奴卡菌病常见的高危因素包括肿瘤、器官移植、慢性阻塞性肺疾病、糖尿病、人类免疫缺陷病毒(HIV)感染、长期使用激素及免疫抑制药等。近年来由于肾上腺皮质激素和免疫抑制药的广泛应用,奴卡菌病的发病率呈上升趋势。

(五)临床表现

肺奴卡菌病(nocardiosis)是由奴卡菌属引起的亚急性、慢性局限性或播散性化脓性疾病。按感染部位的不同,可分为肺奴卡菌病、皮肤奴卡菌病、颅内奴卡菌病、播散性奴卡菌病,以肺奴卡菌病常见。播散性奴卡菌病见于免疫缺陷宿主,而免疫功能正常的病人多表现为局限性皮肤感染。奴卡菌感染可扩散到全身,约 75%以肺部为原发病灶,临床表现缺乏特征性,多有发热、咳嗽、咳痰、胸闷等症状,累及胸膜可出现胸痛,约 1/3 会出现胸腔积液,其中以脓性胸腔积液居多,极少数会与支气管或胸壁相连形成瘘管从而形成脓气胸。奴卡菌易通过血行播散,约 1/3 病人侵入脑、皮肤、腹腔、肝等部位,形成迁徙性脓肿。颅内奴卡菌病引起脑膜炎或脑脓肿(图 6-2-14、图 6-2-15),影像学表现可类似脑肿瘤或脑梗死。皮肤奴卡菌病多由破损的皮肤接触带菌的土壤所致,特别在刺伤后可引起感染,感染也以化脓和坏死为特征,表现为皮肤浅表溃疡、脓肿或蜂窝织炎,与葡萄球菌或链球菌感染相似,可形成结节、脓肿、慢性瘘管(图6-2-16、图 6-2-17)。从瘘管中可流出许多小颗粒,即奴卡菌的菌落,好发于足和腿部,称为足菌肿,主要病原菌为巴西奴卡菌。实验室检查可见外周血白细胞计数及中性粒细胞分类大多增高,红细胞沉降率升高达100%,多有低蛋白血症。

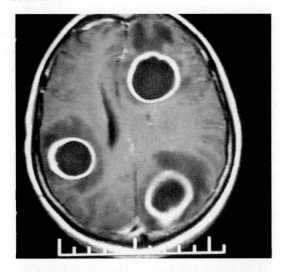

图 6-2-14 多发脑脓肿

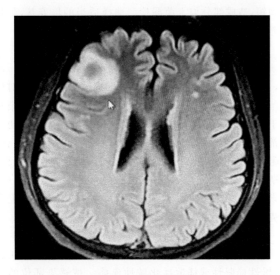

图 6-2-15 单发脑脓肿

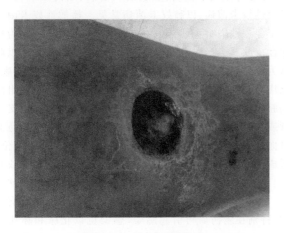

图 6-2-16 奴卡菌感染伤口

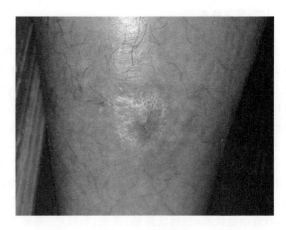

图 6-2-17 伤口治愈

(六)影像学表现

该病影像学表现同样缺乏特征性,可表现为:①局限或弥漫肺部浸润影,可为磨玻璃影、斑片影,大部分以实变为主(图 6-2-18)。②单个或多个结节、团块影,结节大小不等,早期可见粟粒样结节(图 6-2-19),大部分为较大结节影(易形成空洞),甚至团块影(图 6-2-20、图 6-2-21)。③空洞,因病变是化脓性感染,病灶坏死排出,空洞较常见(图 6-2-22、图 6-2-23)。④累及胸膜时,可出现胸腔积液。

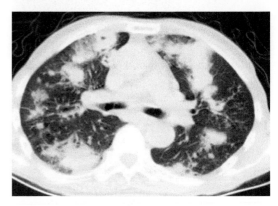

图 6-2-18 双肺多发实变、结节影

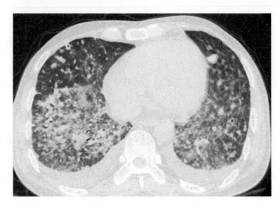

图 6-2-19 双肺大小不等结节影

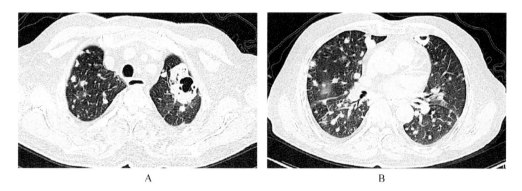

图 6-2-20 男,68 岁。肾病综合征、膜性肾病病史 4 月,口服激素治疗。胸部 CT(2014.12.19)示双肺多发空洞和大小不等结节影

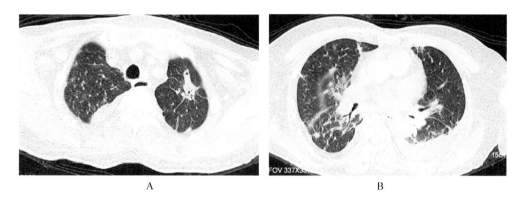

图 6-2-21 上述病例痰培养示星形奴卡菌,治疗 40 天后(2015.02.02)空洞闭合,结节基本吸收,胸腔积液较前增多

（浙江省人民医院呼吸科 任卓超 提供）

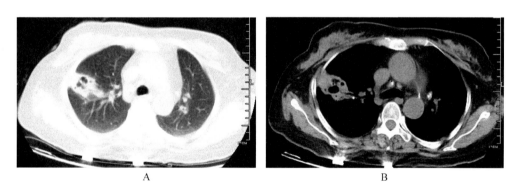

图 6-2-22 女,56 岁。慢性肾小球肾炎病史 7 月,右大腿根部肿块。胸部 CT(2015.09.23)示右肺上叶团块影,
内有多发空洞。右下肢引流液细菌培养:奴卡菌属（中量）

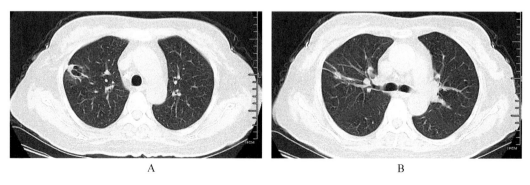

图 6-2-23 复方新诺明加右下肢脓肿外科引流治疗 2 周,病变明显吸收

（杭州市第一人民医院呼吸科 叶 健 提供）

(七)治疗

奴卡菌属对磺胺类、氨基糖苷类、部分头孢菌素类、碳青霉烯类和喹诺酮类药物敏感,治疗首选磺胺类药物。该药的优点是口服生物利用度好,其对组织和脑脊液的渗透性好。剂量宜足,疗程宜长。对于局限的肺奴卡菌病,免疫功能正常,治疗6周,对于免疫抑制病人,则需要治疗至少6个月;有中枢神经系统播散的病人,应该延长到12个月;对于艾滋病病人,则要求12个月或更长时间;对于免疫抑制的病人,建议低剂量维持治疗。目前因磺胺类药物耐药率较高,总耐药率高达40%以上,多主张联合用药,碳青霉烯类和利奈唑胺是敏感性较高的两个药物。利奈唑胺几乎对所有奴卡菌属均敏感,适用于重症感染、播散性奴卡菌病及磺胺类药物过敏者。发生播散者可联合外科手术提高治愈率(如脑脓肿穿刺引流等)。奴卡菌病需早期诊断,及时治疗,若诊断延误,病死率可达30%~50%,因此,早期、快速的诊治对病人的转归具有重要意义。

参 考 文 献

Beaman BL, Burnside J, Edwards B, et al. 1976. Nocardial infections in the United States, 1972-1974. J Infect Dis, 134(3): 286-289.

Hsueh PR, Lee TF, Du SH, et al. 2014. Bruker biotyper matrix-assisted laser desorption ionization-time of flight mass spectrometry system for identification of Nocardia, rhodococcus, Kocuria, Gordonia, Tsukamurella, and Listeria species. J Clin Microbiol, 52(7): 2371-2379.

Larruskain J, Idigoras P, Marimon J M, et al. 2011. Susceptibility of 186 Nocardia sp. isolates to 20 antimicrobial agents. Antimicrob Agents Chemother, 55(6): 2995-2998.

Martinez R, Reyes S, Menendez R. 2008. Pulmonary nocardiosis: risk factors, clinical features, diagnosis and prognosis. Curr Opin Pulm Med, 14(3): 219-227.

Tremblay J, Thibert L, Alarie I, et al. 2011. Nocardiosis in Quebec, Canada, 1988-2008. Clin Microbiol Infect, 17 (5): 690-696.

(八)病例解析

1. 病例1: 男, 70岁。咳嗽、咳痰、喘憋10年, 加重1周。病人10年前出现咳嗽、咳白痰, 伴有活动后气促, 多好发于秋冬季节, 每次发作持续1~2月, 经抗炎、解痉、平喘等治疗或天气转暖后症状可缓解。近5年来上述症状频繁发作, 症状逐年加重。1周前病人因受凉后出现咳嗽、咳痰增多, 黄痰, 胸闷、气促明显而入院。有烟酒史40年。辅助检查: 血常规示 WBC 12.39×10^9/L, N% 89.8%, L% 5.0%。ESR 120mm/h。血气分析: pH 7.52 PaCO$_2$ 25mmHg PaO$_2$ 55mmHg。生化: 白蛋白 22.02g/L。真菌涂片未见菌丝和孢子。痰液未见肿瘤细胞。

胸部CT(2016.02.20): 双肺多发结节、斑片、实变密度影, 可见支气管充气征, 纵隔可见肿大淋巴结, 双侧胸腔少量积液(图6-2-24)。

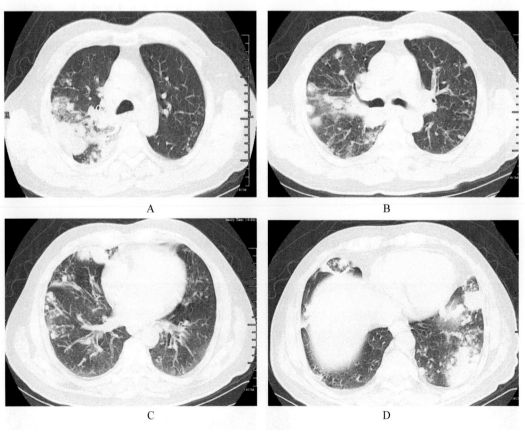

A

B

C

D

图 6-2-24 胸部 CT1

【诊断】 肺奴卡菌病。

【诊断依据】 老年男性,有慢性阻塞性肺病病史,免疫力低下,双肺多发病变,以结节和实变为主,病人有明显低蛋白血症,首先考虑肺奴卡菌病可能。病人入院后予抗炎、平喘、祛痰等对症治疗。2 次痰培养示:盖尔辛基奴卡菌,药敏试验提示对利奈唑胺、四环素和亚胺培南敏感,对万古霉素耐药。1 次痰培养抗酸染色弱阳性。给予利奈唑胺和复方新诺明对症治疗 2 周后病人病情明显好转,单用复方新诺明治疗 1 个月后复查胸部 CT(2016.04.12),病变较前明显吸收(图 6-2-25)。

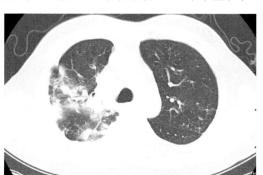 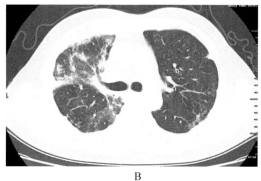

图 6-2-25 病变较前明显吸收

【分析】 奴卡菌广泛存在于自然界中,而带菌的土壤、尘埃或食物,可通过呼吸道、破损皮肤、伤口、消化道进入体内,当各种原因使机体抵抗力降低时可引起发病。由于奴卡菌感染临床表现及影像学无特异性,痰培养阳性率低,易误诊为细菌性肺炎、肺结核或肺曲霉病。其与肺结核主要区别在于结核分枝杆菌抗酸性强,不易脱色,用弱抗酸染色法可区分奴卡菌属与分枝杆菌属。其与金黄色葡萄球菌肺炎的鉴别为金黄色葡萄球菌感染血象更高,但广谱抗生素治疗有效,肺部为浸润性改变,多呈双侧广泛分布,多发小脓肿空洞多见,胸腔积液少见。另外,该病须与特异性感染性疾病中的放线菌病及曲霉菌病相鉴别,前者可查到硫磺颗粒,后者为肺部最常见的真菌病,典型病例早期主要表现为结节或肿块,周边可见晕征,空洞形成时,可见新月征。肺曲霉菌病、肺隐球菌病、肺念珠菌病等真菌病也可以表现为炎性病变,影像表现缺乏特征性,确诊依赖于组织病理学或病原学检查找到致病菌,而肺奴卡菌病的组织活检表现为脓肿或炎症,确诊依靠病原学培养。本病慢性发病者如诊断明确,经正确治疗多可治愈。急性、暴发性发病者,虽经得当治疗、抢救,但预后较差,且易复发。

(杭州市余杭中医院呼吸科 陆 明 提供)

2. **病例 2:**女,53 岁。咳嗽、咳痰 20 天。病人 20 天前无明显诱因出现咳嗽、咳痰,以咳砖红色痰为主,不易咳出,伴有发热 1 次,体温最高达 39.0℃,有寒战、全身乏力,憋喘明显,就诊于当地医院,血常规:WBC 15.5×10⁹/L,N% 91.10%,RBC 3.64×10¹²/L,Hb 112g/L;PLT 28×10⁹/L。胸部 CT:左肺上叶见片状高密度影,内见不规则薄壁空洞及支气管充气征,可有条索状高密度影,边缘清楚,双肺野见数枚小结节影。并以"肺炎"收住院,入院行痰细菌培养、痰找结核菌、真菌均(-),结核特异性抗体(+),肿瘤标志物结果未见异常。给予左氧氟沙星、氟康唑、伊曲康唑等对症治疗 1 周后症状较前有所好转,复查胸部 CT 未见明显好转,病人出现夜间不能平卧,双下肢

水肿明显,为求进一步诊治来我院就诊。辅助检查:血常规(2013.09.03)示 WBC 19.42×10⁹/L,N% 91.2%,Hb 103g/L,PLT 57×10⁹/L;BNP 821.40pg/ml;生化:钙 2.14mmol/L、磷 0.65mmol/L、镁 0.44mmol/L、钾 2.90mmol/L、钠 133mmol/L、氯 90mmol/L;肝功能:白蛋白 29.4g/L;肾功能未见异常。查体:口唇轻度发绀,口腔溃烂明显,可见白色黏膜附着。双肺呼吸音粗,双肺底闻及少许湿啰音。既往系统性红斑狼疮病史 20 年,长期口服泼尼松(35mg)。甲状腺功能减低 10 余年,一直口服左甲状腺素片。1 周前发现血糖高,最高时达 25.82mmol/L,确诊为糖尿病,应用诺和灵 30R 早 14U、晚 16U、餐前 30min,ih;二甲双胍 0.5 po,tid 控制血糖。

胸部 CT(2013.08.21):左肺上叶见片状高密度影,内见厚薄不一空洞及支气管充气征,空洞内可见条索影。病变下缘可见多发结节影,周围渗出明显。双肺野尚可见数枚小结节影(图 6-2-26A、B)。

胸部 CT(2013.09.02):左肺上叶空洞较前进展,周围病变较前扩大,形成明显实变,双肺多发结节影,部分结节内见空洞(图 6-2-26C、D)。

【诊断】 肺奴卡菌病。

【诊断依据】 中年女性,有发热、咳嗽、咳痰病史,血常规白细胞升高,整体提示感染。但病人病史较短,经抗生素治疗后病变较前进展,社区获得性肺炎可除外。该例影像学为双肺多发病变,以结节、实变和空洞为主,双侧少量胸腔积液。病人无结核中毒症状,虽影像可见空洞和树芽征,暂不考虑结核诊断。病人有低蛋白血症、长期服用激素和糖尿病病史,提示免疫力较低,首先考虑条件致病菌,特别是奴卡菌感染可能。病人入院后痰细菌培养示星形奴卡菌(图 6-2-27、图 6-2-28),给予复方新诺明 2 片 tid 对症治疗。复查胸部 CT(2013.09.16)示:双肺多发囊腔,左侧明显,病变较前明显吸收(图 6-2-29A、B)。出院继续口服复方新诺明治疗。复查胸部 CT(2013.12.19)示:囊腔整体较前缩小、融合(图 6-2-29C、D)。

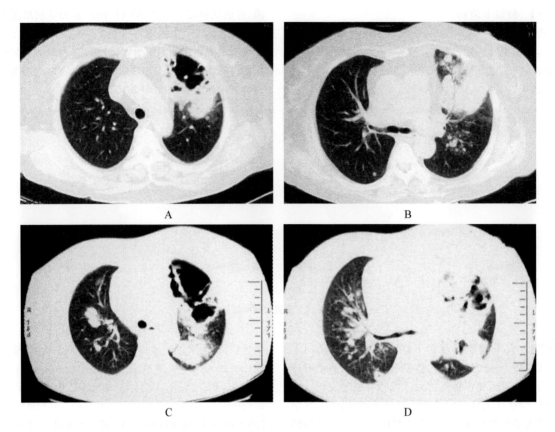

图 6-2-26　胸部 CT2

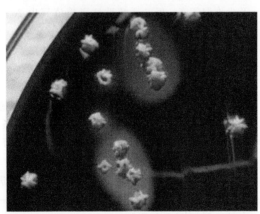

图 6-2-27　血平板培养 5 天

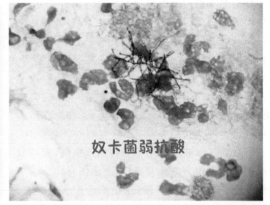

图 6-2-28　痰涂片弱抗酸染色(1000×)

【分析】　肺奴卡菌病多出现在免疫低下的宿主,极少出现在免疫正常的宿主。泼尼松每日 20mg 超过 1月或甲泼尼龙 1g 冲击治疗连续超过 2 次为肺奴卡菌病独立的高危因素。国内文献报道显示,系统性红斑狼疮及肾病综合征为最常见的基础疾病。国外文献报道慢性阻塞性肺疾病在肺奴卡菌病合并的基础疾病中所占比重最大。本病人因系统性红斑狼疮长期口服激素治疗,具备奴卡菌感染的危险因素。肺奴卡菌病单从临床和影像学表现难以与其他肺部感染相鉴别。以下情况需考虑奴卡菌感染可能:有慢性消耗性疾病长期应用激素、免疫抑制药、抗癌药物史;近期有外伤、皮肤破损或手术史并接触过污染环境;不明原因的发热,WBC 增高,应用广谱抗生素无效;影像学可以有多种表现同时存在,可表现为结节、斑片、实变影,空洞、团块影、胸腔积液也不少见;生化检查有低蛋白血症;培养标本找到奴卡菌。

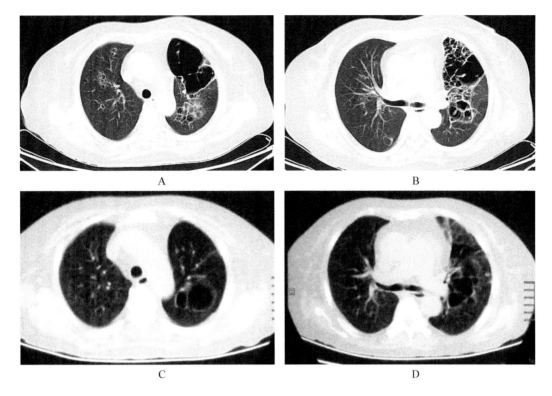

图 6-2-29　复查胸部 CT

3. 病例 3：男，43 岁。咳嗽、咳痰伴胸痛 1 月余，发热 3 天、腹痛 1 天。5 年前诊断为特发性血小板减少性紫癜，给予药物治疗及脾栓塞治疗效果不佳，行脾切除术，术后一直给予激素治疗。现口服甲泼尼松龙片（进口）48mg qd，环孢素软胶囊 100mg 维持治疗。有头痛、癫痫发作病史。查体：T 39.3℃，左侧胸壁可见一约 3cm×3cm 大小囊性包块（图 6-2-30），有压痛。右上腹压痛明显，肝区叩痛，墨菲征阳性。辅助检查：血常规示 WBC 20.28×10^9/L，N％ 91.3％；ESR 50mm/h；血生化：ALB 34.3g/L。颅脑 MRI：颅脑多发空洞影（图 6-2-31）。

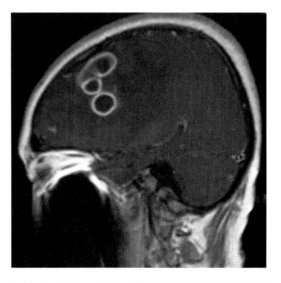

图 6-2-31　头颅 MRI 图像，增强扫描示左侧额叶环形强化影

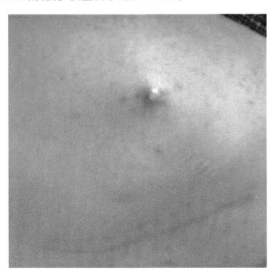

图 6-2-30　胸壁脓肿

胸部 CT（2014.03.17）：左肺舌叶实变影，密度不均匀，双肺多发大小不等结节、空洞影（图 6-2-32）。

【诊断】　特发性血小板减少性紫癜并播散性奴卡菌病（皮肤、肺、肝、脑）。

【诊断依据】　中年男性，有特发性血小板减少性紫癜病史并行脾切除术，有发热、腹痛、头痛、癫痫发作病史，结合现有实验室检查、CT 检查，提示多系统感染性、化脓性肉芽肿样病变可能性大。病人有多系统受累而临床表现轻、全身中毒症状不严重，局部皮肤症状除疼痛外不明显，中毒症状亦不突出，不符合常见细菌感染的特征，结合病人长期服用激素，免疫力低下，考虑条件致病菌导致多系

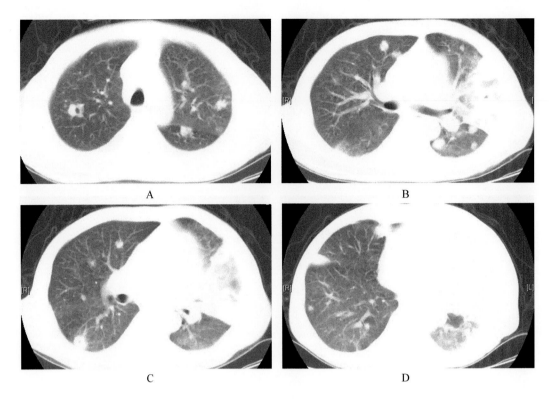

图 6-2-32　胸部 CT3

统化脓性感染可能性大。病人无结核中毒症状,结核感染可除外;需考虑真菌或放线菌属感染可能。同时引起肺和颅脑损害的真菌主要有隐球菌和毛霉,两者所致颅脑损害均症状重,病情进展快,与本例不符。放线菌属主要包括放线菌和奴卡菌,两者均可引起化脓性感染,前者多为局部侵袭,后者易通过血行播散,约 1/3 病人引起脑膜炎与脑脓肿,故该例首先考虑特发性血小板减少性紫癜并播散性奴卡菌病。病人脓液涂片和血培养均检出星形奴卡菌(图 6-2-33、图 6-2-34),对复方新诺明、阿米卡星、庆大霉素敏感,给予复方新诺明、阿米卡星治疗 1 周后临床症状明显改善,复查胸部 CT(2014.03.24)病变吸收明显(图 6-2-35),出院回当地继续治疗。治疗 3 个月门诊复查,临床症状完全消失,复查颅脑 MRI 病灶吸收明显(图 6-2-36)。

【分析】　本例病人有特发性血小板减少性紫癜,长期使用激素和免疫抑制药,是奴卡菌感染的易感人群。奴卡菌病可引起肺部感染,并沿血行向多处播散,引起皮下或颅内感染,形成多发脓肿,愈合后形成肉芽肿。局限者预后较好,播散性感染病人预后差、死亡率高,尤其是有中枢神经系统受累、耐药菌感染及延误诊断者。播散性奴卡菌病的典型表现是亚急性或慢性脓肿,脓肿通常小而坚硬、没有波动感,深部脓肿可播散皮肤,常形成窦道。本例皮肤脓肿符合该特点。

奴卡菌性脑脓肿是一种少见的中枢神经系统感染性疾病,可表现为脑脓肿或脑膜炎,占所有脑脓肿的 1%～2%。相较其他脑脓肿低于 10% 的死亡率而言,该菌引起的脑脓肿死亡率是其他细菌的 3 倍,在免疫低下人群中死

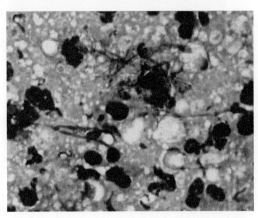

图 6-2-33　脓液涂片行革兰染色示革兰染色阳性丝状、分枝状杆菌(1000×)

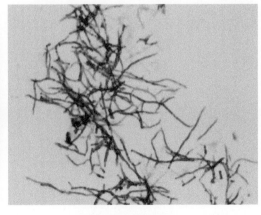

图 6-2-34　1% 硫酸弱抗酸染色示丝状、分枝状细菌,与奴卡菌相符(1000×)

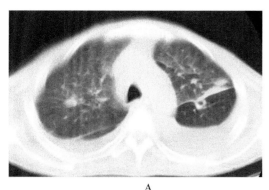 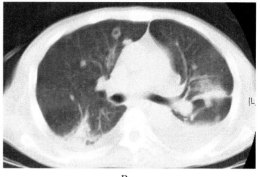

A　　　　　　　　　　　　B

图 6-2-35　复查胸部 CT 示病变吸收明显

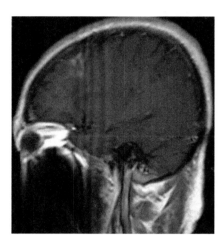

图 6-2-36　颅脑 MRI 示病灶吸收明显

亡率为 55%,在免疫正常人群中死亡率为 20%,平均死亡率可高达 30%,多发性脑脓肿者的病死率较单发者高 2 倍。早期诊断、正确治疗是降低奴卡菌病死亡率的关键。中枢神经系统奴卡菌感染通常没有发热等明显的感染症状,神经系统症状通常逐步发展,偶尔也有快速进展的病例。当病人出现神经系统症状,或有严重的肺奴卡菌病,或存在免疫功能异常,需常规行头颅 CT 或 MRI 检查。奴卡菌性脑脓肿多位于幕上,可单发或多发。CT 或 MRI 增强扫描可见脓肿呈环形强化,周围水肿明显。奴卡菌性脑脓肿多呈多室、厚壁,因此大多数病例,特别是脓肿直径大于 25mm 的病例推荐手术干预。

对于机体免疫功能低下的病人,尤其是使用激素者,若出现中高度发热、咳嗽、咳痰、胸膜炎性胸痛、咯血,合并皮肤、颅内脓肿、ESR 增快、低蛋白血症、影像学提示肺内斑片或实变影,尤其是合并有肺内空洞及胸腔积液者,在经验性抗生素治疗后无效时,应警惕奴卡菌感染的可能,尽早获取病原学及药敏试验结果,尽早、足疗程治疗,改善病人的预后。本例入院即考虑奴卡菌感染,立即经验治疗并经脓液涂片证实该诊断。造成人类感染的奴卡菌以星形奴卡菌组为主,且最常导致肺部或全身播散性感染,本例符合。目前奴卡菌的抗感染治疗以磺胺类药物为首选,推荐联合用药,治疗要足疗程。由于奴卡菌病有复发倾向,需要较长的治疗周期,中枢神经系统感染者中免疫功能正常且无基础疾病者的疗程至少是 12 个月,合并有基础疾病需要长期使用激素及免疫抑制药物者的疗程应适当延长。对于奴卡菌性脑脓肿必要时需结合手术治疗。

(济宁医学院附属医院呼吸科　蒋胜华　提供)

4. 病例 4:男,73 岁。病人 4 月前因"左大腿皮肤破溃渗液半月"于烧伤科住院治疗。查体:左大腿见陈旧创面 1 处,约 7cm×6cm 大小,创面污染,基底凹陷,可见苍白坏死组织,有黄色黏稠分泌物,痛觉欠敏感,周围皮肤红肿,皮温升高,皮下无波动感。于局部麻醉下行 3 次扩创和清创缝合术,创面愈合良好后出院。本次因"左大腿局部红肿"5 天再次入院(2016.02.15)。病人 9 月前诊断为"天疱疮",给予激素治疗,目前口服醋酸泼尼松 7 片/次,一天 2 次。最高空腹血糖 7.2mmol/L,未使用任何药物控制。吸烟史 50 年,20 支/天;饮酒史多年,平日不规律少量饮酒。查体:T 37.8℃,左下肢见一 5cm×10cm 红肿区,其下方见一 7cm×3cm 脓疱,触之有波动感。2016.2.17 日脓肿破溃,引出脓液 60ml,行"清创、负压吸引术"。术后 6 天脓液引流仍然较多,2016.02.24 日再次行"清创、负压吸引术"。2016.02.25 病人自述憋喘,背部疼痛,实验室检查:白蛋白 27.9g/L;葡萄糖 16.00mmol/L;C 反应蛋白 373.13mg/L;血常规:白细胞 12.15×10⁹/L,N% 92.10%。

胸部 CT(2016.02.27):双肺多发病变,实变为主,可见空洞形成(图 6-2-37)。

【诊断】　奴卡菌性足菌肿并肺奴卡菌病。

【诊断依据】　老年男性,有天疱疮病史,长期服用激素,左大腿皮肤破溃,有脓性分泌物,病情顽固,多次外科对症治疗效果欠佳,需考虑真菌或放线菌所致足菌肿可能。病人此次治疗过程中出现低蛋白血症,血糖偏高,肺内突发感染性病变,以实变为主,内见空洞,首先考虑奴卡菌感染可能。病人痰涂片革兰染色未检出真菌,检出革兰阳性杆菌,疑似奴卡菌,腿部脓肿培养出巴西奴卡菌,明确诊断为奴卡菌性足菌肿,并播散至肺部。应用复方新诺明口服和美罗培南 1.0g q8h 静脉滴注。1 周后(2016.03.07)复查肺部 CT 显示肺内多发病灶,空洞明显,病变较前减轻(图 6-2-38)。继续抗炎治疗 2 周后(2016.03.21)病变进一步吸收(图 6-2-39)。

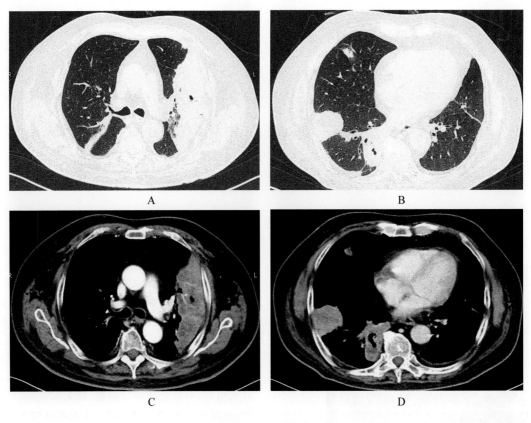

A   B

C   D

图 6-2-37　胸部 CT4

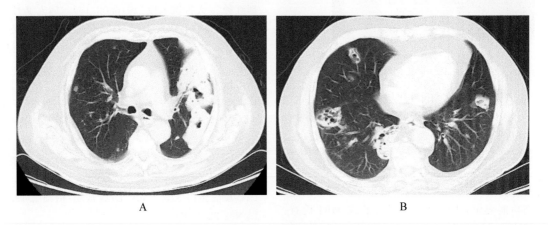

A   B

图 6-2-38　病变较前减轻

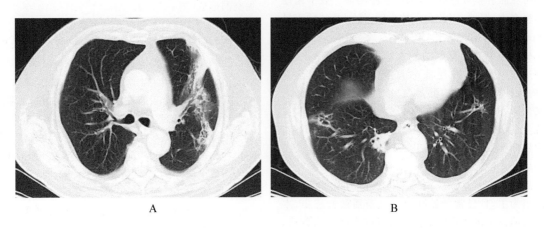

A   B

图 6-2-39　病变进一步吸收

【分析】　足菌肿为一种皮肤和皮下组织的慢性化脓性肉芽肿性疾病,常由外伤(特别是木刺扎伤)引起,好发于热带、潮湿和多雨的地区和季节,赤足的劳动人群最易感染。常见于足部,亦有发生于小腿、手、臀部、臂、颈、腹壁、膝、股、胸壁等处,通常为单侧,侵犯皮肤、皮下组织、肌肉、筋膜甚至骨骼。外伤后病原菌通过土壤接种于皮肤,导致真皮和皮下组织的感染,皮下组织感染后周围组织肿胀,逐渐形成化脓性的窦道,流出含有特征性颗粒的脓液,随之出现深部组织的感染,甚至侵蚀骨骼。感染的过程可以短至数月,也可以长达数十年。足菌肿特征性的表现是窦道溢液(包含有硬粒、硫磺颗粒)和局部水肿。溢液、组织的细菌和真菌培养是诊断的最终标准。感染多呈慢性病程,但无论是在感染初期皮下反复破溃排脓时,还是在病原体侵蚀骨骼、病损严重时,患者都没有明显的自觉症状,这是足菌肿与其他感染性疾病的不同点。足菌肿很少播散,个别病原菌(如奴卡菌)由于菌体小,可通过血液循环扩散至肺或其他部位。足菌肿包括由丝状需氧菌和厌氧菌引起的放线菌性足菌肿和由真菌引起的真菌性足菌肿,也有少数由细菌(特别是葡萄球菌)导致的假性足菌肿。放线菌性足菌肿感染以奴卡菌为多,又以巴西奴卡菌最为常见,本例符合。奴卡菌病足部形成菌肿时手术切除联合抗生素治疗是治疗本病的有效办法。足菌肿往往形成肉芽肿及纤维壁,影响药物疗效。手术应彻底切除脓肿组织和瘘管,手术或引流不彻底往往是造成术后复发的根源,治疗无效者多源自隐藏的脓肿引流不畅,本例病情反复迁延可能与此有关。

5. **病例 5**:女,64 岁。咳嗽 10 余天,咳痰、发热 6 天。

病人 10 天前感冒后出现咳嗽,伴咽痒、流涕、头痛,就诊于当地诊所,对症治疗后(具体药物、剂量不详)咽痒、流涕、头痛症状较前好转。6 天前出现畏寒、发热,体温最高达40℃,伴咳嗽、咳痰,痰为黄色,量较多,伴全身不适,就诊于社区诊所,先后给予对乙酰氨基酚、散利痛、左克、头孢菌素类等药物治疗,疗效差而入院。既往有支气管扩张病史 50 余年;胃溃疡病史 13 年;发现胃息肉 4 天。查体:T 37.8℃,双肺呼吸音粗,偶闻及哮鸣音,左肺可闻及湿啰音。辅助检查:血常规示 WBC 12.99×10⁹/L,N% 90.9%,L% 4.4%;降钙素原 3.11ng/ml;ESR 97.00mm/h;痰培养(2017.02.10)示奴卡菌(具体未分型)。

胸部 CT(2017.02.08):右肺中上叶见斑片状密度增高影,边界模糊,密度欠均匀,局部肺组织实变,内见支气管充气征及空腔样结构;左肺上叶及双肺下叶支气管柱状或囊状扩张,周围见片絮状密度增高影;纵隔内见增大淋巴结(图 6-2-40)。

【诊断】　肺奴卡菌病。

【诊断依据】　老年女性,急性起病,抗生素治疗无效,不支持社区获得性肺炎诊断。病人有结构性肺疾病(支气管扩张)和胃溃疡病史,影像迅速进展为实变、磨玻璃影,支气管充气征明显,结合痰培养示奴卡菌,诊断明确。病人行支气管镜检查,灌洗液涂片革兰染色:见少量着色不均的菌丝团。灌洗液培养:奴卡菌属(＋＋),抗酸染色阴性(图 6-2-41),弱抗酸染色阳性(图 6-2-42)。给予复方新诺明治疗 10 天后复查胸部 CT(2017.02.20),病变有所吸收(图 6-2-43)。

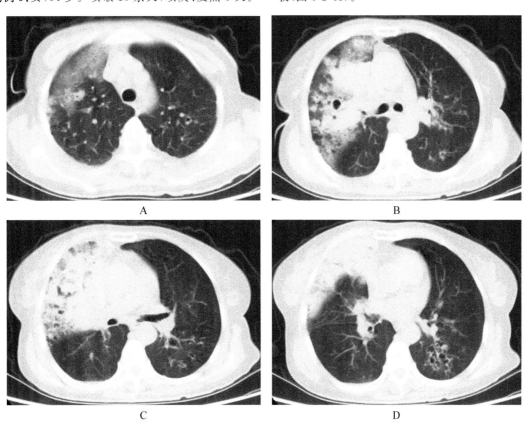

A

B

C

D

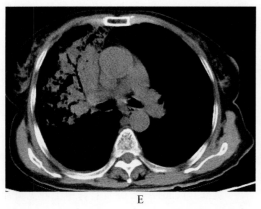
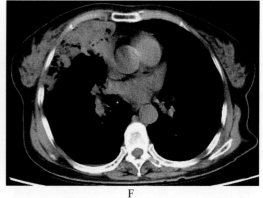

图 6-2-40　胸部 CT5

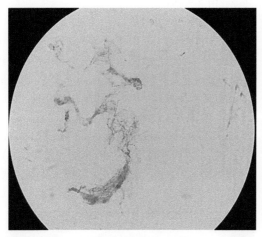

图 6-2-41　3% 盐酸乙醇脱色 30s～1min

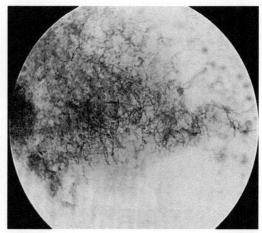

图 6-2-42　1% 硫酸脱色 2min

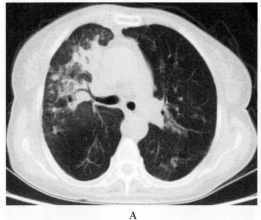
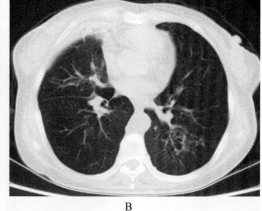

图 6-2-43　复方新诺明治疗 10 天后病变较前吸收

【分析】　肺奴卡菌易发生于免疫功能低下的病人,无免疫缺陷病人中多有慢性阻塞性肺疾病、肺囊性纤维化、肺结核、支气管扩张等基础疾病,可能与支气管结构破坏和支气管黏膜防御力减退、免疫功能下降有关。免疫力低下病人影像上出现多发空洞、结节、实变影、双侧胸膜受累

时,应考虑为肺奴卡菌感染的可能。本例为单侧肺实变影,无胸腔积液和空洞形成,易误诊为大叶性肺炎、干酪样肺炎。肺奴卡菌病应与下述病变鉴别:①肺放线菌病,两者均为化脓性病变,易坏死出现空洞。肺放线菌病多分布于肺外围和下肺叶,实变病灶可跨越叶间裂,增强扫描后

实变病灶呈明显渐进性强化;病灶内的空洞也可跨叶间裂沟通,多为壁薄空洞,且肺门、纵隔淋巴结肿大更多见。空洞内充满液化灶及散在悬浮的气体影且不形成气液平面是肺放线菌病特征性表现。②肺脓肿,两者组织病理学上均为脓肿,但奴卡菌除空洞影外,多有结节、实变,双侧胸腔积液,可资鉴别。

（山东省立医院保健呼吸科　倪玉华　提供）

第7章

寄生虫病和传染病

第一节　肺包虫病

包虫病又称包虫囊肿、棘球蚴病、棘球蚴囊肿,是由棘球绦虫的幼虫(棘球蚴)引起的人兽共患寄生虫病。成虫寄生于犬科动物小肠内,幼虫可寄生于人和多种食草动物(主要为家畜)的组织器官内,狗为终宿主,亦可成为中间宿主。

(一)流行病学

包虫病在全世界分布甚广,主要流行于高原和气候寒冷的牧区和半牧区,细粒棘球绦虫最为常见,在肝(50%～77%)、肺(18%～35%)等脏器中形成囊肿(图 7-1-1),并造成各种并发症。在我国主要有细粒棘球绦虫的幼虫引起的囊型包虫病和多房棘球绦虫的幼虫引起泡型包虫病,前者多见。人类在日常生活中吞食或吸入虫卵而感染,虫卵在胃内孵化为幼虫,幼虫经肠壁侵入肠系膜小静脉,随血液循环进入人体各部,部分经右心室进入肺内形成肺包虫病,多为单发性包虫囊肿,右肺比左肺、下叶比上叶多见。

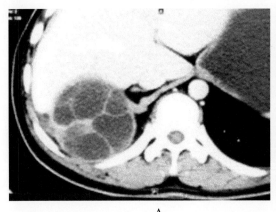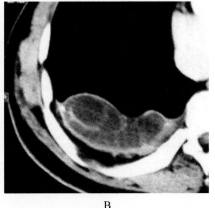

图 7-1-1　男,30 岁。右下肺、肝右叶占位 10 年。肝、肺包虫病

(二)临床表现

典型的包虫囊肿由外囊和内囊组成(图 7-1-2)。外囊是包虫在生长过程中宿主周围的炎症反应形成的较厚的纤维性包膜,较厚,常发生钙化;内囊由囊壁和内容物组成。内囊壁分两层:外层为角皮层,起到保护内层及吸收营养的作用;内层为生发层,可向囊内长出许多原头节和生发囊,生发囊进一步发育可形成与母囊结构相同的子囊。子囊也可向为外生长脱离母囊,移植到其他组织。囊内充满液体,称棘球蚴液,有强抗原性。肺包虫病的潜伏期较长,由感染至出现症状一般间隔数年甚至一二十年。症状因囊肿大小、数目、部位及有无并发症而不同。囊肿较小时可多年无症状。囊肿逐渐长大后,可以产生咳嗽、胸痛、咯血、气急等症状。巨大囊肿或位于肺门附近,可有呼吸困难;如食管受压,可有吞咽困难。肺尖部囊肿压迫臂丛和颈交感神经节可引起 Pancoast 综合征(患侧肩、臂疼痛)及 Horner 征(一侧眼睑下垂,皮肤潮红不出汗)。包虫囊肿可自发破裂或继发于创伤后。年轻病人、囊肿直径>10cm、囊肿位于表面是囊肿破裂的危险因素。囊肿穿破入支气管后,病人先有阵发性咳嗽,继而咳出大量透明黏液。内囊亦可随之分离,如被咳出,痰液中可找到头节。并发感染者则症状类似肺脓肿,出现发热、咳脓痰和咯血等。囊肿穿破入胸膜腔,则形成液气胸,继而成为脓胸。有些病例还可出现皮疹、发热、恶心、呕吐、腹痛、支气管痉挛和休克等过敏反应症状,严重者可以致死。查体在病变

区叩诊呈浊音,呼吸音减低或消失。巨大囊肿可压迫纵隔,使气管及心脏移位。

(三)影像学表现

囊型包虫病通常表现为单个或多个类圆形的囊性病变(图 7-1-3),大小不一,密度均匀,边界光整,也可存在胸腔积液及胸膜增厚而边界不清。囊肿大小和形态随呼吸可有纵向伸缩变化(包虫囊呼吸征)。50%左右的包虫囊肿可见囊壁钙化(图 7-1-4),呈弧线状甚至壳状,具有一定

的特征性,增强扫描病灶无明显强化,囊壁可以不同程度强化(图 7-1-5)。囊内母囊碎片、头节及子囊钙化常呈条片状。子囊的显示对于本病的诊断非常重要,约有 70%的包虫囊中可以看到子囊,表现为大囊内有多个边界清楚圆形低密度影,使病灶呈现出轮辐状、蜂窝状等多房状的外观,子囊的密度低于母囊(图 7-1-6)。外囊破裂与支气管相通时,可见囊肿上部新月形透亮带(新月征),不受体位变化的影响(图 7-1-7)。内外囊同时破裂与支气管相通

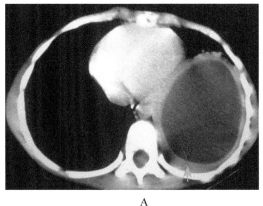
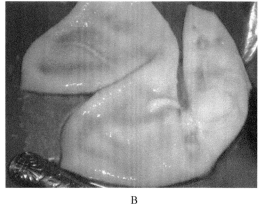

A　　　　　　　　　　　B

图 7-1-2　男,8 岁。A. 可见内囊(红箭)和外囊(绿箭);B. 内囊

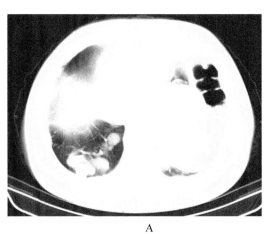
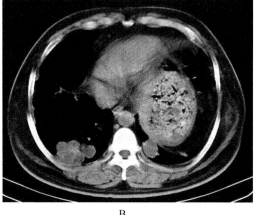

A　　　　　　　　　　　B

图 7-1-3　男,43 岁。无明显不适。右肺下叶多发类圆形囊性病变

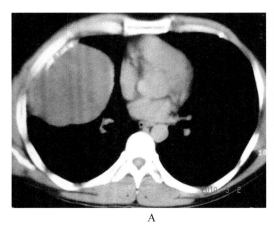
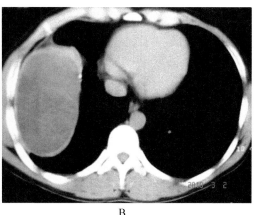

A　　　　　　　　　　　B

图 7-1-4　男,36 岁。新疆居住史 4 年,体检发现右侧胸部囊肿,部分囊壁钙化

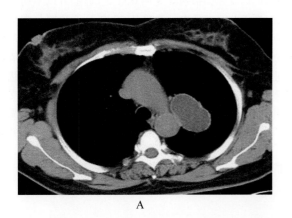

A

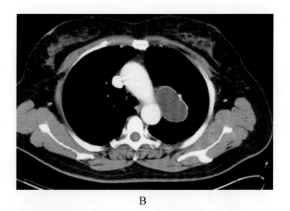

B

图 7-1-5　纵隔包虫囊肿,增强扫描囊壁明显强化

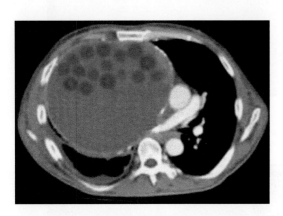

图 7-1-6　多发子囊

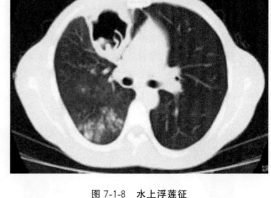

图 7-1-8　水上浮莲征

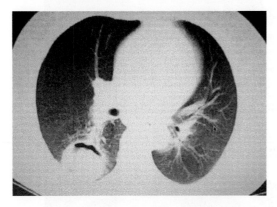

图 7-1-7　新月征

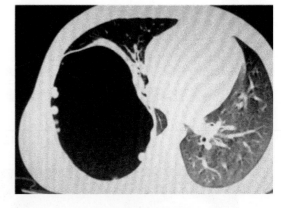

图 7-1-9　水落石出征

时,可出现液平面,其上方见有代表内囊及外囊的 2 个弧形阴影(双弓征)。如完全破裂,内囊塌陷,飘浮于液平面上,使液气面凹凸不平,状如"水上浮莲"(图 7-1-8)。如囊内容物完全咳出则形成薄壁空腔,继而可完全闭合;或囊液大部咳出,子囊显露出来,如同"水落石出"(图 7-1-9),囊液增多又被淹没。另有一种含有气泡的子囊,可漂浮在液面上,称"水上浮球征"。如囊肿破后发生感染,则囊壁增厚,周围有慢性炎症出现的可见肺浸润片状影。囊肿破入胸腔,可形成气胸或液气胸。

泡型包虫病肝脏多见,由无数小囊泡聚集而成。小囊泡的角皮层发育不完整,生发层以外殖芽生方式向周围浸润,表现为密度不均匀的实质性肿块,形态不规则,边缘模糊不清;病灶内部见小囊泡和广泛的颗粒状或不定型钙化构成地图征样外观(图 7-1-10);较大的病变中央常发生液化坏死,呈现熔岩洞样表现(图 7-1-11)。增强后周围肝脏实质明显强化而病灶强化不显著,故境界显示更清楚。

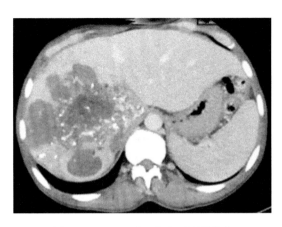

图 7-1-10 男,48 岁。藏族,地图样外观

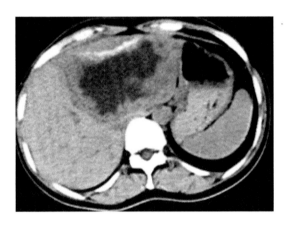

图 7-1-11 女,28 岁。藏族,熔岩洞样表现

（四）诊断

怀疑肺包虫病时,禁忌用穿刺术作为诊断方法,以避免发生囊液外渗产生过敏反应和棘球蚴播散等严重并发症。病人居住在或到过包虫病流行区,有犬类接触史,此时结合典型的影像学表现即可临床诊断。除胸痛、咳嗽等一般症状外,如有咳出带咸味的液体或白色粉皮样物时有重要诊断意义。超声检查可显示肺内有囊性病变。血嗜酸粒细胞数目增加,痰内找到棘球蚴碎片、包虫液抗原皮内试验、包虫补体结合试验及人囊虫酶联试验阳性均可作为诊断依据。本病有时需与周围型肺癌、结核瘤、炎性假瘤、肺脓肿及肺曲霉菌病相鉴别。

（五）治疗

包虫病目前尚无特效治疗药物,外科手术是肺包虫病的首选治疗方法。手术要求全部摘除内囊,并防止囊液外溢,以免引起过敏反应或棘球蚴头节播散。目前常用的手术方法有内囊摘除术（内囊穿刺摘除术,内囊完整摘除术）、包虫囊肿全切除术、肺段肺叶切除术等,其中,包虫内囊完整摘除术摘除病变部位包虫内囊的同时,可最大限度保存有功能肺组织,是目前最理想的手术方式。目前尚无一种适用于所有类型肺包虫病的手术方式,需根据情况采用不同的手术方式。主要的抗包虫药物包括苯并咪唑类和吡喹酮。包虫病的预防主要在于控制传染源,切断传播途径。广泛宣传养狗的危险性,野狗应予以捕杀。牧羊

犬、警犬等应予以登记,定期检疫。注重饮食卫生与个人卫生,不喝生水与不食生菜。儿童尤其应避免与狗密切接触。加强屠宰场的管理与监督,病羊的内脏应深埋或烧毁,以防止狗的感染。

参 考 文 献

Bresee J,Fang ZY,Wang B,et al. 2004. First report from the Asian rotavirus surveillance network. Emerg Infect Dis,10(6):988-995.

Martella V. 2010. Zoonotic aspects of rotaviruses. Vet Microbiol,140(3-4):246-255.

Moreno-Espinosa S,Farkas T,Jiang X. 2004. Human caliciviruses and pediatric gastroenteritis. Semin Pediatr Infect Dis,15(4):237-245.

Murray CJ,Lopez AD. 1997. Alternative projections of mortality and disability by cause 1990-2020:global burden of disease study. Lancet,349(9064):1498-1504.

（六）病例解析

病例:男,69 岁。3 年前查体发现右下肺占位,无症状,未诊治。1 年前复查胸部 CT 示右下肺空洞形成。10 个月前出现痰中带血,伴轻度气短,未经治疗症状减轻。1 天前行胸部强化 CT 检查示右下肺实性占位。辅助检查:血常规示 WBC 9.00×10^9/L,N﹪ 54.1﹪,E﹪ 23.2﹪;ESR 39mm/h,CRP 10.54mg/L。胸部 CT（2011.02.15）:右下肺结节影（图 7-1-12A、B）。胸部 CT（2012.02.01）:右下肺空洞影（图 7-1-12C、D）。胸部 CT（2012.06.15）:右下肺结节影,呈新月征表现（图 7-1-12E、F）。胸部 CT（2013.04.14）:右下肺囊性结节（图 7-1-12G、H）。

【诊断】 肺包虫病。

【诊断依据】 老年男性,发现肺部病变 3 年,多数时间无明显症状,可除外肺炎、结核等诊断。右肺下叶孤立性病变,其内密度较低,囊性和空洞性病变交替,需考虑真菌或肿瘤的可能,病变边界清楚,无明显渗出影,不支持真菌诊断;病变大小无明显变化,不支持肿瘤诊断。病人血常规白细胞正常,嗜酸粒细胞比例增高,需考虑寄生虫病的可能。结合病人有痰中带血症状和影像学特征,首先考虑肺包虫病。病人腹部 B 超未见异常,颅脑 CT 正常,穿刺病理证实为肺包虫病。病人一般状态较差,无法耐受手术,给予阿苯达唑 0.4g po qd 治疗好转后出院。

【分析】 肺包虫病的潜伏期很长,常于感染后 5 年左右发病,有的长达 20 年,甚至 30 年以上。病人多在儿童期感染,至成年后才产生症状,是一种病程极其缓慢的寄生虫病。其病理改变除囊肿本身外,主要是巨大囊肿对肺的机械性压迫,使周围肺组织萎缩、纤维化或有淤血、炎症发生。超过 5cm 的囊肿即可使支气管移位、管腔狭窄,或使支气管软骨坏死。由于肺包虫病临床表现及影像学表现无特异性,极易误诊为肿瘤、肺脓肿、支气管囊肿、肺隔离征、结核球等疾病。与肺癌的主要鉴别点:包虫囊肿未穿破前,边缘清楚锐利,与肺癌的分叶、毛刺不同;包虫囊

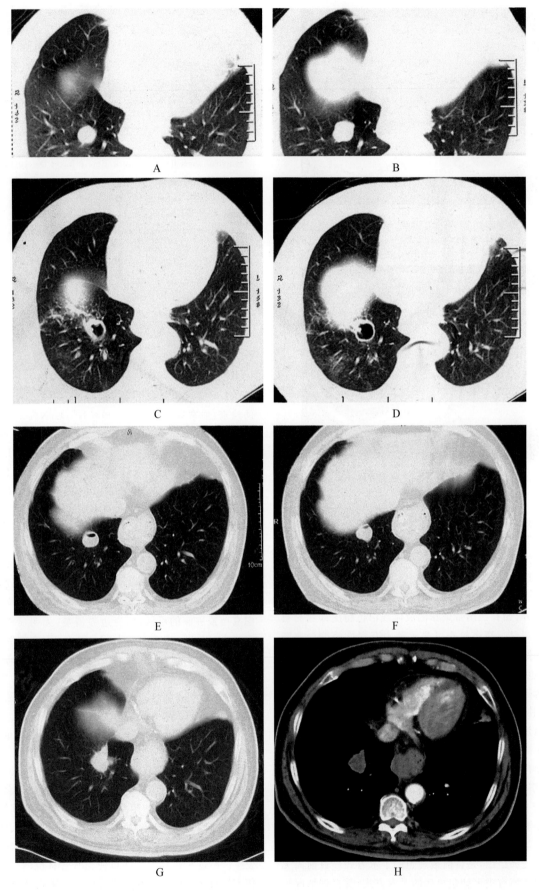

图 7-1-12　胸部 CT

肿可随呼吸而有长径与横径的改变,而肺癌则无;包虫囊肿穿破后气体进入囊内的各种表现与肺癌空洞内壁不规则及壁结节等表现不同。临床工作中遇到饲养宠物及到牧区旅游、工作过的病人,出现肺部不均匀肿块、空洞、要开拓思路,考虑是否有包虫感染可能。

第二节　肺吸虫病

肺吸虫病又称并殖吸虫病,是由卫氏和斯氏并殖吸虫在宿主肺部寄生或体内各脏器间移行引起的一种重要的食源性人兽共患蠕虫病。人和动物(犬、猫、猪和野生动物)是肺吸虫的终宿主,人因生食、腌食、醉食或半生食含囊蚴的溪蟹或蝲蛄,以及生食含蚴虫的转续宿主肉,或饮用生水而感染。人对本病普遍易感。在流行地区,病人多见于青少年,尤其是学龄儿童。近几年由于人们的饮食方式的改变,生吃或烧、烤食类淡水食物的人数和次数明显增加,此病的发病也逐年增加。

(一)临床表现

肺吸虫的虫卵随病人、病畜、病兽的痰液或粪便排出,入水后发育成毛蚴进入螺类(第一中间宿主),在其内发育形成尾蚴,尾蚴侵入蝲蛄、蟹类(第二中间宿主)发育成囊蚴。人生食带囊蚴的蝲蛄或蟹类而感染。囊蚴经人体消化后囊壁破裂,幼虫穿过囊壁进入腹腔,游走于内脏之间或组织(肝脏),而后穿过横膈、胸膜腔进入肺脏,在肺内发育为成虫。幼虫在人体内移行引起的幼虫移行症,可造成多种组织器官损害。一般从囊蚴进入体内到在肺内成熟产卵,需2~3个月。成虫在宿主体内一般可活5~6年。肺吸虫病潜伏期数天至20年,多数在1年内发病,临床表现为早期炎症反应,如发热、咳嗽、胸痛、头痛、呕吐等症状,伴有腹痛腹泻或肝区疼痛,后期出现胸腔及心包积液、肝大、脑部损害的症状。肺为卫氏肺并殖吸虫最常寄生部位,咳嗽、血痰、胸痛最为常见,典型的痰为棕褐色,可持续数年。如伴肺组织坏死则呈烂桃样血痰,当肺并殖吸虫移行入胸腔时,可引起胸痛,渗出性胸膜炎或胸膜肥厚。斯氏并殖吸虫引起胸痛、胸腔积液较多,而咳嗽、血痰较少。

(二)辅助检查

实验室检查外周血嗜酸粒细胞增高,可达30%~40%,脑脊液、胸腔积液、腹水、心包液及痰中均可见嗜酸粒细胞增高,红细胞沉降率增快,肺吸虫抗体阳性,皮下结节或包块病理检查为嗜酸性肉芽肿,内含夏科-莱登结晶为本病的特点。夏科-莱登结晶是一种大小不等、菱形、无色透明、两端尖长,指南针样双锥晶体,折光性强,是嗜酸粒细胞破裂后嗜酸性颗粒相互融合而成,可见于嗜酸粒细胞炎症反应的体液及分泌物中。胸腔积液为无菌性,蛋白及LDH含量增高,嗜酸粒细胞增多,葡萄糖含量常降低。

(三)影像学表现

肺脏是并殖吸虫最易侵犯的脏器,病变主要由幼虫、成虫移行定居而产生的机械损伤及其代谢产物等抗原物质产生的免疫反应而引起。肺内病变呈炎性反应,中性粒细胞和嗜酸粒细胞浸润,肺组织被破坏,形成脓肿和囊肿,周围有纤维包膜,囊内含胆固醇结晶、夏科-莱登结晶、虫卵等。囊内多数只有1个成虫,一处形成囊肿,移行至另一处,再构成新的囊肿,囊之间有隧道。胸膜、心包膜纤维素性或浆液纤维素性炎症可因纤维化导致胸膜的粘连及心包缩窄;虫体在肺内死亡或者移行到别处,囊腔则逐渐被肉芽组织填充,变为瘢痕结节,日后可出现钙化。

肺吸虫病影像学所见病变部位和形态具有多样性,病变可游走,肺、肺门、胸膜、心包、纵隔等可同时累及,很少单独孤立存在,以中、下肺野多见。早期(组织破坏期或出血期)为1~2cm大小云絮状、边缘模糊、密度不均匀、圆形或椭圆形浸润阴影,病灶位置变迁较多,反映肺吸虫在肺部不断移行所引起的过敏性炎症反应和肺组织的出血性病灶(图7-2-1)。组织反应期(囊肿期)表现为在片状或结节状阴影中见数个蜂窝状小透明区,单房或多房,炎性浸润灶内不规则囊状空洞影为其特征性征象。纤维瘢痕期(愈合期)可见空洞、结节、钙化影(图7-2-2)。多数肺吸虫病胸部影像学表现以胸腔积液为主,且胸腔积液可早于肺内表现。亦有液气胸和气胸(图7-2-3),甚至肿块影。三期表现常同时存在,如在病灶中出现肺吸虫在肺内移行形成隧道征表现则较有特异性(图7-2-4)。若病人在胸腔积液基础上又同时合并上述多样影像学表现,则高度提示肺吸虫病。

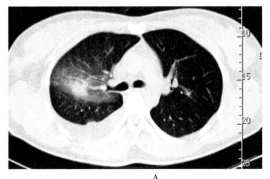

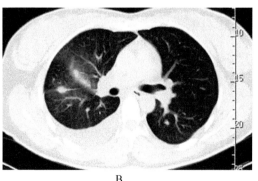

| A | B |

图 7-2-1　女,32 岁。咳嗽 1 月。右肺上叶多发结节影,周围磨玻璃影明显

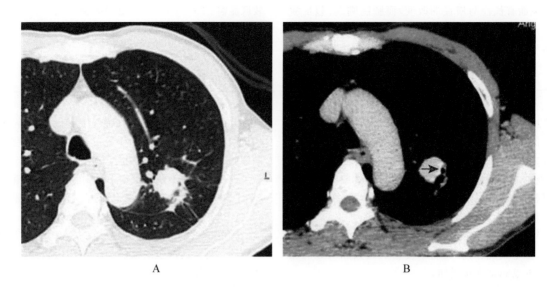

图 7-2-2　男,58 岁。左侧胸痛 3 月。左肺上叶结节空洞影,内可见钙化(红箭)

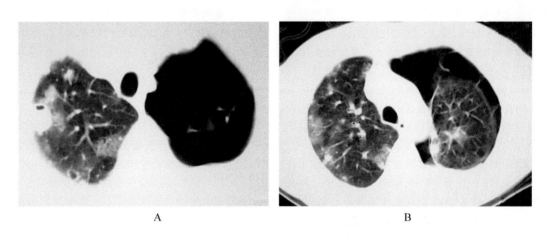

图 7-2-3　男,54。反复痰中带血、活动后气促 10 月。肺内多发斑片、结节、磨玻璃影,左侧气胸,右上肺含气结节影。肺吸虫循环抗体(＋);痰液找到肺吸虫虫卵

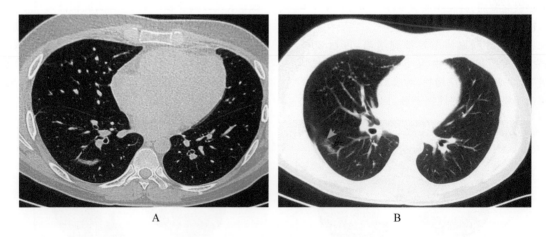

图 7-2-4　男,24 岁。咳嗽 10 月,偶有咳痰、咯血。右肺下叶可见隧道征(红箭),上方可见薄壁空洞影(绿箭)

(四)诊断

在流行区吃生的或未熟的石蟹、蝲蛄、川卷螺,出现胸痛或铁锈色痰或有游走性结节及原因不明的癫痫,嗜酸粒细胞增高,均应考虑本病的可能。肺吸虫抗原皮内试验、血清补体结合试验、后尾蚴膜试验、琼脂双向扩散试验、对流免疫电泳检查、酶联免疫吸附试验、间接血凝试验等阳

性结果有诊断价值。肺吸虫病病人痰液或体液包括脑脊液、胸腔积水、腹水、心包液等可查见并殖吸虫卵及夏科-莱登结晶体，嗜酸粒细胞增高；粪便 15%～40% 可查见虫卵，可见夏科-莱登结晶体（图 7-2-5，图 7-2-6）；活组织检查从皮下结节及包块病理检查可查见虫卵、幼虫或成虫，可查见典型的嗜酸性肉芽肿。如果在组织中未见虫体或虫卵，但有以下病理改变也可确诊：有凝固性坏死的多房性小囊腔或坏死虫穴样窦道；坏死组织中见棱形的夏科-莱登结晶；结节中有大量嗜酸粒细胞浸润。

本病应与肺结核、结核性胸膜炎、结核性腹膜炎、慢性肺真菌感染、Loffer 综合征、肺血管炎、肿瘤、肺脓肿和支气管扩张等相鉴别。在能够找到虫体与虫卵的病例，不难诊断。如果没有找到虫卵或虫体，根据病变的多样性或隧道影像，以及大量含嗜酸性细胞的肉芽肿或脓肿，应怀疑此病。要结合临床询问病史，行血及免疫学检查以明确诊断。

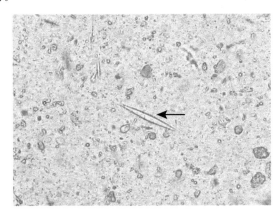

图 7-2-5　无色透明、两端尖细、指南针样晶体，折光性强

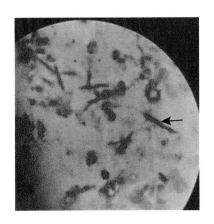

图 7-2-6　革兰染色（1000×）

（五）治疗

肺吸虫病治疗首选药物为吡喹酮和硫双二氯酚，疗效好，副作用小，其主要作用是使虫体肌肉强直性收缩及瘫痪、外皮肿胀、变性及坏死，最后导致虫体死亡。大部分病人可痊愈。吡喹酮剂量：每次 25mg/kg，3 次/日，口服，连服 2～3 天。脑型病人间歇 1 周后再服 1 个疗程。临床治愈率达 95%～100%，副作用轻微，常短期存在，主要有恶心、头痛、眩晕、荨麻疹及腹部不适。硫双二氯酚剂量：成

人 1g，每日或隔日口服 3 次，10～20 个治疗日为 1 个疗程。脑型可重复 2～3 个疗程。六氯对二甲苯和阿苯达唑对肺吸虫病也有良好疗效。继发细菌感染时，应加用抗生素。对慢性脑型、脊髓型，合并有压迫症状，药物治疗效果差者，可考虑手术治疗。

（六）预后

本病早期治疗后预后良好。预防本病的关键是切实做到不生食或食用半生不熟的石蟹、蝲蛄、醉蟹、淡水螺及生水等以预防感染。饲养鲶鱼和家鸭吞食淡水螺和蝲蛄，以切断传播途径。病人一旦得病，及时发现并彻底治疗，不随地吐痰，不随地大便，避免虫卵随雨水冲入溪流污染水源，用生石灰杀死病患痰液和粪便中的虫卵。对病畜、病兽加强调查和捕杀。

参 考 文 献

Kim EA，Juhng SK，Kim HW，et al. 2004. Imaging findings of hepatic paragonimiasis. J Korean Med Sci，19(5)：759-762.

Kim TS，Han J，Shim SS，et al. 2005. Pleuropulmonary paragonimiasis：CT findings in 31 patients. Am J R(mntgenol，185(3)：616-621.

Madariaga MG，Ruma T，Theis JH. 2007. Autoch thonoushuman paragonimiasis in North America. Wildemes Environ Med，18(3)：203-205.

Sekijima Y. Fushimi T. Ohara S. et al. 1999. MRI findings of cerebral paragonimiasis induced by paragonimus miyazakii. Neurological MeAicine，51(6)：578-580.

Travis S，Michael A，Gary J，et al. 2012. Chest CT features of North American paragonimiasis. American Journal of Roentgenology，189(5)：1076-1080.

（七）病例解析

1. 病例 1：男，54 岁。间断咯血 6 月。B 超示颈部及腹股沟淋巴结肿大。支气管镜检查见左肺舌叶开口瘢痕狭窄，左固有上叶走行扭曲，支气管镜刷检、肺泡灌洗液均未找到肿瘤细胞。肿瘤标志物 CA125，SCC 鳞癌相关抗原明显增高。PR3-ANCA 升高，抗平滑肌抗体阳性。血常规 3 次白细胞均正常，嗜酸粒细胞百分比均＞10%。

胸部 CT：左肺上叶纤维条索影，胸膜相连，呈隧道样改变。左肺体积缩小，心包积液明显（图 7-2-7）。

【诊断】 肺吸虫病。

【诊断依据】 中年男性，咯血 6 月，血嗜酸粒细胞升高。嗜酸粒细胞增多常见于以下疾病。①寄生虫病：血吸虫病、蛔虫病、钩虫病等血中嗜酸粒细胞增多，常达 10% 或更多；②过敏性疾病：过敏性鼻炎、支气管哮喘、药物过敏、荨麻疹、食物过敏、血管神经性水肿、血清病等，外周血嗜酸粒细胞增多可达 10% 以上；③皮肤病：如湿疹、剥脱性皮炎、天疱疮、银屑病等可见外周血嗜酸粒细胞轻中度增高；④血液病：如慢性粒细胞白血病、嗜酸粒细胞白血病、淋巴瘤、多发性骨髓瘤、嗜酸粒细胞肉芽肿等，外周血嗜酸粒细胞可有不同程度增高，有的可伴有幼稚嗜酸粒细胞增多；⑤某些恶性肿瘤：某些上皮系肿瘤如肺癌等可引起嗜酸粒细胞增高；⑥某些传染病：急性传染病时，嗜酸粒

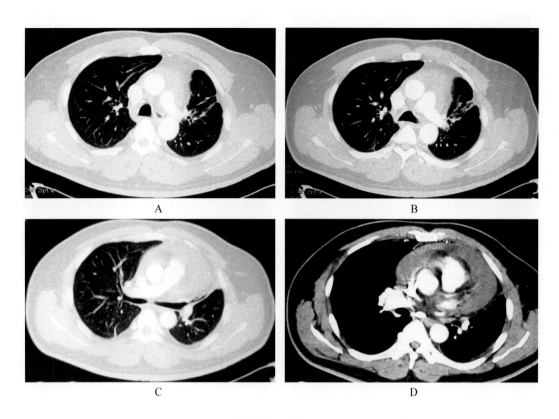

图 7-2-7　胸部 CT1

细胞大多减少,但猩红热时可引起嗜酸粒细胞增多;⑦其他:风湿性疾病、脑腺垂体功能减低症、过敏性间质性肾炎等也常伴有嗜酸粒细胞增多。病人既往体健,胸部 CT 可见隧道征和心包积液,首先考虑寄生虫病特别是肺吸虫病可能。病人

T 细胞斑点试验阴性。心包引流液为血性浑浊液体,有大量絮状纤维素渗出,细胞总数 $30 \times 10^9/L$,白细胞计数 $12.8 \times 10^9/L$,嗜酸粒细胞百分比 80%(图 7-2-8)。心包积液内查到肺吸虫卵(图 7-2-9),未见肿瘤细胞,诊断明确。

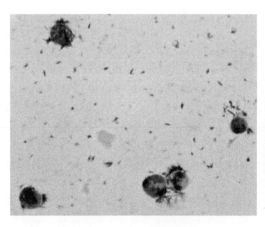

图 7-2-8　瑞氏染色　尚未完全脱离嗜酸粒细胞胞体的嗜酸颗粒形成夏科-莱登结晶

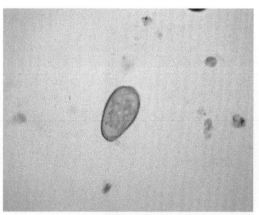

图 7-2-9　10%KOH 处理(400×)

【分析】　隧道征对肺吸虫病的 CT 诊断具有较高的提示意义,但出现率不高,常以胸腔积液、心包积液、大片炎性浸润灶等非特异性表现多见。本例病人隧道征明显,同时在片状阴影中可见蜂窝状小透明区,周围多发条索状影,均为肺吸虫病特征性影像。胸部 CT 检查在密度不均的边缘模糊斑片状影中间出现的两条线样结构,即为隧道征,为肺吸虫在肺内穿凿游动所致。其特点为走行与支气管充气征的树状不一致,不沿肺纹理或支气管树分布,远端支气管不是逐渐变细,而是呈管状。对于经常规抗感染治疗效果不佳,出现胸部游走性病变伴胸腔积液或心包积液,合并外周血嗜酸粒细胞显著升高,应高度注意寄生虫病可能。应详尽询问生活史、饮食史,减少对寄生虫病的漏诊、误诊。确诊后应进行重要脏器检查,如头颅、肺部、腹腔、心脏检查,监测神经系统体征,以了解肺外脏器受累情况,并积极治疗。

2.**病例2**：男，15岁。阵发性咳嗽4月，咳少许白黏痰，伴胸痛、乏力、食欲减退。查体未见异常。血常规：WBC 18.60×10⁹/L，L% 50%，N% 41.4%（54%～62%）；ESR 79mm/h。抗炎治疗2周后症状无好转，复查血常规：WBC 23.33×10⁹/L，E% 51%。

胸部CT：左肺上叶、右肺下叶散在斑片样、结节状高密度影，结节周围可见磨玻璃样改变，病变周围见多个小空洞影，壁光整。纵隔淋巴结肿大，双侧少量胸腔积液（图7-2-10）。

【诊断】　肺吸虫病。

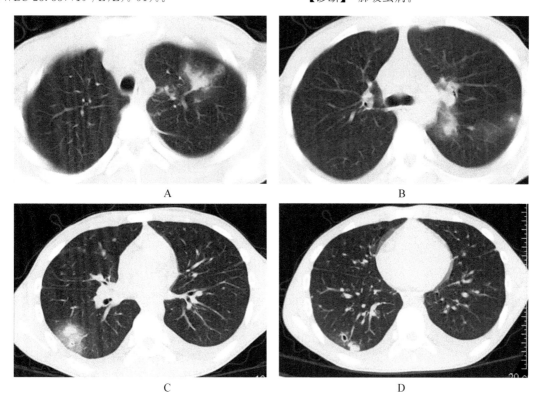

图7-2-10　胸部CT2

【诊断依据】　青少年男性，病程较长，无明显发热，抗生素治疗无效，可除外社区获得性肺炎诊断。病变多发，可见实变、结节、空洞影，变化较慢，晕征明显，但无咯血症状，不符合结核或真菌演变过程。病人嗜酸粒细胞短时间内明显增高，需考虑慢性嗜酸粒细胞肺炎、寄生虫病可能。慢性嗜酸粒细胞肺炎胸部CT多表现为分布于外周的单侧或双侧肺实变阴影，胸腔积液少见，本例亦不符合。病人影像学有胸腔积液，斑片、实变、结节影，在片状或结节状阴影周围见数个小空洞影，结合嗜酸粒细胞增高，首先需考虑肺吸虫病的可能。追问病史，病人发病前有烧烤、半熟食溪蟹史，查肺吸虫抗体阳性，经吡喹酮治疗后，症状好转，病灶较前明显吸收（图7-2-11）。

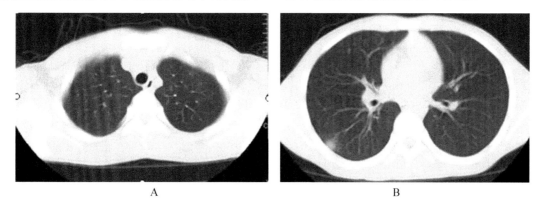

图7-2-11　经吡喹酮治疗后症状好转

3.**病例3**：女，37岁。病人1月前无明显诱因出现咳嗽，咳少量白黏痰，胸痛，深吸气、咳嗽时加重，伴有低热，体温最高38℃，痰中带血1次，盗汗。血常规：WBC 7.1×10⁹/L，N% 80.4%。胸部X线片提示左侧气胸压缩10%左右，左肺中野炎性渗出性病灶，左侧胸腔少量积液（图7-2-12A）。应用左氧氟沙星抗炎治疗9天后咳嗽、咳痰症状

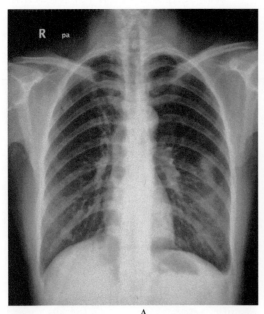
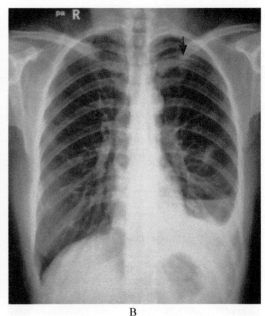

A　　　　　　　　　　　　　B

图 7-2-12　胸部 X 线

缓解,体温下降,自觉左侧胸痛加重,复查血常规:WBC 6.0×10⁹/L,N％ 68.7％。胸部 X 线片提示左侧液气胸,肺压缩 30％,左肺中野肺炎吸收消散期(图 7-2-12B)。PPD 试验阴性,结核感染 T 细胞斑点试验阴性。胸腔穿刺引流胸腔积液 600ml,胸腔积液为黄色混浊,有絮状物,Livata 试验阳性,比重大于 1.018,白细胞数 8000/mm³,多核细胞百分比 70％,单核细胞百分比 30％,总蛋白 50.9g/L,ADA 38.2U/L,葡萄糖 0.74mmol/L,胆固醇 2.43mmol/L,LDH 1913U/L,胸腔积液肿瘤标志物 CK19 113.4ng/ml,SCCA 37.2ng/ml,NSE 64.7ng/ml,均升高,血清肿瘤标志物正常。胸部 CT 提示左肺斜裂胸膜增厚,左侧液气胸。1 个月前考虑结核性胸膜炎给予口服 RFP、INH 和 EMB 诊断性抗结核治疗,复查胸腔积液白细胞数 3000/mm³,多核细胞百分比 60％,单核细胞百分比 40％,总蛋白 52g/L,ADA 51.4U/L,葡萄糖 0.05mmol/L,胆固醇 2.53mmol/L,LDH 2636U/L,CK19 103.6ng/ml,SCCA 14.16ng/ml,NSE 127.5ng/ml。抗结核治疗后病人自觉咳嗽明显好转,胸痛减轻。

【诊断】　肺吸虫病

【诊断依据】　病人送检寄生虫全套检测,结果提示:肺吸虫皮内试验(＋),肺吸虫抗体酶联免疫吸附试验

(＋),最终确诊为肺吸虫病。追问病史病人喜食醉虾。口服吡喹酮后症状好转。

【分析】　渗出性胸腔积液最常见的原因是结核和恶性肿瘤。肺吸虫病通常隐匿起病,呈慢性病程,其临床特点是咳嗽、痰中带血,偶有咯血、胸痛和呼吸困难。影像学表现多种多样,可出现斑片影、结节影、钙化灶、胸腔积液和叶间裂积液、胸膜增厚等。有时难以与结核和肿瘤相鉴别。本例为青年女性,有低热、盗汗等症状和左侧液气胸,胸腔积液 ADA 检查一次偏高,易误诊为结核性胸膜炎。病人外周血嗜酸粒细胞不高,仅以胸腔积液为首发表现,亦为诊断带来困难。肺吸虫最易侵犯两肺下叶、靠近纵隔面和膈肌处,胸腔积液常见,气胸少见。肺吸虫病作为渗出性胸腔积液伴胸膜增厚的鉴别诊断之一应当考虑并排除。肺吸虫病病人胸腔积液蛋白和 LDH 增高,胸腔积液葡萄糖含量常降低,本例符合。随着饮食习惯的改变,城市居民肺吸虫病的发生率有增加的趋势。临床医师应提高对肺吸虫病的全面认识,肺吸虫病的诊断不能仅局限于病原学的依据,需详细询问病史。对抗肺吸虫药物吡喹酮治疗反应良好,经治疗后临床症状及体征好转或消失,是临床诊断的重要依据。

第三节　肺蠊缨滴虫病

蠊缨滴虫是一种罕见的机会性致病病原体,首先由陈树鑫和孟昭霞于 1993 年在人体呼吸道发现。随着支气管镜肺泡灌洗这一新型检测手段的应用,肺部蠊缨滴虫的检出率明显提高。

(一)种属

蠊缨滴虫属于原生动物门、鞭毛虫纲、动鞭亚纲、超鞭

毛目、缨滴虫亚目、缨滴虫科、缨滴虫属的一种昆虫体内的单细胞原虫,主要寄生于白蚁及蟑螂(蜚蠊)的消化道,特别是东方蠊。病原体可随蟑螂粪便及呕吐物排出,污染食物或空气被人食入或吸入而感染。该滴虫主要感染接受器官移植的病人及艾滋病病人、老年人等免疫功能低下者。

(二)形态学特点

蠊缨滴虫多为梨形、圆形或椭圆形,大小不等(2~3个红细胞大),后端较透明圆滑,前端顶部有很多长短不一,5~10μm,环形丛束排列似缨纤细绒毛。虫体前端的绒鞭毛不停摆动,摆动方向和幅度都较一致,虫体也在晃动、旋转或泳动(图7-3-1、图7-3-2)。有些处于二分裂繁殖期或分裂前期的虫体在新鲜涂片中可看到虫体两侧都有鞭毛,边缘较多,中间较少,上下两端向中心略微凹陷,包膜仍连成一个整体,两侧鞭毛摆动幅度较小,周边还存有明显的外质,疑为滋养体。瑞-姬染色,虫体呈梨形,前端的长短不一如缨鞭毛呈淡粉红色,束状分散排列,虫体内可见一深紫红色的圆、椭圆或横向排列的月牙形细胞核,一般多位于虫体前端近鞭毛处,处于纵向分裂期的虫体可以见2个核。虫体胞质内结构复杂,内部染色呈灰蓝色,轴柱不易见。

蠊缨滴虫需与纤毛柱状上皮细胞区别,纤毛柱状上皮细胞形态为长圆锥形、多边形或类圆形,顶端宽平,表面有密集的纤毛,也可不停地摆动,底端较尖,细胞核近底部呈圆或椭圆形,直径8~12μm,核瑞-姬染色呈深紫红色,胞质量较多,常呈嗜酸性着色,细胞一般没有有轨运动(图7-3-3)。

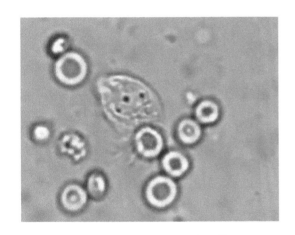

图 7-3-1 灌洗液中带有纤毛的活细胞(光镜 1000×)

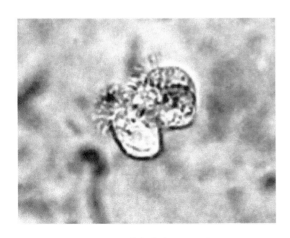

图 7-3-2 蠊缨滴虫(1000×)

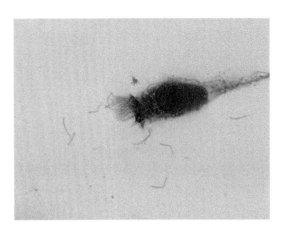

图 7-3-3 纤毛,革兰染色(1000×)

(三)发病机制

蠊缨滴虫感染常见于呼吸系统,但咽、上颌窦和尿道的感染也偶见报道。其发病机制尚不十分清楚。有研究认为,蠊缨滴虫进入支气管腔后,黏附在支气管黏膜上,虫体及分泌物诱导机体发生Ⅰ型变态反应,可致支气管黏膜内嗜酸粒细胞增多,IgE明显增高,支气管黏膜分泌IgA增多。蠊缨滴虫还可能分泌一种特殊物质,使虫体紧紧地黏附在支气管黏膜上,不易被咳出,即使是在气管镜下吸引,有时也难以清除。Ⅰ型变态反应所诱发的支气管哮喘的程度有个体差异。蠊缨滴虫在支气管腔内迅速繁殖,抱团生长,可在支气管内形成黄白色团状物,直径可达1cm,能导致支气管完全或不完全阻塞,并容易合并细菌感染,进一步导致肺脓肿或支气管扩张。

(四)临床表现

蠊缨滴虫感染缺乏特异性的临床表现。早期多为干咳,低热,随着病情进展,有咳嗽、咳痰等症状,痰多呈白色黏稠或脓痰,或带血丝和血痰,部分可表现为顽固性咳嗽,少量咳痰,也可因机体超敏反应导致的哮喘,出现胸闷、胸痛、气急、心慌气短等症状,重者可发生呼吸困难或并发间质性肺炎。多数病人在听诊时呼吸音粗,双下肺可闻及大量湿性啰音或细湿啰音、哮鸣音,也有呼吸音减弱甚至消失者。胸腔积液者叩诊局部呈浊音。

(五)影像学表现

蠊缨滴虫所致肺部感染的影像学可表现为双肺发病,病变往往同时累及肺实质和肺间质,磨玻璃样阴影、多发条索状影及片状实变影往往相伴出现,或表现为肺脓肿、胸腔积液、中心支气管扩张伴感染等,短期内复查肺内病灶内有较大变化,表现为片状实变影部分吸收或扩大,或有新的病灶出现。

(六)诊断和治疗

确诊蠊缨滴虫感染必须找到该虫。检查标本有病人痰液、支气管镜检查取出的组织和分泌物、肺泡灌洗液。也有报道从咽部分泌物、尿液和上颌窦手术中取出的干酪样物中发现该虫。

蠊缨滴虫支气管肺部感染治疗的抗菌药物目前首选甲硝唑。多数病例甲硝唑治疗有效,部分无效。蠊缨滴虫虫体分泌物可引起周围黏膜炎症反应,IgA 升高,使药物不能渗入虫体内,可能是慢性病例耐药的重要原因。甲硝唑治疗无效时可用抗寄生虫药物米帕林、复方磺胺甲噁唑、呋喃唑酮、盐酸依米丁、卡巴砷、吡喹酮、磷酸氯喹、左旋咪唑等治疗。

参 考 文 献

陈树鑫,孟昭霞.1993.人呼吸道发现蠕缨毛虫一例报告.中国寄生虫学与寄生虫病杂志,11(1):28.

吴中兴,刘宜升.2010.新发现寄生虫病—蠕缨滴虫病.中国病学生物学杂志,5(7):547-548.

姚国忠,曾力强,张波,等.2008.支气管肺蠕缨滴虫感染二例并文献复习.中华内科杂志,47(8):634-637.

周淑芬,刘树业,赵杰,等.2013.宫内蠕缨滴虫感染一例并文献复习.中华检验医学杂志,36:263-264.

(七)病例解析

病例:男,68 岁。咳嗽、咳痰 2 年,加重 10 天。病人 2 年前开始出现咳嗽、咳痰,咳少量白色黏痰,止咳、化痰等治疗后病情反复。6 月前咳嗽、咳痰加重,痰呈白色黏液样,伴畏寒、发热,最高体温 38.8℃,血常规示 WBC 10.27×10⁹/L,N％ 83.6％,嗜酸粒细胞绝对值 0.17×10⁹/L,嗜酸粒细胞百分比 E％ 1.7％。给予头孢哌酮舒巴坦联合左氧氟沙星抗感染治疗 2 周后症状略缓解。10 天前咳嗽、咳痰加重,咳少许黄黏痰,偶有塑胶样白痰。查体:双肺可闻及散在湿啰音,左下肺明显。辅助检查:血常规示 WBC 11.57×10⁹/L,N％ 45.2％,嗜酸粒细胞绝对值 4.75×10⁹/L,嗜酸粒细胞百分比 41％;IgE>6000ng/ml;PPD 试验阴性;肝肾功能、生化、肿瘤指标、免疫指标均未见明显异常;多次痰细菌培养、真菌涂片及培养、结核菌涂片均阴性。

胸部 CT(2009.11.16):左下肺类圆形边缘光滑薄壁低密度影(图 7-3-4A、B)。

胸部 CT(2010.10.15):病变未见明显增大,周围伴实变渗出(图 7-3-4C、D)。胸部 CT(2010.10.22):抗炎治疗后(共 14 天)炎性渗出有所吸收(图 7-3-4E、F)。

胸部 CT(2011.7.7):左下肺厚壁空洞形成,周围可见渗出影(图 7-3-4G、H)。

【诊断】 肺寄生虫病。

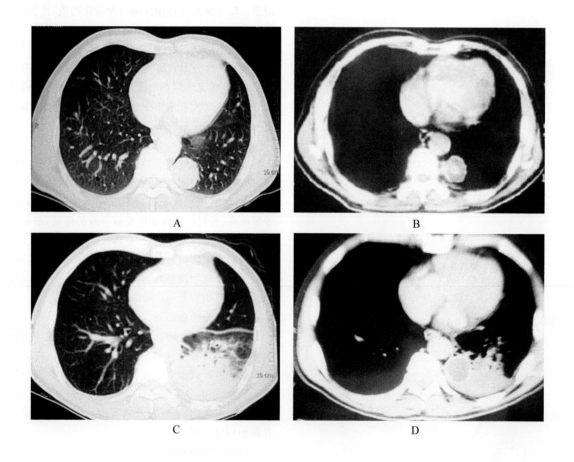

A

B

C

D

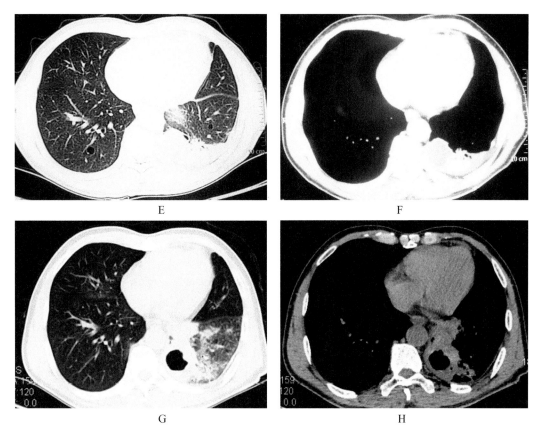

图 7-3-4　胸部 CT

【诊断依据】　老年男性,病史较长,病变形态由囊性向囊性伴感染、空洞样变伴感染转变。病变大小无明显改变,空洞内壁尚光滑,不支持结核、真菌或肿瘤诊断。病人虽偶有发热,期间抗感染治疗病情略缓解,但整体病情较稳定,不支持细菌性肺脓肿诊断。病人近期嗜酸粒细胞和 IgE 明显升高,结合病变演变过程,首先考虑肺寄生虫病可能。病人入院后予以头孢美唑联合阿奇霉素抗感染治疗 2 周症状未见明显缓解。行支气管镜检查见左下叶病变支气管轴膜增厚,管腔不规则狭窄,可见大量塑胶样灰白色分泌物,难以吸除(图 7-3-5)。痰及支气管灌洗液寄生虫检验回报可见大量毛滴虫,虫体椭圆形,多鞭毛,呈螺旋运动,考虑为蠊缨滴虫(图 7-3-6)。支气管病

理回报:支气管黏膜组织大量嗜酸粒细胞浸润。明确诊断为左下肺蠊缨滴虫性肺脓肿,改用甲硝唑抗感染治疗,并辅以多次支气管镜下分泌物清除,并联合局部反复甲硝唑灌洗治疗,病人咳嗽、咳痰明显好转,痰量明显减少,复查支气管镜检查,管腔较前通畅,塑胶样分泌物明显减少。治疗 1 月后复查肺部 CT:空洞较前减小,周围炎症较前明显吸收(图 7-3-7)。复查血常规:WBC 5.58×10^9/L,N% 42.1%,嗜酸粒细胞绝对值 1.63×10^9/L,嗜酸粒细胞百分比 29.2%。病人出院,继续口服甲硝唑 2 月后复查肺部 CT,左下肺空洞较前继续缩小,洞壁变薄,周围无明显炎症(图 7-3-8)。停用甲硝唑治疗,甲硝唑总疗程 3 个月。

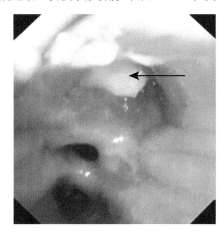

图 7-3-5　支气管镜下表现

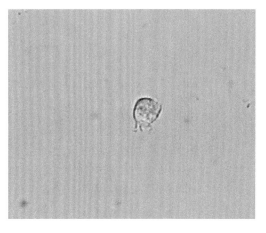

图 7-3-6　蠊缨滴虫虫体

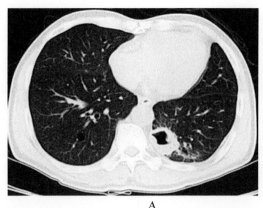
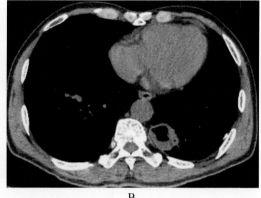

A   B

图 7-3-7　胸部 CT(2011.08.10):空洞较前减小,周围炎症较前明显吸收

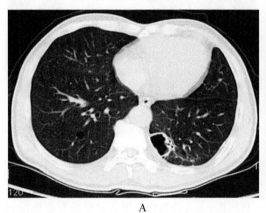
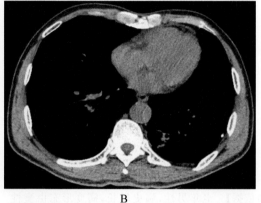

A   B

图 7-3-8　胸部 CT(2011.10.12):空洞较前继续缩小,周围无炎症

【分析】　蠊缨滴虫的形态目前多见于光学显微镜下的观察描述,其生活史、寄生宿主、感染阶段等尚不清楚。虽然支气管镜肺泡灌洗术提高了蠊缨滴虫的检出率,但应注意与纤毛柱状上皮细胞区别,样本要送检及时、保温、避光,防止降低虫体的活动能力而增加鉴别诊断难度。该滴虫感染者无特别表现,可出现咳嗽、胸闷或哮喘等症状。如常规抗菌药物治疗无效,改用甲硝唑类药物治疗后病人肺部感染得以控制,可高度怀疑病人为蠊缨滴虫感染。本例病人既往体健,无肺部基础病及应用免疫抑制药病史,嗜酸粒细胞及 IgE 明显升高为本病诊断提供了重要的线索,故临床上不明原因的嗜酸粒细胞升高而无明显的过敏因素时需考虑肺部寄生虫感染的可能性。蠊缨滴虫感染支气管镜下可表现为支气管狭窄或闭塞,黏膜粗糙充血肿胀及支气管管腔内可见脓性分泌物,为蠊缨滴虫不断分裂繁殖,成团生长形成所致。对于病原体不明的肺部感染,支气管镜的检查需及时,支气管肺泡灌洗液直接镜检找病原体是诊断蠊缨滴虫的有效手段。另外,支气管镜下灌洗治疗可以有效提高局部药物浓度,缩短病程,同时减少全身用药带来的副作用。

（福建省宁德市医院呼吸内科　薛　青　李树奇　提供）

第四节　布鲁菌病

布鲁菌病(Brucellosis)也称地中海热、马耳他热或波状热,是目前世界上最常见的一种人兽共患传染病,其病原菌布鲁菌(Brucella)现已经被疾病管理中心列为 B 类病原体,人类通过直接或间接接触感染动物或动物产品而得病。布鲁菌既可以抵抗吞噬细胞杀菌作用,也可以阻止抗原特异性 T 细胞对该菌的识别能力,起到自身保护作用,导致慢性持续感染。全世界布鲁菌病现患有 500 万～600 万人,每年新发病例超过 50 万人,我国法定为乙类传染病。

(一)病原体

布鲁菌属革兰阴性小球杆菌或短小杆菌,兼性需氧,氧化酶阳性,尿素酶阳性,硝酸还原酶阳性(绵羊种除外),无芽胞,无鞭毛,不能运动,广泛分布于世界各地,与苍白杆菌属亲缘关系密切,同属于布鲁菌科、根瘤菌目。目前,国际上将布鲁菌属分为 6 个种 19 个生物型,即羊布鲁菌(3 个生物型)、牛布鲁菌(8 个生物型)、猪布鲁菌(5 个生物型)、犬布鲁菌(1 个生物型)、绵羊附睾布鲁菌(1 个生物型)、沙林鼠布鲁菌(1 个生物型)。

其中前 4 种能使人致病,羊布鲁菌致病力最强,后 2 种仅寄生于动物细胞内。近来,专业工作者在海洋动物体内还分离到了两种新的布鲁菌,即鲸型布鲁菌和鳍型布鲁菌,从田鼠中分离到了田鼠布鲁菌,并已证实海洋生物种布鲁菌也可以传染给人。近年来,我国患布鲁菌感染率呈明显回升趋势。布鲁菌病临床表现多样化,并发症多见,容易误诊而延误治疗,给人体健康和畜牧业发展造成了极大的危害。

(二)流行病学

布鲁菌病作为动物源性传染性疾病,往往先感染家畜或野生动物,随即传染给人类,目前尚未有确切的证据证明病人可作为传染源传染给其他人,亦未有关于家庭及医院内相互感染等人传人实例报道,因此人作为传染源的意义不大。感染动物的胎盘、流产胎儿、胎儿的体液、阴道排出物、乳汁中含有大量的布鲁菌,其他分泌物和排泄物,如精液、尿液和粪便也含有布鲁菌。布鲁菌病几乎可通过任何途径传播,消化道、呼吸道是其主要传播途径,其次是生殖道和皮肤、黏膜。布鲁菌病通常表现为一种职业病,农民、牧民、兽医、猎人、与牲畜相关的生产加工者、从事动物实验者往往是易感人群。而食用未经高温消毒的鲜奶或奶制品、吃烤羊肉串、涮羊肉等则是城镇人口感染布鲁菌病重要的途径。

布鲁菌病全年均可发病,但季节性较为明显。一般晚冬和早春开始发生,夏季进入发病高峰期,秋季以后发病逐渐下降。其中,农村高发于城市,牧区高发于农区,流行地区如内蒙古、黑龙江、山西等省区在发病高峰季节可呈暴发和流行之势。我国分布趋势是北方疫区疫情依旧严重,南方地区发病率持续上升,且有进一步蔓延的趋势。疫情逐渐扩散,由北向南从传统牧区、半牧区向非牧区蔓延。人群普遍易感,男性多于女性,以青中年为多,与其职业特点、饮食结构有关。布鲁菌病病后可获较强免疫力,因不同种布鲁菌之间存在交叉免疫,故再次感染者较少。

(三)发病机制

布鲁菌致病机制主要是通过细菌自身释放的多种毒力因子侵入宿主细胞并躲避宿主的免疫清除而引起宿主的感染,并能够成功躲避宿主免疫系统的监视。布鲁菌是一种胞内寄生菌,其感染的靶细胞主要是巨噬细胞与胎盘滋养层细胞。与胎盘滋养层细胞相比,巨噬细胞可表达更多的布鲁菌模式识别受体,因此布鲁菌优先感染巨噬细胞。然而,特异性 IgG 和巨噬细胞 γ-INF 的活化虽然能促进巨噬细胞的杀伤能力,但强毒菌株通过自身释放的多种毒力因子改造细胞内环境,从而逃避宿主的免疫防御机制,使其能在细胞内生存甚至大量繁殖,导致慢性持续感染。

布鲁菌因含有不同的毒力因子,能通过完整皮肤、黏膜进入宿主体内,被巨噬细胞吞噬后随淋巴液到达淋巴结,形成局部原发病灶。继之,随着感染的发展,菌体在细胞内大量增殖致巨噬细胞死亡,破裂的巨噬细胞中释放出大量细菌,其进入血液和淋巴液后形成菌血症。此后,病情继续进展,数天后细菌随血液循环到达网状内皮细胞比较丰富的组织或器官(如肝、脾、骨髓、淋巴结、子宫、胎膜、乳腺、睾丸、关节囊等处),并在此定位和繁殖,引发机体调动大量巨噬细胞进行吞噬,继之,巨噬细胞再次死亡破裂,细菌又一次进入血液,如此反复,形成顽固的慢性病灶。

(四)临床表现

人布鲁菌病是一种全身性的疾病,临床表现复杂多变、症状各异,轻重不一,呈多器官病变或局限某一局部。潜伏期一般为 1~3 周,平均为 2 周。部分病例潜伏期更长。3 个月以内为急性期,3 个月到 1 年为亚急性期,1 年以上为慢性期。人体感染后临床主要表现为发热、多汗、全身乏力、肌肉痛及关节疼痛等,关节痛与布鲁菌内毒素及变态反应有关,其特征为大关节、游走性疼痛,活动受限,局部无红、肿、热,症状顽固,一般镇痛药效果不佳,抗感染治疗后,症状消失缓慢。体征主要表现为肝脾淋巴结肿大。常见的并发症有孕妇流产、心肌炎、心内膜炎、附睾炎、睾丸炎和子宫内膜炎。少数病人可出现充血性皮疹和黄疸,慢性期病人多表现为骨关节和脊柱损害。布鲁菌病常常导致肝损伤,这与肝脏血供丰富及单核巨噬细胞较多有关,主要病理表现为肉芽肿形成,较少表现为肝脏纤维化、肝硬化。1/4~1/3 的布鲁菌病病人存在转氨酶升高,在急性期更频繁,一般上升小于 3 倍正常上限。我国是乙丙肝肝病大国,临床上在遇到原有长期大量饮酒史和基础肝病的病人出现肝功能损害时,尤其伴有长期发热者,要考虑布鲁菌病的可能。

(五)诊断

布鲁菌病血常规白细胞计数正常或偏低,淋巴细胞相对增多。布鲁菌的分离培养是诊断布鲁菌病的金标准(图 7-4-1~图 7-4-4),血液、骨髓、尿液、关节液均可作培养,由于布鲁菌的分离率比较低,容易污染,若应用抗生素,则分离效率更低;此外,分离所需的时间较长,至少 3~8 日,不能做出及时诊断;分离布鲁菌对环境和工作人员存在生物安全风险,因此不适合普遍应用。布鲁菌病的血清学诊断技术种类较多,常用的有试管凝集试验、缓冲布鲁菌平板凝集试验如虎红平板凝集试验、补体结合试验及酶联免疫吸附试验等。平板凝集试验阳性可作为初筛;试管凝集试验滴度在 1:100 以上或病程 1 年以上者滴度在 1:50 以上,或 6 月内布鲁菌接种史,滴度在 1:100 以上,2~4 周滴度升高 4 倍以上者,有助诊断;补体结合试验滴度在 1:10 以上为阳性;抗人球蛋白试验滴度 1:400 为阳性。

我国疾病预防控制中心制定的布鲁菌病的诊断标准:①明确的流行病学接触史;②有相关临床症状和体征,排除其他疑似疾病及布鲁菌培养阴性者;③病原体分离、血清凝集试验、补体结合试验、抗人球蛋白试验阳性。凡符合①项和②项特点,同时③项中任一项阳性即可确定为布鲁菌病。符合①项和③项,但无临床表现为隐性感染者。

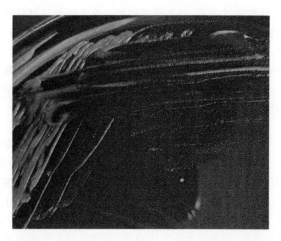

图 7-4-1　哥伦比亚血琼脂培养 48h 见无色、凸起、边缘整齐的光滑菌落

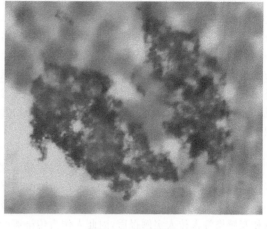

图 7-4-3　瑞-姬染色

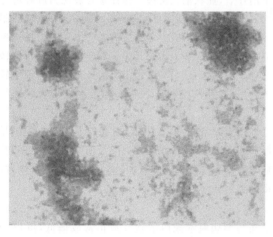

图 7-4-2　革兰染色,聚集呈团块状,可见细沙状革兰阴性细小球杆菌

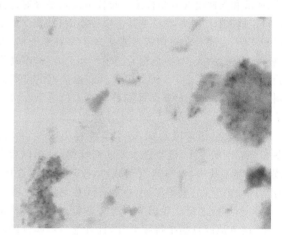

图 7-4-4　柯氏染色,本菌染成红色

（民勤县医院检验科　陆红艳　提供）

(六)治疗

由于布鲁菌在单核巨噬细胞内生长、繁殖,并导致局部形成原发灶,其治疗较一般细菌更为困难、疗程更长,预后与早期诊断、治疗及相关并发症发生密切相关。有学者提出治疗时间窗概念,即发病 3 个月内往往治愈率较高,而 3 个月后易出现后遗症及复发。布鲁菌病是由胞内细菌引起的慢性肉芽肿感染,本病的治疗需选择能够渗透到细胞内并且可以在胞内酸性环境下发挥作用的抗菌药物,临床上治疗布鲁菌常用药物主要为两大类,杀菌类(利福霉素类、喹诺酮类等)和抑菌类(氨基糖苷类、磺胺类和四环素类),因部分药物不良反应大,且容易产生耐药导致治疗失败,目前临床治疗上强调抗生素联合应用。世界卫生组织把利福平(600～900 mg/d)和多西环素(200mg/d)作为首选方案,连用 6 周。慢性感染者可治疗 2～3 个疗程。合并睾丸炎者可短期加用激素治疗,合并脑膜炎、血管炎、脊柱炎可在上述方案基础上联合用第 3 代头孢菌素。合并心内膜炎、椎旁脓肿患者是否需要手术治疗成为近年来研究热点,部分学者认为,病情较为严重的心内膜炎及椎旁

脓肿患者予以外科手术治疗,可取得不错的疗效,但仍未明确提出准确的手术指征及手术时机,同时对于保守治疗和外科治疗的疗效对比目前仍缺乏有力的循证医学证据。亦可选用四环素与利福平联合治疗。有神经系统受累者选用四环素(2g/d,6 周)加链霉素(1g/d,3 周)已被广泛应用。

参 考 文 献

Atluri VL,Xavier MN,de Jong MF,et al. 2011. Interactions of the Human Pathogenic Brucella Species with Their Hosts. Annu Rev Microbiol,65:523-541.

Ficht T. 2010. Brucella taxonomy and evolution. Future Microbiology,5(6):859-866.

Halling SM,Peterson-Burch BD,Bricker BJ,et al. 2005. Completion of the genome sequence of Brucella abortus and comparison to the highly similar genomes of Brucella melitensis and Brucella suis. Journal of Bacteriology,187(8):2715-2726.

Moreno E. 2014. Retrospective andprospective perspectives on zoonotic brucellosis. Frontiers in Microbiology,5(2):213.

Perkins SD,Smither SJ,Atkins HS. 2010. Towards a Brucella vaccine for humans. FEMS Microbiol Rev. 34:379-394.

Whatmore AM,Davison N,Cloeckaert A,et al. 2014. Brucella papionis sp. nov. isolated from baboons (Papiospp.). International Journal of Systematic & Evolutionary Microbiology,64(Pt 12): 4120-4128.

(七)病例解析

病例:男,38岁。反复发热 3 月余。病人 3 月前出现发热,体温波动于 38.5～39.3℃,伴畏寒、头痛,服用对乙酸氨基酚好转。就诊于当地医院,查血常规:WBC 3.86×10⁹/L,N% 49.7%,L% 45.1%;ESR 28mm/h;肺炎支原体 1:40。给予左氧氟沙星治疗体温可降至正常,但复发 3 次,每次间隔 10～14 天,可自行好转。病程中偶痰中带血丝,多次复查血常规,曾出现中性粒细胞水平减低,最低 1.05×10⁹/L,淋巴细胞比例升高,最高 63.1%;曾出现血小板减低,最低 96×10⁹/L;血红蛋白最低 114g/L。既往有脂肪肝病史,近 3 年反复口腔溃疡,有长期大量饮酒史。查体:双胫骨前大面积暗红色陈旧皮疹,无脱屑及渗出,右腹股沟及 1cm×1cm 淋巴结,质硬无触痛,上颚一 2cm×3cm 溃疡,双肺未闻及干湿啰音。左踝关节略肿。辅助检查:肝功能:ALT 67U/L,AST 95U/L;EB 病毒 DNA＜1000U/ml;CRP 11.9mg/L;ESR 42mm/h;PCT 0.8ng/ml;骨髓穿刺、风湿系列、T-SPOT、肥达、外裴、布鲁菌抗体均阴性。彩超:双颈部、腋窝、腹股沟淋巴结肿大,脾肿大。

胸部 CT:双肺多发小结节影,纵隔淋巴结肿大(图 7-4-5)。

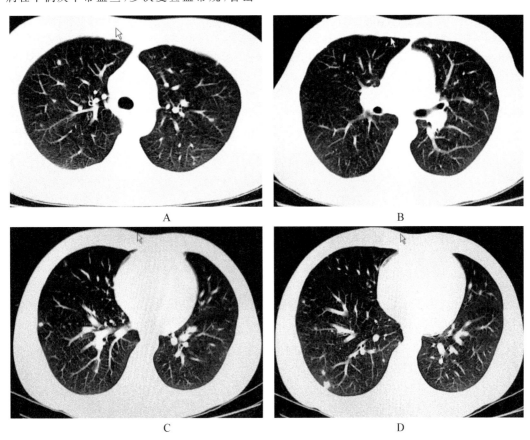

图 7-4-5　胸部 CT

【诊断】　布鲁菌病。

【诊断依据】　青年男性,有脂肪肝和长期大量饮酒史。近 3 月反复发热,抗生素治疗无效,可除外细菌性感染。病人有发热、皮疹、关节肿胀等症状,白细胞正常或降低,淋巴细胞比例升高,肝功能受损,多部位淋巴结肿大、脾肿大,以上特点符合布鲁菌病诊断。血培养:布鲁菌;济南市及山东省 CDC:PCR 监测布鲁菌阳性。追问病史,病人有多次吃烤全羊及羊肉串史。诊断明确后使用多西环素、阿米卡星治疗,体温逐渐下降至正常,一般症状好转,2 周后复查胸部 CT 结节较前缩小(图 7-4-6)。

【分析】　布鲁菌病系地方病,近年来城市发病率有所增高,食物因素起到重要作用。病菌进入血液循环在肝、脾、骨髓、淋巴结等单核吞噬细胞系统中生长繁殖,血流中的细菌逐渐减少,体温也逐渐消退。病菌在单核吞噬细胞系统中增殖到一定程度时,再次进入血流出现菌血症、毒血症,体温再次上升,反复呈波浪热;同时细菌随血液循环到全身各个脏器。布鲁菌为细胞内寄生菌,抗生素与抗体不容易进入细胞内,所以临床表现复杂多样、治疗困难。布鲁菌病肺部受累少见,以双肺多发结节影为表现者更为罕见。2003 年,Georgios Pappas 总结了 36 例关于布鲁菌病在肺部相关表现,主要表现为肺部炎症、支气管炎及胸腔积液,未有肺部结节影的报道。2011 年,Servicio de

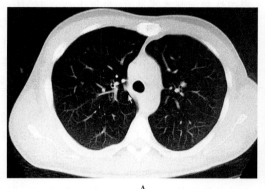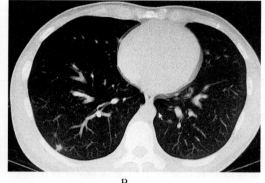

图 7-4-6　结节较前缩小

Cirugía Torácica 首次报道了一位西班牙的 40 岁吸烟农场主病人,肺部病变表现为多发的结节影。2013 年,Hakan Erdem 及其同事进行了一项肺布鲁菌病病人特点的研究,该研究是一项跨度 10 年的回顾性、描述性研究,也是迄今为止有关肺布鲁菌病的最大规模的系列研究。该研究包括 133 例确诊的布鲁菌病病人,肺部影像表现:肺实变/大叶性肺炎(图 7-4-7)91 例、胸腔积液 41 例;表现为支气管炎 23 例;表现为肺部结节影(其中 1 例与肺炎和胸腔积液并存)10 例(7.5%)。该研究认为布鲁菌病在肺部表现为结节影的情况是很少见的,尤其是多发的或者粟粒样变或伴有胸腔积液的情况下,需要和肺结核相鉴别。布鲁菌病肺部受累较为罕见,经适当的抗生素治疗后多预后良好。临床医师应详细询问其职业、病史等,给予系统检查、检验,以期早诊断,早治疗,同时做好布鲁菌病防治知识宣传工作,减少布鲁菌病的发病率。

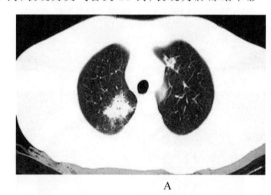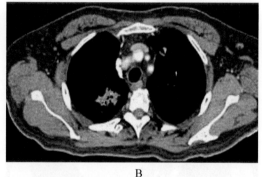

图 7-4-7　男,58 岁。间断发热 6 月,胸部 CT 示双肺炎表现

(北京胸科医院　高孟秋　提供)

第8章

ANCA相关性血管炎

系统性血管炎是指以血管壁的炎症和纤维素样坏死为病理特征的一组系统性疾病。血管炎可以发生在动脉、静脉和毛细血管,病变中常不止一种类型血管受累,主要是血管慢性炎性反应,指血管壁全层有淋巴细胞和浆细胞为主的炎细胞浸润,弹性纤维染色可见血管壁弹性纤维破坏;也可以是急性炎性反应,指血管壁全层有以中性粒细胞为主的炎细胞浸润。

( )血管炎分类

2012 年 Chapel Hill 血管炎分类通过评估受影响血管的大小、临床特征、病因学(感染、药物等)、免疫致病机制(IgA 免疫复合物、抗基膜抗体、ANCA)、人口学特征(年龄、性别、种族、地理分布等)、其他(基因易感性、脏器、亲和力等)因素后分为以下类别。①大血管炎:大动脉炎(主要累及主动脉及其主要分支)和巨细胞动脉炎(常累及颞动脉)。②中血管炎:主要影响中等动脉,与 ANCA 无关,包括结节性多动脉炎和川崎病。③小血管炎:ANCA 相关性血管炎,包括显微镜下多血管炎、肉芽肿性多血管炎和嗜酸性肉芽肿性多血管炎;免疫复合物性小血管炎,如抗肾小球基膜病、冷球蛋白性血管炎、IgA 性血管炎(又称过敏性紫癜)和低补体血症性荨麻疹性血管炎。④变异性血管炎:无主导血管类型,可以累及任何大小血管(大、中、小)和类型(动静脉、毛细血管),包括贝赫切特综合征和科根综合征。⑤单器官性血管炎:累及单一器官血管,为系统性血管炎局限性表现,包括皮肤白细胞破碎性血管炎、皮肤动脉炎、原发性中枢神经系统血管炎及孤立性主动脉炎。⑥与系统性疾病相关的血管炎:与系统性疾病相关,可能继发于某病因或系统性疾病,诊断需加上明确的系统性疾病的前缀,如狼疮性血管炎、类风湿血管炎和结节病性血管炎等。⑦与可能病因相关的血管炎:包括丙肝病毒相关性冷球蛋白血症性血管炎、乙肝病毒相关性血管炎、梅毒相关性主动脉炎、血清病相关性免疫复合物性血管炎、药物相关性免疫复合物性血管炎、药物相关性 AN-CA 相关性血管炎和肿瘤相关性血管炎等。

(二)ANCA 类型

ANCA,即抗中性粒细胞胞质抗体(antineutrophil cytoplasmic antibody)是 B 细胞被异常激活后所产生的一组自身抗体,以中性粒细胞胞质和单核细胞胞质成分为靶抗原,而造成全身多系统损害。常用的 ANCA 检测方法有间接免疫荧光法(IIF)、酶联免疫吸附法(ELISA)、免疫印迹法、免疫沉淀法和放射免疫法等。ANCA 根据 IIF 法可分为胞质型 ANCA(C-ANCA)、核周型 ANCA(P-ANCA)和介于两者之间的非典型性 ANCA;根据 ELISA,常见的靶抗原有蛋白酶 3(PR3)、髓过氧化物酶(MPO)。

(三)ANCA 与 AAV

与 ANCA 相关的原发性小血管炎称为 ANCA 相关性血管炎(ANCA-associated vasculitis,AAV)。AAV 是一组累及多系统的寡免疫复合物型小血管炎,表现为血液中检测出致病的 ANCA,小血管存在坏死性炎症反应,主要包括肉芽肿性多血管炎(GPA,旧称韦格纳肉芽肿)、显微镜下型多血管炎(MPA)和嗜酸性肉芽肿性多血管炎(EGPA,旧称变应性肉芽肿性血管炎)。AAV 最常受累的器官是肺和肾。ANCA 是 AAV 的特征性血清学标记之一,其中 C-ANCA 多见于 GPA,其靶抗原为 PR3-AN-CA,P-ANCA 主要见于 MPA 和 EGPA,其主要靶抗原为 MPO-ANCA。真正的双阳性少见,一旦出现双阳性应怀疑药物诱导的血管炎。也有学者建议将 AAV 分为 MPO-ANCA 阳性血管炎和 PR3-ANCA 阳性血管炎。AAV 病人在急性期常有明显的炎性反应,如 ESR 快、C 反应蛋白升高,ESR 和 C 反应蛋白与病情活动相关,常有血白细胞和血小板增高。

活检显示坏死性血管炎能够证实 AAV。GPA 和 EGPA 均有肉芽肿形成为其特点,而 MPA 则无肉芽肿形成。肉芽肿形成被认为是由坏死区周围的中性粒细胞聚集所发起的。在 PR3-ANCA 阳性和 MPO-ANCA 阳性的被诊断为 GPA 的病人中均可发现肉芽肿形成。因此,肉芽肿形成不能区分 PR3-AAV 和 MPO-AAV。

ANCA 阳性除了与血管炎相关外,还与系统性红斑狼疮、类风湿关节炎、干燥综合征、皮肌炎、炎性肠病、原发性胆管炎、慢性感染、某些药物使用等相关,主要源于 AN-CA 的靶抗原差异。ANCA 除了可作为诊断性标记外,其还存在致病性,可激活中性粒细胞、参与疾病活动。尽管如此,血管炎中 AAV 也可出现 ANCA 阴性。

(四)流行病学

AAV 的年发病率约为 20/100 万,自然病程死亡率高,预后差,5 年的病死率约 25%。有多项研究显示,男/

女的性别比在 PR3-AAV（1.3～1.9）中较 MPO-AAV（0.3～0.8）中高。在疾病谱方面，中国 MPA 占据显著的优势，占 AAV 病人的80%，这与许多白色人种中的研究相反，特别是与高纬度的北欧国家中的结果相反，他们当中 GPA 更常见。MPO-ANCA 和 MPA 的优势是中国 AAV 病人的流行病学特征，这些差异可能是由遗传或环境因素造成。与经典的 PR3-ANCA 阳性的 GPA 病人相比，MPO-ANCA 阳性的 GPA 病人眼睛和耳朵受累率较低，初始血清肌酐升高的比例较高，肾组织病理学上慢性损害更多见。虽然所有年龄段的个体都可能罹患 AAV，但40%病人是老年人。与年轻病人相比，老年病人更容易罹患 MPA 而不是 GPA，肺受累更常见更严重。这些结果提示不同年龄的病人可能对疾病亚型有不同的易感性并且 AAV 受累的器官有所不同。

虽然有15%～64%接受丙硫氧嘧啶（PTU）治疗的病人血清 ANCA 阳性。同原发性 AAV 相比，PTU 诱导的 AAV 病人器官受累较少，肾脏损伤较轻。同原发性 AAV 中的 MPO-ANCA 相比，PTU 诱导的 MPO-ANCA 缺乏 IgG3 亚型，亲和力较低，并且只识别 MPO 分子的限制性表位。

（五）病因

AAV 在不同纬度地区的发病率和患病率不同。地理格局的不同可以用遗传背景或环境因素来解释。目前研究认为，硅、石英和硅化物粉尘等空气污染与 AAV 的发病密切相关，国外流行病学研究也发现，22%～46% AAV 病人既往有二氧化硅接触史，经常暴露于二氧化硅的观察组血清 ANCA 阳性的病人明显多于对照组，这可能是与二氧化硅粉尘激活 T 细胞、B 细胞，促进炎症介质的释放和诱导中性粒细胞的凋亡，在易感的病人中触发自身免疫反应有关。二氧化硅与核周型 ANCA 的联系较胞质型 ANCA 更加密切，更易诱导 MPO-AAV 的发生，而且 AAV 的发生与二氧化硅的浓度呈正相关，而与二氧化硅的接触暴露时间相关性不大。日本神户地震后 MPO-AAV 的发病率较高可能与二氧化硅暴露有关。在荷兰关闭了马斯特里赫特地区的煤矿后，MPO-AAV 的诊断率相较于 PR3-AAV 的诊断率有所下降，但这一现象是否能支持二氧化硅暴露的病因贡献还值得思考。

细菌感染被认为是 AAV 发病的一项重要因素。金黄色葡萄球菌感染与 AAV 的发病密切相关，携带鼻腔金黄色葡萄球菌的 PR3-ANCA 阳性的病人有较高的疾病复发风险。对 GPA 病人予以复方新诺明维持治疗可大大降低呼吸道感染的风险，并且 GPA 复发风险也可减少60%。金黄色葡萄球菌在 AAV 中的作用机制可能与其超抗原刺激 B 细胞、T 细胞，促进 ANCA 产生有关，同时金黄色葡萄球菌也可直接作用中性粒细胞从而诱导 PR3 的表达，进一步促进 PR3-ANCA 的产生。另外，有研究发现金黄色葡萄球菌存在一段多肽序列与互补 PR3（cPR3）的多肽序列具备高度同源性，金黄色葡萄球菌可通过分子拟态诱导抗 cPR3 抗体产生，进而诱导抗 PR3 抗体产生，引起 PR3-AAV 发病。抗人溶酶体相关膜蛋白 2

（hLAMP-2）抗体同样与革兰阴性菌的 Fim H（大肠埃希菌 I 型菌毛黏附素 Fim H）存在100%的同源性。因此金黄色葡萄球菌与大肠埃希菌可能参与疾病的诱导和表达。

遗传因素在 AAV 的发病过程中起着重要作用。GPA 和 MPA 在遗传学上的表现截然不同，GPA 与人类白细胞抗原 DP 区域（HLA-DP）、重组人 α-1 抗胰蛋白酶基因（SERPINA1）和 PRNT3（编码 PR3 的基因）的特定位点及位点单核苷酸多态性（SNP）密切相关，MPA 与 HLA-DQ 相关。遗传学结果提示其 ANCA（MPO-/PR3-ANCA）的相关性较临床诊断的血管炎类型（MPA/GPA）更符合。

总之，AAV 的发病受环境、基因与表观、细胞因子、补体、ANCA、免疫细胞（B 细胞、T 细胞）等多种因素影响，环境因素如药物（PTU、肼苯嗪等）、空气污染（硅、石英和硅作物粉尘等）、微生物感染（尤其是金黄色葡萄球菌和革兰阴性菌）等可能是 AAV 发病的重要诱因之一，基因与表观则可能是 AAV 发病的基础，细胞因子、ANCA、补体及免疫细胞等则相互作用形成一个复杂而关系紧密的网络，共同引导疾病的发生、发展和预后。

（六）治疗

AAV 在治疗上分诱导缓解治疗、维持缓解治疗和复发的治疗。诱导缓解治疗应力求达到完全缓解，维持缓解治疗的目标则为长期控制复发。诱导缓解治疗在治疗中起最为重要的作用，20世纪50年代开始使用糖皮质激素进行的诱导治疗显著改善了病人预后，5年生存率达到48%。20世纪60年代开始使用糖皮质激素联合环磷酰胺作为诱导治疗方案则进一步改善了病人的预后，2年生存率从20%显著提高到超过80%。目前激素联合环磷酰胺仍是 AAV 特别是伴有肾脏损害的诱导缓解期治疗的首选方法，但由于环磷酰胺的毒性作用且存在一定的复发率，因此，新的药物不断在进行研究和进入临床使用。利妥昔单抗与环磷酰胺在初始治疗中具有等效性，不产生更多的不良反应。在病情不严重的病人或者有环磷酰胺使用禁忌证的病人中推荐使用利妥昔单抗和糖皮质激素。2016年指南建议对于新发的危及器官和生命的 AAV 病人诱导缓解，推荐使用糖皮质激素联合环磷酰胺或利妥昔单抗（环磷酰胺的推荐等级较利妥昔单抗高）。在一定限制条件下，对于无器官累及的 AAV 病人诱导缓解，推荐使用糖皮质激素联合甲氨蝶呤或者吗替麦考酚酯。有学者认为，糖皮质激素会引起 AAV 病人很多毒性效应，应在3个月内将泼尼松的剂量减到10mg 左右。

在环磷酰胺诱导缓解后，应该使用毒性较小的药物来替代环磷酰胺作为维持治疗，如硫唑嘌呤、甲氨蝶呤、来氟米特、吗替麦考酚酯或利妥昔单抗等。虽然目前尚无相关数据，2016年指南推荐在诱导 AAV 病人缓解后应进行至少24个月的维持治疗。对于非严重复发的 AAV 病人维持缓解的药物，之前的指南建议对这种病人增加泼尼松的剂量，而2016年的推荐使用小剂量糖皮质激素联合硫唑嘌呤或利妥昔单抗，或甲氨蝶呤或吗替麦考酚酯来维持 AAV 病人的缓解，其中硫唑嘌呤为最佳选择。

（七）复发与预后

随着诱导治疗的进行，ANCA 水平会降低，在一些病例中甚至变为阴性。伴有肾脏损伤的 AAV 病人，ANCA 升高与疾病复发相关，而不伴有肾脏损伤的病人，相关性较弱。PR3-ANCA 阳性、肺或上呼吸道受累是病情复发或持续活动的预测因素。

在免疫抑制诱导治疗出现之前，AAV 的预后很差，血管炎活动是最常见的死亡原因。环磷酰胺和糖皮质激素极大地改善了 AAV 的预后，但是继发感染代替血管炎活动成为死亡的主要原因。感染常常是诱导缓解治疗前 3 个月的主要死因，常见感染如真菌、肺孢子菌肺炎、混合感染等。临床上一般采取 T 细胞计数来评估病人免疫状况，如果 CD4$^+$T 细胞数＜200，考虑慎用激素、免疫抑制药。明确诊断 1 年后，心血管事件成为 AAV 病人死亡的主要原因，其次是恶性肿瘤和感染。

参 考 文 献

Furuta S，Jayne DR. 2013. Antineutrophil cytoplasm antibodyassociated vasculitis：recent developments. Kidney Int，84(2)：244-249.

Gadola SD，Gross WL. 2012. Vasculitis in 2011：the renaissance of granulomatous inflammation in AAV. Nat Rev Rheumatol，8(2)：74-76.

Jennette JC，Falk RJ，Andrassy K，et al. 1994. Nomenclature of systemic vasculitides. Proposal of an international consensus conference. Arthritis Rheum，37(2)：187-192.

Jennette JC，Falk RJ，Bacon PA，et al. 2013. 2012 revised International Chapel Hill Consensus Conference Nomenclature of Vasculitides. Arthritis Rheum，65(1)：1-11.

Preston G，Falk R. 2011. Autoimmunity：Does autoantigen complementarity underlie PR3-ANCA AAV？. Nat Rev Rheumatol，7(8)：439-440.

SchiJnermarek U，de Groot K. 2011. Vasculitis：Rituximab：effective in ANCA-associated vasculitis. Nat Rev Nephrol，7(1)：6-8.

（八）病例解析

1. 病例1：男，73 岁。反复咳嗽、咳痰 30 年，气喘伴咯血 4 年，加重 10 天。病人 30 年前无明显诱因出现阵发性咳嗽，伴咳痰，以白黏痰为主，偶有黄脓痰，每年咳嗽、咳痰持续时间超过 2 个月。4 年前逐渐出现气喘，可闻及哮鸣音，伴咯血，给予抗感染、止血、平喘治疗可好转。平素使用沙美特罗替卡松 50/500μg bid 吸入控制症状。10 天前受凉后出现咳嗽、咳痰、气喘症状加重，伴咯血、发热，以午后发热为主，最高体温 39.0℃。胸部 CT(2016.06.08)：双肺多发斑片影，支气管扩张。给予抗感染、止血治疗，疗效不明显。既往甲状腺功能亢进病史 30 年，服用丙基硫氧嘧啶 50mg/d，4 年前改为甲巯咪唑。入院查体：T 37.4℃，口唇发绀，桶状胸，双肺呼吸音低，可及呼气相哮鸣音，双下肢轻度凹陷性水肿。辅助检查：血气分析示 pH 7.46，PaCO$_2$ 37mmHg，PaO$_2$ 55 mmHg；BNP＞15 000pg/ml；生化：尿素氮 9.9mmol/L，葡萄糖 14.45mmol/L。诊断考虑为 AECOPD 并支气管扩张、肺源性心脏病，给予莫西沙星 0.4g 静脉滴注 qd、甲泼尼龙 40mg 静脉滴注 qd、低

分子肝素 4100U 皮下 qd、利尿剂等对症治疗 3 天，活动后气喘明显加重，感胸闷，进行性加重，血痰量较前明显增多，小便色红，双肺仍可及呼气相哮鸣音。复查胸部 CT(2016.06.12)病变较前进展。改用亚胺培南西司他丁 1.0g 静脉滴注 q8h，甲泼尼龙增量至 240mg 静脉滴注 bid。治疗 5 天后，病人气喘症状渐好转，血痰量有所减少，指脉氧逐渐由 90％上升至 95％，小便颜色渐改善至正常，双肺哮鸣音渐消失。复查胸部 CT(2016.06.17)病变较前好转。抗生素降级为哌拉西林他唑巴坦，甲泼尼龙每 3 日减量一次，2016.06.20 减至每日口服泼尼松 30mg，复查胸部 CT(2016.06.27)较前有所加重。仔细询问病史，病人诉其因惧怕血糖升高，自行停用口服激素。重新调整激素剂量，胰岛素泵控制血糖，1 周后复查胸部 CT 病变较前吸收。

胸部 CT(2016.06.08)：双肺多发斑片影，支气管扩张（图 8-0-1A、B）。

胸部 CT(2016.06.12)：右肺上叶实变、磨玻璃影（图 8-0-1C、D）。

胸部 CT(2016.06.17)：病变较前吸收（图 8-0-1E、F）。

胸部 CT(2016.06.27)：病变较前有所加重（图 8-0-1G、H）。

胸部 CT(2016.07.04)：病变较前吸收（图 8-0-1I、J）。

【诊断】 药物相关性 ANCA 相关性血管炎。

【诊断依据】 老年男性，既往有 AECOPD 病史 30 年、咯血病史 4 年，胸部 CT 示支气管扩张，但该病人支气管扩张轻微，不足以用来解释病人反复咯血。本次病人病变进展较快，双肺弥漫性分布，以磨玻璃影和碎石路征为主要表现，提示肺内弥漫性肺泡出血，结合病人有肾脏损害（尿素氮升高、血尿），激素治疗有效，首先考虑血管炎可能。病人有甲状腺功能亢进病史，长期服用丙硫氧嘧啶和甲巯咪唑，需考虑药物相关性 ANCA 相关性血管炎可能。行 ANCA 检查示 P-ANCA 阳性，诊断明确。

【分析】 血管炎根据疾病产生的原因可分为原发血管炎和继发血管炎。继发血管炎主要包括结缔组织血管炎、肿瘤相关性血管炎和药物性血管炎。有研究表明，多种药物与 ANCA 相关性血管炎的发病密切相关，如丙硫氧嘧啶、肼苯嗪、含左旋咪唑的可卡因、米诺环素、异烟肼和肿瘤坏死因子-α 抑制剂等。以丙基硫氧嘧啶（PTU）和甲巯咪唑（MMI）为代表的抗甲状腺药物是导致药物相关血管炎最常见的原因之一，苯甲硫氧嘧啶、卡比马唑也有报道。

1993 年 Dolman 等首次报道 PTU 可引起 ANCA 阳性小血管炎，肾脏为最易受累的器官，肾外表现主要有发热、皮疹、关节肌肉疼痛和肺受累，也有血液系统受累、双侧听力丧失、心脏传导阻滞、中枢神经系统血管炎致脑出血等个案报道，临床症状相差悬殊，严重者可致死亡。ANCA 检查阳性可确诊该诊断，停止服用 PTU 后，症状可得到一定程度的缓解。PTU 诱发 ANCA 阳性血管炎的作用机制尚未完全明确，目前认为 PTU 经过髓过氧化

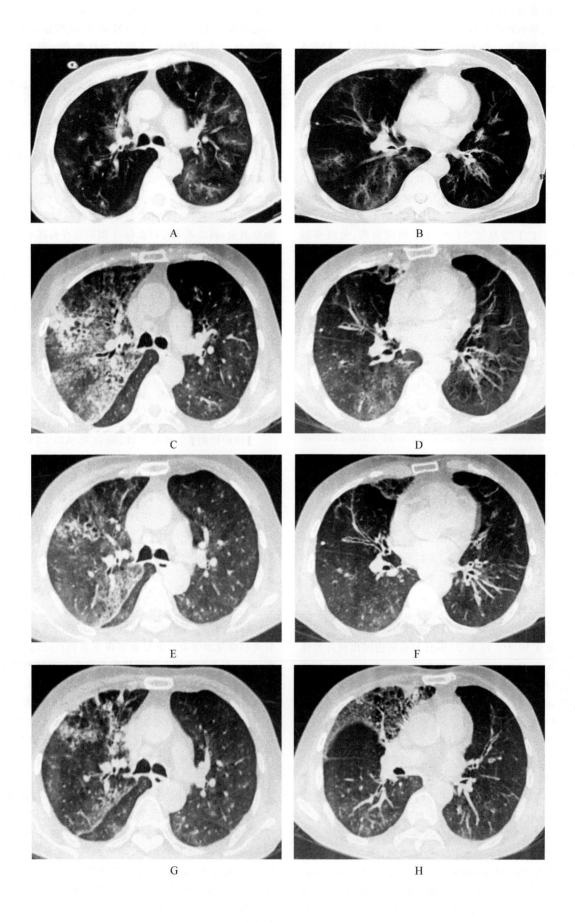

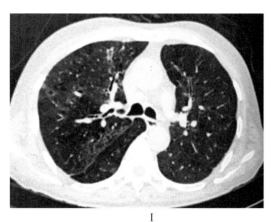
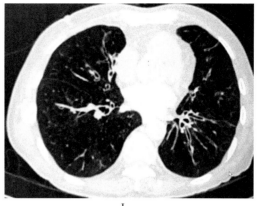

I　　　　　　　　　　　　J

图 8-0-1　胸部 CT1

物酶(MPO)被氧化为带有一种毒性的物质,与人体内中性粒细胞胞质结合,具有免疫功能,与 T 细胞接触后,使 B 细胞活化并产生抗体。这种毒性代谢物、抗中性粒细胞胞质抗体及反应生成的氧自由基和蛋白酶均能造成小血管的免疫损伤,导致小血管炎。

　　PTU 诱发 ANCA 阳性血管炎的病人主要是女性,甲状腺功能亢进症病人也以女性比例居多。均表现为 P-ANCA 阳性,少数表现为 C-ANCA 阳性。长期服用 PTU 引发 ANCA 阳性血管炎的概率更大,临床数据表明发病概率与药物的用量和时间正相关。PTU 诱发 ANCA 阳性小血管炎的病情程度多数情况下要比原发性血管炎轻,停止服用 PTU 后,或通过免疫抑制药的治疗,症状能够得到很快的减轻,预后良好,应用免疫抑制药的治疗时间也较原发性血管炎短。本例病人表现为肺部弥漫性肺泡出血,病情较重,可能与病人病程较长有关。服用 MMI 的病人 ANCA 阳性率显著低于服用 PTU 的病人,PTU 在体外可抑制 MPO 的氧化活性,而 MMI 不能。应用 PTU 治疗甲亢时应该注意观察临床上出现的药物后的不良反应

并应及时停药,控制 PTU 的用量和使用时间是防止并发症产生的关键。常用口服抗甲状腺药物 PTU、MMI、卡比马唑均含有硫代物,可引起交叉反应,因此出现服用 PTU 引起的 ANCA 相关性小血管炎的病人不建议使用 MMI 及卡比马唑片等抗甲状腺药物替换治疗甲状腺功能亢进。比较适宜采用外科手术和放射性核素治疗方法。

　　(南京市胸科医院呼吸科　徐　婷　孙思庆　提供)

　　2. 病例 2:女,40 岁。发热、乏力 10 余天,咳嗽、咯血 2 天。10 余天前劳累后出现乏力、发热,最高体温 38.3℃,伴咳嗽、咳痰,近 2 天来痰中带有血丝,之后咯血 30～40 ml,伴有轻度活动后胸闷。查体:T 37.8℃,颜面水肿。左侧腹部及左下肢可见大片瘀斑。口唇轻度发绀,双肺呼吸音粗,可闻及干、湿啰音,双下肢明显水肿。辅助检查:血常规示 WBC $5.53×10^9$/L,N％ 66.8％,Hb 79g/L,PLT　69× 10^9/L;血气分析:pH 7.524,$PaCO_2$ 32.9mmHg,PaO_2 55 mmHg;ESR、C 反应蛋白正常;肾功能:尿素氮 19.5mmol/L,肌酐 594μmol/L。

　　胸部 CT:双肺向心性分布磨玻璃影(图 8-0-2)。

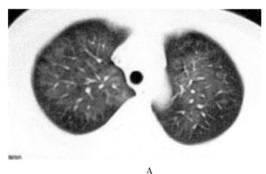
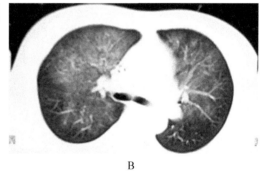

A　　　　　　　　　　　　B

图 8-0-2　胸部 CT2

　　【诊断】　抗肾小球基膜病。

　　【诊断依据】　青年女性,有发热、乏力、咳嗽、痰中带血、咯血症状,颜面、下肢水肿,胸部 CT 示双肺向心性分布磨玻璃影,Ⅰ 型呼吸衰竭,肾功损害明显,贫血,血小板

减少,病人以肺、肾损害为主,需考虑抗肾小球基膜病和 ANCA 相关性血管炎可能。完善相关检查,抗肾小球基膜抗体 59.17(正常值＜20RU/ml),肾穿刺活检病理:新月体肾炎(Ⅴ 型),抗肾小球基膜病诊断明确,给予激素和

血液透析治疗,病情好转后出院。

【分析】 抗肾小球基膜病(抗GBM病)是一种少见但可能致命的自身免疫性疾病,以急进性肾小球肾炎为特点,伴或不伴肺出血。当合并有肺出血时,通常被称作Goodpasture综合征(肺出血肾炎综合征)。Goodpasture综合征特征为反复肺弥漫性出血、肾小球肾炎和循环中抗肾小球基膜抗体阳性。此病于1919年由Goodpasture首先报道,1958年Stanton和Fange建议将有此三联表现的疾病命名为Goodpasture综合征,1967年由于发现了抗肾小球基膜抗体在Goodpasture综合征中的作用,故近年来Goodpasture综合征逐渐被抗GBM病一词所替代。

抗GBM病的病因目前尚不清楚,多数报道认为本病与自身免疫有关。主要是由于某些易感人群在病毒感染或化学物质的刺激下导致机体基膜抗原暴露或抗原性发生改变,导致机体产生抗肾小球基膜抗体,因肾小球与肺泡毛细血管基膜有交叉抗原性,故该抗体可通过II型变态反应导致肺泡毛细血管基膜和肾小球基膜损伤。免疫荧光检查可发现在肾小球和肺泡毛细血管的基膜上有IgG和C3的沉积。构成肾小球基膜的主要成分是IV型胶原,而IV型胶原又由许多胶原单体尾尾相连组成,每一胶原单体由3个α胶原亚单位形成的三螺旋结构组成。现已证实,构成IV型胶原的α3链的非胶原区域(α3NC1抗原,俗称Goodpasture抗原)部分已被证明为抗原表位,正常情况下该抗原表位处于"封闭"状态,当某些因素导致其暴露后,即可引起抗肾小球基膜抗体的产生(以IgG为主)。针对GBM的IV型胶原的其他抗原(如α5NC1、α4NC1等)的抗体也经常出现。自身免疫性抗体结合至GBM上导致了原位补体激活,补体与抗体产生免疫复合物,使肺泡毛细血管壁的通透性增加,血液外渗导致肺出血。同时,肾小球基膜与肺泡基膜存在共同的抗原成分,发生交叉免疫反应,IgG-C3复合物沉积在肾小球基膜上,导致新月体形成和急进性肾小球肾炎。

该病的诊断标准为在血清中或者肾组织中检测到抗肾小球基膜抗体。大部分情况下在血清和肾脏组织中均可检测到抗肾小球基膜抗体,但是有时只能在肾组织中检测到抗肾小球基膜抗体。约25%的抗GBM病病人血清中同时具有抗肾小球基膜抗体和ANCA,尤其是MPO-ANCA。抗肾小球基膜抗体主要为IgG型,偶见IgA或IgM型。肾活检中,典型的抗GBM病免疫荧光下呈现为明亮的IgG染色沿着肾小球基膜线性沉积,光镜下表现为弥漫性新月体/坏死性肾小球肾炎。非典型抗GBM肾炎是抗GBM病中一个少见的亚型,免疫荧光均表现为明亮的IgG染色沿着肾小球基膜线性沉积,但是没有弥漫性的新月体形成或纤维素样坏死,或者仅有很少的新月体和轻度的纤维素样坏死。特点是病程缓慢,没有肺出血,检测不到循环中的α3NC1抗体。

抗GBM病通常发生在青年男性。大部分的病人在出现肺部症状和体征时,往往已有肾脏疾病的实验室证据,包括镜下血尿、蛋白尿和血清肌酐、尿素氮水平升高,急进性损害短期内出现尿毒症。临床表现通常有干咳、咯血、进行性呼吸困难、乏力、贫血等。咯血通常轻微,很少表现为大咯血。

抗GBM病肺部的基本病理改变是弥漫性肺泡出血和随后的含铁血黄素沉着。其相应影像学表现:病变初期发生新鲜出血时,两肺可见弥漫性渗出灶,自肺门向周围扩散,肺尖及肺底较少累及,肺门及纵隔一般无增大淋巴结,可出现蝴蝶样阴影,酷似肺水肿。病变因出血吸收及咯血情况变化很大,多能在数日内消退,但可复出。进展期,肺内大片云絮状渗出并实变,病变较少累及肺野外带,并和正常肺组织分界清晰,可能与IgG-C3免疫复合物在肺内的沉积分布有关,此可作为其重要的CT征象之一(图8-0-3)。同时可伴有双侧胸腔积液,部分病人还合并有心包积液,或与血管的通透性增加有关。缓解期,因反复咯血,含铁血黄素沉着及纤维组织增生,可见支气管壁增厚,周围可见结节状影,晚期有时可见少许纤维灶。本病在组织学上仅表现为肺泡内出血,血管炎不明显,因此,肺泡周围的网状结构和纤维组织并没有遭到破坏,较少出现肺部纤维化的表现。

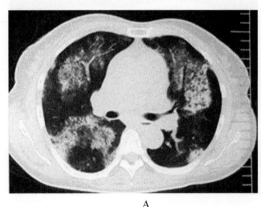
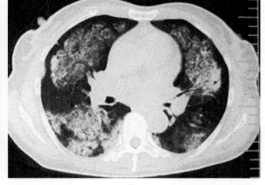

A   B

图8-0-3 女,58岁。咳嗽、乏力1月余,痰血3天。Hb 38 g/L,肌酐860μmol/L,尿蛋白(++)。双肺多发斑片实变影,与正常肺组织分界清晰

本病影像学表现缺乏特征性,易与其他引起肺出血、肾损害的疾病相混淆,如特发性含铁血黄素沉着症、慢性肾衰竭致肺水肿、钩端螺旋体病等。ANCA 相关性系统性血管炎、SLE 等也可发生咯血,但其出血分布部位不具有典型性,多为散在的斑片状阴影,呈磨玻璃样改变。部分结缔组织病变常较早合并肺部纤维化的表现,如支气管壁增厚,小叶间隔增厚,可作为早期的鉴别诊断。当临床上有咯血症状,肺部 CT 检查肺内有肺泡实变的弥漫分布的影像,尿中查到红细胞、颗粒管型及蛋白管型,痰中查到含铁血黄素细胞等可做出初步诊断。结合血清抗肾小球基膜抗体阳性,肺或肾活检组织免疫荧光检查发现在肺泡毛细血管或肾小球基膜有 IgG 和 C3 沉积,即可以确诊。

抗 GBM 病未经治疗的病人肾功能无法恢复,具有很高的死亡率,发生肾衰竭、肺出血或出现并发症的死亡风险增加。血浆置换和糖皮质激素联合环磷酰胺的应用显著改善了疾病结局,但是病人生存和肾脏生存取决于疾病出现时肾衰竭的程度。抗 GBM 病可以很快进展至终末期肾病,许多病人出现时都已是疾病晚期,因此早期诊断对改善预后至关重要。

第一节　肉芽肿性多血管炎

肉芽肿性多血管炎(granulomatosis with polyangiitis,GPA)即韦格纳肉芽肿病(Wegener's granulomatosis,WG),于 1931 年由 Klinger 首先报道,德国医师 Friedrich Wegener 在 1936 年和 1939 年详细阐述了本病的病理表现而得名,是一种病因不明、可累及全身多系统多器官的自身免疫性疾病。

(一)病理

经典的 GPA 组织病理学特征表现为肉芽肿、局灶性坏死和血管炎三联征,其主要病变部位包括小动脉、静脉及毛细血管,偶可累及大动脉。GPA 肉芽肿与传统意义上的肉芽肿不同,后者主要由巨噬细胞及其衍生细胞局限性浸润和增生所形成的境界清楚的结节状病灶,而 GPA 肉芽肿则是有多种细胞浸润的异质性炎性反应,其中心常存在血管壁纤维素样坏死,周围以巨噬细胞聚集为主,亦有单核细胞浸润,并有上皮样细胞、多核巨细胞及纤维母细胞增生,细胞聚集较多时,即被称为肉芽肿性结节,其内常发生坏死并形成空洞。由巨噬细胞和单核细胞形成的多核巨细胞是肉芽肿性结节的组成部分,但对于诊断 GPA 并非必需。GPA 早期阶段的主要病理特征是以中性粒细胞浸润、坏死为突出表现的微脓肿形成,之后可继发多核巨细胞浸润形成非典型肉芽肿性炎性反应,并进一步导致自身免疫介导的血管炎。

(二)临床表现

该病任何年龄均可发病,以 40~50 岁居多,男性稍多于女性。临床上将 GPA 分为只有呼吸道受累而无其他系统受累的局限型和包括肾脏在内的多系统受累的系统型。发病初期大部分为局限型,此后可发展为系统型,也有部分病人开始即表现为系统型。GPA 临床表现复杂多样,典型病人表现为鼻和鼻旁窦炎、肺部病变及肾炎三联征,还可累及关节、眼、耳、皮肤,亦可侵及心脏、神经系统等。GPA 的全身症状为发热、乏力、体重下降、厌食、贫血和头晕等,无特异性。上呼吸道病变常为首发症状,通常表现为持续性流涕,而且不断加重,多伴有鼻黏膜溃疡和结痂,鼻出血,唾液中带血丝。鼻窦炎可较轻,严重者鼻中隔穿孔,鼻骨破坏,出现鞍鼻。咽鼓管的阻塞能引发中耳炎导致听力丧失。部分病人可因声门下狭窄出现声音嘶哑及呼吸喘鸣。肺部受累是 GPA 基本特征之一,约 50%的病人在起病时即有肺部异常表现,总计 80%以上的病人将在整个过程出现肺部病变,以胸闷、气短、咳嗽、咯血及胸膜炎最为常见。累及肾时表现为蛋白尿、血尿、红细胞管型,严重者伴有高血压和肾病综合征,最终可导致肾衰竭。累及皮肤时常出现紫癜,好发于下肢,也见于躯干、上肢和面部,结节和皮肤溃疡亦可见。累及关节时表现为关节痛,大小关节均可累及,以大关节为主,缓解后不遗留关节残疾,一般与疾病活动相平行。累及眼时表现为视物模糊、视力下降。累及心脏时心电图心率增快,T 波改变,表现为心包炎、心肌炎等。约 1/3 病人在病程中出现神经系统病变,以外周神经病变最常见。胃肠道受累时可出现腹痛、腹泻及出血;尸检时可发现脾脏受损(包括坏死、血管炎及肉芽肿形成)。

(三)ANCA 与 GPA

1982 年 Davies 等首先在病人体内发现 ANCA,1985 年 van der Woude 等发现 ANCA 与活动性的 GPA 有高度相关性。ANCA 为目前诊断 GPA 最敏感、最特异的方法,其升降与病情的恶化和缓解相关,80%~95%急性活动期的病人会出现 ANCA 阳性。在非活动期病变中,敏感度稍下降,但特异度仍能达到 90%以上。大部分 GPA 病例出现特异性的 C-ANCA 抗体,只有 5%~10%病例呈现 P-ANCA 抗体阳性。文献报道抗 MPO 抗体阳性的 GPA 病人女性占较多数,受累器官较少,肾脏、眼、周围神经、关节、皮肤、耳受累的发生率显著低于抗 PR3 抗体阳性者,临床表现更为隐袭,导致病人就医较晚,容易误诊。ANCA 的应用显著提高了 GPA 的诊断正确率,ANCA 阳性结合典型临床表现可以诊断为 GPA,但 ANCA 阴性不能排除 GPA。

(四)诊断

目前 GPA 的诊断标准采用 1990 年美国风湿病协会的分类标准:①鼻或口腔炎症,痛性或无痛性口腔溃疡,脓性或血性鼻腔分泌物;②X 线胸片异常,X 线胸片示结节、固定浸润病灶或空洞;③尿沉渣异常,镜下血尿(红细胞>5 个/高倍视野)或出现红细胞管型;④病理性肉芽肿性炎性改变,动脉壁或动脉周围,或血管(动脉或微动脉)外区域有中性粒细胞浸润形成肉芽肿性炎症改变。符合 2 条或 2 条以上时可诊断为 GPA,诊断的敏感性和特异性分别为 88.2% 和 92.0%。随着 ANCA 检查的普及和对诊断重要性的认识，中华医学会风湿病学分会 GPA 诊治指南（草案）提出：无症状病人通过血清学检查 ANCA 及鼻窦和肺部的 CT 扫描有助于诊断；上呼吸道、支气管内膜及肾脏活体组织检查是诊断的重要依据。

（五）影像学表现

GPA 病人肺部病理诊断可出现病灶实质性坏死、小血管炎症、伴随炎症浸润的感染性的肉芽肿、间质纤维化、肺泡出血及肺炎、支气管炎和细支气管炎症等。肺部 GPA 病理改变决定了其影像表现多样，炎性肉芽肿在影像上表现为结节或肿块，肉芽肿易坏死形成空洞；血管周围出血或炎细胞浸润在肺部形成斑片状浸润灶、在结节周围出现晕征等；小动静脉血管炎引起胸膜下的出血性肺梗死，累及支气管时可引起管壁增厚狭窄；病程较长者出现间质纤维化；病变累及胸膜或出现肾功能损害可出现胸腔积液。以上表现可以单一出现，但多数因病变反复进展而呈混合存在，经激素和免疫抑制药治疗后病变吸收好转、甚至消失，在此过程中，肺内其他部位易出现与原有病灶相似的新病灶。因此，"三多一洞"为 GPA 胸部影像学主要表现特征，即多形性、多发性、多变性、空洞形成。

肺部单发或多发结节（图 8-1-1）、肿块（图 8-1-2）是 GPA 最常见的影像表现，以双下肺、胸膜下多见，多以小叶中心性分布，多呈圆形或类圆形，一般无深分叶，边缘清楚或模糊，部分可见长短毛刺、晕征（图 8-1-1）和血管供养征（图 8-1-1）。血管供养征亦称血管滋养征，即见血管影穿行进入结节内，多为肺静脉，提示病变以血管为中心生长，此征有助于 GPA 的诊断，但多发结节伴血管供养征，亦可见于脓毒性栓子及恶性肿瘤的肺部转移，若结节周围出现毛刺征，可与两者鉴别。结节或肿块周围多有短毛刺，部分病灶有长毛刺与邻近的胸膜相连，表现为胸膜凹陷征。这与病理上结节周围存在大量纤维母细胞及纤维化形式愈合有关。病灶密度均匀，钙化罕见，增强扫描因结节易坏死多呈周边强化。结节或肿块在治疗的过程中可逐渐缩小或完全消失，局部可遗留纤维条索影（图 8-1-3），伴或不伴周围牵拉性支气管扩张。部分病人胸部 CT 可见伴或不伴有气液平面的单发或多发空洞（图 8-1-4），空洞形成的病理基础为肿块中心部位的液化性坏死或者小动脉阻塞后继发的肺实质梗死，可以表现为薄壁或厚壁空洞，极易误诊为肺癌、肺脓肿，如果伴有气液平面，一般认为是合并感染所致。早期为厚壁空洞，随病程发展洞壁逐渐变薄，在此变化过程中空洞可呈小泡状、蜂窝状（图 8-1-5）及薄壁空洞（图 8-1-6）等，空洞内壁可不规则，随病变发展洞腔由小变大，洞壁由厚变薄，洞腔随结节缩小而逐渐缩小以至闭塞，变为星芒状纤维灶（图 8-1-7）。部分病例可见环形空洞，即坏死空洞内见残留结节影，呈孤岛征（图 8-1-8），为 GPA 的特征性表现。

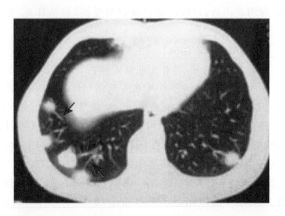

图 8-1-1　多发结节影，周围可见晕征和血管供养征（红箭）

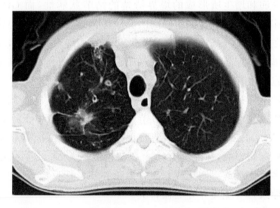

图 8-1-3　纤维条索影

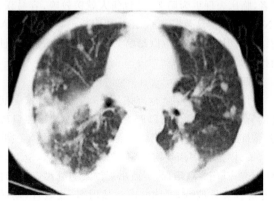

图 8-1-2　结节、肿块影

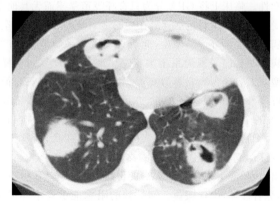

图 8-1-4　结节、空洞影

浸润性阴影亦较为常见,常与结节或肿块影同时出现,包括实变影及磨玻璃影(图 8-1-9)。实变影内可见支气管充气征,常呈游走性改变,按形态分为:①楔形实变影,表现为胸膜下楔形影(图 8-1-10),宽基底与胸膜相邻,尖端指向肺门,类似肺梗死的表现,可看到血管进入征象及胸膜增厚,当楔形影周围出现毛刺时可与肺梗死相鉴别。②局灶性实变影,表现为团块状或不规则密度影,边缘可见晕征,可见支气管气相及空洞。③斑片状实变影,多沿支气管血管束周围分布(图 8-1-11)。出血是 GPA 常见的临床表现,肺 CT 上可见结节周围的磨玻璃影或晕征,少数病例可见反晕征(图 8-1-12),即局灶性磨玻璃影伴周围环形实变影,这可能与局灶性出血周围机化性肺炎反应有关。少数病例肺小动脉受累时,磨玻璃影分布不均,可形成马赛克样灌注或树芽征表现。浸润性阴影中也可见钙化形成,主要出现在治疗后肿块的边缘,属少见表现。

GPA 亦可导致病人气道受累,气管可呈弥漫性均匀增厚或局限性结节状增厚,也可多节段跳跃性分布,严重时可导致气道狭窄甚至闭塞。病人可表现为呼吸困难、声嘶、喘鸣等。部分病人可形成气管黏膜溃疡,导致咯血症状。部分病人有单侧或双侧胸腔积液、胸膜增厚,与病变累及胸膜及引起肾功能损害有关。纵隔及肺门淋巴结肿大少见,多认为属于反应性增生。

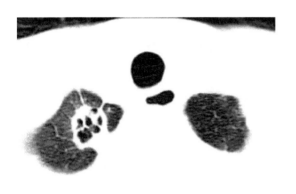

图 8-1-5　蜂窝样空洞,有长毛刺与邻近胸膜相连

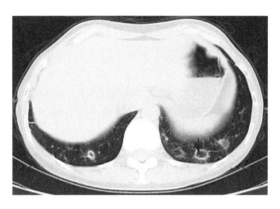

图 8-1-8　孤岛征(红箭)

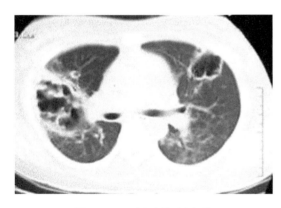

图 8-1-6　双肺多发薄壁空洞影

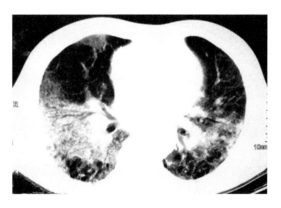

图 8-1-9　双肺磨玻璃影

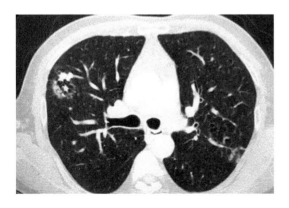

图 8-1-7　星芒状纤维灶

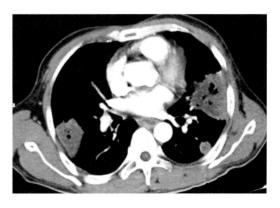

图 8-1-10　胸膜下楔形影

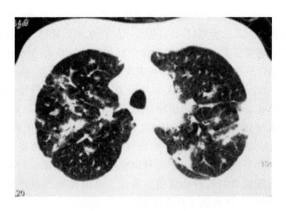

图 8-1-11　斑片状实变影

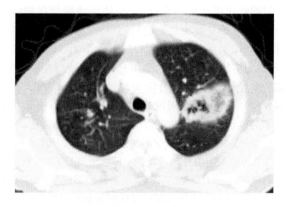

图 8-1-12　反晕征

(六)治疗

未经治疗的 GPA 病人的预后很差,平均生存期为 5 个月,82％的病人 1 年内死亡,90％以上的病人在 2 年内死亡,死因通常是呼吸衰竭或(和)肾衰竭。通过早期诊断和及时治疗,预后明显改善。GPA 治疗总原则是早期、足量、足疗程。通常采用传统治疗,即环磷酰胺和糖皮质激素冲击治疗。当药物诱导缓解后可改为小剂量糖皮质激素联合静脉输注环磷酰胺,疗程不少于 18 个月。严重病人可酌情应用抗 CD20 的单克隆抗体利妥昔单抗或抗 TNF-α 的英夫利昔单抗等生物制剂,不仅可以降低激素及免疫抑制药的不良反应,还可以有效缓解症状。对于那些已发生肾衰竭的病人,除应用强有力的联合治疗外,还应采用血液透析或肾移植治疗。影响预后的主要因素是高龄、难以控制的感染和不可逆的肾脏损害。

参 考 文 献

中华医学会风湿病学分会.2011. 韦格纳肉芽肿病诊断和治疗指南. 中华风湿病学杂志,15(3):194-196.

Abdou NI,Kullman GJ,Hoffman GS,et al. 2002. Wegener's granulomatosis:survey of 701 patients in North America changes in outcome in the 1990s. J Rheumatol,29(2):309-316.

Cordier JF,Vale)re D,Guillevin L,et al. 1990. Pulmonary Wegener's granulomatosis. A clinical and imaging study of 77 cases. Chest,97(4):906-912.

Papiris SA,Manoussakis MN,Drosos AA,et al. 1992. Imaging of thoracic Wegener's granulomatosis:the computed tomographic appearance. AMJ Med,93(5):529-536.

Shimizu T,Ohara T,Ito S,et al. 2003. A case of Wegener'S granulomatosis complicated with seropneumothorax. Mod Rheumatol,13(2):181-184.

(七)病例解析

1. 病例 1:女,61 岁。间断咳嗽、咳痰 1 年,发热 7 天。病人 1 年前无明显诱因出现咳嗽,咳少量黄白色黏痰,当地医院给予美平抗感染治疗,咳嗽好转。此后咳嗽仍时有反复,无痰,7 天前病人出现发热,体温 38.5℃左右,口服解热药无好转,当地医院行胸部 CT(2015.08.20)检查考虑为肺结核,于 2015 年 8 月 21 日入院。入院查体:慢性病容,营养不良状态,体温

38.2℃,左上肺偶可闻及少许湿啰音。辅助检查:血常规示 WBC 14.2×10⁹/L,N％ 80.5％,血小板 325×10⁹/L;肝肾功能正常;ESR 40mm/h;结核菌涂片检查阴性;痰普通菌培养阴性;血 T-SPOT. TB 阴性。入院后给予 HRZE 和左氧氟沙星诊断性抗结核治疗,病人发热无明显好转。26 日加用头孢哌酮舒巴坦钠抗感染 3 天后,发热较前加重,体温最高达 39.0℃,伴喘息。改用头孢吡肟治疗发热仍无好转,复查胸部 CT(2015.08.31)示病变较前加重,且有新发病灶。

胸部 CT(2015.03):双肺多发结节影,分布于双肺上叶及下叶胸膜下,有长短不一毛刺,胸膜凹陷征明显,纵隔窗结节内可见小空洞或空泡(图 8-1-13A、B)。

胸部 CT(2015.08.20):双肺结节影较前增大,边界尚清,出现明显空洞,内壁较光滑(图 8-1-13C、D)。

肺部 CT(2015.08.31):病变较前增大,空洞较前增多,双肺多发新发病变(图 8-1-14)。

【诊断】　肉芽肿性多血管炎。

【诊断依据】　老年女性,病史较长,病变多沿胸膜下分布,初为结节,后进展为空洞性病变,抗结核治疗无效,且有新发病变,具有游走性特点,部分结节尚有融合实变趋势,病变具有多发、多形、多变和空洞特点,结合病人白细胞升高、血小板增多、ESR 加快,符合肉芽肿性多血管炎诊断。病人 ANCA 检查示 C-ANCA 阳性。进一步行支气管镜检查,病理:(右肺上叶)少许支气管黏膜及肺组织,内见淋巴细胞、浆细胞、中性粒细胞及个别多核巨细胞浸润,小血管壁见中性粒细胞浸润,考虑肉芽肿性多血管炎。特殊染色:PAS 染色(一),抗酸-TB(一),六胺银染色(一)。

【分析】　GPA 临床上可分为局限型和系统型,本例肾脏未受累,考虑为局限型 GPA。局限型 GPA 早期临床表现多无特异性,可表现为咳嗽、咯血、胸闷、胸痛、低热等。GPA 一般有正细胞正色素性贫血、白细胞中度升高、血小板增多、ESR 加快、RF 升高、C 反应蛋白、免疫球蛋白升高及血尿、蛋白尿及尿沉渣异常等。实验室检查中最有意义的为 ANCA 阳性。活动性局限型病人 C-ANCA 阳性率为 70％～80％,而活动性的系统型病人 C-ANCA 阳性率几乎达 100％。本例病变以结节、实变、空洞为主,病灶边界清楚,无明显树芽征和卫星病灶,且病变游走,抗结核治疗无好转甚至加重,较易与肺结核相鉴别。

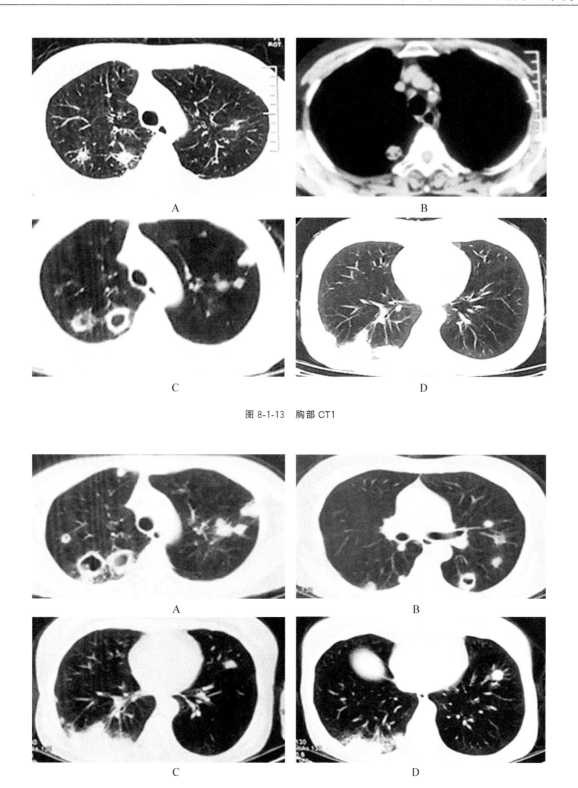

图 8-1-13　胸部 CT1

图 8-1-14　肺部 CT

（长春市传染病医院　韩利军　提供）

2. 病例 2：男，27 岁。低热、头痛 2 周。抗生素治疗无缓解。近 2 月常诉鼻塞、鼻衄、鼻流脓性分泌物。实验室检查：血常规示 WBC $13.85 \times 10^9/L$，N% 86.7%；尿常规：尿蛋白（＋），隐血（＋）；24h 尿蛋白定量：88mg/24h；结核菌素试验和结核抗体 3 次均阴性。头颅 CT 示上颌窦炎。

胸部 CT：右肺多发圆形结节、肿块影，边缘规整，周边有少许浸润影，内有空洞，内壁不规则，左侧少量胸腔积液，纵隔淋巴结不大（图 8-1-15）。

【诊断】　肉芽肿性多血管炎。

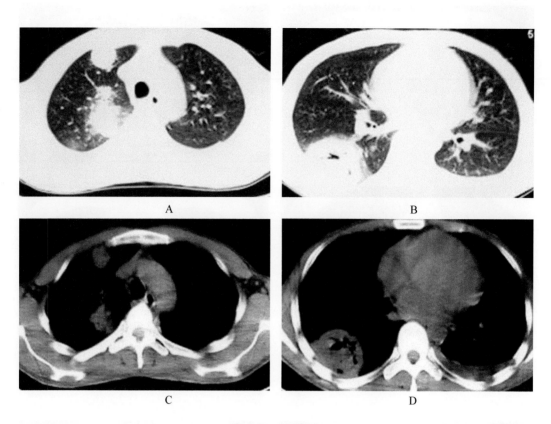

图 8-1-15　胸部 CT2

【诊断依据】　青年男性,有低热、头痛、鼻塞、鼻出血症状,抗生素治疗无效,社区获得性肺炎不考虑。病人有上颌窦炎,尿蛋白、尿隐血阳性,胸部 CT 示右肺结节、肿块影,倾向于胸膜下、外周分布,病灶边缘光滑,无明显毛刺,邻近胸膜增厚,病灶内可见坏死、空洞形成,无卫星灶和支气管播散灶,病人上下呼吸道和肾脏均受累,为 GPA 典型三联征,故首先考虑该诊断。病人入院后查 C-ANCA 阳性,穿刺病理证实该诊断。病人诊断明确后,给予激素和环磷酰胺联合治疗后病情缓解,维持治疗 2 年半后鼻窦炎较前明显缓解,复查胸部 CT 肺部空洞、肿块明显缩小,但右肺中叶外侧段出现新发结节(图 8-1-16),左眼视力下降,查体左眼无对光反射,视盘充血、水肿、渗出(图 8-1-17),住院当天左眼视力失明。左眼视力失明考虑眼球周围及眼球后肉芽肿压迫坏死所致。2 年后病人死亡。

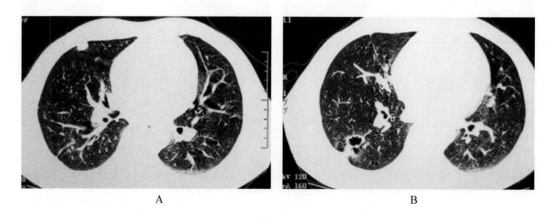

图 8-1-16　肺部空洞、肿块明显缩小,右肺中叶外侧段出现新发结节

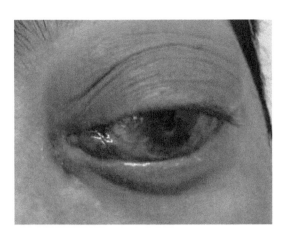

图 8-1-17　眼部损害

【分析】　本例诊断明确后虽系统治疗,但肺部原有病变吸收后出现新的病变,鼻窦炎缓解但出现眼部症状。外伤、感染、过劳、饮酒及局部炎症等可能改变角膜与结膜的抗原稳定性,诱发抗体产生,是本病自身免疫反应的触发因素。眼受累的最高比例可至 50% 以上,其中约 15% 的病人为首发症状。GPA 可累及眼的任何区域,眼部表现最常见的是眼球突出,以及角膜巩膜炎。眼球突出可由眼球原发受累引起,其次是广泛的鼻窦炎引起。其他常见的眼部表现包括结膜炎、表层巩膜炎、视网膜和视神经血管炎、结膜炎、角膜溃疡、虹膜炎、视力障碍、鼻泪管阻塞及泪囊炎等。本例诊断明确后总生存期 5 年,充分说明 GPA 预后较差。GPA 需与下列疾病相鉴别。①肺癌伴肺内多发转移:肺癌伴肺内多发转移亦多位于胸膜下,但其转移灶以多发结节为主,多境界清楚,空洞、毛刺、晕征少见,同时肺癌的纵隔及肺门淋巴结肿大较 GPA 常见。②肺隐球菌病:CT 表现亦多样,可表现为多发结节、肿块、空洞影,病灶周围可见毛刺及晕症,有时两者很难鉴别。但肺隐球菌病病人多起病隐匿,多无症状或仅有轻微的咳嗽、发热、胸痛等;而 GPA 多伴有鼻、肾等多系统受累,可出现相应气道受累表现。③侵袭性肺曲霉菌病:该病亦有结节、实变、空洞影,病灶周围常见晕征,但其多发于免疫受损的病人,ANCA 多阴性。④肺结核:结核病灶多发于上叶尖后段及下叶背段,树芽征、钙化常见,病变周围可见卫星灶,较易鉴别。⑤肺多发脓肿或金黄色葡萄球菌肺炎:两者多以肺部病变为主,肺部症状明显,多为小空洞,实验室检查白细胞明显增高。⑥肺淋巴瘤样肉芽肿病:肺淋巴瘤样肉芽肿病是一种少见的淋巴增生性疾病,其病理特征为以淋巴细胞浸润为主的血管中心性和血管破坏性肉芽肿性病变,多见于器官移植、HIV 感染及原发免疫缺陷病人。其 CT 表现常为双肺下叶周边多发的团片、结节及肿块病灶,酷似 GPA,但其常缺乏上呼吸道病变及病灶周围晕征,可与 GPA 相鉴别,其病灶的易变性也不及 GPA。

3. 病例 3:男,49 岁。发热、咳嗽 20 天,双眼球突出,左眼视力下降 3 天。鼻窦 CT 示副鼻窦炎。

胸部 CT:两肺多发结节、空洞,以左肺为著,部分病灶可见晕征和反晕征、支气管充气征,并可见血管供养征,增强扫描病灶边缘强化(图 8-1-18)。

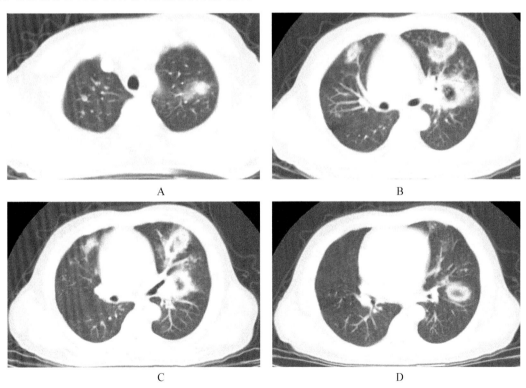

A

B

C

D

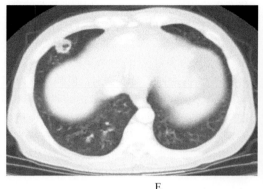

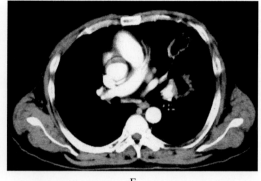

E   F

图 8-1-18 胸部 CT3

【诊断】 肉芽肿性多血管炎。

【诊断依据】 中年男性,突然出现发热、咳嗽、双眼球突出、左眼视力下降等症状,鼻窦 CT 示鼻旁窦炎,两肺多发结节、空洞病灶,可见晕征、反晕征、支气管充气征和血管供养征,影像高度提示肉芽肿性多血管炎。病人血清 ANCA:P-ANCA(+)、抗 MPO 抗体(+),鼻腔活检组织证实为肉芽肿性多血管炎。

【分析】 GPA 是较为常见的系统性小血管炎,主要特点为上、下呼吸道的坏死性肉芽肿性小血管炎,肾小球肾炎及其他系统性小血管炎性损害。国内 ANCA 相关性血管炎中抗 MPO 抗体阳性者远远多于抗 PR3 抗体阳性者,抗 MPO 抗体阳性为主是国人 ANCA 相关性血管炎的

流行病学特点,本例即为抗 MPO 抗体阳性的 GPA 病人。抗 MPO 抗体阳性的 GPA 病人关节痛、皮疹、眼、耳受累的发生率显著低于抗 PR3 抗体阳性者;而在确诊时血清肌酐增高的发生率则显著高于抗 PR3 抗体阳性者。在肾脏病理中,MPO-ANCA 阳性者肾脏病理慢性化病变(包括纤维新月体、小管萎缩、间质纤维化等)较为多见且严重。

4. **病例 4**:女,54 岁。咳嗽、胸闷 1 月,呼吸困难,气管切开。辅助检查:血常规及肿瘤标志物正常,红细胞沉降率快。

胸部 CT:左肺尖结节和肿块影,右肺下叶空洞影。气管增厚、狭窄(图 8-1-19)。

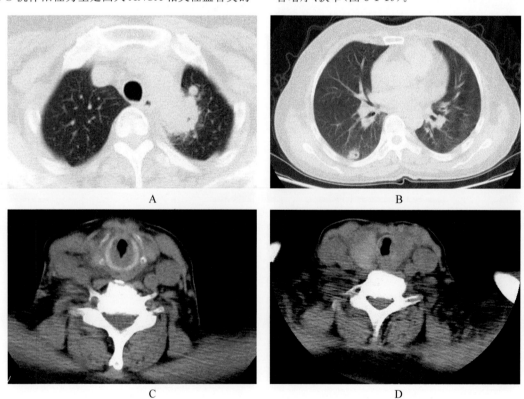

A   B

C   D

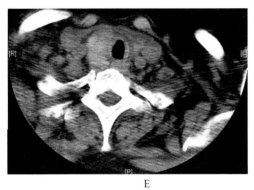

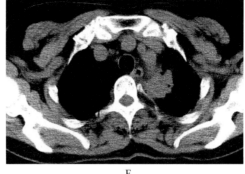

E

F

图 8-1-19 胸部 CT4

【诊断】 肉芽肿性多血管炎。

【诊断依据】 中年女性,有呼吸困难病史。肺部病变以实变、结节和空洞为主,实变病灶内可见空泡征,病变多发,多形,病人气管明显不规则增厚,气管变形和狭窄,结合肺内病变,首先考虑肉芽肿性多血管炎。病人行气管镜检查,病理示肉芽肿性改变,部分区域机化性肺炎改变,部分区域血管炎症和小气道阻塞改变;特殊染色:PAS(-),抗酸染色(-),GMS(-),病理诊断为肉芽肿性多血管炎。

【分析】 喉气管狭窄是临床上棘手的问题,引起喉气管狭窄的病因有很多,如外伤、喉结核、恶性肿瘤、手术损伤、长期带气管套管等。与 GPA 有关的喉气管狭窄临床上多表现为进行性呼吸困难、喘鸣,必要时需紧急行气管切开。喉和支气管内受侵经常是 GPA 晚期并发症,所致气道狭窄通常局限于声门下或近端气管,也可扩展到远端气管及支气管。气道受侵可以是局灶性或弥散性,气管的病变部分周围黏膜增厚,不规则,软骨环受侵不常见但可能导致气管变形和狭窄,支气管壁受侵可以引起气道阻塞

和不张。CT 多表现为声门下狭窄,不对称性环形组织引起气管管腔光滑狭窄。该例需与复发性多软骨炎相鉴别。后者以软骨受累为主要表现,临床表现也可有鼻塌陷、听力障碍、气管狭窄,但该病一般均有耳廓受累,而无鼻窦受累,实验室检查 ANCA 多阴性,活动期抗 Ⅱ 型胶原抗体阳性。

（济宁医学院附属医院呼吸内科 李 钊 提供）

5. **病例 5:**男,35 岁。间断胸痛、咳嗽、咳痰 55 天。辅助检查:血常规、肝功能、生化、尿常规均无异常;抗 M2 型线粒体抗体阳性;C 反应蛋白 9.54mg/L↑;ESR18mm/h↑;抗核抗体阴性;肿瘤标志物正常;结核菌素试验阴性;真菌 D 葡聚糖检测阴性;ANCA、MPO、PR3、GBM 均阴性。鼻旁窦 CT:左侧上颌窦炎。

胸部 CT(2013.08.29):双肺多发大小不等的类圆形结节影,边界清晰,部分空洞形成,空洞内外壁光滑(图 8-1-20A、B)。

胸部 CT(2013.10.08):结节影较前增多,纵隔内可见多个直径为 0.5～1.0cm 的淋巴结影(图 8-1-20C、D)。

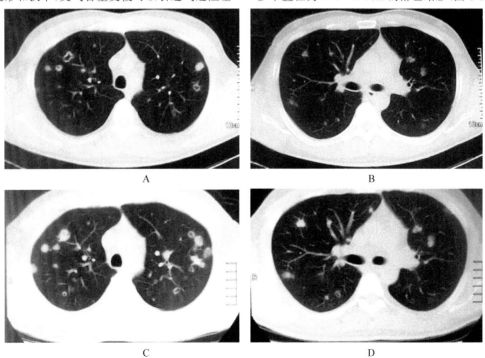

A

B

C

D

图 8-1-20 胸部 CT5

【诊断】 肉芽肿性多血管炎。

【诊断依据】 青年男性,病史较长,病变以结节、空洞为主,病人无发热,可除外感染性疾病;病变较前增大、增多,空洞变实,整体影像特点符合 ANCA 阴性的肉芽肿性多血管炎。病人行胸腔镜检查,右肺上叶可见数个大小不等结节,最大直径约 1cm(图 8-1-21)。用卵圆钳将上叶后段一结节提起,见肺结节呈类圆形,钳夹质韧,与周围组织界线清,用腔镜下直线切割缝合器切除(图 8-1-22)。所取组织切面呈灰白色,病理:肺组织内血管内皮增生,管壁增厚,多量嗜酸粒细胞浸润伴周围大量组织细胞反应,符合肉芽肿性多血管炎病理改变。

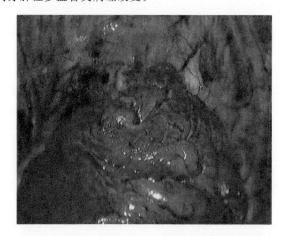

图 8-1-21 右肺上叶见数个大小不等结节,最大直径约 1cm

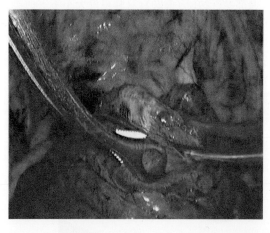

图 8-1-22 肺结节呈类圆形,钳夹质韧,与周围组织界限清

【分析】 GPA 肺部主要 CT 征象有结节、空洞、炎症、肺梗死等。本例病人双肺可见多个大小不等的类圆形密度增高影,边界清晰,有空洞形成,内外壁光滑,符合 GPA 影像表现。但是,以上征象在很多肺部疾病如肺癌伴肺内多发转移、肺隐球菌病、侵袭性肺曲霉菌病及肺结核中均可出现,其敏感性和特异性并不高。活动期 ANCA 阳性逐渐成为近年来 GPA 实验室诊断标准之一。处于早期或缓解期的 GPA 病人 ANCA 可呈阴性。此例病人 C-AN-CA、P-ANCA、MPO、PR3 均阴性较为少见。GPA 大体标本病变质地较硬,切面多为灰白色,边界较清晰。肉眼直视下很难与一般肉芽肿相区别。GPA 的病理改变复杂,

需要与相关疾病相鉴别:①感染性肉芽肿。很多感染均可形成坏死和肉芽肿性炎性反应,在坏死灶内或周围常有血管炎,可进行特殊染色病原体培养和结合临床生化检查进行鉴别。②嗜酸性肉芽肿性多血管炎(EGPA)。病理特点为大量的嗜酸粒细胞渗出、血管外的肉芽肿性炎性反应和中小血管的坏死性炎性反应,在肺部主要与哮喘和嗜酸粒细胞增多相关。在 GPA 组织中常有多少不等的嗜酸粒细胞浸润,当伴有明显嗜酸粒细胞浸润时应和该病相鉴别,血清学检查约 50% EGPA 病例 ANCA 阳性,主要为 MPO-ANCA 阳性,而 GPA 多为 C-ANCA 阳性。③支气管中心性肉芽肿病。病理表现的突出特征为富含嗜酸粒细胞的非干酪性肉芽肿,肉芽肿周围可见有血管炎的表现,与 GPA 血管炎不同的是无血管中心破坏,无血 AN-CA 升高。④淋巴瘤样肉芽肿病。明显的组织改变是血管中心性淋巴组织浸润,当伴有组织坏死时易与 GPA 混淆,淋巴瘤样肉芽肿缺乏肉芽肿性炎性反应,无血 ANCA 升高。⑤显微镜下多血管炎(MPA)。GPA 和 MPA 临床表现相似,起病急、进展快,常侵犯肺和肾脏等重要脏器,总体预后较差,病死率高。MPA 的病理特征为小血管节段性纤维素样坏死,无肉芽肿形成,无或仅有少量免疫复合物沉积;GPA 则为坏死性肉芽肿性血管炎。

(济南军区总医院胸外科 李传海 邹志强 提供)

6. 病例 6:女,41 岁。流涕伴鼻梁塌陷 2 年,咳嗽、咳痰、口腔溃疡 2 月,晕厥 1 天。病人 2 年前无明显诱因出现反复流脓涕,涕中带血,逐渐出现鼻梁塌陷,未系统检查及治疗。3 月前出现乏力、纳差,伴头晕、四肢无力。2 月前出现发热,最高体温达 39℃,咳嗽、咳黄痰,偶痰中带血,伴反复痛性口腔溃疡,给予头孢等抗感染治疗,效果欠佳。1 周前出现咯血,量不详。1 天前出现晕厥,1 日发生 4 次,持续数秒至数分钟不等。辅助检查:血常规示白细胞 8.8×10^9/L,红细胞 2.16×10^{12}/L,血红蛋白 62 g/L,血小板 500×10^9/L;颅脑 MRI 未见异常;骨髓穿刺示缺铁性贫血;网织红细胞 0.021;血生化:尿素氮 14.7 mmol/L,肌酐 251μmol/L;红细胞沉降率 88 mm/h。给予输血等对症治疗。

胸部 CT(2016.06.03):右肺下叶实变、磨玻璃影(图 8-1-23)。

【诊断】 肉芽肿性多血管炎。

【诊断依据】 青年女性,流脓涕、鼻梁塌陷、咳嗽、咳痰、痰中带血、口腔溃疡、咯血、晕厥,胸部 CT 示实变、磨玻璃影,考虑为肺泡出血,结合病人贫血、肾损害,考虑为典型肉芽肿性多血管炎表现。行相关检查:自身抗体谱阴性;血管炎抗体:抗髓过氧化物酶抗体阴性(-),抗蛋白酶 3 抗体(+++),C-ANCA 阳性;降钙素原 0.24ng/ml。诊断明确后给予甲泼尼龙 80mg qd(共 9 天),羟氯喹 0.2g bid,环磷酰胺 0.6g 和 0.4g 治疗 2 天。病人仍咯血,较前加重。复查胸部 CT(2016.06.14):右肺上叶新发实变影,下叶病变较前吸收,呈典型游走性表现(图 8-1-24)。血常规:白细胞 8.2×10^9/L,红细胞 2.90×10^{12}/L,血红蛋白 81 g/L,血小板 502×10^9/L;尿常规隐血(++),蛋白阴性;给予免疫球蛋白 5g iv qd(3 天),甲泼尼龙 500mg qd(3 天),

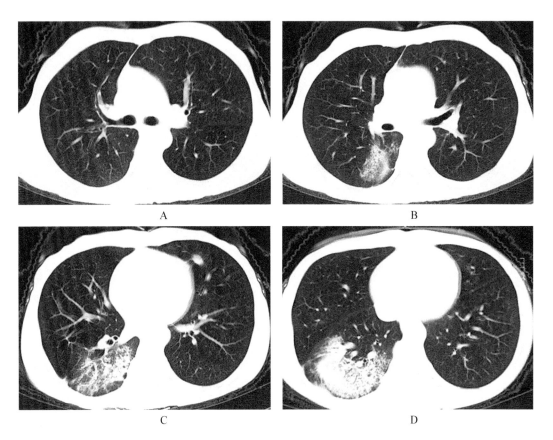

图 8-1-23　胸部 CT6

病人未再出现发热，咳嗽、咳痰症状缓解，咯血逐渐消失，出院后泼尼松 40mg qd（半个月减 1 片），羟氯喹 0.2g bid，保肾、补钙等对症治疗，病情稳定。1 月后复查胸部 CT 较前明显吸收（图 8-1-25）。

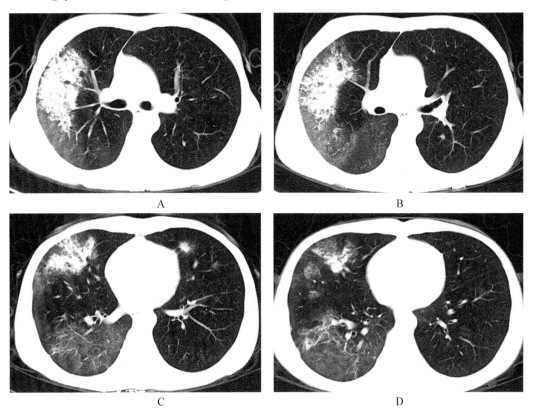

图 8-1-24　胸部 CT（2016.06.14）：右肺上叶新发实变影，下叶病变较前吸收

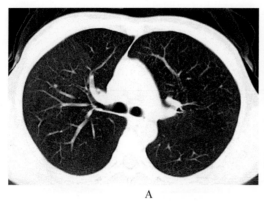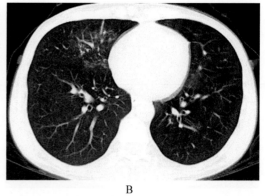

A   B

图 8-1-25　胸部 CT(2016.07.20):病变较前明显吸收

【分析】　本例起病急,进展迅速,主要临床表现:①上呼吸道症状,流脓涕,涕中带血,鼻梁塌陷;②皮肤黏膜,反复口腔溃疡;③肺部,咳嗽,痰中带血,咯血;④肾,血尿,肾功能损害。病人有多系统受累,肺部病变有游走性,抗蛋白酶 3 抗体高滴度阳性,全身炎症指标升高明显,激素和环磷酰胺治疗有效,GPA 诊断成立。

本例肺内表现为弥漫性肺泡出血(DAH),是一种以肺泡毛细血管基膜广泛破坏,终末细支气管及肺腺泡内广泛出血,充满含铁血黄素的巨噬细胞在间质内堆积为特征的临床综合征。DAH 由 Osler 于 1904 年首先报道,多进展迅速、病死率高,主要临床表现为咯血、贫血及进行性的低氧血症,胸部影像学呈片状或弥漫性的肺部浸润,浸润可呈对称性或单侧浸润。DAH 常合并其他系统如皮肤黏膜或者肾脏的损伤,多数病人还伴有发热,常被误诊为肺部感染、肺结核、肺癌或肺转移癌。DAH 的原因各异,系

统性血管炎、结缔组织疾病,以及造血干细胞骨髓移植、感染、中毒、药物、化学性、细胞毒制剂等疾病或致病因素均能够以不同的发病机制造成肺损害而呈现 DAH。DAH 的病因多为血管炎,最常见的病因是 ANCA 相关性血管炎,占 56%~77.5%,Goodpasture 综合征占 12.5%~17.5%,系统性红斑狼疮、IgA 血管炎等不到 10%。ANCA 相关性血管炎引起 DAH 最常见的是 MPA,其次为 GPA、EGPA。小血管炎、结缔组织病等免疫系统疾病比非免疫系统疾病所致的 DAH 预后差。在 DAH 的诊治过程中,寻找病因、针对病因选择合适的治疗方案尤为关键。对于血管炎等自身免疫性疾病引起的 DAH,应早期使用大剂量激素和免疫抑制药治疗。而非免疫原因引起的 DAH,需要通过纠正病因来改善病情。

(枣庄市立医院风湿免疫科　刘利鹏　提供)

第二节　显微镜下多血管炎

显微镜下多血管炎(microscopic polyangiitis,MPA)是一种主要累及小血管的系统性非肉芽肿性坏死性血管炎,可侵犯肾脏、肺和皮肤等脏器的小动脉、微动脉、毛细血管和微小静脉。常表现为坏死性肾小球肾炎和肺毛细血管炎,很少或无免疫复合物沉积。因其主要累及包括静脉在内的小血管,故现多称为 MPA。既往 MPA 大多归属于结节性多动脉炎(PAN),PAN 和 MPA 的区别在于前者为缺乏小血管的血管炎,包括微小动脉、毛细血管和微小静脉。

(一)临床表现

MPA 国外发病率约 1/10 万,男性稍多,发病年龄为 50~60 岁。MPA 可呈急性起病,表现为快速进展性肾小球肾炎和肺出血,有些也可隐匿起病数年,以间断紫癜、轻度肾脏损害、间歇的咯血等为表现。肺脏是 MPA 常见受累器官之一,典型的临床表现是肺毛细血管炎引起的弥漫性肺泡出血,可有咯血、痰中带血,部分病人可有肺部大出血。大量肺泡出血是导致 MPA 死亡的重要原因。病人咯血量与症状不一致,咯血量少,但症状严重,常诉胸闷、呼吸困难、有窒息感。另外,咯血量与贫血程度不一,虽然

为少量咯血,但可出现中、重度的贫血。亦有部分病人无明显呼吸系统临床表现。肺间质纤维化是肺部受累的另一常见表现,甚至许多病人在确诊几个月到几年前就出现,有的则在确诊几年后才出现。MPA 病人有肺部症状者常同时合并肾脏损害如蛋白尿、血尿(包括镜下血尿)、肾功能不全等。此外,部分病人可能还同时合并全身或其他部位损害,如发热、体重下降、关节肌痛、消化道症状、皮肤损害等。皮肤损害以紫癜和高出皮面的充血性斑丘疹多见,病理多为白细胞破碎性血管炎。除皮疹外,MPA 病人还可出现网状青斑、皮肤溃疡、皮肤坏死、肢疽及肢端缺血、坏死性结节、荨麻疹和常持续 24h 以上的血管炎相关的荨麻疹。因此,当病人出现系统损害,如同时有呼吸系统症状、肾损害、皮肤损害、发热、关节肌痛等表现时,临床医师需考虑 MPA 的可能。

(二)影像学表现

MPA 的胸部影像学以两肺斑片状阴影、磨玻璃样影为主。肺泡出血、小叶间隔炎症渗出是肺磨玻璃样改变、肺实变和散在斑片状影的病理基础,且这些影像学改变在活动期病人更多见。亦有以蜂窝、牵拉性支气管扩张、网

格影等肺纤维化表现为主的影像学特点。肺纤维化特别是蜂窝样改变多提示预后差,其发生机制可能为:肺纤维化与反复发作的肺小血管炎引起慢性、亚临床性肺泡出血、肺泡间隔慢性炎性改变有关;MPO 抗原在致炎细胞因子的作用下异位到中性粒细胞膜表面,在循环 ANCA 作用下,诱导中性粒细胞脱颗粒产生氧自由基。高水平的氧自由基有细胞毒性反应,造成血管内皮损伤,而低水平氧自由基可诱导纤维母细胞增殖,引起肺纤维化。少数病例可表现为肺内多发结节(图 8-2-1)和薄壁空洞,甚或单

纯胸膜增厚、胸腔积液,肺气肿也占一定比例,发生的部位主要在小叶中心和胸膜下区。多数不能及时确诊,易被误诊为肺部感染、肺结核和肿瘤等。经支气管肺活检病理中能够发现肺小血管炎的概率很小。但肺泡灌洗液中发现大量红细胞或含铁血黄素细胞的概率较高,有助于早期诊断肺泡出血。作为 MPA 最常累及的脏器,肺肾可以同时起病,也可以续贯受累。肺纤维化可以是 MPA 早期重要的临床表现,可以先于急进性肾炎、肺出血长期隐匿存在。

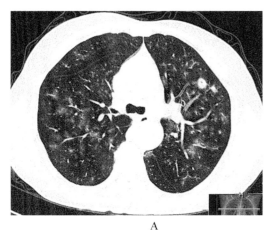 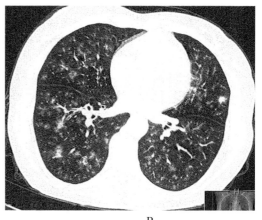

A　　　　　　　　　　　　　　　　　B

图 8-2-1　女,53 岁。咳嗽、咳痰 1 月余,发热 1 周,I 型呼吸衰竭,尿隐血(＋＋),P-ANCA 和 MPO-ANCA 阳性,C-ANCA 和 PR3 均阴性。双肺多发结节和磨玻璃影

(三)辅助检查

MPA 实验室检查常有贫血,且贫血与出血或肾功能下降不平行是其一大特点,同时多有白细胞、血小板增多,纤维蛋白原升高,C 反应蛋白升高和 ESR 明显增快,白蛋白降低。这些表现虽非特异,但均可为诊断提供线索,且白细胞、血小板升高还可帮助与系统性红斑狼疮等类似疾病相鉴别。与系统性红斑狼疮等不同,MPA 病人血中补体水平多正常,免疫球蛋白升高者的比例不高,幅度不大,可资鉴别。几乎所有病人皆有显微镜下血尿,90% 有蛋白尿,多数血肌酐增高。ANCA 检测被公认为诊断本病敏感而又特异的血清学诊断工具。约 80% 的 MPA 病人 ANCA 阳性,是 MPA 的重要诊断依据,也是监测病情活动和预测复发的重要血清学指标,其滴度通常与血管炎的活动度有关。其中约 60%MPO 阳性,肺受累者常有此抗体,另有约 15% 的病人为 PR3 阳性。约 40% 的病人可查到抗心磷脂抗体(ACL),少部分病人抗核抗体、类风湿因子阳性。P-ANCA 在各种形式的血管炎尤其 MPA、结缔组织病、某些自身免疫性疾病和感染性疾病中均可检出,仅用间接免疫荧光法检测 P-ANCA 对诊断 MPA 价值有限,同时用酶联免疫吸附试验检测抗 MPO 抗体,可显著提高其诊断价值。≤20% 病人 ANCA 阴性,ANCA 阴性不能作为排除 MPA 的指标。

(四)病理

MPA 的诊断有赖于活组织检查证实,尤其是肾组织,是 MPA 区别于其他血管炎的鉴别要点。病变累及肾脏、

皮肤、肺和胃肠道,病理特征为小血管的节段性纤维素样坏死,无坏死性肉芽肿性炎,在小动脉、微动脉、毛细血管和静脉壁上,有多核白细胞和单核细胞的浸润,可有血栓形成。在毛细血管后微静脉可见白细胞破碎性血管炎。肾脏病理特征为肾小球毛细血管丛节段性纤维素样坏死、血栓形成和新月体形成,坏死节段内和周围偶见大量中性粒细胞浸润。免疫学检查无或仅有稀疏的免疫球蛋白沉积,这具有重要的诊断意义。肺组织活检示肺毛细血管炎、纤维化,无或极少免疫复合物沉积。肌肉和腓肠神经活检可见小到中等动脉的坏死性血管炎。

(五)诊断

本病诊断尚无统一标准,如出现系统性损害并有肺部受累、肾脏受累及出现可触及的皮肤紫癜应考虑 MPA 的诊断,尤其是还有 MPO-ANCA 阳性者。以下情况有助于 MPA 的诊断:①中老年,以男性多见;②具有发热、乏力、厌食、关节痛和体重减轻等前驱症状;③肾脏损害表现,包括蛋白尿、血尿或(及)急进性肾功能不全等;④伴有肺部或肺肾综合征的临床表现;⑤伴有胃肠道、心脏、眼、耳、关节等全身各器官受累表现;⑥ANCA 阳性;⑦肾、肺活检有助于诊断。

(六)治疗

该病自然病程进展较快,死亡率高于 EGPA 和 GPA。国外报道 MPA 死亡高峰集中在 1 年内或更集中在前 1～3 个月。因此,在 MPA 病人的诊治过程中,病程前 3 个月内密切观察及随诊尤其关键,发现病情变化及时处理对预

后非常重要。高疾病活动度、肾衰竭、继发感染和心血管受累是 MPA 病人的主要死亡原因。早期诊断、治疗的病人 1 年存活率为 82%～92%，5 年生存率从未治疗的 10% 提高到 45%～76%。

MPA 的治疗包括诱导期、维持期及复发的治疗。诱导治疗主要采用糖皮质激素联合细胞毒药物，后者以环磷酰胺应用最为广泛。重症病人必要时需采取大剂量甲泼尼松龙冲击疗法、连续性血液净化及血浆置换等，开始治疗的时机与肾功能预后密切相关。血浆置换的适应证主要为合并抗 GBM 抗体、严重肺出血或急性肾功能不全病人。据报道，单用皮质激素存活率 50%，加用环磷酰胺可高达 80%。目前，临床上经过糖皮质激素和环磷酰胺联合应用治疗，约有 90% 的肾脏受累病人能达到完全缓解或部分缓解，但无论如何积极治疗，仍有约 20% 的病人最终进展为终末期肾病，需要接受长期血液透析或肾移植治疗。维持治疗方案较多，最常用的是小剂量糖皮质激素联合环磷酰胺，硫唑嘌呤、霉酚酸酯及来氟米特等免疫抑制药也有用于维持治疗的报道。约有 30% MPA 病人会在治疗缓解后 1～2 年复发，疾病复发的治疗尚缺乏循证医学依据，病情轻度反复时可增加糖皮质激素或免疫抑制药用量，而复发时需重新进行诱导治疗。CD20 单抗在难治型或危重症 MPA 治疗中的作用也逐渐被认可。

参 考 文 献

Atisha-Fregoso Y, Hinojosa-Azaola A, Alcocer-Varela J, et al. 2013. Localized, single-organ vasculitis: clinical presentation and management. Clin Rheumatol, 32: 1-6.

Becker-Merok A, Nossent JC, Ritland N. 1999. Fibrosing alveolitis

predating microscopic polyangiitis. Scand J Rheumatol, 28: 254-256.

Okada H, Mochizuki Y, Nakahara Y, et al. 2009. Microscopic polyangiitis accompanied by interstitial pneumonia and abducens palsy. Nihon Kokyuki Gakkai Zasshi, 47: 1015-1019.

Quinet RJ, Zakem JM, McCain M. 2003. Localized versus systemic vasculitis: diagnosis and management. Curr Rheumatol Rep, 5: 93-99.

Takeda Y, Aoki A, Tsuji T, et al. 2003. A case of non-specific interstitial pneumonia in patient with microscopic polyangiitis. Ryumachi, 43: 654-659.

(七)病例解析

1. 病例1：女，62 岁。病人 20 余天前无明显诱因出现发热，伴畏寒，无寒战，以午后为主，最高体温达 39℃，至当地医院就诊，查血常规：白细胞 14.2×10^9/L，红细胞 3.67×10^{12}/L，血红蛋白 107g/L，血小板 375×10^9/L。胸部 CT（2016.02.20）双肺少许慢性炎症。给予左氧氟沙星、头孢哌酮舒巴坦抗感染治疗，病人症状无缓解，仍有发热。为行进一步诊治，来我院就诊，辅助检查（2016.03.02）：尿常规示红细胞 696 个/μl，白细胞 43 个/μl，尿蛋白（＋＋），隐血（＋）；CRP 213.48mg/L；ESR 124mm/h；PCT 1.02ng/ml；ANA 阴性，MPO 150.93RU/ml，PR3 2.71RU/ml，GBM 8.80U/ml；结核抗体阴性、T-SPOT 阴性。门诊给予头孢曲松钠 2.0g 静脉滴注 2 天，发热症状无好转，于 2016.03.03 我科住院治疗。入院查体：体温 39℃，肺部查体未见阳性体征，双下肢轻度凹陷性水肿。既往有糖尿病病史 8 年，平素应用诺和灵 30R 早 14U、晚 14U 皮下注射，血糖控制差。

胸部 CT（2016.02.20）：双肺少许慢性炎症（图 8-2-2）。

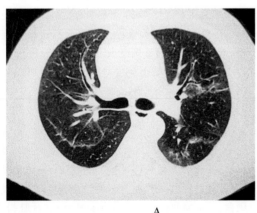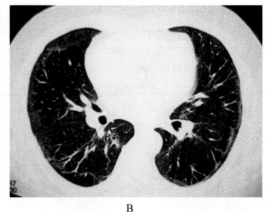

A   B

图 8-2-2 胸部 CT1

【诊断】 显微镜下多血管炎。

【诊断依据】 老年女性，有上呼吸道感染病史，无咯血病史但有贫血，尿隐血阳性且有蛋白尿，MPO-ANCA 升高明显，故首先考虑 MPA 诊断。病人虽肺部病变不明显，肾脏损害亦不严重，且有糖尿病病史，但鉴于该病预后较差，入院后向家属反复交代该病严重性，建议应用激素

和环磷酰胺治疗，家属拒绝应用环磷酰胺，给予甲泼尼松龙 40mg 静脉滴注 bid。辅助检查（2016.03.04）：血常规示白细胞 11.50×10^9/L，红细胞 2.72×10^{12}/L，血红蛋白 81g/L，N% 92.4%；肝肾功、生化：谷草转氨酶 67U/L，谷丙转氨酶 74U/L，谷氨酰转肽酶 127U/L，白蛋白 25.5g/L，葡萄糖 19.82mmol/L，糖化白蛋白 26.4%、尿素氮

13.4mmol/L(2.8～7.14mmol/L)、肌酐 198.30μmol/L(40～105μmol/L)、补体 C1q 306mg/L(159～233mg/L);C 反应蛋白 184.26mg/L;D-二聚体 5.12mg/L,纤维蛋白原 6.65g/L(1.75～4.35g/L)。病人治疗 1 周后,体温控制良好,转入风湿免疫科继续治疗。病人转科 1 天后(2016.03.11)再次出现发热,且咯鲜血约 3ml,行肺部 CT 检查示双肺弥漫性病变,较前明显加重(图 8-2-3)。查体双肺可闻及干、湿啰音,双下肢无水肿。辅助检查(2016.03.11):血常规示白细胞 18.70

×10⁹/L、红细胞 2.52×10¹²/L、血红蛋白 74g/L、N% 84.3%;肝肾功、生化:谷草转氨酶 12U/L、谷丙转氨酶 27U/L、谷氨酰转肽酶 74U/L、白蛋白 26.8g/L、葡萄糖 11.40mmol/L、糖化白蛋白 26.3%、尿素氮 12.1mmol/L、肌酐 153.40μmol/L、补体 C1q 244mg/L;补体 3 和补体 4 正常;C 反应蛋白 107.4mg/L;D-二聚体 3.45mg/L,纤维蛋白原 4.43g/L。拟激素冲击治疗,家属拒绝并自动出院。外院甲泼尼松龙 500mg 治疗 2 天,于 2016.03.17 因肾衰竭死亡。

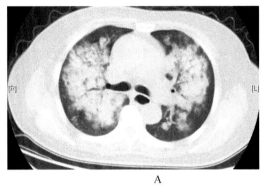 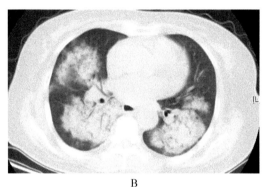

图 8-2-3　双肺向心性分布实变影,与正常肺组织界线清楚

【分析】　本例早期仅有发热症状,胸部影像为少许慢性炎症表现,病程中发现病人贫血明显,血尿、蛋白尿,肝功能损害。激素治疗后病情一度好转,后病情反复,出现咯血,胸部影像迅速发展为肺门为中心向外分布斑片状高密度影,很快进展到肺、肾衰竭而死亡。MPA 肺部受累病人临床表现无特异性,由于弥漫性的肺间质改变和炎症细胞浸润,约 1/3 的病人出现咳嗽、咯血、贫血,大量的肺出血可导致呼吸困难。本例病程中无明显咯血,考虑存在隐性出血,可以解释该病人与临床咯血量及肾损不相匹配的进行性加重的贫血现象。咯血和贫血不一致为 MPA 典型特征。贫血特点为持续性、难纠正,程度与病情正相关,本例符合。该病人后期出现肺实变阴影伴有发热,需要和病人原发病基础上继发感染相鉴别。该病人病变呈向心性分布,病变周围边界较清,渗出不明显,不符合继发感染表现。本例尚有白细胞、血小板增多,纤维蛋白原升高,C 反应蛋白升高,白蛋白降低等非特异表现,符合 MPA 表现。由于 MPA 病人 ANCA 靶抗原主要为 MPO,MPO-ANCA 阳性可以作为 MPA 诊断依据。ANCA 被公认为诊断本病敏感而又特异的血清学诊断工具,常在病变尚未严重影响肝、肾功能之前出现,在早期疑诊时,ANCA 检测阳性有利于早期诊断。MPA 死亡率较高,本例从起病到死亡仅 1 月余,从死亡危险因素角度看,高龄、高疾病活动度和低蛋白血症是预后不良的重要危险因素。

2. 病例 2:男,63 岁。发热、咳嗽、咳痰、呼吸困难 3 月,关节疼痛 2 月,痰中带血 1 周。病人 3 月前受凉后出现发热,体温最高达 39℃,咳嗽、咳白色泡沫痰,伴活动后气短,于当地医院抗感染治疗 20 余天后无发热,但咳嗽、咳痰、气短症状缓解不明显。

胸部 CT(2016.01.13):肺间质纤维化表现(图 8-2-

4A、B),未给予特殊治疗。2 月前病人关节疼痛。1 周前病人出现痰中带血,为鲜红或暗红色。复查胸部 CT(2016.03.19)病变较前进展(图 8-2-4C、D)。查体:双肺呼吸音粗,双下肺可闻及爆裂音。实验室检查:血常规示 WBC 7.71×10⁹/L、RBC 3.04×10¹²/L、Hb 87g/L、PLT 396×10⁹/L;尿常规:尿隐血 250/μl(++++)、尿蛋白(+)、尿糖(+);肾功能:尿素氮 21.65 mmol/L、肌酐 528.8μmol/L;D-二聚体 3190.75ng/ml;ESR 105mm/h;自身免疫疾病检查:IgG 1330.00mg/dl、IgA 329.00mg/dl、IgM 79.10mg/dl、IgE 153.00U/ml↑、C3 96.80mg/dl、C4 34.00mg/dl、RF 27.90U/ml↑、ASO 75.50U/ml、CRP 1.18mg/dl↑、ANA 阳性、自身抗体 11 项阴性、ANCA:MPO(+):148.79RU/ml、PR3(一);抗心磷脂抗体(一)。支气管镜检查:支气管镜下未见明显异常。BALF:巨噬细胞百分比 44%、淋巴细胞百分比 20%、中性粒细胞百分比 35%、嗜酸粒细胞百分比 1%、无肿瘤细胞,含铁血黄素细胞阳性。

【诊断】　显微镜下多血管炎。

【诊断依据】　老年男性,有发热、咳嗽、咳痰、痰中带血、关节痛病史;白细胞、血小板、CRP 升高,免疫球蛋白升高不明显,补体正常,免疫指标阴性,贫血明显,与咯血量不一致;胸部 CT:肺间质纤维化表现;肺泡灌洗液见含铁血黄素细胞,提示肺泡出血;肾脏损害明显,见血尿、蛋白尿、尿素氮、肌酐均升高;ANA 阳性,MPO-ANCA 阳性,以上特点均支持 MPA 诊断,病人肾穿刺病理活检证实该诊断。给予甲泼尼松龙 500mg/d 静脉滴注 3 天后逐渐减量,环磷酰胺 0.6g/d 静脉滴注 2 天,病人病情缓解不明显,复查胸部 CT(2016.04.07)病变进一步进展,右侧气胸,纵隔气肿(图 8-2-5)。

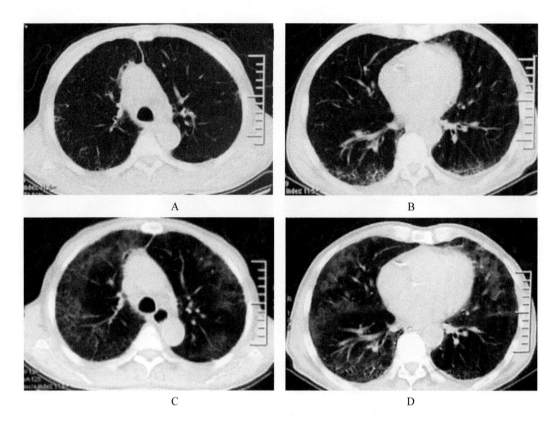

图 8-2-4　胸部 CT2
A、B. 双下肺蜂窝样改变；C、D. 病变较前进展

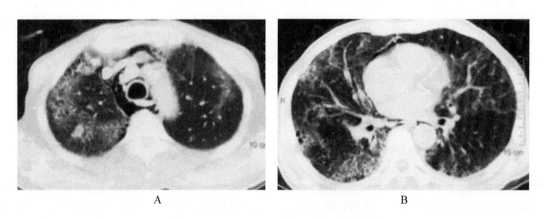

图 8-2-5　病变进一步进展，右侧气胸，纵隔气肿

【分析】　MPA 临床表现无特异性，其主要表现包括发热、贫血、咳嗽、咳痰，血尿、蛋白尿及肾功能异常，ESR 增快、C 反应蛋白升高，P-ANCA 阳性伴 MPO 滴度升高，自身抗体阴性或仅 ANA 低滴度阳性等，这些检查对 MPA 的诊断具有一定的辅助意义。MPA 肺损害常表现为弥漫性肺泡出血、肺浸润、胸腔积液和肺间质纤维化等。MPA 相关肺间质纤维化并不少见，欧洲 MPA 病人弥漫性肺泡出血发生率较高，但在日本 MPA 则以间质性肺炎及肺纤维化更为常见。MPA 导致的肺纤维化并不局限于下肺，往往中上肺亦有累及，表现为沿支气管血管束分布的网格影、条索影；MPA 导致的肺纤维化易合并肺泡出血，表现为沿支气管分布的小斑片影，有时临床并不出现咯血表现，称为隐性出血，此时的支气管镜肺泡灌洗液可见到出血。肺间质纤维化可以是 MPA 的早期表现，出现肺间质纤维化至其他系统性损害的时间最长可达 7 年。肺纤维化是 MPA 的常见表现，因此，对临床疑似间质性肺炎特别是肺纤维化的病人，应常规做 ANCA 检查，并注意肾功能监测，以避免 MPA 漏诊。ANCA 即使阴性，仍需动态追踪随访。

第三节　嗜酸性肉芽肿性多血管炎

1951 年,美国病理学家 Jacob Churg 和 Lotte Strauss 首先报道了 Churg-Strauss 综合征。1994 年,Chapel Hill 会议将其定义为一种累及呼吸道的大量嗜酸粒细胞浸润的肉芽肿性炎症和累及中等大小血管的坏死性血管炎,伴有哮喘和高嗜酸粒细胞血症,故又名变应性肉芽肿性血管炎。2012 年,Chapel Hill 会议依据上述病理特征将其更名为嗜酸性肉芽肿性多血管炎(eosinophilic granulomatosis with polyangiitis,EGPA)。EGPA 是一种以支气管哮喘、血管外坏死性肉芽肿、外周血嗜酸粒细胞增多和组织嗜酸粒细胞浸润为特征的系统性小血管炎,主要累及小动脉和小静脉,冠状动脉等中等血管也可受侵犯,大血管受累者少见。

(一)流行病学和发病机制

本病发病年龄多见于 40～60 岁,无明显性别差异、家族聚集性及种族倾向。儿童也有病例报道。EGPA 国内发病率相对低,常于哮喘后平均 3 年内发生,相隔时间短提示预后不良,EGPA 伴高滴度 ANCA 者肾损害程度可与 GPA、MPA 等相仿。

EGPA 的发病机制尚不明确,ANCA 诱导的内皮细胞损伤及嗜酸粒细胞组织浸润、脱颗粒可能是 EGPA 最重要的发病机制。大多数学者认为,依据病人是否 ANCA 阳性,发病机制有所不同,可分为血管炎型和非血管炎型 2 种亚型:ANCA 阳性者为血管炎型,ANCA 诱导中性粒细胞激活、脱颗粒,导致血管内皮细胞损伤,并诱导 B 淋巴细胞凋亡,使疾病反复发作,临床上多表现为小血管炎的特点;ANCA 阴性者为非血管炎型,嗜酸粒细胞在外周及病变区聚集,激活后释放大量嗜酸颗粒蛋白,各种细胞因子及毒素直接或间接可导致组织损伤,临床上多表现为心肌炎、心包炎和胸腔积液等。

(二)临床表现

EGPA 临床可分为 3 期,包括前驱期或变态反应期(主要表现为呼吸道过敏性疾病)、嗜酸粒细胞组织浸润期(主要表现为外周血嗜酸粒细胞增多及嗜酸粒细胞浸润器官如肺、心脏和胃肠道)和系统性血管炎期(主要是坏死性血管炎表现如紫癜、周围性神经病变和血管内外肉芽肿形成等)。3 个阶段可重叠,但并非所有的病人均出现上述 3 个阶段。EGPA 临床表现因血管炎累及器官不同而异,主要为呼吸道、肺部及肺外表现。

病人早期多表现为变应性鼻炎、鼻窦炎及哮喘,后期多数病人呈现肺内浸润性病变,出现咳嗽、咳痰、胸痛等症状。肺内的浸润性病变是 EGPA 在呼吸系统的主要表现之一,可见于 2/3 的病人,主要表现为斑片渗出影,弥漫分布,一般出现的时间较短,病变呈游走性、复发性,可迅速消失。部分病人可出现胸腔积液。胸部 CT 改变可早于典型支气管哮喘表现,甚至影像学检查发现肺部病变而无呼吸系统症状。哮喘是本病的主要症状或首发症状,由于哮喘病人使用激素治疗,往往可以掩盖 EGPA 的临床表现,仅当哮喘症状控制,激素剂量减少或停用,被激素掩盖

的 EGPA 症状才会暴露出来。

肺外表现以神经、肌肉、皮肤为最常见。神经系统损害以周围神经病变特别是腓神经及胭神经多见,表现为肢体麻木疼痛、肌无力、腱反射减退或消失等;少数发生蛛网膜下腔出血、脑出血或脑梗死。皮肤受累可出现皮疹(斑丘疹、红斑、紫癜、荨麻疹)或皮下结节,其中皮下结节为特征性表现,当后期出现血管炎性病变时,可出现手指缺血性溃疡、指端坏死、雷诺现象等。心脏受累是一个不良预后因素,也是死亡主要原因,可出现心功能受损、冠状动脉受累、心律失常、心包积液、肺动脉高压、二尖瓣关闭不全或限制型心肌病等改变。消化道症状包括恶心、呕吐、腹痛、腹泻及消化道出血、穿孔甚至腹膜炎等。肾脏受累表现为镜下血尿、蛋白尿,肾脏病理检查可发现肾小球肾炎、间质嗜酸粒细胞浸润或肉芽肿样改变。眼部受累导致视力下降、眼突、眼球运动受限等表现。累及耳部可出现中耳炎等,导致听力下降。鼻部受累表现为过敏性或变应性鼻炎,常是 EGPA 的初始症状,约见于 70% 的病人,鼻黏膜活检常见血管外肉芽肿形成伴组织的嗜酸粒细胞浸润。

(三)诊断

EGPA 的病理学特点是节段性坏死性血管炎;血管壁周围有大量嗜酸粒细胞浸润;血管周围肉芽肿形成。但并非每例病人均会出现这 3 种病理特征。31%～38% 的 EGPA 病人免疫荧光检测 ANCA 为阳性,其中 P-ANCA 占 74%～90%,几乎所有的 P-ANCA 均为 MPO-ANCA;C-ANCA 阳性者仅占 10%。ANCA 检测有助诊断,P-ANCA 与 MPO 抗体对于 EGPA 诊断敏感度为 35%～50%。1990 年美国风湿病协会制定的诊断标准:①哮喘史;②外周血嗜酸粒细胞>10%;③单发性或多发性神经炎;④游走性或一过性肺浸润;⑤鼻旁窦炎;⑥组织活检证实有血管外嗜酸粒细胞增多性浸润。该 6 条标准中,只要符合其中 4 条,除外其他血管炎、肉芽肿性疾病,即可诊断为 EGPA,敏感度 85%,特异度 99.7%。

EGPA 主要需与其他系统性血管炎伴有外周血嗜酸粒细胞增多的某些疾病,如结节性多动脉炎、过敏性紫癜及嗜酸粒细胞增多性疾病相鉴别。重点需鉴别特发性高嗜酸粒细胞综合征,该病表现为动静脉血栓形成、嗜酸粒细胞增多和多系统受累,但其嗜酸粒细胞往往较 EGPA 更高,其多系统受累的原因为嗜酸粒细胞的浸润,故病理上几乎无血管炎及肉芽肿的改变,且少有迟发型哮喘的发生。

(四)治疗

EGPA 在 AAV 中病情相对缓和,病死率低,1 年生存率为 93%～94%,5 年生存率为 60%～97%。治疗需要个体化,应根据疾病危险因素制订治疗策略。激素及环磷酰胺冲击治疗仍然是目前治疗重症 EGPA 病人的金标准组合,新的生物制剂如利妥昔单抗、美泊利单抗等在 AAV 的治疗中取得令人鼓舞的疗效。诱导缓解后

理想的维持治疗时间目前仍无定论,但诱导缓解和维持治疗的时间应不少于18~24个月。EGPA的预后与受累器官直接相关。疾病严重程度分级可以通过法国血管炎研究组织的5因素评分标准(FFS)来判断,以下5项中如果存在1项即计1分:①蛋白尿>1g/d;②消化道受累;③肾功能不全,肌酐>158mg/L(140 μmol/L);④心肌受累;⑤中枢神经系统受累。FFS评分用于评估预后及死亡风险。当FFS=0,预后好,可单用激素治疗,93%可获得缓解,但35%的病人在治疗第1年复发,长期糖皮质激素治疗有减小EGPA复发风险的可能;FFS≥1,可使用激素加免疫抑制药治疗;FFS≥2分死亡率高。首位死亡原因是心力衰竭和心肌梗死,其次是肾衰竭。哮喘频繁发作及全身血管炎进展迅速者预后不佳。

参考文献

Masi AT,et al. 1990. The American College of Rheumatology 1990 criteria for the classification of Churg-Strauss syndrome (allergic granulomatosis and angiitis). Arthritis Rheum,33(8):1094-1100.

Michael AB,D. Murphy. 2003. Montelukast-associated Churg-Strauss syndrome. Age Ageing,32(5):551-552.

Ormerod AS,M. C. Cook. 2008. Epidemiology of primary systemic vasculitis in the Australian Capital Territory and south-eastern New South Wales. Intern Med J,38(11):816-823.

Phillip R,Luqmani R. 2008. Mortality in systemic vasculitis:a sys-

tematic review. Clin Exp Rheumatol,26:S94-104.

Vaglio A,Moosig F,Zwerina J. 2012. Churg-Strauss syndrome:update on pathophysiology and treatment. Curr Opin Rheumatol,24:24-30.

(五)病例解析

1. 病例1:男,25岁。反复发作性喘息2年,加重伴胸闷、痰中带血1周。病人2年前在当地医院诊断为"支气管哮喘急性发作"。此后每年发作4~5次,伴活动后气短,进行性加重,反复住院治疗。曾诊断为"过敏性鼻炎、鼻窦炎",曾行鼻窦手术治疗,治疗后仍有气喘、气短发作,较前无明显好转,住院后静脉使用糖皮质激素治疗后症状可控制,平时坚持使用沙美特罗替卡松50/500μg 2次/日、噻托溴铵粉18μg 1次/日等吸入剂治疗,效果不佳。1周前病人出现咳嗽、气喘加重,伴有痰中带血,咯少量鲜红色血痰,约5口/日,发热,体温波动在38.0℃左右,全身肌肉酸痛无力,给予静滴抗生素治疗后体温恢复正常,痰中带血无好转,伴胸闷、心悸、呼吸困难,夜间睡眠尚可平卧。辅助检查:血常规示白细胞(17.2~26.3)×10⁹/L,中性粒细胞(7.8~10.9)×10⁹/L,血红蛋白、血小板正常,嗜酸粒细胞计数(2.51~12.65)×10⁹/L,嗜酸粒细胞百分比(15.4%~54.7%);痰涂片见大量嗜酸粒细胞;ESR 27mm/h;ENA七项、ANA、抗双链DNA、ANCA均为阴性。

胸部CT:双肺多发斑片实变影,分布以中上肺外周为主(图8-3-1)。

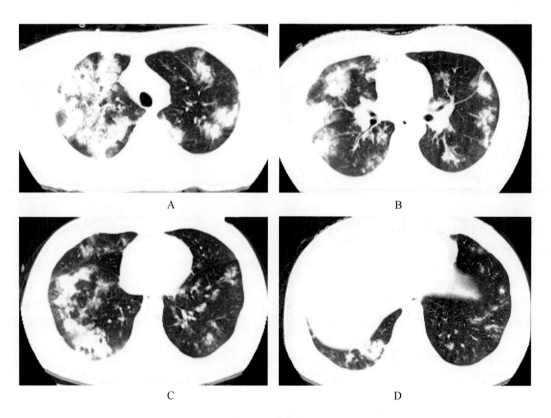

图 8-3-1　胸部 CT1

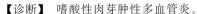

【诊断】　嗜酸性肉芽肿性多血管炎。

【诊断依据】　青年男性，有支气管哮喘病史 2 年，药物治疗疗效差；有过敏性鼻炎、鼻窦炎病史且行手术治疗；外周血嗜酸粒细胞＞10％，痰涂片见大量嗜酸粒细胞；有呼吸道症状且胸部 CT 示双肺多发斑片实变影；全身肌肉酸痛无力；心悸；以上特点支持 EGPA 诊断。入院后完善相关检查：心肌肌钙蛋白 T 0.275ng/ml（正常值＜0.03），肌酸激酶 10.60ng/ml（0 ～ 4.94ng/ml），肌红蛋白 85.8ng/ml（28～72ng/ml）；尿常规：蛋白（＋）；右上肺经皮肺穿刺病理：镜下为肺泡组织，多数肺泡腔内见机化性肺炎改变，肺泡间隔内散在淋巴细胞、浆细胞浸润，肺组织内散在灶性分布肉芽肿结节，结节内可见凝固性坏死及中性粒细胞、嗜酸粒细胞浸润，其周围为组织细胞及多核巨细胞反应，部分增生纤维组织中散在可疑纤维素样坏死，为急慢性炎性病变，倾向嗜酸性肉芽肿性多血管炎。免疫组化：CK（肺泡上皮＋），SPA（肺泡上皮＋），CD68（组织细胞＋＋），CD20（少数＋），CD3（少数＋），CD56（－），CD1a（－）；特染：抗酸（－），六胺银（－），PAS（－），肥大细胞染色（－）。给予激素和环磷酰胺治疗，效果良好，复查胸部 CT 双肺病变大部分吸收。

【分析】　EGPA 病人临床表现多种多样，其中呼吸系统受累最常见，几乎均有哮喘及嗜酸粒细胞增多，其次为神经系统，表现为周围神经病变，可为单神经病变、多发性神经病变，脑神经受累少见。本例病人全身肌肉酸痛无力，不除外神经系统受累可能。ANCA 阳性者多表现为小血管炎，包括坏死性肾小球肾炎、单发或多发周围神经病、肺泡出血、紫癜等，ANCA 阴性者多累及心脏、肺及胃肠道。本例即为 ANCA 阴性，心脏受累。

EGPA 需与 GPA，结节性多动脉炎，特发性高嗜酸粒细胞综合征，ABPA 及急、慢性嗜酸细胞性肺炎等疾病相鉴别。GPA 可形成鞍鼻，不会出现哮喘症状，肺内病变多为多发性结节、肿块、浸润实变影和空洞形成，外周血嗜酸粒细胞正常。结节性多动脉炎常无呼吸道表现，也不会出现明显的嗜酸粒细胞增多，肾脏受损明显，可很快出现肾脏功能不全。特发性高嗜酸粒细胞综合征外周血嗜酸粒细胞增高，可累及多脏器，特别是心脏，但无哮喘和血管炎。ABPA 表现为哮喘、外周血嗜酸粒细胞增多，血清总 IgE 升高，曲霉菌速发型皮肤试验阳性，肺部 CT 特征性表现为中心性支气管扩张，指套征、牙膏征多见，但无其他肺外系统改变。急性嗜酸粒细胞性肺炎表现咳嗽、气急、低氧血症，血清总 IgE 升高，影像学示肺部浸润，痰或支气管肺泡灌洗液（BALF）嗜酸粒细胞明显增高，外周血迟发性嗜酸粒细胞增高是其重要特征之一，早期外周血检查中白细胞升高，以中性粒细胞升高为主，嗜酸粒细胞比例仅轻度升高或正常。后期多数病人可出现血嗜酸粒细胞比例轻到中度增高。慢性嗜酸粒细胞性肺炎很多病人有过敏（63％～75％）或哮喘病史，一般不会累及肺外器官且无肉芽肿形成。可隐匿起病，症状持续数月，表现为咳嗽、发热、乏力、体重下降和呼吸困难等。肺外表现常不典型，关节痛、神经病变、皮肤荨麻疹及胃肠道病变也有报道。BALF 和（或）外周血中嗜酸粒细胞增高，影像学具有特征意义的

是肺水肿反转形状浸润阴影。临床医生应加强对 EGPA 的认识，当有鼻窦炎、哮喘病史、外周血嗜酸粒细胞增多、肺部浸润合并有其他器官受累的系统性疾病时应高度怀疑 EGPA 可能。

2. 病例 2：女，42 岁，酒厂工作。间断咳嗽、气喘 2 月。病人 2 月前无明显诱因出现咳嗽，干咳，伴气喘，活动后明显。半月前外院就诊查胸部 CT（2013.09.20）示右肺下叶及左舌叶斑片影，部分呈结节灶，考虑感染可能性大。给予抗感染（头孢孟多、阿奇霉素）、平喘（沙美特罗替卡松、茶碱缓释片）治疗半月后气喘症状明显好转，仍间断咳嗽。复查胸部 CT 示（2013.10.03）双肺团块影，病灶较前进展。既往有支气管哮喘病史 1 年余，鼻窦炎病史 2 年。辅助检查：血常规示白细胞 5.03×10⁹/L，血红蛋白 90g/L，中性粒细胞百分比 51.8％，淋巴细胞百分比 22.1％，嗜酸粒细胞百分比 17.9％；ESR 43mm/h；尿常规：红细胞 906.60cells/μl；肝、肾功能、血脂、心肌酶谱、凝血功能、粪常规大致正常；寄生虫全套阴性；ENA 多肽抗体全阴性。肺功能示中-重度以阻塞为主的混合性通气功能障碍，支气管舒张试验阳性。心脏彩超示静息状态未见异常。

胸部 CT（2013.10.03）：双下肺基底段团块影，病灶轻度强化（图 8-3-2）。

【诊断】　嗜酸性肉芽肿性多血管炎。

【诊断依据】　青年女性，支气管哮喘；鼻窦炎；外周血嗜酸粒细胞＞10％；双肺实变影，抗生素治疗无效；寄生虫检查阴性；以上特点支持该诊断。行 CT 引导下经皮肺穿刺术，左下肺组织病理活检示细支气管黏膜上皮下、肺间质血管周、部分血管壁及肺泡间隔广泛嗜酸粒细胞浸润，肺泡 Ⅱ 型上皮细胞增生，肺泡腔内嗜酸粒细胞及巨噬细胞聚集，肺泡腔内可见纤维素性渗出及较多肺泡内机化（图 8-3-3）。ANCA 检查：P-ANCA 阳性，C-ANCA 阴性。抗 GBM 抗体阴性。鼻窦 CT 示鼻中隔偏曲，双下鼻甲肥厚，鼻旁窦炎症。最终诊断：嗜酸性肉芽肿性多血管炎。给予泼尼松片 50mg qd 口服，依次递减，1 个月后复查血常规嗜酸粒细胞计数正常，复查胸部 CT 示（2013.10.30）肺内病灶明显吸收（图 8-3-4），2 个月后复查肺部病灶完全吸收，6 月后停药。随访 1 年病人无活动后气喘及哮喘发作。

【分析】　EGPA 累及肺部的典型病理表现：①肺嗜酸粒细胞浸润，多早期出现，肺泡腔内可见大量嗜酸粒细胞和巨噬细胞聚集，肺泡间隔可因嗜酸粒细胞慢性炎性浸润而增厚；②坏死性中小血管炎，血管外周嗜酸粒细胞、淋巴细胞成套状浸润至血管全层，伴坏死，可累及中等动脉、小动脉及静脉；③血管外肉芽肿，多发生于血管炎相邻的肺实质内，可发生纤维素样坏死，坏死灶中可见嗜酸粒细胞及其坏死碎片，周围有多核巨细胞、淋巴细胞呈栅栏样排列包绕，肺泡壁内或肺间质内也可见非坏死性肉芽肿。这 3 种病理改变可单独或同时存在。本例病理符合 EGPA 诊断。

EGPA 胸部影像表现多种多样，EGPA 累及肺气腔时，主要表现为肺实变、肺磨玻璃密度影、结节影等，呈双侧多灶性、非节段性、游走性，常位于肺外周或散在分布。累及气道时可见支气管壁增厚、支气管扩张、小叶中心结

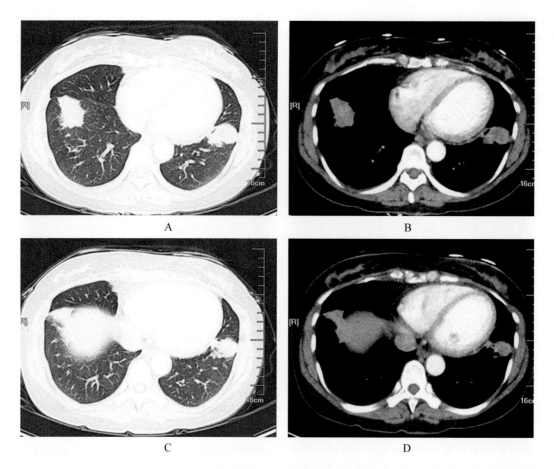

图 8-3-2　胸部 CT2

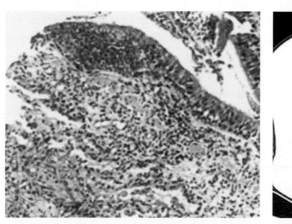

图 8-3-3　血管壁、肺泡间隔、肺泡腔内广泛嗜酸粒细胞浸润

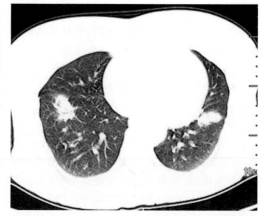

图 8-3-4　病灶较前吸收

节、树芽征、马赛克征等征象，气腔受累为主的 EGPA 病人对激素治疗反应好于气道受累为主者。影像上的气腔病变病理上主要表现为嗜酸粒细胞性肺炎和机化性肺炎，气道病变表现为气道平滑肌增生肥大、大气道壁坏死及嗜酸粒细胞的浸润。

糖皮质激素及免疫抑制剂可明显改善 EGPA 病人预后，前者多用于早期或症状较轻病人，后者用于症状重及易复发病人。本例临床症状较轻，受累脏器较少，仅加用糖皮质激素口服，经治疗后病人症状缓解，病灶完全吸收。

（宜昌市中心人民医院呼吸科　熊晓琦　提供）

第 9 章

嗜酸粒细胞性肺病

嗜酸粒细胞性肺病（eosinophilic lung diseases，ELD）是指以气道和（或）肺实质嗜酸粒细胞增多为特征的一组异质性临床疾病，伴或不伴有外周血嗜酸粒细胞增多。以前与 ELD 相关的名称较多，如嗜酸粒细胞性肺炎、嗜酸粒细胞肺浸润、肺嗜酸粒细胞增多症和肺嗜酸粒细胞综合征等，但目前多以 ELD 代替。ELD 以广义的概念为主，而嗜酸粒细胞性肺炎更具体，指伴有肺部弥漫性病变为特点的一类疾病。

（一）诊断标准

出现以下任何一项都可以诊断为 ELD：肺部阴影伴外周血嗜酸粒细胞增多；外科手术或经支气管肺活检证实组织中嗜酸粒细胞增多；支气管肺泡灌洗液内嗜酸粒细胞比例增高。嗜酸粒细胞是胞质内有嗜酸性蛋白的多形核白细胞，有时它会产生特异性蛋白对机体产生损伤，这些蛋白可以产生夏科-莱登晶体，组织中出现这些晶体是嗜酸粒细胞疾病的标志。

（二）分类

早在 20 世纪 50 年代，Crofton 等就将 ELD 分为 5 个类型，即单纯型肺嗜酸粒细胞增多症、迁延型肺嗜酸粒细胞增多症、哮喘型肺嗜酸粒细胞增多症、热带型肺嗜酸粒细胞增多症和伴有结节性多动脉炎的嗜酸粒细胞增多症。之后随着对新的疾病的发现和认识，许多新的病种加入 ELD 之列，许多学者也提出了不同分类方法，目前多采用 Allen 和 Davis 所提出的 ELD 分类法，包括 10 种疾病，在这些疾病中嗜酸粒细胞被认为是其肺部炎症所必要并且始终存在的部分，在其发病机制中起重要作用。这类疾病包括单纯型肺嗜酸粒细胞增多症（simple pulmonary eosinophilia，SPE，或称 Löffler 综合征）、急性嗜酸粒细胞性肺炎（acute eosinophilic pneumonia，AEP）、慢性嗜酸粒细胞性肺炎（chronic eosinophilic pneumonia，CEP）、特发性高嗜酸粒细胞综合征（idiopathic hypereosinophilic syndrome，IHES）、嗜酸性肉芽肿性多血管炎、支气管哮喘、变应性支气管肺曲霉病（ABPA）、支气管中心性肉芽肿、寄生虫感染（包括单纯型肺嗜酸粒细胞增多症、热带型嗜酸粒细胞增多症、内脏幼虫移行症）及药源性嗜酸粒细胞性肺炎等。在上述分类中，ABPA 即为 Crofton 分类中的哮喘型肺嗜酸粒细胞增多症，CEP 即为迁延型肺嗜酸粒细胞增多症。热带型嗜酸粒细胞增多症主要由寄生虫（如班氏线虫、马来丝虫）感染所致，归为寄生虫感染。过去所谓伴有结节性多动脉炎（PNA）的嗜酸粒细胞增多症已从 PNA 中分离出来，称为嗜酸性肉芽肿性多血管炎，而 PNA 是指以中小动脉节段性炎症与坏死为特征的非肉芽肿性血管炎，无肺脏受累，无外周血嗜酸粒细胞增多，故不归为 ELD 之列。

有学者将 ELD 分为气道病变和肺实质病变两大类，也有学者将其分为未知病因（原发性或特发性）、已知病因（继发性）及嗜酸粒细胞性血管炎三大类（表 9-0-1），也有学者把 ELD 分类为未知病因、已知病因，以及伴有嗜酸粒细胞增高的其他疾病（表 9-0-2）。其中以未知病因的 ELD 诊断较为困难，又被称作特发性嗜酸粒细胞性肺炎，包含单纯型肺嗜酸粒细胞增多症、急性或慢性嗜酸粒细胞肺炎、特发性高嗜酸粒细胞综合征和嗜酸性肉芽肿性多血管炎。急、慢性嗜酸粒细胞肺炎主要累及肺脏，肺外脏器少有受累。而特发性高嗜酸粒细胞综合征和嗜酸性肉芽肿性多血管炎多累及包括肺在内的多个脏器，属于系统性疾病的范畴。在已知致病因素中主要包含 ABPA、支气管中心性肉芽肿、寄生虫、真菌感染、药源性和毒素引起的 ELD。单纯型肺嗜酸粒细胞增多症（Löffler 综合征）约 2/3 病例为寄生虫（如蛔虫）感染或药物反应所致；1/3 病因不明，多数学者将其分类在未知病因的 ELD 中。

表 9-0-1　ELD 的临床分类

未知原因的 ELD
单纯型肺嗜酸粒细胞增多症
急性嗜酸粒细胞性肺炎
慢性嗜酸粒细胞性肺炎
高嗜酸粒细胞综合征
嗜酸粒细胞性支气管炎
已知原因的 ELD
变应性支气管曲霉病
支气管中心性肉芽肿
寄生虫来源
真菌感染
药物或毒素反应
血管炎
嗜酸性肉芽肿性多血管炎

表 9-0-2　ELD 的临床分类

未知原因的 ELD
孤立性特发性嗜酸粒细胞性肺炎
特发性慢性嗜酸粒细胞性肺炎
特发性急性嗜酸粒细胞性肺炎
系统性嗜酸粒细胞性肺炎综合征
嗜酸性肉芽肿性多血管炎
特发性高嗜酸粒细胞综合征(淋巴细胞或骨髓增生性变异)
已知原因的 ELD
变应性支气管肺曲霉病及相关综合征
寄生虫来源的嗜酸粒细胞性肺炎
其他感染导致的嗜酸粒细胞性肺炎
药物性嗜酸粒细胞性肺炎
嗜酸粒细胞性气道性疾病
嗜酸粒细胞性哮喘
高嗜酸粒细胞性哮喘
特发性高嗜酸粒细胞性缩窄性细支气管炎
其他可能出现嗜酸粒细胞增多症的肺部疾病
机化性肺炎、特发性肺纤维化、朗格汉斯细胞组织细胞增多症、恶性肿瘤等

许多肺部疾病在其发病过程中有时可伴有轻度嗜酸粒细胞增多,如嗜酸粒细胞性支气管炎、肺部感染(如肺孢子菌肺炎、球孢子菌病、分枝杆菌感染)、某些肺部肿瘤(如非小细胞肺癌、淋巴瘤、淋巴细胞性白血病)、结缔组织疾病(如类风湿关节炎)、肉芽肿性多血管炎、特发性肺纤维化和肺朗格汉斯组织细胞增多症等,但这些疾病外周血或BALF 中嗜酸粒细胞增多有限,大多无病理学意义的肺组织嗜酸粒细胞浸润,没有突出的嗜酸性肺组织损害,其嗜酸粒细胞增高并无特异性,对疾病的进程无明显影响,因而多数学者并不将其列为 ELD 范围。

绝大多数 ELD 常伴有外周血嗜酸粒细胞增多,较容易考虑到该诊断。但应当注意,外周血嗜酸粒细胞可因糖皮质激素的应用促使嗜酸粒细胞转存到组织或凋亡,而在几个小时内从血流中消失,因此在外周血常规及细胞分类检查前应用糖皮质激素可能会导致 ELD 的漏诊。此外,AEP 病初外周血嗜酸粒细胞多不增高,这与其他嗜酸粒细胞性肺炎不同,应当特别注意以避免漏诊。

(三)治疗

糖皮质激素仍然是治疗 ELD 的主要手段。单纯型

嗜酸粒细胞增多症和部分 AEP 病人病情呈自限性、可自行缓解。大多数 ELD 对激素治疗敏感,但对于激素使用的剂量、疗程和减量停药指征目前尚无统一标准,治疗方案需要个体化。AEP 病人对激素非常敏感,且停药后很少复发,通常也作为 AEP 的诊断的依据。CEP 和嗜酸性肉芽肿性多血管炎激素减量阶段或停药后病情复发较为常见,因此激素减量不宜过快,疗程较长。有学者尝试短程激素治疗 AEP 和 CEP,可有效缓解临床症状,且没有增加病情复发风险,但还需更大样本的临床研究进一步明确短程激素的安全性和有效性。需要指出的是,AEP 和 CEP 对激素治疗敏感、无不良预后,尝试短程激素治疗的风险相对较低。CEP病人复发后对激素仍然敏感,单纯由 CEP 致死者罕见。对于合并肾脏、心脏等重要脏器受累的嗜酸性肉芽肿性多血管炎病人,需联用环磷酰胺治疗。对于存在系统性损害的嗜酸性肉芽肿性多血管炎病人,激素疗程过短会增加病情复发的风险。药源性 ELD 多在停用致病药物后病情缓解,病情较重者需应用糖皮质激素。其他一些新的治疗药物,如抗 IL-5 单克隆抗体美泊利单抗和抗 IgE 单克隆抗体奥马珠单抗等靶向生物制剂,对于 ELD 的确切疗效尚待进一步明确。

参 考 文 献

Allen JN,Davis WB. 1994. Eosinophilic lung diseases. Am J Respir Crit Care Med,150(5 Pt 1):1423-1438.

Bernheim A,McLoud T. 2017. A Review of Clinical and Imaging Findings in Eosinophilic Lung Diseases. AJR Am J Roentgenol,208(5):1002-1010.

Cottin V. 2016. Eosinophilic Lung Diseases. Clin Chest Med,37(3):535-556.

Helbig G. 2014. Advances in the diagnosis and treatment of eosinophilia. Curr Opin Hematol,21:3-7.

Jeong YJ,Kim KI,Seo IJ,et al. 2007. Eosinophilic lung diseases:a clinical, radiologic, and pathologic overview. RadioGraphics,27:617-637.

Oyama Y,Fujisawa T,Hashimoto D,et al. 2015. Efficacy of short-term prednisolone treatment in patients with chronic eosinophilic pneumonia. Eur Respir J,45(6):1624-1631.

第一节　急性嗜酸粒细胞性肺炎

急性嗜酸粒细胞性肺炎(AEP)1989 年首先由 Allen 和 Badesh 等发现并命名,以肺泡、肺间质嗜酸粒细胞浸润,并伴快速进行性呼吸衰竭为特点的呼吸系统疾病,1996 年 Pope-Harman 等将本病称为特发性急性嗜酸粒细胞肺炎。

(一)病因和发病机制

AEP 的病因尚不明确,可能与吸入或接触某种抗原引起的变态反应有关。有报道与吸烟、接触粉尘、药物、毒物、放射线、病毒等暴露因素相关。AEP 好发于吸烟者,

约占 2/3,其中一些病人是初次吸烟者。吸烟习惯的改变、大量吸烟(或雪茄)、戒烟后再吸烟甚至短期被动吸烟,也能引发 AEP。除吸烟外,AEP 可能还与沙尘吸入等暴露因素有关。在一项驻伊拉克美国士兵的 AEP 病人研究中,18 例病人几乎都在沙尘较重的季节发病。

AEP 的发病机制尚不完全清楚,目前认为与 T 细胞因子,如白细胞介素 1(IL-1)受体拮抗剂(IL-1ra)、IL-2、IL-5 等,特别是 IL-5,以及趋化因子、黏附分子、血管内皮生长因子(VEGF)等细胞因子有关。嗜酸粒细胞的颗粒

中含有嗜酸粒细胞相关蛋白,包括主要碱性蛋白、嗜酸粒细胞阳离子蛋白、嗜酸粒细胞源性神经素(或嗜酸性蛋白X)、嗜酸粒细胞过氧化物酶及主要碱性蛋白同族体等。正常机体内这些蛋白在宿主抵御真菌和寄生虫方面起重要作用。但病理情况下,上述细胞因子导致嗜酸粒细胞在肺部大量聚集并导致嗜酸粒细胞脱颗粒和有毒物质释放,释放的有毒颗粒蛋白可导致肺组织损伤及肺功能失调,促炎性反应也会导致相关临床失调的出现。由于嗜酸粒细胞释放的蛋白水解酶活性较中性粒细胞蛋白水解酶活性低,所以嗜酸粒细胞导致的急性肺损伤通常是可逆的,在治疗后可以完全恢复并且无明显后遗症。

(二)临床表现

AEP 多发生于健康人,无哮喘病史,男女均可发病,不同年龄均可受累,平均年龄在 30 岁左右,男性多见。AEP 病人通常在 7 日内急性发作,最长者可达 30 日。常见症状为发热、呼吸困难、咳嗽、胸痛,少数病人有肌肉痛、关节痛,胸腔积液较常见。病人可表现为数小时内从轻微的呼吸困难到致命性呼吸衰竭。大多数病人肺部可闻及湿啰音。

(三)辅助检查

早期外周血检查中白细胞升高,以中性粒细胞升高为主,嗜酸粒细胞比例仅轻度升高或正常,后期多数病人可出现血嗜酸粒细胞比例轻到中度增高,外周血迟发性嗜酸粒细胞增高是 AEP 重要特征之一。也有文献报道,AEP 病人在疾病初期即出现外周血嗜酸粒细胞增高者,其氧疗时间或入住 ICU 时间均较少,说明 AEP 早期出现外周血嗜酸粒细胞肺增高预示病情较轻。大多数病人 ESR、C 反应蛋白升高,IgE 可以正常,也可以明显升高。病人肺功能通常显示轻度限制性通气障碍,可以表现为小气道阻塞、肺活量下降、弥散能力下降,经治疗后肺功能可完全恢复正常。血氧下降见于所有 AEP 病人,类似急性肺损伤(ALI)和成人呼吸窘迫综合征(ARDS)。约 2/3 病人 $PaO_2 < 60$ mmHg,$PaO_2/FiO_2 \leqslant 300$mmHg,需机械通气。但与 ALI、ARDS 不同,AEP 病人并不出现其他器官功能障碍。

(四)影像学表现

AEP 病人的胸部 X 线表现为双肺浸润影,呈肺泡实变或间质网格状结节影或两种兼有,双侧胸腔积液和 Kerleys B 线常见,类似肺水肿,肺部阴影无游走性表现。高分辨率 CT 最常见的特征是出现磨玻璃样阴影和肺泡腔内实变,大多数病人有边界不清的结节和小叶间隔增厚。病灶多为弥漫性分布,50% 以上位于外周肺野,30% 位于上肺,胸腔积液常见,多为双侧,但无心腔增大。

(五)诊断

因为 AEP 病人的临床表现与重症肺炎、ARDS 的临床症状及影像学表现相似,病人外周血中嗜酸粒细胞早期并不升高,根据临床表现和外周血难以区分,但 AEP 病人肺部早期即有嗜酸粒细胞浸润,所以早期支气管肺泡灌洗(BALF)对于不能解释的弥漫性肺浸润性疾病和呼吸衰竭病人的诊断是非常有帮助的,BALF 中嗜酸粒细胞比值一般波动在 35%～54%。另外,AEP 病人 BALF 中淋巴细胞和中性粒细胞比例增高,而 ARDS 病人 BALF 中以中性粒细胞为主。因此,BALF 中淋巴细胞(20%)和中性粒细胞(15%)的比例在鉴别 AEP 和其他疾病上非常重要。因肺活检可能加重急性呼吸衰竭的风险,AEP 病人的诊断一般不需要做肺活检,肺活检主要用于排除其他与 AEP 表现相似的肺间质性疾病及肺部感染性疾病,如免疫缺陷病人的肺部真菌感染等。AEP 病理改变为肺泡和肺间质嗜酸粒细胞浸润及肺泡和肺间质水肿,急性期有弥漫性肺泡损伤、纤维母细胞增生、炎症细胞浸润。

AEP 早期诊断对治疗非常重要。目前多使用 2002 年 Phlit 等修订的标准:①急性发热、呼吸困难(病程≤1 个月,多数≤7 天);②胸部影像学可见双肺弥漫性浸润影;③低氧血症,室内空气下 $PaO_2 < 60$mmHg 和(或)$PaO_2/FiO_2 \leqslant 300$mmHg,$SaO_2 < 90%$;④肺嗜酸粒细胞增多,BALF 中嗜酸粒细胞 $> 25%$(或经支气管镜肺活检证实);⑤排除已知原因引起的嗜酸粒细胞性肺炎(包括药物、感染等)。近期开始吸烟或可能存在粉尘吸入史对诊断有提示意义。

(六)治疗

AEP 病人需根据病情选择在监护病房或普通病房治疗,早期有呼吸衰竭者需在监护病房治疗,但需要机械通气治疗病人较少。激素在 AEP 病人治疗中迅速有效,恢复较快而完全,而且不遗留临床和影像学异常。病人停用激素后不会复发,所有症状在激素治疗 1 周内可得到改善,发热在 2 日内可消退,呼吸困难在 2～5 日好转,外周血嗜酸粒细胞在 7 日后下降,约 80% 病人肺渗出和胸腔积液在治疗 7 日后消失。但激素使用的最佳剂量和疗程尚未明确。有临床研究表明,AEP2 周疗程与 4 周疗程疗效相当,建议将疗程缩短至 2 周。初始剂量口服泼尼松 30mg/d 或对呼吸衰竭的病人甲泼尼松龙 1～2mg/(kg·d),静脉注射。部分病人视症状和血氧饱和度不给予激素治疗可自行好转。

参　考　文　献

Allen JN,Pacht ER,Gadek JE,et al. 1989. Acute eosinophilic pneumonia as a reversible cause of noninfectious respiratory failure. N Engl J Med,321:569-574.

Badesch DB,King TE Jr,Schwarz MI. 1989. Acute eosinophilic pneumonia:a hypersensitivity phenomenon? Am Rev Respir Dis,139:249-252.

Cheon JE,Lee KS,Jung GS,et al. 1996. Acute eosinophilic pneumonia:radiographic and CT findings in six patients. AJR,167:1195-1199.

Philit F,Etienne-Mastroianni B,Parrot A,et al. 2002. Idiopathic acute eosinophilic pneumonia:a study of 22 patients. Am J Respir Crit Care Med,166:1235-1239.

Pope-Harman AL,Davis WB,Allen ED,et al. 1996. Acute eosinophilic pneumonia. A summary of 15 cases and review of the literature. Medicine(Baltimore),75:334-342.

(七)病例解析

1. **病例1**:男,18 岁,消防员。因咳嗽、咳痰 10 余天,胸闷、胸痛 8 天,加重伴发热 4 天于 2010 年 7 月 28 日收入院。病人 10 天前无明显诱因出现咳嗽、咳痰,为黄白痰,未治疗。8 天前病人因执行任务时在柴油罐旁站立 4～5h,当时天气炎热,柴油挥发,病人未戴任何防护用具,吸入较多挥发气体后上述症状加重,伴有胸闷、胸痛、乏力、气促,但吸气及平卧不受影响。4 天前病人无明显诱因胸闷、胸痛加重,吸气及平卧受限,并出现发热,最高体温 40.0℃,但咳嗽、咳痰减轻,咳少量的灰白痰。外院抗生素治疗疗效差而入院。既往体健,有吸烟史 5 年,无寄生虫接触史,否认药物过敏史。入院查体:T 38.8℃,呼吸浅快,口唇轻微发绀,双肺呼吸音低,可闻及少许湿啰音。

胸部 CT:双下肺炎,双侧少量胸腔积液(图 9-1-1A、B)。辅助检查:血气分析示 pH 7.491,$PaCO_2$ 26.5mmHg,PaO_2 55mmHg;血常规:WBC 11.42×10⁹/

L,N% 70%,E% 0.4%;ESR 40mm/h;肝功能:ALT 80U/L,AST 51U/L,ALB 正常,CK 258U/L;尿常规:尿隐血(＋＋＋),尿白细胞弱阳性;胸腔积液常规:渗出液,白细胞 10.24×10⁶/L,多核占 90%;D-二聚体 1207ng/ml,诊断为重症肺炎、Ⅰ型呼吸衰竭,给予莫西沙星联合头孢他啶治疗,3 天后病情无好转,改用万古霉素、头孢哌酮舒巴坦、阿奇霉素联合抗感染治疗,体温逐渐下降,2010 年 8 月 2 日体温已下降至正常,但胸闷、憋气、胸痛仍较明显,复查胸部 CT 示病灶进展,双下肺弥漫肺浸润影,心包积液,双侧少量胸腔积液(引流后)(图 9-1-1C、D)。胸膜活检结果为非特异性炎,胸腔积液中嗜酸粒细胞计数 60%,淋巴细胞百分比 40%;IgE 388U/ml;胸腔积液及痰中均未找到抗酸杆菌及真菌;PPD 试验阴性;风湿系列和 ANCA 检查正常;血培养阴性。

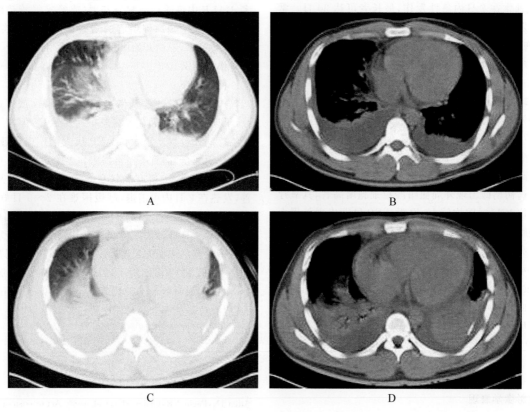

图 9-1-1　胸部 CT1
A、B. 双下肺少许的斑片状影,双侧胸腔积液;C、D. 双下肺浸润影进展,双侧胸腔积液、心包积液

【诊断】　急性嗜酸粒细胞性肺炎。

【诊断依据】　青年男性,急性起病,有柴油挥发气体吸入史,有发热、胸痛、呼吸困难等症状,胸部 CT 示双侧胸腔积液,双肺炎性改变,影像进展较快,病情迅速进展为Ⅰ型呼吸衰竭,抗感染治疗疗效差,外周血嗜酸粒细胞正常,胸腔积液中嗜酸粒细胞计数明显升高,首先考虑 AEP。行 BALF 检查,嗜酸粒细胞占 48%,AEP 诊断明确。给予甲泼尼松龙 40mg 静脉滴注,2 次/天,临床症状逐渐好转,2010 年 8 月 5 日复查血气分析 PaO_2 仍为 50mmHg,甲泼尼松龙加量至 80mg 静脉滴注,2 次/天,连用 6 天,胸痛、胸闷、憋气症状完全缓解,体温正常,复查胸

部 CT(2010 年 8 月 10 日)示病变较前明显吸收,仅有双下肺小片状影,心包积液、胸腔积液已完全吸收(图 9-1-2)。2010 年 8 月 11 日血气分析:PaO_2 83mmHg,甲泼尼龙减至 40mg 静脉滴注,2 次/天,此后甲泼尼松龙逐渐递减至口服出院。

【分析】　AEP 是可引起急性呼吸衰竭的一类少见疾病,发病率为 1/10 万,但预后良好,临床上易被误诊为重症肺炎、ALI 或 ARDS。本例病人为青年男性,既往体健,有吸烟史,无哮喘病史,与文献报道一致。AEP 病因尚不明确,可能与吸烟和吸入过敏原后引起的超敏反应有关,本例即有柴油挥发气体吸入史。AEP 影像上可表现为双

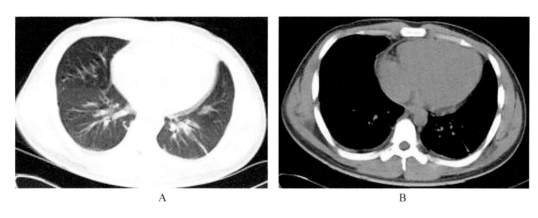

图 9-1-2　双侧胸腔积液、心包积液吸收,左下肺可见条索影

肺弥漫性斑片状影,有时呈网格样改变,可伴有单侧或双侧的胸腔积液、纵隔淋巴结肿大,本例胸部 CT 主要表现为双侧胸腔积液,为典型表现。大多数 AEP 病人可表现为 ESR 升高,CRP 阳性,IgE 升高,IgG 下降,合并胸腔积液时嗜酸粒细胞多大于 50%。在吸入空气时 PaO$_2$< 60mmHg,嗜酸粒细胞(BALF)>25% 为诊断 AFP 最可靠的依据。本例激素治疗有效,随访 1 年未复发。

（青岛市市立医院呼吸科　刘学东　提供）

2.病例2:女,30 岁。发热 1 周、咳嗽 1 天。病人 1 周前无明显诱因出现发热,体温波动于 38℃ 左右,抗生素治疗无效。1 天前出现咳嗽,干咳为主。查体:双肺呼吸音粗,未闻及湿啰音。血常规:白细胞 24.4×10^9/L,嗜酸粒细胞百分比 48%。血气分析:pH 7.447,PaCO$_2$ 25.60mmHg,PaO$_2$ 73mmHg。ESR 15mm/h。

胸部 CT(2012.04.26):双肺多发斑片、磨玻璃影(图 9-1-3)。

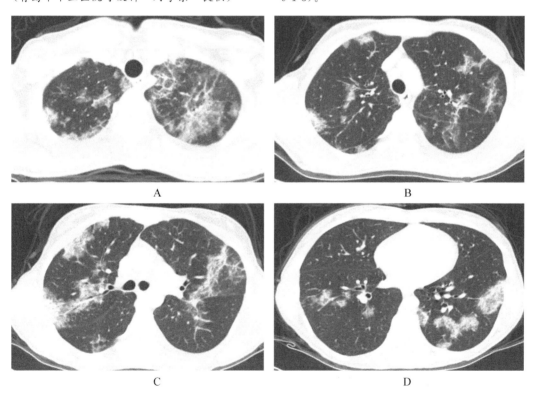

图 9-1-3　胸部 CT2

【诊断】　急性嗜酸粒细胞性肺炎。

【诊断依据】　青年女性,既往体健,无支气管哮喘和其他变应性疾病史,急性起病,发热、咳嗽,抗生素治疗无效,血常规嗜酸粒细胞升高明显,血气分析示氧分压低于正常值,胸部 CT 示双肺沿支气管分布的斑片、磨玻璃影,

上中肺野为主,部分呈网格样、铺路石样、反晕征等改变,支持 AEP 诊断。病人行支气管肺泡灌洗,嗜酸粒细胞百分比 50%,证实该诊断。给予激素治疗 6 天后病变明显吸收(图 9-1-4)。复查血常规:WBC 11.3×10^9/L,嗜酸粒细胞百分比 1.6%。

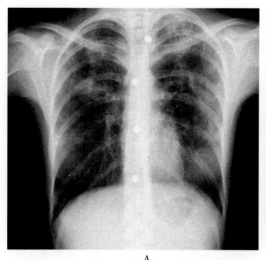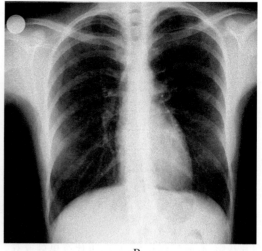

A   B

图 9-1-4　A. 治疗前胸部 X 线片;B. 治疗后胸部 X 线片

【分析】　AEP 好发于以往健康的儿童和成年人,症状持续时间多短暂,有自愈倾向,但亦可迅速恶化,出现急性呼吸衰竭。AEP 病人外周血白细胞一般均升高,可达 $(15\sim20)\times10^9/L$ 或以上,以中性粒细胞为主,但多数病人症状明显时外周血嗜酸粒细胞正常或降低(嗜酸粒细胞向肺聚集),在病后 5~10 日及 20~30 日,可分别出现 2 次外周血嗜酸粒细胞增多,这种现象是 AEP 重要的临床特点,本例患病 1 周时外周血嗜酸粒细胞明显增多,符合该特征。AEP 的影像改变出现较早,CT 上能见到磨玻璃样阴影背景下出现小叶间隔增厚和小叶内线状影即铺路石征的影像特征。另外,临床经肾上腺糖皮质激素治疗或诊断性治疗时,影像是判断其疗效和转归直观的方式,往往肺内间隔增厚、实变影 1 周内消失和吸收,本例符合。

3. 病例 3:女,25 岁。因咳嗽 20 天于 2013.8.13 入院。病人 20 天前无明显诱因出现咳嗽,咳少量黄黏痰,初起流涕,偶胸闷,夜间咳嗽较剧。既往体健,无疫区居住史,无生食醉虾、蟹史。辅助检查:痰培养:检到 G^+/G^- 球菌,未检到抗酸杆菌;粪常规未检到虫卵;ESR 17mm/h;

CRP 正常;血常规(2013.08.12):WBC $10.85\times10^9/L$,嗜酸粒细胞百分比 29.31%;血常规(2013.08.13):WBC $8.5\times10^9/L$,嗜酸粒细胞百分比 14.5%;血清总 IgE:1154U/ml;血气分析:pH 7.43,$PaCO_2$ 28mmHg,PaO_2 55mmHg。

胸部 CT(2013.08.12):双肺多发磨玻璃、斑片、结节影(图 9-1-5)。

【诊断】　急性嗜酸粒细胞性肺炎。

【诊断依据】　青年女性,既往体健,病史较短,血常规嗜酸粒细胞比例升高明显,血清总 IgE 升高,血气分析示 I 型呼吸衰竭,胸部 CT 示双肺多发磨玻璃影、斑片、结节影,首先考虑 AEP。病人行气管镜盲检示黏膜慢性炎伴大量嗜酸粒细胞浸润。AEP 诊断明确,给予甲泼尼松龙 40mg qd 静脉滴注 6 天,病人咳嗽好转,复查胸部 CT(2013.08.20)示肺部病变明显吸收(图 9-1-6)。

【分析】　AEP 临床表现主要为发热、咳嗽、胸闷、气急、胸痛。严重低氧血症是其特征性表现之一,通常在 7 日内急性发作,最长者可达 30 日。本例有低氧血症,临床表现不典型,最终经气管镜检查病理诊断得到证实。AEP

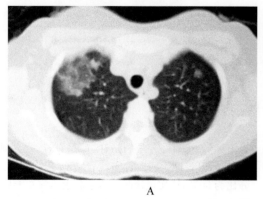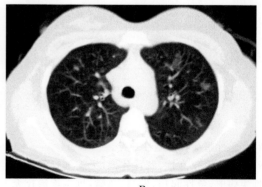

A   B

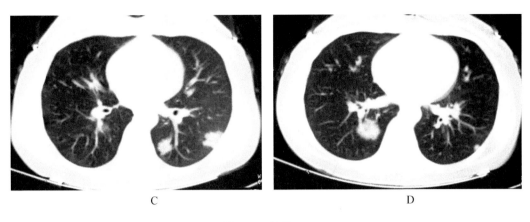

图 9-1-5 胸部 CT3

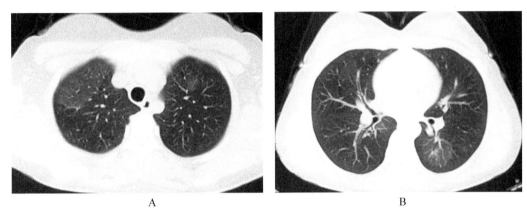

图 9-1-6 肺部病变明显吸收

胸部 CT 多表现为磨玻璃影及光滑增厚的小叶间隔,局灶性或多灶性实变影,有时伴边界模糊的结节,本例具备上述影像特点。对于急性发病,临床症状不明显,但胸部 X 线片或胸部 CT 呈浸润实变影的疑似病人应多次复查外周血细胞,行支气管镜检查,结合支气管肺泡灌洗液嗜酸粒细胞计数或活检病理及早确诊。

(金乡县人民医院呼吸内科 丁雁启 提供)

第二节 慢性嗜酸粒细胞性肺炎

慢性嗜酸粒细胞性肺炎(CEP)是 1969 年由 Carrington 首次报道的一种病因不明的嗜酸粒细胞肺疾病,以肺部嗜酸粒细胞浸润伴或不伴外周血嗜酸粒细胞增高为特点。Cottin 在 2016 年对嗜酸粒细胞性肺病(ELD)进行了新的分类,在未知病因的嗜酸粒细胞性肺炎中,将其称为孤立性特发性慢性嗜酸粒细胞性肺炎。

(一)流行病学

其发病率及流行率仍不清楚。发病人群以非吸烟者为主,女性多见,男女比例约 1∶2。CEP 可以发生在任何年龄,高峰年龄为 40～50 岁,发病无明显遗传倾向。2/3 的病人既往有哮喘的病史,1/2 的病人有过敏史,包括药物过敏、鼻息肉、荨麻疹和(或)湿疹。哮喘也可于 CEP 诊断数月后出现,而且合并有 CEP 的哮喘病人比单纯性哮喘病人病情更严重。

(二)发病机制

CEP 发病机制是嗜酸粒细胞肺浸润的直接结果,与嗜酸粒细胞在肺组织募集和活化、嗜酸粒细胞的自然免疫和获得性免疫有关。嗜酸粒细胞在肺部等组织募集、活化是导致组织损伤的关键因素。嗜酸粒细胞一方面被认为是参与抗寄生虫感染、调节 I 型超敏反应、选择性吞噬抗原抗体复合物等过程中的重要免疫细胞;另一方面,嗜酸粒细胞可释放多种毒性颗粒及炎性介质,引起一系列病理生理反应。其次,嗜酸粒细胞表达细胞膜信号分子及受体,包括 Toll 样受体、细胞因子、免疫球蛋白及补体受体等,进而与嗜碱粒细胞、内皮细胞、巨噬细胞、纤维母细胞、肥大细胞等相互作用参与自然免疫。活化的嗜酸粒细胞脱颗粒并释放花生四烯酸衍生介质、金属蛋白酶、氧自由基、补体蛋白及阳离子蛋白等因子,进而通过细胞毒作用、上调趋化因子、表达黏附分子、调节血管通透性、收缩平滑肌细胞等多路径促炎症发生。嗜酸粒细胞也可与 T 淋巴细胞等多种细胞相互作用,参与对抗细菌、病毒、肿瘤的获得性免疫。

(三)临床表现

CEP 以慢性或亚急性起病,可隐匿起病,出现症状至明确诊断约数周至数月,偶有呈急性经过。呼吸道症状以咳嗽(约90%)、轻至中度呼吸困难(60%~90%)为主,胸痛及咯血少见(<10%)。多伴随乏力、全身不适、发热、食欲缺乏、盗汗、体重减轻等全身非特异症状。肺外表现常不典型,关节痛、神经病变、皮肤荨麻疹及胃肠道病变也有报道。CEP一般不会导致急性呼吸窘迫综合征,体征约有50%以上病人表现为双肺哮鸣音及湿啰音,肺外则有淋巴结及肝脾肿大,但均不常见。

(四)影像学表现

CEP胸部影像主要特点为以外周近胸膜处为主的实变影或斑片影,可呈游走性,可以单侧(约25%),但双侧多见,特征性表现为"反肺水肿征"(图9-2-1),但大多数CEP少见这种典型改变,近30%实变影分布以肺野中心为主。少数病人还可见磨玻璃影(图9-2-2)、结节影、间隔增厚、条索影、段性或叶性肺不张、肺门或纵隔淋巴结肿大等病变。各种浸润影可相互交织并存,与正常肺组织分界相对清楚。病程超过2月的病人可表现出与胸膜平行的带状斑片状影。胸腔积液在CEP中少见(少于10%),空洞样损害非常罕见。

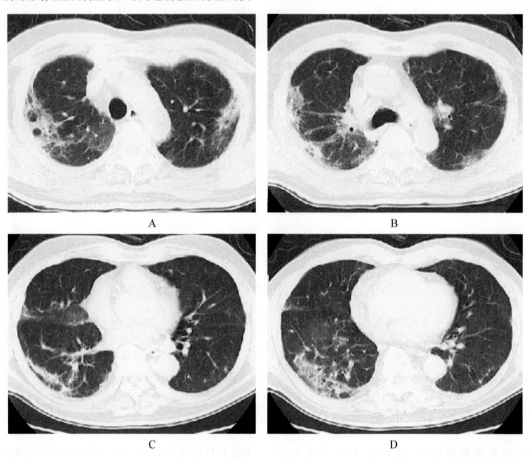

图9-2-1 女,50岁。干咳、进行性呼吸困难、发热、体重减轻1月。双肺外周为主斑片磨玻璃影,呈反肺水肿征表现

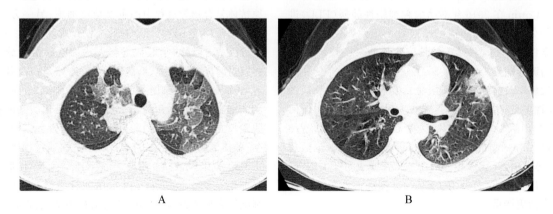

图9-2-2 女,36岁。咳嗽1月余,加重伴气促10天。胸部CT示双肺磨玻璃影和实变影

（五）辅助检查

超过 90% 的 CEP 病人接受治疗前外周血嗜酸粒细胞增高，占白细胞总数的 20%～30%。所有病人未使用糖皮质激素治疗前均可见 BALF 中嗜酸粒细胞增高（分类计数高达 40%～60%）。痰嗜酸粒细胞可增多，但诊断价值不高。约有 1/2 的病人 ESR 增快；2/3 病人血清 IgE 增高，并随着疾病的好转而下降。在 CEP 病人中，类风湿因子升高比较明显，其升高比嗜酸粒细胞升高及影像学 X 线表现均早，且降低均晚于嗜酸粒细胞降低及影像学吸收，提示类风湿因子水平可能会在一定程度上反映疾病的活动。

（六）肺功能

约 50%CEP 病人存在通气功能障碍，25% 肺换气功能降低；经治疗后肺功能多迅速改善。几乎所有病人均存在血氧饱和度降低；一氧化碳转运因子、肺 CO 弥散量（DLCO）和单位肺泡容积的 CO 弥散量（KCO）减少。研究发现 DLCO 和（或）KCO 明显降低者表现为持续轻度呼气性呼吸困难；DLCO 是疾病亚临床活动和复发的预测因素。

（七）病理

CEP 的典型病理特点是肺泡腔及间质内有不同程度的炎性细胞浸润，其中含有大量嗜酸粒细胞，聚集的嗜酸粒细胞可发生坏死形成嗜酸性脓肿，肺间质内可伴有纤维母细胞增生及轻度的胶原增多，在肺泡腔及巨噬细胞内可见游离的夏科-莱登结晶体。与 AEP 的区别主要表现在：AEP 纤维蛋白沉积物明显，基膜绝大部分是完整的；而在 CEP 中可看到明显的管腔纤维化及破坏的基膜。

（八）诊断标准

CEP 目前尚无统一的诊断标准，主要基于以下几点：①咳嗽及呼吸困难等呼吸道症状持续 2～4 周或以上；②BALF 和（或）外周血中嗜酸粒细胞增高：BALF 中嗜酸粒细胞≥40%，血中嗜酸粒细胞绝对计数≥1.0×10^9/L，尤其是≥1.5×10^9/L；③胸部影像学表现为周边为主的肺浸润；④排除其他原因引起的嗜酸粒细胞肺疾病。

病理不是 CEP 必需的诊断标准，但是当临床表现、外周血及 BALF 嗜酸粒细胞正常和影像学不典型时可行肺活检。血液和肺组织中嗜酸粒细胞的同时增多并不是诊断的必要条件。若胸部 X 线片提示存在外周浸润，血液/肺组织中存在嗜酸粒细胞增多，即可诊断为 CEP。CEP 诊断中应选用何种水平嗜酸粒细胞作为阈值（BALF 或外周血）目前尚未达成共识。很多研究中将 BALF 中嗜酸粒细胞>40% 定义为嗜酸粒细胞增多。也有学者将外周血嗜酸粒细胞>6% 作为诊断标准。研究发现，14%～22% 明确诊断为 CEP 的病人，血嗜酸粒细胞<6%。5%～26% 的 CEP 病人，其外周血嗜酸粒细胞<0.5×10^9/L。这说明即使外周血嗜酸粒细胞正常，也不能除外 CEP 的可能性。与未合并哮喘的 CEP 病人相比，合并哮喘的 CEP 病人外周血嗜酸粒细胞水平较高。

（九）治疗

CEP 的治疗主要是激素，多数病人对激素敏感，预后良好。对激素治疗反应主要表现在病人症状缓解，影像学吸收和外周血嗜酸粒细胞数量下降；激素治疗后 BALF 中嗜酸粒细胞数量的减少是证明疗效比较可靠的标准。激素治疗后外周血及 BALF 中的嗜酸粒细胞可立即下降。CEP 病人的症状在激素治疗的 2 周内可以得到缓解，80% 的病例临床症状在使用激素后的 48h 内缓解，70% 的病例 X 线胸片的浸润在 1 周内吸收，几乎所有病人均可以吸收完全。约有 10% 的 CEP 病人能自行缓解，但是有时 CEP 也会导致死亡的发生。目前尚无有效标志物可以预测 CEP 的预后及转归。多数学者推荐泼尼松的起始剂量为 0.5～1.0mg/（kg·d），症状好转和肺内病灶吸收后逐渐减量。CEP 存在复发的可能，复发率在 44%～58%，病人的复发多发生在激素减量阶段或治疗结束后，有报道称当激素减量至 15mg 时容易复发。由于 CEP 容易复发，有学者推荐激素减量应持续 6～12 个月以减少其复发。即使复发，病人再次应用激素仍可获得较好的效果。最近研究发现，3 个月与 6 个月治疗方案比较，复发率无显著性差异。6 周短疗程方案尚在研究中，疗程缩短可减少激素总量，使处于生长发育期的儿童获益。

也有研究表明，吸烟是 CEP 复发的一个唯一独立风险因素，CEP 病人中的吸烟人群有助于 CEP 的发展和维持，通过戒烟可能终止 CEP 的复发。合并哮喘的 CEP 病人接受吸入糖皮质激素治疗，可减少口服用量，可能通过抑制防御素等刺激气道表皮细胞释放炎症因子等途径而发挥作用。得益于长期吸入激素的保护作用，CEP 复发率较低。但吸入激素仅能缓解哮喘时气管痉挛而不能到达外周细小支气管及肺泡，故单一吸入激素不足以治疗和预防合并哮喘的 CEP。

另外，针对细胞因子 IL-5 在疾病中的重要作用而研发的抗 IL-5 单克隆抗体美泊利单抗可选择性作用嗜酸粒细胞系而减少嗜酸粒细胞浸润，可在激素减量过程中维持病情稳定，临床应用安全且耐受性好；抗 IgE 单抗奥马珠单抗治疗 CEP 后病情亦完全缓解无复发，相关研究仍在进行中。

参 考 文 献

Alam M，Burki NK. 2007. Chronic eosinophilic pneumonia：a review. South Med J，100（1）：49-53.

Carrington CB，Addington WW，Goff AM，et al. 1969. Chronic eosinophilic pneumonia. N Engl J Med，280（15）：787-798.

Kumasawa F，Kobayashi T，Noda A，et al. 2012. Chronic eosinophilic pneumonia presenting with acute onset. Asian Pac J Allergy Immunol，30（4）：321-325.

Matsuda Y，Tachibana K，Sasaki Y，et al. 2014. Tracheobronchial lesions in eosinophilic pneumonia. Respir Investig，52（1）：21-27.

Rose DM，Hrncir DE. 2013. Primary eosinophilic lung diseases. Allergy Asthma Proc，34（1）：19-25.

（十）病例解析

1. 病例 1：女，73 岁。咳嗽 2 月，加重 10 天。病人 2 月前无明显诱因出现咳嗽，干咳为主，抗炎、止咳治疗症状无明显缓解。10 天前咳嗽症状加重,咳少量白痰,偶有黄痰。辅助检查:血常规示:白细胞 10.85×10⁹/L,嗜酸粒细胞百分比 29.31%;血清总 IgE:451.60U/ml;风湿系列

全套及 ANCA 检测均为阴性。

胸部 CT:左肺上叶、下叶,右肺上叶团块、斑片影,内见支气管充气征(图 9-2-3)。

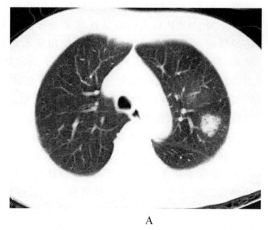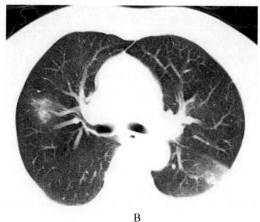

A   B

图 9-2-3　胸部 CT1

【诊断】　慢性嗜酸粒细胞性肺炎。

【诊断依据】　老年女性,既往体健,无哮喘、寄生虫感染病史及药物过敏史,咳嗽 2 月。胸部 CT 示双肺多发病变,外周和胸膜下为主,外周血中嗜酸粒细胞增高,血清学检查 IgE 升高,首先考虑 CEP 可能。病人于左肺上叶后段行 TBLB 及支气管肺泡灌洗,病理回报示:支气

管黏膜慢性炎,伴多量嗜酸粒细胞浸润;灌洗液结果:未见虫卵,嗜酸粒细胞百分比 52%、中性粒细胞百分比 45%。病人明确诊断为 CEP,给予甲泼尼龙 40mg qd 静脉滴注 1 周后复查胸部 CT 病变明显吸收(图 9-2-4)。复查血常规示白细胞 9.9×10⁹/L,嗜酸粒细胞百分比 13.02%。

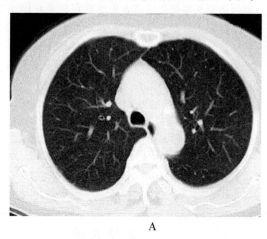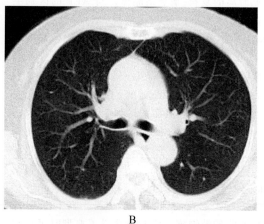

A   B

图 9-2-4　甲泼尼龙治疗 1 周后病变明显吸收

【分析】　本例病人结合其临床表现、胸部影像学表现、BALF 和外周血嗜酸粒细胞升高、病理学改变,其他相关检查排除其他原因引起的嗜酸粒细胞性肺病,同时糖皮质激素治疗效果佳,考虑为 CEP。CEP 病人需与以下疾病相鉴别。①单纯型肺嗜酸粒细胞增多症:呼吸系统症状少或无,以短暂的游走性肺部阴影和外周血嗜酸粒细胞升高为特点,预后良好,可在 1 个月内自愈;②AEP:起病急,多以急性发热、呼吸困难和低氧血症为主要表现,对糖皮质激素具有良好的快速反应,停用糖皮质激素后无复发;③ABPA:多有哮喘或囊性纤维化病史、中央型支气管扩张,痰涂片和(或)培养反复找到曲霉、血清曲霉特异性

IgE 抗体增高等曲霉感染证据;④嗜酸性肉芽肿性多血管炎:多合并有哮喘史,有单发或多发神经炎、鼻窦炎、肺外脏器中小动静脉炎及坏死性肉芽肿等表现;⑤IHES:仅 40% 累及呼吸系统,主要累及心脏和中枢神经系统等多个系统,诊断依赖持续 6 个月以上的高嗜酸粒细胞血症;⑥隐源性机化性肺炎:可表现为咳嗽、气促、发热等,但一般无哮喘发作症状。肺部多发肺实质和(或)肺间质浸润性阴影,可为游走性,抗生素治疗无效,糖皮质激素治疗效果显著。但 BALF 中淋巴细胞及中性粒细胞比例增多,而非嗜酸粒细胞增多。

2. **病例 2**:男,59 岁,西北地区农民。咳嗽 1 年,加重

10 天。查体：右下肺呼吸音低。实验室检查：血常规示 WBC 10.50×10⁹/L，嗜酸粒细胞百分比 19.33%；ESR 72mm/h；风湿系列全套及 ANCA 检测阴性；胸腔积液常规：白细胞计数 2630/μl，单核细胞百分比 30%，多形核细胞百分比 70%，ADA 12U/L；胸腔积液涂片内见大量嗜酸粒细胞，较多的中性粒细胞和间皮细胞，未找到癌细胞。

胸部 CT(2014.11.12)：右肺下叶胸膜下片状、团块状气腔实变影，双下肺多发条索影，右侧少量胸腔积液（图 9-2-5A～D）。

胸部 CT(2014.11.25)：病灶有所吸收，右肺下叶实变明显（图 9-2-5E～H）。

【诊断】 慢性嗜酸粒细胞性肺炎。

【诊断依据】 中年男性，11 月 12 日胸部 CT 示：右肺下叶前基底段结节病灶，外周密度高，中央密度低，后、外基底段可见渗出、索条性病灶。11 月 25 日胸部 CT 显示

右肺病灶有所吸收，形成结节，渗出病变减少。病人短期内病变变化较快，提示为良性病变，肿瘤不支持，胸腔积液检查结果支持这一结论。病人病史较长，症状仅有咳嗽，无明显发热，胸腔积液 ADA 正常，基本可除外结核、普通肺炎、非典型肺炎、肺梗死、球形肺不张及真菌感染等病变。病变变化较快，需考虑隐源性机化性肺炎可能，病人外周血及胸腔积液中嗜酸粒细胞比例明显升高，可除外该诊断，首先考虑嗜酸粒细胞性肺病。病人系西北黄土高原干旱缺水地域的农民，饮水是百米井下自来水，从未接触螃蟹及蜊蛄等海鲜，否认吃生食及饮冷水史，可除外寄生虫感染；病史较长，起病缓，无呼吸衰竭，可除外 AEP；病人仅肺部受累，ANCA 正常，无哮喘病史，可除外嗜酸性肉芽肿性多血管炎和特发性高嗜酸粒细胞综合征；综合考虑 CEP 可能性大。病人经皮肺穿刺活检，病理见肺泡腔内及支气管黏膜下大量嗜酸粒细胞浸润，肺间质纤维组织

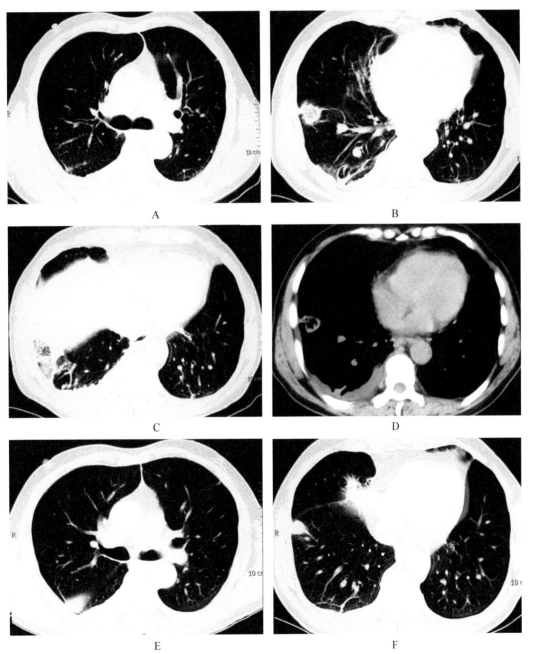

A B C D E F

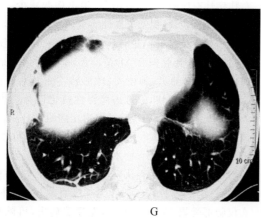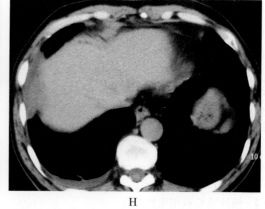

G   H

图 9-2-5　胸部 CT2

增生,考虑为嗜酸粒细胞性肺炎。给予泼尼松口服 2 周,病变完全吸收。

【分析】　单侧外周非节段性气腔实变和同侧胸腔积液是 CEP 不常见影像学特征,大多数 CEP 为双肺病变。胸腔积液嗜酸粒细胞比例增多对于 CEP 诊断是非特异性的,不用于 CEP 的诊断,但可以排除肺炎旁胸腔积液和脓胸。肺组织活检可确诊 CEP,但在已使用糖皮质激素者则失去活检意义。CEP 病理主要表现为肺泡腔及间质嗜酸粒细胞、组织细胞和淋巴细胞浸润实变伴纤维蛋白渗出为特征,肺组织结构完好。可见间质纤维化、机化性肺炎、嗜酸粒细胞性微脓肿,偶见多核巨细胞(但非肉芽肿)聚集,少数可有小支气管受累。在嗜酸粒细胞性肺炎位置,免疫组化和电子显微镜研究可以证明嗜酸粒细胞脱颗粒。

3. 病例 3:男,66 岁。反复咳嗽、咳痰 3 年余。病人 3 年前无明显诱因出现咳嗽、咳痰,咳白黏痰,痰不易咳出,夜间咳嗽较频繁,未行特殊治疗,后上述症状间断发作,就诊当地诊所,口服药物治疗(具体不详),上述症状未见明显好转而入院。查体:双肺未闻及明显干、湿啰音。辅助检查(2017.03.18):肺功能示轻度阻塞性通气功能障碍;血常规示白细胞 17.45×10^9/L,嗜酸粒细胞绝对值 1.88×10^9/L,E% 10.8%,N% 57.7%;结核抗体:弱阳性;ESR 2mm/h。胸部 CT 示右肺炎表现。气管镜盲检病理:肺组织慢性炎伴纤维组织增生,局部黏液细胞增生。免疫组化:TTF-1(+)、CK(+)、p40(-)、Ki-67(+1%)。MR 引导下肺穿刺病理:肺组织慢性炎,肺间隔增宽,局灶肺泡腔实变,肺泡上皮轻度增生。免疫组化:CEA(±)、TTF1(+)、Ki-67(+<1%)。先后应用莫西沙星、头孢米诺、哌拉西林他唑巴坦抗感染治疗 14 天,复查胸部 CT 病变无明显吸收。入院期间因皮肤瘙痒、双下肢皮疹请皮肤科会诊诊断为慢性肥厚性皮炎。病人仍咳嗽、咳痰,时有憋喘,自动出院,口服抗炎、止咳、化痰、平喘等药物治疗。10 天前上述症状较前加重,复查胸部 CT(2017.04.21)示:双肺感染性疾病,纵隔、腋窝淋巴结肿大表现。辅助检查:WBC 17.81×10^9/L,嗜酸性细胞绝对值 8.14×10^9/L,E% 45.7%;ESR 45mm/h。

胸部 CT(2017.03.18):右肺上叶斑片、实变影,左肺上叶结节影,双肺下叶胸膜下结节、磨玻璃影(图 9-2-6A~D)。胸部 CT(2017.03.31):病变较前无明显吸收(图 9-2-6E~H)。胸部 CT(2017.04.21):病变较前进展(图 9-2-6I~L)。

【诊断】　慢性嗜酸粒细胞性肺炎。

【诊断依据】　老年男性,病史较长,症状较轻,胸部 CT 示右上肺炎为主,双下肺少许斑片、结节影,抗生素治疗无效,病变变化不大,不支持社区获得性肺炎、肺结核、真菌感染等诊断。病人肺功能示轻度阻塞性通气功能障碍,有慢性肥厚性皮炎,外周血嗜酸粒细胞绝对值(1.88×10^9/L)和百分比(10.8%)均高于正常,抗感染治疗过程中症状和影像学表现均较前加重,ESR 升高,外周血嗜酸粒细胞绝对值(8.14×10^9/L)和百分比(45.7%)较前明显升高,病人无寄生虫、药物过敏和毒素接触史,首先考虑慢性嗜酸粒细胞性肺炎。病人行支气管肺泡灌洗:组织细胞 5%,成熟淋巴细胞 30%,中性分叶核粒细胞 23%,纤毛柱状上皮细胞 2%,嗜酸粒细胞 40%。病人外周血和 BALF 中嗜酸粒细胞均明显增高,嗜酸粒细胞肺炎诊断明确,给予甲泼尼松龙 40mg qd 静脉滴注,并会诊既往病理,会诊结果:肺组织慢性炎,可见嗜酸粒细胞浸润(图 9-2-7B 蓝箭),肺间隔增宽,局灶肺腔实变,肺泡上皮轻度增生(图 9-2-7)。激素治疗 10 天后复查胸部 CT(2017.05.08)病变较前明显吸收(图 9-2-8)。辅助检查(2017.05.09):血常规示白细胞 17.5×10^9/L、嗜酸粒细胞绝对值 0.21×10^9/L、E% 1.2%、N% 60.3%;ESR 4mm/h。

【分析】　CEP 是一种特发性疾病,临床表现缺乏特异性,易误诊为肺炎、肺结核、肺癌等。影像学以外周肺组织浸润为主,对于非典型病例,外周血及肺泡灌洗液中嗜酸粒细胞明显增高对诊断和鉴别诊断尤为重要,可减少误诊误治。及时行气管镜检查获取肺泡灌洗液及肺组织病理活检等可明确诊断。本例初诊忽略了外周血嗜酸粒细胞增高,首次气管镜检查未行肺泡灌洗,抗生素治疗无效及外周血嗜酸粒细胞较前明显增高提示了该诊断,再次证明肺泡灌洗对诊断的重要性,无病理亦可诊断 CEP,并尽早行经验性激素治疗。另外,临床可疑病例及时与相关科室

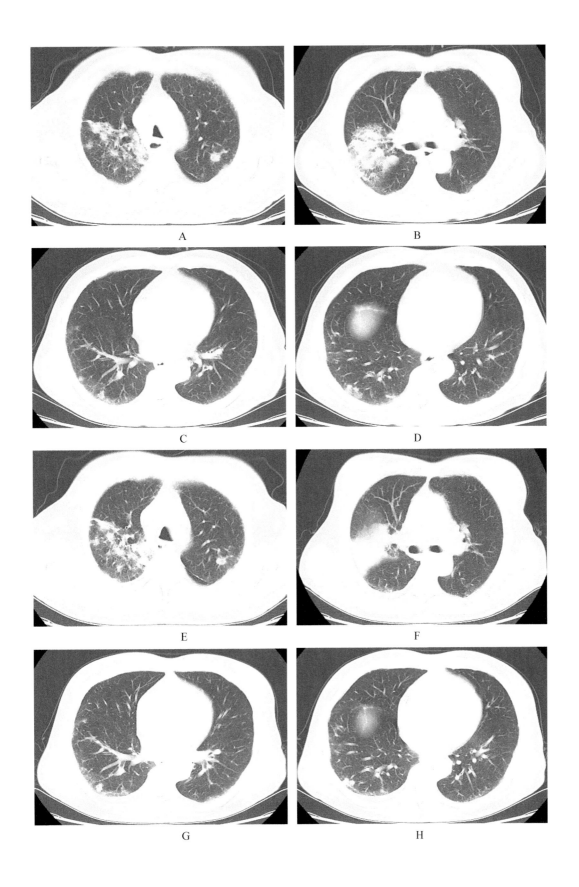

A

B

C

D

E

F

G

H

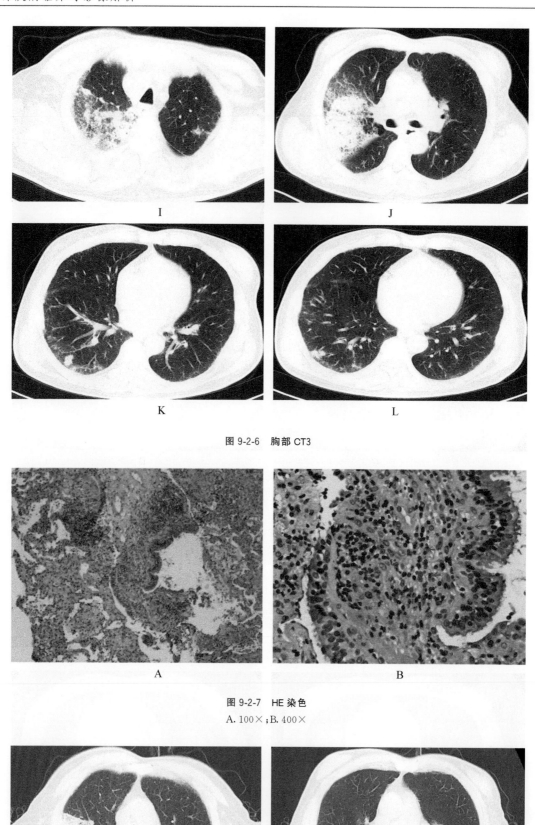

I　　　　　　　　　　　　　J

K　　　　　　　　　　　　　L

图 9-2-6　胸部 CT3

A　　　　　　　　　　　　　B

图 9-2-7　HE 染色
A. 100×;B. 400×

A　　　　　　　　　　　　　B

图 9-2-8　右肺上叶小叶间隔增厚并边缘实变影,较前明显吸收

沟通亦是确诊的关键。CEP 预后良好,死亡率非常低。服用激素的副作用及其他非相关因素是导致死亡的潜在原因。

4. 病例 4:男,79 岁。低热、咳嗽、咳痰 2 周。咳嗽、咳白色痰,痰中带血,呈鲜红色血丝,伴周身乏力、盗汗、胸痛。自服"解热镇痛及头孢类等药物"治疗,症状无明显缓解。体重下降约 5kg。4 年前确诊为湿疹,长期用药治疗,时有反复。吸烟史 20 余年,已戒 20 年。查体:T 37.8℃,口唇略发绀,双肺呼吸音粗,散在哮鸣音。四肢皮肤可见色素沉着,背部散在暗红色斑疹。胸部 X 线片示:右中叶外侧段及左肺上叶片状阴影。辅助检查:血常规示 WBC 12.28×10^9/L、N% 36.3%、L% 7.1%、E% 52.8%;血气分析:pH 7.45、$PaCO_2$ 39mmHg、PaO_2 64mmHg;ESR 90mm/h。入院后给予阿奇霉素抗感染治疗,仍发热、咳嗽,并有喘息发作,入院 3 天查胸部 CT 示左肺上叶、右肺中叶片状实变影。加用甲泼尼松龙治疗,发热、咳嗽、喘息症状缓解,湿疹好转,出院后继续服用甲泼尼松龙治疗,治疗 1 月后复查胸部 CT 示左肺上叶实变影基本消散,右肺中叶阴影较前略有吸收。嘱继续服用激素治疗,病人自行停药,2 月后病情复发,有咳嗽、喘息症状,复查血常规:WBC 5.68×10^9/L、E% 20.61%。胸部 X 线片双肺片状实变影与初次发病部位相同。再次激素治疗,症状缓解,痰查 E% 3%,治疗 8 天行支气管肺泡灌洗,未查到嗜酸粒细胞。

胸部 CT(入院 3 天):左肺上叶、右肺上叶后段、右肺中叶片状实变影(图 9-2-9A～D)。

胸部 CT(激素治疗 1 个月):病变较前吸收(图 9-2-9E～H)。

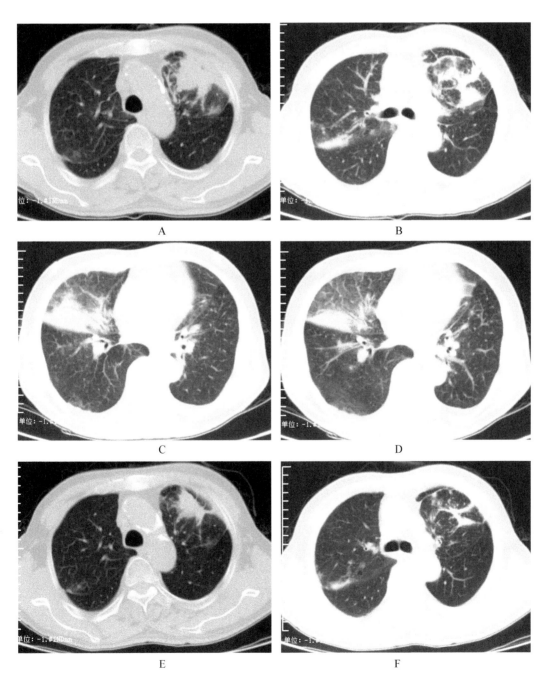

A

B

C

D

E

F

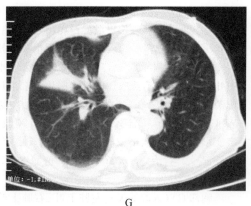
G

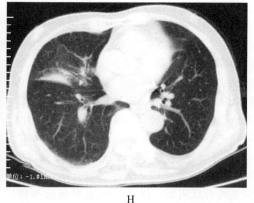
H

图 9-2-9　胸部 CT4

【诊断】　慢性嗜酸粒细胞性肺炎。

【诊断依据】　老年男性,既往有湿疹病史,发热、咳嗽、咳痰、痰中带血,伴乏力、胸痛、盗汗、体重下降,双肺散在哮鸣音。血常规嗜酸粒细胞明显升高,胸部影像学示双肺炎表现,激素治疗有效,首先考虑嗜酸粒细胞性肺炎。该例病史较短(2 周),需对急、慢性嗜酸粒细胞性肺炎进行鉴别。病人虽有吸烟史,但已戒烟 20 年,氧分压有所降低,但一般状况尚可,激素治疗有效,但停药后复发,嗜酸粒细胞仍明显高于正常,继续激素治疗有效,影像有所吸收但未完全吸收,再结合有湿疹病史,以上特点支持慢性嗜酸粒细胞性肺炎。该例激素治疗前虽未行支气管肺泡灌洗,但激素治疗后灌洗液中未查到嗜酸粒细胞,也能反应该例对激素的敏感性,支持诊断的正确性。

5. 病例 5:男,47 岁。反复咳嗽、咳痰 3 年余,胸闷 6

月,加重 1 月。病人 3 年前无明显诱因出现咳嗽、咳白黏痰,闻及刺激性气味、遇冷空气时加重。2 年前自觉腋窝淋巴结肿大,仍有咳嗽、咳痰,无胸闷、气短,就诊于山东省胸科医院,行淋巴结活检示淋巴结增生,考虑为肺结核。诊断性抗结核治疗 1 年半。6 月前咳嗽、咳痰症状加重,伴胸闷、气短,给予抗感染、平喘、改善心功能等治疗,病情有所好转。1 月前上述症状再次加重入院治疗。查体:腋窝淋巴结未触及,双侧颈下及右颈后淋巴结可触及肿大。呼吸稍促,口唇轻度发绀,呼吸音低,双肺可闻及干、湿啰音。辅助检查:血常规(2013.08.12):白细胞 $12.45 \times 10^9/$L,嗜酸粒细胞 $1.28 \times 10^9/$L、E％ 10.28％;血清总 IgE 1680U/ml(0~100U/ml)。淋巴结活检示淋巴结增生。肺功能检查示中度阻塞性通气功能障碍。

胸部 CT(2013.08.26):左肺下叶实变影,内见支气管充气征(图 9-2-10)。

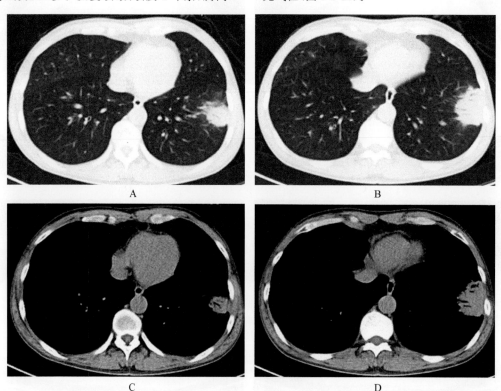

A　　　　　　　　　　　B

C　　　　　　　　　　　D

图 9-2-10　胸部 CT5

【诊断】　慢性嗜酸粒细胞性肺炎。

【诊断依据】　中年男性，病史较长，对刺激性气味、冷空气敏感，双肺可闻及干、湿啰音。血常规嗜酸粒细胞和血清总 IgE 升高明显，肺功能检查示中度阻塞性通气功能障碍，需考虑慢性嗜酸粒细胞性肺炎诊断。行 CT 引导下穿刺，病理示左肺机化性肺炎伴较多嗜酸粒细胞浸润（图

9-2-11）。病人无其他引起嗜酸粒细胞升高病史，病理无血管炎表现，虽有机化表现，但结合病史、嗜酸粒细胞和血清总 IgE 数值、肺功能特点，诊断考虑为慢性嗜酸粒细胞性肺炎。病人行支气管灌洗，灌洗液嗜酸粒细胞 45%，诊断明确。给予激素治疗并逐渐减量，1 月后复查胸部 CT 病变较前吸收（图 9-2-12）。

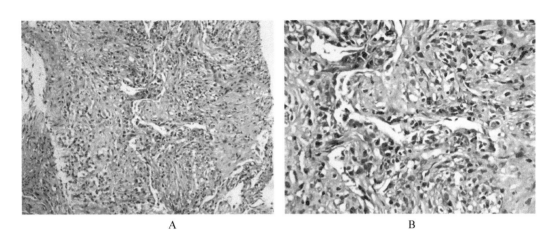

A　　　　　　　　　　B

图 9-2-11　肺泡腔内有大量嗜酸粒细胞浸润，肺泡周围血管未见嗜酸粒细胞侵及

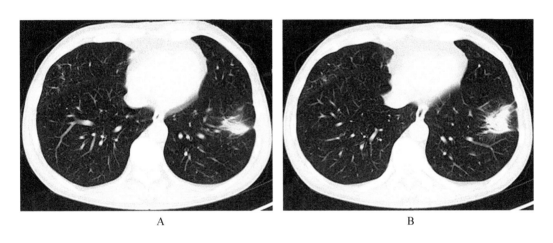

A　　　　　　　　　　B

图 9-2-12　病变较前吸收

（山东大学齐鲁医院呼吸科　董　亮　提供）

第三节　特发性高嗜酸粒细胞综合征

特发性高嗜酸粒细胞综合征（idiopathic hypereosinophilic syndrome，IHES）是一种病因不明，以外周血嗜酸粒细胞持续增多、多系统（如皮肤、心脏、肺脏、胃肠道、中枢和周围神经系统）受累为特征的综合征。

（一）诊断

本综合征 1968 年由 Hardy 和 Anderson 首先提出，1975 年又由 Chusid 等重新定义并提出诊断标准，包括：①持续的嗜酸粒细胞增多≥$1.5×10^9$/L，超过 6 个月或 6 个月内死亡；②缺乏寄生虫、过敏或其他已知原因所引起嗜酸粒细胞增多的证据；③多器官受累及多系统功能

不全的证据，如肝脾大、充血性心力衰竭、肺纤维化和贫血等。2001 年 WHO 推荐的 IHES 诊断标准：①不明原因的外周血嗜酸粒细胞增多≥$1.5×10^9$/L，持续 6 个月以上，伴有器官损伤及功能紊乱；②排除寄生虫、过敏性等因素导致的嗜酸粒细胞增多，且未发现嗜酸粒细胞克隆的依据。

（二）临床表现

本病好发年龄为 20～50 岁，男性多见，男女比例约 7:1，可累及全身几乎所有器官，但心血管系统和中枢神经系统最容易受累。60%～75% 的病人心脏受累，临床表现

为心绞痛、心肌梗死、心肌病变、瓣膜病变、冠状动脉痉挛和闭塞、房室传导阻滞和猝死，是 IHES 致死的主要原因。神经系统功能受损很广泛，包括意识模糊、谵妄、昏迷、痴呆及视物模糊，言语不清或周围神经炎。部分病人也可以出现皮肤红斑或丘疹以及动、静脉血栓形成。肺部受累约占 40%，CT 显示为肺部斑片状实变、磨玻璃影或结节影，约 50% 合并有胸腔积液。与外周血嗜酸粒细胞明显增多形成对照，部分病人（主要是肺脏未受累者）BALF 中的嗜酸粒细胞有可能仅轻度增高。骨髓活检嗜酸粒细胞达 25%～75%，没有增多的肥大细胞、单核细胞和三系骨髓增殖的现象，没有任何克隆性细胞遗传学异常。实验室检查 IgG、CRP 水平明显升高，部分还可引起血小板下降。

（三）治疗

由于本病罕见，临床表现又缺乏特异性，考虑本病必须首先排除其他 ELD 的可能，并认真评价各器官系统的功能，才能做出确定诊断。本病治疗的关键是控制靶器官损伤，减少并发症，而不是单纯的控制或清除过多的嗜酸粒细胞。治疗的指征是有进行性器官受累或出现相应的症状，如无器官侵犯证据，不需要进行特殊治疗。一旦治疗开始，疗程宜长，在症状控制后仍需长期维持治疗。糖皮质激素仍是 IHES 治疗的首选药物，50% 病人可有较好的临床反应。心功能不全、脾大和神经系统症状的病人对泼尼松反应较差，机制尚不清楚，可能与 IHES 病人嗜酸粒细胞受体表达降低、缺乏及激素抵抗有关。心肌受累、心功能不全的病人给予抗心力衰竭治疗，改善心脏结构和功能，可以延缓心脏受累。但是随着疾病进展，心肌细胞坏死及慢性纤维化，将导致心脏不可逆的结构损害，因此特别强调早期治疗。糖皮质激素无效或不耐受者可选择免疫抑制药物长春新碱或羟基脲；也可用干扰素进行免疫调节治疗。另外，增加细胞毒性药物和单克隆抗体，包括伊马替尼和美泊利单抗，对治疗方案有很大的改善，诊断明确者 3 年的死亡率约为 4%。

参 考 文 献

Anderson RE, Hardy WR. 1968. Hypereosinophilia. Ann Intern Med,69(6):1331-1332.

Chusid MJ, Dale DC, West BC, et al. 1975. The hypereosinophilic syndrome:analysis of fourteen cases with review of the literature. Medicine,54(1):1-27.

Gleieh GJ, Leiferman KM. 2009. The hypereosinophilic syndromes: current concepts and treatments. Br J Haematol,145(3):271-285.

Park SM, Park JW, Kim SM, et al. 2012. A case of hypereosinophilic syndrome presenting with multiorgan infarctions associated with disseminated intravascular coagulation. Allergy Asthma Immunol Res. 4(2):161-164.

Simon HU, Rothenberg ME, Bochner BS, et al. 2010. Refining the definition of hypereosinophilic syndrome. J Allergy Clin Immunol, 126(1):45-49.

（四）病例解析

病例：男，36 岁。腹胀、腹痛 2 周，咯血 5 天。病人 2 周前出现腹部胀痛不适，伴恶心、呕吐数次，呕吐物为胃内容物，伴胸闷、发热，体温在 38℃ 左右，当地诊所给予对症治疗（具体不详），腹痛稍缓解，体温降至正常。偶有头晕、右侧肢体运动障碍。5 天前出现咯血，5～8 次/天，每次 5～10ml，为暗红色，于当地诊所静脉滴注左氧氟沙星，症状稍缓解后入院。既往有左上肢皮肤硬肿并破损病史 2 月。查体：全身皮肤散在斑丘疹，左上肢可见 15cm× 10cm 皮肤破溃结痂，无渗血渗液。心脏听诊闻及奔马律。辅助检查：血常规示 WBC $28.71×10^9/L$，N% 51%，L% 8.17%，E% 36.1%，Hb 153g/L，PLT $105×10^9/L$；尿常规：尿蛋白（＋）；生化：白蛋白 29g/L，ALT 578U/L，AST 808 U/L；心功能：CK 1009U/L，CK-MB 正常；凝血功能：D-二聚体 2000U/L；ESR、CRP 稍升高；血 BNP 1326 U/ L。腹部 CT 提示胰腺饱满，入院后查血淀粉酶正常，尿淀粉酶稍高，脂肪酶 456U/L。

胸部 CT：双下肺纤维条索影（图 9-3-1）。

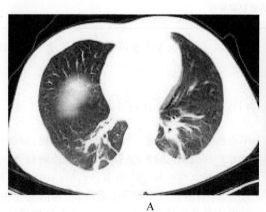
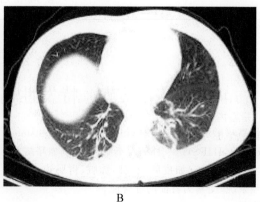

图 9-3-1 胸部 CT

【诊断】　特发性高嗜酸粒细胞综合征。

【诊断依据】　青年男性,无疫区居住史,有腹胀、腹痛、头晕、咯血症状,查体有皮损、奔马律,实验室检查有肝、肾、心功能异常。病人血嗜酸粒细胞明显升高,结合有皮肤、心脏、肺、肝、肾、颅脑等多脏器损害,首先考虑特发性高嗜酸粒细胞综合征可能。病人行胃镜检查,胃及十二指肠球部黏膜充血水肿,散在溃疡及出血糜烂性胃炎,病理为(胃窦)黏膜呈急慢性炎,见大量嗜酸粒细胞(图 9-3-2)。骨髓细胞学示嗜酸粒细胞增生活跃,占 24%,形态大致正常(图 9-3-3),FIP1L1/ PDGFRa 及 BCR/ABL P210 融合基因检测均阴性。诱导痰:嗜酸粒细胞增多(图 9-3-4)。入院第 5 天:病人出现右侧肢体无力、嘴角歪斜;颅脑 CT:多发脑低密度影,梗死可能,加用营养神经药物治疗。入院第 8 天:病人出现失语、双侧肢体活动不灵;后病人反复发作左侧及右侧肢体一过性活动不灵。颅脑 MRI:右侧小脑半球及双侧大脑半球多发脑梗死,磁共振血管(MRA)成像未见异常(图 9-3-5)。入院第 9 天,查体:言语不利,右侧 Babinski(+),右上肢肌力 0 级,右下肢肌力Ⅱ级,左上、下肢肌力Ⅴ级,转入神经内科。病人特发性高嗜酸粒细胞综合征诊断成立,给予糖皮质激素、营养神经、抗血小板等治疗,嗜酸粒细胞降至正常,无咯血、发热及腹痛等症状,神经系统症状稳定,入院第 31 天出院。

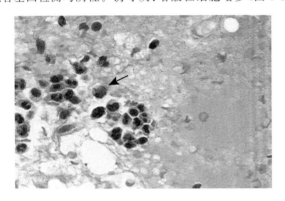

图 9-3-2　病理标本

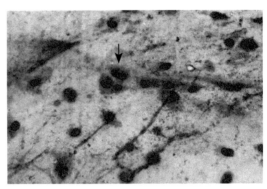

图 9-3-4　瑞氏染色

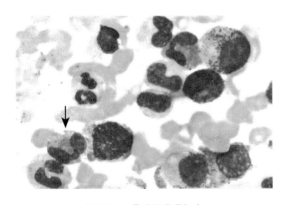

图 9-3-3　骨髓细胞学标本

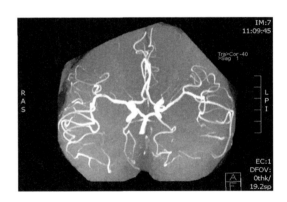

图 9-3-5　MRA 成像

【分析】　IHES 的诊断是排除性诊断,确诊需除外其他嗜酸粒细胞增多的疾病。IHES 除嗜酸粒细胞增多外,还有其相应的症状和体征。IHES 经常出现的全身症状包括疲乏、无力、肌痛、发热、皮疹、血管性水肿等。心脏受累最严重的是心内膜下血栓形成和纤维化、腱索纤维化,导致房室瓣反流,最终发生进行性的充血性心力衰竭。呼吸系统受累可有咳嗽、胸痛、呼吸困难等。X 线检查可见胸腔积液,约 2/3 病例有弥漫性间质浸润。80% 病人有肝脾大,15% 出现肝功能异常。病人有神经症状,包括中枢性与外周性,如意识模糊、幻觉、精神失常、共济失调、构音不清等。进一步发展为轻度偏瘫或周围神经炎,多发性单神经炎是神经系统受累的主要表现。25%～50% 的病人有皮肤病变,常见为斑丘疹和荨麻疹。肾脏可出现肾病综合征表现,尽管发生率很低,但可能危及生命。若明显增高的嗜酸粒细胞没有造成器官的功能损害,病人可无症状。IHES 为少见病,易误诊、漏诊,临床上需做好诊断及鉴别诊断。

(山东大学齐鲁医院呼吸科　董　亮　提供)